中华医学百科全书

临床医学

肿瘤学（二）

国家出版基金项目
NATIONAL PUBLICATION FOUNDATION

中国协和医科大学出版社
北　京

图书在版编目（CIP）数据

中华医学百科全书．肿瘤学．二／詹启敏主编．—北京：中国协和医科大学出版社，2022.11
ISBN 978-7-5679-2067-5

Ⅰ．①中…　Ⅱ．①詹…　Ⅲ．①医学—百科全书②肿瘤学—百科全书　Ⅳ．① R-61 ② R73-61

中国版本图书馆 CIP 数据核字（2022）第 201534 号

中华医学百科全书·肿瘤学（二）

主　　编：詹启敏

编　　审：张之生

责任编辑：孙文欣

出版发行：**中国协和医科大学出版社**
（北京市东城区东单三条 9 号　邮编 100730　电话 010-6526 0431）

网　　址：www.pumcp.com

经　　销：新华书店总店北京发行所

印　　刷：北京广达印刷有限公司

开　　本：889×1230　1/16

印　　张：28.25

字　　数：830 千字

版　　次：2022 年 11 月第 1 版

印　　次：2022 年 11 月第 1 次印刷

定　　价：398.00 元

ISBN 978-7-5679-2067-5

《中华医学百科全书》编纂委员会

刘伏友	刘华平	刘华生	刘志刚	刘克良	刘迎龙	刘建勋
刘胡波	刘树民	刘昭纯	刘俊涛	刘洪涛	刘桂荣	刘献祥
刘嘉瀛	刘德培	闫永平	米玛	米光明	安锐	祁建城
许媛	许腊英	那彦群	阮长耿	阮时宝	孙宁	孙光
孙皎	孙锟	孙少宣	孙长颢	孙立忠	孙则禹	孙秀梅
孙建中	孙建方	孙建宁	孙贵范	孙洪强	孙晓波	孙海晨
孙景工	孙颖浩	孙慕义	纪志刚	严世芸	苏川	苏旭
苏荣扎布	杜元灏	杜文东	杜治政	杜惠兰	李飞	李方
李龙	李东	李宁	李刚	李丽	李波	李剑
李勇	李桦	李鲁	李磊	李燕	李冀	李大魁
李云庆	李太生	李日庆	李玉珍	李世荣	李立明	李汉忠
李永哲	李志平	李连达	李灿东	李君文	李劲松	李其忠
李若瑜	李泽坚	李宝馨	李建兴	李建初	李建勇	李映兰
李思进	李莹辉	李晓明	李凌江	李继承	李董男	李森恺
李曙光	杨凯	杨恬	杨勇	杨健	杨硕	杨化新
杨文英	杨世民	杨世林	杨伟文	杨克敌	杨甫德	杨国山
杨宝峰	杨炳友	杨晓明	杨跃进	杨腊虎	杨瑞馥	杨慧霞
励建安	连建伟	肖波	肖南	肖永庆	肖培根	肖鲁伟
吴东	吴江	吴明	吴信	吴令英	吴立玲	吴欣娟
吴勉华	吴爱勤	吴群红	吴德沛	邱建华	邱贵兴	邱海波
邱蔚六	何维	何勤	何方方	何志嵩	何绍衡	何春涤
何裕民	余争平	余新忠	狄文	冷希圣	汪海	汪静
汪受传	沈岩	沈岳	沈敏	沈铿	沈卫峰	沈心亮
沈华浩	沈俊良	宋国维	张泓	张学	张亮	张强
张霆	张澍	张大庆	张为远	张玉石	张世民	张永学
张华敏	张宇鹏	张志愿	张丽霞	张伯礼	张宏誉	张劲松
张奉春	张宝仁	张建中	张建宁	张承芬	张琴明	张富强
张新庆	张潍平	张德芹	张燕生	陆华	陆林	陆翔
陆小左	陆付耳	陆伟跃	陆静波	阿不都热依木·卡地尔		陈文
陈杰	陈实	陈洪	陈琪	陈楠	陈薇	陈曦
陈士林	陈大为	陈文祥	陈玉文	陈代杰	陈尧忠	陈红风
陈志南	陈志强	陈规化	陈国良	陈佩仪	陈家旭	陈智轩
陈锦秀	陈誉华	邵蓉	邵荣光	邵瑞琪	武志昂	
其仁旺其格	范明	范炳华	茅宁莹	林三仁	林久祥	林子强
林天歆	林江涛	林曙光	杭太俊	郁琦	欧阳靖宇	尚红

果德安	明根巴雅尔	易定华	易著文	罗 力	罗 毅	罗小平
罗长坤	罗颂平	帕尔哈提·克力木		帕塔尔·买合木提·吐尔根		
图门巴雅尔	岳伟华	岳建民	金 玉	金 奇	金少鸿	金伯泉
金季玲	金征宇	金银龙	金惠铭	周 兵	周永学	周光炎
周利群	周灿全	周良辅	周纯武	周学东	周宗灿	周定标
周宜开	周建平	周建新	周春燕	周荣斌	周辉霞	周福成
郑一宁	郑志忠	郑金福	郑法雷	郑建全	郑洪新	郑家伟
郎景和	房 敏	孟 群	孟庆跃	孟静岩	赵 平	赵 艳
赵 群	赵子琴	赵中振	赵文海	赵玉沛	赵正言	赵永强
赵志河	赵彤言	赵明杰	赵明辉	赵耐青	赵临襄	赵继宗
赵铱民	赵靖平	郝 模	郝小江	郝传明	郝晓柯	胡 志
胡 明	胡大一	胡文东	胡向军	胡国华	胡昌勤	胡盛寿
胡德瑜	柯 杨	查 干	柏树令	钟翠平	钟赣生	
香多·李先加		段 涛	段金廒	段俊国	侯一平	侯金林
侯春林	俞光岩	俞梦孙	俞景茂	饶克勤	施慎逊	姜小鹰
姜玉新	姜廷良	姜国华	姜柏生	姜德友	洪 两	洪 震
洪秀华	洪建国	祝庆余	祝蔯晨	姚永杰	姚克纯	姚祝军
秦 川	秦卫军	袁文俊	袁永贵	都晓伟	晋红中	粟占国
贾 波	贾建平	贾继东	夏术阶	夏照帆	夏慧敏	柴光军
柴家科	钱传云	钱忠直	钱家鸣	钱焕文	倪 健	倪 鑫
徐 军	徐 晨	徐云根	徐永健	徐志云	徐志凯	徐克前
徐金华	徐建国	徐勇勇	徐桂华	凌文华	高 妍	高 晞
高志贤	高志强	高金明	高学敏	高树中	高健生	高思华
高润霖	郭 岩	郭小朝	郭长江	郭巧生	郭宝林	郭海英
唐 强	唐向东	唐朝枢	唐德才	诸欣平	谈 勇	谈献和
陶永华	陶芳标	陶·苏和	陶建生	陶晓华	黄 钢	黄 峻
黄 烽	黄人健	黄叶莉	黄宇光	黄国宁	黄国英	黄跃生
黄璐琦	萧树东	梅 亮	梅长林	曹 佳	曹广文	曹务春
曹建平	曹洪欣	曹济民	曹雪涛	曹德英	龚千锋	龚守良
龚非力	袭著革	常耀明	崔 蒙	崔丽英	庚石山	康 健
康廷国	康宏向	章友康	章锦才	章静波	梁 萍	梁显泉
梁铭会	梁繁荣	谌贻璞	屠鹏飞	隆 云	绳 宇	巢永烈
彭 成	彭 勇	彭明婷	彭晓忠	彭瑞云	彭毅志	
斯拉甫·艾白		葛 坚	葛立宏	董方田	蒋力生	蒋建东
蒋建利	蒋澄宇	韩晶岩	韩德民	惠延年	粟晓黎	程天民

程仕萍	程训佳	焦德友	储全根	童培建	曾苏	曾渝
曾小峰	曾正陪	曾国华	曾学思	曾益新	谢宁	谢立信
蒲传强	赖西南	赖新生	詹启敏	詹思延	鲍春德	窦科峰
窦德强	褚淑贞	赫捷	蔡威	裴国献	裴晓方	裴晓华
廖品正	谭仁祥	谭先杰	翟所迪	熊大经	熊鸿燕	樊旭
樊飞跃	樊巧玲	樊代明	樊立华	樊明文	樊瑜波	黎源倩
颜虹	潘国宗	潘柏申	潘桂娟	薛社普	薛博瑜	魏光辉
魏丽惠	藤光生	B·吉格木德				

《中华医学百科全书》学术委员会

主任委员　巴德年

副主任委员（以姓氏笔画为序）

汤钊猷　　　吴孟超　　　陈可冀　　　贺福初

学术委员（以姓氏笔画为序）

丁鸿才	于明德	于是凤	于润江	于德泉	马　遂	王　宪
王大章	王之虹	王文吉	王正敏	王邦康	王声涌	王近中
王政国	王晓仪	王海燕	王鸿利	王琳芳	王锋鹏	王满恩
王模堂	王德文	王澍寰	王翰章	毛秉智	乌正赉	方福德
尹昭云	巴德年	邓伟吾	石一复	石中瑗	石四箴	石学敏
平其能	卢世璧	卢圣栋	卢光琇	史俊南	皮　昕	吕　军
吕传真	朱　预	朱大年	朱元珏	朱晓东	朱家恺	仲剑平
任德全	刘　正	刘　耀	刘又宁	刘宝林（口腔）		
刘宝林（公共卫生）	刘彦信	刘敏如	刘景昌	刘新光	刘嘉瀛	
刘镇宇	刘德培	闫剑群	江世忠	汤　光	汤钊猷	许　琪
许彩民	阮金秀	孙　燕	孙汉董	孙曼霁	纪宝华	严隽陶
苏　志	苏荣扎布	杜乐勋	李亚洁	李传胪	李仲智	李连达
李若新	李钟铎	李济仁	李舜伟	李巍然	杨　莘	杨圣辉
杨克恭	杨宠莹	杨瑞馥	肖文彬	肖承悰	肖培根	吴　坚
吴　坤	吴　蓬	吴乐山	吴永佩	吴在德	吴军正	吴观陵
吴希如	吴孟超	吴咸中	邱蔚六	何大澄	余森海	谷华运
邹学贤	汪　华	汪仕良	沈　岩	沈竞康	张乃峥	张习坦
张月琴	张世臣	张丽霞	张伯礼	张金哲	张学文	张学军
张承绪	张俊武	张洪君	张致平	张博学	张朝武	张蕴惠
陆士新	陆道培	陈　虹	陈子江	陈文亮	陈世谦	陈可冀
陈立典	陈宁庆	陈在嘉	陈尧忠	陈君石	陈松森	陈育德
陈治清	陈洪铎	陈家伟	陈家伦	陈寅卿	邵铭熙	范乐明
范茂槐	欧阳惠卿	罗才贵	罗成基	罗启芳	罗爱伦	罗慰慈
季成叶	金义成	金水高	金惠铭	周　俊	周仲瑛	周荣汉
周福成	郑德先	房书亭	赵云凤	胡永华	胡永洲	钟世镇
钟南山	段富津	侯云德	侯惠民	俞永新	俞梦孙	施侣元
姜世忠	姜庆五	恽榴红	姚天爵	姚新生	贺福初	秦伯益
袁建刚	贾弘禔	贾继东	贾福星	夏惠明	顾美仪	顾觉奋

顾景范	徐文严	翁心植	栾文明	郭 定	郭子光	郭天文
郭宗儒	唐由之	唐福林	涂永强	黄秉仁	黄洁夫	黄璐琦
曹仁发	曹采方	曹谊林	龚幼龙	龚锦涵	盛志勇	康广盛
章魁华	梁文权	梁德荣	彭小忠	彭名炜	董 怡	程天民
程元荣	程书钧	程伯基	傅民魁	曾长青	曾宪英	温 海
强伯勤	裘雪友	甄永苏	褚新奇	蔡年生	廖万清	樊明文
黎介寿	薛 淼	戴行锷	戴宝珍	戴尅戎		

《中华医学百科全书》工作委员会

临床医学

总主编

  高润霖   中国医学科学院阜外医院

肿瘤学

总主编

  赵 平   中国医学科学院肿瘤医院

  赫 捷   中国医学科学院肿瘤医院

学术委员

  孙 燕   中国医学科学院肿瘤医院

  程书钧   中国医学科学院肿瘤医院

本卷编委会

主 编

  詹启敏   中国医学科学院肿瘤医院

副主编

  刘芝华   中国医学科学院肿瘤医院

编 委（以姓氏笔画为序）

  冉宇靓   中国医学科学院肿瘤医院

  曲春枫   中国医学科学院肿瘤医院

  吕有勇   北京大学肿瘤医院

  刘芝华   中国医学科学院肿瘤医院

  刘志华   中国医学科学院药用植物研究所

  汪红英   中国医学科学院肿瘤医院

  宋咏梅   中国医学科学院肿瘤医院

  张开泰   中国医学科学院肿瘤医院

  林 晨   中国医学科学院肿瘤医院

周平坤　　军事医学研究院辐射医学研究所

赵晓航　　中国医学科学院肿瘤医院

徐宁志　　中国医学科学院肿瘤医院

郭明洲　　中国人民解放军总医院

黄常志　　中国医学科学院肿瘤医院

程　涛　　中国医学科学院血液学研究所

童　彤　　中国医学科学院肿瘤医院

詹启敏　　中国医学科学院肿瘤医院

前　言

《中华医学百科全书》终于和读者朋友们见面了！

古往今来，凡政通人和、国泰民安之时代，国之重器皆为科技、文化领域的鸿篇巨制。唐代《艺文类聚》、宋代《太平御览》、明代《永乐大典》、清代《古今图书集成》等，无不彰显盛世之辉煌。新中国成立后，国家先后组织编纂了《中国大百科全书》第一版、第二版，成为我国科学文化事业繁荣发达的重要标志。医学的发展，从大医学、大卫生、大健康角度，集自然科学、人文社会科学和艺术之大成，是人类社会文明与进步的集中体现。随着经济社会快速发展，医药卫生领域科技日新月异，知识大幅更新。广大读者对医药卫生领域的知识文化需求日益增长，因此，编纂一部医药卫生领域的专业性百科全书，进一步规范医学基本概念，整理医学核心体系，传播精准医学知识，促进医学发展和人类健康的任务迫在眉睫。在党中央、国务院的亲切关怀以及国家各有关部门的大力支持下，《中华医学百科全书》应运而生。

作为当代中华民族"盛世修典"的重要工程之一，《中华医学百科全书》肩负着全面总结国内外医药卫生领域经典理论、先进知识，回顾展现我国卫生事业取得的辉煌成就，弘扬中华文明传统医药璀璨历史文化的使命。《中华医学百科全书》将成为我国科技文化发展水平的重要标志、医药卫生领域知识技术的最高"检阅"、服务千家万户的国家健康数据库和医药卫生各学科领域走向整合的平台。

肩此重任，《中华医学百科全书》的编纂力求做到两个符合。一是符合社会发展趋势：全面贯彻以人为本的科学发展观指导思想，通过普及医学知识，增强人民群众健康意识，提高人民群众健康水平，促进社会主义和谐社会构建。二是符合医学发展趋势：遵循先进的国际医学理念，以"战略前移、重心下移、模式转变、系统整合"的人口与健康科技发展战略为指导。同时，《中华医学百科全书》的编纂力求做到两个体现：一是体现科学思维模式的深刻变革，即学科交叉渗透/知识系统整合；二是体现继承发展与时俱进的精神，准确把握学科现有基础理论、基本知识、基本技能以及经典理论知识与科学思维精髓，深刻领悟学科当前面临的交叉渗透与整合转化，敏锐洞察学科未来的发展趋势与突破方向。

作为未来权威著作的"基准点"和"金标准"，《中华医学百科全书》编纂过程中，制定了严格的主编、编者遴选原则，聘请了一批在学界有相当威望、具有较高学术造诣和较强组织协调能力的专家教授（包括多位两院院士）担任大类主编和学科卷主编，确保全书的科学性与权威性。另外，还借鉴了已有百科全书的编写经验。鉴于《中华医学百科全书》的编纂过程本身带有科学研究性质，还聘请了若干科研院所的科研管理专家作为特约编审，站在科研管理的高度为全书的顺利编纂保驾护航。除了编者、编审队伍外，还制订了详尽的质量保证计划。编纂委员会和工作委员会秉持质量源于设计的理念，共同制订了一系列配套的质量控制规范性文件，建立了一套切实可行、行之有效、效率最优的编纂质量管理方案和各种情况下的处理原则及预案。

《中华医学百科全书》的编纂实行主编负责制，在统一思想下进行系统规划，保证良好的全程质量策划、质量控制、质量保证。在编写过程中，统筹协调学科内各编委、卷内条目以及学科间编委、卷间条目，努力做到科学布局、合理分工、层次分明、逻辑严谨、详略有方。在内容编排上，务求做到"全准精新"。形式"全"：学科"全"，册内条目"全"，全面展现学科面貌；内涵"全"：知识结构"全"，多方位进行条目阐释；联系整合"全"：多角度编制知识网。数据"准"：基于权威文献，引用准确数据，表述权威观点；把握"准"：审慎洞察知识内涵，准确把握取舍详略。内容"精"："一语天然万古新，豪华落尽见真淳。"内容丰富而精练，文字简洁而规范；逻辑"精"："片言可以明百意，坐驰可以役万里。"严密说理，科学分析。知识"新"：以最新的知识积累体现时代气息；见解"新"：体现出学术水平，具有科学性、启发性和先进性。

《中华医学百科全书》之"中华"二字，意在中华之文明、中华之血脉、中华之视角，而不仅限于中华之地域。在文明交织的国际化浪潮下，中华医学汲取人类文明成果，正不断开拓视野，敞开胸怀，海纳百川般融入，润物无声状拓展。《中华医学百科全书》秉承了这样的胸襟怀抱，广泛吸收国内外华裔专家加入，力求以中华文明为纽带，牵系起所有华人专家的力量，展现出现今时代下中华医学文明之全貌。《中华医学百科全书》作为由中国政府主导，参与编纂学者多、分卷学科设置全、未来受益人口广的国家重点出版工程，得到了联合国教科文等组织的高度关注，对于中华医学的全球共享和人类的健康保健，都具有深远意义。

《中华医学百科全书》分基础医学、临床医学、中医药学、公共卫生学、军事与特种医学和药学六大类，共计 144 卷。由中国医学科学院/北京协和医学院牵头，联合军事医学科学院、中国中医科学院和中国疾病预防控制中心，带动全国知名院校、科研单位和医院，有多位院士和海内外数千位优秀专家参加。国内知名的医学和百科编审汇集中国协和医科大学出版社，并培养了一批热爱百科事业的中青年编辑。

回览编纂历程，犹然历历在目。几年来，《中华医学百科全书》编纂团队呕心沥血，孜孜矻矻。组织协调坚定有力，条目撰写字斟句酌，学术审查一丝不苟，手书长卷撼人心魂……在此，谨向全国医学各学科、各领域、各部门的专家、学者的积极参与以及国家各有关部门、医药卫生领域相关单位的大力支持致以崇高的敬意和衷心的感谢！

《中华医学百科全书》的编纂是一项泽被后世的创举，其牵涉医学科学众多学科及学科间交叉，有着一定的复杂性；需要体现在当前医学整合转型的新形式，有着相当的创新性；作为一项国家出版工程，有着毋庸置疑的严肃性。《中华医学百科全书》开创性和挑战性都非常强。由于编纂工作浩繁，难免存在差错与疏漏，敬请广大读者给予批评指正，以便在今后的编纂工作中不断改进和完善。

刘德培

凡　例

一、《中华医学百科全书》（以下简称《全书》）按基础医学类、临床医学类、中医药学类、公共卫生类、军事与特种医学类、药学类的不同学科分卷出版。一学科辑成一卷或数卷。

二、《全书》基本结构单元为条目，主要供读者查检，亦可系统阅读。条目标题有些是一个词，例如"炎症"；有些是词组，例如"弥散性血管内凝血"。

三、由于学科内容有交叉，会在不同卷设有少量同名条目。例如《肿瘤学》《病理生理学》都设有"肿瘤"条目。其释文会根据不同学科的视角不同各有侧重。

四、条目标题上方加注汉语拼音，条目标题后附相应的外文。例如：

zhǒngliú shēngwù zhìliáo
肿瘤生物治疗　(tumor biotherapy)

五、本卷条目按学科知识体系顺序排列。为便于读者了解学科概貌，卷首条目分类目录中条目标题按阶梯式排列，例如：

肿瘤生物治疗 ……………………………………………………………………

　被动免疫治疗 …………………………………………………………………

　　肿瘤过继免疫治疗 …………………………………………………………

　主动免疫治疗 …………………………………………………………………

　　肿瘤预防性疫苗 ……………………………………………………………

　　肿瘤治疗性疫苗 ……………………………………………………………

　　肿瘤多肽疫苗 ………………………………………………………………

六、各学科都有一篇介绍本学科的概观性条目，一般作为本学科卷的首条。介绍学科大类的概观性条目，列在本大类中基础性学科卷的学科概观性条目之前。

七、条目之中设立参见系统，体现相关条目内容的联系。一个条目的内容涉及其他条目，需要其他条目的释文作为补充的，设为"参见"。所参见的本卷条目的标题在本条目释文中出现的，用蓝色楷体字印刷；所参见的本卷条目的标题未在本条目释文中出现的，在括号内用蓝色楷体字印刷该标题，另加"见"字；参见其他卷条目的，注明参见条所属学科卷名，如"参见□□□卷"或"参见□□□卷□□□□"。

八、《全书》医学名词以全国科学技术名词审定委员会审定公布的为标准。同一概念或疾病在不同学科有不同命名的，以主科所定名词为准。字数较多，释文中拟用简称的名词，每个条目中第一次出现时使用全称，并括注简称，例如：甲型病毒性肝炎（简称甲肝）。个别众所周知的名词直接使用简称、缩写，例如：B 超。药物名称参照《中华人民共和国药典》2020 年版和《国家基本药物目录》2018 年版。

九、《全书》量和单位的使用以国家标准 GB 3100—1993《国际单位制及其应用》、GB/T 3101—1993《有关量、单位和符号的一般原则》及 GB/T 3102 系列国家标准为准。援引古籍或外文时维持原有单位不变。必要时括注与法定计量单位的换算。

十、《全书》数字用法以国家标准 GB/T 15835—2011《出版物上数字用法》为准。

十一、正文之后设有内容索引和条目标题索引。内容索引供读者按照汉语拼音字母顺序查检条目和条目之中隐含的知识主题。条目标题索引分为条目标题汉字笔画索引和条目外文标题索引，条目标题汉字笔画索引供读者按照汉字笔画顺序查检条目，条目外文标题索引供读者按照外文字母顺序查检条目。

十二、部分学科卷根据需要设有附录，列载本学科有关的重要文献资料。

肿瘤学（二）卷缩略语表

缩略语	英文全称	中文
AA	arachidonic acid	花生四烯酸
AACT	amino acid coded mass tagging	氨基酸同位素标记
ACIS	automated cellular imaging system	自动细胞显像系统
ACT	antichymotrypsin	抗糜蛋白酶
ACV	acyclovir	无环鸟苷
ADAMTS	a disintegrin and metalloproteinase with thrombospondin motif	含血小板结合蛋白基序的解整合素-金属蛋白酶
ADS	allelic differential signal	等位基因差别信号
aFGF	acid fibroblast growth factor	酸性成纤维细胞生长因子
AID	activation induced cytidine deaminase	激活诱导的胞苷脱氨（基）酶
AIDS	acquired immunodeficiency syndrome	获得性免疫缺陷综合征
AJCC	American Joint Committee on Cancer	美国癌症联合委员会
ALCL	anaplastic large cell lymphoma	间变性大细胞淋巴瘤
ALDH	aldehyde dehydrogenase	醛脱氢酶
ALL	acute lymphocytic leukemia	急性淋巴细胞白血病
AML	acute myelogenous leukemia	急性髓细胞性白血病
A-MLV	Abelson murine leukemia virus	埃布尔森小鼠白血病病毒
AMO	anti-miRNA oligonucleotide	抗 miRNA 寡聚核苷酸
ANG	angiopoietin	血管生成素
ANN	artificial neural network	人工神经网络
ANP	atrial natriuretic peptide	心房钠尿肽
ANT-C	antennapedia complex	触角足复合物
AOD	antisense oligodeoxynucleotides	反义寡聚脱氧核糖核酸
Apaf-1	apoptotic peptidase activating factor 1	凋亡蛋白酶激活因子 1
APBSCT	autologous peripheral blood stem cell transplantation	自体外周血干细胞移植
APC	anaphase promoting complex	后期促进复合物
APEX	absolute protein expression measurements	蛋白质表达绝对定量的模型
APIR MALDI	atmospheric pressure infrared, matrix assisted laser desorption/ionization	大气压红外线基质辅助激光解吸电离
APL	acute promyelocytic leukemia	急性早幼粒细胞白血病
APMV-1	avian paramyxoviruses serotype 1	禽副黏病毒血清 I 型
ARF	alternative reading frame	另起读框
ATF-1	activating transcription factor-1	转录激活因子-1
ATL	adult T-cell leukemia/lymphoma	成人 T 细胞白血病/淋巴瘤
ATM gene	ataxia-telangiectasia mutated gene	毛细血管扩张性共济失调突变基因

缩略语	英文全称	中文
ATO	arsenic trioxide	三氧化二砷
ATRA	all-trans-retinoic acid	全反式视黄酸
Avi-Hu6K-chip	6000 human promoter array	人启动子芯片
BACS	buoyancy activated cell sorting system	浮力激活细胞分选系统
BER	base excision repair	碱基切除修复
bFGF	basic fibroblast growth factor	碱性成纤维细胞生长因子
bHLH/LZ	basic helix-loop-helix/leucine zipper	亮氨酸拉链区
BIFC	bimolecular fluorescence complementation	双分子荧光互补
BKV	Bovine Kobu virus	BK 病毒
BLOSUM	block substitution matrix	模块替换矩阵
BMDC	bone marrow-derived dendritic cell	骨髓来源树突状细胞
BMP	bone morphogenetic protein	骨形成蛋白
BNP	brain natriuretic peptide	脑钠肽
BRM	biological response modifier	生物反应调节剂
BSE	bovine spongiform encephalopathy	牛海绵状脑病
BV	budded virus	出芽型病毒
BWS	Beckwith-Wiedemann Syndrome	脐疝-巨舌-巨大发育综合征
Bx-C	bithorax complex	腹复合物
CA	capsid protein	衣壳蛋白
CAD	caspase-activated DNase	胱天蛋白酶活化的 DNA 酶
CAK	cyclin-dependent-kinase activating kinase	周期蛋白依赖性激酶激活激酶
CAMK	calmodulin dependent kinase	钙调蛋白依赖性激酶
cAMP	cyclic adenosine monophosphate	环腺苷酸
CAR	chimeric antigen receptor	嵌合抗原受体
CBP	calmodulin binding peptide	钙调蛋白结合肽段
CCD	charge-coupled device	电荷耦合器件
CDIT	culture derived isotope tag	基于细胞培养的同位素标记
CE	caillary electrophoresis	毛细管电泳
C/EBP	CCAAT/enhancer-binding protein	CCAAT 增强子结合蛋白
CEC	circulating endothelial cell	循环血管内皮细胞
CFC	cardiofaciocutaneous syndrome	心包膜综合征
cfDNA	cell-free DNA	游离 DNA
CHCA	α-cyano-4-hydroxicinnamic acid	α-氰基-4-羟肉桂酸
C-HPP	chromosome human proteome project	人类染色体蛋白质组计划
CID	collision induced dissociation	碰撞诱导解离
CIM	clustered image map	聚集图像映射

缩略语	英文全称	中文
CIMP	CpG island methylator phenotype	CpG 岛甲基化表型
CIN	cervical intraepithelial neoplasia	子宫颈上皮内瘤变
CIP/KIP	CDK-interacting protein/kinase inhibition protein	CDK 相互作用蛋白/激酶抑制蛋白
CJD	Creutzfeldt-Jakob disease	克-雅病
CK	cytokeratin	细胞角蛋白
CKC	centromere kinetochore complex	着丝粒-动粒复合体
CLA	cutaneous lymphocyte-associated antigen	皮肤淋巴细胞相关抗原
CLIA	chemiluminescent immunoassay	化学发光免疫分析法
CLP	common lymphoid progenitor	淋巴样祖细胞
CML	chronic myelogenous leukemia	慢性髓细胞性白血病
CPD	cyclobutane pyrimidine dimer	环丁烷嘧啶二聚体
CRAD	conditionally replicative adenovirus	条件复制型腺病毒
CREB	cAMP response element binding protein	cAMP 反应元件结合蛋白
CREM	cAMP response element modulator	cAMP 反应元件调节蛋白
CRP	C-reactive protein	C 反应蛋白
Crs	cis-acting repression sequance	顺式作用抑制序列
CRV	cell-released virus	细胞释放型病毒
CSF	colony stimulating factor	集落刺激因子
CSRD	cysteine/serine rich domain	富半胱氨酸/丝氨酸区域
CT	calcitonin	降钙素
CTC	circulating tumour cell	循环肿瘤细胞
CTD	comparative toxicogenomics database	比较毒理基因组学数据库
CTGF	connective tissue growth factor	结缔组织生长因子
CTL	cytotoxic T lymphocyte	细胞毒性 T 细胞
DAG	directed acyclic graph	有向无环图
DAPK	death-associated protein kinase	死亡相关蛋白激酶
DBD	DNA-binding domain	DNA 结合结构域
dbSNP	database of single nuleotide polymorphism	单核苷酸多态性数据库
DEPC	diethyl pyrocarbonate	焦碳酸二乙酯
DHB	2, 5-dihydroxybenzoic acid	2,5-二羟基苯甲酸
DIA	data-independent acquisition	不依赖数据的获取模式
DIGE	difference gel electrophoresis	差异凝胶电泳
DIP	database of interacting protein	蛋白质相互作用数据库
DISC	death inducing signaling complex	死亡诱导信号复合物
DMT1	divalent metal transporter 1	二价金属转运蛋白 1
DSF	dorsal stress fiber	背侧应力纤维

缩略语	英文全称	中文
dsRNA	double-strand RNA	双链 RNA
DT	diphtheria toxin	白喉毒素
DUB	deubiquitinating enzyme	泛素解离酶
EBCTCG	Early Breast Cancer Trialists' Collaborative Group	全球早期乳腺癌临床试验协作组
ECV	extracellular virus	胞外型病毒
EDRN	early detection research network	早期检测研究网
EGR	early growth response	早期生长应答成分
EGTA	ethylene glycol tetraacetic acid	乙二醇四乙酸
ELISA	enzyme linked immunosorbent assay	酶联免疫吸附法
ELISPOT	enzyme-linked immunosorbent spot	酶联免疫斑点法
EMA	European Medicines Agency	欧洲药品局
ENCODE	encyclopedia of DNA elements	DNA 元件百科全书
EPC	endothelial progenitor cell	内皮祖细胞
Eph 受体	erythropoietin producing hepatocyte receptor	红细胞生成素产生肝细胞受体
EPO	erythropoietin	红细胞生成素
ER	estrogen receptor	雌激素受体
ERS	endoplasmic reticulum stress	内质网应激
ESI	electrospray ionization	电喷雾质谱
FACS	fluorescence activated cell sorting system	荧光激活细胞分选系统
FAD	flavin adenine dinucleotide	黄素腺嘌呤二核苷酸
FADD	Fas-associated protein with death domain	Fas 相关死亡结构域蛋白
FAK	focal adhesion kinase	黏着斑激酶
FAP	familial adenomatous polyposis	家族性腺瘤性息肉病
FAST	fiber-optic array scanning technology	光导纤维阵列扫描技术
FAZF	Faconi anemia zinc finger protein	范可尼贫血锌指蛋白
FCM	flow cytometry	流式细胞术
FDA	Food and Drug Administration	美国食品和药品管理局
FFPE	formalin-fixed paraffin embedded	福尔马林固定石蜡包埋
FISH	fluorescence in situ hybridization	荧光原位杂交
FL	follicular lymphoma	滤泡淋巴瘤
FPR	false positive rate	假阳性率
FRET	flurorescence resonance energy transfer	荧光共振能量转移
FSC	forward scattering	正向散射
FSE	feline spongiform encephalopathy	猫海绵状脑病
FSH	follicle stimulating hormone	卵泡刺激素
FXR	farnesoid X receptor	类法尼醇 X 核内受体

缩略语	英文全称	中文
GAGE	genome assembly gold-standard evaluation	基因组组装评估的金标准
GAP	GTPase-activating protein	GTP 酶活化蛋白
GC	gas chromatography	气相色谱
GCV	ganciclovir	更昔洛韦
GDEPT	gene-directed enzyme-prodrug therapy	基因导向的酶解药物前体治疗
GDI	guanine nucleotide dissociation inhibitor	鸟苷酸解离抑制因子
GEF/GRF	guanine-exchanging/releasing factor	鸟嘌呤核苷酸交换/释放因子
GIP	gastric inhibitory peptide	抑胃肽
GIST	gastrointestinal stromal tumor	胃肠道间质瘤
GJIC	gap junctional intercellular communication	缝隙连接细胞间通信
GMP	granulocyte-macrophage progenitor	粒细胞-单核细胞祖细胞
GPI	glycosylphosphatidyl inositol	糖基磷脂酰肌醇
GRD	GAP related domain	GAP 相关结构域
GRP	gastric-releasing peptide	促胃液素释放肽
GSEA	gene set enrichment analysis	基因集富集分析
GSS	Gerstmann-Straussler-Scheinker syndrome	格斯特曼-施特劳斯勒-沙因克尔综合征
GST	glutathione S-transferase	谷胱甘肽 S-转移酶
GTP	guanosine triphosphate	鸟苷三磷酸
GVHD	graft versus host disease	移植物抗宿主病
GWAS	genome wide association study	全基因组关联分析
HAI	human antibody initiative	人类抗体项目
HAM	HTLV-associated myelopathy	HTLV 相关性脊髓病
HBcAg	hepatitis B core antigen	乙型肝炎核心抗原
HBeAg	hepatitis B e antigen	乙型肝炎 e 抗原
HBoV	human bocavirus	人类博卡病毒
HBPP	human brain proteome project	人类脑蛋白质组计划
HBsAg	hepatitis B surface antigen	乙型肝炎表面抗原
HCC	hepatocellular carcinoma	肝细胞癌
HDGS	homology-dependent gene silencing	同源依赖性的基因沉默
HEC	Human Epigenome Consortium	人类表观基因组协会
HEP	Human Epigenome Project	人类表观基因组计划
HE	haematoxylin and eosin	苏木精-伊红
HGP	Human Genome Project	人类基因组计划
HKMT	histone lysine methyltransferase	组蛋白赖氨酸甲基转移酶
HL	Hodgkin lymphoma	霍奇金淋巴瘤
HLH	helix-loop-helix	螺旋-环-螺旋

缩略语	英文全称	中文
HLPP	human liver proteome project	人类肝脏蛋白质组计划
HMM	hidden Markov model	隐马尔柯夫模型
HP	Helicobacter pylori	幽门螺杆菌
HPA	Human Protein Atlas	人类蛋白质表达数据库
HPI	Human Protein Index	人类蛋白质指数
HPLC	high performance liquid chromatography	高效液相色谱技术
HPP	Human Proteome Project	人类蛋白质组计划
HPPP	Human Plasma Proteome Project	人类血浆蛋白质组计划
HR	homologous recombination	同源重组
HRG-β1	histidine-rich glycoprotein-β1	富组氨酸糖蛋白-β1
HRP	horseradish peroxidase	辣根过氧化物酶
HSCT	hematopoietic stem cell transplantation	干细胞移植
HSR	homogeneously-staining region	均质染色区
HSV-tK	herpes simplex virus-thymidine kinase	单纯疱疹病毒胸苷激酶
HuPO	Human Proteome Organization	人类蛋白质组组织
IAP	inhibitor of apoptosis protein	凋亡抑制蛋白
ICAM	intercelluar adhesion molecule	细胞间黏附分子
ICAT	isotope coded affinity tag	同位素亲和标签
ICC	immunocytochemistry	免疫细胞化学
ICR	imprinting control region	印记控制区
IDH	isocitrate dehydrogenase	异柠檬酸酶
IEA	inferred from electronic annotation	从电子注释推断
IEF	isoelectric focusing	等电聚焦
IFA	immunofluorescence assay	免疫荧光分析法
IFN	interferon	干扰素
IgSF	Ig-superfamily	免疫球蛋白超家族
IHC	immunohistochemistry	免疫组织化学
IL	interleukin	白细胞介素
ILK	integrin-linked kinase	整合素连接激酶
IMB-ELISA	immunomagnetic bead enzyme-linked immunosorbnent assay	免疫磁珠-酶联免疫吸附法
IMS	immunomagnetic separation	免疫磁性分选法
INCENP	inner centromere protein	内着丝粒蛋白
IPG	immobilized pH gradient	固相pH梯度凝胶
iPS	induced pluripotent stem	诱导多能干细胞
IP3	inositol triphosphate	肌醇三磷酸
IR	insulin resistance	胰岛素抵抗

缩略语	英文全称	中文
ISH	in situ hybridisation	原位杂交
ISS	inferred from sequence similarity	从序列相似性推断
ITAM	immunoreceptor tyrosine-based activation motif	免疫受体酪氨酸激活基序
ITR	inverted terminal repeat	反向末端重复序列
ITS	internal transcribed spacer	转录间隔区
KEGG	Kyoto Encyclopedia of Genes and Genomes	京都基因与基因组百科全书
KNN	K-nearest neighbor	K 最近邻
KS	Kaposi sarcoma	卡波西肉瘤
KSHV	Kaposi sarcoma-associated herpesvirus	卡波西肉瘤相关的疱疹病毒
LAESI	laser ablation electrospray ionization	激光烧蚀电喷雾电离
LAK 细胞	lymphokine activated killer cell	淋巴因子活化的杀伤细胞
LBP	lipopolysaccharide-binding protein	脂多糖结合蛋白
LC	liquid chromatography	液相色谱
LCA	lens culinaris agglutinin	小扁豆凝集素
LCM	laser-capture microdissection	激光捕获显微切割
LDH	lactate dehydrogenase	乳酸脱氢酶
LH	luteinizing hormone	黄体生成素
LIF	leukemia inhibitory factor	白血病抑制因子
LMWH	low molecular weight heparin	分子量肝素
LOH	loss of heterozygosity	杂合性缺失
LPS	lipopolysaccharide	脂多糖
LSC	laser scanning cytometer	镭射扫描细胞计数
LSD1	lysine specific deme thylase 1	赖氨酸特异性去甲基化酶 1
LTBMC	long term bone marrow culture	长期骨髓培养
LTR	long terminal repeat	长末端重复序列
MA	matrix protein	基质蛋白
MACS	magnetic activated cell sorting system	磁性激活细胞分选系统
MAPKK	mitogen-activated protein kinase kinase	促分裂原活化的蛋白激酶激酶
MAQC	microarray and sequencing quality control	芯片测序质控
MBD	methyl-CpG-binding domain	甲基化 CpG 结合结构域
MCA	methylcholantheren	甲基胆蒽
MCA	methylated CpG islands amplification	甲基化 CpG 岛扩增
MCD	multicentric CastIeman disease	多中心型卡斯尔曼病
MCMC	Markov chain Monte Carlo	马尔可夫链蒙特卡罗
MCR	mutantion cluster region	突变密集区
MDR	multidrug resistance	多药耐药

缩略语	英文全称	中文
MDSC	myeloid-derived suppressor cell	髓源性抑制细胞
MeDIP	methylated DNA imunoprecipitation	甲基化 DNA 免疫共沉淀法
MEM	metastasis-associated macrophage	转移相关巨噬细胞
MEP	megakaryocyte-erythroid progenitor	巨核细胞-红细胞系祖细胞
MET	mesenchymal-epithelial transition	间质-上皮转化
α_2-MG	alpha 2 macroglobulin,	α_2-巨球蛋白酶
MGD	mouse genome database	小鼠基因组数据库
MGED	microarray gene expression data	微阵列基因表达数据
MGMT	O^6-methylguanine-DNA methyltransferase	O^6-甲基鸟嘌呤-DNA 甲基转移酶
MHC	major histocompatibility complex	主要相容性复合体
MIAME	minimum information about a microarray experiment	微阵列实验最小信息
MIPS	mammalian protein-protein interaction database	哺乳动物蛋白-蛋白相互作用数据库
MIS	Müllerian tube inhibitor substance	米勒管抑制物
MLC	multidimensional liquid chromatography	多维液相色谱技术
MLCK	myosin light chain kinase	肌球蛋白轻链激酶
MLK	mixed-lineage kinase	混合谱系激酶
MLL	mixed lineage leukemia	混合谱系白血病
M-MLV	Moloney murine leukemia virus	莫洛尼小鼠白血病病毒
MMR	mismatch repair	错配修复
MMTV	mouse mammary tumor virus	小鼠乳头瘤病毒
MPP	multipotent progenitor	多能祖细胞
MRD	minimal residual disease	微小残留病灶
MRM	multiple reaction monitoring	多反应监测
MS-AP-PCR	methylation-sensitive arbitrarily primed polymerase chain reaction	甲基化敏感随机扩增聚合酶链反应
MSD	molecular signatures database	分子签名数据库
Mst1	mammalian sterile 20-like kinase 1	哺乳动物不育系 20 样激酶 1
MT	melatonin	褪黑素
MTOC	microtubule organizing center	微管组织中心
mTOR	mammalian target of rapamycin	哺乳动物雷帕霉素靶蛋白
MTS-1	multiple tumor suppressor-1	多肿瘤抑制因子-1
MudLC	multidimensional liquid chromatography	多维液相色谱
MUNIN	muscle and nerve inference network	肌肉和神经推理网络
MVD	microvessel density	微血管密度
m/z	mass to charge ratio	质荷比
NAD	nicotinamide adenine dinucleotide	烟酰胺腺嘌呤二核苷酸
NCCN	National Comprehensive Cancer Network	美国国立综合癌症网络

缩略语	英文全称	中文
NCI	National Cancer Institute	美国国家癌症研究所
NET	neutrophil extracellular trap	中性粒细胞胞外捕获网
NF2	neurofibromatosis II	II型神经纤维瘤病
NHEJ	non-homologous end joining	非同源末端连接
NHGRI	National Human Genome Research Institute	美国国家人类基因组研究所
NHL	non-Hodgkin lymphoma	非霍奇金淋巴瘤
NHR	nuclear hormone receptor	核激素受体
NIGMS	National Institute General Medical Sciences	美国国立医学科学研究所
NIH	National Institute of Health	美国国立卫生研究院
NIMS	nanostructure-initiator mass spectrometry	纳米结构启动质谱
NKG2D	natural killer cell group 2 member D	自然杀伤细胞2组D
NLS	nuclear localization signal	核定位信号
NMB	neuromedin B	神经介素B
NMR	nuclear magnetic resonance	核磁共振
NNK	4-methylnitrosamino-1-3-pyridyl-1-butanone	4-甲基亚硝胺-1-3-吡啶-1-丁酮
NOS	nitric oxide synthase	一氧化氮合酶
NP	nucleocapsid protein	核衣壳蛋白
NP	normal phase	正相色谱芯片
NPI	Nottingham prognostic index	诺丁汉预后指数
NRARP	Notch regulated ankyrin repeat protein	Notch调控锚蛋白重复蛋白
NRS	nuclear receptor superfamily	核受体超家族
NSCLC	non-small cell lung cancer,	非小细胞肺癌
OPG	osteoprotegerin	护骨因子
ORF	open reading frame	开放阅读框
OS	overall survival	总生存期
OV	occluded virus	包埋型病毒
PA	gelatin particles agglutinate	明胶颗粒凝集法
PAM	point accepted mutation	可接受点突变
PAMP	pathogen-associated molecular pattern	病原体相关分子模式
PAP	prostate specific acid phosphatase	前列腺特异性酸性磷酸酶
PAR	protease activated receptor	蛋白酶激活受体
PARP	poly（ADP-ribose）polymerase	多腺苷二磷酸核糖聚合酶
PBMC	peripheral blood mononuclear cell	外周血单个核细胞
PCNA	proliferating cell nuclear antigen	增殖细胞核抗原
PCP	planar cell polarity	平面细胞极性
PCR	polymerase chain reaction	聚合酶链反应

缩略语	英文全称	中文
PCT	procalcitonin	降钙素原
PDB	protein data bank	蛋白质数据库
pDC	plasmacytoid dendritic cell	浆细胞样树突状细胞
PDGFR	platelet derived growth factor receptor	血小板衍生生长因子受体
PD-L1	programmed death ligand-1	程序性死亡配体-1
PDV	polyhedral-derived virus	多角体释出病毒
PECAM	platelet endothelial cell adhesion molecule	血小板内皮细胞黏附分子
PE	Pseudomonas exotoxin	假单胞菌外毒素
PEG	polyethylene glycol	聚乙二醇
PEL	primary effusion lymphoma	原发性渗出性淋巴瘤
PET	positron emission tomography	正电子发射体层成像
PFS	progress free survive	无进展生存
PGF	placental growth factor	胎盘生长因子
PHA	phytohemagglutinin	植物凝集素
PI3K/Akt/PKB	phosphatidylinositol-3-kinase-protein kinase B	磷脂酰肌醇 3-激酶-蛋白激酶 B
PIKK	phosphatidylinositol-3 kinase-related kinase	磷脂酰肌醇 3-激酶相关激酶
PISA	protein in situ array	蛋白质原位芯片
PIVKA-Ⅱ	prothrombin induced by vitamin K absence or antagonist-2	维生素 K 缺乏或拮抗剂Ⅱ诱导的凝血酶原
PLC	phospholipsase C	活化磷脂酶 C
PLK	polo-like kinase	极性激酶
PMA	phorbol myristate acetate	佛波酯
PMCA	protein misfolding cyclic amplification	蛋白质错误折叠循环扩增
PML	progressive multifocal leukoencephalopathy	进行性多灶性脑白质病
PMT	photomultiplier tube	光电倍增管
PNAd	peripheral lymphonode vascular addressin	外周淋巴结血管地址素
POMC	proopiomelanocortin	阿黑皮素原
PR	progesterone receptor	孕激素受体
PRG	peptide reactive group	肽段反应基团
PRM	parallel reaction monitoring	平行反应监测
PRMT	protein arginine methyltransferase	蛋白质精氨酸甲基转移酶
pro-HB-EGF	pro-heparin-bindingepidermalgrowthfactors	前体肝素结合表皮生长因子
PrP	prion protein	朊蛋白
PSC	pluripotent stem cell	多能干细胞
PTGS	post-transcriptional gene silencing	转录后基因沉默
PTHrP	parathyroid hormone related peptide	甲状旁腺激素相关肽
PTN	pleiotrophin	多效蛋白

缩略语	英文全称	中文
PTP	protein tyrosine phosphatase	蛋白酪氨酸磷酸酶
QMR-DT	quick medical reference, decision theoretic	快速医学参考-决策理论
RACE	rapid amplification of cDNA end	cDNA 末端快速扩增法
RCT	randomised control trial	随机对照试验
RFLP	restriction fragment length polymorphism	限制性片段长度多态性
RHD	Rel homology domain	Rel 同源结构域
RIA	radioimmunoassay	放射免疫分析法
RIBA	recombinant immune blot assay	重组免疫印迹试验
RIPA	radio immunoprecipitation assay	放射免疫沉淀法
RLGS	restriction landmark genomic scanning,	限制性标记基因组扫描
R-MLV	Rauscher murine leukemia virus	劳舍尔小鼠白血病病毒
RNS	reactive nitrogen species	活性氮
ROS	reactive oxygen species	活性氧
RP	restriction point	限制点
RP-RP	reverse phase-reverse phase	反相-反相色谱
RT-PCR	reverse transcription polymerase chain reaction	反转录聚合酶链反应
SA	sinapic acid	芥子酸
SAF	scrapie associated fibril	羊瘙痒病相关纤维
SAGE	serial analysis of gene expression	基因表达序列分析
SAS	statistical analysis system	统计分析系统
SCID	severe combined immunodeficiency disease	重度联合免疫缺陷病
SCLC	small cell lung cancer	小细胞肺癌
SDF	stromal cell-derived factor	基质细胞衍生因子
SDS-PAGE	sodium dodecylsulfonate-polyacrylate gel electrophoresis	十二烷基硫酸钠-聚丙烯酰胺凝胶电泳
SELEX	systematic evolution of ligands by exponential enrichment	指数富集的配体系统进化技术
SERD	selective estrogen receptor down regulator	选择性雌激素受体下调剂
SERM	selective estrogen receptor modulator	选择性雌激素受体调节剂
SGD	Saccharomyces genome database	酵母基因组数据库
SIMS	secondary ion mass spectrometry	二次离子质谱
SINE	short interspersed nucleic element	短分散的核元件
SMA	smooth muscle actin	平滑肌肌动蛋白
SNP	single nucleotide polymorphism	单核苷酸多态性
snRNP	small nuclear ribonucleoprotein particle	核小核糖核蛋白颗粒
SPECT	single photon emission computed tomography	单光子发射计算体层摄影
SPF	specific pathogen free	无特定病原体
SPSS	statistical product service solution	统计产品与服务解决方案

缩略语	英文全称	中文
SRS	SOS recruitment system	SOS 招募系统
SSC	side scatter	侧向散射
SSR	simple sequence repeat	简单重复序列
SSTA	somatostatin analog	生长抑素类似物
SUMO	small ubiquitin-related modifier	小泛素相关修饰物
SV	Sendaivirus	仙台病毒
TAD	transcriptional activation domain	转录激活域
TAG	tumor-associated glycoprotein	肿瘤相关糖蛋白
TAI	tumor angiogenesis inhibitor	肿瘤血管生成抑制剂
TAP	transporter associated with antigen processing	抗原加工相关转运物
TAS	traceable author statement	可追溯的作者声明
TCA	trichloroacetic acid	三氯乙酸
TCR	T cell receptor	T 细胞受体
TdT	terminal deoxynucleotidyl transferase	末端脱氧核苷酸转移酶
TEBP	telomere end-binding protein	端粒结合蛋白
TERT	telomerase reverse transcriptase	端粒酶反转录酶
TEV	tobacco etch virus	烟草蚀纹病毒
TF	tissue factor	组织因子
TfR1	transferrin receptor 1	转铁蛋白受体 1
Tg	thyroglobulin	甲状腺球蛋白
TGS	transcriptional gene silencing	转录水平的基因沉默
TKI	tyrosine kinase inhibitor	酪氨酸激酶抑制剂
TKR	tyrosine kinase receptor	酪氨酸激酶受体
TME	transmissible mink encephalopathy	传染性雪貂白质脑病
TME	tumor microenvironment	肿瘤微环境
TMEM	tumor microenvironment of metastasis	肿瘤转移微环境
TMT	tandem mass tag	串联质谱标记
TPK	tyrosine kinase	酪氨酸激酶
TPMT	thiopurine methyltransferase	硫代嘌呤甲基转移酶
TPR	true positive rate	真阳性率
TRADD	tumor necrosis factor receptor-associated death domain protein	肿瘤坏死因子受体相关死亡结构域蛋白
TRAF	tumor necrosis factor receptor-associated factor	肿瘤坏死因子受体相关因子
TRAIL	tumor necrosis factor-related apoptosis-inducing ligand	肿瘤坏死因子相关凋亡诱导配体
TRD	transcriptional repression domain	转录抑制结构域
TREM-1	triggering receptor expressed on myeloid cell-1	髓样细胞触发受体-1
TSA	trichostatin A	曲古抑菌素 A

缩略语	英文全称	中文
TSC	totipotent stem cell	全能干细胞
TSP	thrombospondin	血小板反应蛋白
TSP	tropical spastic paraparesis	热带性痉挛性截瘫
UBP	ubiquitin specific processing enzyme	泛素特异性修饰酶
UCD	unicentric Castleman disease	单中心型卡斯尔曼病
UEA-1	ulex europaeus lectin-1	荆豆凝集素 1
UICC	Committee of the International Union Against Cancer	国际抗癌联盟
UMSA	unified maximum separability analysis	统一最大分离性分析
uPA	urokinase-type plasminogen activator	尿激酶型纤溶酶原激活物
USC	unipotent stem cell	单能干细胞
VCAM	vascular cell adhesion molecule	血管细胞黏附分子
VDA	vascular disrupting agents	血管分解因子
VEGFR	vascular endothelial growth factor receptor	血管内皮生长因子受体
VLA	very late appearing antigen	迟现抗原
VLS	vascular leak syndrome	毛细血管渗漏综合征
VPN	virtual private network	虚拟专用网络
VSF	ventral stress fiber	腹侧应力纤维
VTA	vascular targeting agent	血管靶向药物
VVO	vesicular-vacuolar organelle	囊泡液泡细胞器
vWF	von Willebrand factor	冯·维勒布兰德因子
VZV-tK	varicella-zoster virus-thymidine	水痘-带状疱疹病毒-胸苷激酶基因
WAF	wild-type p53 activated fragment	野生型 p53 激活片段
WB	Western blotting	蛋白质印迹法
WCX	weak cation exchange	弱阳离子交换芯片
WHO	World Health Organization	世界卫生组织
WPGMA	weighted-pair-group method with arithmetic mean	加权分组平均法
XIAP	X-linked inhibitor of apoptosis protein	X 连锁凋亡抑制蛋白

目　录

gànxìbāo

干细胞（stem cell） 在动物胚胎和成体组织中能进行自我更新、保持未分化状态并具有分裂能力的未分化细胞。特定条件下，干细胞能分化产生一种或多种具有特定功能的成熟细胞类型。

研究历史 干细胞的概念最初是由俄国组织学与胚胎学家亚历山大·亚历山德罗维奇·马克西莫夫（Alexander Alexandrowitsch Maximow，1874～1928 年）于 1908 年提出的，他为骨髓中一种特殊的细胞类型创建了"造血干细胞"这个名称。1961 年，加拿大的生物物理学家詹姆斯·埃德加·蒂尔（Jamse Edgar Till，1931～ ）和细胞生物学家欧内斯特·阿姆斯特朗·麦卡洛克（Ernest Armstrong McCulloch，1926～2011 年）通过经典的小鼠脾结节形成实验，第一次证实了造血干细胞（HSC）的存在，揭示了 HSC 具有自我更新和多向分化潜能。这个发现定义了干细胞的两个判断标准：多能性和自我更新。此后，干细胞研究领域迅速扩展，科学家们发现了一系列产生于特定器官或组织的干细胞，如肺干细胞、肠道干细胞等。干细胞研究已经成为生命科学中令人瞩目的前沿领域之一。

分类 根据发生学来源，可将干细胞分为胚胎干细胞和成体干细胞。胚胎干细胞来源于早期囊胚内细胞团或原始生殖嵴或畸胎瘤，处于个体发育的顶端，能分化成机体的所有类型细胞，即具有多向分化潜能，或分化的全能性。成体干细胞存在于成体特定组织，如骨髓来源的 HSC 和间充质干细胞，肠道来源的肠道干细胞等。成体干细胞数量少，常处于细胞周期的静息状态，受到

特定信号刺激时通过不对称分裂衍生出分化的子代细胞，并形成特定组织或特定胚层来源的终末分化细胞，实现组织器官维持及损伤修复。

根据不同分化潜能可将干细胞分为全能干细胞（TSC）、多能干细胞（PSC）和单能干细胞（USC）。全能干细胞指经分裂和分化后仍具有产生完整有机体（包括动物个体和胎盘）的干细胞，如受精卵、早期胚胎细胞。多能干细胞的分化潜能受到一定的限制，不能形成完整有机体，但是能分化成有机体内的各种细胞。单能干细胞的发育潜能则更为狭窄，只能向一种类型或密切相关的两种类型的细胞分化，如肌肉中的成肌细胞、骨髓中的淋系祖细胞、共同髓系祖细胞等。

特点 干细胞具有以下特点：①自我更新能力，能在一定条件下可无限制增殖。②分化潜能。③分裂的慢周期性，在稳态下，干细胞停留在细胞周期的 G_0 期，或称静息状态，但是仍能根据需要迅速进入细胞周期，进行细胞分裂。④有两种分裂方式，第一种是对称分裂，形成两个相同的子代干细胞；另一种是非对称分裂，即形成一个与亲本相同的干细胞和一个走向终末分化命运的细胞。

应用 干细胞在生命科学领域中有着极为重要的理论意义和广阔的应用前景。例如干细胞可以作为研究细胞生长、分化的重要模型，是细胞治疗与组织器官替代治疗的种子细胞。

与肿瘤关系 肿瘤干细胞（CSC）的概念可以追溯到 40 年前，研究人员认为肿瘤起始于一群与正常干细胞类似的具有自我更新和无限增殖能力的细胞。但是该假说一直有争议，直到近

十几年才出现了明确的证据支持该假说。1994 年，拉皮多特（Lapidot T）通过表面标志物（$CD34^+CD38^-$）分选出一群白血病起始细胞，移植到重度联合免疫缺陷病小鼠体内后可发展为急性髓细胞性白血病。这类白血病起始细胞能自我更新，无限增殖，是最早被发现的肿瘤干细胞。2003 年，穆罕默德·阿尔-哈吉（Muhammad Al-Hajj M）利用细胞分选和异种移植方法发现了一群 $CD44^+ CD24^{-/low}$ 的人乳腺癌干细胞。之后，对其他实体肿瘤，如脑肿瘤、前列腺癌、结肠癌、胰腺癌、卵巢癌和肺癌的类似研究也迅速跟进。CSC 可能来自正常干细胞的恶性转化或是重获自我更新能力的祖细胞。CSC 位于缺氧、低 pH 环境中，长期处于 G_0 期，具有高效的活性氧（ROS）清除和 DNA 损伤修复机制，抗凋亡能力强，具有显著的异质性。这些特质使其成为癌症转移、复发和耐药的元凶。CSC 对肿瘤的发生发展和临床治疗都有着极为重要的意义。

（程　涛　郑昭烽）

zǔxìbāo

祖细胞（progenitor cell） 从多潜能干细胞衍生而来，又可定向分化成为几种类型的细胞。具有较为明确的分化倾向，产生特定谱系的成熟细胞，如淋巴系祖细胞进一步分化生成各类淋巴细胞。和干细胞相比，祖细胞分裂次数有限，不具备长期自我更新能力。

祖细胞分别存在于生物体的各种成体组织中，负责组织损伤后的修复再生过程。在损伤发生后，祖细胞可被激活，大量增殖并迁移到受损部位，分化为成熟的细胞，替换受损的组织。在人体的多种组织器官中都已鉴定到

相应的祖细胞，如造血祖细胞、皮肤祖细胞、小肠祖细胞和肺祖细胞等。

虽然普遍认为干细胞是恶性转化的来源细胞，但在某些情况下，限制性祖细胞甚至分化细胞也可能发生转化。1998 年，魏斯曼（Weissman）实验室通过 hMRP8 启动子特异性在 Fas 敲除的限制性髓系祖细胞中组成性表达 Bcl-2，建立了髓系白血病的转基因小鼠模型。干细胞积累肿瘤增殖所必需的突变，然而突变的影响可能体现在祖细胞阶段，换言之，在干细胞中积累的突变可能导致干细胞下游的原始祖细胞无限增殖。克里夫佐夫（Krivtsov AV）发现将人来源的 t（9；11）（p22；q23）编码的 MLL-AF9 融合蛋白导入正常的人粒-单核定向祖细胞，移植到重度联合免疫缺陷病小鼠体内后可发展为急性髓细胞性白血病，并能从白血病小鼠体内分离出白血病干细胞，证明了祖细胞可以重获自我更新能力，转化为能够引发、维持和增殖白血病的肿瘤干细胞。

（程 涛 郑昭烽）

zhǒngliú gànxìbāo

肿瘤干细胞（cancer stem cell, CSC） 肿瘤中具有自我更新能力并能产生异质性肿瘤细胞的细胞。与其他肿瘤细胞不同的是，肿瘤干细胞具有肿瘤形成能力，其可能通过自我更新和分化为多种细胞类型的过程来产生肿瘤。这些细胞被认为以一种独特的群体形式存在于肿瘤中，并通过产生新的肿瘤引起复发和转移。证明其表型的金标准为使用免疫缺陷动物的体内限制性稀释试验。

研究历史 CSC 的概念最早于 19 世纪提出，其来源是德国医学家、人类学家、病理学家鲁道夫·路德维希·卡尔·菲尔绍（Rudolf Ludwig Karl Virchow, 1821～1902 年）的《细胞病理学》，以及德国病理学家朱利叶斯·弗雷德里希·科恩海姆（Julius Friedrich Cohnheim, 1839～1884 年）在 1875 年的一份病例报告。1994 年，加拿大分子遗传学家约翰·迪克（John Dick）的团队首次在急性髓细胞性白血病（AML）中发现了白血病干细胞。之后，在脑肿瘤、乳腺癌、结直肠癌和黑色素瘤中陆续发现了肿瘤干细胞。

由于某些突变可赋予先前非自我更新的细胞群以干细胞特性，肿瘤干细胞最终可以起源于早期祖细胞。所以，肿瘤干细胞是功能性定义，并不一定指其由正常干细胞转化而来。

肿瘤产生模型 主要有克隆演变模型和肿瘤干细胞模型。肿瘤干细胞模型又称为分级模型，提出肿瘤是分级组织的（图 1）。它们是致瘤细胞，在生物学上与其他亚群体不同：具有长期自我更新能力和分化成非致瘤性但仍有助于肿瘤生长的子代细胞的能力。该模型表明，只有特定的肿瘤干细胞亚群有能力使肿瘤发生进展，意味着可以识别肿瘤干细胞特定的特征，然后针对其进行治疗。在 AML 中，与正常 CD34$^+$ CD38$^-$骨髓细胞相比，细胞表面受体 IL-3R-α（CD123）在 CD34$^+$CD38$^-$白血病干细胞上过表达。因此，使用 CD123 特异性单克隆抗体，治疗移植入 AML 细胞的 NOD/SCID 小鼠可以降低归巢的 LSC 群体，并且降低小鼠一次移植与二次移植受体中的 AML 细胞群体。但现行的治疗都无法专一性的针对肿瘤干细胞，而肿瘤干细胞在肿瘤里其实只占少部分，只要化疗、放疗没有杀死所有的肿瘤干细胞，就会有抗药性或是复发的风险出现。

CSC 已在多种实体肿瘤中被鉴定，其分离最常用的标志物包括 CD133（PROM1）、CD44、ALDH1A1、CD34、CD24 和 ECAM。

CSC 微环境 本身是肿瘤微环境的一部分，是 CSC 生长生存的特殊细胞环境，通过提供细胞与细胞接触或分泌细胞因子的形式调控 CSC 命运。微环境内的细胞产生细胞因子能使 CSC 自我更新、诱导血管生成、募集免疫细胞和其他基质细胞，这些细胞再分泌其他因子以促进肿瘤细胞的侵袭和转移。

组成 包括多种细胞成分及非细胞成分。细胞成分有两大类。①非肿瘤细胞：间充质干细胞、免疫细胞［自然杀伤（NK）细胞、CD8$^+$ T 细胞、树突状细胞和调节性 T 细胞］、内皮细胞、肿瘤相关成纤维细胞、单核细胞、肿瘤相关巨噬细胞（TAM）和肿瘤相关中性粒细胞（TAN）等。②非细胞成分：周围血管、细胞外基质、分泌因子、氧分压与代谢产物等。

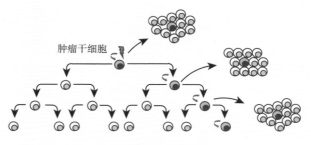

肿瘤干细胞

图 1 肿瘤干细胞模型

生物学作用 CSC 和内皮细胞产生的细胞因子可使正常的成纤维细胞转化成肿瘤相关成纤维细胞，CSC 也分泌多种因子，帮助其募集、激活甚至创建特定的细胞类型来控制其分化状态。间充质干细胞能为 CSC 的恢复提供有利的肿瘤微环境，因其分泌多种同时具有旁分泌和自分泌功能的细胞因子。为逃避免疫监视，CSC 微环境必须免疫抑制 NK 细胞和 CD8$^+$ T 细胞的细胞毒性和浸润。TAN 和 TAM 被化学因子和细胞因子招募，行使免疫抑制功能。CSC 微环境处于低氧状态，可保护其免受化疗和放疗的杀伤，在实体瘤中，增加的细胞外基质强度可能是阻碍治疗的物理障碍，因此可保护 CSC 免受化疗药物的损害。此外，CSC 还可促进血管生成和其微环境的相互作用可促进肿瘤转移。提示靶向调节 CSC 微环境可能比直接靶向 CSC 更有效地治疗和预防肿瘤的发生、发展及转移。

（程　涛　黄耀瑾　王晨晨）

línbāliú gànxìbāo

淋巴瘤干细胞（lymphoma stem cell）

淋巴细胞在发育过程中，各阶段病理性地获得可以无限增殖或永生的自我更新能力等干细胞特性并导致淋巴瘤发生的一群细胞。除具有干细胞的自我更新、增殖并产生子代淋巴瘤细胞的能力，还有耐药从而导致淋巴瘤复发的特性。

来源 淋巴瘤可来源于 B 淋巴细胞或 T 淋巴细胞。T 细胞在调节免疫系统和抵御病毒感染中发挥重要作用。B 细胞产生抗体。恶变的淋巴细胞（淋巴瘤细胞）可能局限于单个淋巴结或扩散至骨髓、血液、脾或其他任何器官。然而恶变的淋巴细胞在经过系统

治疗之后也会产生新的恶性淋巴细胞，因此将这种恶性细胞的来源归结为淋巴瘤干细胞。其概念主要是从临床观察中得到的，在淋巴瘤晚期，经过系统化疗可获得完全缓解，但经过一段时间后依然可以复发，提示患者体内可能残存未被杀死的肿瘤细胞，并重新启动增殖导致肿瘤的复发。淋巴瘤干细胞概念的提出晚于其他肿瘤干细胞，其相关研究处于起步阶段，尚未发现特异的肿瘤标志物，淋巴瘤干细胞可能起源于侧群（SP）细胞。

分类 淋巴瘤依据细胞形态学，主要分为两大类：霍奇金淋巴瘤（HL）和非霍奇金淋巴瘤（NHL），而其他包含在世界卫生组织（WHO）分类中尚有多发性骨髓瘤及淋巴增生性疾病。HL 主要表现为有里－斯（Reed-Sternberg）细胞，它是由成熟的 B 细胞恶变而来，该细胞异常大，而且有不止一个细胞核。HL 的第一个表征就是出现淋巴结肿大。相反地，NHL 则是源于 B 细胞或 T 细胞，它既可以扩散到淋巴结，也可以转移到其他器官内。淋巴瘤干细胞也主要分为霍奇金淋巴瘤和非霍奇金淋巴瘤干细胞。

研究发现，在 HL 细胞系（L428 和 KM-H2 细胞系）中存在一小群 B 细胞，富含干细胞样标志物醛脱氢酶（ALDH）和高表达记忆性 B 细胞标志物 CD27，这群细胞可能导致了 HL 中里-斯细胞的持续产生，即所谓 HL 的侧群干细胞。这种高表达 CD27 并富含醛脱氢酶的克隆性 B 细胞在 HL 患者血液中可检测到。体外研究显示，HL 的这种 SP 细胞对多种药物具有耐药性，该细胞在化疗之后的患者体内存在使得疾病具有复发的潜在可能，这说明存

在 HL 干细胞。

NHL 包括 B 细胞 NHL 和 T/NK 细胞 NHL 两大类。研究发现，将套细胞淋巴瘤（MCL）中分离出的 CD45$^+$CD19$^-$ MCL 细胞，注入裸鼠体内可导致小鼠发病。体外实验也证实这种 CD45$^+$CD19$^-$ 的 MCL 细胞具有自我更新、增殖的能力，并对 MCL 的多种化疗方案耐药，因此被认为是 MCL 干细胞。在使用间变性大细胞淋巴瘤（ALCL）小鼠模型中发现，NPM-ALK 驱动的 CD30$^+$ 小鼠中有淋巴瘤干细胞群，且起源于 DN3/DN4 淋巴瘤群，这也符合 ALCL 起源于胸腺的概念。另有学者在滤泡淋巴瘤（FL）细胞系中分离出 SP 细胞，并证实其对多种药物耐药并具有成瘤性，但 FL 中的 SP 细胞的耐药性和成瘤性均依赖滤泡树突状细胞的存在，即肿瘤基质细胞的存在，提示肿瘤微环境在淋巴瘤干细胞的形成中发挥重要作用。

（程　涛　杨尚达）

gǔsuǐliú gànxìbāo

骨髓瘤干细胞（tumor stem cell from myeloma）

一群具有自我更新能力，能够产生异质性肿瘤细胞群体的骨髓瘤细胞。

来源 免疫细胞中的 B 细胞在骨髓中成熟为浆细胞，并分泌抗体来对抗外源微生物等的侵袭。当浆细胞发生恶性病变时会大量增殖，聚集于骨髓内或在骨外侧两端的坚硬部分，侵犯多处骨头，形成多个瘤块，造成多发性肿瘤的问题，即称为多发性骨髓瘤。当细胞只聚集在单根骨，形成单一肿块或肿瘤时，称单一浆细胞瘤。也就是骨髓瘤的单发性和多发性之分。临床多发性骨髓瘤常见，骨髓瘤干细胞的研究也多为多发性骨髓瘤干细胞。

细胞特性 骨髓瘤细胞常表达正常浆细胞抗原，也复合表达多个分化阶段的 B 细胞分化抗原。具有克隆性的骨髓瘤细胞高表达 B 细胞相关表面抗原包括 CD19、CD20、CD22 和 CD45 等，说明骨髓瘤细胞的克隆表型局限于类似 B 细胞的表型。然而骨髓瘤干细胞不仅具有自我更新能力，还可以产生具有异质性的骨髓瘤细胞群，其表面标志物与骨髓瘤细胞并不一定完全相同。骨髓瘤干细胞的确切免疫表型以及表面标志物尚不十分清楚。

细胞分离 20 世纪 70 年代，应用布拉德利（Bradley）和梅特卡夫（Metcalf）的培养方式从小鼠造血细胞中分离得到骨髓瘤干细胞。另外，通过形态学、组织化学及功能标准分析鉴定并发现培养的骨髓瘤干细胞群落由未成熟的浆母细胞和成熟的浆细胞组成。采用侧群干细胞分选和醛脱氢酶活性检测分离骨髓瘤干细胞。骨髓瘤干细胞与正常造血干细胞具有相似的信号通路和信号分子，包括 Hedgehog、Wnt/β-catenin、Notch 及 Bmi-1 等信号通路，这使其富有自我更新的能力。这些信号通路出现异常时则导致骨髓瘤的发生及肿瘤细胞的无限增殖，这也被认为是骨髓瘤形成、进展、复发和耐药的根源。

骨髓瘤干细胞与其他肿瘤干细胞类似，也具有自我更新产生异质性骨髓瘤细胞群的能力，从而维持骨髓瘤细胞池。然而，长期处于静息状态的特征使其具有对多种药物的不敏感性，这是肿瘤复发的原因。因此，研究骨髓瘤干细胞的相关表型、生物学特征和生物标志物等对治疗及预后具有重要意义。

（程 涛 杨尚达）

báixuèbìng gànxìbāo

白血病干细胞（leukemia stem cell，LSC）

一群具有自我更新能力，并能产生异质性白血病细胞群体的白血病细胞。白血病预后不良和总生存期下降的一个基本因素是白血病复发，复发的主要原因是大量耐受治疗的恶性细胞的持续存在。这种复发被认为是由具有原始特征的静止细胞——LSC 形成的。

1963 年，布鲁斯（Bruce WR）首次证实鼠白血病细胞的一小部分亚群和正常造血干细胞（HSC）及祖细胞一样，在体外均能形成克隆。1994 年，加拿大分子遗传学家约翰·迪克（John Dick）首次在急性髓细胞性白血病（AML）中发现了 LSC，还发现不是所有的人类白血病细胞都可以在移植到免疫缺陷小鼠时产生白血病。具有原始细胞特性的白血病细胞无法引发白血病，而表达与正常成年人 HSC（CD34$^+$CD38$^-$）相同标志物的白血病细胞能更高效引起白血病的发生，这些细胞就是 LSC。通过结合移植检测和转录谱分析发现，LSC 表达的基因与 HSC 表达的基因相似，这些基因与疾病结果相关，表明 LSC 受与正常 HSC 类似的分子机制调控。

慢性髓细胞性白血病（CML）中，在 HSC 中获得融合酪氨酸激酶 BCR-ABL1 驱动而转化为 LSC。在 AML 中，LSC 可通过许多致癌因子和白血病前事件从多种细胞类型中产生。常规治疗对来源于 AML 和 CML 的 LSC 无效，LSC 可持续存在于患者体内，产生克隆多样化，并驱动复发或进展为更激进的形式（图 1）。当在正常血管母细胞和 HSC 中产生 BCR-ABL1 突变时，就会出现 CML 慢性期（CP-CML）LSC，其自我更新潜能降低。在 CML 急变期（BP-CML）或 AML 中，LSC 可能来自 HSC 或更成熟的正常祖细胞。

检测标志物：用于区分 AML 和 CML LSC 的表面标志物及临床抑制剂如下（表 1）。

（程 涛 胡林萍 黄耀瑾）

xúnhuán zhǒngliú gànxìbāo

循环肿瘤干细胞（circulating tumor stem cell，CTSC）

从原发性和转移性肿瘤中脱落进入外周血，其中同时具有肿瘤干细胞（CSC）和上皮-间质转化特性的循环肿瘤细胞。又称迁移中的肿瘤干细胞或干细胞样循环肿瘤细胞，在肿瘤转移中起关键作用（图 1）。CSC 具有独特的自我更新和产生，维持肿瘤的能力，构成了肿瘤的自我维持细胞库。CTSC 是 CSC 的一个子集，这个子集的特征在于其侵袭性，能够成功转移，是预防疾病进展和复发的潜在治疗靶标。

起源 有争论，被广泛接受的假说有两种：其一，循环并转移的 CSC 已在原发性肿瘤中出现，因其具有其他特征，使其能够逃避原发性肿瘤，在血流中存活并随后开始转移扩散。其二，循环中的 CSC 是由肿瘤细胞扩散之后重新获得干性，成为肿瘤干细胞。例如，在恶性肿瘤的初始阶段，早期的循环肿瘤细胞作为种子在外周血中循环，然后以休眠细胞的形式到达并停留在靶器官中，这些休眠的肿瘤细胞随后可以被"唤醒"并激活，然后开始转移。

分离与鉴定 在绝大多数肿瘤患者，包括没有明显肿瘤转移的患者血液中都存在循环肿瘤细胞，但数量稀少，每毫升血液中仅有 1~100 个，而其中只有不到 0.01% 最终发展为转移灶。由于

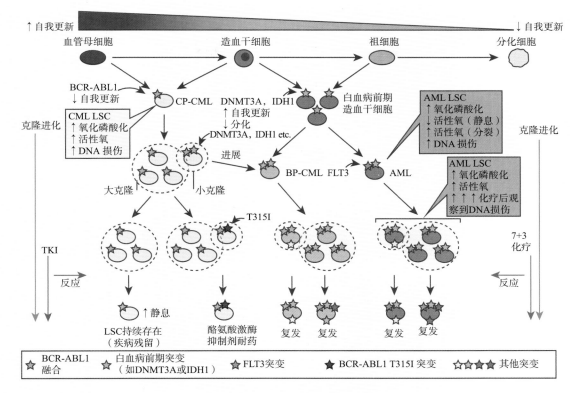

图 1　LSC 产生和发展模型

表 1　AML 和 CML LSC 的表面标志物及抑制剂

标志物	别名	说明	抑制剂	白血病类型
CD9	TSPAN29	白细胞抗原 MIC3	ALB6、PAINS-13（抗 CD9 单抗）	CML，AML
CD25	IL-2RA	高亲和力 IL-2 受体 α 链	地尼白介素（IL-2 和白喉毒素融合蛋白）	CML，AML
CD26	DPP-4	丝氨酸肽酶 S9B 家族成员	DPP-4 抑制剂（如西他列汀）	CML，AML（FLT3-ITD）
CD32	FCGR2A FCGR2B FCGR2C	FcγRII	Clone2B6（抗 FCGR2B 单抗）；MGD010（双特异性抗体分子）	AML
CD33	SIGLEC3	髓细胞表面抗原	SGN-CD33A、吉妥单抗（抗体偶联药物）	AML，CML
CD47	MER6	SIRPα 受体	Hu5F9-G4（抗 CD47 单抗）；TTI-621（SIRPα 结合结构域和 IgG Fc 段融合蛋白）；INBRX-103（抗 CD47 单抗）	BP-CML，AML
CD52	HE5	Campath-1 抗原	阿仑单抗（抗 CD52 单抗）	BP-CML，AML
CD82	TSPAN27	四次跨膜蛋白 27	无	AML
CD93	MXRA4	补体	无	CML，AML
CD96	TACTILE	T 细胞表面蛋白	无	AML
CD97	ADGRE5	黏附 G 蛋白偶联受体 E5	曲格列酮；视黄酸	AML
CD99	MIC2	T 细胞表面糖蛋白 E2	克罗拉滨；克拉屈滨	AML
CD103	ITGAE	整合素亚单位 αE	无	AML
CD123	IL-3RA	IL-3 受体亚单位 α	SGN-123A、IMGN632（抗体偶联药物）	AML，CML
CD371	CLEC12A	C 型凝集素结构域家族 12 成员 A	MCLA-117（双特异 CLEC12A 和 CD3 抗体）	AML，CML
IL-1RAP	IL-1R3	IL-1 受体辅助蛋白	IL-1RAP 单抗	CML，AML
TIM3	HAVCR2	甲型肝炎病毒细胞受体	TSR-022（抗 TIM3 单抗）	AML

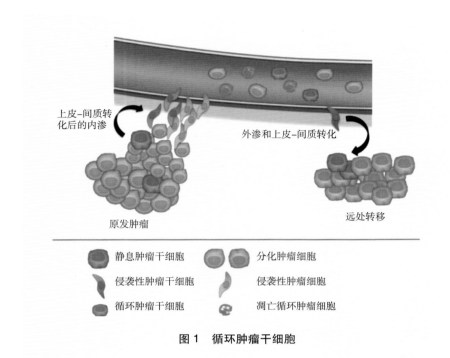

上皮-间质转化后的内渗

外渗和上皮-间质转化

原发肿瘤

远处转移

静息肿瘤干细胞　　　　　分化肿瘤细胞

侵袭性肿瘤干细胞　　　　侵袭性肿瘤细胞

循环肿瘤干细胞　　　　　凋亡循环肿瘤细胞

图 1　循环肿瘤干细胞

鉴定不清和分离方法苛刻，对其中的循环肿瘤干细胞的前瞻性和可再现性鉴定，以及表征在技术上仍然具有挑战性。霍奇金森（Hodgkinson）曾利用小细胞肺癌患者循环肿瘤细胞中的一个亚群，在免疫缺陷小鼠中诱导出了与患者具有相同形态和遗传特征的肿瘤，证明了 CTSC 的存在，但实验使用的是含大量循环肿瘤细胞的混合细胞样品，并未前瞻性分离 CTSC。之后的研究提出了一些用于鉴定 CTSC 的生物标志物，如在胰腺癌中，c-Met 是 CSC 的标志物，并且为转移所必需。

对肿瘤治疗的影响　肿瘤的远处转移是复发的主要原因，而肿瘤转移灶的形成依赖 CTSC。CSC 假说认为，CSC 可促进肿瘤生长，并在常规治疗完成后仍在患者体内存活。该假说预测，要有效地根除肿瘤，就需要可同时靶向肿瘤干细胞并保留正常干细胞的药物。对急性髓细胞性白血病的研究表明，与大量白血病母细胞相比，数量稀少的白血病干

细胞对常规化疗药物有更强的抗性。重要的是，针对 CSC 的药物必须能区分 CSC 和正常干细胞。同时需注意，在循环肿瘤细胞中存在着相当一部分没有病原学价值的瘤细胞，称为旁观者循环肿瘤细胞。这些肿瘤细胞可通过肿瘤原发部位的创伤和/或炎症有关的被动机制进入循环，可以"非致瘤"，也可以更加分化，失去增殖和/或侵袭能力。从诊断、预后或治疗的角度分析，这种循环肿瘤细胞亚群不能提供有用的信息。

（程　涛　胡林萍　李晶晶）

zàoxuè gànxìbāo

造血干细胞（hematopoietic stem cell，HSC）

存在于造血组织中的一群原始多能干细胞。可分化成各种血细胞，也可转分化成神经元、少突胶质细胞、星形细胞、骨骼肌细胞、心肌细胞和肝细胞等。

研究历史　HSC 是发现最早、研究历史最长且最深入的一类成体干细胞。20 世纪 60 年代，加拿大生物物理学家詹姆斯·埃德

加·蒂尔（Jamse Edgar Till，1931~　）和细胞生物学家欧内斯特·阿姆斯特朗·麦卡洛克（Ernest Armstrong McCulloch，1926~2011 年）通过小鼠体内脾结节方法第一次证实了 HSC 的存在。此后，越来越多的学者对 HSC 的鉴定分离、功能以及临床应用展开了积极探索。1988 年，魏斯曼（Weissman）实验室首次使用几种细胞表面标志物的组合来描述富含 HSC 的细胞，并建立了基于免疫表型的树状层次模型来描述 HSC 逐步分化的过程。在这个经典模型中，根据其 CD34 的表达，可将小鼠的造血干细胞分为两个亚群：CD34⁻ 长周期 HSC（LT-HSC）和 CD34⁺ 短周期 HSC（ST-HSC）。LT-HSC 在骨髓中是一种数量极少、处于静息状态的细胞群，具有完整的长期（3~4 个月）造血重建能力，而 ST-HSC 仅具有短期（大部分少于 1 个月）造血重建能力。LT-HSC 分化为 ST-HSC，而 ST-HSC 分化为缺乏自我更新能力的多能祖细胞（MPP）。MPP 的下游含两类细胞，包括仅具有淋巴限制性分化能力的淋系祖细胞（CLP）和能分化为巨核细胞-红细胞系祖细胞（MEP）和粒细胞-单核细胞祖细胞（GMP）的髓系祖细胞。CLP 进一步形成 T 细胞、B 细胞、NK 细胞和树突状细胞，GMP 分化为粒细胞和单核细胞，MEP 产生巨核细胞和红细胞。随着单细胞技术和转基因小鼠模型的发展，科学家们发现 HSC 群体存在异质性，于是以谱系偏向的 HSC 分化模型也逐渐受到认可。例如，穆勒-西堡（Müller-Sieburg CE）根据谱系分化的潜能将 HSC 分为髓系偏倚、淋系偏倚和平衡型 3 种类型。

特性　包括 5 个生物学特性：自我更新（Self-renewal）、多向分化（Multi-lineage differentiation）、静息状态（Resting）、运动迁移（Trafficking）和凋亡控制（Apoptosis）。其中多向分化指 HSC 能够逐步向下分化产生不同谱系的成熟血细胞，自我更新指 HSC 能通过不对称分裂，在维持向下游分化的同时产生子代 HSC。这两个功能特性保证了 HSC 的持续存在以及多种应激状态下（辐射、化疗、失血）的造血调控。HSC 的细胞凋亡机制主要用于防止其对称分裂造成的造血干细胞池扩大，后者很可能引发血液肿瘤。而 HSC 在细胞周期中处于静息状态则有利于应对活性氧、代谢压力（葡萄糖和氨基酸缺乏等）和 DNA 损伤等多种应激，是 HSC 重要的自我保护机制。HSC 具有活跃的运动迁移能力，能不断进出于骨髓微环境，这种迁移能力保证了 HSC 的临床应用。HSC 移植的成功很大程度上取决于移植后的 HSC 在骨髓中的归巢效率。上述 5 个特性组成的"SMART"特性是 HSC 功能维持的关键调控因素，同时也是临床治疗性 HSC 的功能金标准。

与肿瘤关系　研究表明，某些类型的白血病是由 HSC 中积累的突变引起的，如 8 号和 21 号染色体易位可导致正常的 HSC 中产生 AML1-ETO 嵌合转录本，继而转化为白血病。CML 是一种骨髓 HSC 克隆性增殖形成的恶性肿瘤。染色体易位形成的 *Bcr-Abl* 融合基因驱动 HSC 转化为白血病干细胞。HSC 有着严格的平衡自我更新和分化的机制，来维持造血干细胞池的稳定。Wnt、Shh19、Shh78、Shh 79 通路和 Notch 通路是调节 HSC 自我更新的最为熟知的

信号通路。当这些通路调节异常时，就会促进肿瘤的发生。与正常的 HSC 相似，白血病干细胞也具有"SMART"特性。

（程　涛　郑昭烽）

zàoxuè wēihuánjìng
造血微环境（hematopoietic microenvironment）

由骨髓中邻近造血干细胞的基质细胞、细胞因子、血管、神经等构成，参与造血干细胞的维持、自我更新和定向分化。又称造血龛。此概念于 1978 年由英国科学家雷蒙德·斯科菲尔德（Raymond Schofield）提出。新遗传学研究工具，成像技术的发展与造血干细胞表面标志物的发现加深了对于造血微环境的理解，现在认为造血微环境由复杂的多种细胞组成，提供在造血干细胞的定位，维持及分化中必不可少的分子及细胞间相互作用。

组成　包括多种细胞成分及非细胞成分。细胞成分又分非造血细胞及造血细胞两大类。非造血细胞包括间充质干细胞及其产生的成骨谱系细胞（成骨祖细胞、成骨细胞及骨细胞）、脂肪细胞、内皮细胞、交感神经元和施万细胞。造血细胞包括巨核细胞、单核/巨噬细胞及调节性 T 细胞。非细胞成分则主要由细胞外基质、分泌因子、氧分压与代谢产物等组成。

体内鉴定　微环境细胞的体内鉴定主要包括其在骨髓中的定位与对造血过程的调控作用，主要的策略：①通过在微环境细胞里特异性表达自杀基因或白喉毒素等毒性蛋白质进行目的细胞的去除，进一步探究造血过程是否发生异常。②标记造血调控相关分子也可以作为体内微环境细胞鉴定的方式。③在微环境细胞中

特异性敲除造血调控相关分子。④通过成像技术获得的某一特定微环境细胞与造血干细胞的距离也可提示其细胞间在功能上相关的可能性。

与肿瘤的关系　造血微环境作为血液肿瘤的易感性因素，某些微环境细胞的突变足以引起血液系统肿瘤，或存在于微环境细胞中的突变及细胞功能的改变能够加速血液肿瘤的发生发展。在血液肿瘤中也常能观察到微环境细胞的转录组学、蛋白质组学特征及细胞生物学行为改变，这些改变被认为是血液肿瘤细胞对微环境细胞的改造，使其支持血液肿瘤细胞的生存或提供庇护所，帮助肿瘤抵抗杀伤性治疗。研究提示，被血液肿瘤细胞改造的微环境细胞对正常造血过程的支持能力减弱，产生血细胞数量不足，加剧了贫血、出血及感染的发生。因此，靶向肿瘤微环境的某些改变可能是恶性血液肿瘤治疗的重要补充策略。

（程　涛　孙国欢）

suǐ-xuè píngzhàng
髓-血屏障（marrow-blood barrier）

外周循环和骨髓之间的功能性屏障。又称骨髓血液屏障。是造血干细胞由循环回归骨髓造血组织、骨髓细胞进入循环和其他物质出入骨髓必须经过的通路。

组成　由连续的内皮层、间断的基膜和外膜层构成。功能单位是髓窦（图 1），髓窦之间是造血组织。髓窦的内皮层是一层连续排列的内皮细胞，构成窦腔。内皮细胞两端变薄，含有大量小凹、囊泡和多种隔膜孔。隔膜孔与细胞出入髓有关，细胞出入髓时，隔膜孔打开，移行结束后迅速关闭。内皮细胞含有微绒毛，使髓窦节律性收缩，改变内径，

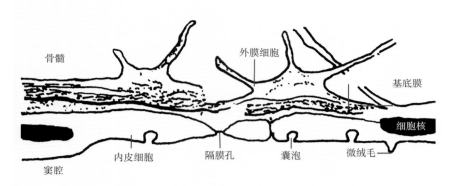

骨髓　　　　　　　　　外膜细胞　　　　　　　　基底膜

　　　　　　　　　　　　　　　　　　　　　　　　　细胞核

窦腔　　　内皮细胞　　　隔膜孔　　　囊泡　　　微绒毛

图 1　髓窦结构

调节细胞出入。基膜由内皮下的细胞外基质构成，含有层粘连蛋白和Ⅳ型胶原。外膜层由间断地覆盖在内皮层外面的外膜细胞构成，其覆盖程度称为外膜细胞覆盖率。外膜细胞属于成纤维细胞，分泌Ⅰ型和Ⅲ型胶原。在溶血、静脉放血等情况时，出髓细胞移向内皮细胞，外膜细胞回缩并调节隔膜孔的形成，外膜细胞突起间的空隙形成出髓的通道。

屏障的选择作用　内皮细胞可以识别机体需要释放某种类型细胞的信号，如需要粒细胞时粒细胞能通过。这种选择作用不是绝对的，有时当一种细胞最大限度地释放时，可使所有细胞的释放增加。此外，屏障还可选择性地运送具有生理价值的分子和物质。血窦内皮在窦腔一侧的膜内蛋白质颗粒的浓度，相比于组织一侧存在差异，这种差异可能与内皮确定运动方向有关。穿过内皮细胞的运动与细胞内吞作用和形成运送小管有关。细胞间的运输经由高度渗透性的隔膜孔。此外，持续的膜的再组合是全部过程中的一个共同特性。

细胞出髓　细胞借助自身的微管和中心管结构移动时，还受细胞外基质和基质细胞的影响。纤连蛋白的结合位点可以调节造

血细胞与基质细胞间的连接，当纤连蛋白的受体蛋白磷酸化后，细胞间的黏附断裂，便于细胞出髓。血色素结合蛋白能较特异地结合祖细胞和基质细胞，当血分泌障碍时，祖细胞容易脱离，而成熟粒细胞上的血色素结合蛋白只有骨髓祖细胞上的1/10，因而容易从骨髓中释放。

造血干细胞回髓　是静脉输注的干细胞通过分子间相互作用并与骨髓基质细胞识别结合，开始增殖分化的过程。回髓的分子基础涉及一个细胞膜上的植物凝集素（PHA）与另一个细胞膜上的糖结合物的相互作用，还与糖基中半乳糖基和甘露糖基的特异性相关。回髓分为两步：第一步，祖细胞到达骨髓内皮的腔面，内皮细胞上的PHA与祖细胞上的糖结合物通过受体配体作用相互识别结合，随后祖细胞连同其上结合的糖基与内皮细胞融合进入造血间隙；第二步，祖细胞提供PHA，基质细胞提供糖结合物部分，相互识别后并通过细胞外基质的锚定作用回到造血微环境中。此外，基质细胞与基质蛋白连同分泌的细胞因子共同构成了骨髓内的诱导微环境，影响着造血细胞的黏附、增殖和分化。

与肿瘤的关系　髓-血屏障在

细胞和物质出入骨髓的过程中进行精确的调控，其结构的破坏与多种血液系统肿瘤的发生和发展相关。透射电镜研究发现，与正常人相比，急性白血病和慢性髓细胞性白血病（CML）慢性期患者的髓窦内皮细胞直径、面积没有变化，但患者的外膜细胞覆盖率明显低于正常人，CML患者的髓窦隔膜孔多于急性白血病患者与正常人，可见到3个以上细胞穿越同一个大的隔膜孔。隔膜孔增多与CML时骨髓增生，骨髓内压力升高有关。CML时，原始祖细胞黏附基质细胞的能力还存在缺陷，可能与酪氨酸激酶活性异常有关。

（程　涛　孙国欢）

gǔsuǐ dòngyuán

骨髓动员（bone marrow mobilization）　外源性刺激使造血干细胞从骨髓中释放并进入外周血的过程。现已成为获取造血干祖细胞用于自体造血干细胞与异体造血干细胞移植的主要方式之一。与骨髓造血干细胞移植相比，外周血动员干细胞移植植入较快，能够减少感染并发症，在晚期恶性肿瘤中，与方案相关的病死率也比较低。

机制　核心机制为造血细胞与微环境细胞之间的相互作用的改变，其中的信号通路包括：①CXCR4-SDF1α，即CXC4趋化因子受体（CXCR4）与其配体基质细胞衍生因子（SDF-1α）。②VCAM-1/VLA-4，血管细胞黏附分子-1（VCAM-1）与其配体迟现抗原（VLA-4）。③c-kit/kitL信号通路。

方法　有以下几种。

粒细胞集落刺激因子的动员　①对造血干细胞的动员较慢，在治疗后5~7天循坏中造血干祖

细胞数量达到最高水平。②除了造血干细胞以外，包括定向髓系祖细胞，巨核祖细胞以及红系祖细胞也都会被动员到外周。③与稳态条件下定植于骨髓的造血干细胞相比，被动员到外周血的造血干细胞具有独特的表型特征，包括：更多的细胞处于细胞周期的 G_0 与 G_1 期；细胞表面表达的 VLA-4、c-kit 与 CXCR4 降低。

AMD3100 的动员　相比于粒细胞集落刺激因子（G-CSF），AMD3100 对造血干祖细胞的动员发生较快，一般发生于治疗后的数小时。

临床使用的动员剂　① G-CSF：最为广泛使用的动员剂，皮下注射，每天使用直到采集到足够用于移植的造血干细胞数量。对于多发性骨髓瘤与非霍奇金淋巴瘤等需要强预处理方案的患者，发生 G-CSF 动员失败的比例较高，可以联合使用其他动员剂。②巨噬细胞集落刺激因子：对造血干祖细胞的动员作用较弱，而对单核细胞、树突状细胞及调节性 T 细胞有较强动员作用，已较少使用。③ AMD3100：即普乐沙福，是 CXCR4 的小分子拮抗剂，被批准与 G-CSF 联用于多发性骨髓瘤与非霍奇金淋巴瘤的骨髓动员。

（程　涛　孙国欢）

gànxìbāo báixuèbìng yīnzǐ

干细胞白血病因子（stem cell leukemia，SCL）

编码一种碱性螺旋-环-螺旋家族的转录因子。其相关基因——干细胞白血病基因，又称 tal-1 基因，与急性 T 淋巴细胞白血病（T-ALL）紧密相关。其异常表达（超量、基因缺失或易位）可导致相关基因的表达异常，从而引起细胞分化异常。Scl 基因不仅在 T-ALL 有较高表达；而且在急性 B 淋巴细胞白血病（B-ALL）也有一定表达。

研究证实了 SCL 有关造血干细胞（HSC）发育和白血病转化中的平行功能。在正常造血中，通过鼠模型 SCL 活性的体内消融实验，得到了 SCL 在血液发育早期起作用的第一个证据。$Scl^{-/-}$ 胚胎在第 9.5 天死于缺乏卵黄囊的原始红细胞生成和骨髓生成。此外，在 $Scl^{-/-}$ 小鼠嵌合体中，所有成年定型造血谱系均不存在。这些造血功能的完全阻断表明，SCL 在从血干细胞/祖细胞的最初分化步骤或中胚层细胞向血液走向的分化过程中都发挥了作用。同时，在恶性造血中，Scl 基因参与了来自 T-ALL 患者的细胞系的染色体易位 t（1；14）（p33；q11）的克隆。

SCL 是正常和恶性血液病生成中的重要转录因子。在造血系统的发育，成年人造血干细胞存活和静止以及血液系统的终末成熟过程中发挥重要作用。然而，当其异位表达后，SCL 有助于 T-ALL 中的发生。约 25% 的 T-ALL 患者发生 Scl 基因 5′ 端丢失，与 Sil（SCL 中断位点）基因融合，形成 Sil-Scl 融合基因。转基因动物实验表明，Scl 及其融合基因与 T-ALL 预后有关。

（程　涛　徐　畅）

cèqún xìbāo

侧群细胞 [side population（SP）cell]

分布于成体多种组织、胚胎和某些肿瘤细胞系中，具有自我更新、多向分化及高致瘤能力等生物学特性，具有与干细胞相似表型的一种新的干细胞类型。

研究历史　1996 年，美国贝勒医学院的玛格丽特·古德尔（Margaret A. Goodell）在利用 DNA 结合活体染料 Hoechst33342 为小鼠骨髓细胞染色并进行荧光活化细胞分选时发现，在红色和蓝色两个波长可同时检测到荧光染料，分选出两群特异的细胞群体：高荧光的主群细胞（MP）和低荧光的 SP 细胞。因此，基于细胞将荧光染料 Hoechst33342 外排，细胞核淡染或拒染而分选出来的这群细胞被称为侧群细胞，又称边缘细胞。之后在成体多种组织、胚胎甚至肿瘤细胞中都发现了 SP 细胞，它们同源性高，具有自我更新和多向分化潜能，在体内能够分化产生不同组织类型的细胞，因此很多学者认为其代表了一群新型的干细胞，又称其为侧群干细胞。

SP 细胞除广泛分布于造血系统和血液外，尚存在于肝、肺、肾、脑、骨骼肌、牙髓、睾丸、皮肤、胰腺、小肠和气管等重要脏器中，亦存在于神经胶质瘤、乳腺癌、甲状腺癌、食管癌、骨肉瘤、膀胱移行细胞癌和黑色素瘤等肿瘤中。

特性　有以下几方面。

自我更新　福斯特（Foster）从前列腺中分离 SP 细胞和非侧群（NSP）细胞，分别与泌尿生殖窦间质细胞重组，SP 重组体相对于 NSP 重组体人类导管增长频率和每个重组体腺体增长数量都有增加。软琼脂平板克隆形成实验及肿瘤悬浮微球形成实验可有效证实细胞的自我更新能力。已证实 SP 细胞较 NSP 细胞有显著的肿瘤微球形成能力以及克隆形成能力，表明 SP 细胞具有与干细胞相似的自我更新能力。

多向分化潜能　从子宫内膜中分离的 SP 细胞进行体外培养，可分化成多种子宫内膜细胞，包括腺上皮细胞、基质细胞和内皮细胞。而 NSP 细胞只能分化为基质细胞。将子宫内膜 SP 细胞产生的内皮细胞移植入免疫缺陷小鼠肾中可形成成熟的血管。子宫内膜 SP 细胞还可分化成为脂肪细胞和成骨细胞。在受损心脏中心肌 SP 细胞可分化成心肌细胞、血管内皮细胞和平滑肌细胞。因此 SP 细胞在多向分化潜能方面与干细胞有相似之处。

干细胞标志物的表达 大部分 SP 细胞具有干细胞特性，高表达 CD133、c-Kit 和干细胞抗原（Sca-1）等干细胞表面标志物，几乎不表达细胞分化成熟的分子标志上皮膜抗原（EMA）等。不同组织中的 SP 细胞表型也不相同，造血细胞中的 SP 细胞表达 CD34，皮肤组织中的 SP 细胞表达 CK19 和 CK14 等。

周期静止 约 63.90% 的 SP 细胞处于 G_1 期，而约 71.63% 的 NSP 细胞处于 $S/G_2/M$ 期。此外，在鼠神经胶质瘤细胞系 C6、前列腺癌细胞系 DU145 和 PC3 以及正常子宫内膜组织中的 SP 细胞也主要处于 G_0/G_1 期。提示 SP 细胞与正常干细胞在细胞周期方面具有相似性。

高致瘤性 与 NSP 细胞相比，SP 细胞的高致瘤性主要表现为极少量细胞即能较短时间内在重度联合免疫缺陷病（NOD/SCID）小鼠皮下形成肿瘤。在 NOD/SCID 小鼠皮下注射 2×10^3 个结肠癌细胞系 SW1116 或 SW480，SP 细胞即可成瘤，而 2×10^4 个 NSP 细胞不能成瘤。辛格（Singh）将相同数量（5×10^4 个）的非小细胞肺癌细胞系 A549 的 SP 细胞与 NSP 细胞注射到 NOD/SCID 小鼠肺部，3/5 注射 SP 细胞的小鼠肺部形成肿瘤，并在肝、肾和脑部出现转移瘤。而仅有 1/5 注射 NSP 细胞小鼠肺部形成肿瘤但无转移现象。因此 SP 细胞具有肿瘤干细胞高致瘤性特征。

放化疗抵抗 SP 细胞因其高表达乳腺癌耐药蛋白 ABCG2 及多药耐药蛋白 MDR1，可有效地将化疗药物或毒素排出细胞外或抵抗由化疗引起的细胞凋亡。顺铂、紫杉醇和多柔比星是子宫内膜癌的化疗常用药物，但无一可抑制子宫内膜癌细胞系 RK12V 的 SP 细胞增殖；相反，3 种药物都显著抑制了 NSP 细胞增殖。喉癌组织分离的 SP 和 NSP 细胞中也得出相同的结论。CSC 耐药性的诱因不止是 ABC 转运蛋白家族的作用，DNA 损伤修复能力以及周期静止状态都影响其化学治疗耐受性。用 γ 射线照射人类鳞癌 A431 的 SP 细胞和 NSP 细胞时，SP 细胞相对于 NSP 细胞有快速修复 DNA 损失的能力。这与 SP 细胞核内高表达成纤维细胞生长因子 2 有关。SP 细胞这种耐辐射修复 DNA 损伤的能力可能成为放射治疗抵抗的诱因。

与干细胞的关系 SP 细胞具有干细胞特性，自我更新和多向分化能力较强，参与组织的损伤修复。虽然小鼠骨髓中 SP 细胞仅占骨髓细胞的 0.1%，但 SP 细胞不仅表达造血干细胞表面标志物 CD34/CD38，而且能重建受致死剂量放射线照射的小鼠骨髓系和淋巴系血细胞，其重建能力是普通骨髓细胞的 1000 倍。

尽管多数干细胞具有 SP 表型，但干细胞并非 SP 细胞。具有 SP 细胞表型的细胞也并非都是富集干细胞的群体。部分 SP 细胞与干细胞之间存在着差异，利用 SP 细胞表型筛选干细胞尚存在一定的局限性。查林（Challen GA）提出，在缺乏确定的细胞表面标志的情况下，SP 表型对于某些组织干细胞而言可能并不是很有效的分离标志，并且从不同器官分离的 SP 细胞具有异质性，只有在证明单个 SP 细胞能分化为多个起源于特定组织的细胞时，组织特异性 SP 细胞才能被认为是干细胞。因此，对于 SP 细胞从组织中分离以及干细胞和 SP 细胞的关系仍需探讨。

与肿瘤的关系 肿瘤组织中的 SP 细胞同样表现出与肿瘤干细胞（CSC）相似的特征。SP 细胞高表达 ABC 转运蛋白家族中的耐药蛋白（ABCG2）/乳腺癌耐药蛋白（BCRP1），可能是肿瘤产生耐药和复发的原因。此外，SP 细胞对放疗也有较强耐受力，其机制可能与 Wnt 信号转导通路有关。

CSC 的分离方案主要有利用其细胞表面标志物和根据其生物学特性进行功能分选两大类，后者主要是通过 SP 细胞进行分离，即利用干细胞能够将荧光染料 Hoechst33342 外排的特性实现。SP 法可用于表面标志未知的 CSC 的分离，并且通过流式细胞分选得到的 SP 细胞纯度高，同时也能保证较好的细胞活性。分选出的 SP 细胞为 CSC 研究提供了广泛细胞来源。

由于 SP 细胞具有广泛性和表型上的保守性，很有可能成为 CSC 研究的理想模型。以癌症 SP 细胞作为研究模型，应用芯片分析等高通量分子生物信息学手段，比较癌细胞中的 SP 细胞与正常组织干细胞的 SP 细胞基因表达的差异，对于寻找 CSC 特有的标志物有重要意义。依靠特异性标志物不仅能有效减少甚至杜绝化疗时的严重毒副作用，同时也可为肿瘤的早期诊断和预后奠定基础。

（程　涛　敦王青）

gànxìbāo yīnzǐ

干细胞因子（stem cell factor, SCF）

原癌基因 c-Kit 表达产物的配体，骨髓微环境中基质细胞产生的一种酸性糖蛋白。又称肥大细胞生长因子、Kit 配体和 Steel 因子（SLF）。最初在造血干细胞中发现，体内存在分泌型和跨模型两种形式，由成纤维细胞和内皮细胞表达。可以促进造血祖细胞、黑色素细胞和生殖细胞的增殖、迁移、存活和分化，对骨髓间充质干细胞、牙髓干细胞等具有良好的促进迁移作用。

结构 SCF 在小鼠由 10 号染色体的 Steel 位点编码，在人位于染色体 12q22-24，鼠与人的 SCF 有 83% 的同源性。基因长度超过 50kb，由 8 个外显子组成。该基因在外显子 6 交替剪接，编码 SCF 的两种同工型：一是 248 个氨基酸残基的同工型（SCF248），二是 220 个氨基酸残基的同工型（SCF220），其中残基 149~177 被甘氨酸残基取代。SCF248 在丙氨酸 165 处含有一个特定的溶蛋白性裂解位点，可生成一种可溶性同工型，长度为 164 个氨基酸残基。SCF220 缺乏溶蛋白性裂解位点，因此形成由 157 个氨基酸残基的胞外结构域、27 个氨基酸残基的跨膜结构域和 36 个氨基酸残基的胞质尾部组成的 1 型跨膜蛋白质。SCF 分泌型和跨膜型都具有生物活性，但在生物学上不同。

功能 SCF 是二聚体分子，通过结合并激活受体酪氨酸激酶 c-Kit 来发挥生物学功能。c-Kit 的激活导致其自身磷酸化并启动信号转导。通过与 c-Kit 细胞内区域磷酸化酪氨酸残基特异性结合的某些相互作用结构域（如 SH2 和 PTB），信号蛋白被招募到活化的 c-Kit 中。SCF 在肥大细胞和红系细胞产生中起关键作用，是原始造血细胞和多种分化谱系的有效生长因子，与其他细胞因子协同作用。SCF 不能促进细胞的自我更新，而是原始造血细胞的存活因子，可抑制造血细胞的凋亡。黏附和迁移对确定细胞的正确组织定位和促进近临界生长因子的作用很重要。至于肥大细胞，SCF 是造血祖细胞的趋化因子，通过两种不同的机制促进细胞黏附。首先，基质膜结合的 SCF 与造血细胞 c-Kit 的结合可直接介导附着；其次，通过 c-Kit 的信号转导显示上调肥大细胞和祖细胞 β1 整合素（VLA-4 和 VLA-5）对细胞外基质成分纤连蛋白的亲和力。

与肿瘤的关系 人 c-Kit 是原癌基因，其突变和过表达与许多恶性肿瘤有关，包括小细胞肺癌、黑色素瘤、结直肠癌，以及 80% 以上的胃肠道间质瘤。在人类肿瘤中已发现 500 多种不同的 c-Kit 突变。

（程 涛 敦王青）

zhǒngliú yìzhìxìng

肿瘤异质性（tumor heterogeneity）

同一类肿瘤的细胞具有不同的分子生物学特性。相对于均质同一而言，肿瘤异质性是指瘤内与瘤间存在形态、功能差异的瘤细胞亚群。所谓亚群是相对于肿瘤整体而言，指肿瘤内有部分细胞相对于肿瘤整体而言具有更明确、特化的特征，以区别于肿瘤内的其他亚群。这些细胞亚群的差异可表现在对化学药物敏感性、浸润和转移、组织学及生长速度等多方面。

异质性表现 主要包含以下几方面。

肿瘤遗传异质性 大量基因组测序已证明，即便是来源于同一患者体内的肿瘤也是由基因并不相同的亚克隆所组成的异质混合物。因每个亚克隆内独特的驱动突变可影响癌症的不同特征，从而导致功能异质性。

发育和表观遗传异质性 非遗传决定因素也可导致肿瘤功能异质性，这些因素包括与发育途径和表观遗传修饰相关的 DNA 甲基化、组蛋白修饰、染色质开放性、miRNA 和其他非编码 RNA 的不同。

肿瘤微环境异质性 有许多非肿瘤细胞元素与肿瘤相关，统称为肿瘤微环境。肿瘤不是均一的恶性细胞团，而是一个复杂的生态系统，包含肿瘤细胞，以及各种浸润性内皮细胞、造血细胞、基质细胞和其他细胞，这些细胞不仅直接影响肿瘤细胞，导致其功能的差异，还产生代谢变化，如缺氧和营养波动，从而导致肿瘤细胞功能的异质性。其中，肿瘤干细胞（CSC）同样存在异质性。从细胞增殖、分化、自我更新以及寿命等多个角度来看，CSC 群体中单个细胞之间存在很大差异。这种差异可追溯到 CSC 的起源，有两种代表性观点：①起源于成体干细胞，由于 DNA 复制过程中伴随着随机突变的发生，导致干细胞以恒定的速率累积突变，最终使干细胞发生癌变。②分化的肿瘤细胞可被重新编程成为 CSC。对于重编程来源的 CSC 又有两种途径影响其多态性，包括基因多样性、非肿瘤干细胞的重编程和 CSC 之间的动态转换。

肿瘤异质性来源 有克隆选择学说与肿瘤干细胞学说、分支型进化模式来解释肿瘤异质性。

克隆选择学说与肿瘤干细胞学说 克隆选择学说认为肿瘤异质性起源于单个细胞的肿瘤细胞

群在发展中继续突变，在肿瘤微环境中遵循"物竞天择，适者生存"原则，即造成肿瘤细胞的广泛异质性。化疗药物的加入改变肿瘤微环境，筛选出耐药细胞体。肿瘤干细胞学说认为肿瘤实际上由一小群具有自我更新能力的CSC及其分化程度不均的细胞团组成。此学说一直被认为是致肿瘤异质性的主要原因，但有其复杂性：CSC在同类肿瘤间和瘤内存在巨大差异。

分支型进化模式　肿瘤内异质性通过分支型而非线型进化模式促肿瘤生长。这一进化模式第一次由安德森（Anderson）在白血病中发现，后在肾肿瘤、髓母细胞瘤中证实。分支进化生长模式和瘤内异质性导致癌细胞克隆和多种基因型及表型在同一肿瘤的不同区域共存，最终产生肿瘤异质性。

临床意义　主要有两方面。

治疗　肿瘤异质性的存在使不同亚群对化疗药物的敏感程度不同。化疗药物可能对肿瘤有短暂压制，但其所形成的选择性压力使药物敏感的亚群逐渐消失，不敏感亚群再度增殖而致肿瘤复发或转移。故临床治疗应关注瘤内异质性来制定个体化的精准方案。肿瘤的动态进化产生抵抗型亚群，增加治疗的复杂性。从进化学角度探讨肿瘤治疗，如适应治疗实验，给卵巢癌模型小鼠注射不同条件和剂量的化疗药，发现接受低剂量组小鼠比接受高剂量组的生存期更长，可能是因敏感亚群对低剂量药物产生一定适应得以保存，而抑制抵抗亚群繁殖。适应治疗本质上是阻止迅速分裂的肿瘤细胞依靠生态学的"竞争性解放"而成为整个肿瘤的优胜群体。但不同亚群之间可能不单是竞争性关系，关于适应治疗仍需不断探索。

诊断　肿瘤的准确诊断和精准治疗依据单一肿瘤标本活检是不全面的，因其不能代表整块肿瘤。并且病理医师对肿瘤样品取材时，对最具进展性、侵袭性区域可能漏检。同样由于免疫标志物在肿瘤中异质性表达，因此以免疫组化为基础的检查可能导致对病情了解不全面。随着对肿瘤异质性的深入研究，拉斯内斯（Russness HG）指出，肿瘤诊断应包括以下几点：第一，预测预后与药物反应，精确诊断需在治疗前予以完成，尤其关注能使肿瘤侵袭性与治疗抵抗性增强的小亚群，但早期检出无疑是大难题；第二，监测疾病演进，发现治疗所致残存瘤细胞和血液中播散瘤细胞；第三，探讨与肿瘤的综合分类及多层次分型。

（程　涛　胡林萍　王妮妮）

ziwǒ gēngxīn

自我更新（self-renewal）　干细胞通过对称或不对称分裂产生至少一个保留干细胞特性子细胞的过程。自我更新能够维持干细胞具有多分化的潜能，对于组织特异性干细胞而言，自我更新是维持其终生具有分化潜能的基础。自我更新并不是干细胞独有的特性，某些类型的限制性前体细胞和分化细胞，如限制性胶质祖细胞和淋巴细胞也能自我更新。事实上，淋巴细胞与干细胞的自我更新机制有相似之处，如依赖于多梳蛋白Bmi-1。

调节自我更新的机制　自我更新使细胞在保持未分化的同时又赋予细胞分裂能力，这一程序需要多种机制的共同参与，其中包括平衡原癌基因（促进自我更新）、控制抑癌基因（限制自我更新）和保持肿瘤抑制因子（维持基因组完整性）。这些机制的平衡被破坏就会导致干细胞的老化或者癌症。例如，胚胎干细胞的自我更新潜能是由独特的转录调控（以Oct4-Sox2-Nanog转录网络为标志）以及细胞周期调控（以非常短且相对不受调控的G_1期为标志）所赋予的。组织特异性干细胞一方面依赖细胞分裂，包括p16Ink4a-Rb和p19Arf-p53途径来调控细胞静息与激活状态从而维持自我更新能力；另一方面组织干细胞的自我更新潜能取决于维持其基因组完整性的机制，如参与活性氧解毒、端粒维持和DNA损伤修复的机制。此外，组织干细胞的自我更新也依赖于细胞的外在调节。微环境为干细胞提供了物理锚定以及调节细胞存活、极性、静息和分化的膜结合和分泌因子。另外，干细胞的自我更新能力并不一成不变，在生命的不同阶段为适应不断变化的发育和再生需求，干细胞会采用不同的自我更新程序。

与肿瘤的关系　自我更新机制平衡的破坏会导致发育缺陷、过早出现衰老和肿瘤。通常认为肿瘤干细胞（CSC）具有与成体干细胞相似的自我更新与分化能力。肿瘤发生的风险与组织成体干细胞的分裂次数密切相关。DNA复制过程中伴随着随机突变的发生，导致干细胞以恒定的速率累积突变，最终发生癌变。肿瘤的发生发展是一个渐变的过程，随着肿瘤细胞中驱动突变因素的累加，肿瘤的恶性程度增强。自我更新的特性有利于驱动突变在CSC中累积，从促进动肿瘤发展、转移。肿瘤细胞和正常干细胞均具有自我更新能力。不过干细胞自我更新能力受到严格的调控，而肿瘤细胞则几乎不受调控。CSC 中存在一种或多种异常信号通路调控自我更新，如 Wnt/β-catenin、Notch 和 Hedgehog 通路等，它们对 CSC 的致瘤性至关重要，是 CSC 自我更新、增殖和肿瘤发展的重要治疗靶点。这也提示正常干细胞的自我更新通路是肿瘤性增殖的启动点，换言之，肿瘤也是一种自我更新异常的疾病。

（程　涛　王妮妮）

dānkèlóng

单克隆（monoclone）

由单个原始细胞通过无性增殖（分裂、生殖）形成的一个多细胞群体。其形成的子代细胞遗传信息来自原始细胞。广义克隆是指利用生物技术由无性生殖产生与原个体有完全相同基因组之后代的过程。在生物学上，是指选择性地复制出一段 DNA 序列（分子克隆）、细胞（细胞克隆）或是个体（个体克隆）。

单克隆细胞系与多克隆细胞系　单克隆细胞系是对单个细胞进行培养，使其克隆扩增，从而获得高度均一化的克隆细胞株，在病毒转染、肿瘤异质性等研究中有重要作用。单克隆细胞系是从多克隆细胞中经细胞克隆挑选，由一个细胞扩增得到的细胞株。每个细胞的目的基因整合位置的表达量均高度一致。多克隆细胞系是基因转染后直接用抗药筛选得到。筛选出的细胞表达抗性基因和目的基因，但包含了各种不同的细胞克隆。不同克隆的目的基因整合位置和表达量均有不同。多克隆细胞株筛选快速，费用较低，而单克隆细胞株则能得到更稳定均一的基因表达（表1）。应根据不同的实验目的选择不同的细胞株类型进行实验设计。

单克隆细胞株的筛选　主要有以下两种方法。

单克隆环法　多用于整合率低的转染方法或者需要得到单克隆细胞株的实验。其优点在于工作量小，只需将转染或者病毒载体感染后的细胞按照一定的细胞密度转移至新皿中，并使用合适的药物进行筛选，最后在克隆环的帮助下对单克隆细胞株进行挑选，并在新皿中完成扩增。缺点在于需要对细胞密度和药物浓度绘制致死曲线并选取合适的细胞密度和药物浓度进行筛选，一些细小的密度和浓度差别都会导致难以获取均一的单克隆，结果导致获取的克隆不纯，含有非整合的细胞。稳定整合的细胞在这样一类混合细胞中，很快会失去生长优势，最终导致失去稳定株。

96孔单克隆稀释法　多用于整合率低的转染方法或者需要得到单克隆细胞株以及筛选悬浮细胞稳定株的实验。其优点在于，理论上可以得到非常均一的单克隆，同时可以筛选悬浮细胞稳定株。其缺点在于，工作量比较大。

肿瘤单克隆起源　通常指某个体细胞因基因突变而获得了不断增殖的能力，通过增殖形成相同的扩增，导致了肿瘤的发生。肿瘤的细胞遗传学研究证实，大部分肿瘤几乎都是单克隆起源，即所有肿瘤细胞都起源于同一个前体细胞。

应用　单克隆细胞群在肿瘤异质性研究中也发挥重要作用，异质性是恶性肿瘤的重要特征之一，肿瘤异质性和肿瘤干细胞的起源与分化密切相关，其分子机制和临床应用潜能已成为研究热点。因此，获取并分析大量单个癌细胞及其衍生的单克隆细胞群的生物学特征将是研究肿瘤异质性重要方法。

（程　涛　胡林萍　杨子宁）

xìbāo fēnxuǎn

细胞分选（cell sorting）

根据细胞的属性，将混合细胞分为具有不同特性的几个不同类群的方法。包括荧光激活细胞分选系统（FACS）、磁性激活细胞分选系统（MACS）、微流控芯片和浮力激活细胞分选法（BACS）等，其中 FACS 和 MACS 最常用。

原理　以 FACS 和 MACS 为例叙述。

FACS　即流式细胞术，一般由液流系统、光路系统、检测分析系统和分选系统组成。经荧光染色或标记的细胞悬液，被高压压入充满鞘液的流动室内。每个细胞被单独包裹在一小滴缓冲溶液中，通过向喷嘴施加振动，将细胞通过喷嘴注入，形成规则的单细胞液滴流。这些液滴穿过一个或多个激光束，产生不同的散射光和激发荧光信号，对细胞大

表1　单克隆细胞系和多克隆细胞系选择

细胞特点	单克隆细胞系	多克隆细胞系
转染效率高		√
基因过表达率高		√
细胞亚定位实验	√	
RNA 干扰细胞系	√	
难转染的细胞	√	
表达率低的基因	√	

小［正向散射（FSC）］、颗粒度［侧向散射（SSC）］和荧光染色进行探测，由此可将非均一性的细胞群体区分为不同大小、形状、内部结构和荧光信号的单个细胞群体（图1）。根据预先定义的分类标准，仪器对液滴充以电荷，液滴在偏转板的高压电场作用下偏转，落入各自的收集容器中；没有充电的液滴进入废液容器，从而实现细胞的分离。

MACS 基于细胞表面抗原能与连有磁珠的特异性抗体结合的特性，在外加磁场的作用下，与连有磁珠的抗体结合的细胞被吸附在磁场中，而没有该表面抗原的细胞由于不能与连接磁珠的特异性抗体结合而不具有磁性，不在磁场中停留，从而达到细胞分选的目的。有两种基本的磁性标记方式：直接标记和间接标记。直接标记是最快速、最特异的磁性标记方法。间接标记主要用于以下情况：没有直标磁珠；需要

用几种抗体的混合物同时分选或去除多种类型的细胞；间接标记有放大作用，可在磁性分选抗原表达弱的目的细胞时使用。

分选策略 有两种：阳性分选和阴性分选/去除分选。阳性分选中，目的细胞被磁性标记后，作为阳性标记组分直接分选出来。阴性分选是把非目的细胞磁性标记后从细胞混合物中去除，即未磁性标记的细胞为目的细胞，这部分先流到接收管中，收集后用于做后续实验。复合分选策略是将两种基本分选策略相结合，多为先阴性分选再阳性分选。

优点与应用 FACS 利用荧光染料标签标记靶细胞的能力，从而可以根据特定细胞群细胞内或细胞外的标记情况进行细胞分选。其灵敏性好、精准度高，应用广泛，可用于多种细胞的分选，如血细胞的表型检测、细胞周期流式检测、细胞凋亡流式检测和胞内细胞因子检测等。以血细胞的表型检测为例，基于特定的细胞表面膜蛋白标志物，利用抗体和流式细胞分选，可以识别特定细胞群并对其定量分析；在临床实验室中可用于检测恶性肿瘤。MACS 利用结合磁珠的特异性抗体标记细胞，从而使带有该表面抗原的细胞具有磁性，在外加磁场的作用下，将其与样本中其他细胞分离。具有速度快、效率高、

重复性好、操作简单、无需昂贵的仪器设备以及分选所得细胞活性好等特点。

（程 涛 胡林萍 叶金慧）

xìbāo fēnhuà
细胞分化（cell differentiation）同一来源的细胞（如受精卵）逐渐产生出形态结构、功能特征各不相同细胞类群的过程。其结果是在空间上细胞产生差异，在时间上同一细胞与其从前的状态有所不同。在多细胞生物体的发育过程及其后成体期，通过细胞分化，受精卵得以转变为复杂的细胞类型，构成各组织系统；成体干细胞在组织修复和正常细胞更新时分裂产生完全分化的子代细胞。在分裂细胞中，细胞分化为其他细胞的能力，即分化潜能并不相同。分化几乎不涉及 DNA 序列的改变，然而其代谢组分却发生了显著变化，其中干细胞的特征是具有高度不饱和结构的丰富代谢产物，该水平在分化时会降低。分化的本质是基因组在时间和空间上的选择性表达，通过不同基因表达的开启或关闭，产生不同的结构蛋白、执行不同的功能。而在细胞病理学中，细胞分化水平则可用作衡量癌症进展的指标，"等级"是肿瘤细胞分化程度的标志。一般情况下，细胞分化不可逆。但在某些条件下，如通过对细胞重编程，完全分化或特化的细胞也可转变为多能或低分化的细胞类型，称去分化。

生理状态下的细胞分化 以哺乳动物为例，其构成细胞包括生殖细胞、体细胞和干细胞，涉及的分化过程主要包括胚胎发育、成体期的组织修复和更新等。

在生殖细胞方面，当精子使卵子受精并形成具有形成整个生物体潜能的单个细胞时发育便开

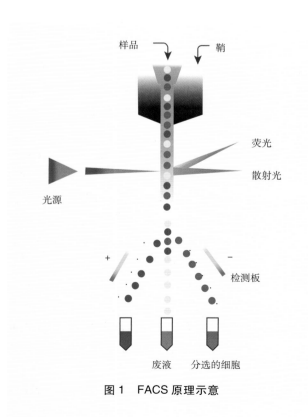

图 1 FACS 原理示意

始了。受精后最初几个小时，该细胞分裂成相同的细胞。在人类，受精后大约 4 天和几次细胞分裂后，这些细胞开始分化，形成为囊胚。其内细胞团有分化发育成不同的组织器官的潜能，如皮肤、神经系统、骨骼与肌肉、循环系统与消化管等；而滋养层则能发育为胚胎外的组织，如胎盘等。尽管内细胞团的细胞具有分化出多种细胞组织的潜能，但它们不能形成一个生物体，因此属于多能干细胞。多能干细胞进一步分化为多潜能干细胞，然后产生功能性细胞。而成体干细胞指存在于一种已经分化组织中的未分化细胞，这种细胞能够自我更新并且能够分化形成组成该类型组织的细胞。例如，造血干细胞是可以分化为所有血细胞。其主要功能是替换因疾病或伤害而损伤或死亡的细胞，维持体内细胞稳态。

分化机制 极为复杂，取决于两个方面：细胞的内在特性和外部环境。前者与细胞的不对称分裂以及随机状态有关，不对称分裂使细胞内部得到不同的基因调控成分，胞质分裂过程中会产生不同的子细胞。后者表现为细胞应答不同环境信号，启动特殊的基因表达，产生不同的分化行为。细胞间相互作用是外在因素作用的一种机制，如在胚胎发育中，一部分细胞对邻近细胞产生影响，决定其分化方向；而一些分化成熟的细胞产生某些物质，抑制邻近细胞发生同样的分化。细胞分化通常受细胞信号转导的控制，信号分子包括细胞因子、激素和细胞外基质成分等，如性激素对性分化的影响。同时，表观遗传在细胞命运的决定中也起重要作用。

分化异常与肿瘤 分化异常有 3 种类型：异常增生、化生和逆行性生长/间变。

异常增生 指细胞的排列异常，通常是由于细胞正常生长行为紊乱引起的。一些是癌症的前驱病变，而另一些则无害，可自行消退。例如，子宫颈异常增生称为子宫颈上皮内瘤变（CIN），可进展为子宫颈癌。

化生 是一种细胞类型转化为另一种细胞类型，通常发生在慢性组织损伤并伴以大量反复再生的情况。机体组织由于细胞生活环境改变或理化因素刺激，在形态和机能上变为另一种组织的过程，是机体的一种适应现象。例如，吸烟者支气管的柱状上皮细胞发展成鳞状或扁平细胞，为支气管的鳞状上皮化生，这是一种适应性反应，通常是可复性的；但若持续存在，则有可能成为支气管鳞状细胞癌的基础。而肠上皮化生是指胃黏膜上皮细胞被肠型上皮细胞所代替，即胃黏膜中出现类似小肠或大肠黏膜的上皮细胞，见于多种慢性胃病，与胃癌有密切关系。这两种类型的化生都可能发展为癌症。

逆行性生长/间变 是晚期癌症中可见的分化丧失。一般早期癌症和起源组织较为类似，并可依据其分化模式进行描述与分类。然而随着癌症的发展，会有更多的异常表现和更高的恶性度。最后，高度逆行性生长出现，该阶段的癌细胞与其原生组织不再表现有可见的关联性。

诱导分化 可用于肿瘤治疗，如全反式视黄酸（ATRA）可诱导急性早幼粒细胞白血病（APL）细胞分化成熟；三氧化二砷（ATO）可以使 PML-RARα 融合蛋白降解，具有促进 APL 细胞分化及凋亡的双重作用。ATRA、ATO 合用可促进 APL 细胞向下游分化成熟，使 APL 成为治愈率最高的白血病类型。

（程 涛 胡林萍 叶金慧）

fēnhuà qiánnéng

分化潜能（differentiation potential） 未分化细胞分化为功能细胞的潜在能力。一般来说，一种细胞可以分化成多种类型的细胞，这种细胞的分化潜能越大。细胞潜能从大到小可以分为全能性（如受精卵）、多能性（如胚胎干细胞）、多潜能性（如间充质干细胞）、寡能性（如淋巴细胞）和单能性。哺乳动物从受精卵开始发育，直到八细胞阶段，细胞均具有全能性。随着发育进行，细胞不断分化，分化潜能逐渐降低。在胚胎发育过程中，细胞逐渐由全能到多能，再到单能，最后失去分化潜能成为成熟定型的细胞，是细胞分化的一般规律。这构成了一种层级。与之类似，肿瘤干细胞（CSC）具有分化为不同细胞类型的能力，以调节肿瘤发生。

分类 有以下几种。

全能性 是单个细胞分裂并产生生物体中所有分化细胞的能力，包括胚胎细胞及胚外细胞。哺乳动物中，从受精卵到八细胞阶段均为全能细胞。完全分化的细胞有可能返回全能状态。其机制复杂，尚未完全了解。在小鼠胚胎干细胞培养中，类似于二细胞期胚胎的全能囊胚的干细胞可以自发产生，也可以通过下调染色质组装因子 1（CAF-1）的活性在体外更频繁地被诱导产生。研究表明，多种机制包括 RNA 调控可能在一些物种中的不同发展阶段对全能性的保持发挥作用。

多能性 指干细胞具有分化为三胚层中任一胚层的能力，包括内胚层（胃肠道、肺等）、中胚层（肌肉、骨骼、血液和泌尿生殖系统等）和外胚层（表皮组织和神经系统等），但不能分化为胎盘等胚外组织。如胚胎干细胞和诱导多能干细胞。诱导多能干细胞通过导入特定的转录因子将终末分化的体细胞重编程为多能干细胞，日本学者山中申弥（Shinya Yamanaka，1962~ ）通过引入4种转录因子：Oct4、Sox2、c-myc和KLF4，将小鼠成纤维细胞诱导为多能状态。这些诱导细胞表现出与胚胎干细胞相似的特征。

多潜能性　能够通过分裂进行自我更新，并分化为多种存在于特定组织或器官的特化的细胞。大多数成体干细胞是多能干细胞。例如，骨髓中的造血干细胞，可以生成所有类型的血细胞，包括B细胞、T细胞、自然杀伤细胞、树突状细胞、单核细胞、血小板和红细胞等。大脑的神经干细胞可以生成胶质细胞和神经元；间充质干细胞可以产生在骨骼、肌肉、软骨、脂肪和其他组织中的几种细胞类型。

寡能性　指祖细胞能分化成几种细胞类型，其分化潜能较上一类受到进一步限制，如淋系或髓系干细胞。

单能性　指一个细胞仅能分化为一种细胞类型，但有自我更新能力，从而将其与非干细胞区分。其相近概念为前体细胞。

与肿瘤学相关性　和正常干细胞相似，CSC也具有自我更新和分化为多种祖细胞类型的能力。例如，CD34$^+$/CD38$^-$的白血病干细胞能够在免疫缺陷小鼠中分化增殖。作为干细胞分化过程的结果，肿瘤由一系列不同类型的细胞构成，包括具有异质性的CSC、分化产生的中间祖细胞和最终分

化的子代肿瘤细胞。它们构成一个层级结构，最顶端的CSC具有最高的分化潜能。CSC是肿瘤起始、发展、转移和复发的关键"种子"。

（程　涛　胡林萍　叶金慧）

chóngbiānchéng

重编程（reprogramming）　不改变基因序列的情况下，通过表观遗传修饰如DNA甲基化来改变细胞命运的过程。原指哺乳动物生殖细胞发育过程中消除其亲本携带的表观遗传标志的过程，后证实胚胎的体外操作如核移植、细胞融合也能改变其原本的表观遗传特征。重编程主要指两个过程：分化的细胞逆转恢复到全能性状态的过程；从一种分化细胞转化为另一种分化细胞的过程。

核移植介导的重编程　通过该技术可将不同细胞的胞核转移至去核的卵母细胞，从而重新设定这些核的发育状态，使之类似于受精卵，具有发育成新个体的能力。核移植不仅可使已分化的正常体细胞逆转为具有多向分化潜能的干细胞，而且能将癌细胞进行重编程。

诱导多能干细胞技术介导的重编程　2006年和2007年，日本学者山中申弥（Shinya Yamanaka，1962~ ）将Oct4、Sox2、KLF4和c-myc 4个转录因子先后导入鼠和人的成体成纤维细胞，成功将这些已分化的细胞重编程为胚胎干细胞样的诱导多能干细胞。该技术可将不同类型的细胞进行重编程，其中也包括癌细胞。该技术的诞生不仅为再生医学开辟了新途径，而且为研究癌症的表观遗传提供了独特而相对简单高效的方法。

其他技术介导的重编程
①利用胚泡注射法来研究癌细胞

的重编程：将胚胎癌细胞注射到同系动物的胚泡内，能产生不长肿瘤的嵌合体小鼠，而且该小鼠可形成具有正常繁殖功能的精子并形成后代。证明了胚胎癌细胞在重编程后确实获得了全能性。②细胞融合法介导癌细胞的重编程：将癌细胞与正常细胞融合可使癌细胞失去恶性表型。

与肿瘤的关系　重编程中表观遗传学的改变与肿瘤的发生发展有密切联系，肿瘤的发生是一种具有去分化特征的重编程。与肿瘤发生相关的DNA甲基化及甲基转移酶（DNMT）是表观遗传学研究最深入的领域，其中DNMT1或DNMT3b在许多肿瘤细胞和组织中都有过度表达，抑制DNMT1或DNMT3b的表达可明显抑制肿瘤细胞增殖和肿瘤形成。在组蛋白修饰与肿瘤发生方面，染色质蛋白的翻译后修饰是表观遗传学变化的主要形式。乙酰化、甲基化、磷酸化和泛素化是主要的组蛋白修饰方式。组蛋白修饰在基因转录、DNA修复、重组和DNA复制起重要作用。组蛋白乙酰化和组蛋白乙酰转移酶与人类恶性肿瘤中的染色质修饰有关。组蛋白脱乙酰酶参与组蛋白乙酰化的动态平衡，该过程的异常与肿瘤有关，多个抑癌基因（如Rb、APC和p53）可能需要通过组蛋白脱乙酰酶发挥功能。

致癌转变与重编程有许多相似之处。因此，对癌细胞进行重编程，可探究癌症的表观调控，追踪肿瘤干细胞和加速抗癌药物的筛选及评价。

（程　涛　沈　俊）

shàngpí-jiānzhì zhuǎnhuà

上皮-间质转化（epithelial-mesenchymal transition，EMT）　分化的上皮细胞失去上皮特征并

获得间质细胞迁移性的生物过程。是短暂和可逆的过程，根据发生的生物学和功能学特征，EMT分为3种亚型：发育、伤口愈合/纤维化和肿瘤转移。上皮细胞间紧密相连，并且根据黏着连接、桥粒和紧密连接的顺序建立有顶端-基底端的细胞极性，它们是一道严密的防线。间质细胞与上皮细胞相邻，它们组织松散，缺乏细胞连接和细胞极性，并具有转移和侵袭的能力。

在发育过程中，EMT分为3级。①一级EMT：包括原肠胚形成、神经嵴形成和细胞连接与移动的调控。②二级EMT：包括体节、胰腺和肝等器官的形成。③三级EMT：为心脏形成所必需。EMT在创伤反应中也参与了组织愈合的过程，在肿瘤形成及其他涉及器官再生的病理过程（如器官纤维化）中也是重要的步骤。

EMT是肿瘤发生转移的重要因素之一。EMT导致上皮细胞的E-钙黏着蛋白、密封蛋白和闭合蛋白等连接分子表达缺失，破坏细胞极性，也会促使一些参与细胞外基质（胶原、层粘连蛋白和纤连蛋白等）和基底膜降解和破坏的溶解酶如基质金属蛋白酶高表达，破坏肿瘤细胞侵袭的组织学屏障，便于肿瘤细胞的侵袭转移。通常认为EMT发生在肿瘤转移的起始阶段，除赋予肿瘤细胞迁移和侵袭能力外，EMT还可使肿瘤细胞获得干细胞特征，促进肿瘤干细胞（CSC）的产生。而CSC具有迁移性，是肿瘤浸润、转移和侵袭性生长的基础。由于涉及抑制细胞生长的转录因子，EMT常产生许多不易增殖的细胞，而间质-上皮转化（MET）有助于侵入继发组织或器官基质的肿瘤细胞增殖形成转移瘤灶。此外，

EMT可阻碍肿瘤细胞的早衰和凋亡，使其逃脱机体免疫系统的监视。已发现乳腺癌、卵巢癌、子宫颈癌、黑色素瘤、胃癌、肝癌和胰腺癌等恶性肿瘤的转移与EMT密切相关。

（程 涛 沈 俊）

shàngpí-jiānzhì zhuǎnhuà xiāngguān jīyīn

上皮-间质转化相关基因

（epithelial-mesenchymal transition-associated gene） 参与上皮-间质转化（EMT）进程的相关基因。EMT进程中主要包括3个阶段基因的变化：①上皮细胞相关基因的下调，如E-钙黏着蛋白。②转化中间表型相关基因的出现，如Snail。③间质细胞相关基因的上调，如N-钙黏着蛋白。

在肿瘤发生过程中，E-钙黏着蛋白表达缺失是EMT最重要的标志性变化。基因突变、表观遗传引起的基因沉默以及负调控的转录因子结合到CDH1（编码E-钙黏着蛋白）启动子，都会导致E-钙黏着蛋白的表达下调。Snail1、Snail2、ZEB1、ZEB2、Twist1和Twist2是E-钙黏着蛋白的重要阻遏蛋白，是研究肿瘤细胞EMT分子调控机制网络的关键枢纽。

EMT的诱导基因，即E-钙黏着蛋白抑制因子，根据作用分为两组。① *Snail*、*Zeb*、*E47* 和 *KLF8*：与E-钙黏着蛋白的启动子结合并抑制其表达。② *Twist*、*Gsc*、*E2.2* 和 *FoxC2*：间接抑制E-钙黏着蛋白的活性。

Snail诱导上皮细胞导致紧密连接处的Par复合物和Crb复合物减少，细胞极性丢失，运动性增强。此外，Snail1也可通过调控ZEB2影响细胞的EMT进程。而Snail2具有独特的Slug区域，与

Snail蛋白家族其他成员不同。Snail2能阻抑E-钙黏着蛋白、密封蛋白和闭合蛋白等黏附分子的表达，进而破坏细胞-细胞的连接，促使肿瘤细胞侵袭和转移。Snail2还可提高膜型基质金属蛋白酶（MT4-MMP，即MMP-17）的表达水平。

Twist1-E12二聚体通过招募Mi2/核小体重塑和去乙酰化酶蛋白复合物至CDH1的启动子，共同抑制E-钙黏着蛋白的表达。接下来则是细胞极性的丧失，上皮细胞中维持顶端-基底端极性的3个蛋白复合物（Par、Crumbs和Scribble）也受EMT诱导基因调控。其他的EMT诱导基因包括酪氨酸磷酸酶Pez和PRL3、平足蛋白及细胞连接分子L1、ILEI和白细胞介素6（IL-6）等。EMT的调控是一个复杂的网络，包括转化生长因子β（TGF-β）家族、Wnt、Notch、表皮生长因子、肝细胞生长因子、成纤维细胞生长因子和缺氧诱导因子（HIF）等多个信号通路。miRNA也可通过调节EMT诱导基因参与EMT调控，其中miR-200家族可以下调Zeb的表达。

除了侵袭过程，EMT还参与癌症进程的其他步骤。TGF-β信号通路抑制细胞凋亡，同时诱导Snail1和Snail2表达。EMT过程还抑制癌基因引起的提前衰老。在EMT过程中的肿瘤可拮抗化疗和免疫疗法，并且逃脱免疫系统的监视。研究发现，EMT中的细胞可以获得类似于干细胞的特性，这些尚未分化的间质细胞从表达E-钙黏着蛋白变为表达N-钙黏着蛋白，并且表达Snail、蛋白酶及一些细胞全能性转录因子如Oct4和Nanog。

（程 涛 沈 俊）

八聚体结合转录因子 4（octamer-binding transcription factor 4，Oct4） POU 转录因子家族成员。又称为 Oct3/4、POU5F1、OTF3 和 OTF4。*Oct4* 基因在生殖细胞、早期胚胎的内细胞团和胚胎干细胞中表达，是胚胎干细胞（ESC）维持细胞多潜能性和自我更新最重要的转录因子，也是 ESC 的标志物。在分化的体细胞中过表达 Oct4/Sox2/Klf4/c-myc 或 Oct4/Sox2/Nanog/Lin28，均可生成诱导多能干细胞（iPS），诱导生产的 iPS 在分子水平上类似于胚胎干细胞，能够促进生殖系统的发育，形成嵌合体。在成体组织或细胞中，*Oct4* 也是形成多潜能干细胞必不可少的调控基因。

人的 *Oct4* 编码基因位于 6 号染色体（6p21.31），长度为 16.40kb，包含 5 个外显子。人 *Oct4* 基因共有 11 种转录本，可翻译成 7 种蛋白质，代表性的蛋白亚型是 Isoform 1、Isoform 3 和 Isoform 7，最普遍的是 Isoform 1（POU5F1-A）。Isoform1 是维持细胞干性的主要蛋白质。人 Oct4 Isoform 1 翻译的蛋白质在 N 和 C 端有脯氨酸富集区，中间为 POU 结构域。POU 结构域分为保守结合域和同源异构型结构域，能特异性识别八聚体基序（ATTTGCAT），从而启动基因的特异性表达。

当组织癌变，有可能重新启动 *Oct4* 基因的表达。Oct4 在消化系肿瘤中普遍表达，并且癌组织中的表达明显高于癌旁及正常组织，参与肿瘤的浸润、转移耐药，影响患者预后及生存率。Oct4 也常表达于生殖细胞肿瘤中，如胚胎性癌、生殖细胞瘤、精原细胞瘤和无性细胞瘤；而在有一定分化的胚胎生殖细胞肿瘤，如畸胎瘤（包括成熟和不成熟畸胎瘤）、绒毛膜癌和卵黄囊瘤中不表达。乳腺癌中 Oct4 高表达，而且表达水平高达 10~100 倍。

（程涛 赵梅）

同源异形基因 A9（homeobox gene A9，HOXA9） 同源异形基因家族成员。位于人类 7 号染色体短臂上（7p15-p14）。*HOX* 基因编码区域中保守的长 180bp 的同源框序列，最初在果蝇体内发现，是含有同源异形框，在胚胎发育中确定体节属性的基因，控制胚胎发育和细胞分化。

哺乳动物的 *HOX* 基因在结构上分为 4 个簇：A、B、C 和 D。*HOXA9* 基因包含 2 个外显子：外显子 CD 和外显子 Ⅱ，外显子 CD 中含有剪接位点，外显子 Ⅱ 编码 DNA 结合区域。*HOXA9* 基因位点富含 CpG 岛，可以识别特异的 TTA（C/T）GAC 序列，但结合力弱，通过与转录因子（如 PBX）异二聚体化后可以增强其结合的特异性。HOXA9 蛋白具有典型的螺旋–转角–螺旋结构。HOXA9 作为转录调节因子，可与下游靶基因的 DNA 区域结合发挥转录调控作用。在胚胎发育过程中，HOXA9 作为转录因子，是胚胎形成前–后轴过程中的关键分子，具有调控干细胞生物学行为及促进造血系统形成的作用。在造血发育早期，HOXA9 有助于造血干细胞（HSC）的扩增，但在造血发育进程中表达降低而逐渐失去对 HSC 的调控作用。

HOXA 基因在白血病细胞中普遍表达。HOXA9 蛋白与白血病的发生有关，它能与 Meisl、PBX1 和 Tfib2 等共同作用影响白血病的进程，加快白血病发生；还与白血病的治疗与预后有关，表达水平越高对治疗的反应越差，预后也较差。

研究发现，结直肠癌组织中 HOXA9 mRNA 相对表达量和蛋白表达上调，可促进结直肠癌的发展，其表达与肿瘤分化程度、浸润深度、临床分期和淋巴结转移相关。*HOXA* 基因在浆液性卵巢癌中也高表达，HOXA9 是卵巢癌的独立预后因子，其表达与卵巢癌的分级和转归密切相关，可作为临床治疗的特异性标志物。

（程涛 赵梅）

Kruppel 样因子 4（Kruppel-like factor 4，KLF4） 锌指结构的转录因子。其编码的蛋白质属于 Kruppel 转录因子家族，调控细胞增殖和发育等重要生物过程。

KLF 家族组成 家族成员有 17 个，均有独特的 C 端锌指结构域，使其能够结合至被调控的基因启动子和增强子区域的特定位点。这些锌指基序从苍蝇到人类都高度保守。

KLF4 具有 3 个 C2H2 型高度保守的锌指和 N 端一个反转录激活域，可以利用其 3 个锌指中的两个来靶向核小体中富含 GC 的六聚体基序，它通过包裹 DNA 双螺旋的主要凹槽来靶向该基序，并在重编程过程中，其反面可自由地与染色质重塑及其他转录因子相互作用。尽管 KLF4 有能力进入核小体，但与 Oct4 和 SOX2 相比，它对压缩染色质的亲和力要低得多。

生物学功能 KLF4 在细胞增殖与分化、肿瘤发生等病理生理过程中起重要作用。

细胞增殖分化 KLF4 靶向包括自身在内的多种多能干细胞特异性基因的启动子和增强子区域，

并通过招募活化的组蛋白标记到这些位点来激活基因表达。此外，KLF4 编码的锌指蛋白可结合 5′-CCACC-3′核心序列，与自身基因的启动子区域结合并激活自身转录。调控胚胎发育过程中关键转录因子的表达，在维持胚胎干细胞和防止其分化方面有重要作用，也是皮肤屏障功能正常发育所必需的。KLF4 是 LIF 通路中的 STAT3 效应因子，其过表达抑制了胚胎干细胞分化。KLF4 通过 Oct4 调控 Lefty1 转录因子，但 Oct4 辅因子的作用仅限于某些靶基因。KLF4 可以抑制 Nanog 抑制剂 p53。

肿瘤发生 KLF4 通过介导抑癌基因 p53 控制 DNA 损伤后细胞周期的 $G_1 \rightarrow S$ 期转换。缺乏这种基因的小鼠外观正常，但体重迅速下降，出生后不久由于表皮屏障功能受损导致液体蒸发而死亡。在 cHL 细胞系中，KLF4 诱导的细胞大量死亡可以被胱天蛋白酶（caspase）抑制剂 Z-VAD-fmk 部分抑制。定量转录聚合酶链反应阵列揭示了 KLF4 的靶基因，包括促凋亡基因 BAK1。通过短发夹（shRNA）介导的敲除方法发现，BAK1 在很大程度上与 KLF4 诱导的细胞凋亡有关。此外，KLF4 负调控 CXCL10、CD86 和 MSC/ABF-1 基因。这些基因在经典型霍奇金淋巴瘤（cHL）的 HRS 细胞中特异性上调，参与建立 cHL 表型。在 B 细胞淋巴瘤中，特别是在 cHL 中，KLF4 的表观遗传沉默可能通过降低细胞周期控制和保护细胞免于凋亡而有利于淋巴瘤生长。

与正常胃黏膜相比，KLF4 蛋白在原发性胃肿瘤中表达减少或丢失，特别是在淋巴结转移中。此外，在原发肿瘤中 KLF4 表达缺失与低生存率显著相关，并且在多变量分析中也是独立的预后标志物。同时大多数人胃癌细胞株在 RNA 和蛋白质水平均表现出 KLF4 表达的缺失或显著降低。在原位胃癌动物模型中，KLF4 表达的强制恢复导致体外细胞生长明显抑制，肿瘤生长明显减弱，转移完全消除。机制研究表明，启动子高甲基化和半合子缺失导致了 KLF4 表达的下调，凋亡的诱导导致了 KLF4 的抗肿瘤活性。

此外，KLF4 还是神经元生长调节因子之一，与分泌性脑膜瘤和脑海绵样畸形相关。

（程 涛 张 朔）

Lin 28 jīyīn

Lin28 基因（Lin28 gene）

最初被发现于秀丽隐杆线虫，位于染色体 1p36.11，编码 Lin28 家族的 RNA 结合蛋白。是发育时间的关键调控因子，胚胎干细胞发育时间和自我更新相关基因的转录后调节因子。在哺乳动物中主要在干细胞和祖细胞中表达。

调节基因表达机制 Lin28A 和其同源基因 Lin28B 通过两种机制调节基因表达：选择性预防初级转录产物（pri-Let-7miRNA）饱和；直接靶向大量 mRNA，调节翻译过程。利用这两种机制，Lin28 在正常胚胎发育、葡萄糖代谢和组织修复中发挥重要作用。

生物学功能 Lin28 可以与微小 RNA（miRNA）家族中 Let-7 家族的前体 RNA 的终末环相结合，并阻断 Let-7 的成熟过程。Lin28/Let-7 通路参与多种生物功能，包括胚胎发育、干细胞功能和肿瘤发生等。

干细胞功能 Lin28 与 Oct4、Nanog 和 SOX2 可一起将人体细胞成纤维细胞重编程为多能干细胞。Lin28 编码的蛋白质通过与靶 mRNA 的直接作用及通过干扰参与胚胎发育的某些 miRNA 的成熟来实现功能。该蛋白阻止 Let-7 家族 miRNA 的末端加工，而 Let-7 家族是细胞生长和分化的主要调节因子。该基因的异常表达与多种肿瘤进展有关。

肿瘤发生 Lin28/Lin28B 的表达在人类肺和卵巢恶性肿瘤的生物学及临床行为中发挥重要作用。在所有抑癌 miRNA 中，Let-7 表达减少最常发生在恶性肿瘤中，通常与不良预后相关。在多数肿瘤中发现，两种高度相关的 RNA 结合蛋白和原癌基因 Lin28A 或 Lin28B 的激活，而 Let-7 miRNA 家族在转录后整体下调。具体而言，Lin28A 结合前体 Let-7 的末端环，招募末端尿苷转移酶 ZC-CHC11，该酶对 Let-7 进行多尿苷化，从而阻断 miRNA 的生物发生和肿瘤抑制功能。对于 Lin28B，抑制 Let-7 的确切机制尚有争议。在功能上，Let-7 miRNA 的减少导致其致靶基因如 C-myc、K-ras、HMGA2 和 BLIMP1 等的过表达。此外，小鼠模型表明，异位 Lin28 的表达可以通过 Let-7 依赖的机制驱动和/或加速肿瘤的发生。

肿瘤进展 Lin28/Lin28B 在肿瘤干细胞的形成中起重要作用，有助于肿瘤的侵袭和转移。Lin28/Lin28B 在原发肿瘤和人类癌细胞系中过表达，并且其过表达与 Let-7 家族 miRNA 的抑制和 Let-7 靶点的抑制有关。在体外，Lin28 和 Lin28B 促进细胞转化，过表达与多种肿瘤类型的晚期疾病相关。分析卵巢癌样本中 Lin28 及 Lin28B 的表达发现，Lin28B 表达与疾病进展和死亡风险相关，高 Lin28B 患者的无进展期和总生存期更短。因此，Lin28B 可能通过调控 miRNA 加工和胰岛素样生长因子 2（IGF-Ⅱ）的表达参与卵巢癌的进展。

（程涛 张朔）

biǎoguān yíchuánxué

表观遗传学（epigenetics）

研究在无 DNA 序列变化情况下，相关性状的遗传信息通过 DNA 甲基化、染色质构象改变等途径保存并传递给子代机制的遗传学分支学科。是一门研究基因表达的学科，在遗传学的基础上发展而来，表观遗传现象很多，常见的有 DNA 甲基化、基因组印记、母体效应、基因沉默、休眠转座子激活和 RNA 编辑等。

简史 1942 年，英国胚胎生物学家康拉德·哈尔·沃丁顿（Conrad Hal Waddington，1905 ~ 1975 年）首先提出了"Epigenetics"一词，并提出表观遗传与遗传是相对的，表观遗传主要研究基因型和表型的关系。1975 年，英国分子生物学家罗宾·霍利迪（Robin Holiday，1932 ~ 2014 年）对表观遗传学提出了更新的系统性论断，即表观遗传学是指研究可遗传的不依赖于 DNA 序列改变的基因表达改变。

研究内容 包括 DNA 甲基化、组蛋白修饰、染色质重塑、基因印记和非编码 RNA 调控等，任一方面的异常都将影响染色质结构和基因表达，导致疾病发生，但许多表观遗传的改变是可逆的。

DNA 甲基化 是在 DNA 甲基转移酶的作用下，以 S-腺苷甲硫氨酸（SAM）为甲基供体，将甲基转移到基因组 CpG 二核苷酸胞嘧啶的 5 位碳原子共价结合的过程。由于 DNA 甲基化与人类发育和肿瘤的关系密切，尤其是 CpG 岛甲基化使抑癌基因转录失活，造成基因表达下调或缺失，DNA 甲基化已成为表观遗传学和表观基因组学的重要研究方向。

组蛋白修饰 通过对组蛋白上的精氨酸、酪氨酸等氨基酸的化学修饰而影响染色质重塑，包括乙酰化、甲基化、磷酸化和泛素化。

染色质重塑 通过动态调整真核细胞染色质的结构使 DNA 可以和转录调节蛋白结合，从而调控基因转录的过程。主要通过组蛋白共价修饰和核小体再定位来完成。染色质重塑异常引发人类疾病是由于重塑复合物中关键蛋白的氨基酸序列或修饰发生异常，导致核小体不能正确定位，并使 DNA 损伤修复复合物、基础转录机器等不能接近 DNA，从而影响基因的正常表达。如果出现抑癌基因或细胞周期蛋白表达异常将导致癌症的发生。

非编码 RNA（ncRNA） 一类能转录但不编码蛋白质具有特定功能的 RNA 分子。可分为长链非编码 RNA（lncRNA）和短链非编码 RNA（sncRNA）。lncRNA 常在基因组中建立单等位基因表达模式，在核糖核蛋白复合物中充当催化中心，对染色质结构的改变发挥着重要的作用。短链 RNA 在基因组水平对基因表达进行调控，可介导 mRNA 降解，诱导染色质结构改变，还对外源的核酸序列有降解作用以保护自身基因组。常见的 sncRNA 有干扰小 RNA（siRNA）、微小 RNA（miRNA）、核仁小 RNA（snoRNA）、核小 RNA（snRNA）和 Piwi 相互作用 RNA（piRNA）等。

ncRNA 已成为肿瘤研究的热点，有助于阐明肿瘤发生发展的机制，并为肿瘤诊断和治疗提供重要手段和靶点。

基因印记（又称遗传印记） 传给子代的亲本基因在子代中表达的状况取决于基因来自母本还是父本的现象。印记基因指在哺乳动物基因组中一组特殊的基因，表现为以父源依赖方式的单等位基因表达，其存在能导致细胞中两个等位基因的一个表达而另一个不表达。基因印记通过 DNA 甲基化和组蛋白修饰的方式完成，不需要改变基因序列，在胚源期开始建立，并且保留于生物体细胞内。印记基因的表达对于正常发育非常重要，许多遗传性疾病与印记缺陷有关。

研究方法 表观遗传学研究主要集中在 DNA 甲基化和组蛋白修饰。其相应的研究方法也取得了较大进展，表观修饰的检测逐步从定性检测向定量分析，从个别位点向高通量检测。此外，还有新一代测序技术，包括单分子实时测序法、单分子纳米孔测序法等。

与邻近学科的关系 有以下几方面。

表观基因组学 在基因组水平上研究不改变基因组序列而通过表观遗传修饰调控基因或组基表达的学科。它类似于基因组学和蛋白质组学，以 DNA 甲基化和组蛋白修饰为主要特征，表观遗传学修饰在细胞的分化、胚胎发育和肿瘤发生过程中起着非常重要的作用。高通量测序技术为基因组范围内的表观遗传变化研究提供了可能。

表观遗传学与肿瘤 1983 年，约翰斯·霍普金斯大学的安德鲁·范伯格（Andrew P. Feinberg）和伯特·福格尔斯泰因（Bert Vogelstein）首次对人类肿瘤进行表观遗传学研究，发现在全基因组范围呈低甲基化状态，但由于分析方法难度的限制，研究进展缓慢。1996 年，美国肿瘤学家詹姆斯·赫尔曼（James G. Herman）和斯蒂芬·拜林（Stephen B. Baylin）发明了甲基化特异性聚合酶链反应（MSP）技术，并应用该技术证明在肿瘤细胞中 *p16* 抑癌基因启动子区 CpG 岛呈高甲基化状态。MSP 具有快速、简便、安全（不需放射性核素）和准确等特点，其敏感性较高，可以检测 1/1000 甲基化的等位基因。表观遗传学在肿瘤中的研究和应用发展非常迅速，可成为肿瘤诊断、预后、化疗敏感性及靶向治疗的有效手段。

（郭明洲）

zhǒngliú biǎoguān yíchuánxué

肿瘤表观遗传学 （tumor epigenetics）

几乎所有人类肿瘤由表观遗传学异常与基因改变引起并促进其演变的。与染色质相关的异常变化常出现在恶性肿瘤发生之前，DNA 甲基化和组蛋白修饰之间的相互作用网络可导致印记丢失、染色质重塑、非编码 RNA 调控和基因沉默等，在异常的克隆性增生及癌性增生起始阶段发挥重要作用。

DNA 甲基化　在 DNA 甲基化转移酶的作用下，基因组 CpG 二核苷酸胞嘧啶的 5 号碳位添加一个共价结合的甲基基团。DNA 甲基化能通过影响染色体重塑而调控基因的表达，具有维持基因组中基因表达的沉默、基因印记、转录抑制、保护基因组稳定性等功能，与细胞分化、X 染色体失活、组织特异性基因表达/沉默、胚胎发育等正常生理功能有关。甲基化与肿瘤的发生密切相关，如 *p16*、*p15*、E-钙黏着蛋白和 *DAPK* 等基因的甲基化与基因表达缺失有关，原发性乳腺癌和结肠癌中 *p16* 基因分别有 31% 和 40% 的甲基化，提示抑癌基因在不同类型的肿瘤中均可发生异常甲基化。在乳腺癌细胞株中，E-钙黏着蛋白 CpG 岛高甲基化导致基因表达缺失，而在原发性乳腺癌中 E-钙黏着蛋白甲基化率高达 45%。

抑癌基因沉默　在肿瘤中抑癌基因 CpG 岛的高甲基化可导致与肿瘤相关的信号通路的异常激活或失活，如结肠癌、胃癌中 *hMLH1* 基因高甲基化导致 DNA 错配修复功能的缺失；脑胶质瘤及结肠癌中 *MGMT* 基因的高甲基化导致对卡莫司汀化疗敏感性增加。而去甲基化药物，如地西他滨可重新激活沉默的基因，这也支持了 CpG 岛甲基化在肿瘤抑制基因的沉默中起着重要作用的观点。在对肿瘤细胞中特定基因的高甲基化和肿瘤组织的起源进行研究发现，两者有着很强的特异性。

另外，在对散发性和家族性乳腺癌和结肠癌的研究中发现，家族性肿瘤中常见的无基因突变的 10 个抑癌基因，其启动子区域频繁发生甲基化，但在突变的抑癌基因中未发现甲基化现象，提示 DNA 甲基化可能在肿瘤的发生发展中起着二次打击的效应。

5-甲基胞嘧啶（5mC）突变和抑癌基因 *p53* 失活：相对于胞嘧啶脱氨基成为尿嘧啶，5mC 能够以更快的速度自发脱氨基变成胸腺嘧啶（T）。如果 5mC 的脱氨基不能有效修复，将导致 C→T 突变，这个现象可解释在 *p53* 基因中较高的 CpG→TpG 突变率。

DNA 损伤修复基因甲基化　在 DNA 损伤修复通路中，DNA 甲基化起重要作用。常见的 DNA 损伤修复基因甲基化异常如下：由于 DNA 错配修复基因 hMLH1 的沉默导致散发性结直肠癌、胃癌等的微卫星不稳定；MGMT 启动子的高甲基化阻止鸟嘌呤 O^6 位置的甲基基团转移，引起 *p53* 和 *K-ras* 基因突变；有丝分裂检查点基因 CHFR 高甲基化致其在胃、食管肿瘤中的表达缺失，使肿瘤对微管抑制剂的敏感性增加；乳腺癌和卵巢癌 *BRCA1* 的失活，阻止 DNA 双链断裂点修复并引起基因表达的改变。

肿瘤中低甲基化状态　相对于正常组织，肿瘤组织在整体上呈低甲基化状态，这可能导致以下结果：①原癌基因的激活，如 *myc* 基因的活化。②染色体的不稳定性。③肿瘤转移。但有人认为在肿瘤发生发展过程中，除了 DNA 甲基化导致染色体不稳定外，转座子成分活化和遗传印记缺失也是一个重要因素，DNA 低甲基化有助于有丝分裂重组，导致杂合性丢失和典型的可检测核重排增加，而且在人类肿瘤中常可见染色体着丝粒处广泛的低甲基化，这可能在肿瘤细胞的染色体非整倍体中起作用。

甲基化检测　多数肿瘤的临床诊断仍依赖于组织病理学方法，缺乏有效的早期预测分子标志物。表观遗传标志物对肿瘤的诊断、治疗、预后和风险预测具有潜在的应用价值。例如，检测结肠癌患者组织和血样时发现，甲基化导致的胰岛素样生长因子 2（IGF-Ⅱ）的印记丢失出现在 30% 的结肠癌组织和配对的正常黏膜组织及 14.5% 的外周血样品中，而在正常人群的血样中也能检出 10% 的 IGF-Ⅱ 基因印记丢失，提示基因印记丢失可能成为肿瘤预测标志物。

在肿瘤病理分型中的应用　甲基化指标的鉴定有助于肿瘤的临床病理分型。例如，胶质瘤有多种病理亚型如星形细胞瘤、少突神经胶质瘤和胶质母细胞瘤等，分级复杂。乌尔曼（Uhlmann）采用 7 个甲基化指标的不同甲基化模式可以描述特异的胶质瘤分级和胶质瘤亚型。还可用甲基化敏感的寡核甘酸芯片技术，在分子水平从Ⅰ/Ⅱ级卵泡细胞淋巴瘤中区分出外套细胞淋巴瘤。因此，应用甲基化指标和其他分子标记有助于新肿瘤亚型的分型。

在肿瘤治疗中的应用　在治疗方面，肿瘤预后的信息有助于治疗方案的选择，无侵袭性和生长缓慢的肿瘤可采用温和的治疗手段。研究表明，一个或多个基因的甲基化状态与肿瘤的复发或生存率相关。在非小细胞肺癌中，MGMT 甲基化的患者 5 年生存率达 35%，而 MGMT 无甲基化的患者 5 年生存率可达 52%。

在针对肿瘤 DNA 甲基化的治疗方面，学者们很早就开始在体外应用 DNA 甲基化抑制剂活化沉默的高甲基化基因。阿扎胞苷、5-氮杂胞苷和地西他滨应用较广泛。但 DNA 甲基化抑制剂特异性不强，会引起整体的低甲基化；同时在大剂量应用时会对正常细胞有毒副作用。另外还发现阿扎胞苷能够在肿瘤特异性的 DNA 位置产生去甲基化作用，在用阿扎胞苷处理 EB 病毒相关性鼻咽癌和淋巴瘤后，在所有含病毒启动子的目的组织中有大量去甲基化。

在肿瘤治疗监测中的应用　恶性肿瘤具有治疗后易于复发的特征，因此在治疗后，甲基化可作为一个潜在的肿瘤监测指标来检查肿瘤组织是否消除及复发。

在应用卡氮芥治疗肿瘤患者时，针对胶质瘤的研究发现，MGMT 启动子区的高甲基化是化疗效果反应良好的指示剂，患者整体生存延长。研究表明，这种改变可能与 MGMT 的表观遗传学沉默和肺、脑、结肠肿瘤中 p53、K-ras 等基因突变的累积相关。同时，MGMT 也可以作为环磷酰胺化疗反应指示剂。另外，也有其他的涉及 DNA 修复的基因和药物代谢基因的甲基化状态作为化疗敏感指标的报道。

检测技术　分为采用甲基化酶处理后进行检测和用化学修饰后进行检测的方法。前者包括甲基化敏感随机扩增聚合酶链反应（MS-AP-PCR）、甲基化 CpG 岛扩增（MCA）、限制性标记基因组扫描（RLGS）和差异甲基化杂交。这些方法可检测不同组织之间甲基化状态的差异，在肿瘤标志物发展的早期阶段得到关于肿瘤诊断的信息。

另一类方法建立在化学修饰的基础上，通过用亚硫酸氢盐处理基因组 DNA，产生在甲基化胞嘧啶和未甲基化胞嘧啶之间的不同反应：未甲基化胞嘧啶转换为尿嘧啶，而甲基化胞嘧啶则无变化。由于甲基化信息的不同导致序列转换的差异可建立标准的检测方法，如测序、芯片分析和甲基化特异 PCR。检测方法的选择取决于是否需要定量、敏感性和高通量。另外，为了从无甲基化的 DNA 背景中检测出甲基化的 DNA，可以使用以 PCR 为基础的更敏感的荧光定量检测方法，如 MethyLight、HeavyMethyl 及实时定量的方法等。

（郭明洲）

biǎoguān yíchuán chóngbiānchéng

表观遗传重编程（epigenetic reprogramming）　已分化的细胞核基因组恢复至分化以前的功能状态，即重新回复到胚胎干细胞的状态。是在不改变基因序列的情况下，通过表观遗传修饰（如

DNA 甲基化）来改变细胞命运的过程。因此，对重编程过程中表观遗传学调控机制开展深入研究有重要意义。

发育分化调控机制一直是生命科学研究中最重要的问题之一，首要研究内容是探讨细胞如何定向分化。干细胞尤其是胚胎干细胞的体外定向诱导分化为发育生物学的研究提供了良好的模型。除了正向细胞分化外，将成熟终末分化细胞逆转为原始的多能，甚至是全能性（干）细胞的过程称为细胞重编程。体细胞核移植、细胞融合和特定转录因子诱导等方法都可以实现体外细胞重编程，而在细胞重编程过程中表观遗传学发挥关键的调控作用。

研究表明，表观遗传学在胚胎早期发育，特别是干细胞的分化与成熟过程中扮演着重要的角色。赖克（Reik W）提出"发育的过程实际上就是表观遗传学发挥作用的过程"。在具有多向分化潜能的干细胞阶段，决定细胞分化和成熟的系列基因由于受到表观遗传修饰而沉默，其中包括组蛋白的去乙酰化或基因启动子区域的高甲基化等。随着多能干细胞向成熟细胞分化，这些基因启动子区组蛋白乙酰化或 DNA 的去甲基化将激活其表达，与此相反，许多在干细胞早期发育阶段表达的印记基因或多潜能相关基因却由于 DNA 高甲基化在成熟体细胞中转向沉默。

（郭明洲）

jiǎjīhuà

甲基化（methylation）　从活性甲基化合物〔如 S-腺苷甲硫氨酸（SAM）〕上将甲基催化转移到其他化合物的过程。可形成各种甲基化合物，或是对某些蛋白质或核酸等进行化学修饰形成甲基化

产物。甲基化是脊椎动物基因组的重要特征之一。

（郭明洲）

DNA 甲基化（DNA methylation）

生物体在 DNA 甲基转移酶（DNMT）的催化下，以 S-腺苷甲硫氨酸（SAM）为甲基供体，将甲基转移到特定碱基上的过程（图 1）。是最早发现的基因表观修饰方式之一。细菌中的甲基化常发生在腺嘌呤的第 6 位氨基与胞嘧啶（C）的第 5 位碳原子上。高等生物中的甲基化主要是多核苷酸链的 CpG 岛上胞嘧啶的第 5 位碳原子，生成 5-甲基胞嘧啶（5mC）。

人类的 CpG 以两种形式存在：一种是分散于 DNA 中，另一种是 CpG 结构高度聚集的 CpG 岛。正常组织中 70%～90% 散在的 CpG 被甲基修饰，而 CpG 岛则非甲基化。DNA 甲基化可关闭某些基因的转录活性，去甲基化则诱导基因的重新活化和表达。

甲基化形式　主要形式有 5mC、N^6-甲基腺嘌呤（N^6-mA）和 7-甲基鸟嘌呤（7-mG）。原核生物中 CCA/TGG 和 GATC 常被甲基化，而真核生物中甲基化主要发生于胞嘧啶。DNA 的甲基化是在 DNMT 的作用下使 CpG 二核苷酸 5′端的胞嘧啶转变为 5′甲基胞嘧啶。这种 DNA 修饰方式并没有改变基因序列，但它调控了基因的表达。脊椎动物基因的甲基化状态有 3 种：持续的低甲基化状态，如管家基因；去甲基化状态，如发育阶段的一些基因；高度甲基化状态，如女性失活的 X 染色体。DNA 甲基化能引起染色质结构、DNA 构象、DNA 稳定性及 DNA 与蛋白质相互作用方式的改变，从而控制基因表达。

研究历史　早在 1942 年，英国胚胎生物学家康拉德·哈尔·沃丁顿（Conrad Hal Waddington，1905～1975 年）首次提出表观遗传学（epigenetics）的概念，并指出表观遗传与遗传是相对的，它主要研究基因型和表型的关系。1975 年，英国分子生物学家罗宾·霍利迪（Robin Holiday，1932～2014 年）针对表观遗传学提出了更新的系统性论断，即在不改变基因组序列的前提下，通过 DNA 和组蛋白的修饰来调控基因表达，这种修饰以 DNA 甲基化最为常见。继人类基因组计划完成后，2003 年，人类表观基因组协会（HEC）宣布开始投资和实施人类表观基因组计划（HEP）。其主要任务是绘制人类基因组中甲基化可变位点图谱，即不同组织与疾病状态下，5mC 出现及其分布频率的图谱，以指导和系统地研究 DNA 甲基化在人类表观遗传、胚胎发育、基因印记、等位基因失活及肿瘤发生中的作用。

酶分类　DNMT 有两种。①DNMT1：维持性 DNA 甲基转移酶，作用于仅有一条链甲基化的 DNA 双链，使其完全甲基化，可参与 DNA 复制双链中的新合成链的甲基化，DNMT1 主要作用是维持甲基化状态，可能直接与组蛋白脱乙酰酶（HDAC）联合作用阻断转录。②从头开始甲基转移酶（DNMT3a、DNMT3b）：可甲基化 CpG，使其半甲基化，继而全甲基化。可能参与细胞生长分化调控，其中 DNMT3b 在肿瘤基因甲基化中起重要作用。

抑制基因表达　结构基因含有很多 CpG 结构，CpG 二核苷酸中胞嘧啶的 5 位碳原子常被甲基化。基因组中 60%～90% 的 CpG 都被甲基化，未甲基化的 CpG 成簇地组成 CpG 岛，位于结构基因启动子的核心序列和转录起始点。有研究证明过度甲基化阻遏转录的进行。DNA 甲基化可引起基因组中相应区域染色质结构变化，使 DNA 失去 DNA 酶（DNase I）限制性内切酶的切割位点及敏感位点，使染色质高度螺旋化，凝缩成团，失去转录活性。5 位 C 甲基化的胞嘧啶脱氨基生成尿嘧啶，由此可能导致基因置换突变，发生碱基错配，如果在细胞分裂过程中未被纠正，则会诱发遗传病或癌症，而且生物体甲基化的方式是稳定的、可遗传的。

DNA 甲基化在转录水平抑制

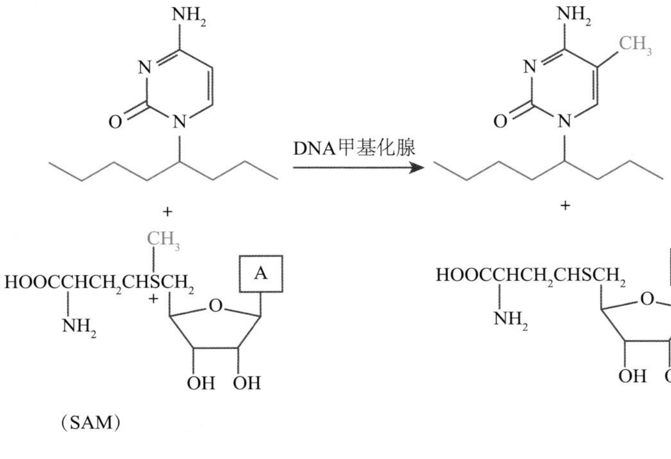

图 1　DNA 甲基化

基因表达的机制主要有以下 3 种：①DNA 甲基化直接干扰特异性转录因子与各基因启动子中识别位置的结合。DNA 轴的主沟是许多蛋白质因子与 DNA 结合的部位，当胞嘧啶被甲基化后，5mC 突出至主沟中，干扰转录因子与 DNA 的结合。已知许多转录因子都对其同源结合位点的甲基化敏感，如 E2F、AP2 和 NFB 等。也有一些转录因子不受甲基化的影响，如 SP1、CTF 等，被称为甲基化非依赖性结合因子。由于含有 CG 结合位点的转录因子并不多，故这种机制并不常见。②序列特异性的甲基化 DNA 结合蛋白与启动子区甲基化 CpG 岛结合，募集蛋白质，形成转录抑制复合物，阻止转录因子与启动子区靶序列的结合，从而影响基因的转录。如甲基化 CpG 结合蛋白 1 和 2（MeCP1 和 MeCP2）及甲基化 CpG 结合结构域（MBD）。MeCP1 是蛋白质复合体，主要由 MBD3、MBD2、HDAC1/2 和 RbAp46/48 组成。MeCP1 需与 12 个甲基化 CpG 位点结合，才能起转录抑制作用，因而其抑制转录的作用较弱。而 MeCP2 只需与 1 个甲基化 CpG 位点结合就能发挥抑制转录的作用，并且 MeCP2 含有 2 个结构域，即染色体定位必需的 MBD 和在一定距离内可抑制启动子转录的转录抑制结构域（TRD），故抑制转录作用较强。MeCP2 也可以与转录因子竞争结合位点，通过不依赖于 HDAC 的方式抑制基因的转录。③DNA 甲基化通过改变染色质结构抑制基因表达。染色质构型的变化伴随着组蛋白的乙酰化和去乙酰化。DNA 甲基化与组蛋白去乙酰化正相关，而乙酰化修饰正是调节基因表达的另一重要方式。

与基因突变 DNA 甲基化引起基因突变的机制主要是由于 DNMT 催化反应形成的。DNMT 可以加快胞嘧啶和 5mC 脱氨，封闭尿嘧啶（U）的修复，并且使 U→T 改变，故 DNMT 促使 CpG 序列的 C→T 突变。以抑癌基因 *p53* 为例，50% 的实体瘤出现 *p53* 基因突变。突变中 24% 是 CpG 甲基化后脱氨引起的 C→T 突变。DNA 甲基化还影响基因错配修复，DNA 错配修复系统（MMR）缺陷时，CpG 岛的甲基化增强，并认为 MMR 与 DNA 甲基化有关。在基因错配修复过程中甲基化具有导向识别作用，而基因突变和基因启动子区的高甲基化是错配修复基因表达缺陷的主要原因。

与基因沉默 非肿瘤细胞的研究支持 DNA 甲基化是导致基因沉默的原因。首先，体外构建甲基化启动子的报告基因，可抑制该基因在随后转染的细胞中表达；其次，用甲基转移酶抑制剂去除甲基化可导致原先甲基化的基因再表达；最后，*DNMT1* 纯合缺失的小鼠胚胎可以再表达很多基因，包括通常沉默的一些印记基因、大量存在但通常抑制的内源性的反转录病毒序列等，而在杂合性的同窝出生小鼠中，这些基因是甲基化并且不表达的。

与核酸功能 甲基化是在多核苷酸形成之后，由于各种甲基化酶的作用产生的。甲基一般是由 S-腺苷甲硫氨酸提供的。在 DNA 中找到的主要的甲基化核苷是 5mC 和 N^6-甲基腺苷。其含量因生物种的不同而异，但一般为 0.05% ～ 3.50%。在核糖体 RNA 和 tRNA 中发现了各种甲基化碱基和 2'-O-甲基核苷。许多 tRNA 分子中甲基化核苷的位置已被确定。甲基化被认为与核酸的功能具有重要的关系，但还不十分清楚。

与基因印记及胚胎发育 DNA 甲基化在维持正常细胞功能、基因印记和胚胎发育过程中起着极其重要的作用。胚胎的正常发育得益于基因组 DNA 适当的甲基化，如缺少任何一种甲基转移酶对小鼠胚胎的发育都是致死性的。此外，等位基因抑制被印记控制区所调控，该区域在双亲中的一个等位基因是甲基化的。印记基因的异常表达可以引发伴有突变和表型缺陷的多种人类疾病，如贝 - 维综合征（Beckwith-Wiedemann Syndrome，脐疝-巨舌-巨大发育综合征）和普拉德 - 威利综合征（Prader-Willi Syndrome，肌张力低下-智力障碍-性腺发育滞后-肥胖综合征）；胰岛素样生长因子 2（IGF-Ⅱ）基因印记丢失导致多种肿瘤，如肾母细胞瘤等。

与肿瘤的关系 甲基化状态的改变是引起肿瘤的一个重要因素，这种变化包括基因组整体甲基化水平降低和 CpG 岛局部甲基化水平的异常升高，导致基因组不稳定（如染色体的不稳定、转座子的激活及原癌基因的表达）和抑癌基因的不表达。如果抑癌基因中有活性等位基因失活，则发生癌症的概率提高。由于 CpG 岛的局部高度甲基化早于细胞的恶性增生，甲基化的诊断可能用于肿瘤发生的早期预测，而且全基因组的低甲基化也随着肿瘤发生而出现，并且其去甲基化程度随着肿瘤恶性度的增加而增加，故甲基化的检测可用于肿瘤的分级。

甲基化检测 经过多年研究，检测方法也在不断更新，根据研究目的可分为基因组整体水平的甲基化检测、特异位点甲基化的检测和新甲基化位点的寻找。根据研究所用处理方法可以分为：基于聚合酶链反应（PCR）的甲基化分析方法、基于限制性内切酶的甲基化分析方法、基于重亚硫酸盐处理后的测序分析方法和柱层析法等。

（郭明洲）

jiǎjīhuà CpG jiéhé dànbái

甲基化 CpG 结合蛋白（methyl-CpG-binding protein，MeCP）

能特异性地识别甲基化 CpG 二核苷酸并与之结合的核蛋白家族。家族成员均含有一个相同的甲基化 CpG 结合区（MBD），在哺乳动物中共有 5 个成员（MeCP2、MBD1、MBD2、MBD3 和 MBD4），每个成员都具有独特的生物学特征（图 1）。这些蛋白质作为转录抑制因子通过结合甲基化胞嘧啶而导致基因沉默，其中 MeCP2 与雷特综合征（Rett syndrome）有关。MBD1 广泛存在于体细胞内，在胚胎干细胞中表达缺失，MBD1 与甲基化 CpG 位点结合后，通过 C 端的转录抑制结构域（TRD）激活转录抑制。除 MBD3 外，其他 MBD 蛋白均优先与甲基化的 CpG 结合，甲基化的 DNA 与甲基化 CpG 结合蛋白的亲和力是非甲基化 DNA 的 3～10 倍，其中的 MeCP2 在体外可以选择性地与富含 A/T 序列的 CpG 甲基化位点结合。

MBD2 有两个亚型：MBD2a 和 MBD2b。MBD2a 全长有 411 个氨基酸残基，MBD2b 与 MBD2a 相比，在 N 端缺失 150 个氨基酸残基。MBD2 被认为是 MeCP1 复合体的组成部分，在体外能够招募核小体重塑及组蛋白脱乙酰酶（NuRD）结合至甲基化 DNA，从而使染色体结构发生改变，抑制基因转录。

（郭明洲）

DNA jiǎjī zhuǎnyíméi

DNA 甲基转移酶（DNA methyltransferase，DNMT）

催化 DNA 中碱基甲基化作用的酶。1948 年，霍奇基斯（Hotchkiss RD）在牛胸腺内观察到 DNMT 催化的 DNA 甲基化；1964 年，戈尔德（Gold M）和赫维茨（Hurwitz J）在大肠埃希菌（*Escherichia coli*）中鉴定出第一个 DNMT。DNA 甲基化反应机制是在原核生物的 DNA-C5 甲基转移酶中首先发现的。在哺乳动物中已发现了 4 种 DNMT，根据结构和功能分两大类：分别以 DNMT1 和 DNMT3 为代表。前者主要参与甲基化状态的维持，也是非 CpG 位点从头甲基化所必需，并与甲基化状态的延伸有关；后者包括 DNMT3a、DNMT3b 及 DNMT3L 等，是主要的从头甲基化酶，而 DNMT2 的归属和功能尚不明确。

DNMT1 结构上包括两部分：N 端大结构域包含众多调控位点，C 端则为催化结构域。鼠 DNMT1 包括 1620 个氨基酸残基。

N 端参与细胞内定位及催化活性的调节，包括带电结构域（结合 DMP1 转录抑制蛋白）、核定位信号（NLS）、PCNA 结合位点、复制叉作用位点、锌离子结合域 CXXC（ZnD）及 polybromo 结构域，与 DNMT1 被运送至复制叉有关。在 C 端，1124～1620 氨基酸处为催化结构域（CatD），包含 6 个 DNMT 高度保守位点，motif Ⅰ、Ⅳ、Ⅵ、Ⅷ、Ⅸ 和 Ⅹ 等。Motif Ⅰ、Ⅹ 折叠一起形成 SAM 结合位点，motif Ⅳ 中的 PRO-CYS 二肽，提供活性位点中的甲醇基。CatD 优先作用于半甲基化底物，ZnD 优先识别甲基化 CpG，ZnD 与甲基化 DNA 结合可以引发 DNMT1 催化中心的异构激活，从而引起甲基化蔓延。DNMT1 有 3 个不同的剪接异构体：DNMT1s、DNMT1o 和 DNMT1p。DNMT1s 表达于体细胞中，DNMT1p 只发现于粗线期精母细胞，DNMT1o 特异性表达于卵母细胞和着床前胚胎中。DNMT1p 无 DNMT1 活性，因其第一外显子的开放阅读框（ORF）太短，干扰了正常翻译。相比之下，DNMT1o 起始密码子位于外显子 4，产生一个 N 端截短的 DNMT1 活性蛋白。DNMT1o 虽然 N 端缺少 118 个氨基酸残基，但获得了更高的稳定性，在卵细胞胞质能够长期存在。当胚胎发育至 8 个细胞阶段时，DNMT1o 从胞质转移至核内，并在第四次 S 期复制中维持印记基因的甲基化。DNMT1 构象上的变化与活性状态转变有关，影响近端氨基酸和催化结构域的结合，还可能引起 Ser515 的磷酸化。DNMT1s 是复制后维持甲基化的关键酶，沿 DNA 高速进行性甲基化，CGCTC 位点趋向终止此过程，它可能是 DNMT1 作用的终止子，但同时也

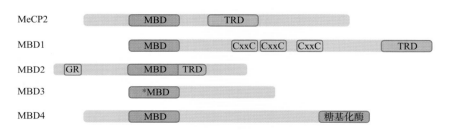

图 1　甲基化 CpG 结合蛋白成员

是阻遏蛋白 CTCF 结合位点，通过募集 CTCF 或独立途径能够阻止 DNA 甲基化作用向 DNA 非甲基化区域蔓延扩展。

DNMT3b DNMT3 与细菌 5mC 甲基转移酶具有高度的同源性。DNMT3b 的结构：高度可变的 N 端，包括 PWWP 位点，Zn 结合位点（含有多个 Cys、6 个 CXXC 结构），以及具有催化功能的 C 端。由于 DNMT3b 的 DNA 结合位点较小，仅有约 50 个残基。因此 DNMT3b 常以二聚体形式存在，以增大和底物的接触面，在一次作用过程中可以同时甲基化两个 CpG 位点。DNMT3b 在成体组织中表达很低。DNMT3b 出现于胚龄 7.5 天的小鼠卵巢中，免疫组化显示其主要定位于胞质和浆膜及卵细胞 1、2、4 细胞阶段。DNMT3b 能够甲基化着丝粒远端的重复序列，其间具有高密度的 CpG 位点，以进行性方式行使甲基化功能，这种方式有利于短时间的甲基化。

（郭明洲）

guòdù jiǎjīhuà

过度甲基化（hypermethylation）未甲基化的启动子区 CpG 岛被甲基化。又称启动子异常甲基化。哺乳动物基因组 DNA 存在广泛甲基化，DNA 甲基化主要发生在 CG 序列，通常基因组的 70%～90% 的 CG 序列发生甲基化修饰。另有少部分序列不发生甲基化，在这样的序列中，胞嘧啶（C）与鸟嘌呤（G）的总和超过 4 种碱基总和的 50%，这种富含 CG 序列的 DNA 片段被称为 CpG 岛。CpG 岛仅占总 DNA 的 1% 左右，每个 CpG 岛长度约为 1kb，位于基因的 5′ 端，覆盖基因启动子及第一外显子。

DNA 高甲基化可导致基因沉默，使抑癌基因、DNA 损伤修复基因等丧失功能，以致肿瘤发生。研究发现，许多肿瘤细胞的抑癌基因启动子区 CpG 岛的甲基化而导致基因表达缺失，如 *Rb* 基因启动子区具有密集的 CpG 位点分布，启动子区甲基化导致基因转录沉默。*p16* 基因的启动子区和第一外显子具有密集的 CpG 形成 CpG 岛，基因启动子区甲基化是导致其失活的原因之一。*p16* 基因在食管癌、胃癌、结肠癌、肝癌、肺癌和乳腺癌等多种肿瘤中频繁发生甲基化而导致其表达缺失。在食管癌的癌变过程中，从正常食管黏膜，Ⅰ、Ⅱ、Ⅲ 度不典型增生到进展期食管癌，*p16*、*CDH1* 和 *BRCA1* 等基因的甲基化呈累积性改变，表明抑癌基因启动子区甲基化是肿瘤发生的早期事件，可成为肿瘤早期诊断的标志物。

过度甲基化的本质是 DNA 分子异常，这种甲基化比其他类型的 DNA 分子异常如基因突变、基因缺失、微卫星序列改变、基因异常扩增及染色体异常等都更广泛地存在于肿瘤中。启动子区过度甲基化在肿瘤的发生中是一个频发的早期事件，因此肿瘤相关基因的甲基化状态是肿瘤发生的早期敏感指标，是一种有前景的肿瘤生物标志物。更重要的是，癌变细胞可释放 DNA 到外周血中，外周血和肿瘤累及器官相关的体液（如唾液、痰等）中同样可检出肿瘤相关基因的启动子区过度甲基化，可为肿瘤的早期诊断、鉴别诊断、疗效观察以及预后评价提供有价值的信息。与其他类型的肿瘤分子标志物相比，检测启动子区过度甲基化有更多的优点。某一基因在不同肿瘤中启动子过度甲基化的区域是相同的，

检测较方便；另外，与等位基因缺失相比，在组织标本中甲基化的检测比较简单。通过比较肿瘤组织与正常组织的甲基化状态，即可明确该基因在肿瘤中发生异常甲基化，具有较高的灵敏度。

（郭明洲）

dī jiǎjīhuà

低甲基化（hypomethylation）DNA 发生甲基化的位点去甲基化。在肿瘤的发生发展中 DNA 低甲基化比高甲基化更为常见。

研究发现，大多数癌变细胞基因组的 DNA 呈现低甲基化水平，同正常组织相比，散在的 CpG 甲基丢失是癌细胞的重要特征。DNA 的低甲基化可以使染色质凝聚发生障碍，干扰中期染色体的配对和分离，促进染色体的不稳定性，使染色体断裂、易位和丢失。若这种异常涉及原癌基因所在位点，则原癌基因被激活，如 *ras* 基因的 CCGG 位点在正常鼠肝是甲基化的，而在肝细胞癌中其甲基化消失。一般认为基因甲基化直接改变了基因的构型，影响 DNA 特异序列与核内转录因子的结合，使基因不能转录。而 DNA 低甲基化则是一种基因表达开放的结构，有利于基因的高表达，是癌基因转化细胞的必要条件之一。有研究表明，在一些癌前病变普遍存在 DNA 低甲基化，而随着肿瘤的发展，癌基因的低甲基化变得更为明显。如结肠良性增生、腺瘤、腺癌和转移癌组织中 *C-myc* 基因第三外显子系列的甲基化程度逐渐减低。

DNA 低甲基化是癌变过程中早期分子事件之一，也是早期发现肿瘤的潜在生物学标志。DNA 低甲基化具有肿瘤特异性，因此对 DNA 低甲基化水平检测，尤其对癌前病变患者的 DNA 低甲基化

水平检测，对肿瘤的早期发现及预防有重要意义。

（郭明洲）

cóngtóu jiǎjīhuà

从头甲基化（de novo methylation）

不依赖已有的甲基化 DNA 链而在一个新位点将 DNA 链中胞嘧啶（C）5 位碳原子甲基化，以维持甲基相对应。是表观遗传学中的一个重要生理过程。

在从头甲基化中起主要作用的是 DNA 甲基转移酶（DNMT），其一方面为了维持 DNA 转录本上的 CpG 富集区在被复制的过程中保持甲基化；另一方面完成新的未被甲基化的 DNA 序列上特异 CpG 位点的从头甲基化。发挥主要作用的 DMNT 有 3 个，其中 DNMT1 是主要的维持甲基化酶，在成体细胞中高表达；而 DN-MT3a 和 DNMT3b 则负责从头甲基化，在胚胎细胞中表达量相当高。因此，推测 DNMT 的差异表达对于维持生物体正常生长和发育有很重要的作用。甲基化 CpG 结合蛋白 2（MeCP2）通过与相应基因的甲基化位点结合而阻遏目标基因的正常转录，并且募集联合抑制因子结合到目标位点的转录抑制结构域（TRD）。MeCP2 与 DNMT1 相互作用结合到半甲基化的 DNA 以维持新合成 DNA 的原始甲基化状态。可见，MeCP2 对于基因的转录和表达均有抑制作用，而维持基因组 DNA 的甲基化是其比较显著的表观调控措施。

癌细胞中组织特异性基因的启动子区域常出现从头甲基化现象，如膀胱癌、白血病和结肠癌，这与肿瘤细胞中 DNA 甲基化酶表达增加一致；有观点认为，从头甲基化是癌变的早期事件，可能是由于 DNMT3a/3b 活性增高，使有些基因启动子区域出现过甲基化状态，造成抑癌基因如 *p16* 和 *VHL* 失活，由此失去对细胞周期和细胞分化的控制。从头 DNA 甲基化的出现也可能是抑癌基因的选择结果。还有观点提出，含有 CpG 岛的抑癌基因可能对随机甲基化差错敏感，导致原来未甲基化的 CpG 岛出现部分甲基化，引起抑癌基因活性下调，并由此导致细胞生长速度的提高。

（郭明洲）

qù jiǎjīhuà

去甲基化（demethylation）

从 DNA 上移除甲基的过程。即将 DNA 上的 5-甲基胞嘧啶（5mC）还原为胞嘧啶的过程。

DNA 去甲基化类型 有以下两种方式。

主动去甲基化 指在一些特定情况下，甲基被迅速从 DNA 上移除的过程。DNA 直接去甲基化需要甲基和胞嘧啶之间的 C—C 键断裂。TET（ten eleven translocation）蛋白家族由 3 个双加氧酶组成：TET1、TET2 和 TET3。TET1 最早在急性髓细胞性白血病中被发现，与 MLL 融合的含有 CXXC 结构域的蛋白，随后获得了 TET2 和 TET3。3 个 TET 酶都具有依赖 Fe^{2+} 和 α-酮戊二酸（α-KG）的双加氧酶活性，能够催化 DNA 去甲基化。第一步是将 5mC 转化为 5-羟甲基胞嘧啶（5hmC），然后将 5hmC 转换为 5-甲酰基胞嘧啶（5fC）和 5-羧基胞嘧啶（5caC）。通过胸腺嘧啶 DNA 糖基化酶（TDG）和碱基切除修复（BER）介导的 DNA 去甲基化，将 5fC 和 5caC 这两个 TET 蛋白的催化产物取代为胞嘧啶从而完成去甲基化过程。TET 蛋白的突变或调控异常可导致疾病的发生，特别是与肿瘤的发生密切相关。

与复制相关的去甲基化 这是一个被动的去甲基化过程，主要发生在 DNA 复制过程中，通过靶向干扰 DNMT1 并使之缺失或失活，引起新生成的 DNA 链不能被甲基化。DNA 甲基转移酶（DN-MT1）靶向复制叉可快速维持 CpG 二核苷酸的甲基化。而染色质结构及与转录活性相关的核蛋白复合物可能干扰 DNMT1 维持甲基化酶的特性，因此随着细胞分裂事件的进行，DNA 的甲基化程度逐渐减低。DNA 复制到特异序列时发生的去甲基化过程中必须有相关蛋白的参与。在 DNA 复制过程中，来自亲代染色体的含对称甲基 CpG 二核苷酸的两条 DNA 链将分成子代的染色单体，因而子代的染色单体中含半甲基化的 DNA。正常情况下，DNMT1 维持甲基化酶的作用是恢复对称的甲基化。当序列特异的转录因子结合到 DNA 甲基化位点时，可阻止 DNMT 与这些位点的接近，因而导致 DNA 渐进地去甲基化。过去曾认为 DNA 甲基化是一个不可逆的过程，只能通过 DNA 复制过程来被动稀释。但研究发现，TET 蛋白家族可以通过不依赖于复制的方式催化 5mC，氧化生成 5-羟甲基胞嘧啶（5hmC）从而去除 DNA 甲基化标志，称为 DNA 主动去甲基化。

发育过程中的 DNA 去甲基化 对于哺乳动物，受精后配体的父源和母源基因组均发生广泛的去甲基化。该过程发生于胎龄的 7.25~9.5 天，是以被动去甲基化为主导的方式，在着床前达到相对较低的水平，又称为第一波去甲基化。第一期是由 TET3 介导的 5mC 的快速减少和产生父源基因组上的 5hmC、5fC 和 5caC。母源基因组也经历 TET3 介导的氧化作用，但程度要比父源基因组的轻。

在着床以后甲基化随之增加。第二波去甲基化发生于着床后的原胚胎细胞。第二波去甲基化又称为基因位点特异性去甲基化期或第二期，发生于胎龄 9.5~13.5 天，TET1 和 TET2 均参与介导了此过程。

DNA 去甲基化调控因子

TDG 对于保护富含 CpG 的启动子区不被甲基化方面必不可少，并且能够通过主动从靶基因增强子和启动子区去甲基化与关键的转录因子共同发挥调控基因表达的作用。因此，动态激活 DNA 去甲基化主要依赖于 IDH-TET-TDG-BER 驱动的胞嘧啶修饰系统。异柠檬酸酶（IDH）能够与 TET 相互作用调控去甲基化。此外，还发现激活诱导的胞苷脱氨（基）酶（AID）/APOBEC 能介导选择性氧化脱氨基反应。对于体细胞和 B 细胞成熟的编程，AID/APOBEC 是必需的。AID 催化的胞苷脱氨酶主要在 5hmc 位点产生 5-羟甲基尿嘧啶（5hmU）。然后，5hmU 被 TDG、单链选择性单功能尿嘧啶 DNA 糖基化酶 1（SMUG1）、DNA 损伤修复基因 NEIL1 或甲基化 CpG 结合域蛋白 4（MBD4）切割，并像 BER 酶介导的机制一样被胞嘧啶替代。因此，AID 介导 TET 依赖的 DNA 去甲基化。此外，生长阻滞和 DNA 损伤蛋白（GADD45a 和 GADD45b）在特定基因启动子区的去甲基化过程中发挥重要作用，BER 在原始胚细胞基因组范围 DNA 主动去甲基化过程中发挥重要作用。研究表明，TDG、AID 和 GADD45a 能够形成三聚体，调节启动子区和增强子区的甲基化状态。因此，很可能是 GADD45a/b-TDG-AID-BER 一起介导 DNA 的主动去甲基化。AID 是一个关键的调控生发中心 B 细胞 DNA 动态甲基化的酶。以斑马鱼胚胎为对象的研究发现，细胞内去除 5mC 必须要有 5mC 脱氨酶与 MBD4 同时发挥作用。如果在胚胎中注射甲基化的 DNA 会诱导细胞产生去甲基化活性，如果细胞缺失 5mC 脱氨酶或转录因子 GADD45 则去甲基化的活性降低。活细胞中过度表达 5mC 脱氨酶或 MBD4 会引起基因组大面积发生去甲基化。此外，敲除 5mC 脱氨酶或 MBD4 会导致基因组再次广泛甲基化。总之，GADD45 具有促进去甲基化以及增强 5mC 脱氨酶与 MBD4 间的相互作用的功能。

（郭明洲）

bàn jiǎjīhuà

半甲基化（hemi-methylation）

在双链 DNA 中只有一条链上的 CpG 位点甲基化的状态。每一轮 DNA 复制后，父源 DNA 链上的 CpG 位点仍保留甲基化状态，而产生的半甲基化和非甲基化的 CpG 位点，这种甲基化模式由 DNA 甲基转移酶 1（DNMT1）来完成。

（郭明洲）

CpG dǎo

CpG 岛（CpG island）

基因组 DNA 上富含 CpG 二核苷酸序列的区域。该区域的核苷酸数量应大于 200nt，GC 含量大于 50%，CpG/GC 含量大于 60%。在正常组织中，抑癌基因启动子区的 CpG 岛经常为非甲基化状态，当肿瘤发生时部分抑癌基因启动子区 CpG 岛发生甲基化，进而导致基因转录沉默。

（郭明洲）

chāyì jiǎjīhuà qūyù

差异甲基化区域（differentially methylated region，DMR）

在基因组或某一基因的一段 DNA 序列，在两个等位基因之间的某一段区域或基因组的不同位点发生单一等位基因的甲基化。在小鼠和人的基因组中大约有 150 个的印记基因被发现。这些基因大部分在染色体上以成串的形式分布，成串分布的多个印记基因的表达受其中某一种系差异甲基化区域（gDMR）的调控。gDMR 是建立在父源基础上的种系差异性甲基化，并在发育过程中维持其以基因印记的方式调控其表达。已鉴定出约 20 个 gDMR，其中只有 3 个 gDMR 获得父源种系的甲基化，其余均在母性遗传的等位基因中发生甲基化。母源和父源的 gDMR 位于基因组的不同位置；3 个父源甲基化的 gDMR 位于基因间区域，而母源的甲基化 gDMR 均以 CpG 岛的形式存在于基因内的转录单元中。在母源和父源染色体上 gDMR 位于不同位置，可能是由于胚系细胞发育的性别特异性引起的，其差异包括基因表达的不同、甲基化的时间点和细胞分裂周期。

除了差异性 DNA 甲基化，gDMR 甲基化与组蛋白修饰的不同状态也相关。非甲基化的等位基因与激活性染色质修饰相关，如 H3K4me3，同样可以阻止 DNA 从头甲基化。相反，甲基化的等位基因与异染色质相关的修饰关系密切，如 H3K9me2/3。这些组蛋白修饰同时存在于精子和卵子中，维持整个发育过程中的基因印记。为了保证生物在发育过程中印记基因准确特异的表达，gDMR 的 DNA 甲基化在发育的最初阶段必须存在一波去甲基化。在发育过程中哺乳动物基因组需要经历两波去甲基化过程。唯一例外的是，在第二波去甲基化中小鼠的 DNA 重复元件（IAP 和

LINE1）不发生去甲基化而微卫星序列始终保持高水平的甲基化。这些重新组建的基因组和甲基化 gDMR，将在成熟胚胎细胞中以性别特异性形式重建甲基化模式。在这个阶段的差异性甲基化不仅限于 gDMR，也广泛存在于整个基因组中。在着床前保护 gDMR 的甲基化是非常重要的，另外，PGC7 和 Zfp57 这两个蛋白在这个过程中发挥重要作用。PGC7（又称 Dppa3），是第一个被确定的在原始胚细胞中高水平表达的蛋白。卵子的成熟过程需要持续表达 PGC7，在着床前的胚胎中，PGC7 持续存在于卵原核中。Zfp57 是第二个在早期胚胎发现的在 DMR 印记中维持 DNA 甲基化的重要蛋白。Zfp57 的突变会导致多个印记位点的低甲基化而发生新生儿短暂性糖尿病。

（郭明洲）

基因印记调控元件（imprinting control element，ICE）

jīyīn yìnjì tiáokòng yuánjiàn

染色体上不同区域调控基因印记的一系列构件。主要有两类顺式调控元件，通过激活或沉默机制调控不同的印记基因簇，一个是应用于 Igf2 基因簇的绝缘子调控模式；另一个是用于 Igf2r 和 Kcnq1 基因簇的长链非编码 RNA（lncRNA）介导的基因沉默模式。

通过敲除 H19 基因转录起始位点上游 2kb 至 Igf2 下游 80kb 的序列而敲除配子的 DMR（H19-DMD），无论其是来自母源或父源的印记，H19 和 Igf12 基因的表型均为基因印记丢失，该研究鉴定出 DMR 是一个基因印记调控元件。CTCF 是一种能够在 β 珠蛋白位点发挥绝缘子功能的蛋白质，印记调控元件能与 CTCF 结合，表明 ICE 本身也发挥绝缘子的作用。在这种情况下，绝缘子被定义为调控元件，当其位于增强子和启动子间即可发挥调控元件的作用而阻断其相互作用。在 Igf2r 位点有两个 DMR：DMR1 已被证明不具备基因印记功能；DMR2 位于 Igf2r 的第二个内含子区，在表达的母源染色体上是甲基化的。敲除 DMR2 将激活父源 Igf2r 表达，表明 DMR2 具有调控 Igf2r 印记的功能。DMR2 包含 Air 非编码 RNA 的启动子区，Airn 和 Igf2r 互为印记，并且非甲基化的父源等位基因均表达。当敲除 DMR2，Airn 的表达将会沉默并导致 Igf2r 的印记缺失。实际上在几乎所有 Airn 表达的组织中 Igf2r 均呈现为父源染色体上的印记。当敲除父源染色体上的 DMR2 将导致其附近的 Slc22a2 和 Slc22a3 两个基因的印记缺失。这些结果表明位于 Airn 非编码 RNA 启动子区的 DMR2 是一个基因印记调控元件。lncRNA 作为基因印记调控元件调控基因印记的准确机制尚不清楚，可能存在许多调控模式。

（郭明洲）

剂量补偿效应（dosage compensation effect）

jìliàng bǔcháng xiàoyìng

由于雌性哺乳动物细胞中两条 X 染色体中一条发生异固缩，失去转录活性，而保证了雌雄两性细胞中都只有一条 X 染色体保持转录活性，使两性 X 连锁基因产物的量保持在相同水平的遗传效应。一个细胞核中某一基因的数目称为基因剂量。在以性染色体决定性别的动物中，因雌雄两性动物的常染色体的形态和数目都相同，常染色体上的基因剂量并无差别。但对于性染色体，包括人类在内的哺乳动物雌性个体的每个体细胞中有两条 X 染色体，所以在 X 染色体上的基因剂量有两份，而雄性个体只有一条 X 染色体，基因剂量只有一份。

人类通过女性的 1 条 X 染色体失活的方式对 X 连锁的基因进行表达的调控，使女性和男性的 X 连锁的基因具有相同表达水平的遗传现象，为基因的剂量补偿效应。①正常雌性哺乳动物体细胞中的两个 X 染色体中，其中之一的基因通过表观遗传调控而实现，包括 DNA 甲基化和长链非编码 RNA（如 XIST）的调控导致基因表达沉默。②在同一个体的不同细胞中，失活的 X 染色体可来源于雌性亲本，也可来源于雄性亲本。③失活现象发生在胚胎发育的早期，在后期的生长和发育过程中将维持胚胎期染色体失活的模式。

（郭明洲）

基因沉默（gene silencing）

jīyīn chénmò

不改变基因序列的情况下，由于各种原因导致的基因表达缺失。最常见的原因是基因启动子区的过度甲基化和异染色质的形成，组蛋白修饰的异常，如 H3K9、H3K27 和 H4K20 的甲基化。各种转录因子、非编码 RNA 等均参与基因的表达调控，所有这些因素的异常均可导致基因的表达沉默。

（郭明洲）

染色质免疫沉淀（chromatin immunoprecipitation，ChIP）

rǎnsèzhì miǎnyì chéndiàn

研究组蛋白与 DNA 相互作用的一种免疫沉淀实验技术。又称为染色质免疫沉淀－聚合酶链反应法（ChIP-PCR）。主要用于研究与基因启动子区相互作用组蛋白的修饰。首先应用超声波破碎仪将染色质切割为 500～800bp 的片段，应用特异抗体（如 H3K4 甲基化抗体）及免疫共沉淀方法获得特定的染色质片段，提取 DNA，针对特定的基因启动子区进行 PCR 扩增，根据 PCR 结果判定组蛋白修饰的方式而研究组蛋白修饰的调控作用。

（郭明洲）

méi qūyùxìng jiǎjīhuà jiǎncè

酶区域性甲基化检测（enzymatic regional methylation assay，ERMA）

能够定量分析哺乳动物细胞某一段 DNA 甲基化的方法。该方法是由美国学者詹姆斯·赫尔曼（James G. Herman）在其发明的甲基化特异性聚合酶链反应（MS-PCR）的基础上进一步改良而成。

原理：基因组 DNA 经硫化处理后，所有非甲基化的胞嘧啶转化为尿嘧啶，而甲基化的胞嘧啶保持不变。针对硫化修饰的 DNA 设计一对引物，引物对应的原始 DNA 序列不含有 CpG 二核苷酸，以保证扩增的 PCR 产物与被扩增 DNA 序列的原始甲基化状态无关。所有被扩增区域内的 CpG 位点能够代表其在原始 DNA 序列中的位点。为了定量分析 CpG 二核苷酸，应用大肠埃希菌胞嘧啶甲基转移酶（SssI）体外处理 PCR 产物，SssI 能够特异性甲基化每个 CpG 位点，采用 ^{3}H 标记的 S-腺苷甲硫氨酸（SAM）甲基供体中的甲基，^{3}H 按照原始序列中 CpG 位点上甲基化的胞嘧啶（硫化处理后仍为胞嘧啶）的比例掺入 DNA 中。为了降低背景信号，在酶孵育后利用 DNA clean-up 试剂盒将剩余放射标记的甲基供体 SAM 清除，并在放射显影分析前再次清洗。在引物的 5′ 端设计了很多 GTAC 位点，该位点能够被大肠埃希菌的腺苷甲基转移酶（DAM）识别。之后将 DNA 与 DAM 孵育，用 ^{14}C 标记的 SAM 中腺苷（A*）作为甲基供体。由于每个 PCR 产物中 GATC 位点的数目相同，因此消除了 PCR 引物上 ^{14}C 信号的干扰，^{14}C 标记的 A* 信号可以作为内参进行标准化定量分析。最后的结果以放射同位素 ^{3}H/^{14}C 的比例代表甲基化的丰度。通过利用已知甲基化丰度的细胞系作为标准，将这些比值转换为百分比，以此评估扩增区域的平均甲基化丰度。

该方法的缺点是操作比较复杂，受硫化处理效率的影响也比较明显。与其相比，甲基化特异性 PCR 通过在引物上设计含有多个非甲基化胞嘧啶对应的 T（硫化处理后 C 转换为 U，根据碱基配对原则用 T 替代）将能自动排除硫化不彻底产物中 C 的影响。

（郭明洲）

jiǎjīhuà tèyìxìng jùhéméiliàn fǎnyìng

甲基化特异性聚合酶链反应（methylation specific polymerase chain reaction，MS-PCR）

简单快速检测 DNA 甲基化的方法。简称甲基化特异性 PCR。待测的 DNA 经亚硫酸盐处理后，分别用针对甲基化和非甲基化 DNA 的两套引物进行 PCR 扩增，即可得到 DNA 甲基化或非甲基化模板扩增的 PCR 产物，凝胶电泳显示为相应的 PCR 带。

该方法由美国学者詹姆斯·赫尔曼（James G. Herman）和斯蒂芬·拜林（Stephen B. Baylin）于 1996 年发明，经硫化处理的 DNA，非甲基化的胞嘧啶（C）转变成尿嘧啶（U），而在 DNA 序列中所对应于尿嘧啶的是胸腺嘧啶（T），针对甲基化和非甲基化状态各设计一套引物进行 PCR 扩增，如 PCR 引物结合位点是甲基化状态针对甲基化的一对引物将可扩增出 PCR 产物，如引物结合位点是非甲基化状态，非甲基化引物可扩增出 PCR 产物，通过凝胶分析便可鉴别出该 DNA 序列是处于甲基化或非甲基化状态。

该方法具有快速、简便、安全（不需放射性核素）及准确等特点，其敏感性较高，可以检测出 1/1000 甲基化的等位基因。可用于肿瘤、基因印记和 X 染色体失活等研究。

（郭明洲）

yàliúsuānqīngyán xiūshì

亚硫酸氢盐修饰（bisulfite modification）

在表观遗传学研究中，应用亚硫酸氢钠修饰来判断 DNA 甲基化状态的一种方法。亚硫酸氢钠是一种诱变剂，在单链 DNA 上通过形成 5,6-二羟基胞嘧啶-6-磺基中间体能够使 96% 的胞嘧啶残基脱氨基［胞嘧啶（C）转换为尿嘧啶（U）］，在同样的反应条件下，单链 DNA 上的 5-甲基胞嘧啶只有 2%~3% 转变为尿嘧啶。

（郭明洲）

yàliúsuānqīngyán cèxù

亚硫酸氢盐测序（bisulfite sequencing，BS-seq）

检测细胞或组织中全部染色体 DNA 上甲基化情况的技术。亚硫酸氢钠处理可使单链 DNA 上的非甲基化的胞嘧啶（C）残基脱氨基转变为尿嘧啶（U），而 5-甲基胞嘧啶不受亚硫酸氢钠的影响，按照碱基配对原则，在 DNA 上对应于尿嘧啶的是胸腺嘧啶（T）。因此，可以针对感兴趣的 DNA 序列通过亚硫酸盐处理，将其转变为处理后的序列（非甲基化的 C 变为 U），然后设计一对引物进行测序分析，通过分析原来 DNA 序列上的 C 是否转变为 T，而获得亚硫酸盐测序后的结果，与原始序列比较后便可获得该段 DNA 序列的甲基化结果。

（郭明洲）

zǔdànbái

组蛋白（histone）

存在于真核生物染色质中的一组进化非常保守的碱性蛋白质。分子量 10～20kD。早在 1884 年，德国生物化学家阿尔布雷希特·科塞尔（Albrecht Kossel，1853～1927 年）就已从细胞核中分离出组蛋白，并认识到它们作为碱性物质应在核中与核酸结合，但直到 20 世纪 70 年代之后组蛋白才被更多认识。

真核生物体细胞染色质中的碱性蛋白质，含较多精氨酸和赖氨酸等碱性氨基酸，二者相加约占所有氨基酸残基的 1/4。染色体中组蛋白以外的蛋白质成分称非组蛋白。绝大部分非组蛋白呈酸性，因此也称酸性蛋白质或剩余蛋白质。因氨基酸成分和分子量不同，组蛋白有 5 种类型：H1、H2A、H2B、H3 和 H4，后 4 种各两个分子形成组蛋白八聚体，构成核小体的核心，占核小体质量的一半。它们富含带正电荷的碱性氨基酸，能够同 DNA 中带负电荷的磷酸基团相互作用，结合成 DNA-组蛋白复合物。

组蛋白 H1 有一个中央球状结构域及长的 C 与 N 端尾，能将小珠串结构围成 30nm 大小的螺线管结构。对比其他种类的组蛋白，H1 的数目只是其他的一半。这是因为它不是构成核小体成分，而只是将 DNA 及核小体紧扣在一起。H1 有异构体称为组蛋白 H5。组蛋白 H2A、H2B 及 H4 同样有一个主要的球状结构域与长的 N 端尾，是组成小珠串结构内核小体的重要元素。与组蛋白 H2A 及 H2B 类似，组蛋白 H3 也有一个主要的球状结构域与长的 N 端尾，它的 N 端尾从球状核小体核心伸出，能进行多种表观遗传修饰。这些修饰包括赖氨酸或精氨酸的甲基化及乙酰化，以及丝氨酸或羟丁氨酸的磷酸化等。

（郭明洲）

zǔdànbái mìmǎ

组蛋白密码（histone code）

组蛋白修饰的标志物。如组蛋白乙酰化、甲基化、磷酸化、泛素化、糖基化、ADP 核糖基化和羧基化等。组蛋白修饰的不同组成可导致遗传密码出现不同的解读，产生表观遗传效应，扩展 DNA 遗传密码的信息，如 H3K4me3 代表转录激活。

组蛋白密码被称为人类第二遗传密码，2000 年，美国生物学家戴维·阿利斯（C. David Allis，1951～）和布莱恩·施特拉尔（Brian D. Strahl）提出该学说，并迅速得到认同。该学说认为组蛋白密码帮助控制人类基因的表达：DNA 某些区域的表达是由组蛋白或 DNA 的修饰部分开关的。修饰的组蛋白和 DNA 通过与组蛋白中这些元素的特殊相互作用吸引细胞的基因读取器。根据这个理论，基因是否表达将不仅仅依赖于它的 DNA。

组蛋白翻译后修饰包括乙酰化与去乙酰化、磷酸化与去磷酸化、甲基化与去甲基化、泛素化与去泛素化等。单一组蛋白修饰不能独立地发挥作用，一个或多个组蛋白尾部的不同共价修饰依次发挥作用或组合在一起，形成一个修饰级联，它们通过协同或拮抗来共同发挥作用，这些多样性的修饰及其时间和空间上的组合与生物学功能的关系可作为一种重要的表观标志或语言（组蛋白密码），在不同环境中可以被一系列特定的蛋白质或蛋白质复合物识别，从而将这种密码翻译成一种特定的染色质状态以实现对特定基因的调节，组蛋白修饰与 DNA 甲基化、染色体重塑和非编码 RNA 调控等，在基因的 DNA 序列不发生改变时，使基因的表达发生改变，并且这种改变还能通过有丝分裂和减数分裂进行遗传。组蛋白密码扩展了 DNA 序列自身包含的遗传信息，构成了重要的表观遗传学标志。

组蛋白密码的组成在不同疾病具有不同的方式，公认的调控基因表达的组蛋白修饰密码如下：H3K9、H3K27 和 H4K20 的甲基化导致转录抑制；H3K4、H3K36 和 H3K79 的甲基化导致转录激活。组蛋白修饰与疾病发生，特别是和肿瘤的关系已成为研究热点。

（郭明洲）

zǔdànbái xiūshì

组蛋白修饰（histone modification）

组蛋白 N 端氨基酸残基的甲基化、乙酰化和糖基化等共价修饰。影响组蛋白与 DNA 的亲和性，最终实现染色质重塑，影响基因表达调控。组蛋白有 5 种类型：H1、H2A、H2B、H3 和 H4，富含带正电荷的碱性氨基酸，能与 DNA 带负电荷的磷酸基团相互作用。组蛋白的 N 端富含赖氨酸，其中 15～38 个氨基酸残基是组蛋白翻译后修饰的主要位点，组蛋白的翻译后修饰主要包括甲基化、乙酰化、磷酸化、泛素化和组蛋白 SUMO 化等。

修饰方式 有以下几种。

甲基化 通常发生在赖氨酸和精氨酸侧链上。甲基化不会改变组蛋白携带的电荷，根据修饰程度不同，赖氨酸可以发生单甲基化、双甲基化、三甲基化修饰，精氨酸则可以发生单甲基化、对称或不对称双甲基化修饰。甲基化主要发生在组蛋白 H3 的 9、27、36、79 位和 H4 的 20 位赖氨酸残基，H3K4、K36 和 K79 的甲基化与基因转录激活相关，而 H3K9、K27 和 H4K20 的甲基化与基因沉默相关。EZH2 可以甲基化 H3K27，导致相关基因的沉默，并且与 X 染色体灭活相关。

乙酰化　最主要的修饰方式有两种：一种是组蛋白 H1、H2A 和 H4 的 N 端乙酰化，形成 α-乙酰丝氨酸，组蛋白在细胞质内合成后输入细胞核之前发生此修饰；二是在组蛋白 H2A、H2B、H3 和 H4 的 N 端区域的某些专一位置形成 N6-乙酰赖氨酸。

磷酸化　通常发生于组蛋白 N 端尾部的丝氨酸、苏氨酸及酪氨酸残基。磷酸化修饰通过激酶或磷酸酶添加或移除氨基酸的磷酸修饰基团，因此磷酸化修饰增加了组蛋白的负电荷，会影响染色质结构。组蛋白的组分均能磷酸化，在细胞分裂期间，H1 的 1~3 个丝氨酸可以磷酸化。而在有丝分裂时期，H1 有 3~6 个丝氨酸或苏氨酸发生磷酸化，其他 4 个核心组蛋白的磷酸化可以发生在 N 端区域的丝氨酸残基上。组蛋白的磷酸化修饰可能会改变组蛋白与 DNA 的结合，在细胞有丝分裂、细胞凋亡、DNA 的损伤与修复、DNA 复制和重组过程都发挥重要作用。

泛素化　是蛋白质的赖氨酸残基与泛素分子 C 端相结合的过程。共有 3 类酶催化，泛素激活酶（E1）、泛素接合酶（E2）和泛素-蛋白质连接酶（E3）。泛素化修饰参与 X 染色体失活、改变染色质结构、影响组蛋白甲基化和基因转录。

ADP 核糖基化　烟酰胺腺嘌呤二核苷酸中的 ADP 核糖基部分与组蛋白 H1、H2A、H2B 及 H3 的氨基酸残基发生共价连接的反应。影响蛋白质的功能。ADP 核糖基化被认为是在真核细胞内启动复制过程的扳机。

组蛋白 SUMO 化　小泛素相关修饰物（SUMO）是由 98 个氨基酸残基组成的多肽，广泛存在于真核生物中且高度保守。SUMO 化修饰是指 SUMO 共价结合于靶蛋白的赖氨酸残基上，这个过程类似但又不同于泛素化，且与泛素介导蛋白质的降解不同，SUMO 化参与了更广泛的细胞内代谢途径，在蛋白质-蛋白质之间相互作用、信号转导、核质运输和转录调控等方面均发挥重要作用。研究发现，SUMO 化能修饰许多在基因表达调控中起重要作用的蛋白质，包括转录因子、转录辅助因子及调控染色质结构的因子。通常组蛋白乙酰化与基因转录激活相关，组蛋白脱乙酰酶（HDAC）辅助了 SUMO 介导的转录抑制。

组蛋白修饰的相互作用　组蛋白不同修饰方式可能通过以下机制相互影响：①组蛋白同一修饰位点存在多种修饰方式时，各修饰方式之间存在竞争关系。②影响其他组蛋白氨基酸残基的同时，也受另外组蛋白氨基酸残基修饰的调节。③某种组蛋白修饰酶与修饰位点的结合可能被邻近位点的其他修饰所干扰。④组蛋白各种修饰方式之间有协同或拮抗作用。此外，组蛋白修饰与 ATP 修饰酶之间也相互影响。同一组蛋白的不同修饰方式之间发生相互影响称顺式作用，不同组蛋白的修饰方式之间发生相互影响称反式作用。

组蛋白的翻译后修饰不仅与染色体的重塑和功能状态紧密相关，而且在决定细胞命运、细胞生长以及致癌作用的过程中发挥着重要的作用，如组蛋白磷酸化就在有丝分裂、细胞死亡、DNA 损伤修复、DNA 复制和重组过程中发挥着直接的作用。组蛋白乙酰化则与基因转录的激活密切相关，而去乙酰化则使基因转录受到抑制。

（郭明洲）

zǔdànbái jiǎjīhuà

组蛋白甲基化（histone methylation）

组蛋白上特定氨基酸残基添加一个、两个或三个甲基基团的化学修饰现象。由组蛋白甲基转移酶介导催化。已发现 24 个组蛋白甲基化位点，其中 17 个位于赖氨酸，7 个位于精氨酸。赖氨酸可以是单甲基化、双甲基化和三甲基化，精氨酸也可以单甲基化或双甲基化。如果把这 3 种甲基化状态都考虑在内，应该有 3×10^{11} 种组蛋白甲基化组合状态，复杂的组合为组蛋白甲基化发挥调控作用提供更大的潜能。组蛋白甲基化是表观遗传修饰方式中的一种，参与异染色质形成、基因印记、X 染色体失活和基因转录调控。

异染色质形成　异染色质分为结构异染色质和功能异染色质两种类型。结构异染色质是指各类细胞在整个细胞周期内处于凝集状态的染色质，多定位于着丝粒区、端粒区，含有大量高度重复顺序的 DNA，称卫星 DNA。功能异染色质只在一定细胞类型或在生物一定发育阶段凝集。HP1 是异染色质的主要成分之一，能导致染色质的凝集。异染色质的形成将阻止各种转录因子与启动子和增强子区域的结合，导致基因的转录抑制。基因启动子区

CpG 岛甲基化、组蛋白 H3K9 甲基化和 H3K27 甲基化均可导致基因启动子区异染色质的形成，从而抑制其转录。

与基因印记 缺少组蛋白甲基转移酶会导致基因印记丢失。

与 X 染色体失活 雌性哺乳动物的剂量补偿是由 X 染色体失活和 XIST 非编码 RNA（ncRNA）决定的。在胚胎干细胞分化过程中，XIST 表达和 H3K27me3、H4K20me1、DNA 甲基化有关。胚胎组织随机 X 染色体失活是由 DNA 甲基化控制，而胚外组织对于已经印记的 X 染色体失活的维持是依赖于 Eed 的功能和 XIST 的表达，与 DNA 甲基化无关。可见，X 染色体失活和遗传印记由同样的机制引起，这些机制中就包括组蛋白甲基化和 ncRNA。

与转录调控 组蛋白甲基化发生于赖氨酸和精氨酸残基，赖氨酸的甲基化在染色质形成和基因表达过程中起重要作用。转录过程中，RNA 聚合酶相关因子复合物（PAF 复合物）可以募集 Set1 和 Set2 两种组蛋白甲基转移酶到达 mRNA 编码区调控基因转录。在这一过程中 RNA 聚合酶 II 呈现末端磷酸化状态，因此这种磷酸化的 RNA 聚合酶是组蛋白甲基化和基因转录的联系纽带。

与疾病的关系 组蛋白甲基化异常与许多疾病有关。PRDM2 具有 H3K9 位甲基转移酶活性，在某些肿瘤中，如乳腺癌、肝癌、结肠癌、神经母细胞瘤、脊髓瘤、肺癌和骨肿瘤，该基因发生突变失去活性，而失活又引起 G_2/M 期延长，抑制细胞凋亡，因此推测 H3K9 位组蛋白甲基转移酶可能具有肿瘤抑制功能，其功能缺失可能参与肿瘤的发生过程。

（郭明洲）

zǔdànbái jiǎjī zhuǎnyíméi

组蛋白甲基转移酶（histone methyltransferase，HMT）

介导组蛋白赖氨酸或精氨酸残基甲基化的酶。它们催化将一个、两个或三个甲基转移到组蛋白的赖氨酸或精氨酸残基上。被添加上的甲基基团主要位于组蛋白 H3 和 H4 的特定赖氨酸或精氨酸上。

研究历史 早在 1964 年，默里（Murray K）发现组蛋白可以作为甲基转移酶的底物，为研究组蛋白甲基化揭开了序幕。通过生化标记追踪组蛋白序列发现，H3K4、H3K9、H3K27、H3K36 及 H4K20 等都是易发生甲基化的位点。1998 年，格雷（Gray JD）发现精氨酸甲基转移酶能够在体外使组蛋白甲基化，但缺乏组蛋白甲基化与基因活性相关的直接证据。组蛋白甲基化效应蛋白质信息的缺乏成为研究组蛋白甲基化功能的主要障碍。

分类 分为组蛋白赖氨酸甲基转移酶（HKMT）和组蛋白精氨酸甲基转移酶（PRMT）。

组蛋白赖氨酸甲基转移酶能特异地使组蛋白赖氨酸发生甲基化修饰，并可能使修饰位点出现不同的甲基化状态，如单甲基化、双甲基化和三甲基化。甲基化组蛋白修饰位点的不同修饰状态，对基因的表达调控产生的调节效果不同，并相互影响。研究较多的有 6 个位点，其中有 5 个存在于 H3 组蛋白，分别位于 N 端（H3K4、H3K9、H3K27 和 H3K36）和球状区域中（H3K79），另一个位于 H4 组蛋白赖氨酸 N 端的 K20。通常 H3K4、H3K36、H3K79 的甲基化与染色质的激活区域相关，而 H3K9、H3K27 及 H4K20 甲基化与沉默区域有关。

SUV39 蛋白 是第一个被发现的 HMT，其催化部位是一个高度保守的 SET 结构域，同时在该区两侧还富含确保酶催化活性的半胱氨酸序列（PRE-SET 和 POST-SET）。HKMT 可分为几个大类：SUV39 家族、SET1 家族、SET2 家族、RIZ 家族和 DOT1 家族。

SUV39 家族包括 4 个成员：SUV39H1、SUV39H2、G9A 和 ESET，都可以特异性地使 H3K9 甲基化，主要在异染色质中起效，参与异染色质的形成及转录抑制，还存在于常染色质基因启动子区域，发挥抑制基因表达的作用。G9A 除可甲基化 H3K9，使常染色质区域基因表达抑制，被多种转录因子招募后引起下游基因的表达失活，如小鼠的 G9A 失活可致生长延迟及早期胚胎死亡，还可使 H3K27 甲基化。RIZ 家族在 C 端带有很多锌指结构，通常能够使 H3K9 发生甲基化。

SET1 家族甲基化位点是 H3K4。SET2 只能够甲基化组蛋白 H3K36，其结构特征是在 SET 结构域之后通常跟着一个 POST-SET 结构域，前面常有一个 AWS 结构域。DOT1 家族与标准的组蛋白甲基转移酶不同，它没有 SET 结构域，甲基化的对象不是 N 端尾部的赖氨酸，而是 H3 组蛋白核心结构里的 K79。DOT1L 可被招募到 MLL-AF10 融合蛋白的靶基因（如 HOXA9）上。DOT1L 甲基化 H3K79 可使 HOXA9 表达上调，导致白血病发生。

多梳蛋白（PcG）家族成员 EZH2 催化 H3K27 甲基化，并通过与其他 PcG 蛋白形成多梳抑制复合物（PRC）而发挥作用，具有转录抑制效应，在胚胎发育以及细胞分化过程中尤为重要。另外，混合谱系白血病（MLL）家族蛋白主要为 H3K4 甲基化酶，包括以下：MLL1、MLL2、MLL3、MLL4、SET1A、SET1B 和 ASH1。MLL1 和 MLL2 在发育过程中对于长期维持 Hox 基因的表达形式有重要作用，同时在小鼠中敲除 MLL1 的 SET 结构域后可导致缺陷表型的产生，表明 H3K4 的甲基化对于调节表观遗传记忆有重要作用。MLL1 基因的重排与儿童及成年人白血病有关。MLL 家族的甲基转移酶以多蛋白复合体的形式存在并发挥作用，其共同且主要的复合体内成员包括 WDR5、RbBP5 和 ASH2。

蛋白质精氨酸甲基转移酶根据其催化精氨酸甲基化产物分为 3 类。①催化形成单甲基精氨酸和非对称双甲基精氨酸：包括 PRMT1~PRMT4、PRMT6 和 PRMT8，与基因的激活相关。②催化形成单甲基精氨酸和对称双甲基精氨酸：包括 PRMT5 和 PRMT9，与基因的抑制有关。③PRMT7：催化形成单甲基精氨酸。PRMT4 主要甲基化 H3R2、H3R17、H3R26 和 H2A。PRMT1 主要甲基化 H4R3，而 PRMT5 甲基化 H3R8 及 H4R3。

p53、YY1 和 NF-κB 等转录因子能协助募集 PRMT 到启动子区域，调节转录起始和延长过程。组蛋白 H3 在 Lys4 的甲基化为染色体螺旋蛋白 1（CHD1）的双重染色质域提供停泊位点，PRMT4 能催化组蛋白 H3Arg2 发生甲基化，此甲基化与 Lys4 甲基化的共同作用使其与 CHD1 的亲和力较单独 Lys4 甲基化降低 4 倍。

HMT 家族中许多成员活性的缺失可能是肿瘤发生的原因。肝癌细胞系的表观遗传状态显示，p16 和 RASSF1a 基因的沉默取决于 DNA 甲基化和组蛋白 H3K9 甲基化。黄体酮激素受体基因和雌激素受体基因的沉默与 H3K27 甲基化关系更密切而不是 DNA 的甲基化。G9A 和 EZH2 表达水平在肝癌细胞株中比在非癌的肝组织中明显升高，说明 HMT 异常可能参与了实体瘤的发生。

（郭明洲）

zǔdànbái qù jiǎjīhuàméi

组蛋白去甲基化酶（histone demethylase）　从组蛋白中去除甲基的酶。以往认为组蛋白甲基化修饰是一个不可逆的永久性的组蛋白标记。直到 2004 年，哈佛大学施洋（Shi Yang）首次发现了去甲基化酶，将其称为赖氨酸特异性去甲基化酶 1（LSD1），为研究组蛋白修饰机制提供了新途径，使得组蛋白甲基化调节过程更具动态性。

组成　有以下几类。

LSD1　是第一个被发现的组蛋白去甲基化酶，属于胺氧化酶家族，从酵母到人类结构保守。其依赖于黄素腺嘌呤二核苷酸（FAD）催化氧化反应，产生一个甲醛和一个去甲基化的赖氨酸残基以除去甲基基团。LSD1 可识别 H3K4 一甲基化和二甲基化并使其去甲基，REST 辅助蛋白（Co-REST）自身为染色质相关的转录抑制因子，与 LSD1 形成复合物时可以改变 LSD1 的底物。Co-EST 复合物首先被认为可抑制非神经元中神经元基因的转录，LSD1 在 Co-REST 的靶基因上引起 H3K4 去甲基化并导致转录抑制。此外，LSD1 和雄激素受体联合作用可以使 LSD1 成为 H3K9 去甲基化酶，并成为转录激活子，引起激素依赖的转录激活。同时，LSD1 在雌激素依赖的转录调控中也有类似作用。在 FAD 的辅助下，LSD1 在体外能识别 H3K4 赖氨酸的二甲基化和一甲基化修饰，在体内可以去除 H3K9 的二甲基化和一甲基化修饰。

JMJC 家族　H3K4 三甲基化修饰的去除则是由另一类含 JMJC 结构的蛋白质家族完成。它是以 Fe^{2+} 和 α-酮戊二酸为辅因子的去甲基化酶，具有多个去甲基化位点如 H3K4、H3K9 和 H3K36 等。JHDM1A 是特异性的 H3K36me2 及 H3K36me1 去甲基化酶。H3K36 甲基化通常可以定位于基因的转录区域，这一过程与 H3K36 甲基转移酶有关。在激活基因转录区域的 H3K36 甲基化，可以招募转录抑制子从而抑制基因转录的起始。JHDM1 包含有 PHD 等染色质相关结构域，存在与组蛋白甲基化修饰位点相结合的潜能。JHDM2 是 H3K9 特异性的去甲基化酶，可以识别 H3K9me2 及 H3K9me1。JHDM2A 在雄激素受体配体存在时，被招募到雄激素受体的靶基因上引起其转录激活及启动子区域 H3K9 甲基化水平的下降。JHDM2C 可与甲状腺受体相互作用，提示可能与核激素受体相关的转录调控有关。JHDM2C 还可通过与 LSD1 相互作用使 H3K9me1/2/3 去甲基化，刺激雄激素依赖基因的转录。

H3K27 去甲基化酶　有 UTX 和 JMJD3 两种。另外，哺乳动物中组蛋白精氨酸的去甲基主要是利用 PAD4 酶催化，使精氨酸变成瓜氨酸，蛋白质精氨酸甲基转移酶失去作用位点而达到抑制甲基化反应。此反应只能作用于单甲基精氨酸，对双甲基无效。

与肿瘤的关系　组蛋白去甲基化酶表达或功能异常与多种肿瘤有关。在前列腺癌中 JARID1B、JMJD3 表达上调，尤以在转移性前列腺癌中 JMJD3 表达更高。乳腺癌细胞的增殖与 JARID1B 介导的 H3K4 去甲基化相关。在多种食管鳞癌相关细胞株中，JM-JD2C/GASC 高表达，抑制 JM-JD2C 可减弱细胞增殖。因此，组蛋白去甲基化酶的研究为肿瘤的早期诊断及治疗提供了新靶标。

（郭明洲）

组蛋白乙酰化（histone acetylation） 利用组蛋白乙酰转移酶催化作用，将乙酰辅酶 A 的乙酰基转移到组蛋白 N 端特定赖氨酸残基的过程。乙酰化修饰是基因转录调控的重要机制，可直接参与基因活化、影响细胞内染色质结构、参与特定位点的基因转录调控，在细胞生长和分化过程中起重要作用。

组蛋白乙酰化状态呈多样性，由组蛋白乙酰转移酶（HAT）和组蛋白脱乙酰酶（HDAC）催化完成，但特定基因部位的乙酰化和去乙酰化并非随机，作用位点有特异的区域。染色质的乙酰化可使核小体的结构改变，并促进转录相关因子与染色质 DNA 结合。由于乙酰化减弱了组蛋白与 DNA 的结合，使染色质构象处于开放状态，有利于基因的转录和表达。一般情况下，转录活跃区的核小体组蛋白呈高乙酰化，而不活跃区呈低乙酰化状态。组蛋白乙酰化多发生在核心组蛋白 N 端碱性氨基酸集中区的特定赖氨酸残基，将乙酰辅酶 A 的乙酰基转移到赖氨酸的 $\varepsilon NH3^+$ 中和掉 1 个正电荷。这是可逆的动态过程，由 HAT 和 HDAC 调控。其中 HAT 的作用是使组蛋白末端乙酰化，舒展核小体结构、激活基因转录，而 HDAC 的功能为抑制基因转录。

细胞内乙酰化与去乙酰化动态平衡调控靶基因的稳定表达，维持细胞的正常生理过程，而在多种肿瘤中均涉及组蛋白去乙酰化酶活性异常，组蛋白过度去乙酰化使抑癌基因表达抑制或癌基因激活和过度表达，导致肿瘤发生。研究证实，在肿瘤细胞中组蛋白大多数呈低乙酰化状态，其乙酰化的失衡可以导致染色质重构，进而引起调控细胞周期进程、分化和凋亡的基因转录失调。

（郭明洲）

组蛋白乙酰转移酶（histone acetyltransferase，HAT） 使组蛋白乙酰基化，减弱组蛋白与 DNA 紧密结合能力，促进转录的酶。HAT 在组蛋白 N 端赖氨酸残基上引入疏水的乙酰基，使 DNA 与组蛋白间的静电引力和空间位阻增大，两者之间相互减弱，使 DNA 易于解聚、染色质呈转录活性结构。组蛋白乙酰化状态呈多样性，特定基因部位的组蛋白乙酰化以位点特异性方式进行，主要由 HAT 催化完成。

HAT 按结构和生化特性分为：GNAT 家族（GCN5 相关 N-乙酰转移酶家族）、p300/CBP、TAF Ⅱ 250、核受体共激活因子 ACTR 以及 MYST 家族（MOZ、Ybf2/Sas3、Sas2 和 Tip60）。组蛋白乙酰化是可逆的动态过程，可逆性的组蛋白乙酰化平衡对维持染色质结构和调节基因表达有重要作用。组蛋白乙酰化可以激活特定基因的转录起始，组蛋白去乙酰化使基因启动子不易接近转录调控元件，从而抑制转录。

GCN5 是第一个在酵母中发现的 HAT。敲除 GCN5 的小鼠胚胎可以正常存活到胎龄 7.5 天，而 7.5~8.5 天胚胎发育严重受阻，最后大部分胚胎在 10.5 天死亡。

p300/CBP 是另一对序列同源性很强的 HAT，缺失 p300 的纯合子小鼠在胎龄 9~11.5 天死亡，表现为神经胚形成、细胞增殖和心脏发育缺陷。p300$^{-/-}$ 的胚胎细胞表现为转录异常和极弱的增殖能力。研究发现，催化组蛋白乙酰化的 HAT，如 p300/CBP、pCAF 和 ACTR 等可与一些癌基因和抑癌基因产物相互作用，从而修饰或介导这些产物对与细胞分化、增殖相关基因转录的作用。HAT 内源活性的 *p300/CBP* 基因突变与肿瘤的发生密切相关，如急性髓细胞性白血病（AML）、急性淋巴细胞白血病（ALL）和骨髓增生异常综合征（MDS）中，CBP 与 MLL 基因融合，在 AML 中 CBP 与 MOZ 基因融合。

（郭明洲）

组蛋白脱乙酰酶（histone deacetylase，HDAC） 一组在细胞染色质水平，通过诱导组蛋白去除乙酰基来调控包括染色质构象、转录活化或抑制、细胞周期、细胞分化及细胞凋亡等生物学效应的酶。特别是与细胞活化后的基因转录表达调控有关。

在哺乳动物细胞中，已发现 18 种 HDAC，根据与酵母菌 HDAC 序列相似性，将这些 HDAC 分为 4 类。①第一类：与酵母菌 Rpd3 蛋白相似，包括 HDAC1~3 和 HDAC8，分子量 42~45kD。②第二类：与酵母菌 Hdal 蛋白相似，包括 HDAC4~7 和 HDAC9~10。分子量 120~130kD。③第三类：与酵母菌转录抑制因子 Sir2 序列相近，并需要 NAD^+ 作为催化去乙酰化的辅助因子。④第四类：HDAC11，与①②HDAC 以及 Sir2 蛋白家族的序列具有很低的相似性。其中①②和④为 Zn^{2+} 依赖型，③为保守的尼克酰胺腺嘌呤双核苷酸依赖型。

（郭明洲）

zǔdànbái tuōyǐxiānméi yìzhìjì

组蛋白脱乙酰酶抑制剂（histone deacetylase inhibitior, HDACi）

靶向作用于组蛋白脱乙酰酶（HDAC）并抑制其活性的物质。HDACi 有助于组蛋白乙酰转移酶（HAT）的作用，利于乙酰化水平提高和 DNA 打开，使原本无法和启动子相接触的区域成为潜在的或新的转录因子靶位，能激活抑癌基因的表达，诱导细胞生长阻滞，促进细胞分化、凋亡。

根据化学结构将 HDACi 分为 5 类。①短链脂肪酸类：包括丁酸盐、苯丁酸和异戊酸等；羧酸类 HDACi 在金属结合区是一个羧基，由于 HDAC 抑制活性低，使其构效关系的研究受限。②羟肟酸类：包括曲古抑菌素 A、伏立诺他等，曲古抑菌素 A 是第一个来源于天然产物的 HDACi，伏立诺他最有应用前景。③环氧酮基的环四肽结构类：如 trapoxin B、HC-toxin 等；环肽类化合物是结构最复杂的一类 HDACi，再分为两小类：一类含（S）-2-氨基-9，10-环氧-8-氧代癸酸（L-Aoe）和环氧酮，另一类不含 L-Aoe 结构。这两类抑制剂都与 HDACi 药效团模型一致，在表面识别区含有疏水氨基酸大环，在间隔区含烷烃链，金属结合区含功能基团。④不含环氧酮基的环四肽结构类：如罗米地辛（FK228）等。⑤酰胺类：苯甲酰胺类 HDACi 通常比对应的异羟肟酸类和环肽类活性低，包括恩替诺特（MS-275）和乙酰地那林（CI-994）。

（郭明洲）

fēi biānmǎ RNA

非编码 RNA（non-coding RNA, ncRNA）

一类能转录但不编码蛋白质，具有特定功能的 RNA 分子。广泛存在于各种生物细胞中，人类基因组中非蛋白质编码区可产生大量分子大小悬殊的 ncRNA，这些未知的 ncRNA 与相关的蛋白质相互作用，对编码蛋白质的基因表达起重要调控作用。

主要功能：参与 mRNA 的稳定和翻译水平的调节、参与蛋白质的运输、参与 RNA 的加工和修饰及影响染色体的结构等。根据功能将 ncRNA 分为管家 ncRNA 和调控 ncRNA。ncRNA 尚无统一命名方法，按照其长度又可分为 ≤200bp 的短链 ncRNA（sncRNA）和大于 200bp 的长链非编码 RNA（lncRNA）。sncRNA 包括核糖体 RNA（rRNA）、转移 RNA（tRNA）、核小 RNA、核仁小 RNA 和微小 RNA（miRNA）等。有时还可根据 ncRNA 所在的宿主基因进行命名。lncRNA 又按其功能及其在基因组中的位置进行命名，如 XIST 具有灭活 X 染色体基因转录的作用；lncRNA 位于蛋白编码基因的反义链上时，认为其可能会调控该基因的表达，常在该基因后面附加"-AS"表示是反义 RNA，如位于 BOK 基因反义链的 lncRNA 称为 BOK-AS；有时按照 ncRNA 在基因组上所邻近的编码基因进行命名。

miRNA 在恶性肿瘤的发生发展中起重要调节作用，可通过调控蛋白质编码的癌基因和抑癌基因的表达，而具有促癌或抑癌基因的功能。ncRNA 已成为肿瘤研究的热点，对于 ncRNA 的深入研究不仅有助于阐明肿瘤发生发展的机制，也为肿瘤诊断和治疗提供重要手段和靶点。

（郭明洲）

chángliàn fēi biānmǎ RNA

长链非编码 RNA（long non-coding RNA, lncRNA）

长度大于 200 个核苷酸（nt）的非编码 RNA。在剂量补偿效应、表观遗传调控、细胞周期调控和细胞分化调控等众多生命活动中发挥重要作用。许多被鉴定的 lncRNA 是通过 RNA 聚合酶 II 转录生成的，并且具有 Poly A 尾，但也有一些有功能的 lncRNA 没有 Poly A 尾，如反义 Oct4-pg5 或 BC200。

一般 lncRNA 的表达水平较蛋白编码 RNA 低，一些 lncRNA 具有组织特异性表达的特点。在人类基因组中，蛋白编码基因占基因组序列不足 2%，而至少 90% 的基因组序列是具有转录活性的，而蛋白编码基因和其剪接体的总和远不及整个人类转录组，还有大量的反义、重叠和非编码的表达成分，最初被认为是转录"噪声"或"暗物质"。研究表明，新发现的 lncRNA 可以解释人类转录组中的"暗物质"。超过 81% 的人和鼠的基因表达受 RNA 的影响，这些调控的转录子通过顺式或反式调控方式起作用，lncRNA 可以存在于基因内、基因间或基因组的非翻译区。它们的靶标可以是编码或非编码 RNA，其调控方式可以是上调或下调基因表达。顺式 lncRNA 与其靶标位于同一染色体上，以顺式调控方式抑制或激活染色质，直接调控其邻近基因的表达。反式 lncRNA 不是在基因转录起始位点的直接调控，而是远离转录起始位点通过调控染色质的结构而调控基因表达。反式 lncRNA 通过与蛋白质或其他 RNA 的相互作用而影响其功能，从而影响染色质的结构而调控基因的表达。顺式调控转录子靶向到其靶标上的方向可以是 5′→5′，3′→3′，或完全重叠。反式 lncRNA 常是非重叠的。

lncRNA 的表达异常与许多人类疾病相关，如 PCAT-1 被认为是前列腺癌的特异标志物。

（郭明洲）

hérén xiǎo RNA
核仁小 RNA（small nucleolar RNA，snoRNA）

真核生物细胞核仁中的小分子 RNA，链长为几十到一百多个核苷酸。主要功能是参与细胞质中的核糖体 RNA（rRNA）的加工。snoRNA 能够特异性地引导对其他 RNA 甲基化和假尿苷化。它们是典型的位于细胞核仁内的 RNA，主要作用是加工和修饰 rRNA。完全加工的人类 rRNA 包含约 200 个这种 snoRNA 引导的核苷酸修饰、91 个假尿苷和 106 个 2'-O-甲基基团。这些化学修饰的改变对于适当的 rRNA 加工和核糖体的功能非常重要。同样，snRNA 的甲基化和假尿苷化对于剪接体正常功能也是必需的，这些修饰功能是由一组称为 scaRNA 的 noRNA 来引导。除了这些关键功能外，某些 snoRNA 能够影响 mRNA 剪接甚至作为 miRNA 的前体。

依据 snoRNA 保守的序列和结构元件将其分为两类：C/D Box snoRNA 和 H/ACA Box snoRNA，根据保守的序列结构和它们招募的酶复合物进行命名。C/D Box 和 H/ACA Box 结构能够满足这些 snoRNA 的细胞核定位，也是其定位所必需的。C/D Box snoRNA 可以作为一个支架将 2'-O-甲基转移酶结合到靶标 RNA 上。H/ACA Box snoRNA 以相似的方式将假尿苷合成酶结合到靶标 RNA 上。

snoRNA 特征：①小分子非编码 RNA（60～220nt）。②具有保守的序列，能结合到核心互补的蛋白形成核蛋白。③其结合的蛋白质成分具有酶活性能够靶向 RNA 进行修饰。④可作为一个支架与酶形成复合物，同时 snoRNA 至少应包含一个反义元件去募集靶标 RNA。一般在体外，snoRNA、靶标 RNA 以及相关 RNA 修饰酶复合物一起完成催化靶标的甲基化和假尿苷化。

snoRNA 的表达异常与人 T 细胞淋巴瘤、多发性骨髓瘤及结肠癌等肿瘤相关。

（郭明洲）

wēixiǎo RNA
微小 RNA（microRNA，miRNA）

真核生物中一类内源产生的通过序列互补方式识别并具有转录后基因调控功能的小分子 RNA。其长度为 21～25 个核苷酸，通过与靶 mRNA 特异结合，从而抑制转录后基因表达，在调控基因表达、细胞周期、生物体发育时序等方面起重要作用。

1993 年，李（Lee RC）发现在秀丽隐杆线虫体内存在一种 RNA（Lin-4），不编码蛋白质但可以生成一对小的 RNA 转录本，每个转录本能在翻译水平通过抑制核蛋白 Lin-14 的表达而调节线虫的幼虫发育进程。对于出现这种现象的原因，猜测是由于基因 Lin-14 的 mRNA 的 3'UTR 区独特的重复序列和 Lin-4 之间有部分的序列互补造成的。2000 年，第二个 miRNA-let-7 被发现，let-7 相似于 Lin-4，同样可以调节线虫的发育进程。

大多数 miRNA 基因以单拷贝、多拷贝或基因簇的形式存在于基因组中。在线虫、果蝇、小鼠和人类已经发现超过 2600 余个 miRNA。miRNA 主要通过与编码基因的 3'-UTR 结合而导致 mRNA 的降解或翻译抑制。主要在转录后水平进行调控，但也可通过诱导基因启动子区的甲基化而在转录水平进行调控。

miRNA 表达异常与多种人类疾病有关，可成为疾病诊断、预后、药物敏感性预测及靶向治疗的工具。

（郭明洲）

hé xiǎo RNA
核小 RNA（small nuclear RNA，snRNA）

真核生物细胞核中的小分子 RNA，链长为几十到一百多个核苷酸。通常尿苷酸（U）含量较高，与蛋白质组成核小核糖核蛋白颗粒参与细胞质中的信使核糖核酸（mRNA）前体的剪接。分为 7 类，其长度在哺乳动物中为 100～215 个核苷酸，由于含 U 丰富，故编号 U1～U7。snRNA 只存在于细胞核中，其中 U3 存在于核仁中，其他 6 种存在于非核仁区的核液里。除 U6 由 RNA 聚合酶Ⅲ录外，其他的 snRNA 都是由 RNA 聚合酶Ⅱ催化转录的，具有修饰的碱基，并在 5'端有一个三甲基鸟苷酸（TMG）的类似"帽"结构，3'端有自身抗体识别的保守序列。snRNA 一直存在于细胞核中，与 40 种左右的核内蛋白质共同组成 RNA 剪接体——核小核糖核蛋白颗粒（snRNP），在 RNA 转录后加工中起重要作用。系统性红斑狼疮和某些风湿病患者的血清中常可检出对 snRNP 中某些蛋白质的自身抗体。

（郭明洲）

zhǐdǎo RNA
指导 RNA（guide RNA，gRNA）

在 RNA 编辑中起模板作用一种长 60～80 个核苷酸（nt）的小分子 RNA。功能是提供核苷酸插入或删除的信息。由小环 DNA 及大环 DNA 编码的指导 RNA 均带有编辑区的序列信息，可介导编辑过程。不同长度对应 3 个重要功能区：①长 4～14nt 锚定在 5'端，与编辑前 RNA 下游的编辑域的序列靶向互补。②中间部分包含着编辑信息，引导向被编辑的前体 RNA 中插入尿苷酸（U）。③长 5~24nt 的 3'端寡聚 U 延伸末端，在体内和体外的分子合成过程中，引导 RNA 通过与其 3'尿苷化（U-tail）与被编辑 RNA 的编辑位点共价结合，引导 RNA 的编辑。每个引导 RNA 都有其特定的序列，除了 U-tail 以外，它们之间没有明显的一级和二级共有序列，引导 RNA 不仅为 RNA 编辑提供遗传信息，其自身还为 RNA 编辑提供插入的 U。

（郭明洲）

gānrǎo xiǎo RNA

干扰小 RNA（small interfering RNA，siRNA）

受内源或外源（如病毒）双链 RNA 诱导后，细胞内产生长 22~24 个核苷酸（nt）的双链小 RNA 分子。又称干扰短 RNA，能引起特异的靶 mRNA 降解，以维持基因组稳定，保护基因组免受外源核酸入侵和调控基因表达。

在生物体内，当对应于内生 mRNA 的编码链和非编码链的双链 RNA 进入细胞时，对应的 mRNA 发生降解且基因转录沉默，这种 RNA 最早在秀丽隐杆线虫中被发现。siRNA 是双链 RNA（ds-RNA）被 RNase Ⅲ 家族中的 Dicer 酶降解后而产生，具有 5'-磷酸、3'-羟基和 1~2nt 的 3'端。在 Dicer 酶的加工过程中，siRNA 对称地来源于双链 RNA 前体的两侧臂，且可作用于 mRNA 的任何部位，并与 mRNA 完全互补。siRNA 只能导致靶标基因的降解，即为转录后调控，这种转录后基因沉默（PTGS）现象于 1998 年被美国生物医学家安德鲁·法厄（Andrew Z. Fire，1959~　）和克雷格·梅洛（Craig C. Mello，1960~　）发现。

siRNA 不参与生物生长，原始作用是抑制转座子活性和病毒感染。最早于 1999 年由英国生物学家戴维·鲍科姆（David Baulcombe，1952~　）团队发现，是植物中 PTGS 现象的一部分。2001 年，德国分子生物学家托马斯·图施（Thomas Tuschl）提出，合成的 siRNA 可诱导哺乳动物细胞内的 RNA 干扰（RNAi）。

siRNA 的形成主要由 Dicer 酶和 Rde-1 调控完成。在 Dicer 酶的作用下，细胞中的单链靶 mRNA（与 dsRNA 具有同源序列）与 dsRNA 的正义链互换，原来 ds-RNA 中的正义链被 mRNA 代替而从酶-dsRNA 复合物中释放出来，然后，在 ATP 的参与下，细胞中存在的一种 RNA 诱导的沉默复合体（RISC），对靶 mRNA 进行识别和切割，利用结合在其上的核酸内切酶的活性来切割 dsRNA 上处于原来正义链位置的靶 mRNA 分子中与 dsRNA 反义链互补的区域，形成 22~24nt 的 dsRNA 小片段，siRNA 只降解与其序列互补配对的 mRNA。其调控机制是通过互补配对而沉默相应靶位基因的表达，是一种典型的负调控机制。siRNA 识别靶序列具有高度特异性，因为降解首先在相对于 siRNA 的中央位置发生，所以这些中央的碱基位点极为重要，一旦发生错配就会严重抑制 RNAi 效应。

双链小分子 RNA 或 siRNA 技术已应用于肿瘤、类风湿关节炎等疾病的临床研究。

（郭明洲）

Piwi xiānghù zuòyòng RNA

Piwi 相互作用 RNA（Piwi-interacting RNA，piRNA）

同 Piwi 蛋白相互作用的长 29~30 个核苷酸（nt）的 RNA 序列。可使相关基因的表达沉默。piRNA 在生殖细胞的生长发育中的调控是由 Piwi 蛋白与 piRNA 形成复合物而导致基因沉默。在精子生成过程中，这种复合物导致的反转录子和其他遗传学元件的基因沉默是通过表观遗传和转录后修饰而实现的。piRNA 的来源尚不清楚，但与 miRNA 和干扰小 RNA（siRNA）的生成路径不同。与 miRNA 不同，piRNA 更复杂，缺乏序列的保守性。Piwi 蛋白在许多肿瘤中表达异常。

（郭明洲）

bìngdú

病毒（virus）

由 RNA 或 DNA 及蛋白质等组成、专营细胞内感染和复制的一大类结构简单的微生物。

特点　只含有一种类型的核酸（DNA 或 RNA）作为遗传信息的载体；不含有功能性核糖体或其他细胞器；体积比细菌小很多，仅含有少数几种酶类；不能在无生命的培养基中增殖，必须依赖宿主细胞的代谢系统复制自身核酸，合成蛋白质并装配成完整的病毒颗粒，或称病毒体。

病毒具有遗传、变异和进化的能力，具有高度的寄生性，完全依赖宿主细胞的能量和代谢系统，获取生命活动所需的物质和能量。离开宿主细胞，就是一个大化学分子，停止活动可制成蛋白质结晶，为非生命体，遇到宿主细胞它就会通过吸附、进入、复制和装配释放子代病毒而显示典型的生命体特征，所以病毒是介于生物与非生物的一种原始生命体。

分类　根据遗传物质，病毒可分为 DNA 病毒、RNA 病毒和蛋白质病毒。多数病毒直径约 100nm（20~200nm），较大者直径 300～450nm，较小者直径仅18～22nm。多数呈球形或近似球形、杆状和丝状，少数可为子弹状、砖块状，噬菌体可呈蝌蚪状。病毒主要由核酸和蛋白质外壳组成。病毒是非细胞生物体，单个病毒不能称为单细胞，这样就产生了病毒粒或病毒体，病毒体专指成熟、结构完整和有感染性的单个病毒。病毒成熟过程中，在宿主细胞内，病毒蛋白与病毒基因组（核酸）分别合成后，互相组合成为病毒体。

病毒复制　指病毒粒入侵宿主细胞到最后细胞释放子代毒粒的全过程，这个过程称复制周期，其大致分为连续的 5 个阶段：吸附、侵入、增殖、成熟和裂解。

病毒将其核酸上的遗传信息转录为 mRNA，然后翻译成蛋白质。一般在核酸复制以前的称早期基因表达，由宿主的酶直接转录，转录产物为早期 mRNA，早期 mRNA 翻译产生早期蛋白质，有的是核酸复制所需要的酶，有的能抑制细胞核酸和蛋白质合成。在核酸复制开始以后的称晚期基因表达，产生的晚期蛋白质主要是构成毒粒的结构蛋白质。早期和晚期蛋白质中都包括一些对病毒复制起调控作用的蛋白质。

转录因病毒核酸的类型而异，共有 6 种方式。①双链 DNA（ds-DNA）病毒：如猿猴空泡病毒 40（SV40），其转录方式与宿主细胞相同。②含单链 DNA（ssDNA）的病毒：如小 DNA 病毒科，需要通过双链阶段后再转录出 mRNA。③含正链单链 RNA（ssRNA）的病毒：如脊髓灰质炎病毒、烟草花叶病毒和 Qβ 噬菌体，其 RNA 可直接作为信使，利用宿主的蛋白质合成机器合成它所编码的蛋白质。④含负链 ssRNA 的病毒：如水疱性口炎病毒和流感病毒，需先转录成互补的正链作为其 mRNA。⑤ssRNA 的反转录病毒：如鸡肉瘤病毒和白血病病毒，需先经反转录成 dsDNA，而整合到宿主染色体中，于表达时再转录成为 mRNA。⑥含 dsRNA 的呼肠孤病毒：则以保守型复制方式转录出与原来双链中的正链相同的mRNA。

病毒核酸和结构蛋白是分别复制的，然后装配成完整的病毒粒。最简单的装配方式（如烟草花叶病毒）是核酸与衣壳蛋白相互识别，由衣壳亚单位按一定方式围绕 RNA 聚集而成，不借助酶，也无需能量再生体系。许多二十面体病毒粒先聚集其衣壳，然后再装入核酸。有包膜的病毒，在细胞内形成核后转移至被病毒修饰了的细胞核膜或质膜下面，以芽生方式释放病毒粒。T4 噬菌体则先分别装配头部、尾部和尾丝，最后组合成完整病毒粒，裂解细菌而释放，其中有些步骤需酶的作用。

病毒感染　根据在感染后不同时期宿主体内可检查到的病毒粒子的水平，病毒感染可分为 4 种类型：①急性感染后病毒被宿主的免疫系统清除。②急性感染之后是潜伏性感染，在潜伏期并无感染性的病毒粒子出现，其间潜伏性病毒可以间歇性地被激活并释放出感染性的病毒粒子。这类病毒必须能够在特定的细胞或特定的条件下引起有效感染，而在另外一些细胞中则引起非容许性感染。③急性感染之后是慢性感染，期间具有感染性的病毒粒子不断地从被感染的组织中释放出来。如果宿主的免疫系统不能清除在急性感染期间产生的病毒粒子，病毒就可以建立慢性感染。有效感染所产生的病毒粒子可以转移到容许性较差的细胞，或者通过免疫应答的进化而抑制病毒的复制，但病毒并没有被完全清除掉。④自始至终均为慢性感染，并无急性感染过程。这种类型只出现于导致如海绵状脑炎等非典型致病因子的致病过程中。

病毒入胞　病毒体通过细胞表面的受体从而进入细胞的现象，大多数病毒进入宿主是通过内吞的方式，内吞机制研究最为清楚的是网格蛋白依赖型内吞作用，还有膜穴样凹陷介导型、非网格蛋白、非膜穴样凹陷介导型和巨胞饮等类型。病毒依赖网格蛋白入胞这一过程可概括为：膜受体识别病毒上的受体配体，并与之结合形成受体-配体复合物，配体与受体结合激活某些蛋白激酶，使膜受体分子磷酸化，分子构象发生变化，与整合素结合，从而进一步与网格蛋白结合，使受体配体复合物向衣被凹陷处集中，当细胞内陷处呈现囊泡状时，激活发动蛋白，发动蛋白在囊泡与胞膜连接颈部形成一个环状结构，并通过水解 GTP，实现囊泡与胞膜的脱离，病毒入胞。

病毒编码受体　一系列病毒编码的与细胞因子/化学因子受体同源的受体。许多病毒都可以编码这种同源性受体蛋白，主要包括痘病毒、疱疹病毒和反转录病毒家族，其编码基因来源于被包装或修饰的宿主细胞基因。大多数这些同源受体蛋白为分泌性糖蛋白或位于被感染细胞的表面，其主要作用是阻断和抑制细胞因子与其受体结合，从而抑制宿主细胞的免疫反应，使病毒自身得到保护，包括肿瘤坏死因子受体类似物、白细胞介素 1β（IL-1β）

受体类似物等。

病毒因子 病毒编码的可抑制宿主细胞因子的蛋白质，参与免疫调节和抑制宿主免疫反应。病毒因子一词最早是由美国病毒学家伯纳德·莫斯（Bernard Moss，1937～ ）提出的，用来形容可以减少细胞因子水平或效能的病毒蛋白，其可以抑制细胞因子的分泌，竞争细胞因子受体，干涉细胞因子信号通路，或抵抗宿主的细胞因子。许多病毒因子与宿主细胞因子相似，可能来源于宿主基因的包装及随后的修饰。

（黄常志 王佳 谷愉愉 李渊）

bìngdúyàng kēlì

病毒样颗粒（virus-like particle，VLP） 不含有病毒核酸一个或多个结构蛋白组成的空壳结构。又称核心样颗粒、伪病毒。具有感染性，不能进行自我复制，在形态上与真正的病毒粒子相同或相似。许多病毒结构蛋白可以自行组装成VLP，并且能够有效展示各种抗原表位，有效的诱导机体的免疫系统产生免疫保护反应，所以有些已经作为疫苗应用于临床。将外源基因导入VLP，可将外源性抗原表达于颗粒表面，还可将核酸或小分子药物导入其内作为基因或药物的运载工具。

（黄常志 王佳 李渊）

bìngdúzhì

病毒质（viroplasm） 细胞中的病毒包涵体，病毒可在其中发生复制和组装。又称病毒原质。是细胞中的病毒制造工厂。病毒质的形成机制尚不清楚，在电镜下显示为高密度颗粒，很可能是由于其中的病毒RNA。病毒质在许多病毒感染中出现，如花椰菜花叶病毒、轮状病毒、牛痘病毒和水稻矮缩病毒等。例如，在轮状病毒的复制扩增过程中，大部分的轮状病毒蛋白质都堆积在病毒质中，病毒质也是核糖核酸复制的地方，以及双层构造病毒颗粒组装的地方。病毒质于病毒感染细胞约2小时内就会快速地在细胞核周围形成，而组成所谓的"病毒工厂"，由两个病毒非结构性蛋白质（NSP5与NSP2）制成。NSP5如果因为干扰小RNA（si-RNA）干扰而被抑制功能，会明显地减弱轮状病毒复制能力。

（黄常志 王佳 李渊）

zhǒngliú bìngdú

肿瘤病毒（oncovirus） 能使细胞发生恶性转化的病毒。大多数人类和动物病毒并不引起肿瘤，主要因为病毒与宿主的长期共同进化结果。与肿瘤有关的病毒可分为RNA肿瘤病毒和DNA肿瘤病毒，前者主要包括白血病增生性病毒和肉瘤病毒，后者主要包括爱波斯坦-巴尔病毒、乙型肝炎病毒和人乳头瘤病毒等［参见肿瘤学（一）卷］。

引发肿瘤的机制：①DNA肿瘤病毒的早期基因编码的转化蛋白引起细胞转化和动物致癌的作用机制，在于它们结合或作用于细胞的抑癌蛋白P53或Rb，从而引起P53或Rb失活，导致细胞无限增殖和生长失控，最终诱发细胞转化和肿瘤形成。②RNA肿瘤病毒的基因组携带病毒癌基因，肿瘤病毒的细胞转化和致癌作用与病毒癌基因的表达活性有关。③在RNA病毒中，如人类嗜T淋巴细胞病毒1型，既不含病毒癌基因，其前病毒DNA也不优先插入和整合在细胞癌基因附近，但可通过自身基因组P40tax调节蛋白，反式激活细胞增殖的相关基因表达，从而引起细胞无限增殖，诱发癌症。

（黄常志 王佳 李渊）

DNA zhǒngliú bìngdú

DNA肿瘤病毒（DNA oncovirus） 能诱发肿瘤的DNA病毒。自然状态下，DNA肿瘤病毒能够广泛地感染包括人类在内的许多动物。病毒感染细胞后，病毒DNA有一定概率会被细胞的DNA修复机制整合到宿主DNA中，它们的一些基因产物可以导致细胞转化。

与动物和人类恶性肿瘤相关的DNA肿瘤病毒分五科：乳头瘤病毒科（如人乳头瘤病毒），多瘤病毒科（如猿猴空泡病毒40、小鼠多瘤病毒、人BK病毒和JC病毒等），腺病毒科（如人类腺病毒），疱疹病毒科［如单纯疱疹病毒，爱波斯坦-巴尔病毒（EB病毒）］，乙型肝炎样病毒科（如乙型肝炎病毒）。与人类肿瘤发生密切相关的DNA病毒主要包括人乳头瘤病毒、EB病毒和乙型肝炎病毒。

（黄常志 李渊 倪若璇）

dānchún pàozhěn bìngdú

单纯疱疹病毒（herpes simplex virus，HSV） 引起皮肤单纯疱疹或引起单纯疱疹性脑炎的双链DNA病毒。属疱疹病毒科的α疱疹病毒亚科，宿主范围广、致病性强、易扩散，常在神经节中形成潜伏感染，是最早发现的人类疱疹病毒。

形态结构和化学组成 HSV呈球形，直径120～150nm，衣壳呈二十面体立体对称，厚度100nm，由162个壳微粒组成。在核衣壳外包绕含脂质的囊膜，囊膜上有长约8nm的刺突。囊膜表面含gB、gC、gD、gE、gG和gH等11种糖蛋白，参与病毒复制的全过程，与病毒吸附、穿入、释放及诱导细胞融合、抗体生成和细胞毒作用有关。HSV基因组为线性双链 DNA 分子，基因组约 150kb，由长片段（L 区）和短片段（S 区）组成，每个区由反向重复序列和独特区部分（UL 或 US）组成。有 72 个基因，总共编码 70 多种性质、功能不同的蛋白质。

分类　根据疱疹病毒理化性状、生物学特性和基因组内切酶图谱以及对温度敏感的差异性，将 HSV 分为两种血清型：Ⅰ型单纯疱疹病毒（HSV-1）和Ⅱ型单纯疱疹病毒（HSV-2）。gA、gB、gD 和 gE 是两型的共同抗原，gC 是 HSV-1 特异性抗原。HSV-1 潜伏于三叉神经节和颈上神经节，主要引起唇疱疹、咽炎、角膜炎和散发性脑炎等腰部以上、生殖器以外的皮肤、黏膜和神经系统感染。HSV-2 主要潜伏于骶神经节，引起生殖器感染。两型病毒核苷酸序列有 50% 同源性，利用核酸探针技术既可以选择同源部分制作检测两型病毒的探针，也可以选择特异性部分进行分型检测。

培养　HSV 可在多种细胞中生长，常用的细胞系有 BHK 细胞，Vero 细胞和 Hep-2 细胞等。HSV 感染动物范围广泛，可引起疱疹性脑炎、疱疹性角膜炎、子宫颈炎和子宫颈癌。

检测　可通过病毒分离、抗原检测、抗体检测，以及 DNA 分子杂交法和聚合酶链反应（PCR）进行检测。直接取患者唾液、子宫颈和阴道分泌物、脑脊液，或角膜、结膜刮取物进行细胞培养，出现细胞肿胀、变圆、融合等形态改变，可做初步诊断。免疫荧光分析法（IFA）、酶联免疫吸附法（ELISA）可确诊。

繁殖或复制　HSV 通过 gB、gC 识别宿主细胞表面受体，实现特异性吸附，以膜融合的方式进入细胞，完成复制周期，进行感染性复制。当以胞饮方式进入细胞后，一般不发生感染性复制。装配成熟的病毒颗粒以芽生方式从感染细胞表面释放完整病毒。

感染致病与宿主反应　患者和健康携带者是传染源，主要通过直接密切接触和性接触传播。HSV-1 主要引起唇疱疹、咽炎、角膜炎和散发性脑炎；而 HSV-2 主要引起生殖器感染。HSV 经口腔、呼吸道、生殖道黏膜和破损皮肤等侵入机体。分为原发感染、潜伏感染和先天性感染。6 个月以内婴儿可从母体获得抗体，初次感染多为隐形感染，约 90% 无临床症状。绝大多数 HSV 原发感染者产生免疫力后，将大部分病毒清除，部分病毒可潜伏存在于三叉神经节、脊神经节或星形胶质细胞内，当机体免疫力低下时，如发热、受寒、月经或情绪紧张、使用皮质激素、细菌感染等，潜伏的病毒激活增殖，引起复发性局部疱疹。其特点是复发往往局限于同一部位，最常出现于鼻唇黏膜交界处，人体感染非常普遍，感染率达 80% ~ 90%。先天性感染是指病毒通过胎盘影响胎儿，导致流产、胎儿畸形和智力低下等。新生儿在通过产道时可被 HSV 感染，出现高热、呼吸困难、中枢神经系统病变，多数遗留后遗症，部分可因此死亡。HSV 感染与唇癌、外阴癌和宫颈癌等有关，具体机制尚不清楚。

防治原则及研究意义　如下所述。

预防　HSV 的预防主要有囊膜蛋白亚单位疫苗，gB、gD 基因重组痘苗病毒疫苗和多肽疫苗。感染 HSV-2 的孕妇，新生儿出生后可通过注射丙种球蛋白作紧急预防。

治疗　碘苷（疱疹净）、阿糖胞苷、阿糖腺苷（Ara-A）、溴乙烯尿苷等对疱疹性角膜炎有效，与干扰素（IFN）合用可提高疗效。将 HSV gC 和 gD 单克隆抗体制成滴眼液，对疱疹性角膜炎有显著治疗疗效。

无环鸟苷（ACV，阿昔洛韦）可以选择性作用于疱疹病毒，其作用机制为 HSV 的胸苷激酶（TK）磷酸化 ACV，随后又被细胞激酶进一步磷酸化成三磷酸 ACV。ACV-ATP 对 dGTP 有极强的竞争性，抑制病毒 DNA 合成。ACV 主要应用于治疗生殖器疱疹感染，缩短排毒时间，促进局部愈合。此外，ACV 对于疱疹性脑炎、新生儿疱疹和疱疹性角膜炎等均有一定疗效。Ara-A 经过磷酸化生成有活性的 Ara-ATP，选择性抑制 HSV 多聚酶，抑制病毒 DNA 合成。由于其不依赖于 TK 酶的作用，可用于耐 ACV 感染的治疗，防止疱疹性角膜炎的恶化，降低疱疹性脑炎和 HSV 全身感染的病死率。

肿瘤治疗　HSV 为 DNA 病毒，可通过基因重组技术获得病毒基因缺失的突变体，使其具有溶瘤病毒的特性而用于肿瘤的生物治疗。如将 IL-2 导入 HSV 基因组，IFN-γ 明显增高，杀伤肿瘤细胞。激活免疫系统，控制肿瘤的复发。也可通过诱导突变得到双重促进细胞融合能力的病毒株，提高溶瘤能力，对原发和转移的肿瘤都具有杀伤作用。

1986 年，穆顿（Moolten FL）首次报道单纯疱疹病毒-胸苷激酶（HSV-TK）基因可提高抗病毒药物丙氧鸟苷（GCV，更昔洛韦）对肿瘤细胞的杀伤敏感性，具体机制有两方面。①直接杀伤作用：TK 可将无毒性前体药物 GCV 单磷酸化，继而在细胞内其他激酶的作用下进一步磷酸化为二磷酸化和三磷酸化产物，竞争性抑制 dGTP，引起碱基配对错误、DNA 断裂，或通过抑制细胞 DNA 聚合酶活性阻止 DNA 的合成。由于哺乳动物 TK 对 GCV 不敏感，因此对人体低毒或无毒。②旁观者效应：GCV 不仅对 HSV-TK 阳性细胞有杀伤作用，还可以杀死其周围的阴性细胞，其机制有缝隙连接、细胞凋亡、机体免疫、肿瘤坏死和介质扩散等几种学说。缝隙连接学说是指 GCV 代谢毒性产物不能通过细胞膜，但可以通过缝隙连接进入邻近细胞，产生细胞毒作用。细胞凋亡学说则认为旁观者效应是由凋亡小体介导的。机体免疫学说认为大量迅速坏死的细胞刺激炎症反应，吸引炎性因子汇集到肿瘤部位，杀死肿瘤细胞。

（黄常志 王佳 李渊）

rénlèi pàozhěn bìngdú 6 xíng

人类疱疹病毒 6 型（human herpes virus type 6，HHV-6）

疱疹病毒 β 亚科的一种。1986 年，是由美国学者萨拉赫丁（Salahuddin SZ）从淋巴增生性疾病和获得性免疫缺陷综合征（AIDS）患者淋巴细胞中培养获得的一种新病毒，它与疱疹病毒科其他 5 型病毒的基因结构和抗原性不同。

形态结构和化学组成 病毒呈球形，成熟有包膜的病毒颗粒直径 170～200nm，核心直径约 65nm，其外为 162 个壳粒组成的 20 面立体对称结构，有包膜。包膜表面有由病毒编码的糖蛋白组成的刺突。HHV-6 基因组为线状双链 DNA，全长 162～170kb，包括 143kb 的特异序列片段和两端重复序列，共编码 119 个开放阅读框。

分类 HHV-6 为嗜淋巴细胞病毒，可在 T、B 细胞内复制。根据 DNA 限制性酶切图谱、抗体反应性和增殖情况的不同，又可将 HHV-6 分为 A 型和 B 型，两型的基因同源性达 96% 以上，但抗原性和致病性等略有不同。

培养 培养条件特殊，一般实验室常用从新生儿脐带血分离出来的细胞进行 HHV-6 的分离和传代培养，并且需要在培养基中加入植物凝集素（PHA）和白细胞介素 2（IL-2）提高对病毒的敏感性。

检测 微生物学检查，可采取早期患者外周血单核细胞与经活化（用 PHA、IL-2）的脐带血淋巴细胞共培养，10 天左右可观察到细胞病变为气球样细胞，电镜下可见核内及胞质内典型的病毒颗粒，或用活化的 T 细胞株感染患者体液进行病毒分离。HHV-6 的分离在患者发热期高于出疹期，一般只适用于基础研究，但原位杂交和聚合酶链反应（PCR）灵敏度高、方便、迅速，可用于临床的早期诊断。血清学试验［免疫荧光法、酶联免疫吸附法（ELISA）］检测抗病毒 lgM 和 lgG，可用来确定近期感染和进行流行病学调查。

繁殖或复制 HHV-6 主要感染 CD4⁺T 细胞、CD8⁺T 细胞、单核/巨噬细胞和自然杀伤（NK）细胞，亦可在唾液腺、乳腺和肾中潜伏并持续进行低密度复制。

感染致病与宿主反应 人类感染 HHV-6 十分普遍，有 60%～90% 的健康成年人可检出抗体，但多为隐性感染，无明显临床症状。当免疫力低下、长期服用免疫抑制剂，潜伏的 HHV-6 可被激活而发展为持续的感染。HHV-6 可通过唾液飞沫及密切接触（如接吻，共用餐、饮器具等）、输血或器官移植传播，免疫荧光法可在大多数儿童及成年人唾液中查到 HHV-6 特异 DNA 和抗原，先天性 HHV-6 感染综合征少见。

HHV-6 的原发感染多见于 6 个月至 2 岁的婴幼儿，感染后多数无临床症状，但少数婴幼儿因免疫低下，感染可引起幼儿急疹（婴儿玫瑰疹），临床特征为急性发热，可高达 40℃，上呼吸道症状和皮疹，病程多为 3～5 天，预后良好，大多无后遗症。偶尔可引起脑炎、重症肝炎、惊厥等合并症。

在 AIDS 患者，HHV-6 可感染 CD4⁺ T 细胞，并且反式激活人类免疫缺陷病毒（HIV），诱导 CD4⁺ T 细胞表达，扩大 HIV 的感染范围，加速并恶化 AIDS 的感染过程。

HHV-6 能否引起肿瘤尚无明确依据，但在不同淋巴细胞增生性疾病中可分离出 HHV-6，可能是人类肿瘤的一个病因。HHV-6 还可以侵犯神经系统，引起无菌性脑膜炎、脑炎等。

防治原则及研究意义 对 HHV-6 感染尚无有效的特异性防治措施。常用治疗药物是磷乙酸和磷甲酸，两者均可抑制病毒聚合酶的活性，阻断 DNA 复制。人体内产生的干扰素能有效抑制 HHV-6 的复制。

（黄常志 王佳 李渊）

rénlèi pàozhěn bìngdú 8 xíng

人类疱疹病毒 8 型（human herpes virus type 8，HHV-8）

疱疹病毒 γ 亚科的一种。又称卡波西肉瘤（KS）相关疱疹病毒

（KSHV）。是 1994 年美国病理学家张远（Chang Yuan）和帕特里克·摩尔（Patrick Moore）在获得性免疫缺陷综合征（AIDS）患者的 KS 组织中发现的新型疱疹病毒。

形态结构和化学组成 由脂质双分子层包绕的二十面体衣壳，直径 150～200nm。HHV-8 基因组是 165kb 的线性双链 DNA，至少含 81 个开放阅读框，两边为高 GC DNA 串联重复。HHV-8 基因也可分为早期、晚期及潜伏基因，但与其他疱疹病毒不同，HHV-8 还有一系列与编码控制细胞生长和分化、周期高度同源的病毒基因，能够使细胞发生恶性转化。V-cyc 与人类细胞周期蛋白（cyclin）同源，与 CDK6 结合后，可拮抗 CDK 的抑制作用，使细胞顺利通过 G/S 关卡。病毒基因组编码的 G 蛋白偶联受体（v-GPCR）与 GPCR 同源，可激活 INK/SAPK、促分裂原活化的蛋白激酶（MAPK）通路，诱导细胞发生恶性转化，还可通过旁分泌形式产生与 KS 有关的血管增殖现象。v-bcl-2 通过与 Bax 结合，阻止 Bax 介导的细胞凋亡，而 v-FLIP 则与 FADD 相互作用，抑制 CD95 及相关受体诱导的凋亡。HHV-8 还存在一些与人类炎症因子高度同源的蛋白，如 v-IL-6、v-MIP 和 v-IRF 等。

分类 按种系发生及在 ORFK1 基础上的变异，可将 HHV-8 分成 6 个亚型：A、B、C、D、E 和 N 亚型。A 和 C 亚型在地中海地区的经典型 KS 更常见，而 B 亚型主要见于非洲型 KS，其他少见亚型则散在分布于大洋洲及南美洲的一些小地区。

检测 在高危人群和 HHV-8 相关疾病的研究中，无论应用何种方法，HHV-8 检出率或阳性率均较接近，但在健康和自然人群中，HHV-8 的血清流行病学研究还没有令人满意的方法。间接免疫荧光方法较为简便易行，但特异差，假阳性率高。聚合酶链反应（PCR）直接扩增血清中 HHV-8 DNA 片段，可以使 HHV-8 在自然人群中的检出率大幅下降，而在特殊人群和 HHV-8 相关疾病患者的血清中仍有较高的阳性率，特异性高于荧光抗体法。

繁殖或复制 当机体受到外界刺激，HHV-8 从潜伏转换到增殖状态，Rat 是 HHV-8 基因组第一个表达的 IE 基因编码产物，可直接作用于其他结构蛋白基因启动子区的特异性 DNA 结合位点，促使这些基因大量表达，最终导致整个 HHV-8 基因组发生溶解性周期复制，潜伏病毒被激活。

感染致病与宿主反应 不同国家和地区的传播途径不同，在美国及欧洲，性传播途径是重要的传播途径；在非洲，非性传播途径是 HHV-8 的主要传播途径，原因是非洲的 HHV-8 感染很多发生在儿童期、儿童后期和青春期，可能是通过密切的家庭接触而传播或母婴传播。

HHV-8 增殖力较低，其致病并不依赖于病毒的大量繁殖破坏细胞，而是依靠其本身所携带的的病毒癌基因来使机体致病。与 HHV-8 有关的疾病有以下几种。

卡波西肉瘤 是一种血管源性肿瘤，又称多发性、特发性出血性肉瘤。病变早期为无痛性斑片，逐渐融合成斑块、形成结节，随着病程的发展，艾滋病末期可表现为全身性进展，疼痛增剧，出现淋巴结转移或消化道和肺为主的内脏转移。

原发性渗出性淋巴瘤（PEL） 又称体腔渗出性淋巴瘤，主要表现为浆膜腔如胸膜腔、心包腔和腹腔的肿瘤性渗出，但无实质性的瘤块，是罕见的高度恶性霍奇金淋巴瘤，与 HHV-8 感染密切相关。

卡斯尔曼（Castleman）病 血管滤泡性淋巴结增生，是淋巴组织的良性反应性增生。临床分为两型：①单中心型卡斯尔曼病（UCD）：病变孤立，好发于纵隔与后腹膜腔，手术可以治愈。②多中心型卡斯尔曼病（MCD）：多系统受累且常伴有淋巴结病，组织学以浆细胞增生为主。与卡波西肉瘤和 PEL 不同，并非所有的 MCD 组织中都可以检测到 HHV-8。

其他与 HHV-8 相关的疾病 多发性骨髓瘤、血管性肿瘤、上皮性肿瘤、结节病及部分皮肤病。

分布 HIV 感染在世界范围分布不同，美国、北欧和亚洲 HHV-8 阳性率较低，而地中海国家、非洲和南美洲感染率较高。中国 HHV-8 感染率相对较低。

防治原则及研究意义 尚无特殊治疗药物。

（黄常志 王 佳 李 渊）

pàozhěn bìngdú xiāngguānxìng fànsù tèyìxìng dànbáiméi

疱疹病毒相关性泛素特异性蛋白酶（herpesvirus-associated ubiquitin-specific protease, HAUSP）

泛素特异性修饰酶家族（UBP）的成员之一。其可催化水解泛素分子 C 端的多肽链连接（α 或 ε 连接），起去泛素化作用。1997 年，由罗杰·埃弗里特（Roger D. Everett）发现，他将 Vmw110 蛋白的 C 端 180 个残基加上谷胱甘肽-S-转移酶（GST）融合标签，然后将该融合蛋白与被疱疹病毒感染的细胞全部抽提物进行混合，发现该融合蛋白能够与一个大小约135kD的细胞蛋白结合。利用GST捕获实验获得大量该蛋白，并将其与来自HeLa细胞的cDNA文库进行比对，得到该蛋白的DNA序列。

HAUSP由于具有与泛素特异性蛋白酶家族匹配度非常高的两个保守基序而得名。其与酿酒酵母和裂殖酵母编码的蛋白分别具有59%和57%的相似性，在真核生物的进化当中有广泛的保守性。在横向比较中，HAUSP的mRNA能够在来自于脑、肝、胎盘、肺和黑色素细胞的cDNA文库中检测到，表明HAUSP存在于多个组织或器官中。

作为起去泛素化作用的泛素特异性蛋白酶，HAUSP能与P53蛋白结合，通过去泛素化稳定P53蛋白结构，阻止其在细胞内的降解，起肿瘤抑制因子作用。然而在利用同源重组方法使HAUSP缺失的细胞中，P53蛋白水平随着其泛素化的降低而升高，出现了细胞缓慢或无法生长的现象，该现象与MDM2蛋白在小鼠中作用的效果类似，提示HAUSP蛋白能够去泛素化MDM2等其他靶蛋白。HUASP的多向去泛素化功能综合作用达到了对P53蛋白的调控的平衡。

HAUSP通过去泛素化作用来调节PTEN、p16/INK4a、Chfr、Claspin、EBNA1和组蛋白2B等蛋白质的表达和定位，在调节细胞周期、细胞凋亡、免疫和病毒感染等许多方面发挥作用。HAUSP的过表达与前列腺癌、膀胱癌、结肠癌、肝癌和肺癌有一定相关性。

HBX 41108、P005091和P045204是HAUSP抑制剂。

（黄常志 杨梅 李渊）

duōliú bìngdú

多瘤病毒（polyomavirus） 双链DNA肿瘤病毒之一。多瘤病毒科内包括多瘤病毒（PY）、猿猴空泡病毒40（SV40）、人BK病毒（BKV）和JC病毒（JCV）等。其中有些种类会感染人的呼吸系统、肾或大脑。

组成 多瘤病毒科的基因结构大致相同，包括LT编码区、衣壳蛋白编码区和约400bp的非编码区。LT编码区在感染早期可表达早期基因产物大T抗原、小T抗原和17K T抗原；衣壳蛋白编码区在感染晚期可表达晚期基因产物衣壳蛋白VP1、VP2、VP3和调节蛋白；非编码区为病毒复制和转录的调控区。

形态结构 SV40、BKV和JCV的基因序列有69%同源性，主要区别在于调节序列不同。3种病毒的LT蛋白有75%同源性。PY和SV40病毒颗粒皆为二十面体立体对称结构，直径、壳粒数目和DNA分子量均相同，但所含蛋白质成分有差异。SV40 DNA含5243bp，而PY为5292bp组成的环状双链DNA分子。分离和纯化的病毒DNA具有感染性，在体外可使细胞转化并对仓鼠诱发肿瘤。

编码产物 SV40病毒基因组以EcoR I内切酶切点作为0点分成100等分，ori点是DNA双向复制的起始点。早期编码进程是逆时钟方向，在病毒DNA复制前，编码的蛋白质（大、小T抗原）与诱发宿主细胞的转化有关；晚期编码区进程为顺时钟方向，是在病毒DNA复制开始以后，编码3种病毒壳体蛋白VP1、VP2和CP3，是病毒的结构蛋白，不参与细胞的转化过程。PY的物理结构图与SV40相似，也是环状结构，但ori起始点不同，而且早期编码

区的进程为顺时钟方向，编码3种蛋白质（大、中、小T抗原）。

编码产物功能 SV40病毒基因组早期基因编码大、小T抗原，分子量分别为94kD和17kD。T抗原有以下的作用：①大T抗原为细胞转化的启动所必需。②转化细胞表型的维持需有大T抗原的连续表达。③小T抗原对于细胞的转化非必需，但可起加强作用。SV40引起的转化是一个复杂的过程，一般有两种假说进行解释：①SV40编码的转化蛋白作用于细胞膜，改变了细胞生长必需的功能。②转化蛋白作用于细胞核调节DNA复制和基因表达的部分。SV40的大T抗原大部存在于转化细胞的核内，与核质、染色质和核的基质联结在一起。

PY基因组早期基因编码大、中、小T抗原。大T抗原分子量为105kD，定位于细胞核内；大T分子内存在的核苷酸结合部位，具有与细胞核DNA结合的特性；大T基因在细胞转化过程中的主要功能是导致细胞获得永生化的全部特征。中T基因单独作用于正常原代细胞时并无转化的功能，它的全部功能只有在细胞进入永生化状态才能得到充分发挥；中T基因编码的中T抗原是一种磷酸化蛋白，分子量为56kD，并具有与磷酸化激酶牢固偶联的特性，定位于细胞质膜，也是一种膜结合蛋白，其中在酪氨酸（Tyr）250、315和322处，体外均可被酪氨酸特异性激酶系统磷酸化，一般认为Tyr-315本身的磷酸化是中T抗原引起细胞转化表型形成的关键过程。小T基因不参与转化细胞转化表型的形成，编码的小T抗原位于胞质，是一种胞质蛋白，它与细胞骨架系统密切有关，能降低细胞的黏着能力，使

细胞的游走性增大，可能与转化细胞或瘤细胞的转移有关。大、中、小T基因的致细胞转化作用不是彼此独立而是密切配合、共同操纵，三者紧密连锁作用才能使正常细胞完全转化。

（黄常志 谷愉愉 李渊）

JC bìngdú

JC 病毒（JC virus，JCV） 小双链 DNA 肿瘤病毒。属于多瘤病毒科多瘤病毒属。JCV 在免疫力正常的人群中通常为无症状感染，感染后可潜伏在肾、淋巴结和骨髓等多年。JCV 可以垂直传播，也可以通过呼吸道、消化道传播。严重免疫抑制患者感染 JCV 后可引起进行性多灶性脑白质病（PML）。

1971 年，帕吉特（Padgett）在 PML 患者的脑组织中第一次分离出 JCV，其与猿猴空泡病毒 40（SV40）、人 BK 病毒（BKV）基因组的大小（约 5.2bp）、结构及 DNA 序列非常类似，没有包膜，外被衣壳蛋白，内含环状的小双链 DNA。只有一种血清型，可分为 30 多个基因型。JCV 基因组包括 3 大功能区：上游编码区、下游编码区和非编码调节区。上游编码区表达大 T 抗原和小 T 抗原，下游编码区表达 VP1 蛋白（主要衣壳蛋白）、VP2 蛋白、VP3 蛋白和调节蛋白，非编码调节区包括启动子、增强子和复制起始位点。

流行病学研究发现，全球均有 JCV 感染病例，病毒感染可出现在童年时期，且随着年龄的增长感染率增加。美国 10～14 岁的儿童感染率为 65%，50～59 岁的成年人感染率达 75%，80% 以上成年人 JCV 抗体阳性。大多数人感染 JCV 后没有明显症状，但对于免疫力缺陷和长期服用免疫抑制药物者可引起 PML。一般认为，

JCV 感染人体扁桃体中的细胞，通过在淋巴细胞中复制进行扩散。JCV 尚能在肾组织中复制并通过尿液排出，故成年人尿液中可检测到 JCV。

JCV 能对培养的细胞进行转化，特别是神经胶质来源的细胞，如人类胎儿胶质细胞和初级的仓鼠大脑细胞等。细胞对病毒启动子的转录调控表现为细胞特异性地转录调控，这是 JCV 产生转化作用的主要原因。

确认 JCV 感染的方法包括检测血清中特异性 VP1 抗体，对感染者的尿液、脑脊液、血液及病变组织进行 JCV DNA 检测，对活组织进行原位杂交及免疫组化检测等。由于 JCV 在人群中感染率很高，抗体检测并非确证存在活动性 JCV 感染的可靠方法。对脑脊液采用聚合酶链反应（PCR）来特异性检测 JCV DNA 是证实 PML 的最佳方法。

（黄常志 谷愉愉 李渊）

yuánhóu kōngpào bìngdú 40

猿猴空泡病毒 40（simian vacuolating virus 40，SV40） 微小具有双链 DNA 的乳头状瘤空泡形病毒。属于多瘤病毒科多瘤病毒属。1960 年，由斯威特（Sweet BH）和希勒曼（Hilleman MR）从非洲绿猴肾细胞中分离得到，具有使啮齿类动物及人源多种组织培养细胞永生化和转化能力。

结构：SV40 为裸露的二十面对称体，直径 45nm，有 72 个壳粒。DNA 为环形双股，长约 5kb，以超螺旋形式存在，并与细胞组蛋白结合成核体。DNA 有两种形式：DNA Ⅰ占大多数，是共价键相联的闭环式结构；DNA Ⅱ来源于 DNA Ⅰ，为开环式结构，两种 DNA 都有感染性和转化性。基因组可分为 A～M 13 个片段，有一

特定起点，双向复制转录。SV40 的标准参考株 SV40-776 长度 5243bp，不同分离株 bp 数略有差异。SV40 病毒早期基因编码两个早期非结构蛋白即小 T 抗原和大 T 抗原。T 抗原定位于 A 片段，分子量 94kD，90% 分布在细胞核，是多功能的磷酸蛋白。T 抗原基因定位于 H 片段，分子量 17kD，分布于细胞核、细胞质，是多功能非磷酸蛋白。

SV40 只有一个血清型，SV40 与人 JC 病毒（JCV）、日本乙型脑炎病毒（JBV）部分同源，与 BK 病毒有免疫学交叉。SV40 对热和福尔马林有抗性，在 56℃，高浓度氯化镁条件下可灭活。

检测：聚合酶链反应（PCR）可以检测到 SV40 基因在人类肿瘤，如间皮细胞瘤、室管膜瘤、胶质细胞瘤、骨瘤、骨肉瘤和淋巴瘤中的携带率分别为 83%、75%、47%、33% 和 13%。在健康人的 T、B 淋巴细胞中也发现了 SV40 的 DNA。

感染途径：①自然状态下，由于口服脊髓灰质炎疫苗（OPV）污染了 SV40，1960 年以前美国有数百万人暴露并接触了 SV40，但在没有暴露于污染 OPV 的人群中，也检测到 SV40 的中和抗体，说明 SV40 在自然状态下持续感染人类。感染方式多为潜伏性或慢性，病毒基因组处于沉默状态直至环境发生改变产生刺激为止。②SV40 可与细胞表面的主要组织相容性复合体（MHC）Ⅰ类分子结合，经内吞途径进入细胞。

SV40 的 T 抗原与肿瘤抑制蛋白结合，使其抑制细胞生长的功能失活，增加了细胞进入 G_1/S 期的数量，使细胞加速分裂，形成肿瘤。SV40 有抗肿瘤免疫作用。

（黄常志 杨梅 李渊）

jùxìbāo bìngdú

巨细胞病毒（cytomegalovirus，CMV）

疱疹病毒科 β 疱疹病毒亚科之一。为有包膜的 DNA 病毒，是巨细胞包涵体病的病原体。普遍存在于自然界，具有严格的种属特异性，包括人类和其他哺乳动物巨细胞病毒。CMV 直径约 200nm，呈球形，内核直径为 64nm，含病毒 DNA。病毒外壳直径约 110nm，由 162 个壳粒构成对称的二十面体。

（黄常志 谷愉愉 李渊）

rén jùxìbāo bìngdú

人巨细胞病毒（human cytomegalovirus，HCMV）

疱疹病毒 β 亚科的一种有包膜病毒。又称人类疱疹病毒 5 型（HHV-5）。1956 年，史密斯（Smith MG）首次从死于巨细胞包涵体病的婴儿唾液腺中分离出来。1960 年，韦勒（Weller TH）鉴于病毒感染细胞后所呈现的细胞明显增大特征及其在巨细胞包涵体病中的作用，将其命名为巨细胞病毒。

流行病学 HCMV 在人群中感染率高达 60%～80%，一般无明显症状，也无病毒大量复制，有较长潜伏期。当免疫力低下时，如人类免疫缺陷病毒（HIV）感染、器官移植或新生儿，病毒复制增强，可见病变。特别对于 HIV 感染者，HCMV 致死率较高。病毒在人群间传播主要通过体液，但具体传播途径未知。

形态结构和组成 有包膜的双链 DNA 病毒，病毒颗粒为典型的疱疹病毒结构，直径 180～250nm，由包膜、披膜、衣壳及病毒双链 DNA 的核心组成。披膜位于包膜与衣壳之间，由多种病毒蛋白填充。衣壳直径约 100nm，由 162 个壳粒组成，其中六邻体 150 个，五邻体 12 个，为二十面体立体对称。

病毒包膜至少由 50 种糖蛋白组成，其中对于病毒入侵所必需的主要有以下几种蛋白及复合物：gM/gN 复合物与 HCMV 吸附相关，病毒包膜蛋白（gB）是主要的融合蛋白，但需要 gH/gL 复合物的辅助，其中 gH 在高尔基复合体中装配时需要和 gL 形成复合物。

1 型单纯疱疹病毒、2 型单纯疱疹病毒（HSV-1、HSV-2）和 EB 病毒（EBV）gB/gH/gL 复合体结构已经明确，gH 通过其 N 端的独立结构域与 gL 结合，共同包装在病毒颗粒表面。HCMV 采用不同机制入侵不同细胞：对于成纤维细胞，gH/gL/gO 复合体是必需的；而对于上皮细胞，内皮细胞等非成纤维细胞，病毒则利用包膜蛋白 gH/gL/UL128/UL130/UL131a 复合体入侵。其中，后者对于成纤维细胞的感染无明显作用，并且当病毒在成纤维细胞中长期复制时，该复合体会发生突变，特别是 UL131a，而丧失感染非成纤维细胞的能力。病毒进入宿主细胞，直接通过 gB 和细胞膜表面蛋白融合，而不依赖于 pH 介导的内吞过程。HCMV 增长缓慢，病毒复制并释放出子代病毒时间至少需要 4 天，生活周期为 48～72 小时，病毒蛋白质合成、DNA 复制及自带病毒装配甚至可持续 1 周以上。

培养 HCMV 对宿主或培养细胞有高度的种属特异性，只能感染人及在人纤维细胞中增殖。病毒在细胞培养中增殖缓慢，复制周期长，初次分离培养需 30～40 天才出现细胞病变，其特点是细胞肿大变圆，核变大，核内出现周围绕有一轮"晕"的大型嗜酸性包涵体。

检测 诊断主要依靠实验室检查，包括病毒培养、血清特异性抗体检测、抗原血症检测、DNA 的聚合酶链反应（PCR）检测及基因转录产物 mRNA 的检测等。离心沉淀唾液、尿液等，将脱落细胞用吉姆萨染色镜检，检查巨大细胞及核内和胞质内嗜酸性包涵体，作初步诊断。分离培养可将标本接种于人胚肺成纤维细胞中，由于病毒生长周期长，细胞病变出现慢，为了快速诊断，可将培养 24 小时的感染细胞固定，用 DNA 探针进行原位杂交，检测病毒 DNA。用酶联免疫吸附法（ELISA）检测 IgM 抗体和 IgG 抗体，适用于早期感染和流行病学调查。膜蛋白 PP65 作为活动性感染的检测指标。

感染致病与宿主反应 人群中感染非常广泛，通常呈隐性感染，多数无临床症状，但在一定条件下侵袭多个器官和系统可产生严重疾病。病毒可侵入肺、肝、肾、唾液腺和乳腺等，以及多核白细胞和淋巴细胞，可长期或间断地自唾液、乳汁、血液、尿液、精液和子宫分泌物等多处排出病毒。通常可通过口腔、生殖道、胎盘、输血或器官移植等途径传播。致病机制尚不清楚，且与其他疱疹病毒一样，可使细胞转化，具有潜在致癌作用。HCMV 隐性感染率高，其 DNA 可能整合于宿主 DNA，可刺激细胞 DNA/RNA 的合成，并表达高水平的致癌物标志——鸟氨酸脱羧酶。

防治原则及研究意义 阻断 CMV 经由血液制品和干细胞制品的传播是 CMV 疾病的有效预防途径之一。针对 HCMV 尚无高效特异的治疗方法，可用抗病毒药物更昔洛韦或磷甲酸。尽管抗体治疗被认为有效，但由于 HCMV 在体内主要通过细胞进行直接传播，暴露在体液中相对较少，因此抗体治疗局限性很大，主要在于HCMV可通过一种非遗传方式对抗体产生抵抗性，即并非通过传统的与抗体结合位点的突变而产生抵抗性，而是将抗体内吞至感染HCMV的细胞内进行包装，使新形成的子代病毒表面包装有相应的抗体，在此基础上改变病毒的嗜性特征和入侵细胞方式，从而逃离抗体的中和作用。

（黄常志 谷愉愉 李渊）

dòubìngdú

痘病毒（poxvirus） 感染人和动物后常引起局部或全身化脓性皮肤损害的双链DNA病毒。为病毒颗粒最大的一类DNA病毒，能够被光学显微镜观察到。

形态结构 痘病毒基因组庞大，长度130～360kb，A/T含量丰富，不具有感染性。病毒粒子呈卵圆形（M型）或砖块型（C型），长度在200～400nm，包括100多个多肽段，组成4个结构（核心、侧体、膜和壳蛋白）。膜是磷脂双分子层，厚50～55nm，包围在核心周围。膜外侧随机分布着表面管状因子，平均宽7nm，长100nm。这些管状因子使膜具有织构化的特性。用乙基苯基聚乙二醇（NP-40）溶解膜，释放出至少12种多肽。一些特殊种类的病毒或病毒为了感染一些特定的细胞，需要在膜的外面再包被一层脂双分子层，称为衣壳。痘病毒的衣壳至少含有7种糖蛋白。

化学组成 痘苗亚群的化学组成包括5%的DNA、2%的脂肪和2%的磷脂，其余成分是蛋白质。实际上所有的糖类都是DNA内的脱氧核糖。

痘病毒粒子内的RNA含量最多占其DNA含量的1%。痘病毒包含2.2%的磷脂，2%的中性脂，以及1.3%的固醇。病毒的磷脂来自于宿主细胞新合成的磷脂。

分类 包含两个亚科：感染脊椎动物的痘病毒脊索亚科，感染昆虫的痘病毒昆虫亚科。

培养 痘病毒可在猪的皮肤或其他上皮组织、睾丸、发育的鸡胚绒毛尿囊膜、鸡胚细胞、猪肾细胞和兔肾细胞等组织或细胞内进行培养。在感染细胞内，当病毒受刺激时，会在胞质内形成大小5～30nm的嗜碱性或嗜酸性包涵体。包涵体内有许多小的颗粒状的原生小体，即病毒抗原。病毒一旦在细胞培养物上适应生长，会很容易达到较高滴度并保持其病原性。

理化性质 痘病毒耐干燥耐低温，在正常条件的土壤中可生存几周，在干燥的痂皮中可存活几月，冻干至少保存3年。对温度敏感，35℃ 20分钟或37℃ 24分钟或60℃ 10分钟可灭活。在pH3的环境中病毒可逐渐丧失感染力，直射阳光或紫外线可迅速灭活病毒。

繁殖或复制 痘病毒的复制独立于宿主的细胞核单独存在于细胞质中。病毒的DNA合成是从感染宿主细胞2H开始，大约5H后就合成了足够的数量用于产生最大量的病毒。病毒在进入细胞过程中要经历两个步骤：第一步是病毒蛋白和脂类的丢失，此时基因组仍包裹于核心；第二步，基因组变得容易被DNA酶接近。

痘病毒DNA线性双链的两个末端各有一个104个核苷酸的单链发卡结构。痘病毒基因组编码超过200个病毒蛋白。由于DNA复制所需的复制酶大部分在细胞核，因此痘病毒需要携带和编码几乎所有自身DNA复制所需的复制酶。痘病毒DNA复制酶类主要有E9L DNA聚合酶、B1R蛋白激酶、D5R核苷三磷酸酶和D4R尿嘧啶DNA糖基酶，其他参与病毒DNA复制的酶还有H6R DNA异构酶、I3L单链DNA结合蛋白、H5R病毒体连接蛋白以及A50R DNA连接酶等。痘病毒编码自身的核苷酸还原酶和谷氨酸氧化还原蛋白可调控dNTP水平，并可作为辅助因子参与基因组的复制。A20R与D4R和D5R形成复合物后可提高痘病毒DNA聚合酶加工活性。

痘病毒基因组的复制，首先在靠近基因组的一个末端形成单一缺口，利用暴露的3′—OH作为引物进行链置换合成子代DNA，合成的终端产物为一个尾-尾相连的二聚体，经切割形成两个子代基因组。

感染致病与宿主反应 痘病毒既可以引起原位感染，也能够引起系统性感染，如广泛的皮疹和高的病死率。在一定条件下，同一种病毒能够在不同的宿主内引起这两种形式的感染。痘病毒可以通过微创伤口进入表皮或真皮，引起皮肤感染；还可以通过呼吸系统传播，如天花病毒可通过口腔或鼻的呼气进行传播。

应用 痘病毒载体可以用于基因治疗，但由于其结构和生物学特性比较复杂，临床应用有一定的安全性问题。痘病毒载体可容纳约25kb的外源基因，在自身启动子的调控下，病毒自身可在靶细胞胞质中大量表达目的蛋白，以激发体内针对感染性疾病或肿瘤的免疫反应。由肿瘤特异性抗原、细胞因子或病毒的致癌蛋白的基因与痘病毒载体一起构建的重组基因治疗性疫苗约占基因治疗临床研究方案的11%，成为继反转录病毒载体、腺病毒载体之后，在基因治疗临床研究中使用最多的病毒载体。采用痘病毒载体构建的重组基因治疗性疫苗在临床应用中能够有效地激发机体的抗肿瘤、抗感染免疫反应。

（黄常志 杨梅 李渊）

gǎnzhuàng bìngdú

杆状病毒（baculovirus） 病毒粒子呈杆状的一类DNA病毒。其寄生于鳞翅目、膜翅目和双翅目昆虫及其他节肢动物体内。有些杆状病毒，如烟草花叶病毒和太子参花叶病毒，具有棒状的颗粒。而另一些杆状病毒如昆虫杆状病毒，具有可弯曲的颗粒。

杆状病毒由杆状核衣壳和双层脂蛋白囊膜组成。核衣壳包括衣壳和髓壳。病毒DNA和与其密切相关的碱性蛋白组成髓核。基因组为双链环状DNA分子，DNA以超螺旋形式压缩包装在杆状衣壳内，大小为90~180kb。

杆状病毒粒子的主要结构蛋白是衣壳蛋白，其主要成分为VP39。在包涵体型病毒粒子的囊膜中，PDV-E25是主要的组成成分，该蛋白N端20个氨基酸残基组成的高度疏水域使其定位于囊膜上。PDV-E25参与多角体蛋白的合成并使多角体蛋白沉积于病毒粒子表面，形成包涵体。芽生型病毒囊膜的主要成分是529个氨基酸残基组成的酸性磷酸化糖蛋白gp64~gp67，该蛋白在病毒入侵宿主细胞的过程中起作用。

杆状病毒载体能够有效地将基因导入哺乳动物细胞，对不同细胞的转导效率存在差异。并且杆状病毒作为一类以节肢动物为唯一宿主的病毒，对哺乳动物是高度安全的。杆状病毒还可用于体外测定新药和抗病毒复合物的效果，其介导的基因转移与化疗的联合方案为某些肿瘤的治疗提供了一条新的途径。

（黄常志 杨梅 李渊）

xìxiǎo bìngdú

细小病毒（parvovirus） 包括30多种病毒组成的DNA病毒群体。其属于细小病毒科细小病毒亚科。广泛分布于昆虫、鸟类和包括人类在内的哺乳类动物之中，各有其特异性的宿主动物以完成病毒自身复制的过程。

结构 细小病毒是小的无包膜病毒，直径20~25nm，无囊膜外壳，至少有4种蛋白质构成二十面对称体，线性单链DNA长约5kb，呈发夹状。已发现4种人类细小病毒：人类细小病毒B19、人类博卡病毒（HBoV）、腺相关病毒和人类细小病毒PARV4。

组成 细小病毒基因是由数目有限的重叠基因组构成，各种细小病毒之间的基因结构十分相似。病毒单链DNA上存在两个大的开放阅读框，分别位于DNA链的3'端和5'端，在各自启动子的调控下根据不同阅读方式转录成mRNA，再经修饰等步骤最终翻译成两大类蛋白质：一类为非结构蛋白，又分为NS1和NS2，在腺相关病毒则成为调节蛋白；另一类为结构蛋白或称衣壳蛋白。其中非结构蛋白为具有多种功能的核磷酸化蛋白质，直接参与病毒DNA复制和基因转录的调控，并有抑制细胞转化和杀伤转化和肿瘤细胞的作用。

分类 病毒基因结构十分简单，缺乏病毒复制所必需的酶系，因此无法独立完成自身复制过程，必须依赖宿主细胞和/或外源性帮助病毒的帮助功能才能完成病毒自身的复制过程。根据外源性帮助的不同而分为两大类：一类为自主性细小病毒，如仓鼠溶骨性细小病毒H-1、小鼠细小病毒等，这些病毒无需外源性病毒的帮助即可在适宜的宿主细胞中完成病毒复制的全过程；另一类为非自主性细小病毒（如腺相关病毒），通常要在有腺病毒或单纯疱疹病毒的协同感染下才能完成病毒的复制。

研究意义 细小病毒具有降低动物"自发"或诱发肿瘤的发生、选择性杀伤某些转化细胞和肿瘤细胞的作用，还有对正常组织细胞、成年动物无毒或低毒的特性。

应用 将细小病毒基因组中的结构蛋白和非结构蛋白基因部分或全部的编码区序列替换为外源基因或其他的控制序列，保留病毒复制、包装及整合所必需的基因、末端回文结构，使其携带复制和包装信号，构建重组细小病毒转移质粒。这种转移质粒包括两种：一种是含有外源基因的转移质粒，另一种是辅助基因质粒，它可以是野生型病毒基因组成不能复制和包装的缺陷型基因组。较常用的作为基因运载工具的细小病毒包括自主性细小病毒和腺相关病毒等。

（黄常志 杨梅 李渊）

xiànxiāngguān bìngdú

腺相关病毒（adeno-associated virus，AAV） 细小病毒科家族成员之一。无被膜而具有二十面体结构，含线状单链DNA基因组。从昆虫到人类都已分离出该病毒，其复制依赖于其他辅助病毒，如腺病毒、痘病毒等。最早于1965年作为腺病毒制备物中的一种污染成分发现。野生型腺相关病毒（wt-AAV）是一种复制缺陷型病毒，其基因组在人染色体19q13.4-ter处有单一整合位点，受感染的人群并未发现引起任何疾病。重组腺相关病毒（rAAV）

去掉了 wt-AAV 自身的基因，具有较高安全性，宿主范围广（包括分裂细胞和非分裂细胞）。

结构 AAV 为无包膜单链（正链或负链）线状 DNA 缺陷型病毒，外包二十面体衣壳蛋白，直径 20nm，是动物病毒中最小的病毒。应用于基因治疗研究的 AAV2 基因组长 4680bp，两端有 145bp 反向末端重复序列（ITR），其中外侧的 125bp 呈发夹结构，是 AAV 复制和包装所需的唯一顺式作用元件。ITR 是 AAV 包装复制所必需的自身结构，容易缺失并影响病毒颗粒的包装和感染力。而用 SURE 细胞可更好地维持 AAV 基因组中 ITR 的完整性。基因组中有 3 个启动子：P5、P19 和 P40，包含两个开放阅读框（rep、cap）。其基因组编码 4 个调节蛋白 Rep 及 3 个衣壳蛋白 Cap（VPl-3），调节蛋白 Rep78、Rep68 参与反式调节 DNA 的转录、复制及在人染色体上的定点整合，Rep52、Rcp40 则与双链 DNA（ssDNA）和病毒颗粒的组装有关。Cap 编码的 VP1、VP2 和 VP3 是装配成完整病毒所需的衣壳蛋白，它们在病毒整合、复制和装配中起重要作用。其中 VP1 的 N 端存在一段高度保守的磷脂酶 A2 同源序列，在 AAV 从内吞体逃逸继而进入宿主细胞核的过程中可能具有重要作用。

分类 在除人类的灵长类动物中，已发现 AAV 血清型及变种有 100 多种，来自人类的有 12 种。各血清型 AAV 载体的主要区别是衣壳蛋白不同，因此，不同血清型的载体对组织和细胞的转移效率也不同。其中血清型为 AAV2 的载体已广泛用于基因治疗研究，但由于正常人群的 85% 有针对 AAV2 的抗体，故其他血清型的载体和新型载体也逐渐发展起来。

应用 ①AAV 自身具有一定的抗肿瘤活性。流行病学研究显示，AAV2 的感染率与人乳头瘤病毒（HPV）引起的子宫颈癌发病率呈负相关。AAV 还可抑制牛乳头瘤病毒 1、EB 病毒等对感染细胞的恶性转化作用。②AAV 可作为基因治疗载体，联合放疗或化疗，起协同抑制肿瘤的效果。③rAAV 载体可与生物特异性靶向结合分子连接，或在载体中插入组织特异性、肿瘤选择性和细胞周期选择性等多种启动子，据此可设计多种 rAAV 载体来提高其对肿瘤组织的靶向性。

AAV 载体生产方式 ①腺病毒/293 细胞/三质粒共转染法。②293 细胞/三质粒共转染法。③腺病毒/AAV 嵌合载体+稳定的 Rep/Cap 细胞系生产法。④AAV 生产细胞系法。⑤重组疱疹病毒载体系统。⑥Bac-to-Bac 杆状病毒表达系统。

（黄常志 杨梅 李渊）

RNA zhǒngliú bingdú

RNA 肿瘤病毒（RNA oncovirus）

含有 RNA 可引发肿瘤的反转录病毒家族。在自然界普遍分布，致瘤作用广泛，可诱发白血病、肉瘤和淋巴瘤等。1910 年，美国病毒学家弗朗西斯·佩顿·劳斯（Francis Peyton Rous，1879～1970 年）发现的劳斯肉瘤病毒（RSV）即是其中一种。

结构：RNA 肿瘤病毒有包膜，直径约 100nm，外包被脂蛋白囊膜，内有二十面体的蛋白质衣壳，中心有螺旋对称的核衣壳。病毒颗粒常含 5～7 种结构蛋白组分，其中 1～2 种糖蛋白在包膜上常形成尖突。其基因组是 1 分子单股 RNA，分子量 7000kD，可分出两个或两个以上的片段，每个片段为一个基因。

复制：以 RSV 为例。病毒在感染的最初几小时中即可通过其反转录酶以病毒 RNA 为模板，在感染细胞的胞质中合成线性双链 DNA 分子。该 DNA 分子包括中间部分的基因组及两端各 1 个长末端重复序列（LTR），可通过类似基因重组的酶学机制，作为一个单位随机地整合到宿主细胞 DNA 基因组的许多位点上，成为伴随宿主细胞 DNA 基因组持久存在的"前病毒"。前病毒保留病毒基因组的构型及线性序列的特点。位于前病毒以外邻近的 DNA 或其他部位的 DNA 可控制病毒 RNA 的生成。前病毒两端的 LTR 也有使后接的基因开始活动或终止其活动的信号。RNA 肿瘤病毒可能通过宿主细胞的 RNA 成熟加工酶系，或将病毒 RNA 基因组分裂成几个能使单个病毒基因表达的 m-RNA；或由整个病毒 RNA 基因组先产生一个复合蛋白质，然后被蛋白酶分裂成一个个单一蛋白质。宿主细胞代谢发生某些变化时，前病毒的表达水平可受影响。

致癌机制：病毒可通过 LTR 插入细胞致癌基因附近，促进后者表达转化蛋白质，或通过引起细胞致癌基因转导、易位、扩增或点突变等引起细胞癌变。在致癌过程中，LTR 可以作为一种插入基因与细胞 DNA 进行基因重组。由于 LTR 有某种促进基因序列，当 LTR 恰好与细胞致癌基因拼接在一起时，可使细胞致癌基因的转录水平大为提高。

（黄常志 杨梅 李渊）

bǐngxíng gānyán bingdú

丙型肝炎病毒（hepatitis C virus，HCV）

引起丙型病毒性肝炎的病原体。曾称肠道外传播的非甲非乙型肝炎病毒〔HNANAB（P）〕。是有包膜的单链 RNA 病毒，属黄病毒科。1974 年，格拉菲尔德（Golafield）首先报告输血后非甲非乙型肝炎；1989 年英国病毒学家迈克尔·霍顿（Michael Houghton，1949～　）应用分子克隆技术克隆了该病毒，1989 年国际肝癌会议将 HNANBV（P）正式命名为丙型肝炎病毒。于 1991 年被国际病毒命名委员会归属于黄病毒科丙型肝炎病毒属。

形态结构和化学组成　HCV 呈球形，直径小于 80nm（肝细胞中为 36～40nm，血液中为 36～62nm），为单股正链 RNA 病毒，在核衣壳外包绕含脂质的囊膜，囊膜上有刺突。HCV 的 RNA 长 9 500～10 000bp，5′端非编码区长 319～341bp，对病毒复制及病毒蛋白转译有重要的调节作用，其核酸序列保守性强，病毒株间差异小，可用于基因诊断。3′端非编码区长 27～55bp，含终止密码及多聚尿嘧啶核苷（poly U）序列，与 HCV 负链 RNA 的复制有关。在 5′端非编码区下游紧接一开放阅读框，由 7 个基因区组成，基因组排列顺序为 5′-C-E1-E2/NS1-NS2-NS3-NS4-NS5-3′，编码 3010～3033 个氨基酸残基的多聚蛋白前体，可经宿主细胞信号肽和病毒自身蛋白酶作用后裂解成独立的病毒蛋白，即 3 种结构蛋白，包括分子量 19kD 的核衣壳蛋白（又称核心蛋白）和 33kD（E1）、72kD（E2/NS1）的糖蛋白，以及 4 种非结构蛋白，包括分子量为 23kD、52kD、60kD 和 116kD 的 NS2、NS3、NS4 和 NS5。由于 72kD 的糖蛋白与瘟病毒表面蛋白或黄病毒第一个非结构蛋白（NS1）相对应，故将其基因标记称为 E2/NS1。E1 和 E2/NS1 糖蛋

白能产生抗 HCV 的中和作用。NS2 和 NS4 能够与细胞膜紧密结合在一起，功能尚不清楚。NS3 蛋白具有螺旋酶活性，参与解旋 HCV 的 RNA 分子以协助 RNA 复制，NS5 蛋白为 RNA 依赖性 RNA 多聚酶，参与 HCV 基因组复制。

HCV 具有显著异源性和高度可变性，其变异率每年高达（1.4～1.9）×10⁻³/核苷酸。已知全部基因组序列的 HCV 株的核苷酸和氨基酸序列存在较大差异。HCV 基因组各部位的变异程度不一致，5′端非编码区最保守，同源性为 92%～100%，3′端非编码区变异程度较高；在 HCV 的编码基因中，C 区最保守，非结构区（NS）区次之，编码囊膜蛋白的 E2/NS1 区可变性最高，称为高可变区。

培养　JFH1（2a）株病毒可以在体外培养的 Huh7 细胞中复制并产生具有感染性的病毒。黑猩猩可感染 HCV，但症状较轻。

理化性质　HCV 对氯仿、乙醚等有机溶剂敏感，紫外线照射、100℃煮沸 5 分钟、20% 次氯酸和福尔马林（1∶1000）均可使其失活。

检测　可采用放射免疫分析法（RIA）或酶联免疫吸附法（ELISA）、HCV cDNA/反转录聚合酶链反应（RT-PCR），以及免疫组化法检测肝组织中的 HCV 抗原。

RIA 或 ELISA　1989 年，抗-C-100 放射免疫方法建立，随后 Ortho 公司研制成功 ELISA 方法。这两种方法均采用重组酵母表达的病毒抗原（C-100-3，为 NS4 编码蛋白，含 363 个氨基酸残基），经纯化后包被微量塑料板孔，加入被检血清，该病毒抗原即与被检血清中抗-C-100 结合，

最后加同位素或酶标记的鼠抗人 IgG 单克隆抗体，加底物显色判断结果。由于约半数丙型肝炎患者于输血后 4～6 个月抗-C-100 首次阳转，因此，该方法不宜作为急性丙型肝炎的常规实验室诊断；另外，该法不够灵敏并存在非特异性，少数患者检测不到抗-C-100 或在自身免疫性慢性肝病患者中出现假阳性。因此，抗 HCV 阳性需行重组免疫印迹试验（RIBA 或蛋白质印迹法）证实。美国第二代 ELISA 方法采用 HCVC 区编码蛋白 C-22-3 和非结构区 NS3 编码蛋白 C-33-3 和 C-100-3 包被载体检测抗 HCV。该法检测抗 HCV 的检出率可提高 25～30%，且检出抗 HDV 的时间也提早 16～42 天。第三代 ELISA 试剂盒以 C22、C33 以及 NS5 区蛋白 3 种蛋白为抗原，检出率可达 90% 以上。

HCV cDNA/RT-PCR　测定肝和血清中 HCV RNA。将 HCV 的 RNA 反转录为 HCV DNA，选用高度保守的 5′非编码区引物扩增放大后作琼脂糖凝胶电泳观察结果。本法较灵敏。由于肝和血清中 HCV RNA 比抗-HCV 出现得早，一些感染者抗 HCV 尚未阳转时，其肝和血清中已可测到 HCV RNA 阳性，说明病毒在体内复制；HCV RNA 转阴性说明病毒被清除。RT-PCR 可作为丙型肝炎的早期诊断和献血员的筛查方法，也可作为丙型肝炎的预后指标。

免疫组化法　检测肝组织中 HCV 抗原。从感染 HCV 的患者血清中提取 IgG，用间接免疫荧光或间接免疫酶组化法可检测肝内 HCV 抗原。

繁殖或复制　HCV 不能自己合成蛋白质，感染后利用人体细胞蛋白合成机制来合成病毒蛋白。

HCV 在肝细胞内复制时，常引起肝细胞结构和功能改变或干扰肝细胞蛋白合成，造成肝细胞变性坏死。美国免疫学家彼得·萨诺（Peter Sarnow）发现人肝中一种短片段 miRNA-122 与 HCV 的生长和复制有关。当 miR-122 失活时，HCV 的 RNA 复制降低约 80%。

感染致病与宿主反应 HCV 主要通过输血或血制品、注射、性交和母婴传播，引起急性或慢性丙型肝炎，共用办公用品、交换钱币、公共用餐等一般不会造成传播。丙型肝炎潜伏期为 2~17 周，平均 10 周。由输血或血制品引起的丙型肝炎潜伏期较短，多数患者不出现症状或症状较轻。急性肝炎与其他类型肝炎相似，临床表现有全身无力，食欲减退，肝区不适，恶心、呕吐和血清谷丙转氨酶（ALT）升高等，抗 HCV 抗体阳性，1/3 患者有黄疸，少数伴低热，轻度肝大，体重减轻，肌肉关节疼痛，睡眠不佳，肝功能指标多为正常或轻度异常。临床中丙型肝炎患者 50% 可发展为慢性肝炎，可能在 20 年间没有任何明显症状。约有 20% 可逐渐发展为肝硬化或肝癌。临床观察表明，人感染 HCV 后所产生的保护性免疫很差，能再感染不同株甚至同株 HCV。可能与 HCV 感染后病毒血症水平低及 HDV 基因级变异性有关。约半数患者为自限性，可自动康复。

致病机制 尚不清楚。一般认为，既有病毒对肝细胞的直接损害作用，又有免疫病理损伤和细胞凋亡导致肝细胞破坏。HCV 在肝细胞内复制引起肝细胞结构和功能改变或干扰肝细胞蛋白合成，造成肝细胞变性坏死，表明 HCV 直接损害肝。但多数学者认为，细胞免疫病理反应可能起重要作用。丙型肝炎的组织浸润细胞以 CD3+ 为主，细胞毒性 T 细胞（CTL）特异攻击 HCV 感染的靶细胞，可引起肝细胞损伤。免疫病理学发现，在肝坏死区和汇管区大量的浸润细胞以 HCV 特异性 MHC Ⅰ 类分子限制的 CTL 为主。HCV 感染肝细胞后，于细胞膜上形成 MHC/HCV 抗原复合物，该复合物可通过与 T 细胞受体（TCR）结合使 T 细胞激活，并进而诱导 T 细胞内 Fas 配体（FasL）基因表达。T 细胞的 FasL 与肝细胞膜表面的 Fas 抗原结合，便可使肝细胞凋亡。一般情况下，这种激活引起的细胞凋亡有利于 CTL 细胞清除 HCV 感染细胞。但如果 FasL 基因表达过度，则会引起过多肝细胞损害，严重者可致暴发性肝炎、急性肝坏死等。

基因分型 尚无统一标准，因用于基因分型的部位和采用的方法不同，出现了各种基因分型结果。根据全球不同地区分离的 HCV 不同株的全部或部分基因组系统进化分析，HCV 呈现 3 个水平的遗传变异性：型、亚型和准病毒株。HCV 至少可分为 6 个基因型（HCV1~6 型），包含超过 100 个基因亚型（如 1a、1b、1c、2a 和 2b 等）。各型核酸序列相差 31%~34%，氨基酸序列相差约 30%，亚型序列相差 20%~23%，准病毒株序列相差 1%~10%。有几种 HCV 病毒株主要从东南亚被分离出，被命名为 HCV7~11 型，除 HCV10a 型（已被列入 HCV3 型）外，其余各型由于其系统进化的相似性，被列入 HCV6 型。

分布 欧美国家多数为 HCV1 型感染，占本地流行的 60%~65%，HCV3a 型约占 20%；在美国，慢性 HCV 感染者主要为 HCV1 型（约 72%），其次为 2 型（约 16%）和 3 型（约 10%）；亚洲国家以 2 型为主，3 型和 6 型次之。日本慢性丙型肝炎患者和健康献血员主要为 2 型感染，分别占 59.3% 和 82.4%，而血友病人约 50% 为 1 型感染，原因是输入了美国进口凝血因子Ⅷ。中国北京慢性 HCV 患者 86.2% 为 2 型感染，13.8% 为 3 型，新疆维吾尔自治区 3 型感染占 50%。HCV4 型主要分布在北非和中东国家，HCV5 型主要分布于南非，HCV6 型主要流行于东南亚，HCV7~9 型仅发现于越南，HCV10~11 型流行于印度尼西亚。

HCV1b 型主要经血液传播，而 HCV1a、3a 型主要经静脉注射毒品传播，由于系统化的血液和血制品筛查的普及，HCV1b 型的遗传进化已减慢，然而在静脉注射毒品者中 HCV 感染的流行已失控，这与 HCV1a、3a 型的快速遗传进化有关。

防治原则及研究意义 丙型肝炎的预防主要通过严格筛选献血员和加强血制品的管理来降低输血后丙型肝炎发病率。1998 年 10 月 1 日，《中华人民共和国献血法》开始实施并明确规定，抗 HCV 检测是筛选献血员的常规，对血制品同样进行检测以防污染。对献血员进行抗 HCV 筛查，可排除 85% 有 HCV 传染性的献血员，从而明显降低输血后丙型肝炎的发病率。由于 ALT 异常和抗 HBc 阳性者抗 HCV 阳性率明显高于 ALT 正常和抗 HBc 阴性者，因此，在尚无条件进行抗 HCV 筛查的地区，可对献血员作 ALT 和抗 HBc 筛查。主动免疫主要是疫苗。丙型肝炎疫苗尚处于研究阶段，其中 HCV 重组基因工程疫苗及核酸疫苗最受重视。HCV 高度变异性给疫苗研制带来困难。被动免疫使用 HCV 抗体或丙种免疫球蛋白，但效果均不肯定。

丙型肝炎的标准治疗方案是聚乙二醇干扰素联合利巴韦林。两种聚乙二醇干扰素联合利巴韦林的直接比较临床试验表明，12kD 的聚乙二醇干扰素 α-2b 的活性明显高于 40kD 的长效干扰素；而且 12kD 的长效干扰素不仅清除肝内的主要病毒，更可以清除淋巴结、肾、脾、肾上腺和唾液腺等肝外病毒，故停药后的复发率较低。40kD 大分子聚乙二醇干扰素由于分子过大，限于血管和肝内分布，对肝外的病毒清除不利。且加重了肝负担，排泄慢，不经过肾排泄，当发生不良反应时撤药困难。一般认为 12kD 聚乙二醇干扰素 α-2b 应做为治疗丙型肝炎的优先用药。干扰素治疗丙型肝炎，可缓解病情，防止约 1/2 急性丙型肝炎向慢性化发展，慢性 HCV 用干扰素治疗后有效率为 50%，但有半数复发，维持有效率为 20%～25%。

（黄常志 杨梅 李渊）

rénlèi miǎnyì quēxiàn bìngdú

人类免疫缺陷病毒（human immunodeficiency virus，HIV）

引起获得性免疫缺陷综合征（AIDS）和相关疾病的 RNA 病毒。是一种潜伏期极长的反转录病毒，分为 HIV-1 和 HIV-2 两型。1981 年在美国首次被发现。HIV 破坏人体免疫系统导致各种疾病以及肿瘤的发生。

特点 ①主要攻击人体的 T 淋巴细胞系统。②一旦侵入机体细胞，病毒将会和细胞整合，终生难以消除，潜伏期长，病死率高。③病毒基因组比已知任何一种病毒基因都复杂，基因变化多样。④广泛存在于感染者的血液、精液、阴道分泌物、唾液、尿液、乳汁、脑脊液及有神经症状的脑组织液，其中以血液、精液和阴道分泌物中浓度最高。⑤对外界环境的抵抗力较弱，对乙肝病毒有效的消毒方法对 HIV 也有效。

形态结构 病毒直径约 120nm，大致呈球形。外膜是类脂包膜，来自宿主细胞，并嵌有病毒蛋白 gp120 与 gp41；gp41 是跨膜蛋白，gp120 位于表面，并与 gp41 通过非共价作用结合。向内是由蛋白 p17 形成的球形基质，以及蛋白 p24 形成的半锥形衣壳，衣壳在电镜下呈高电子密度。衣壳内含有病毒的 RNA 基因组、酶（反转录酶、整合酶和蛋白酶）以及其他来自宿主细胞的成分。

基因组结构 病毒基因组是两条相同的正链 RNA，每条 RNA 长 9.2～9.8kb。两端是长末端重复序列（LTR），含顺式调控序列，控制前病毒的表达。在 LTR 有启动子和增强子并含负调控区。在 5' 末端的 LTR 之后，依次含有 gag、pol 和 env 3 个基因，其为反转录病毒所共有。HIV 特有 tat、rev 两个调节基因，vif、nef、vpr、vpu 和 vpx 等附属基因，其中 vpu 是 HIV-1 所特有，vpx 为 HIV-2 所特有。HIV-2 基因结构与 HIV-1 有差别：它不含 VPU 基因，但有功能不明的 VPX 基因。核酸杂交法检查 HIV-1 与 HIV-2 的核苷酸序列，仅 40% 相同。env 基因表达产物激发机体产生的抗体无交叉反应。

编码蛋白 LTR 之间的序列编码至少 9 个蛋白，分为 3 类：结构蛋白、调控蛋白和辅助蛋白。

结构蛋白 ①gag 基因编码约 500 个氨基酸残基组成的聚合前体蛋白，经蛋白酶水解形成 P17、P24 核蛋白，使 RNA 不受外界核酸酶破坏。②pol 基因编码聚合酶前体蛋白，经切割形成蛋白酶、整合酶、反转录酶和核糖核酸酶 H，均为病毒增殖所必需。③env 基因编码约 863 个氨基酸残基的前体蛋白并糖基化成 gp160、gp120 和 gp41。gp120 含有中和决定簇，已证明 HIV 中和抗原表位，在 gp120 V3 环上，V3 环区是囊膜蛋白的重要功能区，在病毒与细胞融合中起重要作用。gp120 与跨膜蛋白 gp41 以非共价键相连。gp41 与靶细胞融合，促使病毒进入细胞内。

调控蛋白 ①Tat 基因编码蛋白可与 LTR 结合，以增加病毒所有基因转录率，也能在转录后促进病毒 mRNA 的翻译（见 Tat 蛋白）。②Rev 基因产物是一种顺式激活因子，对 env 和 gag 中顺式作用抑制序列有抑制作用，增强 gag 和 env 基因的表达，以合成相应的病毒结构蛋白。

辅助蛋白 ①Nef 基因编码蛋白 P27 对 HIV 基因的表达有负调控作用，以推迟病毒复制。该蛋白作用于 HIV cDNA 的 LTR，抑制整合的病毒转录。②Vif 基因对 HIV 并非必不可少，但可能影响游离 HIV 感染性、病毒体的产生和体内传播。③Vpu 基因为 HIV-1 所特有，对 HIV 的有效复制及病毒体的装配与成熟不可少。④Vpr 基因编码蛋白是一种弱的转录激活物，在体内繁殖周期中起一定作用。

理化性质 HIV 在体外的生存时间很短，在干燥环境中，99% 以上的病毒将在 24 小时内失活，120℃ 湿热消毒 20 分钟即可完全杀灭 HIV，一般的消毒液如 10% 漂白粉或 70% 也可在数分钟内灭活 HIV。

检测 可采用酶联免疫吸附法（ELISA）或明胶颗粒凝集法

（PA），或使用反转录聚合酶链反应（RT-PCR）等方法检测血液中病毒的 RNA/DNA。

传播途径 HIV 感染者是传染源，可从血液、精液、唾液、尿液、阴道分泌液、眼泪和乳汁等分离得 HIV。传播途径主要有 3 种。①性传播：通过同性恋之间及异性间的性接触感染。②血液传播：通过输血、血液制品或消毒不彻底的注射器传播，静脉吸毒者共用不经消毒的注射器和针头造成严重感染。③母婴传播：经胎盘、产道和哺乳方式传播。

致病机制 HIV 选择性的侵犯 CD4$^+$ T 淋巴细胞、单核/巨噬细胞和树突状细胞等。细胞表面 CD4 分子是 HIV 受体，通过 HIV 囊膜蛋白 gp120 与细胞膜上 CD4 结合后，gp120 构像改变使 gp41 暴露，同时 gp120-CD4 与靶细胞表面的趋化因子受体（CXCR4 或 CXCR5）结合形成 CD4-gp120-CXCR4/CXCR5 复合物。gp41 在其中起桥梁作用，利用自身的疏水作用介导病毒囊膜与细胞膜融合，最终细胞被破坏。机制如下：①由于 HIV 包膜蛋白插入细胞或病毒出芽释放，导致细胞膜通透性增加，产生渗透性溶解。②受染细胞内 CD-gp120 复合物与细胞器的膜融合，使之溶解，导致感染细胞迅速死亡。③HIV 感染时，未整合的 DNA 积累或对细胞蛋白的抑制，导致 HIV 杀伤细胞。④HIV 感染细胞表达的 gp120 能与未感染细胞膜上的 CD4 结合，在 gp41 作用下融合形成多核巨细胞而溶解死亡。⑤HIV 感染细胞膜病毒抗原与特异性抗体结合，通过激活补体或抗体依赖细胞介导的细胞毒作用（ADCC）将细胞裂解。⑥HIV 诱导自身免疫，如 gp41 与 CD4$^+$ T 细胞膜上主要组织相容性复合体（MHC）Ⅱ类分子有一同源区，由抗 gp41 抗体可与这类淋巴细胞起交叉反应，导致细胞破坏。⑦细胞凋亡：在 AIDS 发病时可激活细胞凋亡。如 HIV 的 gp120 与 CD4 受体结合，直接激活受感染的细胞凋亡。感染 HIV 的 T 细胞表达的囊膜抗原也可启动正常 T 细胞，通过细胞表面 CD4 分子交联间接地引起凋亡，造成以 CD4$^+$ T 细胞缺损为中心的严重免疫缺陷。

感染致病与宿主反应 HIV 感染人体后，潜伏期较长（3～5 年或长至 8 年），表明 HIV 在感染机体中，以潜伏或低水平的慢性感染方式持续存在。当 HIV 潜伏细胞受到某些因素刺激，使潜伏的 HIV 激活大量增殖而致病。

（黄常志 谷愉愉 李渊）

Tat dànbái

Tat 蛋白（Tat protein） 人类免疫缺陷病毒 1 型（HIV-1）编码的反式转录激活因子。主要功能是反式激活 HIV-1 病毒基因组转录的起始和延伸，启动病毒复制。Tat 由两个外显子经剪接编码而成，分子量 14～15kD。第一个外显子编码 72 个氨基酸，第二个外显子编码 86～130 个氨基酸残基，依不同的 HIV 和 SIV 分离株而长度也不同。

Tat 为 HIV 的转录过程所必需，是 HIV 最早表达的蛋白质之一（其他两个为 Rev 和 Nef）。Tat 通过与一个名为 TAR 的 RNA 结构以及 cyclin-T-CDK9 复合物结合而起作用。Tat 的 N 端由酸性氨基酸组成，紧接着这一基团的是富含半胱氨酸的基团，其能在体外与锌原子结合，并借此连接 Tat 在体外形成多聚体；在此基团的下游是核心基团；与此相连的是碱性基团以及功能不明的 C 端。

N 端富含半胱氨酸基团，以及核心基团组成了 Tat 的激活基团；而核心基团和碱性基团则是 Tat 与 TAR RNA 结合的部位，其中碱性基团还含有入核信号。

Tat 蛋白能够穿过细胞膜到达细胞外，具有细胞膜穿透肽活性，其穿膜序列由 11 个氨基酸残基组成。作为反式激活作用因子，Tat 蛋白在 HIV-1 基因复制过程中起重要作用，其基本区和核心区在反式激活作用中起关键作用。Tat 蛋白还可以在转录水平上调节宿主细胞的功能，表现出多种生物学活性，如诱导血管形成、单核细胞的趋化性及炎症因子如白细胞介素（IL-1、IL-6）和肿瘤坏死因子 α 等的分泌。Tat 蛋白还能促进树突状细胞成熟，增强其功能和抗原特异性 T 细胞反应。获得性免疫缺陷综合征患者常伴发其他疾病，如卡波西肉瘤、神经系统疾病等，均与 Tat 蛋白有关。

（黄常志 谷愉愉 李渊）

Láosī ròuliú bìngdú

劳斯肉瘤病毒（Rous sarcoma virus，RSV） RNA 肿瘤病毒的一种，属于反转录病毒科。1910 年，美国病毒学家弗朗西斯·佩顿·劳斯（Francis Peyton Rous，1879～1970 年）从鸡的可移植性肿瘤（即劳斯肉瘤）中分离，在体内可引起上皮性实体肿瘤（肉瘤），可使培养细胞系转化为成纤维细胞。

病毒基因排列顺序为 5′-LTR-gag-pol-env-src-LTR-3′，代表了反转录病毒基因组的结构特征。其结构上的主要特征是基因的两末端存在相同的长末端重复序列（LTR），LTR 包括病毒的启动子和增强子，且在病毒与细胞结合时，LTR 能提高邻近的病毒和细胞基因的活性。*Gag* 编码完整病毒颗粒结构蛋白，*pol* 是反转录酶基因，*env* 是病毒颗粒外膜蛋白质基因，*src* 是相应细胞的转化基因。

（黄常志　谷愉愉　李渊）

rénlèi shì T línbā xìbāo bìngdú

人类嗜 T 淋巴细胞病毒 （human T-cell lymphotropic virus，HTLV）

RNA 肿瘤病毒的一种，为单链 RNA 病毒，属慢病毒亚科。根据基因组及血清学反应可分为 HTLV-1 型和 HTLV-2 型。1980 年，由美国病毒学家黄以静（Flossie Wong-Staal，1946 ~ 2020 年）和罗伯特·加洛（Robert C. Gallo，1937~　　）首次分离出来。

形态结构和化学组成　病毒有外膜。电镜下 HTLV 颗粒呈球形，直径 100nm，内部核心由结构蛋白组成，核壳与基质（又称 P15、P24 和 P19GAG 蛋白）围绕着病毒 RNA 及多聚酶，外层为病毒包膜糖蛋白（表面和跨膜糖蛋白，称 GP46 和 GP21）镶嵌在双层脂质膜中。病毒基因组为 30 ~ 35S 正股单链 RNA，长度约 10kb，具有反转录酶活性。基因组按照从 5′→3′ 端次序排列为 *gag-pol-env* 3 个结构基因和 *tax*、*rex* 两个调节基因，两端为长末端重复序列（LTR）：RU5 和 U3。HTLV-1 和 HTLV-2 序列中有 65% 的核苷酸同源性，但在 LTR 序列中同源性最低（30%），而在 3′端 tax/rex 调节基因中是最高的（75% ~ 80%）。

编码蛋白　①*gag* 基因编码 p19p24、p15 抗原。②*pol* 基因编码反转录酶（p95）、RNA 酶 H 和整合酶。③*env* 基因编码产物为糖蛋白（GP61、GP69），可与 CD4 分子结合，并进一步裂解为 GP46 和 GP21，前者分布在细胞表面，后者为跨膜蛋白。④病毒在基因

3′端有独特部位称为 pX，包括 4 个小开放阅读框：X-Ⅰ、X-Ⅱ、X-Ⅲ和 X-Ⅳ，其中 X-Ⅲ和 X-Ⅳ分别在 HTLV-1 和 HTLV-2 中编码调节基因 rex （p27rex、p26rex）和 tex （p40tax、p37tax）。

理化性质　HTLV 抵抗力不强，在外环境中易受热、干燥、阳光和脂溶剂等灭活，但在低温下较稳定，在 20% 胎牛血清中置于 − 70℃ 冰箱可长期保存其感染力。

检测　方法很多，包括酶联免疫吸附法（ELISA）、明胶颗粒凝集法（PA）、免疫荧光分析法（IFA）、蛋白质印迹法（WB）、重组免疫印迹试验（RIBA）、放射免疫沉淀法（RIPA）、聚合酶链反应（PCR）和病毒培养法。ELISA 和 PA 是检测 HTLV-1/2 抗体的初筛试验，适用于大规模初筛。IFA、WB 和 RIPA 均可用于 HTLV-1/2 感染的确证，其中 WB 最常用。

感染致病与宿主反应　HTLV-1/2 的传播主要有性传播、母婴传播、输血及静脉注射共用针头等。其中输血是传播的主要途径。HTLV-1 侵染人体致病包括以下过程：吸附和穿膜、反转录整合、潜伏期、转录激活、转化宿主细胞或引起各种免疫反应、致病。成人 T 淋巴细胞白血病（ATL）、热带性痉挛性截瘫/HTLV-1 相关性脊髓病（TSP/HAM）与 HTLV-1 有关。HTLV-2 与毛细胞/大颗粒淋巴细胞白血病等相关。

（黄常志　谷愉愉　李渊）

shǔ rǔxiàn zhǒngliú bìngdú

鼠乳腺肿瘤病毒 （murine mammary tumor virus，MMTV）

致小鼠乳腺癌活性的 RNA 肿瘤病毒。属于反转录病毒科肿瘤病毒亚科

B 型肿瘤病毒属。1936 年，由美国遗传学家约翰·约瑟夫·比特纳（John Joseph Bittner，1904 ~ 1961 年）在小鼠乳汁中发现。

MMTV 插入宿主基因组的前病毒结构全长约 8805bp，自 5′→3′端依次编码 gag、pol、env 和 sag 蛋白。在基因结构的两端各有一长末端重复序列（LTR）。MMTV 不含任何已知的病毒癌基因，但其 3′端的 LTR 能够在插入宿主基因组后引起突变，激活细胞癌基因。

MMTV 的传播有两种方式。①垂直传播：以整合的前病毒形式通过生殖细胞的遗传物质传递给下一代子鼠，随细胞的分裂而不断扩增。②水平传播：通过乳汁将母鼠体内的病毒传递给子鼠。MMTV 被水平传递给子鼠后，最初与被感染小鼠的染色质整合，并保持休眠状态，直至小鼠发育成熟并妊娠才开始活跃，在妊娠相关激素的刺激下随乳腺上皮细胞的分裂增生使 MMTV 大量扩增从而为病毒的乳汁传播创造条件。

外源性 MMTV 在被感染子鼠的胃肠道内通过 TfR-1 感染派尔（Peyer）淋巴结内的 B 细胞，在 B 细胞内 MMTV 开放阅读框编码的超抗原作用于 T 细胞，使 T 细胞激活。活化的 T 细胞增生并产生大量细胞因子，这些因子又反过来作用 B 细胞，从而产生大量 B 细胞和 T 细胞，MMTV 和小鼠免疫系统的相互作用增加了 MMTV 的感染概率。MMTV 特异性地作用于乳腺上皮细胞，并整合到 Wnt、Notch 和 FGF 等促细胞增殖基因的特定位点，随细胞分裂而传代。在小鼠成熟前，其体内的 MMTV 处于休眠状态，不能诱导靶基因过表达。而在妊娠期间和青春期，小鼠体内高浓度的

雌孕激素激活乳腺上皮细胞中的 MMTV，大量增殖的 MMTV 诱导靶基因过表达从而诱发乳腺癌。

由于人乳腺组织中也发现了与 MMTV 相似的病毒颗粒，以及 MMTV 相似的序列 ENV 和 LTR，在患者血清中发现存在 MMTV 抗体和由抗 MMTV 血清识别的蛋白质，而在人乳腺组织中未检测到与 MMTV 相关的蛋白和基因序列。表明 MMTV 与人乳腺癌的发生有一定关系。

（黄常志　杨梅　李渊）

fǎnzhuǎnlù bìngdú

反转录病毒（retrovirus）　编码反转录酶的 RNA 病毒。又称逆转录病毒。1908 年，丹麦学者威廉·埃勒曼（Vilhelm Ellermann，1871～1924 年）和奥卢夫·邦（Oluf Bang，1881～1937 年）发现一种病毒可以引起鸡的白细胞增生。1910 年，美国病毒学家弗朗西斯·佩顿·劳斯（Francis Peyton Rous，1879～1970 年）报道了鸡之间非细胞性的肉瘤传播。这是最初发现的该病毒科的存在。1970 年反转录酶的发现使该病毒获得反转录病毒这一名称。

形态结构　病毒直径 80～120nm，球形，带带突起的脂蛋白包膜。包膜内为二十面体的核蛋白衣，核蛋白衣内有螺旋结构的核糖核蛋白。病毒基因组为单股正链 RNA 二聚体。

简单的反转录病毒只包括 3 个基因：*gag*、*pol* 和 *env*，分别编码核心蛋白、反转录酶和外膜糖蛋白。复杂的反转录病毒还包括其他非结构基因，这些基因编码具有调节功能或其他辅助功能的蛋白质。

繁殖或复制　病毒复制时，病毒粒子在其核心携带两套基因组拷贝，反转录酶也在其核心包装好，但直到病毒侵入宿主细胞并去除病毒壳衣后才发挥作用。细胞携带的 RNA 分子与病毒的 RNA 基因组相杂交作为反转录的引物，新生的 DNA 链开始形成。反转录酶同样具有 RNA 酶 H 的活性，能够将亲代 RNA 从 DNA 上解离下来，为 DNA 的第二链的合成再次提供模板，从而形成一个双链 DNA 的前病毒。该前病毒为单倍体，但由于遵从了"拷贝选择"机制，它携带了两条 RNA 序列，在 DNA 基因组的每个末端都提供了长末端重复序列（LTR）。接下来受整合酶的催化，前病毒整合到宿主的染色体 DNA 中。整合过程并不具有宿主位点特异性，但优先发生于常染色体。整合后的前病毒可以保持潜伏状态，并随着被感染细胞的增殖而复制。而前病毒的表达则能提供 mRNA 用于翻译病毒蛋白，以及全长的病毒 RNA 基因组，进而二者包装成病毒颗粒。整合到 DNA 的病毒 RNA 的转录调控依赖于宿主细胞的转录调控因子，而一些复杂的反转录病毒还需要病毒自身的调节蛋白调控。

在病毒从宿主细胞出芽的最后阶段，gag 蛋白前体被病毒的蛋白酶切割，形成核心蛋白和基质蛋白，构成了主要的结构蛋白。

分类　根据电镜观察和对基因组的分析，反转录病毒分为 RNA 肿瘤病毒亚科、慢病毒亚科和泡沫病毒亚科 3 个亚科。形态学上，RNA 肿瘤病毒亚科又分为 B 型、C 型和 D 型。鼠乳腺肿瘤病毒是唯一鉴定清楚的 B 型 RNA 肿瘤病毒。C 型包括人和动物致白血病反转录病毒。D 型只从非人类灵长类动物中分离得来。

感染致病　C 型病毒与细胞内的原癌基因直接作用导致肿瘤转移。D 型病毒可导致免疫抑制及增生性综合征。并非所有肿瘤病毒亚科的病毒都能引起肿瘤发生，某些病毒对于其自然宿主无害。泡沫病毒亚科的病毒经常发生于猴子和巨猿中，但在人体中的状态尚不清楚。

传播途径　反转录病毒既可水平传播也可以垂直传播。基因角度上可以整合于 DNA 作为前体病毒存在于生殖细胞中。①水平传播：传播条件是宿主被感染。一些反转录病毒能够通过咬、抓传播，如猫之间的白细胞增多症等。②垂直传播：可通过产前、围生期和出生后 3 个时期发生，如人类免疫缺陷病毒（HIV）。婴儿感染 HIV 的主要方式是围生期感染，但通过母乳的传播也会发生，尤其常发生于母亲在哺乳期初次感染 HIV 时。

应用　反转录病毒能够作为基因的载体用于疾病治疗。由于反转录病毒能使外源基因持续感染基因组，因而能够将外源基因转移至细胞和组织中。最初治疗腺苷脱氨酶缺失症的手段就是利用了患白血病小鼠的反转录病毒基因组。单纯疱疹病毒-胸苷激酶（HSV-TK）基因也可通过这种方式用于提高更昔洛韦对肿瘤的杀伤，用于癌症治疗。

（黄常志　杨梅　李渊）

nèiyuánxìng fǎnzhuǎnlù bìngdú

内源性反转录病毒（endogenous retrovirus，ERV）　基因组稳定地整合到宿主细胞基因组中一类反转录病毒，在特定条件下可复制产生完整的子代病毒。由于原核生物、酵母以及果蝇中存在的可转座组分与反转录病毒的一般结构极为相似，而这种可转座组分的整合使宿主序列在插入位点产生一个短的同向重复。在

果蝇中发现，可转座组分的染色体外 DNA 拷贝和反转录病毒复制期间所合成的 DNA 相似。因结构和功能的相似性，美国肿瘤学家霍华德·马丁·特明（Howard Temin，1934~1994 年）提出了反转录病毒和细胞的可转座组分有着共同进化起源的设想。这种反转座子即 ERV。

化学组成　许多脊椎动物的染色体中都存在着 DNA 多拷贝 ERV 的基因组。人内源性反转录病毒（HERV）是几百万年前整合到人类基因组中，并以孟德尔方式遗传的反转录病毒的残余物，约占人类基因组 DNA 的 8%。典型的 ERV 有 env 基因和长末端重复序列（LTR）。完整的 HERV 前病毒（反转录病毒以双链 DNA 形式整合到宿主染色体后的存在形式）结构如下：5′-LTR-gag-pro-pol-env-3′-LTR，gag（群特异性抗原）、pro（蛋白酶）、pol（多聚酶）和 env（外膜糖蛋白）为结构或功能蛋白基因。

生物学功能　大部分 ERV 由于突变、缺失等的积累，已经没有编码能力。但由于正性选择压力的存在，仍有一些完整的开放阅读框被保留。在某些病理情况下可见到 ERV 编码的反转录病毒样颗粒，结构上与外源的反转录病毒类似。如证明了畸胎瘤里发现的反转录病毒 HTDV 由 HERV-K 编码。在 HERV 中研究最多的是 env 基因。env 基因表达的包膜蛋白除对病毒进入宿主起关键作用外，还对细胞和细胞融合起介导作用，激发免疫抑制作用，甚至对其他病毒的感染起干扰预防作用。除编码蛋白外，HERV 还可以作为启动子、组织特异的增强子或加 A 信号调控附近基因的表达，或在翻译水平上影响附近

基因的表达。此外，HERV 还可通过表达的反转录酶与其他非反转录 RNA 病毒相互作用。

致癌作用　ERV 借助于 m-RNA 结合到病毒颗粒中，经反转录和重组，有能力获得和转到外源性基因，结果使细胞基因失去了内含子。经此过程，无转化能力的反转录病毒与细胞基因重组后获得了有致癌作用的癌基因。

（黄常志　杨　梅　李　渊）

qún tèyìxìng kàngyuán

群特异性抗原（group-specific antigen）

群特异性抗原（gag）基因编码的蛋白质。gag 基因位于反转录病毒基因组的 5′ 端，其下游是 pol 和 env 基因。在病毒的其他成分存在或不存在的情况下，gag 蛋白都能够自我装配成病毒样颗粒（VLP），甚至在部分氨基酸残基缺失，插入或连接外源基因后，gag 蛋白的这种自我装配能力仍不丧失。

结构组成　gag 是一个多蛋白前体，不同反转录病毒的 gag 蛋白分子量也有差别，大多为 50~80kD。其中，人类免疫缺陷病毒（HIV）为 55kD。gag 蛋白前体合成后，在装配成 VLP 的过程中被蛋白酶切割成 3~5 个主要蛋白质和一些功能不明的小蛋白质。主要蛋白质包括基质蛋白（MA）、衣壳蛋白（CA）和核衣壳蛋白（NP），劳斯肉瘤病毒（RSV）类反转录病毒中还包括蛋白酶（PR）。这些蛋白在前体中排列顺序从 N 端到 C 端依次是 MA、CA、NP 和 PR。

自我装配　gag 基因缺失或突变的反转录病毒丧失从细胞膜出芽的能力，而研究证明，在杆状病毒系统、SV 病毒、痘病毒系统和酵母系统的表达中都存在 gag 基因插入的 DNA 基因组，可象完

整病毒颗粒一样在细胞质中合成然后转运到细胞膜，并装配成 100~120nm 的颗粒，从细胞表面出芽而释放。在此过程中，MA 蛋白中 N 端甘氨酸的十四烷酸化至为重要，对该位点的突变意味着 HIV-1 和 C 型病毒在细胞膜上的装配被完全破坏。D 型病毒的 MA 蛋白突变后，gag 蛋白尚可自我装配，但不能运至细胞表面。在反转录病毒中，大部分 CA 序列均非为粒子形成所必需。gag 蛋白的 NP 功能区对病毒 RNA 的包装十分重要，但对病毒颗粒的形成影响不大。

研究意义　gag 蛋白是 HIV-1 病毒的主要结构蛋白，几乎每个 HIV 感染者体内都能检出抗 gag 蛋白的抗体，因此 gag 对于 HIV 感染的诊断非常重要。

在治疗上，一个安全有效的 HIV 疫苗应尽可能多地包括刺激机体产生体液免疫和细胞免疫的抗原决定簇，而完全去除引起不良免疫应答的决定簇。将 env 和 pol 蛋白中的抗原决定簇基因插入 gag 蛋白基因，表达融合蛋白，即可满足上述要求。以 gag 蛋白作为疫苗抗原表位的一部分而制备的疫苗与一般的基因工程疫苗相比，有以下优点：①融合蛋白能自我装配形成 VLP，成为颗粒化抗原使各抗原决定簇的抗原性能得到充分发挥。②该颗粒能分泌至细胞外，易分离和纯化。③除去 HIV 蛋白中诱导有害反应的抗原决定簇，而保留了有益于机体产生保护性反应的决定簇。④能够中和不同住的 HIV。

（黄常志　杨　梅　李　渊）

fǎnzhuǎnlù bìngdú bāomó tángdànbái

反转录病毒包膜糖蛋白（retrovirus envelope glycoprotein）

构成反转录病毒包膜结构蛋白

质中的一种。构成病毒包膜结构的另一种蛋白质是基质蛋白（MA）。包膜糖蛋白是由多肽链骨架通过 β-N-糖苷键与寡糖侧链连结，将糖链的 N-乙酰葡萄糖胺与肽链的天冬酰胺残基连结形成。

根据单糖残基组成的区别可将包膜糖蛋白分为简单型糖蛋白和复合型糖蛋白两类。除通常的 N-糖苷键外，有的病毒包膜糖蛋白，如鼠冠状病毒 E1 糖蛋白是通过 O-糖苷键，在丝氨酸或苏氨酸残基糖基化。

包膜糖蛋白是病毒的主要表面抗原，多为病毒吸附蛋白，与细胞膜表面的受体相互作用，启动病毒感染发生。有些病毒的包膜糖蛋白还介导病毒的进入。此外，还可能具有凝集脊椎动物红血球细胞、细胞融合以及酶活性等。

（黄常志　杨梅　李渊）

qín báixuèbìng bìngdú

禽白血病病毒（avian leukosis virus，ALV）

禽类中引起白血病的一种反转录 RNA 病毒。

结构和组成　具有典型反转录病毒科 C 型肿瘤病毒的共同特征，病毒颗粒直径 80～100nm，核心直径 45nm，病毒囊膜上有放射状突起，直径约 8nm。ALV 基因组的全长为 7.2kb，可直接作为 mRNA。结构基因从 5′→3′端依次为 gag-pro-pol-env，分别编码病毒结构蛋白、RNA 依赖的 DNA 聚合酶和囊膜糖蛋白。结构基因两侧分布有与病毒 RNA 的复制和翻译相关的长末端重复序列（LTR）。ALV 含有 5 种结构蛋白，分别为病毒群特异性抗原（gag）衣壳蛋白 P27、基质蛋白 P19、核衣壳蛋白 P12、天冬氨酸酶 P15 和未知功能蛋白 P10。

分类　ALV 属于反转录病毒科 A 型反转录病毒属，根据其宿主范围及交叉中和试验，分为 5 个外源性病毒亚群（A、B、C、D 和 J）和 5 个内源性病毒亚群（E、F、G、H 和 I）。对大量重组病毒的分析发现，病毒包膜糖蛋白上的结构单位 gp85 刺激机体产生中和抗体，决定了病毒的亚群特异性。

根据自然传播方式还可将 ALV 分为以传染性病毒粒子形式进行传播的外源性病毒和正常鸡基因组中与外源性 ALV 基因组相似的内源性结构原件，即内源性 AVL。

检测　可采用酶联免疫吸附法（ELISA）、免疫荧光分析法（IFA）、聚合酶链反应（PCR）、原位杂交和荧光定量 PCR 等。

致病机制与宿主反应　ALV 多为隐性感染，一般不损伤细胞，但某些情况下 ALV 能够急性或慢性转化宿主细胞，引起细胞病变。急性转化型 ALV 可在体外或体内几天内转化细胞，其基因组中携带 1 个或 2 个位置不定的病毒性肿瘤基因。慢性转化型 ALV 感染后诱导的肿瘤形成较晚，且它们不携带病毒性肿瘤基因。慢性转化型 ALV 诱导的最常见肿瘤是 B 淋巴细胞瘤。ALV 对 B 淋巴细胞的诱导转化还可以引起免疫抑制。

防治原则　尚无疫苗和有效药物，主要控制方法是通过病原检测，淘汰阳性鸡，净化种群。在防治上，要消除垂直传播，防止水平传播，加强饲养管理。

研究意义　1997 年和 1998 年，J 亚群的禽白血病在世界范围大爆发，导致的经济损失主要有两方面，即产生肿瘤导致鸡的死亡和产生非肿瘤综合征导致生产指标发生变化。另外有资料表明，禽白血病的感染率与人造血系统肿瘤的发生率呈正相关。因此，对 ALV 的研究十分重要。

（黄常志　杨梅　李渊）

xiǎoshǔ báixuèbìng bìngdú

小鼠白血病病毒（murine leukemia virus，MLV）

在小鼠中引起白血病的反转录病毒。某些 MLV 也可感染其他脊椎动物。

形态结构和化学组成　在电镜下，复制的 MLV 病毒粒子呈 C 型，粒子直径约 90nm。病毒最外层为脂双分子层，中间包裹着由病毒的基因组和病毒蛋白结合形成的球状核壳体。其脂双分子层膜来自于宿主的细胞膜，上面布满了宿主和病毒的糖蛋白。

MLV 基因组是一个单链线状正义 RNA 链，约有 8000 个核苷酸。外源性和内源性 MLV 基因组全序列已经得到。基因组从 5′→3′端依次是 gag、pol 和 env 区域，分别编码结构蛋白、多聚酶和包膜糖蛋白。RNA 分子具有 5′端的甲基化帽结构和 3′端的聚腺嘌呤核苷酸尾。

MLV 基因组包括了一个保守的 RNA 结构区域，称为核心包装信号，可直接引导 RNA 包装入病毒粒子。应用核磁共振质谱已得到该区域的四级结构。

分类　MLV 属于反转录病毒科，正反转录病毒亚科 γ 反转录病毒属，有内源性 MLV 和外源性 MLV 两种。也可根据宿主的特异性将内源性病毒分为 4 类，由其包膜区的基因序列来确定。不同种的小鼠可能拥有不同数量的内源性病毒，同时，内源性病毒序列的重组也可能形成新的病毒。

与其他反转录病毒类似，MLV 在复制时保真性很低，因此在同一个宿主中能够找到多种病毒序列。

复制　MLV 基因组通过反转录的方式复制成 DNA，以此 DNA 为中间体得到正义单链 RNA。

感染致病与宿主反应　外源性 MLV 在宿主与宿主之间以新的感染形式传播。内源性 MLV 整合到宿主的生殖细胞中，在宿主中垂直传递。内源性 MLV 中，单嗜型 MLV 能够感染培养中的小鼠细胞；非单嗜型可能是异嗜型（即感染非小鼠的其他物种），多嗜型或改进型多嗜型（感染小鼠在内的一系列宿主）。

研究意义　源自 MLV 的病毒粒子可将治疗基因转入靶细胞而进行基因治疗；还能用于肿瘤研究并可作为模型反转录病毒用于病毒清除的研究。在生物技术中还会用到 MLV 中的反转录酶。莫洛尼小鼠白血病病毒（M-MLV）、劳舍尔小鼠白血病病毒（R-MLV）、埃布尔森小鼠白血病病毒（A-MLV）和弗兰德小鼠白血病病毒能够用于癌症治疗。

（黄常志　杨梅　李渊）

Fúlándé xiǎoshǔ báixuèbìng bìngdú

弗兰德小鼠白血病病毒（Friend murine leukemia virus，FLV））　小鼠白血病病毒的一种，反转录病毒家族中的一员，属于反转录病毒科，正反转录病毒亚科，γ 反转录病毒属。1956 年被美国细胞生物学家、免疫学家夏洛特·弗兰德（Charlotte Friend，1921～1987 年）发现。小鼠白血病病毒中，血清型为弗兰德病毒型。FLV 有两种类型，分别是转化作用快的 FFLV 和转化作用慢的 FSLV。

FLV 基因组是单链线状正义 RNA，全长 6296 个核苷酸，5′端和 3′端均为长末端重复序列（LTR），包括转录的启动子 TATA 框。FSLV 基因组编码 3 个蛋白，分别为包膜蛋白、反向转录酶和病毒壳蛋白。壳蛋白包括糖蛋白 GP70、P15E 和 P12E。FSLV 的 5′端是 U5 特异序列，3′端是 U3 特异序列。病毒进入宿主细胞后用病毒的反转录酶合成双链 DNA。这样，5′端和 3′端都成为 LTR，是转录作用的强启动子。

FLV 进入宿主细胞后合成病毒的双链 DNA，该双链 DNA 整合到细胞 DNA 中由宿主细胞复制。由于该整合是随机的，当整合到细胞基因组的一般位置时则不致癌，而整合到细胞致癌基因的位置时，可控制细胞 DNA 复制，使细胞转化致癌。感染具有免疫性的成年小鼠时，1～2 周内就可引起小鼠血液干细胞或幼红细胞发生癌变而患白血病，小鼠数周内死亡。

应用 FLV 建立动物模型，可在研究基因水平研究如何对抗免疫抑制型反转录病毒的感染，以及免疫治疗和合成疫苗，减毒疫苗、病毒蛋白、肽段及表达弗兰德病毒基因的重组疫苗等可以保护机体免受 FLV 感染。

（黄常志　杨梅　李渊）

Fúlándé báixuèbìng bìngdú zhěnghé wèidiǎn 1

弗兰德白血病病毒整合位点 1（Friend leukemia virus integration site 1，FLi-1）　ETS 转录因子家族成员之一。其与多种基因的启动子或增强子结合而发挥调节转录的功能，还可以通过蛋白质之间相互作用来调节转录。1990 年，由本－戴维（Ben-David Y）在弗兰德病毒诱导的红白血病细胞中发现。

小鼠 FLi-1 被克隆出以后，通过序列同源性分析也分离出了人类 FLi-1 基因。人类和小鼠的 FLi-1 基因分别位于 11 号染色体和 9 号染色体上，人的 FLi-1 基因包含 9 个外显子，长 120kb。在人类和小鼠中，FLi-1 基因均编码两种蛋白 p51 和 p48。

在正常情况下，FLi-1 在发育过程中优先表达于造血干细胞、内皮细胞和起源于神经嵴的间质细胞中，在巨核细胞和血小板中也能检测到 FLi-1 的表达，在中性粒细胞、网织红细胞和自然杀伤（NK）细胞中 FLi-1 呈高表达。在蟾蜍和斑马鱼胚胎的研究发现，失去 FLi-1 的功能会导致成血管内皮细胞持续减少或缺乏。在 FLi-1 表达缺陷的小鼠中内皮胞特异性酪氨酸激酶受体 Tek/Tie-2 基因水平显著降低，影响血管的产生。FLi-1 对脊椎动物胚胎成血管内皮细胞的转录调控也有重要作用。

在尤因肉瘤/原发性神经外胚层肿瘤（EWS/PNET）、嗅神经母细胞瘤、小细胞肺癌、横纹肌肉瘤、非霍奇金淋巴瘤、良恶性血管瘤、鳞状细胞癌和腺癌组织中均可检测到不同程度的 FLi-1 表达，且 FLi-1 检测是区分 EWS/PNET 和其他肿瘤的高度敏感和特异的指标。FLi-1 不参与胃肠道肿瘤的形成。通过上调 Bcl-2 表达抑制细胞凋亡，诱发乳腺肿瘤。TEL 基因也属于 ETS 转录因子家族，可与 FLi-1 形成异二聚体，抑制 FLi-1 活性。在人类白血病中，t（12；21）（p11-12；q22）染色体易位形成 TEL-AML1 融合基因，导致 TEL 基因功能失活，影响 TEL-FLi-1 二聚体的形成，促进白血病的发生。

因 FLi-1 在血管内皮生成中具有重要调节作用，以 FLi-1 为治疗靶点既可抑制肿瘤细胞增殖，又可阻断肿瘤新生血管形成。

（黄常志　杨梅　李渊）

Rìběn xuèníng bìngdú

日本血凝病毒（hemagglutinating virus of Japan，HVJ）

引起啮齿类动物呼吸道疾病的 RNA 病毒。又称仙台病毒（SV）、新生儿肺炎病毒等。属于副黏病毒科、副黏病毒属、副流感病毒Ⅰ型。最早于 1953 年在日本仙台的一次新生儿肺炎流行中被分离出来。

形态结构和化学组成 HVJ 颗粒多为球形，直径 130~300nm，内部由直径约 18nm 的螺旋状对称结构的核蛋白组成，外包有脂蛋白囊膜，其上有放射状排列的纤突，纤突长 8~15nm，宽 2~4nm。病毒核心含单股负链 RNA，RNA 长约 15kb，分子量 4760kD。基因组编码 6 种蛋白质，均为结构蛋白，包括参与病毒衣壳形成的蛋白 NP（60kD）、P（79kD）和 L 蛋白（200kD）以及参与包膜形成的 F（65kD）、HN（72kD）和 M 蛋白（34kD）。在受感染细胞内可发现非结构蛋白 C，但成熟的病毒颗粒中未发现该蛋白。该病毒的基因排列次序为 3'-leader-NP-P/C-M-F-HN-L-leader-5'。

生物学功能 包膜上的 HN 蛋白可吸附宿主细胞表面受体，具有神经氨酸酶活性和血凝活性，可裂解宿主细胞膜寡糖链末端唾液酸。F 蛋白具有溶细胞活性，导致同种或异种细胞融合，与病毒的致病性有关。M 蛋白构成病毒外膜，不糖基化，维持病毒粒子的结构和完整性，是副黏膜病毒亚科的保守蛋白。NP 蛋白组成病毒核衣壳，在病毒复制时与新生的脂蛋白膜发生联系。P 蛋白和 L 蛋白是辅助衣壳蛋白，组成病毒多聚酶复合体，在病毒转录和复制时发挥作用。

培养及检测 病毒可从未出现临床症状、血清学抗体阳性的动物体中分离。可培养于原代猴肾细胞、仓鼠细胞和小鼠细胞等。采用血清学检测方法，有血凝抑制试验、血吸附抑制试验、免疫荧光抗体检测试验、微量中和试验、琼脂扩散试验、玻片免疫酶法和酶联免疫吸附法（ELISA）。

感染致病 自然条件下 HVJ 可感染小鼠、大鼠、仓鼠及豚鼠。实验条件下雪貂可鼻内感染，鼻内接种灵长类动物可引起无症状感染并抗体升高。HVJ 对人类具有一定的致病性，日本和苏联均有少数病毒引起人肺炎的报告，中国也曾发现婴幼儿肺炎、毛细支气管炎、上呼吸道感染均有病毒恢复期抗体 4 倍以上升高及同一病例分离出病毒。HVJ 可通过空气和直接接触传播和扩散，相对湿度高和空气流通慢可促进空气传染。

慢性型感染呈地方性流行，病毒在鼠群中长期存在。急性型可有临床症状，病鼠被毛粗乱、弓背、呼吸困难、眼角有分泌物、发育不良和消瘦等。

防治措施 对新的繁殖动物群用无菌容器运送，并在隔离的动物舍中饲养于无菌隔离器内。新的动物群通过剖腹取胎的方法获得并送入繁殖群的动物舍中。消灭感染鼠群，或从感染群中移去所有新生鼠、断乳仔鼠和妊娠鼠，仅保留成年鼠并在静止条件下保存这种非繁殖群直至感染消除（约 2 个月），然后再恢复繁殖和其他正常活动。

（黄常志 杨梅 李渊）

xīnchéngyì bìngdú

新城疫病毒（Newcastle disease virus，NDV）

属于副黏病毒科、副黏病毒亚科、禽副黏病毒属。为禽副黏病毒血清Ⅰ型（APMV-1）的唯一成员。

形态结构和化学组成 病毒粒子呈球形，由包膜、核衣壳和核酸组成。直径为 100~300nm，成熟粒子一般为 180nm。病毒颗粒呈多边性，有包膜的一般呈圆形，但因包膜破损而形态不规则。病毒颗粒核心由螺旋状对称直径为 17nm 卷曲的核衣壳组成，外面有双层脂质包膜，包膜表面覆盖 8nm 长的纤突，分别为 HN、F 两种糖蛋白。病毒的核酸由单股负链 RNA 组成，分子量约 5000kD，占病毒颗粒总质量的 0.5% 左右。病毒颗粒含 20%~25%（w/w）的来自宿主细胞的脂质和约 6%（w/w）的糖类。病毒颗粒在蔗糖中的浮密度为 1.18~1.20g/ml。

分类 根据 NDV 毒力大小分为速发型（强毒株）、中发型（中毒力株）和缓发型（弱毒株）3 类。感染强毒株时可导致典型新城疫的发生，而且病死率很高。

培养 最常用和最易感的实验动物是鸡。NDV 可在鸡胚中繁殖，在无特定病原体（SPF）级鸡胚中易得到纯净高效价的病毒，且避免了卵黄中 NDV 母源抗体对毒株的增殖和对鸡胚致死的影响，故 SPF 级鸡胚常用于病毒的分离和鉴定。NDV 能够在兔、猪、牛和猴的肾细胞、鸡组织细胞和 HeLa 细胞中增殖，最常用的是鸡胚成纤维细胞（CEF）、鸡胚肾和乳仓鼠肾细胞。

理化性质 物理和化学处理均可以破坏 NDV 的感染性，60℃ 30 分钟、55℃ 45 分钟失活；37℃ 存活 7~9 天；15℃ 可保存 230 天；阳光直射 30 分钟病毒死亡；在无蛋白质的溶液中，4℃ 或室温放置 2~4 小时，其感染力可降至 10% 或无感染力。该病毒在酸性或碱性溶液中易被破坏，在中性溶液中较稳定。由于具有包膜，故对乙醚和脂类溶剂敏感。

检测 采用酶联免疫吸附法（ELISA）、蛋白质芯片技术、胶体金免疫层析法、血凝和血凝抑制试验、荧光抗体技术、免疫组化技术、琼脂凝胶扩散实验、RNA 指纹图谱法、核酸探针法和聚合酶链反应（PCR）等诊断方法。

繁殖或复制 副黏病毒通过神经氨酸酶蛋白、血凝素蛋白或呼吸合胞体 G 蛋白介导首先吸附于细胞受体，经过融合蛋白的作用，病毒与宿主细胞膜发生融合，核衣壳复合体进入细胞质中，病毒复制在胞质中进行。在复制过程中，病毒的每一基因均有其相应的 mRNA，但因为病毒的 RNA 为负链，必须经 RNA 聚合酶产生互补的正链 mRNA，才能翻译蛋白质及转录病毒。同时，由正股 RNA 复制大量完整的病毒基因组参与病毒的装配。

防治原则 建立科学的免疫程序，做好免疫预防工作；严格环境消毒制度；加强饲养管理；加强生物安全措施等。

（黄常志 杨梅 李渊）

shìjūntǐ

噬菌体（bacteriophage）

感染细菌、真菌、放线菌或螺旋体等微生物的病毒的总称。部分能引起宿主菌的裂解。

特点 噬菌体个体微小，基因组含有多个基因。但所有已知的噬菌体都是细菌菌体中利用细菌的核糖体、蛋白质合成时所需要的各种因子、各种氨基酸和能量产生系统来实现其自身的生长和增殖。一旦离开宿主细胞，噬菌体既不能生长也不能复制。

形态结构 噬菌体主要由蛋白质外壳和核酸组成，可以根据蛋白质外壳或核酸的结构特点对噬菌体进行分类。根据蛋白质结构，可分为无尾部结构的二十面体、有尾部结构的二十面体、线状体。已知的噬菌体大多数是有尾部结构的二十面体，只是因为正多面体是多面体里结构最简单的，搭建起来最容易；另外，正二十面体是最接近球形的，即在相同体积的情况下，其需要更少的材料。根据核酸特点分类，可分为单链 RNA、双链 RNA、单链 DNA 和双链 DNA 噬菌体。

分布 噬菌体分布极广，凡是有细菌的场所，就可能有相应噬菌体的存在。在任何动物的排泄物或污染的井水、河水中，常含有肠道菌的噬菌体。在土壤中，可找到土壤细菌的噬菌体。

感染过程 噬菌体颗粒感染一个细菌细胞后可迅速生成几百个子代噬菌体颗粒，每个子代颗粒又可以感染细菌，再生成几百个子代噬菌体颗粒。当把细菌涂布在培养基上长成一层菌苔时，一个噬菌体感染其中一个细菌，即可把该细菌周围的成千上万个细菌感染致死，培养基的菌苔上出现一个由于细菌被噬菌体裂解后造成的空斑，即为噬菌斑。一些噬菌体能使宿主细菌裂解死亡，还有一些溶原性噬菌体感染细菌后，并不使细胞死亡，而是将其自身的基因组整合进宿主细胞的基因组，此时，这种宿主细菌称为溶原性细菌。溶原性细菌内存在的整套噬菌体 DNA 基因组称为原噬菌体，溶原性细菌不会产生许多子噬菌体颗粒，也不会裂解；但当条件改变使溶原周期终止，宿主细胞就会因原噬菌体的增殖而裂解死亡，释放出许多子代噬菌体颗粒。

典型噬菌体侵染细菌的过程分为 3 个阶段。①感染阶段：第一步是吸附，即噬菌体的尾部附着在细菌的细胞壁上，然后进行侵入。噬菌体先通过溶菌酶的作用在细菌的细胞壁上打开一个缺口，尾鞘像肌动球蛋白的作用一样收缩，露出尾轴，伸入细胞壁内，噬菌体只把头部的 DNA 注入细菌的细胞内，其蛋白质外壳留在壁外，不参与增殖过程。②增殖阶段：噬菌体 DNA 进入细菌细胞会引起一系列的变化，细菌的 DNA 合成停止，酶的合成也受到阻抑，噬菌体逐渐控制寄主细胞的代谢，利用寄主细胞的机器，大量复制子代噬菌体的 DNA 和蛋白质，并形成完整的噬菌体颗粒。噬菌体的形成是借助于细菌细胞的代谢机构，由其本身的核酸物质操纵。③成熟阶段：噬菌体成熟后，在潜伏后期，溶解寄主细胞壁的溶菌酶逐渐增加，促使细胞裂解，从而释放子代噬菌体。

研究意义 噬菌体有严格的宿主特异性，只寄居在易感宿主菌体内，故可利用噬菌体进行细菌的流行病学鉴定和分型，以追查传染源。由于噬菌体结构简单、基因数少，是分子生物学和基因工程的良好实验系统。

（黄常志 谷愉愉 李渊）

shìjūntǐ zhǎnshì

噬菌体展示（phage display）

巨细胞病毒将外源基因或随机序列的 DNA 分子群与噬菌体外壳蛋白基因相连接，使外源 DNA 所编码的蛋白质以融合蛋白形式表达在噬菌体外壳表面的方法。该技术结合体外筛选实现了对于蛋白质结构及性质高效率的识别和优化，从而提供了高通量高效率的筛选系统。

基本原理：在噬菌体颗粒表面表达外源性多肽，从而获得能与配体结合的特异性分子表位。具体方法是将外源 DNA 插入编码噬菌体衣壳蛋白的基因组中并表达，使目的多肽片段与噬菌体衣壳蛋白形成融合蛋白，分布在噬菌体表面。已有单链丝状噬菌体展示系统、λ 噬菌体展示系统和 T4 噬菌体展示系统。

噬菌体展示技术最大的优点是直接将可现的表达型与其基因型联系在一起，再利用其配体的特异性亲和力，将所感兴趣的蛋白质或多肽挑选出来，由此建立的噬菌体文库的滴度可达到 $10^6 \sim 10^{12}$。该技术已应用于肿瘤早期诊断、靶向治疗、肿瘤疫苗的研制、药物靶点的筛选等。

（黄常志　谷愉愉　李渊）

ruǎnbìngdú

朊病毒（prion）　可引起同种或异种蛋白质构象改变而致病或功能改变的蛋白质。是一类亚病毒，不含核酸分子而只有蛋白质分子。1982 年，美国生物化学家、病毒学家斯坦利·普鲁西纳（Stanley B. Prusiner，1942~　　）报道一种蛋白质感染因子可引起羊瘙痒病，命名为传染性蛋白质颗粒，并用 prion 代表，中译名为朊病毒。

形态结构　电镜下见不到病毒粒子的结构；经负染后才能见到聚集而成的棒状体，大小为（10~250）nm×（100~200）nm，分子量 27~30kD。

化学组成　朊粒蛋白（PrP）基因是单一基因，人的 PrP 基因（PRNP）位于第 20 号染色体短臂。在多种脊椎动物如人、绵羊、山羊、家兔、小鼠和大鼠、无脊动物线虫、果蝇和酵母的基因组中均存在 PrP 基因，其在进化过程中表现出高度保守性。其中人、仓鼠、小鼠、绵羊、牛和水貂之间 PrP 基因的同源性均高于 80%，

绵羊和牛的 PrP 基因同源性为 98%，有 25 种灵长类动物和人的 PrP 基因同源性为 92.0% ~ 99.6%。PrP 基因有 250 多个密码子，超过 750bp，N 端存在两个保守区，第一功能区由 5 个八肽重复区组成，在与铜离子结合的过程中起重要作用，属于朊病毒发病机制的一部分；第二个功能区位于第一功能区的下游，为高度疏水及相对保守的区域，起初被命名为跨膜区，但从生理学角度考虑尚不清楚其真正功能，有人建议命名为疏水核心区。

分类　正常人和动物细胞中的朊粒蛋白称为细胞朊粒蛋白（PrP^c），分子量 33 ~ 35kD；致病性朊粒蛋白为羊瘙痒病朊粒蛋白（PrP^{sc}），分子量为 27 ~ 30kD，是 PrP^c 酶解后除去 N 端 67 个氨基酸残基形成的。PrP^c 和 PrP^{sc} 两者是由同一基因 PRNP 编码的，其氨基酸序列完全一致，质谱和气相测序以及别的生化研究发现共价键也无变化，两者是异构体，本质差别在于其构象上的差异，PrP^c 的 α 螺旋为 42%，β 折叠仅为 3%，而 PrP^{sc} 的 α 螺旋为 30%，β 折叠反而高达 43%。PrP^{sc} 是因 PrP^c 发生蛋白质错误折叠，部分 α 螺旋变构为 β 折叠，三维构象发生变化而产生的，其形成发生在翻译后的加工过程。

理化性质　由仓鼠脑提取的朊病毒对结晶蛋白酶 K 的消化敏感。100μg/ml 蛋白酶 K 在 60℃下消化 1 小时，朊病毒的感染性降低 50% 以上，胰蛋白酶也有类似作用。但 RNA 酶 A 和 DNA 酶 I 于 100 μg/ml 的浓度经过 2 小时的消化，仍不能灭活朊病毒。朊病毒对蛋白变性剂敏感。由于其钝化机制与病毒核酸形成胸腺嘧啶和尿嘧啶二聚体不同，故朊病

毒对紫外线照射具有较强的抗性，90℃ 处理 30 分钟也未能使朊病毒的感染性丧失。置高压消毒器中 135℃ 作用 18 分钟，感染性大幅降低，但未完全失活。还可耐强碱或某些消毒剂。疯牛病的脑组织能耐受 2mol/L 的 NaOH 2 小时。经 10% 的福尔马林固定后，人库鲁病（Kuru disease）、克－雅病（CJD）的脑组织仍可以感染实验动物。

检测　有以下方法。

动物接种　是早期研究朊病毒传染性的主要实验方法，也是重要环节。常规操作：将无菌组织标本匀浆后连续稀释，每个稀释度从对侧眼角与耳上缘连线的中点处接种于实验动物脑内，接种后 24 小时内死亡的视为机械性死亡，应该补接。以后正常饲养，每日观察，注意出现兴奋、沉郁和共济失调等神经症状的时间，出现上述症状的动物应立即扑杀，取脑组织做组织病理学和免疫学检查，确定其是否感染朊病毒。

组织病理学方法　是检测朊病毒的金标准之一。电镜下，在淀粉样病变区可见纤维样蛋白结构成簇交叉排列，即羊瘙痒病相关纤维（SAF）。组织病理学主要是通过检测 SAF 和神经元空泡化变性来诊断朊病毒。电镜法的灵敏度较低。

免疫学方法　包括免疫组织化学方法、组织印迹法、蛋白质印迹法（WB）、斑点印迹法（Dot-Blot）、酶联免疫吸附法（ELISA）等。

蛋白质错误折叠循环扩增（PMCA）　类似于聚合酶链反应（PCR）扩增 PrP^{sc}。由于朊病毒感染动物的外周组织和体液（如脾、肝、肾、直肠、血液和脑脊

液等）中 PrP^{sc} 的含量通常很低，常规的生物学方法和技术无法有效检测 PrP^{sc}。利用 PMCA 技术可以将样品（如血液）中微量的 PrP^{sc} 扩增到使用常规 WB 法可检出的水平。该技术使检测的敏感度提高了 $10^5 \sim 10^6$ 倍，对 PrP^{sc} 的早期诊断具有重要意义。

毛细管电泳法　可通过检测血液中 PrP^{sc} 实现活体检测，避免大量屠宰健康动物和疾病传播，从而节约资金、防止与人类之间的交叉感染。

Protein A 磁珠法　该方法对脑组织蛋白的处理简单快捷，经过蛋白酶 K 消化后，组织中未变异的朊粒蛋白和其余许多非特异蛋白都被消化，实验灵敏性较高。

双色强荧光目标扫描法　使用共聚焦双色荧光相关分光镜技术可检测极微量的朊病毒。

红细胞分化相关因子水平检测　通过检测血液中红细胞分化相关因子水平进而检测牛海绵状脑病。在小鼠和羊的实验已成功。

增殖　PrP^{sc} 的增殖是一个指数级增长过程，复制过程为：一个 PrP^{sc} 先与一个 PrP^{c} 结合，形成杂合二聚体，然后 PrP^{sc} 以自身为模板，将 PrP^{c} 转变成 PrP^{sc}，再释放 2 个 PrP^{sc}，产生的 2 个 PrP^{sc} 又可以去结合 2 个 PrP^{c}，释放 4 个 PrP^{sc}。

致病机制　有两种假说。

蛋白质构象改变假说　PrP 的两种构型正常型（PrP^{c}）和致病型（PrP^{sc}）的主要区别在于其空间构象差异。前者是细胞中正常存在的蛋白，通常对寄主是无害的，PrP^{c} 含有 40% 的 α 螺旋，很少或无 β 折叠；而 PrP^{sc} 中 β 折叠则高达 43%，PrP^{sc} 对寄主具有致病性。PrP^{c} 向 PrP^{sc} 转化，在转化过程中，α 螺旋结构减少，β

折叠结构上升，这种构象的改变，是发生朊病毒疾病的基础。

杂二聚机制　由普鲁西纳提出。PrP^{sc} 单体分子为感染物，从 PrP^{c} 单体分子慢慢改变构象，形成 PrP^{sc} 单体分子，中间经过 PrP^{c}-PrP^{sc} 杂二聚物，然后再转变为 PrP^{sc}-PrP^{sc}。在此过程中，有未知蛋白（Protein X）可能起着调整 PrP^{c} 转化或维持 PrP^{sc} 形态的作用。杂二聚物解离又释放新的 PrP^{sc}，因此"复制"下去。复合物最终形成淀粉样纤维结构的蛋白质聚合物而致病。受微环境的影响，PrP^{c} 基因发生突变，导致 PrP^{c} 中 α 螺旋结构不稳定，至一定量时产生自发性转化，β 折叠增加，最终变为 PrP^{sc}，并通过多米诺效应倍增而致病。

病理学表现　朊病毒感染机体后，组织病理学病变局限于神经系统，特点是淀粉样斑块沉积，大脑皮质神经元退化、丢失，空泡变性、死亡和消失，最终被空泡和星形细胞取代，因而形成海绵状态——大脑皮质（灰质）变薄而白质相对明显，病变通常两侧对称。患者伴有痴呆、进行性共济失调、震颤、姿势不稳、知觉过敏和行为反常等神经症状，病程发展缓慢，但全部以死亡告终。人和动物因感染朊病毒所致的疾病包括：震颤病或库鲁病、CJD 或早老性痴呆、格斯特曼-施特劳斯勒-沙因克尔综合征（GSS）、致死性家族性失眠症、绵羊瘙痒病、山羊瘙痒病、大耳鹿慢性消耗性疾病、牛海绵状脑病（即疯牛病）、猫海绵状脑病（FSE）和传染性水貂白质脑病（TME）。

研究意义　朊病毒蛋白直接由蛋白质间"自我复制"，即 PrP-PrP，打破了公认的"中心法

则"，这些方面的研究对生物学有关领域，如病理学、分子生物学、分子病毒学和分子遗传学等学科的发展至关重要。

（黄常志　杨梅　李渊）

jiǎxíng bìngdú

假型病毒（pseudotype virus）　一种病毒的基因组由另一种病毒的包膜所包裹而形成的没有致病性的病毒粒子。是利用现代生物技术合成出来的研究病毒与宿主之间关系的工具，早期常用经过基因修饰的反转录病毒如人类免疫缺陷病毒、小鼠白血病病毒等。而 1995 年重组弹状病毒系统被成功建立，水泡性口炎病毒成为新的假型病毒载体。

制备方法：将携带有某一种病毒包膜蛋白基因的载体和携带另一种病毒核衣壳骨架基因的载体共转染到一个细胞里，被转染的细胞叫做包装细胞，常用 293 T 细胞。在包装细胞的细胞膜上表达出病毒包膜蛋白，另一种病毒的核酸在包装细胞内通过转录和翻译后组装成新的病毒颗粒，当病毒颗粒进行出芽生殖时，包装细胞膜上的包膜蛋白就包装到新病毒粒子表面，形成有侵染性的假型病毒。

生物学特性：假型病毒对宿主细胞具有侵染性，但缺失包膜蛋白基因，是复制缺陷型病毒，对宿主细胞只有一次侵染，实验操作安全。宿主范围广、滴度高，不易被血清补体灭活。带有报告基因，可便于病毒检测及定量分析实验结果。

应用：在研究病毒与宿主细胞的相互作用方面，利用假型病毒，不仅可研究病毒的细胞嗜性和进入过程，还可确定病毒的易感细胞和特异受体。在中和抗体及中和抗原表位研究方面，具有

安全性、标准化、高通量、快速化和高敏感性等优点。假型病毒可有效整合于动物靶细胞基因组，并稳定持久地表达其所带的外源基因，是作为基因转移载体的最佳选择之一。

（黄常志 杨梅 李渊）

qián bìngdú

前病毒（provirus） 整合到宿主基因组中的病毒DNA，一经活化即可复制成完整病毒粒子。又称原病毒。前病毒科下分为两属：前病毒属，代表种为啤酒酵母Ty1病毒；半病毒属，代表种为黑腹果蝇Copia病毒。

特点 前病毒在动物机体可通过生殖细胞传递到下一代，病毒在诱导后（以感染形式从细胞中释放），一般只在异种动物中复制。整合的前病毒与宿主细胞保持稳定结合，无明显丢失或失活倾向；前病毒DNA合成和整合所需的蛋白质可通过各种假型战略反式提供（如建立包装细胞系）。前病毒的表达通常不需要病毒编码的蛋白质，必须提供的病毒序列只是长末端重复序列（LTR）和包装信号的顺式序列，一般总量少于1 kb。

感染致病 前病毒是反转录病毒所固有的。对病毒增殖而言，DNA的中间相是必要的。所有具传染能力的单链RNA，经过双链DNA合成自己的RNA。在被反转录病毒感染的细胞内，没有双链的病毒RNA。反转录病毒RNA的复制途径是：病毒RNA→DNA→前病毒→RNA。前病毒合成的最后产物是RNA-DNA杂交分子。

前病毒由胞质向核内过渡时，除占优势的丝状形态前病毒外，还出现带有单股或双股的末端重叠的环状结构，而环状结构是前病毒的前身，环状结构形成之前，在酶的影响下，前病毒的环状分子在双股末端重复序列处扩增，连接在宿主细胞染色体的一定部位，细胞基因组中有很多部位能连接前病毒。在细胞DNA内生存下来的前病毒，长期保存在细胞内，一代代传下去。起初，它们从属于细胞的调节机制，因此其状态在很大程度上取决于细胞的状态。前病毒的表达使病毒信息通过细胞酶转录。由于转化的结果，已形成的病毒RNA由核内转移到胞质中。

病毒蛋白的合成开始于核糖体，细胞酶体系参与病毒包膜糖蛋白的形成，此过程伴随细胞膜的改变。病毒颗粒的形成借助于病毒蛋白和病毒装置，颗粒形成后就释放到细胞外，有效感染完成。

细胞是否具有肿瘤性质，不取决于细胞内是否存在病毒颗粒，而是病毒的转化蛋白。前病毒DNA提供病毒的调控装置，并能长期存在于感染的细胞内。在适当的条件下前病毒被激活，病毒蛋白合成，病毒颗粒释放，导致正常细胞恶性转化为肿瘤细胞。

（黄常志 杨梅 李渊）

v-raf shǔ ròuliú bìngdú áijīyīn tóngyuánwù B1

v-raf鼠肉瘤病毒癌基因同源物B1（v-raf murine sarcoma viral oncogene homolog B1, BRAF） v-raf鼠肉瘤病毒癌基因在人类的同源基因，位于人7号染色体，是生长信号转导蛋白激酶的Raf激酶家族成员。该蛋白主要在调节MAP激酶/ERK信号通路中起作用，影响细胞分裂、分化和分泌。

结构 BRAF由保守域组成，分别为CR1、CR2和CR3。CR1是RAS GTP结合自我调节域，CR2是富含丝氨酸的铰链区域，CR3是催化丝氨酸/苏氨酸蛋白激酶区域，可以磷酸化蛋白质底物上的一致序列。BRAF可以通过促分裂原活化的蛋白激酶（MAPK）信号通路调控细胞生长和增殖。

蛋白表达 B-raf蛋白的表达具有高度的组织特异性。在神经组织中B-raf蛋白高表达，睾丸和脾也能检测到B-raf蛋白的表达。除表达水平有差异外，B-raf基因还通过不同的剪接方式，产生至少10种不同的异构体。异构体的产生有两种原因，一是对于外显子8b和10a的不同剪接，二是B-raf两个N端的存在。B-raf的异构体大小为67~99kD。

作用与机制 在大多数组织和细胞系中，BRAF是MEK/ERK通路的关键激活因子。即使B-Raf蛋白的表达水平较低，也仍有较强的MEK激酶活性。如在鼠胚胎成纤维细胞中很难检测到B-Raf蛋白，但Raf-1蛋白和A-Raf蛋白高表达，尽管如此，B-Raf蛋白仍具有与其他两种蛋白相比相当高的生化活性，是这种细胞系中生长因子刺激下MEK/ERK通路最重要的激活剂。

BRAF序列上对于激酶活性有影响的磷酸化位点包括CR2上的S364和CR3上的S445、D448、T598和S601。在B-raf蛋白中S445持续磷酸化，它和D448共同作用导致了B-raf蛋白较高的基础酶活性。S364的磷酸化会对B-raf蛋白的活性起负调节作用，而S364的磷酸化是被SGK蛋白激酶调控。

通过已知的Raf-1蛋白的激活方式，以及B-raf蛋白与Raf-1蛋白的差异，可得到B-raf蛋白激活模型。该模型中，B-raf蛋白在胞质中以S364磷酸化的形式结合于

14-3-3 蛋白，此时 S445 也呈磷酸化。在胞质中，B-raf 蛋白比 Raf-1 蛋白表现出更加开放的结构状态。当 Ras 被激活，B-raf 被转运至胞膜，S364 去磷酸化，14-3-3 蛋白的结合也解除，B-raf 的 T598 和 S601 被磷酸化。

MEK1/2 是已鉴定出来的 B-raf 蛋白的唯一下游底物。在成纤维细胞、神经组织和淋巴细胞中，尽管 Raf 家族的其他两个蛋白均能激活 MEK1/2，但 B-raf 对 MEK/ERK 的激活能力远强于其他两个 Raf 家族蛋白，如 B-raf 对其下游底物的激活能力是 Raf-1 的 50 倍，且与 B-raf 蛋白的表达水平无关。

与肿瘤的关系　*BRAF* 在多种实体瘤中存在突变，如黑色素瘤（27%～70%）、甲状腺癌（36%～53%）、结直肠癌（5%～22%）和浆液性卵巢癌（30%），以 *V600E* 突变居多。*BRAF* 基因突变导致 MAPK 通路过度激活，加速肿瘤进展。

BRAF 突变可分为 *BRAF V600E* 和非 *BRAF V600E* 突变。其中，*BRAF V600E* 是最常见的突变，其主要特征是蛋白质激酶域密码子 600 的缬氨酸（V）取代了谷氨酸（E）。

临床针对 *BRAF* 基因的药物较多。索拉非尼是第一个开发的 BRAF 抑制剂，用于黑色素瘤。它是一种广谱激酶抑制剂，靶向野生型 *BRAF*、突变型 *BRAF V600E* 和 *C-Raf*，以及 *VEGFR*、*PDGFR*、*C-Kit* 和 *FLT3*。由于缺乏突变体特异性和靶点的优势，很难确定该药物的最佳剂量。因此，特异性靶向 BRAF 的药物威罗非尼应运而生，它可显著延长黑色素瘤患者的生存期。

（黄常志　杨梅　倪若璇　李渊）

E6-AP C mòduān tóngyuán jiégòuyù

E6-AP C 末端同源结构域

（homologous to E6-AP C terminus，HECT）　位于 E6-AP 和 NEDD4 家族 E3 连接酶 C 端，负责接收 E2 携带的泛素，并将泛素呈递至底物。HECT 结构域通过其半胱氨酸残基与泛素形成硫酯键而形成连接。

HECT E3 连接酶通过调控不同活性（抑癌/致癌）底物的泛素化水平调控肿瘤发生。HECT E3 连接酶的异常表达、突变和活性解除与癌症发展和化疗耐药性有关。大多数 HECT 家族成员表现为致癌作用，部分成员的致癌作用尚有争议。一些 HECT E3 在肿瘤发生中发挥双重作用，既是肿瘤启动子，又是肿瘤抑制子。

（黄常志　倪若璇　李渊）

qīnshìxìng bìngdú zhěnghé wèidiǎn 1

亲嗜性病毒整合位点 1

（ecotropic viral integration site 1，Evi1）　定位于人类染色体 3q26 的一种原癌基因。*Evi1* 的 cDNA 全长 3587bp，包括 267bp 的 5′端非编码序列，3153bp 的开放阅读框和 167bp 的 3′端非编码序列。人 *Evi1* 基因和鼠存在 91% 的同源性，并且均含有锌指重复结构、酸性区和核定位区；最主要的差异是人 *Evi1* 中部两个锌指重复区之间从 673～681bp 有 9 个氨基酸插入。

Evi1 基因编码锌指蛋白，分子量 145kD，含有 10 个锌指结构，7 个锌指定位于氨基端，3 个锌指定位于羧基端，两个区域之间相隔 380 个氨基酸残基。在羧基端有一个高度酸性区。提示 *Evi1* 基因产物是一个位点特异的 DNA 结合蛋白，与转录调节有关。

由于 *Evi1* 有多个锌指结构，并且以序列依赖的方式高亲和地与 DNA 结合，以及它存在酸性区，所以 *Evi1* 具备转录调节因子的重要特征。*Evi1* 羧基端锌指区结合位点的基序为 GAAGATGAG。

Evi1 在发育的小鼠体内显示出时序上和空间上严格的表达特征，高水平表达的器官包括发育中的肾脏系统和呼吸系统的上皮成分，间质细胞无 *Evi1* 表达。

（黄常志　杨梅　李渊）

Àibōsītǎn-Bā'ěr bìngdú qiánzài módànbái

爱波斯坦-巴尔病毒潜在膜蛋白

（Epstein-Barr virus latent membrane protein，EBV-LMP）　EBV 基因编码的具有转化上皮细胞活性的蛋白质。表达于宿主细胞膜，有 3 种：LMP1、LMP2A 和 LMP2B。LMP2A、LMP2B 分别又称末端蛋白 1（TP1）和末端蛋白 2（TP2）。LMP1 和 LMP2A 干预信号转导通路，诱导 B 淋巴细胞转化。

LMP1 由 *BNLF1* 基因编码，分为氨基端、跨膜区和羧基端 3 部分。氨基端位于胞质内，与 LMP1 降解和锚定于细胞膜有关。羧基端介导信号通路，有两个重要的结构域，一个是羧基端激活区 1CTAR-1（194～232 位氨基酸），另一个是位于 351～386 位氨基酸的 CTAR-2。LMP1 不仅可以激活核因子 NF-κB 通路，而且能够诱导 CD54、A20 和 IL-6 的表达。此外，CTAR-1/TES-1 可以诱导 TRAF1、EBI3 和表皮生长因子的表达，CTAR-2/TES-2 还能激活 JNK 和 P38 MAPK 通路。

LMP2 基因包括 *LMP2A* 和 *LMP2B*，*LMP2A* 还有免疫受体酪氨酸激活基序，当 *LMP2A* 聚合时，竞争性与胞内酪氨酸激酶结合，阻断 B 细胞受体信号通路，防止 EBV 从潜伏感染状态活化。

LMP2B 可以与 *LMP2A* 形成二聚体，抑制 *LMP2A* 与酪氨酸激酶的结合。

（黄常志 王 佳 李 渊）

jīyīn tūbiàn

基因突变 （gene mutation）

细胞分裂时遗传基因复制发生错误或受化学物质、辐射及病毒等因素影响后细胞中遗传基因（DNA）发生改变的现象。包括单个碱基改变引起的点突变，或多个碱基的缺失、重复和插入。野生型基因通过突变成为突变型基因。基因突变通常发生在 DNA 复制期，即细胞分裂间期，包括有丝分裂间期和减数分裂间期；同时基因突变与 DNA 的复制、DNA 损伤修复、癌变和衰老都有关系，也是生物进化的重要因素之一。

研究历史 基因突变首先由美国遗传学家托马斯·亨特·摩尔根（Thomas Hunt Morgan，1866~1945 年）于 1910 年在果蝇中发现。遗传学家赫尔曼·约瑟夫·穆勒（Hermann Joseph Muller，1890~1967 年）和路易斯·约翰·斯塔德勒（Lewis John Stadler，1897~1954 年）分别于 1927 年、1928 年使用 X 射线等在果蝇、玉米中最先诱发了突变。1946 年，奥尔巴赫（Auerbach C）和罗布森（Robson JM）首次使用了化学诱变剂——氮芥诱发了果蝇的突变。1943 年，美国微生物学家萨尔瓦多·爱德华·卢里亚（Salvador Edward Luria，1912~1991 年）和马克斯·德尔布吕克（Max Delbrück，1906~1981 年）最早在大肠埃希菌中证明对噬菌体抗性的出现是基因突变的结果。接着在细菌对于链霉素和磺胺药的抗性方面获得同样的结论。1949 年光复活作用发现后，DNA 损伤修复的研究也得到迅速推进。

这些研究说明，基因突变是一个和一系列酶作用相关的复杂过程。1958 年，美国物理学家、分子生物学家西摩·本泽（Seymour Benzer，1921~2007 年）发现噬菌体 T4 的 rⅡ 基因中有特别容易发生突变的位点——热点，指出一个基因的某一对核苷酸的改变和它所处的位置有关。1959 年，佛里兹（Fritz E）提出基因突变的碱基置换理论。1961 年，弗朗西斯·哈里·康普顿·克里克（Francis Harry Compton Crick，1916~2004 年）提出移码突变理论。随着分子遗传学的发展和 DNA 核苷酸顺序分析等技术的出现，现在已能确定基因突变所带来的 DNA 分子结构改变的类型，包括某些热点的分子结构，并已经能够进行定向诱变。

突变种类 基因突变可以是自发的也可以是诱发的，两种方式产生的基因突变型并无本质上的不同，基因突变诱变剂的作用也只是提高了基因的突变率。根据碱基变化的情况，基因突变一般分为两大类。①移码突变：DNA 片段中某一位点插入或丢失一个或几个（非 3 或 3 的倍数）碱基对时，造成插入或丢失位点以后的一系列编码顺序发生错位的一种突变。它可引起该位点以后的遗传信息都出现异常。发生了移码突变的基因在表达时可使组成多肽链的氨基酸序列发生改变，严重影响蛋白质或酶的结构与功能。②碱基置换突变：DNA 分子中一个碱基对被另一个不同的碱基对取代所引起的突变，也称为点突变。

无论是碱基置换突变还是移码突变，都能使多肽链中氨基酸组成或顺序发生改变，进而影响蛋白质或酶的生物功能，使机体

的表型出现异常。碱基突变对多肽链中氨基酸序列的影响一般有下列几种类型：

同义突变 碱基置换后，虽然每个密码子变成了另一个密码子，但由于密码子的简并性，因而改变前后密码子所编码的氨基酸不变，故不会发生突变效应。例如，DNA 分子模板链中 GCG 的第三位 G 被 A 取代，变为 GCA，则 mRNA 中相应的密码子 CGC 就变为 CGU，由于 CGC 和 CGU 都是编码精氨酸的密码子，故突变前后的基因产物（蛋白质）完全相同。同义突变约占碱基置换突变总数的 25%。

错义突变 碱基对的置换使 mRNA 的某一个密码子变成编码另一种氨基酸的密码子的突变。错义突变可导致机体内某种蛋白质或酶在结构及功能发生异常，从而引起疾病。如人类正常血红蛋白 β 链的第六位是谷氨酸，其密码子为 GAA 或 GAG，如果第二个碱基 A 被 U 替代，就变成 GUA 或 GUG，谷氨酸则被缬氨酸所替代，形成异常血红蛋白 HbS，导致个体产生镰形细胞贫血，产生了突变效应。

无义突变 某个编码氨基酸的密码突变为终止密码，多肽链合成提前终止，产生没有生物活性的多肽片段。例如，DNA 分子中的 ATG 中的 G 被 T 取代时，相应 mRNA 链上的密码子便从 UAC 变为 UAA，因而使翻译就此停止，造成肽链缩短。这种突变在多数情况下会影响蛋白质或酶的功能。

终止密码突变 基因中一个终止密码突变为编码某个氨基酸的密码子的突变。由于肽链合成直到下一个终止密码出现才停止，因而合成了过长的多肽链，故又称延长突变。例如，α 链突变型

血红蛋白（HbCS）比正常人α珠蛋白链多了31个氨基酸。

与肿瘤的关系 在自然界基因突变经常发生，突变如果发生在与细胞增殖有关的基因，就可能导致细胞摆脱正常的生长控制，呈现恶性细胞的表型性状。许多致癌物都是致突变物。它们大多数能引起DNA的损伤，这些损伤可以修复，也可以导致细胞死亡。如果DNA的修复不正常，细胞虽可继续存活，但却成了潜在的癌细胞，如在着色性干皮病时，细胞由于缺乏DNA修复酶，因而在DNA被紫外线损伤后不能正常切除修复，导致皮肤癌发生。p53基因是已发现的与人类肿瘤相关性最高的基因，与50%的肿瘤有关，如肝癌、乳腺癌、胃癌、结肠癌、前列腺癌、卵巢癌、脑瘤、淋巴瘤和食管癌等。人类肿瘤中p53基因突变主要在高度保守区内，以175、248、249、273和282位点突变最高。

一些细胞的恶性转化需要两次或两次以上的突变。第一次突变可能发生在生殖细胞或由父母遗传得来，为合子前突变，也可能发生在体细胞；第二次突变则发生在体细胞本身，这就是二次打击学说。两次突变说可以解释某些遗传性肿瘤，如视网膜母细胞瘤的发生。遗传性视网膜母细胞瘤发病很早，并多双侧性或多发性。这是因为患儿出生时全身所有细胞已有一次基因突变，只需在出生后某个视网膜母细胞再发生后一次突变（第二次突变），就会转变成为肿瘤细胞，故较易表现为双侧性或多发性。

（刘芝华 李 义）

jīyīn kuòzēng
基因扩增（gene amplification）
特异蛋白编码基因拷贝数选择性地增加而其他基因并未按比例增加的现象。在自然条件下，基因扩增是通过从染色体切除基因的重复序列再在质粒中进行染色体外复制，或通过将核糖体RNA的全部重复序列生成RNA转录物，再转录生成原来DNA分子的额外拷贝而实现的。

研究历史 最早是在两栖类卵母细胞的发育过程中发现基因扩增现象的，这些卵母细胞在发育早期，rRNA基因的数量扩增了1000多倍。基因扩增是通过形成几千个核进行的，每个核里含有几百拷贝的编码28S、18S和5.8S的rRNA基因，最后这些rRNA基因的拷贝数几乎达到50万个。之后在肿瘤中发现多种癌基因的DNA发生扩增，如20世纪80年代发现小细胞肺癌中L-myc、C-myc和N-myc基因扩增，在胰腺癌、肺癌中发现c-K-ras基因扩增，乳腺癌、肺癌等中发现c-ErbB2基因扩增等。

机制 rRNA基因扩增机制涉及染色体中这些基因的不断起始复制。染色体的一段片段能够额外发生多次拷贝，所得到的拷贝首尾相连融合为一个同源染色区。染色体片段也可能被从染色体上切除，并且在核内扩增为很多拷贝，产生称为双微染色体的亚染色体片段。后面的两种变化导致这类片段中所携带基因的拷贝数量的增加。有时，两种形式的扩增共存于同一个细胞。这些基因扩增可以通过增加促生长基因的拷贝数以促进癌细胞的生长。另外，在体外也可用药物诱导某些基因扩增，如甲氨蝶呤可在体外诱导肿瘤细胞的二氢叶酸还原酶基因的扩增，从而使肿瘤细胞产生抗药性。

与肿瘤的关系 基因扩增在正常细胞中并不多见，但在恶性肿瘤细胞中却常见到。如果癌基因位于扩增区域，基因过度表达可导致细胞生长的失控。例如，erbB2或HER2/neu癌基因在约30%乳腺癌和卵巢癌患者中存在多拷贝现象，而且该扩增与预后差有很强的连锁关系，已作为分子标志物用于临床诊断。

以儿童神经母细胞瘤为例，超过40%的晚期儿童神经母细胞瘤存在N-myc基因扩增现象。基因扩增可能产生同质染色区段或双微体，通常意味着较差的预后。同质染色区段包含N-myc基因片段，一般都不在N-myc基因正常存在的位置，而是和其他至少18个不同的染色体片段相连。N-myc基因的多拷贝数目并不是连续变化的，而是有两个集中的区域，某些肿瘤有10~30个拷贝，某些肿瘤有100~150个拷贝。N-myc基因的扩增是神经母细胞瘤的一个特征，在神经外胚层发生的肿瘤中也有此现象，如星形细胞瘤和视神经母细胞瘤。

（刘芝华 李 义）

yuán'áijīyīn
原癌基因（proto-oncogene）
存在于正常细胞中，与病毒癌基因同源，但通常不被激活的基因。又称细胞癌基因，产物有蛋白激酶类、生长因子类、生长因子受体类、细胞酶类与核内蛋白类等。该类基因在某些理化因素刺激下可激活成为癌基因，导致细胞癌变。

研究历史 1911年，美国病毒学家弗朗西斯·佩顿·劳斯（Francis Peyton Rous，1879~1970年）发现鸡肉瘤无细胞滤液能引起鸡产生新的肉瘤，之后他又证实了病原体为劳斯肉瘤病毒（RSV），为此获得了1966年的诺贝尔生理学或医学奖。1970 年，美国肿瘤学家霍华德·马丁·特明（Howard Martin Temin，1934～1994 年）和微生物学家戴维·巴尔的摩（David Batimore，1938～　）证实 RSV 是一种反转录病毒，因此获 1975 年诺贝尔生理学或医学奖。20 世纪 70 年代，美国病毒学家哈罗德·埃利奥特·瓦默斯（Harold Elliot Varmus，1939～　）和免疫学家约翰·迈克尔·毕晓普（John Michael Bishop，1936～　）发现 RSV 中的致瘤基因是 src 基因，但用 src 的 cDNA 和其他基因组 DNA 杂交，发现 src 的同源物普遍存在于动物细胞（如鸡、鸭和果蝇）。原来 src 编码一种胞质酪氨酸激酶，参与细胞增殖相关的信号转导，是细胞的正常组分。由于 RSV、ASV 等反转录病毒的基因组是整合在宿主基因组上复制的，会将宿主的某些基因复制到自身的基因组中，被这样的病毒感染的细胞，src 基因拷贝就增多了，引起细胞过度增殖。为了区别，将存在于正常细胞中的癌基因序列称为细胞癌基因（c-onc），而把存在于病毒中的称为病毒癌基因（v-onc）。在结构上 c-onc 是间断的，存在内含子，这是真核基因的特点。而 v-onc 是连续的，基因跨度较小。

特性　原癌基因是细胞的正常基因，其表达产物对细胞的生理功能极其重要，只有当原癌基因结构发生改变或过度表达时，才有可能导致细胞癌变。正常细胞中原癌基因的表达水平一般较低，并受生长调节，其表达主要有 3 个特点：具有分化阶段特异性；细胞类型特异性；细胞周期特异性。已发现的原癌基因都是具有重要功能的管家基因，在各个物种之间序列高度保守。

激活方式　主要包括基因突变、基因扩增和染色体易位等。

基因突变　c-ras 是第一个被证实由于点突变而引发癌症的基因，其编码蛋白 Ras 是一种 GTP 结合蛋白，具 GTP 酶活性，是重要的信号转导分子。结合 GTP 的 Ras 是活性形式，而且可以将信号向下游传递，而内在的 GTP 酶活性使 GTP 水解成 GDP，而结合 GDP 的 Ras 则是非活性形式，从而关闭信号传递通路。Ras 基因的点突变［如第 12 个氨基酸密码子由 GGG（甘氨酸）变为 GTG（缬氨酸）］降低了其内在的 GTP 水解酶活性，从而使其持续处于活性形式，放大了对生长因子的反应，导致细胞过量生长。

基因扩增　在不同的人体肿瘤细胞系，包括粒细胞性白血病细胞系、视网膜母细胞瘤细胞系、某些神经母细胞病细胞系、乳腺癌细胞系及某些肺癌细胞系中，已发现 C-myc 或与其相关序列的扩增。

染色体易位　①因易位使原癌基因与另一基因形成融合基因，产生具有致癌活性的融合蛋白，如 t（9：22）使 c-Abl 与 Bcr 融合（Bcr-Abl），产生一个致癌的 P210 蛋白。②因易位使原癌基因表达失控，如 t（8：14）易位使 C-myc 表达失控。

其他形式　反转录病毒基因组两端的长末端重复序列（LTR）插入，其中含有强启动子序列。

编码产物的生理功能　大多数原癌基因编码的蛋白质都是细胞内信号转导网络中的重要组成成分，在信号转导途径中发挥着重要的作用。①生长因子：如 sis 基因产物。②生长因子受体：具酪氨酸蛋白激酶活性，如 EGFR 家族等。③非受体酪氨酸蛋白激酶：如 src 家族等。④丝氨酸/苏氨酸蛋白激酶：如 Raf 等。⑤G 蛋白：具 GTP 结合作用和 GTP 酶活性，如 Ras 家族中的 H-ras、K-ras 和 N-ras 等。⑥核转录因子：如 myc 家族等。

（刘芝华　李　义）

bìngdú áijīyīn

病毒癌基因（viral oncogene）

病毒具有一种可以使宿主细胞发生癌变的基因。源自细胞中的正常基因——原癌基因。

研究历史　1911 年，美国病毒学家弗朗西斯·佩顿·劳斯（Francis Peyton Rous，1879～1970 年）发现鸡肉瘤无细胞滤液能引起鸡产生新的肉瘤，几十年后，他证实了病原体为劳斯肉瘤病毒（RSV），为此获得了 1966 年的诺贝尔生理学或医学奖。1970 年，美国肿瘤学家霍华德·马丁·特明（Howard Martin Temin，1934～1994 年）和微生物学家戴维·巴尔的摩（David Batimore，1938～　）证实 RSV 是一种反转录病毒，因此获 1975 年诺贝尔生理学或医学奖。20 世纪 70 年代，美国病毒学家哈罗德·埃利奥特·瓦默斯（Harold Elliot Varmus，1939～　）和免疫学家约翰·迈克尔·毕晓普（John Michael Bishop，1936～　）发现 RSV 中的致瘤基因是 src 基因，但将其 cDNA 和其他基因组 DNA 杂交，发现 src 的同源物普遍存在于动物细胞（如鸡、鸭和果蝇）。其编码一种胞质酪氨酸激酶，参与细胞增殖相关的信号转导，是细胞的正常组分。由于 RSV 反转录病毒的基因组是整合在宿主基因组上复制的，会将宿主的某些基因复制到自身的基因组中，因此被这样的病毒感染的细胞，src 基因拷贝数增多，从而引起宿主细胞过度增殖。为了区别，将存在于正常细胞中的癌基因序列称为细胞癌基因（c-onc），而把存在于病毒（主要是反转录病毒）中的称为病毒癌基因（v-onc）。

特性 结构上 c-onc 是间断的，存在内含子，这是真核基因的特点。而 v-onc 是连续的，基因跨度较小。另外，生理功能上，病毒癌基因对病毒本身无关紧要，却可使宿主细胞发生恶性转化，引起肿瘤。正常细胞的原癌基因并不致癌，只是当它们异常表达或其表达产物异常时才会导致细胞的恶性转化。

编码产物的生理功能 大多数反转录病毒有特殊的致癌基因，可使细胞发生恶性转化。反转录病毒首先与受体结合，进入细胞质脱去衣壳，病毒单链 RNA 反转录为双链 DNA，并整合到宿主细胞基因组中形成前病毒；而后可处于潜伏状态，前病毒持续存在于宿主基因组中；也可由宿主细胞的聚合酶转录出 mRNA 翻译成病毒结构成分，与病毒 RNA 组装成子代病毒出芽释放；也可能从病毒癌基因转录 mRNA，翻译癌基因产物，修饰并活化细胞的某些蛋白质，导致细胞转化，克隆增殖，形成恶性肿瘤。

（刘芝华 李 义）

áidànbái

癌蛋白（oncoprotein） 病毒癌基因所编码的蛋白质。广泛存在于原核细胞和真核细胞基因组内的高度保守的基因被反转录病毒转导后，可变成有致癌活性的病毒癌基因。

研究历史：1911 年，美国病毒学家弗朗西斯·佩顿·劳斯（Francis Peyton Rous，1879~1970年）发现鸡肉瘤无细胞滤液能引起鸡产生新的肉瘤，证实了病原体为劳斯肉瘤病毒（RSV）。1970年，美国肿瘤学家霍华德·马丁·特明（Howard Martin Temin，1934~1994 年）和微生物学家戴维·巴尔的摩（David Batimore，1938~　）证实 RSV 是一种反转录病毒，因此获 1975 年诺贝尔生理学或医学奖。之后，美国病毒学家哈罗德·埃利奥特·瓦默斯（Harold Elliot Varmus，1939~　）和免疫学家约翰·迈克尔·毕晓普（John Michael Bishop，1936~　）发现 RSV 中的致瘤基因是 src 基因，将 src 的 cDNA 和其他基因组 DNA 杂交，又发现 src 的同源物普遍存在于动物细胞（如鸡、鸭和果蝇）。证实癌基因 src 编码一种胞质酪氨酸激酶，参与细胞增殖相关的信号转导。这是人类发现的第一个癌蛋白。随后又有许多种病毒癌蛋白被分离鉴定出来，其中大多数属于反转录病毒基因组中的癌基因所表达的蛋白质。

生理功能：大多数反转录病毒有特殊的致癌基因，可使细胞发生恶性转化。反转录病毒首先与受体结合，进入胞质脱去衣壳，病毒单链 RNA 反转录为双链 DNA，并整合到宿主细胞基因组中形成前病毒；而后可处于潜伏状态，前病毒持续存在于宿主基因组中；也可由宿主细胞的聚合酶转录出 mRNA 翻译成病毒结构成分，与病毒 RNA 组装成子代病毒出芽释放；也可能从病毒癌基因转录 mRNA，翻译癌蛋白，修饰并活化细胞的某些蛋白质，导致细胞转化，克隆增殖，形成恶性肿瘤。病毒癌基因产物不参与病毒结构的组成，但在转化的细胞表面出现肿瘤抗原。

（刘芝华 李 义）

áijīyīn yīlài

癌基因依赖（oncogene addiction） 肿瘤的发生和发展依赖于某一特定癌基因的现象。肿瘤细胞的出现涉及很多遗传和表型的异常，有些异常的出现明显依赖于某个癌基因，如果此癌基因失活，这些相关的异常就会发生异于正常癌细胞改变。

研究历史 癌基因依赖是 2000 年由温斯坦（Weinstein IB）首次提出，他领导的研究小组通过 RNA 干扰的方法敲除某些肿瘤细胞中过表达的周期蛋白（cyclin）D 时发现，细胞的恶性表型发生了明显的逆转，即某些肿瘤强烈依赖于一种原癌基因（或信号通路）来维持生长和增殖，他将该现象命名为癌基因依赖。原癌基因 myc 和 ras 依赖已经在某些组织培养和转基因小鼠实验中得到证实。在临床上，已发现慢性粒细胞白血病对 Bcr-Abl 基因转位的依赖；乳腺癌对 Erb2 基因过表达的依赖以及非小细胞肺癌对 EGFR 基因选择性变异的依赖等。

机制 包括基因精简、癌基因休克和联合致死性。

基因精简 肿瘤细胞可以在自发或肿瘤微环境的调节下通过非适应性改变或表观遗传学修饰来丢失与维持生长和增殖无关的生物学功能。然而，辅助功能的广泛沉默将导致肿瘤细胞对急性应激刺激的高度敏感：当周围间质组分突然改变或抑制细胞内的激活信号通路将引起肿瘤细胞的迅速死亡。理论上此过程可产生一个相反的后果：某种最初的非适应性变异能够伴随由一种新的选择条件所驱动的肿瘤细胞基因组中的变异而保留下来（如化疗药物的暴露），从而释放其对特殊环境适应力增加的潜能，进而在一定程度上导致肿瘤细胞耐药性的产生。在慢性癌基因信号的调节下，由基因组精简所导致的肿瘤细胞内信号通路的失活同样也可以发生在生化或转录水平。另一方面，显性癌基因的活性也能被与组织相关的适应性反应（包括补偿性信号通路的激活），以及正性或负性的反馈所拮抗。

癌基因休克 由于很多的癌基因在促存活和促凋亡信号通路激活时都能维持自身的活性，在正常细胞内，原癌基因这种双重活性能够通过同时诱导凋亡来拮抗过度的有丝分裂信号所引起的细胞增殖。而在转化的细胞中，癌基因双重活性的平衡被打破，高活性的癌蛋白所诱导的促增长信号能够将其所诱导的促凋亡信号掩盖，从而导致凋亡防御措施失效。当该基因表达下调时，其所诱导的细胞增殖信号失活，会引起肿瘤细胞的死亡。此外，还存在另一种有效的凋亡诱导方式，即细胞对癌基因信号不敏感，而是通过有丝分裂后的休眠从而进入一种不可逆转的细胞衰老状态。通过对其机制的研究发现，靶向干扰癌蛋白的表达能够导致不同程度的下游信号衰落：抗凋亡效应因子（如 ERK、AKT 和 STAT）的活性迅速减弱，而与之相反的是死亡诱导分子（即 p38）则需较长时间的积累，这种时间上的不平衡已经在细胞内一系列具有癌基因活性的酪氨酸激酶体系中得到证实，包括 *Bcr-Abl*、*src* 和 *EGFR*。

联合致死性 该理论是建立在 A 基因与 B 基因具有协同性致死的基础之上。当其中一个功能失活时能够使细胞的存活能力受损，而两者同时失活时则引起细胞死亡。可见，A 基因和 B 基因的表达产物都应属于代谢链中的末端，至少在原则上该产物能够被应用至信号轴上，从而驱动更加精细和完整的细胞功能，如细胞存活和增殖。在肿瘤细胞中，协同致死是指某个基因的改变（如遗传性沉默或药物性失活）所引起的细胞死亡仅发生在另一个非致死性遗传改变（如一个肿瘤相关的变异）的基础之上。联合性致死的理论导致人们发现了 *BRCA1* 和 *BRCA2* 基因产物与 PARP-1 蛋白之间相互作用所引起的细胞死亡机制。*BRCA1/2* 在染色体同源重组过程中发挥关键作用，当它们失活时将引起 DNA 双链断裂修复缺陷。在 *BRCA* 缺失的细胞中单链断裂也必须被修复，因为单链断裂在 DNA 复制过程中可以转变为致死性双链断裂。原则上，单链断裂修复主要是通过碱基剪切修复，而 PARP-1 为该过程的必需蛋白之一。当 PARP-1 被抑制而引起碱基剪切修复过程失活时，*BRCA* 缺陷细胞将不能修复由单链断裂发展而来的双链断裂，并最终导致基因组致死性缺陷。另外，在 *BRCA2* 功能缺失的细胞中，当恢复 PARP 的活性时可以引起晚期逆转变异，并在 *BRCA2* 基因上产生一个新的缺失从而修复了由原始基因损伤所引起的正常开放阅读框的破坏，并最终导致细胞能够重新进行同源重组修复。

（刘芝华 贺 欢）

áijīyīn xiétóng zuòyòng
癌基因协同作用（oncogene cooperation）

两个或多个癌基因一起导入正常细胞使其发生有效转化的现象。由于细胞的恶性转化是一个复杂的多步骤过程，恶性肿瘤的形成则是癌细胞经过不断突变与选择，其恶性（包括浸润、转移和抗药性等）逐步升级的过程。因此，这个过程需要多个癌基因或抑癌基因共同参与、互相协作。

在 20 世纪 80 年代，科学家们在研究癌基因体外转化实验中发现，通常情况下单个基因不足以引起细胞的转化，如兰德（Land H）发现 *H-ras* 可使小鼠 NIH/3T3 细胞转化，但不能有效地转化大鼠胚胎或成纤维细胞。*H-ras* 转染成纤维细胞后可使其发生停泊非依赖性生长而在软琼脂中产生集落，但在连续传代时细胞死亡，也不能在裸鼠体内产生肿瘤。但如果把活化的 *myc* 与 *H-ras* 这两个癌基因一起导入成纤维细胞就能使其发生有效转化。据此可认为 H-Ras 蛋白使细胞发生形态改变而导致其出现停泊非依赖性生长，而 Myc 蛋白则使细胞获得永生化生长的能力。提示出癌基因在对细胞的恶性转化过程中相互协作，共同导致细胞转化。而随后的转基因动物模型证实了癌基因 *myc* 和 *ras* 在体内存在协同效应。

两类肿瘤基因的协同作用，仅在啮齿类原代培养细胞系得到了证明。在原代培养成纤维细胞（大鼠、金仓鼠）中，细胞恶变需要两大类肿瘤基因参与作用，一类是促使细胞永生化，包括 *C-myc*、*N-myc* 和 *SV40T* 等；另一类是促使细胞形态学出现恶变特征，及在软琼脂中生长，如 *H-ras* 和 *K-ras* 等。只有在两类肿瘤基因协同作用下，才能使细胞完全恶变。但在人体细胞中，上述癌基因的协同作用，仍不足以引起细胞恶变。如突变的 *ras* 基因和 *myc* 基因并不足以使人成纤维细胞或造血细胞发生恶变，提示人类细胞的恶性转化过程还需要其他种类癌基因之间的协同作用。

（刘芝华 李 义）

Bcr-Abl rónghé jīyīn

Bcr-Abl 融合基因（Bcr-Abl fusion gene）

第 9 号染色体上的 *Abl* 基因与第 22 号染色体上的 *Bcr* 基因相互易位形成的基因。是一种抗细胞调亡的基因，具有高度酪氨酸激酶活性，使细胞过度增殖和细胞调控发生紊乱。其可引起蛋白激酶持续性激活，使白细胞过度增殖而出现慢性髓细胞性白血病（CML）。

研究历史 1914 年，德国细胞学家特奥多尔·博韦里（Theodor Boveri，1862~1915 年）提出假设认为染色体缺陷会导致细胞的异常增殖，最终发展为癌症。此后过了约半个世纪，这个设想才得到了验证。1960 年，费城的两位细胞学家：宾夕法尼亚大学教授彼得·诺维尔（Peter Nowell，1928~2016 年）和福克斯蔡斯癌症中心的戴维·亨格福德（David Hungerford）首次发现在大多数 CML 细胞中都存在着一种异常短小的 22 号染色体。该染色体被命名为费城染色体（Ph 染色体）。1971 年，奥瑞尔登（O'Riordon）利用荧光显带法确认 Ph 染色体实际上是第 22 号染色体长臂缺失大段后剩余的部分。1973 年，罗利（Rowley）发现，缺失下来的那部分易位到 9 号染色体长臂的末端，形成 t（9；22）（q34；q11）。1982 年，德克雷恩（Deklein）在 Ph 染色体上首次发现了原来位于 9 号染色体长臂末端（9q34）的癌基因 *Abl*，这说明 Ph 染色体带有来自 9 号染色体长臂末端的片端，是 22 号染色体与 9 号染色体相互易位的产物。

结构 人的 *Abl* 基因位于 9 号染色体长臂。其编码的蛋白质主要结构有 N 端的肉瘤同源区 2（SH2）和 SH1。SH2 结合磷酸化的酪氨酸残基，SH1 具有酪氨酸激酶活性。近 C 端富含酸性氨基酸残基，可结合 DNA。ABL 蛋白的酪氨酸激酶的活性在对细胞周期调节过程中发挥重要的作用。在 G_0 期，ABL-Rb 蛋白复合物与 DNA 结合。在 $G_1 \rightarrow S$ 转变过程中，Rb 被磷酸化，Abl 与之分离并被激活，使 RNA 聚合酶被磷酸化，从而促进转录，促使细胞进入 S 期。*Bcr* 基因位于 22 号染色体长臂，编码的蛋白质分子量为 160kD。BCR 蛋白第 1~63 个氨基酸是二聚体化结构，参与 BCR 蛋白多聚体的形成。*Bcr* 基因断裂点主要有 3 个区域：主要（M-bcr）、次要（m-bcr）和 μ（μ-bcr）区域。*Abl* 基因断裂则位于第 1 或第 2 内含子。因断裂点不一，因此可以形成多种不同类型的 *Bcr-Abl* 融合基因 mRNA 和蛋白质产物。

90% 以上的 CML 患者的血细胞中出现 Ph 染色体，*Bcr-Abl* 融合基因编码蛋白质分子量为 210kD，具有持续性激活的蛋白激酶活性，改变了细胞多种蛋白质酪氨酸磷酸化水平和细胞微丝肌动蛋白的功能，从而扰乱了细胞内正常的信号转导通路，使细胞失去了对周围环境的反应性，导致癌细胞的异常增殖。

（刘芝华 李 义）

Myc jīyīn jiāzú

Myc 基因家族（myc gene family）

一组原癌基因，共有 6 个成员：*C-myc*、*N-myc*、*L-myc*、*P-myc*、*R-myc* 和 *B-myc*。其中 *C-myc* 和 *N-myc* 与人类肿瘤密切相关。原癌基因 *myc* 属于核蛋白类调控基因，是 myc 转录因子基因家族的重要成员，可使细胞无限增殖，获永生化功能，促进细胞分裂的基因，其在细胞周期调控、增殖、生长、调亡及正常细胞向肿瘤细胞转化、肿瘤细胞恶化及迁移等方面起到重要作用。

研究历史 1964 年，首次在禽类的骨髓细胞瘤中分离出急性转化反转录病毒 MC-29，随着 DNA 重组和基因克隆技术的发展，1983 年在 MC-29 病毒中克隆并鉴定出癌基因 *V-myc*。而 *C-myc* 基因则是首次在伯基特（Burkitt）淋巴瘤患者的细胞中被发现，在伯基特淋巴瘤中存在基因转位现象，通常为 8 号染色体与其他染色体之间发生易位。随后发现在染色体断点融合处的基因序列与禽类白血病病毒 MC-29 的 *V-myc* 基因同源，因此将此基因命名为 *C-myc*。

基因编码产物 *C-myc* 基因的编码产物为 439 个氨基酸残基的蛋白质，*N-myc* 基因的编码产物为 456 个氨基酸残基的蛋白质。这两种蛋白质产物均定位于核内，为核转录因子，具有较强的转化细胞能力，在调节细胞生长、分化及恶性转化中发挥作用。Myc 蛋白在结构上含有转录激活区，以及特异性的碱性区——螺旋-环-螺旋（HLH）-亮氨酸拉链区（bHLH/LZ）。Myc 蛋白可以通过 HLH 区结合 DNA，而 bHLH/LZ 则可介导 Myc 蛋白与其伴侣蛋白 Max 形成寡聚化。碱性区是 Myc 蛋白与 DNA 特异序列的结合部位。

与肿瘤的关系 *Myc* 基因在细胞周期调控、增殖、生长和调亡，以及正常细胞向肿瘤细胞转化、肿瘤细胞恶化及迁移等方面起重要作用，其表达失控可导致肿瘤的发生。多种恶性肿瘤，如乳腺癌、子宫颈癌、肺癌、骨肉瘤、神经胶母细胞瘤和白血病等都与 *myc* 基因的异常表达密切相关。

C-myc 基因定位于染色体 8q24，伯基特淋巴瘤细胞的染色体组型出现了 8 号染色体长臂

（8q24）处断裂后生成的断片，与2 号染色体短臂断裂点（2p13）或 22 号染色体长臂断裂点（22q11）或 14 号染色体长臂断裂点（14q32）产生的断片相互易位。而这后 3 条染色体的断端附近都有免疫球蛋白基因，分别是 IgH、Igκ 和 Igλ 基因。C-myc 基因在易位后都同免疫球蛋白基因相邻接，由于免疫球蛋白基因启动子转录驱动能力较强，因此 myc 基因表达增强可促进细胞恶变。

N-myc 基因定位于 2p23-p24 区，超过 40% 的晚期儿童神经母细胞瘤存在 N-myc 基因扩增现象。基因扩增的原因可能是产生均质染色区（HSR）或双微体。HSR 包含 N-myc 基因片段，一般都不在正常位置，而是和其他至少 18 个不同的染色体片段相连。N-myc 基因的多拷贝数目并不是连续变化的，而是有两个集中的区域，某些肿瘤有 10~30 个拷贝，某些有 100~150 个拷贝。N-myc 基因扩增是神经母细胞瘤的一个特征，在神经外胚层发生的肿瘤里也有此现象，如星形细胞瘤和视神经母细胞瘤。

（刘芝华 李 义）

Src áijīyīn

Src 癌基因（sarcoma onco-gene）

Src 基因编码的一种酪氨酸激酶，参与细胞增殖相关的信号转导。其最初是在劳斯肉瘤病毒（RSV）中发现的一种致肉瘤基因，后发现也是人体基因组中的一种原癌基因，是第一个被鉴定的病毒癌基因。

研究历史 1911 年，美国病毒学家弗朗西斯·佩顿·劳斯（Francis Peyton Rous，1879~1970 年）发现鸡肉瘤无细胞滤液能引起鸡产生新的肉瘤，之后他证实了病原体为 RSV。20 世纪 60 年代，研究发现，RSV 在感染细胞后就会将其基因潜伏在宿主细胞的基因组中。美国肿瘤学家霍华德·马丁·特明（Howard Martin Temin，1934~1994 年）首次提出"潜伏病毒"假说。随后他和麻省理工学院的微生物学家戴维·巴尔的摩（David Batimore，1938~ ）发现反转录酶，证实 RSV 是一种反转录病毒，因此获 1975 年诺贝尔生理学或医学奖。1970 年，彼得·迪斯贝格（Peter Duesberg，1936~ ）和彼得·沃格特（Peter Vogt）在正常鸡的基因组中发现并分离了与 RSV 中致瘤基因相似的 DNA 序列。1975 年，美国病毒学家哈罗德·埃利奥特·瓦默斯（Harold Elliot Varmus，1939~ ）和免疫学家约翰·迈克尔·毕晓普（John Michael Bishop，1936~ ）采用 Src 探针检测到正常脊椎动物细胞基因组也存在 src 基因，而不是病毒特有的——病毒在繁殖过程中将其并入自己的基因组使其被再造成致癌基因。因此，将在正常细胞中存在的与病毒致癌基因一致的基因称为原癌基因，而病毒致癌基因称为病毒癌基因。瓦默斯和毕晓普因此获得 1989 年的诺贝尔生理学或医学奖。

基因编码产物 Src 基因编码一种酪氨酸激酶，可催化 ATP 上的 γ-磷酸转移至蛋白质酪氨酸残基上，能催化多种底物蛋白酪氨酸残基磷酸化。属于 Src 家族的蛋白酪氨酸激酶是一组膜结合蛋白，缺乏胞外及跨膜序列，因此通过其 N 端与细胞膜表面蛋白的胞质内结构域相连，从而发挥信号转导作用。

与肿瘤的关系 Src 基因是在作为 RSV 的致癌剂时被发现的，RSV 是一种反转录病毒，可感染鸡和其他动物，并能将自己的基因"插入"宿主细胞的基因组中，并快速导致肿瘤的发生。因此，这种病毒又称急性转化病毒。鸡被这种病毒感染后，通常在两周内发生肿瘤。在人类基因组也发现了相对应的原癌基因 c-src。现已发现至少 9 种 src 基因。虽然 c-src 可在大多数正常细胞中存在，由于其含量低，不会导致肿瘤的发生，但在某些恶性肿瘤中过度表达，如神经母细胞瘤、小细胞性肺癌、结肠癌、乳腺癌和横纹肌肉瘤等。

（刘芝华 李 义）

Ras áijīyīn

Ras 癌基因（ras oncogene）

第一个被发现的人类病毒癌基因，最初是在急性转化性反转录病毒实验中，从 Harvey 和 Kirsten 两株大鼠肉瘤病毒中克隆出的转化基因。Ras 基因的表达产物 Ras 蛋白是胞膜蛋白，具有 GTP 酶活性，在从膜结合受体到腺苷酸环化过程的信号转导过程中发挥重要作用。

研究历史 美国生物学家罗伯特·艾伦·温伯格（Robert Allan Weinberg，1942~ ）和杰弗里·库珀（Geoffrey M. Cooper）分别在 1981 年的转基因实验中发现了 ras 癌基因，他们用从人类肿瘤中提取的 DNA，转染培养小鼠 NIH/3T3 成纤维细胞，成功诱发其转化，证明人类肿瘤细胞中含有原癌基因，并随后从中分离得到癌基因 ras，这是第一次在人类肿瘤中发现有生物学活性的原癌基因。它不同于其前癌基因，是由于点突变导致单个氨基酸的替换，使密码子 12 从 GGG（甘氨酸）改变成 GTG（缬氨酸）。

结构组成 Ras 基因家族与人类肿瘤相关的基因有 3 种，即 H-

ras、*K-ras* 和 *N-ras*，分别定位于 11 号、12 号和 1 号染色体，前两者是大鼠肉瘤病毒的转化基因，后者是从人神经母细胞瘤中分离得到。*Ras* 基因编码的蛋白质有 188~189 个氨基酸残基，具有高度保守性。Ras 蛋白位于细胞膜的内侧面，具有结合鸟核苷酸（GTP 和 GDP）和 GTP 酶的活性（水解 GTP 为 GDP）。

生物学功能 通常情况下，细胞内的 Ras 蛋白分子处于非活化状态与 GDP 相结合。当细胞被外界因子刺激时，通过 Ras 鸟嘌呤交换因子（可促进 GTP 酶释放 GDP 并结合 GTP，从而使其在有活性与无活性形式之间发生转化的一类调节蛋白）调节 Ras 蛋白的 GDP/GTP 发生交换，从而使 Ras 蛋白结合 GTP，成为其活化状态。随后通过 Ras 蛋白自身的 GTP 酶作用，催化 GTP 水解成为 GDP，使活化的 Ras 蛋白转变为非活化状态的 Ras 蛋白。而活化的 Ras 蛋白再通过与其下游效应分子结合，如 c-Raf，激活 Raf 蛋白，实现对生长信号向下游的传递。Raf 是丝氨酸/苏氨酸蛋白激酶，活化的 Raf 通过促分裂原活化的蛋白激酶（MAPK）通路（Raf-MEK-ERK）的三级激酶级联反应活化 ERK。活化的 ERK 是在细胞内起一种多向性效应器作用，控制多种基因（包括参与细胞增殖与分化、细胞形态维持、细胞迁移、细胞凋亡和细胞的恶变等基因）的表达。

与肿瘤的关系 膀胱癌、乳腺癌、结肠癌、肾癌、肝癌、肺癌、胰腺癌、胃癌及造血系统肿瘤中均发现 *ras* 基因存在异常。*Ras* 基因激活的主要机制有突变激活、插入激活和基因扩增等方式。但在肿瘤中则是以点突变激活方式为主。较公认的突变点位于 3 种 Ras 基因的第 12、13、61（或 59）位氨基酸密码子。*Ras* 基因的第 12、13、61 位密码子的活化突变并不影响 Ras 蛋白与 GDP 和 GTP 的结合，但却降低了 Ras 蛋白自身的 GTP 酶活性，使其水解 GTP 的速效大为降低，从而使 Ras 蛋白长时间维持于活化状态，不断激活下游靶分子，引起信号转导的持续效应，导致细胞大量增殖，而发生恶性转化。

Ras 基因突变在实体瘤中虽只占 10%~15%，但在不同类型肿瘤中突变率相差很大，最高可达 90%（胰腺癌），其次是甲状腺癌（53%）和结肠癌（47%）。另外在不同类型的肿瘤中突变的 *ras* 基因种类也不相同，如胰腺癌、结肠癌和肺癌等以 *K-ras* 突变为主，造血系统肿瘤多为 *N-ras* 突变，泌尿系肿瘤则以 *H-ras* 突变为主。

（刘芝华 李 义）

Fèichéng rǎnsètǐ

费城染色体（Philadelphia chromosome） 存在于慢性髓细胞性白血病（CML）患者的特殊染色体易位现象。又称费城染色体易位。简称 Ph 染色体。其中 9 号染色体长臂与 22 号染色体长臂进行相互易位，具体定义为 t（9；22）（q34；q11）。

研究历史：1914 年，德国的细胞学家特奥多尔·博韦里（Theodor Boveri，1862~1915 年）提出假设，认为染色体缺陷可能导致细胞异常增殖而发展成为癌症。此后经过了约半个世纪，博韦里的设想才得到了验证。1960 年，美国宾夕法尼亚大学的细胞学家彼得·诺维尔（Peter Nowell，1928~2016 年）和福克斯蔡斯癌症中心的戴维·亨格福德（David Hungerford）首次发现在大多数 CML 细胞中都特异性地存在着一种异常短小的 22 号染色体，该染色体被命名为费城染色体。1971 年，奥瑞尔登（O'Riordon）利用荧光显带法确认 Ph 染色体实际上是第 22 号染色体长臂缺失大片段后的剩余部分。1973 年，罗利（Rowley）发现缺失的那部分易位到 9 号染色体长臂末端，形成 t（9；22）（q34；q11）。1982 年，德克雷恩（Deklein）在 Ph 染色体上首次发现了原来位于 9 号染色体长臂末端（9q34）的癌基因 *Abl*，说明 Ph 染色体带有来自 9 号染色体长臂末端的片端，是 22 号染色体与 9 号染色体相互易位的产物（图 1）。

生物学功能：染色体易位是费城染色体形成的主要原因。9 号染色体长臂的 *Abl* 基因（9q34）与 22 号染色体上长臂的 *Bcr* 基因（22q11）发生易位而产生一种新的融合基因。根据国际人类细胞遗传学术语命名法，这种染色体易位被称为 t（9；22）（q34；q11）。这种易位产生了致

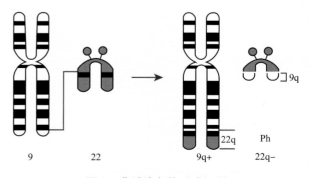

图 1 费城染色体形成机制

癌的 *Bcr-Abl* 融合基因，此基因编码 BCR-ABL 融合蛋白，因分子量为 210kD，又称 P210。正常 ABL 蛋白属于酪氨酸激酶家族成员，具有酪氨酸激酶活性，调节细胞内各种底物的酪氨酸磷酸化，参与对细胞正常生理活动的调节。然而，p210 具有增强的酪氨酸激酶活性，改变了细胞多种蛋白质酪氨酸磷酸化水平，从而扰乱了细胞内正常的信号转导通路，使细胞发生癌变。

（刘芝华 李 义）

jiécháng xiànliúxìng xīròubìng jīyīn

结肠腺瘤性息肉病基因 （adenomatous polyposis coli gene, APC gene）

一种抑癌基因，*APC* 基因突变将导致散发性结直肠癌和遗传性直肠癌癌前病变，即家族性结肠多发性息肉病的发生。

研究历史 *APC* 基因是由赫雷拉（Herrera L）于 1986 年对加德纳（Gardner）综合征患者进行细胞遗传学研究时发现的。格罗登（Groden）于 1991 年从结肠癌中首先克隆到这一基因，并正式命名为 *DP2.5* 或腺瘤样结肠息肉易感基因。早期研究发现，该基因不仅与家族性腺瘤性息肉病有关，而且在散发性大肠癌的发生过程中也起重要作用。肖普（Chop）应用免疫沉淀技术也证实结直肠癌组织中缺乏野生型 APC 蛋白，提示 APC 蛋白表达缺失可能与结直肠癌的发生与演进密切相关。*APC* 基因是第一个被发现在家族性及散发性结肠癌中均有突变的基因。

结构组成 人类 *APC* 基因位于染色体 5q21-22，共有 21 个外显子，第 15 外显子内约 10% 左右的编码区集中了约 65% 的体细胞突变，称为突变密集区（MCR）。

此外，*APC* 基因含有一个胞内核糖体入口位点。

生物学功能 *APC* 基因编码一个由 2843 个氨基酸残基组成，分子量为 300kD 的蛋白质，存在于多种表皮细胞中。APC 蛋白有多个功能区，分别与不同的蛋白质相互作用，参与不同的功能调节。其 N 端 17 个氨基酸通过形成 α 螺旋介导同源二聚体形成，突变的 *APC* 基因表达的 C 端截短蛋白可通过该区域与野生型 APC 蛋白结合；中间部分包含七价重复、Armadillo 重复、磷酸化位点和 β-catenin 结合区。C 端包含可降解 β-catenin 的功能域和细胞骨架蛋白结合域。APC 蛋白还含有与乙酰胆碱毒蕈样 M3 受体（mAchR）的同源序列，参与 APC 蛋白对细胞增殖的抑制。另外，APC 蛋白同时含有核输出信号和核输入信号。APC 蛋白能够与多种功能不同的蛋白质相互作用，如 β-catenin、糖原合成酶 3β（GSK3β）、微管蛋白等，从而参与多种重要的细胞活动，包括增殖、分化、凋亡、黏附、迁移及染色体分离等。因此，*APC* 不仅是结肠癌的抑癌基因，而且在维持基因组稳定性方面也具有非常重要的作用。

APC 基因最重要的作用是对 β-catenin 信号通路的调节。APC 蛋白能够与 GSK3β 及支架蛋白形成复合物，通过泛素化蛋白酶体通路降解 β-catenin。当 *APC* 基因表达缺失或下调 β-catenin 的功能区发生突变后，可引起 β-catenin 在胞质中累积并转移至核内，与转录因子 TCF/LEF 家族形成复合物，激活下游靶基因 *C-myc*、*cyclinD₁* 等的转录，促进细胞增殖，这是 *APC* 基因突变导致细胞异常增殖和结肠息肉发生的最初机制。此外，APC 蛋白还可以通过其

PDZ 结合结构域与细胞骨架相互作用，起到稳定微管的作用。

与肿瘤的关系 *APC* 基因的突变分析显示，大部分的遗传突变是无义突变，散在于基因的 N 端，编码截断的蛋白质，只在几个特定位点有点突变。超过 60% 的体细胞 *APC* 基因突变发生在 DNA 编码区的中部，即 MCR，其表达产物终止在 1280～1500 位氨基酸之间。所以，突变蛋白仍保持 5′ 端的蛋白质结构甚至功能。*APC* 的遗传突变基因编码的蛋白质没有统一的分子大小，有的小到不能稳定存在。*APC* 基因在 85% 的结肠癌患者中缺失或突变，并且该基因的缺陷与结肠癌的遗传易感性密切相关，其突变类型主要包括点突变和框架移码突变，前者包括无义突变、错义突变和拼接错误，后者包括缺失和插入。在家族性结肠多发性息肉病患者中，约 33% 的变异发生在 APC 蛋白的第 1061～1309 位氨基酸。在散发性结肠癌中，约 60% 变异发生在 MCR（1286～1513 位氨基酸）。上述区域的突变导致 APC 蛋白中 axin 结合位点和 1 个 Armadillo 重复结构域的丢失。这种截断的 APC 蛋白失去了对 β-catenin 调节活性，导致细胞生长、运动能力以及基因组稳定性的改变，最终引起肿瘤的发生。在德系犹太人群中还发现一种新的 *APC* 基因种系突变，能够导致 APC 蛋白氨基酸序列中第 1307 位异亮氨酸突变成赖氨酸，携带这种 *APC* 基因型的人群较正常人群结肠癌的发病风险增加 10%～20%。

（刘芝华 贺 欢）

p53 jīyīn

p53 基因 （p53 gene）

编码分子量为 53kD 蛋白质的一种抑癌基因。俗称基因组卫士。主要功能

是通过引起细胞周期阻滞和细胞凋亡来维持基因组稳定性，抑制不正常或潜在的肿瘤细胞的增殖。多种细胞损伤应激反应，包括致癌性 DNA 损伤、非正常增殖及缺氧等均能激活 p53 基因。一旦 p53 基因突变，P53 蛋白失活，细胞分裂失去节制，则发生癌变，在超过一半的人类肿瘤中均有 p53 基因突变。

研究历史 1979 年，英国科学家戴维·莱恩（David Lane）和莱昂内尔·克劳福德（Lionel Crawford）团队在感染了猿猴空泡病毒 40（SV40）的小鼠细胞内分离获得一个与 SV40 大 T 抗原相互作用的蛋白质，因其分子量为 53kD，故将其命名为 p53。随后研究证实，p53 来源于细胞而不是病毒。之后又发现了许多其他 DNA 病毒和 RNA 病毒能够使癌蛋白与 P53 结合或使其失活。研究发现，以肿瘤细胞的 mRNA 为模板合成的 p53 cDNA 能诱导细胞转化，而从正常细胞中获得的 p53 cDNA 则不能使细胞转化，甚至起抑制作用。将这两种 cDNA 序列进行比对后发现有一个碱基发生了改变，这个点突变导致了 P53 蛋白中一个氨基酸的改变，因此最早通过克隆获得的是一个功能发生改变的突变 P53 蛋白。这些结果显示，野生型的 p53 等位基因实际功能是抑制细胞的增殖，当编码碱基发生点突变时，p53 就会获得促进细胞生长的功能。因此，p53 基因最终被认为是一个抑癌基因。

p53 家族 据基因结构和序列同源性分析，p53 与其后发现的 p63、p73 基因同属一个家族。3 种基因的编码蛋白质都具有转录激活和诱导细胞凋亡的功能，但在发育和肿瘤抑制方面，三者的作用却各不相同。

p63 和 p73 基因结构 人类 p63 基因定位于 3q27-29，p73 基因定位于 1p36.2-3。P63 和 P73 蛋白都具有与 P53 高度同源的 3 个主要功能区：N 端的转录激活区（TA）、高度保守的中心 DNA 结合区以及 C 端的寡聚合功能区。不同的是，p53 基因只编码一个转录本，而 p63 和 p73 均有两个不同的启动子，分别启动两类不同蛋白质的表达。一种是 TAp63/p73，功能类似 P53，能够反式激活 p53 靶基因的转录并诱导细胞凋亡。另一种是由位于下游内含子中的启动子转录编码的缺乏酸性 N 端反式激活区的截短异构体 p63/p73（△Np63/p73），其丧失反式激活 p53 靶基因以及诱导细胞周期阻滞及细胞凋亡的功能，即以显性失活的方式抑制 TAp63/p73 和 p53。选择性剪接又增添了 C 端的复杂性，使每种基因至少产生 6 种主要的转录本。研究证明，DNA 损伤诱导的 p53 凋亡途径需要 p63 和 p73 的参与。

p63 和 p73 的功能 p53 有两个特征性功能：转录激活和诱导凋亡。研究表明，部分具有 TA 功能区的 p73 和 p63 异构体也能转录激活 p53 的靶基因，如 p21、Gadd45、Bax 和 Mdm2 等。而且在哺乳动物细胞体外高表达 p73 和 p63 时能诱导细胞凋亡。但并非所有的 TA-p63/p73 蛋白都与 p53 有相似的功能。此外，N 端缺失的△Np63/p73 蛋白不仅没有转录激活和促进细胞凋亡的功能，还能抑制 p53 的活性。因△Np63/p73 不仅能对 p53 的 DNA 结合靶点进行竞争，还能通过与 P53 的 DNA 结合位点形成二聚体，从而使 p53 失去转录激活活性。

p63 基因 mRNA 高表达于人类多种组织器官，尤其是具有增殖能力的上皮细胞中。p63 的表达在角质化细胞和其他鳞状上皮细胞生长分化的不同阶段存在明显的差异，相对于分化较完全的复层上皮细胞，基底层起源细胞中 p63 的表达水平明显增高。p63 基因在某些上皮组织的干细胞中高表达，是唯一对上皮干细胞生存起关键作用的基因；还可上调血管内皮生长因子（VEGF）的表达，参与表皮细胞的生长维持，对于皮肤、肢体形成，乳腺和前列腺等的发育非常重要；参与 p53 对紫外线的应激反应。

p73 基因同样参与胚胎发育过程。p73 基因敲除小鼠除先天性脑积水和海马发育不全外，还表现为大面积感染；在 γ 射线引起的 DNA 损伤等应激反应以及诱导 T 细胞凋亡中也有重要作用。

p53 基因结构 人类 p53 基因位于染色体 17p13，基因全长 16～20kb，由 11 个外显子和 10 个内含子组成，其中第一个外显子不编码蛋白。p53 基因在进化中高度保守，其编码区含有 5 个高保守区，分别是外显子 2、5、6、7 和 8。p53 基因有野生型（wtp53）和突变型（mtp53）两种，wtp53 参与细胞周期的调控，在维持细胞正常生长、抑制肿瘤增殖过程中起重要作用。当其转变为 mtp53 时则失去对细胞生长的抑制作用，从而促进细胞转化和过度增殖，导致肿瘤发生。

p53 基因失活 多数抑癌基因，包括 Rb、APC、WT1、VHL、p15/16、CDK4、PTC、STKI1/LKB1、NF1 及 NF2 等，必须两个等位基因同时失活才能导致肿瘤发生。较常见的失活形式是一个等位基因丢失，而另一个则由于突变而失活，即所谓的杂合性丢失。但 *p53* 基因的一个等位基因发生突变时，不但能引起本身抑癌功能的丧失，还能对另一个正常等位基因所表达的蛋白质产物起抑制作用，称为显性负效应。这种类型的等位基因被命名为差异显性干扰或显性负等位基因。*p53* 突变可见于一半以上的人类肿瘤，是恶性肿瘤中最常见的基因改变。*p53* 基因的种系遗传突变引起利-弗劳梅尼（Li-Fraumeni）综合征，患者青年时即可发生骨肉瘤，其亲属则可发生肾上腺皮质、乳腺及脑等多种恶性肿瘤。*p53* 的体细胞突变也在大多数人类肿瘤中被检出。此外，*p53* 基因第 72 位密码子 Arg/Pro 的多态性也与肿瘤易感性有关。

P53 蛋白 是调节细胞周期和细胞凋亡的重要因子。致突变因子引起的 DNA 损伤，能迅速诱导 P53 蛋白积累，P53 蛋白能将细胞周期阻滞在 G_1 期，并结合增殖细胞核抗原（PCNA）抑制 DNA 复制，使损伤的 DNA 在复制之前有修复的时间。如果损伤得不到修复，P53 则引起细胞凋亡，清除有突变的细胞。当 *p53* 基因突变时，突变的 P53 蛋白则丧失了诱导细胞周期阻滞的能力，导致突变频率增高，即增加了基因组的不稳定性。这种基因组的不稳定性是诱导细胞发生癌变的重要原因之一，在肿瘤的发生发展过程中可启动癌基因和抑癌基因的进一步改变。*p53* 基因功能缺失的肿瘤细胞能够逃避凋亡、维持生存，同时增强对化疗药物和放射治疗的耐药性和抵抗性。

P53 蛋白结构 人 P53 蛋白由 393 个氨基酸残基组成，分子量约 53kD，包含 4 个主要功能区：N 端 1~42 位氨基酸是转录活性区，中间 102~292 位氨基酸是序列特异性 DNA 结合区，C 端包括一个四聚体功能区（323~356 位氨基酸）和一个富含基本氨基酸的调控区（360~383 位氨基酸）。N 端介导 P53 与多种转录因子的相互作用。位于中心的特异性 DNA 结合区是 *p53* 基因错义突变的高发区，这些突变将影响 P53 蛋白的功能，导致细胞的成瘤性增加。C 端具有自发性结合非特异性 DNA 的功能，如损伤的 DNA、复性的互补单链 DNA 或 RNA。此外，该区还含有 3 个核定位信号和一个核输出信号。在 P53 的 N 端和 C 端均有多个翻译后修饰位点，如磷酸化、乙酰化、泛素化及 SUMO 化等位点。C 端的某些赖氨酸残基既是乙酰化又是泛素化的靶点，两种修饰方式间的平衡对 P53 的活性调节起重要作用。

P53 下游调控基因 P53 对细胞周期阻滞或细胞凋亡的调控作用取决于 P53 激活的靶基因类型。根据 P53 靶基因的不同功能分为细胞周期阻滞、DNA 修复和细胞凋亡等不同类型。靶基因的协同表达取决于多种因素，包括细胞类型、细胞环境、刺激信号和细胞转化等，而这些靶基因的表达决定了细胞对外界刺激的反应。

P53 的负调节因子 P53 能促进 *Mdm2* 的表达，而 *Mdm2* 基因的表达产物能促进 P53 的快速降解，抑制其转录活性，从而形成一个负反馈机制。

细胞周期调节因子 在缺氧、DNA 损伤及癌基因激活等刺激下，P53 可促进 *p21* 的表达，激活的 P21 能够特异性抑制与周期蛋白-周期蛋白依赖性激酶（cyclin-CDK）复合物的激活，介导 G_1 期阻滞，P21 还能与 PCNA 相互作用，抑制 DNA 复制。P53 能促进 14-3-3σ 基因的转录激活，14-3-3σ 蛋白结合磷酸化的 Cdc25c 而使其停留在胞质，无法进入核内激活 cyclin B-CDC2，进而引起细胞周期 G_2 期阻滞。此外，P53 下游靶基因 *Gadd45* 表达产物能够抑制 cyclin B-CDC2 活性而阻止细胞进入 S 期，*Gadd45* 还能同时刺激 DNA 剪切修复的启动，将 P53 依赖的细胞周期阻滞和细胞修复有机地联系在一起。

细胞凋亡诱导因子 在 DNA 损伤情况下，P53 通过与 *Bax* 启动子部位特异性位点的结合而激活 *Bax* 的表达，Bax 能够与 Bcl-2 形成异源二聚体，调节线粒体细胞色素 C 的释放，进而激活胱天蛋白酶（caspase）9 引起一系列酶级联反应，最终诱导损伤细胞发生凋亡。P53 还可以通过转录激活 Fas 受体，促进 caspase-8 与死亡诱导信号复合体结合。caspase-8 通过自催化裂解启动 caspase 的级联反应，扩大凋亡信号，激活下游效应 caspase，最终导致细胞凋亡。此外，受 P53 调节介导凋亡信号的基因还包括 *kill/Di5*、*PAG608*、*PIGs*、*p85* 和 *GML* 等。

抑制血管生成的靶基因 P53 可通过转录调节 *Tsp-1*、*Bai1* 和 *GD-Aif* 基因的表达在抑制血管生成的过程中发挥重要作用。另外，P53 在中心体复制的起始阶段具有重要调节作用，与染色体稳定性的维持密切相关。

P53 结合蛋白 主要参与表达调控和功能活性调节。

P53 的表达调控 包括亚细胞定位和稳定性调节。

亚细胞定位 P53 的许多重要活性依赖其作为转录因子激活或抑制某些基因的表达，这就要求其必须定位在核内。在 P53 的 C 端，有 3 个核定位信号和 1 个核输出信号。核定位信号突变导致 P53 积聚在胞质内，丧失生长抑制活性。此外，酪蛋白激酶 Ⅱ（CK Ⅱ）和 CDK 激酶对 P53 的磷酸化也能调节 P53 的亚细胞定位，CK Ⅱ磷酸化使 P53 定位在核内，而 CDK 磷酸化驱使 P53 输出核外。

稳定性调节　Mdm2 是调节 P53 表达水平的重要分子，可通过 3 种机制调节 P53 蛋白的功能：①Mdm2 与 P53 的 N 端相互作用，干扰 P53 与转录共刺激因子 p300/CBP 等的结合，抑制 P53 的转录活性。②Mdm2 能作为 E3 泛素连接酶，通过介导 P53 的泛素化，使胞质中 P53 能被蛋白酶体识别并降解。③Mdm2 本身的转录受 P53 调节，是其负反馈调节因子。在大多数正常组织中，Mdm2 通过泛素化蛋白酶体通路降解 P53，致使正常状态下的 P53 半衰期非常短，约 20 分钟，使 P53 的表达在正常组织中维持低水平。当细胞处于 DNA 损伤等应激状态时，有多种机制能阻断 P53 的降解，包括 P53 和 Mdm2 的翻译后修饰、P53 泛素化通路的阻断、P53 与 Mdm2 相互作用的破坏及其他非 Mdm2 依赖的机制等，促使 P53 蛋白迅速增加，防止细胞非正常生长或恶性转化的发生。

P53 的激活　主要依赖磷酸化、乙酰化和 SUMO 化 3 种修饰方式。

磷酸化　P53 的磷酸化位点集中在 N 端和 C 端，包括多种细胞激酶的靶点。N 端 Mdm2 结合位点或其附近位点的磷酸化能干扰 P53 与 Mdm2 的相互作用，调节 P53 蛋白稳定性。ATM、ATR、Chk1 和 Chk2 激酶都能对 P53 上

述区域的特异性位点进行磷酸化，降低 Mdm2 的结合能力，促进 P53 积累。CDK 和 CK Ⅱ对 P53 的 C 端某些位点的磷酸化也能促进 P53 与 DNA 的结合和转录活性。

乙酰化　p300/CBP 具有乙酰转移酶活性，不仅能与 P53 的 N 端相互作用，而且能通过使 P53 的 C 端多个赖氨酸位点乙酰化而促进 P53 的 DNA 结合能力。ATM 或 ATR 激酶对 p53 N 端的磷酸化能促进 p300 的结合及其对 P53 C 端的乙酰化。

SUMO 化　SUMO 是泛素相关蛋白质，通过与泛素化相似的酶级联反应与靶蛋白相连。P53 C 端的 SUMO 修饰不能调节 P53 的稳定性，但能促进 P53 的转录活性。另外，P53 的其他修饰方式像糖基化和核糖基化也参与影响 P53 的功能和稳定。

P53 蛋白失活　正常情况下，P53 蛋白通过 C 端的寡聚区形成四聚体。突变的 P53 蛋白能够与野生型蛋白质形成异四聚体，异四聚体的构象使它们处于显性抑制状态，失去了 P53 的正常功能，不能对 DNA 损伤等刺激产生反应。此外，突变蛋白质的构象改变还会抑制 Mdm2 与 P53 的结合，进而抑制 P53 的降解，导致细胞核内突变蛋白质的增加。P53 与病毒蛋白质的结合也是导致其失活的一个重要原因，病毒蛋白质可以通过抑制 P53 的转录活性和促进其蛋白质降解使 P53 丧失功能。此外，P53 同一家族的 P63 和 P73 蛋白的 N 端缺失体 △Np63/p73 能通过对 P53 的 DNA 结合靶点进行竞争，以及与 P53 的 DNA 结合位点形成异源二聚体来抑制 P53 的转录激活活性。

功能性 P53 获得　序列研究

显示，74% 的 *p53* 基因突变都是发生在其中心 DNA 结合区的错义突变，其中 30% 集中在 6 个热点编码序列上，所编码的碱基关系到 P53 对 DNA 特异性结合位点的识别和结合，进而影响了 P53 的转录调节活性。这些突变型 *p53* 基因表达产物（Mutp53）在细胞内的累积不仅能抑制野生型 P53 蛋白的功能，还获得新的促进肿瘤发生的活性。

生物学机制　一般将 *p53* 基因突变分为两种类型：①DNA 结合突变（如 p53R273H），直接影响与序列特异性 DNA 结合位点上的氨基酸残基。②构象突变（如 p53R175H），主要引起野生型 DBD 构象部分或完全的改变，使正常情况下包埋于 DBD 内部的氨基酸残基暴露出来。以上两种机制都导致 P53 失去了与 DNA 结合的能力。突变型 P53 对转录的调节作用主要依赖两种方式：一种是突变的 P53 蛋白通过与同家族另外两个成员（P63 或 P73）形成异源二聚体，从而改变其转录活性，逆转两者的功能；另一种是突变的 P53 蛋白可以与被募集至染色体上的一系列的转录因子相结合，进而对其转录调控活性起促进或抑制作用。

Mutp53 的功能　主要包括基因组不稳定性和抑制凋亡。①基因组不稳定性：染色体数目和结构的高频率突变，所引起基因组不稳定性的增加是肿瘤发生的重要原因。Mutp53 能够干扰正常纺锤体监测点的调控从而导致多倍体细胞的产生，还可以通过增加基因组的突变促进中心粒的复制和染色质异常分裂。此外，Mutp53 通过降低碱基切除修复的能力干扰了 DNA 的损伤修复。②抑制凋亡：Mutp53 能够通过

myc 提高细胞对促进细胞凋亡信号的抵抗能力，还能够提高在生长因子被撤除的微环境中细胞的生存能力。Mutp53 与肿瘤细胞对放化疗的耐受性也密切相关。

（刘芝华 贺 欢）

shìwǎngmó mǔxìbāoliú jīyīn

视网膜母细胞瘤基因（retino-blastoma gene，Rb gene）

最先在视网膜母细胞瘤（Rb）中被发现和鉴定的抑癌基因。是细胞周期的负调控因子，通过与转录因子结合调节细胞增殖和分化所需基因的表达，从而维持细胞生长发育的平衡。*Rb* 基因编码的蛋白质为视网膜母细胞瘤蛋白（pRb）。pRb 属于口袋蛋白家族，含有一个介导蛋白质相互作用的口袋结构域。pRb 主要通过引起细胞周期阻滞来抑制细胞生长，还可通过募集甲基化酶和乙酰转移酶来调节染色体重组。*Rb* 基因突变或 pRb 蛋白功能失调将导致视网膜母细胞瘤和骨肉瘤的发生。

研究历史　美国癌症遗传学家阿尔弗雷德·乔治·克努森（Alfred george Knudson，1922～2016 年）对 Rb 的遗传机制进行研究，提出"二次打击学说"，发现该肿瘤的形成需要染色体 13q14 上一对等位基因的同时缺失或失活。基于此假说，弗兰德（Friend SH）成功克隆了位于人 13q14 上的序列，此段序列有一段长约 70kb 的 cDNA 片段，而在 Rb 和骨肉瘤中此 cDNA 片段缺失；将这段序列的 RNA 进行测序并预测蛋白质序列，发现此段序列的 mRNA 长约 4.6kb，蛋白质大约包含 816 个氨基酸残基，而且发现此氨基酸序列有与核酸结合蛋白类似的结构域；冯（Fung YK）利用 H³-8 探针在 13q14 区域上也分离获得了两段相似序列的 cDNA 克隆：*Rb1* 和 *Rb2*。

结构　人类 *Rb* 基因位于染色体 13p14，包含 27 个外显子，mRNA 全长 4.7kb，编码由 928 个氨基酸残基组成的核磷酸蛋白，分子量为 104～110 kD。pRb 蛋白包含 3 个结构域：N 端结构域、A/B 口袋结构域和 C 端结构域。A/B 口袋结构域由 A 区、B 区及位于两区之间的间隔区组成，是 pRb 蛋白与一系列病毒蛋白和细胞蛋白结合的区域，从植物、无脊椎动物到哺乳动物都高度保守。A/B 口袋结构域对于 Rb 发挥肿瘤抑癌基因的功能非常重要，多数遗传性 Rb 患者的遗传突变都能破坏 pRb 蛋白"口袋"的形成。pRb 的这 3 个结构域都有磷酸化位点，可调节 pRb 的磷酸化水平，从而影响 pRb 与其他转录因子或蛋白质的结合。

pRb 生理功能　主要是细胞周期调控、细胞分化和细胞凋亡。

细胞周期调控　pRb 是细胞周期的负调控因子，其对细胞周期的调控作用主要是通过和 E2F 结合，从而抑制细胞周期 G_1/S 期转变所需基因的转录而将细胞周期阻断在 G_1 期。E2F 是一种转录活化因子，能够调控多种细胞周期调节基因的转录。此外，负责核苷酸生物合成的胸腺激酶以及负责 DNA 修复的 RAD51 等所有复制起始复合物也都受 E2F 的转录调节。pRb 通过两种机制抑制 E2F 的转录：直接结合 E2F 的转录激活区，抑制 E2F 的转录激活功能；与 E2F 形成复合体，共同结合在细胞周期所需基因的启动子部位，抑制基因的转录。此外，pRb 还能通过组蛋白脱乙酰酶（HDAC）对 E2F 的去乙酰化作用而抑制 E2F 的转录活性。不同周期蛋白-周期蛋白依赖性激酶（cyclin-CDK）复合物对 pRb 不同位点的磷酸化是使 pRb 失活的主要机制。失活的 pRb 不再与 E2F 或 HDAC 相互作用，被释放的 E2F 能够激活进入 S 期和 DNA 合成所必需基因的转录。

细胞分化　pRb 能增强转录因子 CCAAT 增强子结合蛋白（C/EBP）的 DNA 结合和转录激活能力而诱导脂肪细胞分化。pRb 还能通过与 Id2 的特异性结合解除 Id2 对转录因子 bHLH 的抑制，从而促进红细胞和神经元的分化。此外，在肌组织中，pRb 通过直接或间接的方式促进肌肉早期发育转录因子 MyoD 的活性，进而促进肌组织分化。

细胞凋亡　pRb 诱导细胞凋亡是通过抑癌基因 *p53* 激活实现的。*p53* 基因能激活 CDK 抑制因子 $p21^{WAF1/CIP1}$ 的转录，抑制 CDK 对 pRb 的磷酸化，使 pRb 处于低磷酸化状态，而有活性的 pRb 能和 E2F 结合，阻断其对靶基因的转录激活，使细胞停滞在 G_1 期。当细胞试图反抗对 G_1 期的阻断时，*p53* 便激活 BAX、Apaf-1、BID、Noxa 和 PERP 等凋亡诱导蛋白的表达，诱导细胞发生凋亡。pRb 对抑制细胞凋亡也有直接的调控作用，例如，ARF 是 E2F-1 的靶基因之一，APF 有抑制 Mdm2 介导的 *p53* 失活的功能，导致细胞凋亡的增加。pRb 能与 E2F-1 结合抑制 E2F-1 对靶基因的转录激活，进而抑制 E2F-1 诱导的细胞凋亡。因此，pRb 对细胞凋亡起双重的调节作用。一方面，当细胞发生癌变时，pRb 通过 *p53* 途径启动细胞凋亡程序；另一方面，当细胞因为某些调节因子或促凋亡蛋白的过表达发生细胞凋亡时，pRb 通过与这些调节因子和蛋白质的相互作用来抑制促凋亡作用，使细胞能够正常增殖和分化，发挥应有的功能。

（刘芝华 贺 欢）

shénjīng xiānwéiliú dànbái 1

神经纤维瘤蛋白 1 （neurofibromin 1，NF1）

Ⅰ型神经纤维瘤病（*NF1*）基因的表达产物。作为一种 Ras 信号转导通路中的抑制因子在细胞生长和分化中发挥重要作用。*NF1* 的缺失可导致一种常染色体显性遗传病——Ⅰ型神经纤维瘤病。

研究历史 Ⅰ型神经纤维瘤病是一种常染色体显性遗传病，由德国病理学家弗雷德里希·丹尼尔·冯·瑞克林豪森（Friedrich Daniel von Recklinghausen，1833~1910 年）于 1882 年首次描述，主要特征为皮肤牛奶咖啡斑和周围神经多发性神经纤维瘤，也可引起智力障碍、骨病变及虹膜良性损伤［利施（Lisch）结节］等症状，外显率高，患病率为 0.29‰~0.33‰。又称冯·瑞克林豪森（von Recklinghausen）病。*NF1* 基因于 1990 年由柯林斯和怀特（Collins and White）实验室克隆。

结构与功能 人类 *NF1* 基因位于染色体 17q11.2，基因组 DNA 为 350kb，转录形成 11kb 的 mRNA，读码框为 8457bp，编码由 2818 个氨基酸残基组成的神经纤维瘤蛋白，分子量约 327kD。

神经纤维瘤蛋白表达广泛，在成年人外周和中枢神经系统中表达最高，其主要功能区 GAP 相关结构域（GRD）由第 21~27 号外显子编码，与 GTP 酶活化蛋白（GAP）p120Ras-GAP 碱基序列相似，与酵母 Ras-GAP 蛋白 IRA1 和 IRA2 高度同源，能够激活体内的 Ras-GTP 酶，将 GTP 水解为 GDP，抑制 Ras 的活性，从而使 Ras 介导的信号转导通路失活。研究显示，除 GRD 外，NF1 还存在其他功能区。在 NF1-GRD 区域上游，即外显子 11~17 编码的序列是一个富半胱氨酸/丝氨酸的区域（CSRD），此区域包含 ATP 结合位点及 3 个潜在的环腺苷酸（cAMP）依赖性蛋白激酶 A（PKA）识别位点，通过调节 PKA 信号通路，NF1 可以促进星形细胞内 cAMP 的生成，促进细胞生长。

基因突变 Ⅰ型神经纤维瘤病发生的一个重要机制是体细胞或受精卵的 *NF1* 基因突变。*NF1* 基因突变率高达 1×10^{-4}，有 50% 患者为新突变，是人类基因突变率最高的基因位点之一，约为多数单基因病的 100 倍。但未发现明确的突变热点，其基因型和表现型也无明显联系。*NF1* 基因分析协会已公布了 276 种 *NF1* 基因的突变类型（http://www.nf.org/nfgene/），包括碱基置换、插入突变、缺失突变、重复突变、无义突变、错义突变、框架漂移和氨基酸替代等，其中体细胞中的基因突变类型倾向于缺失，尤其是杂合型缺失；而生殖细胞中则倾向于点突变。大部分的 *NF1* 突变导致截断蛋白产生，丢失主要集中在外显子 21~27 和外显子 11~17 编码的序列。

Ⅰ型神经纤维瘤病发生的另一个机制是 C→U RNA 编辑。C→U RNA 编辑酶可将 ApoB mRNA 编码的第 2153 位谷氨酸的密码子 CAA 转换为终止密码子 UAA。NF1 mRNA 上的编辑位点与 Apo B mRNA 序列上被编辑的位点具有高度的同源性。*NF1* 基因 C→U RNA 编辑发生在其 mRNA 的第 3916 位核苷酸，通过编辑使 C 变为 U，致使编码精氨酸的密码子 CGA 转变为终止密码子 UGA，结果表达出在 GRD 的 N 端截断蛋白产物，使神经纤维瘤蛋白的肿瘤抑制功能丧失。肿瘤恶性程度越高，C→U RNA 编辑水平就越高。

（刘芝华 贺 欢）

shénjīng xiānwéiliú dànbái 2

神经纤维瘤蛋白 2 （neurofibromin 2，NF2）

Ⅱ型神经纤维瘤病（*NF2*）基因的表达产物。又称膜突样蛋白或施万膜蛋白。属于红细胞膜蛋白 4.1（ERM）家族成员，是一种细胞骨架蛋白。*NF2* 的缺失可导致一种常染色体显性遗传病——Ⅱ型神经纤维瘤病的发生，该病表现为双侧听神经受累为主的多系统肿瘤，包括视神经胶质瘤、脑膜瘤、星形细胞瘤、脊髓膜瘤和室管膜细胞瘤等，特征性的表现是中枢神经系统肿瘤多发生于包被结构，如神经鞘瘤（施万细胞瘤）和脑膜瘤。

研究历史 1993 年，鲁洛（Rouleau GA）首次成功克隆出 *NF2* 基因，并证实它与Ⅱ型神经纤维瘤病的发生有关。*NF2* 基因编码的蛋白质被命名为膜突样蛋白，在细胞内主要分布在细胞膜与细胞骨架。安德烈娅·麦克拉奇（Andrea McClatchey）通过利用 *NF2* 基因敲除小鼠发现膜突样蛋白在细胞黏附形成和细胞接触生长过程中发挥重要作用。

结构与功能 人类 *NF2* 基因定位于 22q12.2，含 17 个外显子，其 mRNA 经选择性剪接形成多种亚型，主要是亚型Ⅰ（缺失外显子 16）和亚型Ⅱ（包括全部外显子），两者约占所有 *NF2* 剪接变异体的 90%，但仅前者有抑制肿瘤生长作用。

NF2 基因产物膜突样蛋白包

含 595 个氨基酸残基，与 ERM 蛋白高度同源，其分子结构包括 FERM 域、连接区、A 螺旋区和 C 端，但膜突样蛋白 C 端与 ERM 家族其他成员不同，缺少保守的与肌动蛋白结合序列，同时具高突变率而常导致 C 端功能异常。膜突样蛋白是细胞骨架连接蛋白，与细胞膜稳定性、细胞间接触及细胞与胞外基质的黏附关系密切。能直接抑制 Rac/cdc42 所依赖的丝氨酸/苏氨酸激酶 PAK1，进而抑制 Ras 引起的细胞转化。定位于膜的重塑区域的膜突样蛋白还可通过跨膜蛋白 CD44、整合素 β1 和桩蛋白等参与调节细胞黏附的形成，膜突样蛋白缺失会降低细胞间的黏附能力，阻碍细胞表面的生长抑制信号向胞内转导，导致细胞接触抑制的丧失；还能减少周期蛋白（cyclin）D_1 的表达、抑制细胞周期蛋白依赖性激酶（CDK4）的活性和促进视网膜母细胞瘤蛋白（pRb）脱磷酸，引起细胞周期 G_1 期阻滞和细胞凋亡，从而抑制细胞增殖；此外，还参与调节细胞内外离子转运，与 Na^+-H^+ 交换调节因子及血小板衍生生长因子关系密切，引起磷酸肌醇-3-激酶（PI3K）和促分裂原活化的蛋白激酶（MAPK）信号通路的抑制，进而抑制神经元的生长和增殖。

与肿瘤的关系 NF2 基因突变大致可分生殖细胞突变和体细胞突变两种类型，前者以无义突变和剪接位点突变为主，后者以移码突变为主。80% 典型的 Ⅱ 型神经纤维瘤病是由生殖细胞 NF2 基因突变所致。生殖细胞突变包括单一点突变、多外显子点突变、整个基因缺失和染色体重组。最常见的突变类型为单一点突变，常导致膜突样蛋白 C 端缺失或改

变。除基因突变外，NF2 启动子的甲基化也可致基因沉默。另外，调节 NF2 基因表达的上游转导信号异常可致膜突样蛋白表达失调。除上述机制外，蛋白磷酸化也是调节膜突样蛋白活性的重要方式。膜突样蛋白是蛋白激酶 A 底物之一，磷酸化的膜突样蛋白 N 端和 C 端结构发生改变，破坏了膜突样蛋白与其效应蛋白 CD44、HRS 结合的能力；另外，膜突样蛋白第 518 位丝氨酸磷酸化后能促其和细胞绒毛蛋白（埃兹蛋白）形成异源二聚体，使膜突样蛋白由生长抑制转变为生长促进状态。

Ⅱ 型神经纤维瘤病的基因型与表现型之间有较好的相关性。同一家族不同患者病情的严重性相似，不同家族患者间临床症状有很大差别。但也存在一定的表现型差别，基因型相同的患者病情轻重可能不同，提示 Ⅱ 型神经纤维瘤病的致病因素中还可能存在其他调控机制。NF2 基因的失活或缺失主要引起脑脊髓膜瘤，以良性病变居多，但也有少数发展成为恶性。此外有研究表明，NF2 基因突变还与由石棉暴露引起的间皮瘤密切相关。

（刘芝华 贺 欢）

VHL yì'ái jīyīn

VHL 抑癌基因 （Von Hippel-Lindau tumor suppressor gene）

与冯·希佩尔-林道（von Hippel-Lindau，VHL）综合征和肾细胞癌有关的基因。VHL 综合征是一种常染色体显性遗传病，包括肾囊肿、肾细胞癌、胰腺囊肿、胰腺癌、嗜铬细胞瘤、视网膜血管瘤、上皮性囊腺瘤和大脑以及脊髓的血管瘤病。

研究历史 人们对 VHL 基因的认识经历了较长时间。1979 年，赫伯特·科恩（Herbert T. Co-

hen）注意到人类 3 号染色体短臂的异常与 VHL 疾病存在着一定的关联。1988 年，塞青格（Seizinger BR）通过对 VHL 综合征患者家族的基因连锁分析，发现 VHL 基因邻近于染色体 3p24-25 区域的 Raf-1 基因。霍索（Hosoe S）在此基础上研究了 25 个 VHL 综合征患者家族，将 VHL 基因定位于 Raf-1 基因与 D3S18 之间的 3p25-26 区域。直到 1993 年，拉蒂夫（Latif F）通过对克隆的该区域 cDNA 进行分析，终于发现真正的 VHL 基因，明确了其在染色体 3p25-26 的定位，并通过位置克隆的方法分离成功。

结构 VHL 基因全长 4.5kb，分布在约占 20kb 的 DNA 空间。该基因含 3 个外显子，由 854 个核苷酸组成的开放阅读框编码 284 个氨基酸残基组成的蛋白质，分子量约 30kD，除在 85～125 位残基处有 5 个与布氏锥虫膜表面糖蛋白同源的酸性重复区外，该蛋白质碱基序列与其他蛋白质序列均无同源性。

功能 VHL 蛋白（pVHL）是 E3 泛素连接酶复合体 Cullin-2 的一个组分，它的主要功能是促进转录因子——低氧诱导因子 1α（HIF-1α）的蛋白质降解。生理条件下，HIF-1 由两个功能性的亚单位 HIF-1α 和 HIF-1β 组成。在氧含量正常的情况下，HIF-1α 的脯氨酸可以被一种活性依赖于氧含量的酶转化为成羟基脯氨酸。pVHL 能够识别羟基化的 HIF-1α 并将其泛素化，从而使 HIF-1 在细胞内以非常不稳定的形式存在，维持其失活状态，进而阻断 HIF-1 对基因的转录调控。在缺氧的条件下，HIF-1α 的脯氨酸不能被羟基化，失去了与 pVHL 的结合位点，得以在细胞内大量积累。功

能性的 HIF-1 转录因子复合体的形成导致了一系列靶基因的表达，包括血管内皮生长因子（VEGF），血小板衍生生长因子（PDGF）、转化生长因子 α（TGF-α）、红细胞生成素（EPO）以及其他一些相关基因。而这些靶基因的产物都与血管形成、红细胞生成、能量代谢（主要是糖代谢）以及糖原合成有关。其生理作用是诱导蛋白质的合成，通过协同作用，在缺氧组织内形成新生血管，为细胞提供氧，使细胞在短时间的缺氧环境下能够存活。VHL 基因突变的细胞失去干扰 HIF 二聚体形成的能力，从而在有氧条件下也能诱导血管新生。

除作为泛素连接酶成分介导蛋白质降解外，pVHL 在转录延伸过程中也发挥重要作用。已发现至少有 6 个启动因子（TFⅡA、TFⅡB、TFⅡD、TFⅡE、TFⅡF 和 TFⅡH）和 3 个延伸因子（SⅡ、TF-ⅡF 和延伸蛋白）参与转录过程，其中延伸蛋白是由 A、B 和 C 3 个亚单位组成的复合体。研究发现，pVHL 蛋白的 155～167 位氨基酸序列与延伸蛋白 A 亚单位的 547～560 位氨基酸序列极其相似，该区域是延伸蛋白 A 与 B、C 亚单位的结合区。pVHL 能阻止它们的结合，使 RNA 聚合酶Ⅱ因为失去延伸蛋白复合体的激活而终止转录延伸过程。pVHL 还能够结合微管蛋白，促进微管的稳定和延伸，在有丝分裂过程中对于维持纺锤体的稳定性发挥关键性作用。

与肿瘤的关系 大多数恶性肿瘤内部常有新生血管的形成，HIF 能够促进血管形成，从而满足肿瘤组织对能量摄取的要求。VHL 基因的缺失或突变使只能在缺氧时才能激活的 HIF 在有氧条件下也能维持活性，从而引起肿瘤的生长和远处转移。VHL 可因突变、杂合性丢失及甲基化而失活，突变主要发生在 VHL 综合征的遗传性肾肿瘤中，而在大部分（约 70%）散发的肾细胞癌患者中，VHL 失活通常是由启动子的甲基化引起的转录沉默所导致。VHL 基因突变的人群外显率接近 100%，其遗传特征为常染色体显性方式，子女发病概率为 50%。因此，VHL 基因的鉴定对 VHL 综合征和散发性肾癌的诊断、治疗及预后都有重要意义。

（刘芝华　贺　欢）

Wéi'ěrmǔsīliú yì'ái jīyīn 1

维尔姆斯瘤抑癌基因 1（Wilms tumor suppressor gene 1, WT1）

与维尔姆斯瘤（肾母细胞瘤）发生发展有关的抑癌基因。其基因编码产物（WT1 蛋白）是一种具有双重作用的转录调控因子，在胚胎肾的分化、发育过程中起重要作用。

研究历史 WT1 是继视网膜母细胞瘤抑制基因（Rb）之后被成功克隆的第二个抑癌基因，并且是第一个被证实与肾母细胞瘤发生相关的基因，于 1990 年由考尔（Call）克隆，其主要功能是特异识别并结合目的 DNA，调节转录。如果在胚胎肾分化时期后肾胚基细胞 WT1 基因表达异常，可导致后肾胚基细胞分化停滞，甚至因为对后肾胚基细胞增生因子的抑制作用减弱而导致胚基细胞过度增生形成肾母细胞瘤。

结构与功能 人类 WT1 基因位于染色体 11p13，全长 50kb，含有 10 个外显子，编码 3kb 的 mRNA。WT1 蛋白含有 245 个氨基酸残基，分子量 46～49kD，是一种含有 4 个锌指结构域的转录因子，与转录因子中的早期生长反应基因（Egf-1）家族同源，二者与 DNA 结合的序列也一样。Egf-1 能刺激细胞增殖，WT1 蛋白通过和 Egf-1 竞争性与 DNA 特定序列结合来抑制 Egf-1 对转录的激活作用，从而抑制 Egf-1 对细胞生长的促进功能。WT1 蛋白还对其他生长相关的基因如胰岛素样生长因子Ⅱ（IGF-Ⅱ）、血小板衍生生长因子（PDGF）和结缔组织生长因子（CTGF）等起转录抑制作用。另外，WT1 蛋白可通过上调维生素 D 受体的 mRNA 和蛋白质水平增强 1, 25-二羟维生素 D_3 对细胞分化的促进功能。WT1 蛋白在转录调控功能上的差异主要与其转录后 mRNA 修饰有关，如第 6 个外显子中的第 839 位碱基 C 被酰胺化成 U 后，其编码的氨基酸由原先的脯氨酸（CCC）变为亮氨酸（CUC），使 WT1 蛋白的功能结构域发生构象改变，引起 WT1 转录调控功能的变化，从转录抑制转变为转录激活。

与肿瘤的关系 肾母细胞瘤占小儿泌尿系肿瘤的首位。约 75% 的患儿发病年龄在 5 岁以下，1%～2% 有家族遗传性。临床多以偶然发现的腹部肿块为首发症状，10%～15% 的患者以血尿为第一症状。腹部肿块、腰痛或腹痛、血尿、高血压、先天性虹膜缺乏、消瘦和贫血面容，以及不规则发热是肾母细胞瘤的主要临床症状。

WT1 基因突变约占肾母细胞瘤总数的 10%，主要是等位基因杂合性丢失。突变还与肾母细胞瘤的病理类型相关，WT1 基因突变后使胚芽细胞不能向上皮细胞分化而向间叶细胞分化，从而导致间叶为主型肾母细胞瘤的产生；而临床病理也发现以间叶为主型的肾母细胞瘤患儿体细胞易出现 WT1 基因的缺失突变。所以对发病年龄早、组织类型以间叶为主型的肾母细胞瘤患儿，应进行 *WT1* 基因突变的筛查。*WT1* 基因突变还常伴有先天性畸形，如 11p 部分单体综合征（肾母细胞瘤、无虹膜、泌尿生殖系统发育异常和智力障碍）。此外，*WT1* 等位基因丢失也发生于横纹肌肉瘤、肝母细胞瘤、肝癌、前列腺癌、膀胱癌、乳腺癌、非小细胞肺癌、卵巢癌、睾丸癌和白血病等。

（刘芝华 贺 欢）

p16 jīyīn

p16 基因（p16 gene）

细胞周期中的抑癌基因。又称多肿瘤抑制因子 1（MTS1）、周期蛋白依赖性激酶抑制因子 2A（CDKN2A，p16^{INK4a}）。基因表达产物直接参与细胞周期的调控，负调节细胞增殖及分裂。在人类 50% 肿瘤细胞株中均发现有纯合子缺失突变。

研究历史 1994 年，美国学者坎布（Kamb A）和比奇（Beach D）分别观察到黑色素瘤细胞中有与 CDK 和相应周期蛋白（cyclin）结合的蛋白质，利用染色体移步法产生的物理图和序列标记位点图分析，发现在 9p21 区域有一个等位基因丢失和另一个等位基因突变，故将此新克隆的基因称为 *p16* 基因，后被人类基因组织正式命名为 *CDKN2A*。由于 *CDKN2A* 在多种肿瘤中都有缺失或突变，因此将其认为是抑癌基因。

结构与功能 CDK4 抑制因子（*INK4*）基因家族包括 *p16*、*p15*、*p18* 和 *p19* 等基因，编码的蛋白质具有周期依赖性表达模式，能特异性抑制 CDK 的激酶活性，并参与组织细胞的分化、增殖和调控。人类 *p16* 基因定位于染色体 9p21，全长 8.5kb，由两个内含子和 3 个外显子组成，3 个外显子共同编码一个由 156 个氨基酸残基组成、分子量 16kD 的蛋白质，该蛋白中含有 4 个参与蛋白质与蛋白质相互作用的锚蛋白重复序列，这些重复序列形成一种凹入的结构，与 CDK4/6 的非催化部分结合，诱导 CDK4/6 激酶发生构象改变，进而改变 cyclin D 的结合位点，降低其与 ATP 的亲和力，从而显著抑制 CDK4/6 的激酶活性。此外，不能与 CDK4/6 结合的游离 cyclin D 被泛素依赖的蛋白酶体降解，cyclin D 的丢失导致了 Cip/Kip 细胞周期抑制因子与 cyclin E-CDK2 复合物的结合，降低了 CDK2 激酶的活性，进而抑制 cyclin E-CDK2 和 cyclin A-CDK2 依赖的视网膜母细胞瘤蛋白（pRb）磷酸化。

pRb 蛋白在控制真核细胞周期中起重要作用，低磷酸化或非磷酸化的 pRb 可阻止细胞由 G$_1$ 进入 S 期。通过对 pRb 磷酸化的抑制，*p16* 抑制了 E2F-DB 转录激活复合物的形成，促进了 Rb-E2F 转录抑制复合物的形成，导致 E2F 依赖的转录被阻止，最终引起细胞增殖和生长抑制。当 cyclin D 与 CDK4/6 结合时，能刺激细胞生长分裂，正常情况下二者处于平衡状态。当 *p16* 基因发生突变不能正常表达时，cyclin D 则与 CDK 4/6 优势结合，使细胞生长失去控制，细胞表型发生变化。此外，肿瘤来源的 *p16* 和 *CDK4* 突变都发生在它们相互作用的位点上，也提示干扰 p16/CDK4 的结合能导致 *p16* 肿瘤抑制活性的丧失。INK4 蛋白功能的缺失易导致造血系统异常，*p16* 基因突变小鼠呈现胸腺细胞增多，脾 T 细胞体外增殖能力增强的特征。基因敲除研究显示，*p16* 基因缺失的小鼠发育正常，但有一部分在经过一个长的潜伏期后发生 B 细胞淋巴瘤。另有研究发现，当 p16 特异性的外显子 1β 纯合缺失后，小鼠患多种肿瘤的概率增高。这些特性都说明 *p16* 是一种抑癌基因。

失活方式 *p16* 基因异常的主要方式是基因缺失，且多为纯合性缺失，在肿瘤细胞系中可达 80% 以上，在实体瘤中约 70%，而点突变发生频率较低；不同肿瘤的突变频率不同，同一肿瘤的不同分化程度其缺失和突变率也不同，细胞株的基因异常高于实体瘤，基因异常总发生率高于其他已知的抑癌基因。

p16 基因异常的瘤谱范围分布很广，包括人类肿瘤的大部分类型以及散发性和具遗传倾向性的肿瘤。在 20% 的黑色素瘤易感家族中检测到 *p16* 基因的遗传突变。而且，在部分黑色素瘤易感家族中还检测到抑制 p16 结合的 *CDK4* 基因突变，表明 *p16* 基因是一个家族性黑色素瘤抑制基因。此外，在家族性胰腺癌中也发现有 *p16* 基因突变。除纯合性缺失和少见的突变失活外，*p16* 启动子的不适当甲基化也是基因不表达的主要机制。在头颈、肺、脑、结肠、食管和膀胱肿瘤中已鉴定出 *p16* 基因 5′端 CpG 岛的甲基化，并证实此甲基化与 *p16* 在这些肿瘤中的转录抑制密切相关。启动子去甲基化可导致 *p16* 的重新表达及细胞周期 G$_1$/S 期阻滞。此外，通过调节 P16 蛋白与 CDK4/6 激酶之间的相互作用也能影响 *p16* 的正常功能，如 CDK4 结合蛋白 p34SEI-1，可与 cyclin D-CDK4 复合物结合，阻碍 *p16* 对其活性的抑制。

与肿瘤的关系 胶质瘤、黑色素瘤、食管癌、肺癌、肝癌、结直肠癌、胰腺癌、膀胱癌、卵巢癌、乳腺癌、骨肉瘤及淋巴造血系统肿瘤等，都有较高频率的 *p16* 基因异常。原代表皮细胞永生化的体外研究显示，*p16* 基因缺失是建立永生化克隆必需的。此外，*p16* 基因片段较小，仅为 *p53* 基因的 1/4，在肿瘤基因治疗中作为靶基因易于操作。另外，*p16* 基因有专一的作用靶点 *CDK4*，是一种较为理想的基因药物靶点。

（刘芝华 贺 欢）

p21 jīyīn

p21 基因 （p21 gene） *p53* 基因下游的抑癌基因。又称周期蛋白依赖性激酶抑制因子 1A（CDKN1A）。在周期蛋白（cyclin）D、CDK4 和增殖细胞核抗原（PCNA）等的复合物中发现，能结合并抑制 CDK 家族所有成员，其表达受 *p53* 调节，参与 *p53* 介导的细胞周期 G_1 期阻滞。

研究历史 哈皮尔（Harpeer）在寻找 CDK2 的调节蛋白时发现了 P21，称其编码基因为 CDK 相互作用蛋白 1（*CIP1*），并证明 *p21* 能抑制 CDK2 和其他 CDK 活性，表明 P21 在细胞周期中起检查点作用。福格尔斯坦因（Vogelstein B）在寻找受 *p53* 转录调控的基因中发现了 *p21* 基因，称为野生型 *p53* 激活片段 1（*WAF1*），并发现当将其导入肿瘤细胞时具有与 *p53* 同样的肿瘤抑制效应。基于 *WAF1* 受 *p53* 调节而抑制 cyclin-CDK 复合物的能力，将其命名为 *p53* 调节的 CDK 抑制因子（PIC1）。史密斯（Smith）在研究细胞老化、寻找引起细胞衰老和丧失分裂能力的过程中发现了 *p21* 基因，又将其命名为衰老细胞趋化抑制因子 1（*SDI1*），并发现 *SDI1* 能抑制 DNA 的合成。

结构与功能 人 *p21* 基因位于染色体 6q21.2，为单拷贝基因，基因跨度 85kb，有 3 个外显子，cDNA 长约 2.1kb，编码由 164 个氨基酸残基组成的蛋白质，分子量为 21kD。在编码区上游 2.4kb 和大于 8kb 处有 2 个 P53 共有结合区，在上游第 75bp 处有弱的 P53 结合区，在上游 50~104bp 处为 SP1 结合区，1 000~2 000bp 处为 Myo D 结合区。

p21 可抑制多种 cyclin-CDK 复合物的活性，机制是防止 CDK2-Thr160 位点被 CAK 磷酸化。但其对 CDK 的活性抑制需多个 P21 蛋白的共同作用。只结合一个 P21 蛋白的 cyclin-CDK 复合物仍有激酶活性，只有结合了多个 P21 蛋白分子的复合物才不再有激酶催化功能。而且，CDK 和 cyclin 都有 P21 独立的结合位点，这些位点必须完好无损能与 CKI 蛋白结合，才能受 CKI 的负调控。

与肿瘤的关系 *p21* 是 *p53* 基因的下游靶基因，表达受 *p53* 调节。当细胞损伤时，*p53* 作为转录因子促进 *p21* 的表达，抑制了 cyclin E-CDK2 复合物对视网膜母细胞瘤蛋白（pRb）的磷酸化，从而使细胞不能进入 S 期而停滞在 G_1 期；*p21* 还可以抑制 PCNA 与 DNA 多聚酶的结合，使 DNA 复制和损伤修复受阻，上述两方面的作用导致了细胞生长停滞。因此，在 *p53* 功能缺陷的细胞中，DNA 损伤就不能通过 P53 信号通路诱导 *p21* 的表达，其最终后果会导致遗传不稳定性的增加，进而引起细胞的恶性转化。在细胞应激时，*p21* 还可通过抑制应激激活蛋白激酶的活性，降低 c-Jun 磷酸化水平，进而抑制其转录调节活性。除作为 CDK 抑制性蛋白外，P21 还可以作为衔接蛋白，协助 cyclin-CDK 复合物的装配，并促进复合物进入核内。在大多数肿瘤组织中未发现 *p21* 基因突变，但存在其基因的多态性改变。在动物实验中，*p21* 基因敲除小鼠能够正常发育，且其肿瘤发病率跟 *p21* 野生型的小鼠相比没有明显差异，说明 *p21* 抑癌功能主要是通过与其他相关基因的协同作用。

（刘芝华 贺 欢）

p27 jīyīn

p27 基因 （p27 gene） 属周期蛋白依赖性激酶（CDK）抑制因子中的 CDK 相互作用蛋白/激酶抑制蛋白（Cip/Kip）家族。又称周期蛋白依赖性激酶抑制因子 1B（CDKN1B）。编码的蛋白质能够结合 cyclin E-CDK2 或 cyclin D-CDK4 复合物，并阻止该复合体的激活，进而导致细胞周期 G_1 期阻滞。

研究历史 1994 年，波利亚克（Polyak K）在转化生长因子 β（TGF-β）处理的生长抑制细胞和接触生长抑制的细胞株中发现了一种分子量为 27kD 的热稳定蛋白。这种蛋白质在体外与 cyclin E-CDK2 和 cyclin D-CDK4 复合物紧密结合，并以一种化学剂量依赖的关系抑制 CDK 的活性，因此被命名为 p27[Kip1]（p27 或 Kip1）。丰岛（Toyoshima Hideo）用酵母双杂交系统，在研究与 cyclinD-CDK4 相互作用的蛋白质时，克隆了鼠的 *p27*cDNA。

CDK 抑制因子（CKI）分类 真核生物细胞周期失控是细胞增殖及肿瘤发生的重要原因，在细胞周期中有 3 个调控点：G_0/G_1、G_1/S 和 G_2/M，其中 G_1/S、G_2/M 期最重要，细胞在 G_1/S 期进行 DNA 合成，如果 DNA 受损且未得到正确修复，细胞就不能通过 G_2/M 期。参与细胞周期调控的主要分子包括 cyclin、CDK 和 CKI。CKI 按照结构和功能分两类：一类是 CDK4 抑制因子（INK4），包括 p15、p16、p18 和 p19；另一类是 CDK 相互作用蛋白/激酶抑制蛋白（CIP/KIP），包括 p21^{Cip1}、p27^{Kip1} 和 p53^{Kip2}。CKI 是一类重要的细胞周期调控蛋白，参与细胞 G$_1$ 期进入 S 期的负调控，进而防止细胞过度增殖和恶性转变。

结构与功能　人类 p27 基因定位于 12p12.0-12p13.1 交界处。含有两个外显子，编码蛋白由 198 个氨基酸残基组成，分子量 27kD，其 N 端的序列有 42% 与 P21 蛋白完全相同。P27 蛋白通过 N 端与 cyclin-CDK 复合物结合，阻碍 cyclin-CDK 复合物和 ATP 结合，导致 CDK 裂解，最终抑制 cyclin-CDK 的活性。例如，P27 通过结合至 cyclinD-CDK4 复合物，抑制 CDK4 对下游底物视网膜母细胞瘤蛋白（pRb）的磷酸化，导致细胞周期 G$_1$ 期阻滞。通过转录、翻译及翻译后修饰调节 P27 蛋白表达水平是影响 P27 细胞周期调控功能的主要机制。

P27 的表达调控在不同的细胞类型中略有差别，但主要是在蛋白质水平进行，其中最重要的机制是 P27 蛋白的降解。P27 蛋白是 cyclin E-CDK2 激酶的底物，其第 187 位苏氨酸可以被 cyclin E-CDK2 磷酸化，进而引起 P27 蛋白的泛素化和被蛋白酶体降解。此外，P27 蛋白稳定性还有其他调节方式。人脐带血管内皮细胞在撤除生长因子时可诱导细胞凋亡，在此凋亡过程中，P21 和 P27 蛋白在 C 端可被胱天蛋白酶（caspase）3、7 裂解。另外，P27 在体外还可以被 Ras/Raf 通路中的下游促分裂原活化的蛋白激酶（MAPK）磷酸化，进而导致 P27 不再能够与 CDK2 结合并抑制其活性。与 cyclinD 相似，P27 蛋白表达还受生长因子调控，当生长因子存在时，P27 蛋白被磷酸化而降解。P27 蛋白水平下降和 cyclin D 水平的增高，引发 CKI 蛋白在几种 cyclin-CDK 复合物之间的再分配。因此，CKI 蛋白在细胞中的相对含量将通过影响细胞周期的进程来决定细胞的命运。

与肿瘤的关系　主要体现在 P27 蛋白水平而非基因水平的改变。在人类大部分肿瘤中很少发现 p27 基因突变，而 P27 蛋白可以通过调节 CDK2 的活性来抑制细胞生长，因此认为 P27 是肿瘤抑制蛋白。在许多人类肿瘤细胞中通常只能检测到极低水平的 P27 蛋白，P27 蛋白的表达下调与肿瘤细胞的恶性程度以及患者的病死率之间有极高的相关性。临床上 P27 已成为判断乳腺癌、结肠癌和前列腺癌患者预后的分子标志物。

（刘芝华　贺　欢）

PTEN jīyīn

PTEN 基因（phosphatase and tensin homolog gene）　第一个具有双特异磷酸酶活性的抑癌基因。又称磷酸酶及张力蛋白同源物基因。属蛋白质酪氨酸磷酸酶（PTP）基因家族。

研究历史　1997 年，哥伦比亚大学医学院的一个研究小组采用代表性差别分析法，研究原发性乳腺癌染色体 10q23 的同源性丢失区，分离得到一种新基因，从其 403 个氨基酸残基的开放阅读框找到一段（55 个氨基酸残基）酪氨酸磷酸酶功能区；另有一个 175 氨基酸序列与细胞骨架蛋白张力蛋白同源。由于这些结构特点，该基因被命名为与细胞骨架蛋白张力蛋白同源的、在肿瘤中 10 号染色体有缺失的磷酸酶基因（PTEN）。与此同时，另外两个研究小组也在 10q23 分离到新基因，分别被命名为在多个高恶性度肿瘤的突变（MMAC1）、被转化生长因子（TGF）调控的在上皮细胞中高度表达的磷酸酯酶（TEP1）。后经比较 cDNA，证实 PTEN、MMAC1 和 TEP1 三者为同一种基因。PTEN 基因是第一个具有双特异磷酸酶活性的抑癌基因，也是继 p53 基因后另一个与肿瘤发生关系密切的基因。

结构　人类 PTEN 基因定位于染色体 10q23.3，全长 200kb，有 9 个外显子和 8 个内含子，转录产物为 515kb mRNA。其 cDNA 序列内含有一个由 1209bp 组成的开放阅读框，编码由 403 个氨基酸残基组成，分子量 47kD 的蛋白质。PTEN 蛋白 N 端与张力蛋白（细胞骨架蛋白）和辅助蛋白高度同源；第 123～132 位氨基酸残基为 PTP 催化区，其中包含一个酪氨酸和双重特异性磷酸酶中关键的 HCXXGXXTS/T 序列，对苏氨酸、丝氨酸和酪氨酸的磷酸基起脱磷酸作用，是 PTEN 发挥肿瘤抑制活性的功能区；C 端含有一个与脂质结合的 C2 区，能以钙离子非依赖性方式与磷脂结合，参与 PTEN 在胞膜的有效定位和细胞的信号转导；在 C 端尾区内含有 1 个 PDZ 结构域和多个磷酸化位点，参与调控 PTEN 蛋白空间结构的完整性和胞质稳定性。

生物学功能　包括负性调控 PI3K/AKT 信号通路、促分裂原活化的蛋白激酶（MAPK）信号通路和 FAK 信号通路等。

负性调控 PI3K/AKT 信号通路　在细胞生长和分化过程中所必需的蛋白质酪氨酸磷酸化过程是蛋白质酪氨酸激酶（PTK）和 PTP 协同作用的结果。PTK 参与蛋白质的酪氨酸磷酸化，磷酸化后的蛋白质功能发生改变，影响其对细胞外形的维持和生长调控。而 PTP 可拮抗 PTK，通过参与细胞周期调控而抑制细胞增殖，两者之间平衡失调会导致细胞恶性转化。PTEN 对肿瘤的抑制作用通过其磷酸酯酶活性完成，PTEN 蛋白可拮抗磷脂酰肌醇 3－激酶（PI3K）的作用，使其底物去磷酸化，降低细胞内第二信使 3，4，5－三磷酸磷脂酰肌醇（PIP3）的含量，抑制其对下游分子 PKB/AKT 的激活，这是 PTEN 抑制细胞生长和促进凋亡的重要机制。

抑制 MAPK 信号转导通路 PTEN 能选择性地抑制 MAPK。MAPK 是细胞质蛋白，有酪氨酸磷酸酶活性，PTEN 通过抑制 MAPK 通路来调节细胞增殖、分化和凋亡。

抑制 FAK 信号转导通路 黏着斑激酶（FAK）是整合素介导的信号转导通路中的一个重要分子。整合素活化后，使 FAK 酪氨酸磷酸化水平提高，导致其磷酸激酶活性增高，进而促进细胞侵袭、播散和黏附。PTEN 的脱磷酸作用可降低 FAK 酪氨酸磷酸化水平，从而抑制细胞转移。

与肿瘤的关系 PTEN 基因的 9 个外显子均可发生突变，但主要分布在 3 个重要的功能区，第 5 外显子的磷酸酯合成酶的核心基序列，以及第 7 和第 8 外显子的磷酸化酶区，突变类型包括错义突变、无义突变和移码突变。突变的 PTEN 基因失去对细胞生长的负调控，导致肿瘤进行性生长。已发现 PTEN 基因突变与某些遗传性疾病有关，如错构瘤综合征等。在多种肿瘤包括胶质瘤、前列腺癌、乳腺癌、子宫内膜癌及血液肿瘤中都存在 PTEN 基因的突变。PTEN 蛋白在细胞生长、凋亡、黏附、迁移和浸润等方面有重要作用，是众多肿瘤预后的评价指标。

（刘芝华 贺 欢）

rǔxiàn'ái yìgǎn jīyīn

乳腺癌易感基因（breast cancer susceptibility gene, BRCA gene）

肿瘤抑制基因家族，包括 BRCA1 和 BRCA2 两个基因。其编码的蛋白质被称为乳腺癌易感蛋白，在 DNA 损伤修复过程中发挥重要作用。

研究历史 1990 年，霍尔（Hall JM）通过对 23 个乳腺癌家族进行基因连锁分析，发现约 40% 的家族与 D17S74 连锁，并将这个与家族性乳腺癌有关的易感基因定位于 17q21。加拿大医师斯蒂文·纳罗德（Steven Narod）调查了 5 个大的遗传性乳腺癌/卵巢癌家族，验证了霍尔的发现并提出该基因也是遗传性卵巢癌的易感基因。而后这一基因被命名为 BRCA1。1994 年，BRCA2 基因分别被英国学者迈克尔·斯特拉顿（Michael Stratton）和美国学者理查德·伍斯特（Richard Wooster）发现并克隆。

结构 人类 BRCA1 基因定位于染色体 17q21，由 22 个编码外显子和 2 个非编码外显子构成，长度约 100kb，编码区约 55.5kb。除全长为 7.8kb mRNA 转录产物外，还有组织特异性转录本，编码的蛋白由 1863 个氨基酸残基组成。

BRCA1 蛋白具有以下特征性结构域：N 端的环指结构域，是富含半胱氨酸和组氨酸的锌指结构，介导蛋白质与蛋白质以及蛋白质与 DNA 之间的相互作用；该区域还负责 BRCA1 的同源二聚体及 BRCA1 与 BRAD1 异源二聚体的形成。BRCA1 的环指功能区还能与多种周期蛋白（cyclin）结合，如 CDK 以及 E2F 转录因子家族。环指功能区的突变能阻断 BRCA1 对 ER-α 信号的抑制及对 DNA 修复、凋亡信号的调控。BRCA1 蛋白 C 端含有 2 个长约 95 个氨基酸残基的 BRCT 基序，中心部分是保守的疏水氨基酸，能够识别磷酸化的丝氨酸、苏氨酸和苯丙氨酸等。此功能区普遍存在于 DNA 修复和细胞周期调控相关蛋白中，乳腺癌患者中这一区域常发生突变。BRCA1 蛋白 C 端还富含酸性氨基酸，具有转录激活作用。BRCA1 最大的第 11 号外显子（263~1405 位氨基酸）编码 60% 的 BRCA1 蛋白，这个区域亦有多种蛋白结合位点，如 RAD51、RAD50、c-Myc 和 P53 等。位于 11 号外显子编码序列中的第 452~1079 位氨基酸区还可非特异性结合 DNA，介导 DNA 损伤的修复。两个核定位信号（503~508 位氨基酸/606~615 位氨基酸）引导 BRCA1 蛋白进入细胞核。此外，在 BRCA1 蛋白的 N 端也有非典型性核定位信号存在。

人类 BRCA2 基因定位于染色体 13q12-13，基因组长约 70kb，包含 27 个外显子，其编码区富含 AT（约 60%），mRNA 长 10.2kb，编码一个含 3418 个氨基酸残基的蛋白质。BRCA2 蛋白有多个功能区，包括 C 端核定位信号、N 端转录激活区和 8 个 BRC 重复序列，位于 BRCA2 中部的 BRC 重复序列是 DNA 修复蛋白 RAD51 的主要结合区域。

生物学功能 包括 DNA 损伤修复、转录调控、细胞周期调控、细胞生长、染色质重构和中心体复制。

DNA 损伤修复 BRCA1 的 DNA 修复功能主要表现在它与其

他修复蛋白间的相互作用及相关复合体的形成方面。

RAD51 是细菌 RecA 蛋白和酵母 ScRad51 蛋白的同源蛋白质，是同源重组和双链 DNA 损伤修复（DSBR）所必需的。BRCA1 的 758～1064 位氨基酸是 RAD51 的结合位点。BRCA2 也含有多个 BRC 重复序列，能直接与 RAD51 结合。正常情况下，BRCA1、RAD51 和 BRCA2 共存于散在的核小体中，当 DNA 受损时，核小体分散，组蛋白 H2A 快速磷酸化，将 BRCA1 汇集到损伤位点，结合到 DNA 断裂处。随后，高磷酸化的 BRCA1 与 RAD51/BRCA2 形成复合物，对损伤 DNA 进行修复。

RAD50-MREII-NBS1 （R-M-N）复合物 RAD50、MREII 和 NBS1 是在同源重组和非同源末端连接（NHEJ）中起重要作用的蛋白质因子，BRCA1 可与 R-M-N 复合物相互作用，通过同源重组和 NHEJ 两条途径完成 DNA 损伤修复。DNA 损伤部位在数分钟内出现组蛋白 H2A-X 的磷酸化，BRCA1 与 R-M-N 复合物共同移至磷酸化的 H2A-X 处，协调 DNA 修复过程。MRE II 具有核酸酶活性，能切断损伤部位的 DNA 双链，产生单链 DNA；而 BRCA1 可抑制 MRE II 的活性，调节单链 DNA 的长度和持续时间。

BARD1 其锌指结构与 BARD1 相互作用，形成锌指二聚体复合物 BRCA1/BARD1，具有 E3 泛素连接酶活性。DNA 损伤时，BRCA1/BRAD1 能介导 RNA 聚合酶 II 大亚单位的降解，还能抑制在前体 mRNA 成熟中剪接激活因子的活性，抑制成熟 mRNA 的形成。

ATM 和 ATR ATM （毛细血管扩张性共济失调突变基因）和 ATR（ATM-Rad3 相关蛋白）均处于 DNA 损伤反应通路的顶端，参与损伤信号的转导和下游基因的激活，在感应、转导 DNA 损伤信号、激活细胞周期监测点和 DNA 修复过程中起重要作用。ATM 主要负责电离辐射损伤的信号转导，而 ATR 对紫外线及 DNA 复制抑制剂羟基脲等刺激更敏感。DNA 损伤后，ATM 和 ATR 首先被激活，引起 BRCA1 高磷酸化。磷酸化的 BRCA1 作为一个信号因子，将 ATM 和 ATR 感知的 DNA 损伤信号传递给 DNA 修复体系。

BACH1 一种新型的 DNA 解旋酶，具有 DNA 依赖性 ATP 酶和 $5'\rightarrow3'$ DNA 解旋酶活性。BACH1 与 BRCA1 C 端 BRCT 相互作用，是双链 DNA 损伤修复所必须的。BRCT 突变时，BRCA1 和 BACH1 间的相互作用受阻，DNA 损伤修复缺陷，导致乳腺癌和卵巢癌的发生；而 BACH1 编码序列发生改变，导致蛋白质解旋酶活性丧失，也可促进乳腺癌发生。

BASC 复合体 BRCA1 存在于一个超级复合体 BASC 中，该复合体的成员参与异常或损伤 DNA 的识别、DNA 错配修复和 DNA 复制调控。BASC 超级复合体被认为是感知 DNA 损伤所需蛋白质的集结平台和修复通路的协调者。

转录调控 BRCA1 具有转录活化和转录抑制双重作用，N 端的锌指结构具有 DNA 结合功能，C 端的"酸性集团"具有反向激活功能，在转录过程中具有重要的调控作用。BRCA1 只能非特异性结合 DNA 序列，它的转录活性依赖于与之相互作用的特异性结合 DNA 的转录因子，如 P53、c-Myc、CtIP、CtBP、Stat1 和 p300 等。转录活性受 BRCA1 调控的基因包括 p21、p27、C-myc、Gadd45、14-3-3δ、ER 和 γ 干扰素等。此外，BRCA1 能够直接或间接与基本转录元件相互作用，如 RNA 聚合酶 II、RNA 解旋酶 A 等，BRCA1 还可以通过调节对组蛋白乙酰化和去乙酰化，实现其转录调节活性。BRCA2 能与 BRCA1、修复蛋白 RAD51、转录调节因子 p53、转录共激活子 P/CAF、有丝分裂监测点激酶 hBuR1 和参与细胞周期进程的 Braf 等相互作用。当与转录共激活因子 P/CAF 结合后，BRCA2 显示出组蛋白乙酰转移酶的活性。BRCA2 的过表达能抑制 p53 的转录活性，与 RAD51 共表达能增强这种抑制作用。

细胞周期调控 BRCA1 蛋白可以和多种与细胞周期调控相关的蛋白结合，如 Rb、E2F、Cdc2、CDK2、CDK4、cyclin B、cyclin D 和 cyclin A 等。BRCA1 是受细胞周期调节的核磷酸蛋白，随细胞周期的时相变化。从 G_1 末期开始，BRCA1 受到高度磷酸化，一直持续到 M 期末才短暂去磷酸化，而磷酸化是 BRCA1 功能被激活的表现形式。当基因组受损时，BRCA1 作为负性调控因子，参与细胞周期检查点的调节。BRCA1 通过转录因子 E2F 的作用和 cyclin-CDK 复合物的磷酸化，引起细胞 G_1/S 期阻滞，阻止细胞分裂，诱发细胞凋亡。BRCA1 蛋白还可通过 CDK 抑制因子 p21 使细胞周期停滞于 S 期；通过激活检查点激酶 1（CHK1）和调控有丝分裂中纺锤体的组装参与 G_2/M 期监控点的调节。此外，研究发现 DNA 损伤后，BRCA1 蛋白受 DNA 损伤检查点调节蛋白 1（MDC1）的调节，在损伤部位聚集、磷酸化，从而调控细胞周期 G_1/S 期和

G_2/M 期检查点，引起细胞周期停滞。

细胞生长 BRCA1 能够激活 *p21* 和 *Gadd45*，介导细胞周期阻滞和生长抑制。BRCA1 能够直接与 *p53* 结合，刺激 *p53* 介导的对细胞周期抑制因子 *p21* 基因和促凋亡基因 *bax* 启动子的转录激活。BRCA1 还能通过 Mdm2 负调节因子 ARF 稳定 P53 蛋白，从而参与细胞凋亡信号通路的调节。与 BRCA1 相反，BRCA2 能够协同 RAD51 共同下调 *p53* 的转录活性。

染色质重构 BRCA1 通过与 SWI/SNF 复合体中的具有 ATP 酶活性的亚单位 Brg1 的相互作用，从而参与调节染色质的构象改变及转录激活。此外，BRCA1 的 BRCT 功能区还能与组蛋白脱乙酰酶相互作用。BRCA2 蛋白也参与乙酰转移酶 P/CAF 活性的调节。

中心体复制 在精确的调控下进行，这一过程失调可引起中心体扩增，染色体不对称分离，非整倍体增加，最终导致肿瘤形成。BRCA1 在中心体复制中起负性调节作用，其突变细胞可导致中心体扩增。BRCA1 与中心体的重要成分 γ 微球蛋白之间相互作用，从而调节微管及有丝分裂纺锤体的形成。此外，处于低磷酸化状态的 BRCA1 能结合中心体，从而抑制其复制；而高磷酸化的 BRCA1 则与中心体分离，导致中心体的扩增。

与肿瘤的关系 在多数遗传性乳腺癌中都存在 *BRCA1* 和 *BRCA2* 基因的突变，遗传有其中一种基因的功能缺失性突变的女性在 70 岁时患乳腺癌的概率高达 85%。*BRCA1* 基因突变与乳腺癌及卵巢癌的发生密切相关，在乳腺癌高发家族中 *BRCA1* 基因突变率为 45%。而在乳腺癌和卵巢癌均为高发的家族中 *BRCA1* 突变率高达 90%，极少数偶发性乳腺癌中也有 *BRCA1* 基因突变。*BRCA1* 突变的肿瘤经常表现出高度恶性的核分级，具有高达 84% 的 *p53* 突变率（偶发性乳腺癌只有 20%~25%），雌激素和孕激素受体常为阴性。大多数 *BRCA1* 突变是移框突变，导致 BRCA1 蛋白被截短。通过对 BRCA1 乳腺癌家族的分析发现，*BRCA1* 的突变位置与患乳腺癌或卵巢癌有关。能产生 C 端截短蛋白的 3' 端突变通常导致乳腺癌的发生，而 5' 端突变导致乳腺癌和卵巢癌的合并发生。

BRCA2 基因突变同样有相似的基因型-表型联系，几乎所有的 *BRCA2* 突变卵巢癌都与 11 号外显子中 3.3kb 区域内的突变有关。*BRCA2* 基因的 N 端和 C 端突变只与乳腺癌有关，突变还常与男性乳腺癌相关。此外，还能增加患消化系统肿瘤和前列腺癌的风险。

（刘芝华 贺 欢）

Ras xiāngguān jiégòuyù bāohán dànbái 1 jīyīn

Ras 相关结构域包含蛋白 1 基因（Ras association domain-containing protein 1，RASSF1）

抑癌基因之一。在肿瘤中的失活与其启动子区 CpG 岛的高甲基化有关。RASSF1 蛋白是 Ras 下游效应因子之一，在微管动力学调节和细胞周期阻滞中发挥重要作用。

研究历史 研究发现，人类染色体 3p21 的杂合性丢失（LOH）在肺癌发生过程中出现最早、最频繁，故推测该区域很可能存在对肺癌特异的某种抑癌基因。1998 年，关户（Sekido Y）首次将这一缺失区确定在一个 120kb 的范围内。2000 年，达曼（Dammann R）从该区域克隆出一个新的候选抑癌基因，因其表达产物中含有与 Ras 蛋白相关的结构区域，将其命名为 RASSF1，并发现不表达 RASSF1A 的肺癌细胞系 A549 经转染该基因后，可使细胞克隆形成减少，不依赖贴壁生长受抑，并使接种至裸鼠的移植肿瘤生长速度延缓，证实了其抑癌基因潜能。

特性 Ras GTP 酶是一个转化因子超家族，参与调节一系列细胞生命活动过程，包括细胞增殖、分化、运动和由胞外信号诱导的凋亡等。Ras 在细胞内存在两种功能状态：GTP 结合的活性状态和失活状态。当 Ras 处于 GTP 结合的活性状态时，能够与其下游效应分子结合，介导相关信号通路的转导。Ras 下游效应因子根据与 Ras 结合的功能结构域的不同分为两类，一类含有 Ras 结合结构域（RBD），主要包括两个分子：①Raf，一种丝氨酸苏氨酸激酶，通过调节 MEK-ERK 信号通路促进细胞增殖。②磷脂酰肌醇 3-激酶（PI3K），通过激活下游蛋白激酶 Akt，抑制 Bcl 家族诱导的细胞凋亡。另一类则含有 Ral-GDS/AF6 Ras 相关结构域，该结构域最初是在 Ras 下游效应因子 RalGDS（参与 Ras 诱导的细胞转化）和 AF6（参与 Ras 介导的细胞黏附调节）中发现的，故将之命名，RASSF 属于该结构域蛋白质家族。

结构 人类 *RASSF1* 基因定位于染色体 3p21.3，全长约 11kb，包含 8 个外显子，由于存在不同的启动子转录和选择性剪接，*RASSF1* 基因在细胞内存在 7 个不同的转录本（*RASSF1A~G*）。这些转录本中都含有由 3~6 号外显子编码的 RA 结构域和一个 Sav/RASSF/Hpo（SARAH）结构域。其中 RA 结构域介导 RASSF1

蛋白与 Ras 及其他 GTP 酶的相互作用；而 SARAH 结构域则介导 RASSF1 与细胞周期阻滞和凋亡相关蛋白质的相互作用。此外，3 号外显子还编码一个 ATM 基因（毛细血管扩张性共济失调突变基因）激酶磷酸化位点基序。另外，在 RASSF1A 中还含有一个由锌指结构组成的 DAG（二酰甘油/佛波酯）结构域。

生物学功能 包括结合微管和中心体、调节细胞周期和有丝分裂进程、调节基因组稳定性、促进细胞凋亡和调节细胞黏附与迁移。

结合微管和中心体 RASSF1 在分裂间期可促进微管的稳定性；在分裂期，可修饰纺锤体和中心体。此外，RASSF1 还可以通过与微管相关蛋白质家族 MAP1A/B 成员 C19ORF5 的相互作用，抑制 CDC20-APC（后期促进复合物）的激活，促进细胞周期蛋白的稳定和细胞周期阻滞。

调节细胞周期 RASSF1 可以通过抑制 JNK 的活性和 c-Jun 的磷酸化，导致周期蛋白（cyclin）D_1 的表达下调；RASSF1 也可通过结合 E1A 调节的转录因子 p120E4F，促进其对 cyclin A_2 的转录抑制。两种机制均导致细胞周期 G_1 期阻滞。

调节基因组稳定性 RASSF1 通过与纺锤体以及中心体组分 γ 微管蛋白的结合促进基因组的稳定性，还可以抑制 Ras 对基因组不稳定性的诱导。

促进细胞凋亡 RASSF1 可促进 CNK1 与 MST1 的结合，抑制肿瘤细胞的生长和促进其凋亡，还可以促进死亡受体诱导的 Bax 构象改变，进而导致细胞色素 C 的释放和细胞凋亡。此外，在 DNA 损伤等应激条件下，RASSF1 还参与 SAPK/JNK 信号通路介导的细胞凋亡和衰老。

调节细胞黏附与迁移 RASSF1 可以通过抑制 PI3K/Rac1 信号通路来促进细胞之间的黏附和抑制细胞的迁移。

与肿瘤的关系 38% 的非小细胞肺癌和 100% 的小细胞肺癌细胞系存在 *RASSF1* 启动子区 CpG 岛的高度甲基化，而其发生突变的比例低于 10%，表明 *RASSF1* 启动子区的高甲基化是该基因发生转录沉默的根本原因。

（刘芝华 贺 欢）

PcG dànbái fùhétǐ

PcG 蛋白复合体 （polycomb group protein complex）

一组通过对染色质修饰引起了基因表观沉默发生的蛋白质家族。作为细胞记忆系统的一部分确保细胞后代在分裂中的遗传稳定性。

研究历史 PcG 蛋白最早是在对果蝇胚胎发育时 *Hox* 基因家族沉默机制的研究中发现的。同源异型基因是控制果蝇体节发育的一类基因，受精后 3 小时开始表达，一直延续到成虫期，是控制成体果蝇前后各体节形态特征发育的一类基因。此类基因按前后体轴顺序分为两种基因群，分别称为触角足复合物和胸腹复合物。同源异型基因决定各个体节的特征，这些基因的表达水平改变将导致不同体节的相互转化，而维持这些基因表达状态的稳定性依赖于 *polycomb* 和 *trithorax* 两组基因编码的产物。*PcG* 基因突变将引起果蝇前端体节向后端转变，相反，*trxG* 基因突变则抑制 *PcG* 基因引起的后端效应。表明了 trxG 蛋白促进同源异形基因的转录激活而 PcG 蛋白则起到抑制作用。

结构和组成 PcG 蛋白是一组在进化上高度保守的蛋白质，在线虫、小鼠、人和拟南芥中均已鉴定出其同源蛋白质。人体中主要存在 3 种 PcG 蛋白复合体。

YY1 与果蝇中 PHO 蛋白高度同源。PcG 蛋白结合并导致靶基因转录沉默的区域称为 polycomb 反应元件（PRE），PRE 仅在果蝇中被鉴定，在哺乳动物中尚未见。果蝇的 PHO 是唯一一个具有 DNA 结合特性的 PcG 蛋白，能够募集 PcG 蛋白与 PRE 结合。

PRC2 由 EED、EZH2、Su（z）12、RbAp48 和 AEBP2 组成，其中 AEBP2 是一个具有锌指结构域的转录抑制因子，而 EZH2 具有组蛋白甲基转移酶活性，可以甲基化组蛋白 H3 第 27 位赖氨酸（H3-K27），三甲基化的 H3-K27 能够形成一个结合面，有利于具有染色质结合结构域的 PcG 蛋白的识别和募集。

PRC1 由 M33/HPC1、BMI-1、MEL-18、HPH1、HPH2、HPH3、HPC2、HPC3、SCMH1、RING1A 和 RING1B 组成一个约 1mDa 的异质性多亚基蛋白复合体，簇集在细胞核特定区域，称为 PcG 小体。人体中这些蛋白质复合体的组成并不固定，而是在发育和细胞分化的不同阶段受到高度的动态调控。由于 PRC1 和 PRC2 核心蛋白复合体均不含有序列特异性 DNA 结合蛋白，PcG 蛋白与 PRE 的结合需要 DNA 结合蛋白的参与，其中包括多种转录因子如 GAGA 因子、Pipsqueak、Zeste、Dsp1、Grainyhead 及 Sp1/KLF 家族成员。

生物学功能 PcG 在发育过程中的作用与其对关键的转录因子的调控有关，如 Homobox 蛋白质家族，导致典型的同源异型性表型的产生。PRC2 中 EZH2 分子具有组蛋白甲基转移酶活性，能够催化组蛋白 H3 第 27 位赖氨酸的甲基化（H3K27me3），H3K27 的三甲基化是引起基因转录抑制的一个重要标志，通常可在与发育相关基因的启动子区检测到。PRC1 中含有 CBX 结构域的蛋白分子能够识别和结合 H3K27me3，从而将 PRC1 募集至染色质。接着 PRC1 中两个含有环指结构域的蛋白 RING1B 和 Bmi-1 将单泛素化分子连接至组蛋白 H2 的第 119 位赖氨酸（H2AK119ub），该位点的泛素化阻止了聚合酶 Ⅱ（Pol Ⅱ）对二价基因（在转录激活和转录抑制位点都被三甲基化修饰的基因，即 H3K27me3 和 H3K4me3）的转录延伸。另外，DNA 分子结构 CpG 岛的甲基化也是抑制基因转录的一个重要机制，PRC2 中的 EZH2 分子能够结合 DNA 甲基转移酶而引起基因沉默。

与肿瘤的关系　PcG 对抑癌基因 p14、p15 和 p16 的转录抑制是引起细胞抵抗凋亡、异常增殖的一个重要因素，并最终导致肿瘤的发生。在细胞中还存在制衡 PcG 功能的分子机制，TrxG 是一个和 PcG 相类似的由多个蛋白分子组成的功能复合体，通过甲基化组蛋白 H3 第 4 位赖氨酸能够促进基因的转录激活，从而拮抗 PcG 所引起的基因沉默，PcG 和 TrxG 家族成员之间功能的失衡也将导致肿瘤的发生。PcG 在肿瘤进程中的作用主要与其抑制分化和促进干细胞的自我更新有关。

（刘芝华　贺欢）

duānlì
端粒（telomere）　真核染色体两臂末端由特定 DNA 重复序列构成的结构。使正常染色体端部间不发生融合，保证每条染色体的完整性。通常由富含鸟嘌呤（G）或胸腺嘧啶（T）短的串联重复的非转录序列以及一些结合蛋白组成。在形态学上，DNA 与端粒结合蛋白紧密结合，构成特殊的"帽子"结构，从而使染色体 DNA 末端膨大呈粒状。一个基因组内的所有端粒，即一个细胞里不同染色体的端粒都由相同的重复序列组成，但不同物种的染色体端粒的重复序列是不同的。哺乳动物和其他脊椎动物染色体端粒的重复序列中有一个 TTAGGG 保守序列，串联重复序列的长度为 2~20kb。

研究历史　早在 20 世纪 30 年代，美国遗传学家赫尔曼·约瑟夫·穆勒（Hermann Joseph Muller，1890~1967 年）和芭芭拉·麦克林托克（Barbara McClintock，1902~1992 年）就已发现了端粒结构的存在。1978 年，四膜虫的端粒结构首先被美国细胞生物学家伊丽莎白·布莱克本（Elizabeth Blackburn，1948~　）测定。1982 年，美国哈佛医学院的杰克·绍斯塔克（Jack Szostak，1947~　）利用端粒的发现发明了人工染色体，使 DNA 的大片段克隆成为可能，为后来人类基因组测序的工作打下了坚实的基础。从 1990 年起，凯文·哈利（Calvin Harley，1961~　）将端粒与人体衰老联系起来：①端粒的长短与细胞老化有关，直接决定着细胞的寿命。②正常细胞端粒较短。细胞分裂会使端粒变短，细胞分裂一次其端粒的 DNA 可丢失约 0~200bp。③细胞中存在一种特殊的反转录酶——端粒酶，能够合成端粒。正常人体细胞、一些良性病变细胞及体外培养的成纤维细胞中测不到端粒酶活性。但在生殖细胞、睾丸、卵巢、胎盘及胎儿细胞中此酶为阳性。

2009 年，伊丽莎白·布莱克本和卡罗尔·格雷德（Carol Greider，1961~　）因"发现端粒和端粒酶如何保护染色体"获得诺贝尔生理学或医学奖。

结构和功能　端粒由染色体 DNA 末端许多简短重复序列和端粒结合蛋白（TEBP）组成。端粒 DNA 包括非特异性 DNA 和由高度重复序列组成的特异 DNA 序列，通常是由富含鸟嘌呤（G）的短的串联重复序列组成，伸展到染色体的 3′ 端。

而 TEBP 根据结合特性分为两类，一类与端粒重复序列特异性结合，在维持端粒长度方面起到重要作用，并对端粒具有保护和调节作用；另一类与 3′ 端的单链突出结合，用于合成染色体末端的帽子结构以及调节端粒酶活性。在正常人体细胞中，端粒可随着细胞分裂而逐渐缩短。真核 DNA 是线性 DNA，复制时由于模板 DNA 起始端由 RNA 引物先占据，新生链随之延伸；引物 RNA 脱落后，其空缺处的模板 DNA 无法再度复制成双链。因此，每复制一次，末端 DNA 就缩短若干个端粒重复序列，以致构成端粒的一部分基因 50~200 个核苷酸会因多次细胞分裂而不能达到完全复制（丢失），即出现真核细胞分裂中的"末端复制问题"，导致细胞终止其功能不再分裂。因此，严重缩短的端粒是细胞老化的信号。端粒可以通过为端粒酶提供底物，解决 DNA 复制的末端隐缩，从而保证染色体的完整复制。

端粒的功能除保证 DNA 完整复制外，还在维持染色体结构稳定（保护染色体不分解、染色体重排及末端不相互融合等），染色体在细胞中的定位（使之不随机分布）在引起细胞衰老等方面有重要作用。同时，端粒又是基因调控的特殊位点，常可抑制位于端粒附近基因的转录活性（称端粒的位置效应）。在大多真核生物中，端粒的延长是由端粒酶催化的，另外，重组机制也介导端粒的延长。胚胎发生中，桑椹胚-胚泡转型伴随着端粒长度的重新设定。一旦缺少端粒酶，该过程就不能发生。端粒的长度重制能够保证代与代之间的端粒正常，同时也与出生后的老化以及肿瘤发生有关。

（刘芝华 贺 欢）

duānlìméi

端粒酶（telomerase）

自身携带模板的反转录酶之一。其由RNA和蛋白质组成，RNA组分中含有一段短的模板序列与端粒DNA的重复序列互补，而其蛋白质组分具有反转录酶活性，以RNA为模板催化端粒DNA的合成，将其加到端粒的3′端，以维持端粒长度及功能。

研究历史 端粒酶最早是在四膜虫中发现的。1985年，美国的细胞生物学家伊丽莎白·布莱克本（Elizabeth Blackburn，1948～ ）和卡罗尔·格雷德（Carol Greider，1961～ ）发现人工合成四膜虫端粒的DNA片段［（TTGGGG）4］可被四膜虫细胞抽提物中的一种活性物质加长，这种活性物质对热、蛋白酶K和RNA酶都敏感。1989年，格雷德通过跟踪端粒酶活性，用柱子纯化并克隆了四膜虫的端粒酶RNA亚基。RNA亚基上有一段RNA序列正好和四膜虫的端粒DNA序列互补，而端粒酶正是利用RNA亚基的这段序列作为模板重复复制出端粒DNA的。1996年，美国的分子生物学家托马斯·罗伯特·

切赫（Thomas Robert Cech，1947～ ）团队用生化的手段纯化了四膜虫端粒酶复合体，将其中一个蛋白质根据分子量命名为p123。同一时期，分子生物学家薇姬·伦德布拉德（Vicki Lundblad）实验室改进了她的遗传学筛选方法，筛选到了几个与酵母端粒复制密切相关的基因，命名为EST2、EST3和EST4（又称CDC13）。用生化方法纯化出来的四膜虫p123蛋白，以及用遗传学方法筛选出来的酵母Est2蛋白后来都被切赫实验室证明是端粒酶的催化亚基：含有反转录酶的结构域，如果对该结构域的关键氨基酸进行突变，则端粒酶活性消失。此后，人们用体外转录和翻译系统共表达了端粒酶的催化亚基和RNA亚基，在体外重建了端粒酶活性，证明这两个核心亚基的存在是端粒酶活性的必需且完备条件。

作用特性 端粒酶RNA组分是端粒序列合成的模板。不同生物端粒酶的RNA模板不同，合成的端粒序列也不同。蛋白质组分具有催化活性，以端粒3′端为引物，合成端粒重复序列。人类的端粒酶基因定位于染色体3q26.3上，其表达产物由三部分组成，分别是端粒酶RNA、端粒酶协同蛋白和端粒酶反转录酶亚单位。该酶兼有提供RNA模板和催化反转录的功能。复制终止时，染色体端粒区域的DNA会发生缩短或断裂，端粒酶通过一种称为爬行模型的机制维持染色体的完整。端粒酶RNA辨认及结合母链DNA并移至其断裂的3′端，开始以反转录的方式复制。延伸至足够长度后，端粒酶脱离母链，代之以DNA聚合酶。此时母链以其3′端反折，同时起引物和模板的作用，

在DNA聚合酶的催化下完成末端双链的复制。端粒酶把端粒修复延长，可以让端粒不会因细胞分裂而损耗，使细胞分裂克隆的次数增加。端粒酶在保持端粒稳定、基因组完整、细胞长期的活性和潜在的继续增殖能力等方面有重要作用。在正常人体细胞中，端粒酶的活性受到相当严密的调控，只有在造血细胞、干细胞和生殖细胞这些不断分裂克隆的细胞中，才可以探测到具有活性的端粒酶；而当细胞分化成熟后，端粒酶的活性逐渐消失。

研究意义 由于端粒酶在正常体细胞中几乎不表达而在肿瘤细胞中表达增高，故可作为肿瘤治疗的靶点，通过直接抑制其活性或是从基因层面进行操作，来抑制肿瘤细胞的分裂增殖，达到治疗的目的。研究表明，端粒酶抑制剂比传统的化学疗法和基因疗法具有更高的特异性和较少的不良反应，且有更广的应用范围。此外，端粒酶活性变异在早期肿瘤细胞中即已发生，并且与肿瘤的转移倾向密切相关，因此检测细胞中端粒酶的活性对于肿瘤的早期诊断有重要意义。与端粒酶的多重生物学活性相对应，细胞中也存在复杂的端粒酶调控网络。通过蛋白质-蛋白质相互作用对端粒酶活性及功能进行调控，是研究端粒酶调控机制的热点之一。

（刘芝华 贺 欢）

shēngzhǎng yīnzǐ

生长因子（growth factor，GF）

一类具有刺激细胞生长活性的细胞因子，通过与特异、高亲和性的细胞膜受体结合，调节细胞生长的多肽类物质。其存在于血小板、各种成体与胚胎组织及大多数培养细胞中，对不同种类细胞具有一定的专一性。通常培养

细胞的生长需要多种生长因子有序的协调，肿瘤细胞却具有不依赖生长因子自主性生长的特点。

结构组成　生长因子多为广义的肽激素，有胰岛素、表皮生长因子（EGF）、成纤维细胞生长因子（FGF）、血小板衍生生长因子（PDGF）以及生长激素释放抑制激素等。在肽激素之外，皮质醇和甲状腺激素等也属于生长因子。在分泌特点上，生长因子主要属于自分泌和旁分泌。许多生长因子已被提纯和确定其结构组成。如 PDGF 是热稳定、有较高正电荷的蛋白质，由含有二硫键的二聚体组成，分子量 30kD 左右。又如 EGF 是热稳定、含有 53 个氨基酸残基的多肽，分子量约 6kD。各类生长因子都有其相应的受体，是普遍存在于细胞膜上的跨膜蛋白，不少受体具有激酶活性，特别是酪氨酸激酶活性（如 PDGF 受体、EGF 受体等）。

分类　生长因子有多种类型，如血小板类生长因子（PDGF）、表皮生长因子类（EGF、转化生长因子）、成纤维细胞生长因子、胰岛素样生长因子、神经生长因子、白细胞介素类、红细胞生成素和集落刺激因子等。

人脑垂体分泌的生长激素在体内只能存在 2 分钟左右，经血液到达肝内迅速转化为生长因子。因此，在研究过程中，只能检测到血液中的生长因子，而检测不到生长激素。生长因子随着年龄的增长逐渐减少，人体表现出各种衰老症状。

生物学功能　生长因子对人体有多方面作用。

对骨骼系统　促进成骨细胞的大量生成，抑制破骨细胞。治疗骨质疏松、股骨头坏死、关节炎、风湿病和因钙缺乏而导致的疾病。

对消化系统　加强胃肠功能，促进消化酶的分解，增进食欲，治疗慢性胃炎。

对血液系统　加强骨髓造血功能，促进干细胞生成，进而生成大量血细胞。增强心肌弹性并有效清除血液中低密度脂蛋白，防止其在血管壁沉积，治疗血栓。

对呼吸系统　加强肺部细胞功能，修正气血屏障，消除肺部毒素，治疗肺气肿、肺供养不足和呼吸系疾病。

对内分泌系统　促进人体各种酶、激素的分泌，增强肾功能，加强水的代谢，帮助体内排毒。

对生殖系统　刺激性激素分泌，强壮性器官肌组织，加强性器官神经耐力，促进微循环。

对免疫系统　刺激胸腺再生，促进 T、B 淋巴细胞、吞噬细胞的生成，提高免疫功能，吞噬病毒、细菌和癌细胞。

对神经系统　加快恢复神经系统功能，促进神经元生成，逆转脑萎缩，加快深度睡眠，治疗神经衰弱、记忆力减退和神经性头痛等。

与肿瘤的关系　肿瘤细胞分泌相关生长因子，并在肿瘤起源、发生发展和转移等方面扮演重要角色，包括肿瘤细胞恶性增殖、上皮-间质转化、癌细胞侵袭和迁移、循环内存活、远处器官种植和转移性肿瘤血管生成。

生长因子已应用于临床治疗。如白细胞介素 2（IL-2）用于治疗肾癌、黑色素瘤，也用于免疫调节剂和自身免疫病。IL-3 用于治疗骨髓功能衰竭与血小板缺失等。EGF 用于烧伤、创伤、糖尿病皮肤溃疡、压疮、静脉曲张性皮肤溃疡和角膜损伤，可促进伤口愈合。

（吕有勇　潘元明　安娟）

biǎopí shēngzhǎng yīnzǐ
表皮生长因子（epidermal growth factor，EGF）　由 53 个氨基酸残基组成的一种小肽。属于 EGF 家族，是一种多功能的生长因子。除颌下腺外，体内多种组织、器官也含 EGF。多种因素可调节其合成、贮存及分泌。

1962 年，美国生物化学家斯坦利·科恩（Stanley Cohen，1922~2020 年）在实验中偶然发现了 EGF，并分析其结构和作用机制，为此他于 1986 年获得诺贝尔生理学或医学奖。

结构组成　1974 年从人尿中提纯出的表皮生长因子（hEGF），分子量 6.2kD，分子内有 6 个半胱氨酸组成的二硫键，形成 3 个分子内环型结构，组成生物活性所必须的受体结合区域。EGF 无糖基部位，非常稳定，耐热耐酸，广泛存在于体液和多种腺体中，主要由颌下腺、十二指肠合成，在人体的绝大多数体液中均已发现，在乳汁、尿液、精液中的含量特异性增高，但在血清中浓度较低。

生物学功能　EGF 可刺激多种细胞的增殖，主要是表皮细胞、内皮细胞。临床可用于角膜损伤、烧烫伤及手术等创面的修复。EGF 可诱导正常细胞转化，促进病毒和化学物质的致癌作用，能产生免疫抑制作用。EGF 同免疫细胞表面的特异受体结合，促进其受体二聚化并使细胞质位点磷酸化。被激活的受体至少可与 5 种具有不同信号序列的蛋白结合，进行信号转导，在翻译水平上对蛋白质的合成起调节作用。EGF 还能提高细胞内 DNA 拓扑异构酶活性，促进与增殖有关的基因表达，如 *myc*、*fos* 基因等。

与肿瘤的关系　EGF 诱导的

细胞信号转导与癌症侵袭和转移相关。在许多人类癌症中发现了导致 EGF 受体过度表达的体细胞突变，诱导肿瘤的发生与演变。

（吕有勇 潘元明 安娟）

表皮生长因子受体（epidermal growth factor receptor，EGFR）

与表皮生长因子（EGF）结合的细胞膜受体。广泛分布于哺乳动物上皮细胞、成纤维细胞、胶质细胞和角质细胞等细胞表面。

EGFR 是原癌基因 c-erbB1 的表达产物，是 ERB 受体家族成员之一。该家族包括 HER1（erbB1、EGFR）、HER2（erbB2、neu）、HER3（erbB3）及 HER4（erbB4）。

EGFR 是一种糖蛋白，分子量 170kD，有 1186 个氨基酸残基，属受体酪氨酸激酶家族，具有特定配体结合位点的胞外结构域、短跨膜区和胞内酪氨酸激酶结构域，靠与配体结合来激活，包括 EGF 和转化生长因子 α（TGF-α）。激活后，EGFR 由单体转化为二聚体，EGFR 二聚化后可以激活它位于细胞内的激酶通路，包括 Y992、Y1045、Y1068、Y1148 和 Y1173 等激活位点。这个自磷酸化可引导下游的磷酸化，包括促分裂原活化的蛋白激酶（MAPK）通路、JNK 通路，诱导细胞增殖。受体激活对于皮肤免疫而言至关重要。EGFR 信号通路对细胞的生长、增殖和分化等生理过程也发挥重要的作用。

EGFR 在肿瘤进展中有重要意义，如细胞黏附、细胞运动和肿瘤侵袭，这是上皮－间质转化（EMT）事件中的主要步骤，EMT 与促进癌的侵袭和转移有关。EGFR 在多种人类恶性肿瘤中过度表达，包括非小细胞肺癌、胃癌、乳腺癌、头颈部鳞癌、膀胱癌、卵巢癌和前列腺癌等，与不良预后有关。

（吕有勇 潘元明 安娟）

转化生长因子（transforming growth factor，TGF）

从转化细胞培养液分离得到的可作用于细胞生长、转化等的多肽类生长因子。包括转化生长因子 α（TGF-α）和转化生长因子 β（TGF-β）两类。

TGF-α 由巨噬细胞、脑组织神经元和表皮细胞等产生，可诱导上皮发育。TGF-β 属转化生长因子 β 超家族蛋白，可影响多种细胞的生长、分化、细胞凋亡及免疫调节等功能。

TGF 在肿瘤进展中起关键作用，使癌细胞逃避免疫监视、增殖、侵袭和转移，在肿瘤发生的早期表现出肿瘤抑制活性，在晚期则促进肿瘤生长，为肿瘤侵袭和转移创造更有利的环境。

（吕有勇 潘元明 安娟）

转化生长因子 α（transforming growth factor-α，TGF-α）

表皮生长因子（EGF）家族成员之一。其与表皮生长因子受体（EGFR）结合，可引起受体的酪氨酸磷酸化及受体的信号转导变化。

TGF-α 为 50 个氨基酸残基组成的小分子多肽，与 EGF 有 30%~40% 的氨基酸同源性。由巨噬细胞、脑组织神经元和表皮细胞等产生。可以诱导上皮组织发育，也可以使多种细胞发生转化；在人类癌症中表达上调；促进癌细胞的短期和长期增殖；是肿瘤迁移和侵袭促进因子；调节癌细胞上皮－间质转化和核因子 NF-κB 信号通路。

（吕有勇 潘元明 安娟）

转化生长因子 β（transforming growth factor-β，TGF-β）

调节细胞生长和分化的超家族成员之一。TGF-β 在表皮生长因子（EGF）存在下，可刺激正常肾成纤维细胞在琼脂中生长。TGF-β 主要由淋巴细胞和单核细胞产生。TGF-β 超家族还包括活化素、抑制素、米勒管抑制物（MIS）和骨形成蛋白。

分类 TGF-β 包括以下 3 个亚型：TGF-β_1、TGF-β_2 和 TGF-β_3。TGF-β_1 是软骨、骨、皮肤和软骨内膜中最常见的亚型，在生长和组织分化中起重要作用。TGF-β_2 由神经元和星形胶质细胞表达，在自主细胞增殖中起关键作用。TGF-β_3 在腭和肺组织中表达，并参与上皮－间质转化。

结构组成 TGF-β 是由两个结构相同或相近的、分子量 12.5kD 亚单位借二硫键连接的双体。人 TGF-β cDNA 序列研究表明，单体 TGF-β_1 的 12 个氨基酸残基是由含 400 个氨基酸残基的前体分子从 C 端裂解而来。前体分子的 N 端含有一个信号肽，在分泌前被裂解，成为非活性状态的多肽链前体（pro-TGF-β），通过改变离子强度、酸化或蛋白酶水解切除 N 端部分氨基酸残基，所剩余的 C 端部分形成有活性的 TGF-β。

生物学功能 TGF-β 可与细胞表面的受体结合而激活。TGF-β 受体是丝氨酸/苏氨酸激酶受体，其信号传递通过 SMAD 信号通路和/或 DAXX 信号通路。TGF-β 的生物学功能主要表现在炎症、组织修复、胚胎发育，以及细胞的生长、分化和免疫等方面。3 个亚型的功能相似，TGF-β 对间充质起源的细胞起刺激作用，而对上皮或神经外胚层来源的细胞起抑制作用，主要有以下几点：

抑制免疫活性细胞的增殖 ①抑制白细胞介素 3（IL-3）、粒细胞-巨噬细胞集落刺激因子、巨噬细胞集落刺激因子所诱导小鼠造血前体细胞和长期骨髓培养（LTBMC）集落的形成，并降低巨核细胞对 IL-3T 和集落刺激因子的反应性。②抑制伴刀豆蛋白 A（ConA）诱导的或 ConA 与 IL-2、IL-6 联合诱导的胸腺细胞增殖。③抑制丝裂原、同种异体抗原刺激的 T 细胞增殖或 IL-2 依赖的 T 细胞生长。④抑制金黄色葡萄球菌刺激后 IL-2 依赖的 B 细胞增殖。

对细胞表型的调节 ①抑制 IL-2 诱导的 T 细胞 IL-2R、TfR 和 TLiSA1 活化抗原的表达，对 CD3 表达未见有影响。②抑制干扰素（IFN-γ）诱导黑素瘤细胞主要组织相容性复合体（MHC）Ⅱ类分子的表达。

抑制淋巴细胞的分化 参与抑制 IL-2 和 B 细胞分化因子依赖的 B 细胞分泌 IgM，促进 B 细胞分泌 Ig 类型转换为 IgA 和 IgE。调节外周血单个核细胞中自然杀伤（NK）细胞活性以及 NK 细胞对肿瘤坏死因子的适应性。

与原癌基因表达 TGF-β$_1$ 能诱导原癌基因 *C-sis* 的表达，但抑制 *C-myc* 表达，这种作用与细胞种类及 TGF-β 的不同功能有关。如 TGF-β 诱导成纤维细胞中 *C-sis* 基因表达，与促进其在软琼脂中生长有关；而对上皮角质形成细胞生长的抑制则与抑制 *C-myc* 基因表达有关。

与肿瘤的关系 TGF-β 调节细胞侵袭、免疫调节和微环境改变等过程，其异常表达在整个发育过程、不同组织以及在肿瘤中具有高度的相关性：①作为肿瘤源性免疫抑制剂。②作为肿瘤有丝分裂原的诱导剂。③作为肿瘤侵袭的促进剂和促转移细胞因子分泌的触发因子。④作为肿瘤潜在的治疗靶点。

（吕有勇 潘元明 安娟）

zhuǎnhuà shēngzhǎng yīnzǐ β shòutǐ

转化生长因子 β 受体（transforming growth factor-beta receptor，TGF-βR） 与转化生长因子 β（TGF-β）结合的高亲和力受体。分布于几乎所有正常细胞和肿瘤细胞表面。

大鼠成纤维细胞系 NRK-49F 和 BALB/c 3T3 细胞表面 TGF-βR 的受体亲和力指数（Kd 值）为 $(5.6 \sim 14) \times 10^{-11} M$。淋巴细胞表面 TGF-βR 的 Kd 值 $(1 \sim 5.1) \times 10^{-12} M$。T、B 淋巴细胞每个细胞的 TGF-βR 数约 250，活化后受体数量可增加 $5 \sim 6$ 倍，但 Kd 值无明显变化。造血细胞表面 TGF-βR 对 TGF-β$_1$ 亲和力比 TGF-β$_2$ 高，这解释了造血细胞对 TGF-β$_1$ 的反应比 TGF-β$_2$ 明显更敏感。TGF-β$_1$、β$_2$ 和 β$_3$ 结合细胞表面相同的受体。

TGF-βR 有Ⅰ型、Ⅱ型和Ⅲ型 3 种形式，分子量分别为 53kD、$70 \sim 85$kD 和 $250 \sim 350$kD。TGF-β 配体与具有不同亲和力的 TGF-βR 的 3 种亚型结合。TGF-βR$_1$ 和 TGF-βR$_2$ 都是丝氨酸/苏氨酸和酪氨酸激酶，但 TGF-βR$_3$ 没有任何激酶活性。它们是激活经典或非经典信号通路以及调节其他信号通路激活所必需的。TGF-β 信号的另一个显著特征是其在时间和空间上的上下游依赖效应。通过微调下游组分或通过调节配体或受体的表达和活性来实现不同的效应和上下游依赖性。

Ⅰ 型、Ⅱ 型 TGF-βR 均为糖蛋白，与 TGF-β$_1$ 的亲和力要比与 TGF-β$_2$ 的亲和力大 $10 \sim 80$ 倍；Ⅲ型是一种蛋白聚糖，与 TGF-β$_1$、TGF-β$_2$ 和 TGF-β$_3$ 的亲和力近似，是 TGF-β 的主要受体。TGF-βR Ⅲ 又称内皮联蛋白、CD105，TGF-β$_1$ 和 TGF-β$_3$ 为其主要配体。Ⅱ 型 TGF-βR 胞质区具有丝氨酸/苏氨酸激酶区。这种结构也见于活化受体 Ⅱ（ActR Ⅱ）和 ActR Ⅱ B。Ⅲ 型 TGF-βR 本身缺乏蛋白激酶活性，如何参与信号传递的机制还不清楚。当 TGF-β 诱导增殖时 G 蛋白可能参与诱导过程，此外，TGF-β 促进 Ca^{2+} 内流和胞内肌醇三磷酸（IP3）水平的升高，激活蛋白激酶 C（PKC）。

TGF-β 是一种分泌型多功能细胞因子，通过质膜Ⅰ型和Ⅱ型 TGF-βR 以及细胞间 Smad 蛋白发出信号，参与肿瘤多种生物行为变化。

（吕有勇 潘元明 安娟）

zhǒngliú huàisǐ yīnzǐ

肿瘤坏死因子（tumor necrosis factor，TNF） 主要由活化的单核/巨噬细胞产生，能杀伤和抑制肿瘤细胞，促进中性粒细胞吞噬、抗感染，诱导肝细胞急性期蛋白合成，促进髓样白血病细胞向巨噬细胞分化，促进细胞增殖和分化，参与自身免疫病的病理损伤的炎症因子。分为 TNF-α 和 TNF-β 两类。

TNF-α 是一种单核因子，主要由活化的单核/巨噬细胞产生，脂多糖（LPS）是较强的刺激剂，另外还有干扰素（IFN-γ）、粒细胞-巨噬细胞集落刺激因子、巨噬细胞集落刺激因子，而前列腺素 E（PGE）则有抑制作用。前单核细胞系 U937、前髓细胞系 HL-60 在佛波酯（PMA）刺激下可产生较高水平的 TNF-α。T 细胞、T 细胞杂交瘤和 T 淋巴样细胞系以及自然杀伤（NK）细胞等在佛波酯刺激下也可分泌 TNF-α。金黄色葡萄球菌、佛波酯和抗 IgM 可刺激正常 B 细胞产生 TNF-α。此外，中性粒细胞、星形细胞、内皮细胞和平滑肌细胞亦可产生 TNF-α。

TNF-β 是活化的细胞毒性 T 细胞释放的一种糖蛋白，抗原和丝裂原均可刺激 T 淋巴细胞分泌 TNF-β。

TNF-α 与 TNF-β 的生物学作用极为相似，这可能与分子结构的相似性和受体的同一性有关，但有某些生物学作用方面也有不同之处。

TNF 在体内外均能杀死肿瘤细胞，或抑制其增殖。肿瘤细胞株对 TNF-α 敏感性有很大差异，TNF-α 对极少数肿瘤细胞甚至有刺激作用。TNF 通过直接调节白细胞在肿瘤进展过程中的活化、功能和存活来抑制抗肿瘤免疫反应，也可以改变癌细胞的表型，使其对 T 细胞的可见度降低，并表达免疫抑制分子。在某些自身免疫病中有不利的一面，因此在某些疾病中使用抗 TNF 药物。

（吕有勇 潘元明 安娟）

xuèxiǎobǎn yǎnshēng shēngzhǎng yīnzǐ

血小板衍生生长因子（platelet-derived growth factor，PDGF）

人体血小板所含的一种蛋白质生长因子。为间质细胞的促细胞分裂剂，能促进血小板的黏附，还能促进血管内皮细胞、心肌和平滑肌细胞的生长、增殖和代谢。PDGF 信号通路网络包含 4 个配体（A~D）和两类受体 PDGFR-α 和 PDGFR-β。PDGFR 是酪氨酸激酶细胞膜受体。PDGFR-α 与 PDGF-AA，PDGF-BB 和 PDGF-AB 结合。PDGFR-β 与 PDGF-BB 和 PDGF-AB 结合。

PDGF 结合到受体后，启动细胞基质内受体功能区的磷酸化，介导信号通路的激活，如 PI3K 信号通路，下游反应包括基因表达的调控以及细胞周期等。PDGF 在细胞发育早期促进有丝分裂，主要是未分化的间叶细胞和一些祖细胞。在细胞发育成熟阶段，PDGF 信号通路则与组织重塑和细胞分化有关，是胚胎形态发生的诱导事件。此外，PDGF 与细胞迁移有关，在细胞发育和成熟阶段起重要作用。

在某些肿瘤中，PDGF 配体和受体基因的遗传或表观遗传改变驱动肿瘤细胞增殖和存活。PDGF 刺激肿瘤基质中的细胞，促进血管生成及肿瘤相关成纤维细胞的发育，两者都促进肿瘤进展。PDGF 信号抑制剂可能用于某些肿瘤的治疗。

（吕有勇 潘元明 安娟）

shénjīng shēngzhǎng yīnzǐ

神经生长因子（nerve growth factor，NGF）

由效应神经元支配的靶组织细胞所合成与分泌具有神经元营养和促突起生长双重生物学功能的一种神经元生长调节因子。能维持感觉、交感神经元存活，促进受损神经纤维修复，淋巴细胞、单核细胞和中性粒细胞增殖、分化，伤口愈合等。

NGF 在人体内主要分布于脑、神经节、虹膜、心脏、脾和胎盘等组织及成纤维细胞、平滑肌、骨骼肌、胶质细胞和施万细胞等。1952 年，由意大利神经生物学家丽塔·列维-蒙塔奇尼（Rita Levi-Montalcini，1909~2012 年）发现并分离出 NGF。

作用机制 NGF 与受体结合，通过受体介导的内吞机制产生内在化，形成由轴膜包绕、含有 NGF 并保持其生物活性的小泡，经轴突沿微管逆行转运至胞体，经酪氨酸蛋白激酶、脂酰肌醇、钙离子、内源性环腺苷酸等第二信使体系的转导，启动一系列级联反应，对靶细胞的某些结构或功能蛋白基因表达进行调控，从而发挥生物效应。NGF 通过与 p75NTR 和 TrkA 受体结合来调节细胞代谢。

生物学功能 ①在发育过程中促进神经系统生长发育；在切断轴突后给予 NGF 将减少某些神经元的变性与死亡，无疑这将有助于提高轴突再生的可能性。同时它还影响轴突再生开始的时间和参与再生的神经元数目以及再生神经的质量和速度。②在机体成熟后对正常神经元有营养保护作用；在胚胎发育的一定时期内，NGF 为效应神经元生存所必须。体外实验证实，如果培养液中缺乏 NGF，神经元既不能长出轴突，也不能存活。NGF 及其受体广泛分布于中枢神经系统，由海马和脑皮质产生的 NGF 可通过胆碱能神经逆行运输至前脑基底核，维持胆碱能神经元的存活和功能。在胚胎发育早期，中枢 NGF 的含量决定胆碱能神经的密度。在无胆碱能神经支配的小脑区和下丘脑，NGF 含量也较高，表明除胆碱能神经外，NGF 对其他类神经元也有营养作用。③神经损伤（如脑血管意外和脑外伤）后可促使神经元再生和功能恢复，抑制毒性氨基酸的释放、钙离子超载、超氧自由基的释放及细胞凋亡等机制而明显减轻或防止这些继发性病理损害的发生。④提高学习和记忆功能。

与肿瘤的关系 NGF 参与癌细胞的神经侵袭，促进癌细胞存活、增殖和侵袭，也可用于肿瘤的治疗。

（吕有勇 潘元明 安娟）

chéngxiānwéixìbāo shēngzhǎng yīnzǐ

成纤维细胞生长因子 （fibroblast growth factor，FGF）

促进各类细胞，特别是内皮细胞增殖的蛋白质因子家族。能促进成纤维细胞有丝分裂、中胚层细胞的生长，还可刺激血管形成，在创伤愈合及肢体再生中发挥作用。FGF 包括酸性成纤维细胞生长因子（aFGF，pI 5.6）、碱性成纤维细胞生长因子（bFGF，pI 9.6）。

aFGF 的结构上缺少分泌所需的信号肽序列，热刺激可诱导其释放。是新血管形成的强诱导剂，在组织修复中起促进作用。

bFGF 是一个传递发育信号，能促进中胚层和神经外胚层细胞分裂的多肽。具有强烈的血管生成作用。在体外，能刺激细胞增殖和迁移，诱导纤溶酶原激活物及胶原酶活性，是与肝素有高亲和力的细胞促分裂原。在正常组织中，bFGF 位于基膜上，在血管中位于细胞外基质。在创伤愈合和肿瘤发展过程中，硫酸乙酰肝素降解酶激活 bFGF，介导新生血管形成。

FGF 可以保护心脏，增强心肌弹性，减少组织损伤，促进功能恢复；促进生成大量的成骨细胞、抑制破骨细胞；加强胃肠功能，促进消化酶的分解，增进食欲，治疗慢性胃炎；加强骨髓造血功能，促进干细胞生成；可有效清除血液中低密度脂蛋白，防止在血管壁沉积。

在 5%～10% 的人类恶性肿瘤中，FGF 及其受体（FGFR）通过单核苷酸变异、基因融合和拷贝数扩增而异常激活。可检测肿瘤患者组织和血液中的 FGFR 基因组改变以进行诊断。此外，以

FGF 及其受体相关靶向治疗也得到不断发展，包括选择性、非选择性和共价小分子抑制剂，以及针对受体的单克隆抗体。

（吕有勇 潘元明 安娟）

chéngxiānwéixìbāo shēngzhǎng yīnzǐ shòutǐ

成纤维细胞生长因子受体 （fibroblast growth factor receptor，FGFR）

与成纤维细胞生长因子结合的受体。由 3 个类免疫球蛋白区段构成的配基结合区域、独立的螺旋跨膜区域及膜内带有酪氨酸激酶活性的区域构成，和许多疾病及细胞非正常状态有关，如 FGFR3 点突变与软骨发育不全有关。功能与 FGF 相同。

FGFR 的改变见于多种恶性肿瘤，包括基因扩增、突变、重排和基因融合。以 FGFR 为靶点的抑制剂，有望成为新的抗肿瘤药物。例如，美国食品和药品管理局（FDA）批准沃凡妥单抗和培米替尼用于治疗 FGFR3 突变型尿路上皮癌和携带 FGFR2 融合基因的胆管癌。

（吕有勇 潘元明 安娟）

yídǎosùyàng shēngzhǎng yīnzǐ

胰岛素样生长因子 （insulin-like growth factor，IGF）

氨基酸序列与胰岛素类似的蛋白质或多肽生长因子。是一类多功能细胞增殖调控因子，其分泌细胞广泛分布在人体肝、肾、肺、心、脑和肠等器官组织中，在细胞的分化、增殖和个体的生长发育中具有重要促进作用。包括 IGF-Ⅰ 和 IGF-Ⅱ 两类。

IGF-Ⅰ 与 IGF-Ⅱ 具有相似的结构和体外活性，但体内的生物学效应不同。其生物学功能不只局限于有丝分裂刺激作用，也能诱导分化或促进分化功能的表达。不同的组织、不同生长发育期，

IGF-Ⅰ 和 IGF-Ⅱ 的作用及水平有明显差异。IGF-Ⅰ 的产生依赖于生长激素（GH），促生长作用强，可促进多种体外培养细胞增殖，促进蛋白质和 DNA 合成。机体许多组织细胞均能自分泌和旁分泌 IGF-Ⅰ。肝合成的 IGF-Ⅰ 则进入血循环，以内分泌方式作用于靶细胞。体内 IGF-Ⅰ 水平受 GH 的调控，IGF-Ⅰ 对 GH 的分泌亦有负反馈调节作用。IGF-Ⅱ 的类胰岛素作用更强，不需生长激素调节，在多种组织器官中表达。

在妊娠早期，滋养层细胞侵入子宫内膜受微环境的严格控制；孕激素调节子宫内膜及早孕蜕膜和绒毛发育以及胚胎种植的促进均通过 IGF 介导，作用机制是：增加细胞外基质的粘连，刺激滋养层细胞的侵入及迁移，促进胚胎早期种植。体外实验发现，IGF 能促进早期妊娠蜕膜和绒毛对葡萄糖和氨基酸的转运，且呈剂量依赖关系，这提示了胎循环建立之前，胚胎主要从周围环境摄取营养，可能通过了 IGF 的作用。研究还发现，胚胎发育期 IGF-Ⅱ mRNA 水平较 IGF-Ⅰ mRNA 要高得多，并在胚胎各组织有较高表达，随着分化程度升高其表达有减弱趋势。而 IGF-I mRNA 表达受多种因素的影响，在肝、心、肾出生后较出生前增加较多；而在肌肉、胃、睾丸等出生后较出生前明显下降；只在脑和肺中 IGF-Ⅰ mRNA 呈波浪式变化。

IGF 可能是中枢神经系统发育时期重要的自分泌和旁分泌信号分子，IGF-Ⅰ 和 IGF-Ⅱ 均可作为肌源性神经营养因子刺激肌内神经突起生长。IGF 还可作为肿瘤标志物，也是相关潜在新药开发的靶点。

（吕有勇 潘元明 安娟）

gānxìbāo shēngzhǎng yīnzǐ

肝细胞生长因子 （hepatocyte growth factor，HGF）

由 α 亚单位和 β 亚单位通过二硫键而组成的异源二聚体。是已知生物活性最广泛的生长因子之一。HGF 最初是作为一种肝细胞有丝分裂原，从肝部分切除大鼠的血清中分离得到，随后相继从大鼠血小板、人血浆和兔血清中分离纯化得到。HGF 分子量 82～85kD，属不耐热多糖蛋白。在肝中的主要来源是非实质细胞，在肝外的许多细胞甚至包括血小板中都能发现，是多种细胞类型的促分裂原，也能改变细胞的运动性。在胚胎器官发育、成年人器官再生以及创伤修复中起重要作用。

生物学功能：HGF 通过结合到 c-Met 受体从而激活酪氨酸激酶信号通路，调控细胞生长、运动性和形态发生。HGF 具有肝损伤后启动肝再生的功能，还具有显著的促细胞分裂、运动及血管生成作用；可促进组织细胞的发生、生存和再生，抑制细胞凋亡；调节胶原纤维的合成和炎性反应，在促进创伤愈合与防治组织纤维化中起重要作用。

临床意义：在胚胎发育过程中，HGF 促进许多组织的发生和器官形成，包括肝、肾、肺、胃肠、乳腺、牙齿和骨骼肌。由于胎肝是主要的造血器官，所以 HGF 对造血细胞的形成也有重要作用。在成年期，HGF 促进组织器官的再生如肝、肾和肺等。HGF 介导肿瘤与间质的相互作用，可促进肿瘤细胞的运动、侵袭和转移。

（吕有勇　潘元明　安　娟）

gānxìbāo shēngzhǎng yīnzǐ shòutǐ

肝细胞生长因子受体 （hepatocyte growth factor receptor，HGFR）

原癌基因 *C-met* 编码产物，有酪氨酸激酶活性，其唯一配体为肝细胞生长因子（HGF）。HGFR 在胚胎起源中正常表达。在 HGF 刺激下，发挥生物学反应，使细胞呈侵袭性生长。

非正常的 HGFR 激活与癌症预后差有密切关系，HGFR 激活促进肿瘤生长、新生血管形成，以及肿瘤转移。HGFR 在多种肿瘤组织中下调，如肾癌、肝癌、胃癌、乳腺癌和脑肿瘤。HGFR 是肿瘤治疗的潜在靶点。

（吕有勇　潘元明　安　娟）

jíluò cìjī yīnzǐ

集落刺激因子 （colony-stimulating factor，CSF）

刺激造血细胞的增殖和分化，促使其活化为成熟细胞，促使集落形成的低分子量糖蛋白。根据其作用范围分为粒细胞集落刺激因子、巨噬细胞集落刺激因子、粒细胞-巨噬细胞集落刺激因子、多能集落刺激因子、干细胞因子、红细胞生成素、嗜酸性粒细胞集落刺激因子等。

（吕有勇　潘元明　安　娟）

lìxìbāo jíluò cìjī yīnzǐ

粒细胞集落刺激因子 （granulocyte colony-stimulating factor，G-CSF）

由单核/巨噬细胞、血管内皮细胞和成纤维细胞产生的调节造血的糖蛋白。

G-CSF 分子量 19kD，能刺激骨髓粒细胞前体，使之分化增殖为成熟粒细胞的集落；还能作用于完全成熟的粒细胞，提高中性粒细胞的吞噬能力，促进超氧化物的产生，此功能可以通过 JAK/STAT、Ras/MAPK 和 PI3K/Akt 信号通路实现。G-CSF 还有把造血干细胞从骨髓动员到外周血的潜能。除对造血系统的影响，G-CSF 可作为神经营养因子作用于神经元。脑和脊髓的神经元也表达 G-CSF 受体，它与 G-CSF 结合可以促进神经发生和减少凋亡。

临床上，G-CSF 主要用于预防和治疗肿瘤放疗或化疗后引起的白细胞减少症、骨髓造血功能障碍及骨髓增生异常综合征，预防白细胞减少而可能潜在的感染并发症等。它在抗感染的非特异性细胞免疫过程中起重要作用。当化脓菌或其毒素侵入人体时，G-CSF 在血清或体液中迅速升高，并在感染得到控制后又降至正常水平。所以若 G-CSF 检测阳性，则提示有细菌性感染。

（吕有勇　潘元明　安　娟）

jùshì xìbāo jíluò cìjī yīnzǐ

巨噬细胞集落刺激因子 （macrophage colony-stimulating factor，M-CSF）

由巨噬细胞、中性粒细胞、内皮细胞、成纤维细胞及活化的 T、B 淋巴细胞产生的糖蛋白。又称集落刺激因子－1（CSF-1），分子量 22kD，可促进骨髓造血前体细胞增殖分化为单核/巨噬细胞，并可激活成熟单核/巨噬细胞。M-CSF 与 CSF-1R 结合，可能参与胚胎的发育，M-CSF 高表达于妊娠的子宫内膜而 CSF-1R 在胎盘滋养层也呈高水平，局部 M-CSF 对滋养层 CSF-1R 的激活是正常胚胎植入和胎盘发育所必须的。另外，M-CSF 和 CSF-1R 在正常乳腺发育和肿瘤形成过程都发挥重要作用。

（吕有勇　潘元明　安　娟）

lìxìbāo-jùshì xìbāo jíluò cìjī yīnzǐ

粒细胞－巨噬细胞集落刺激因子 （granulocyte-macrophage colony-stimulating factor，GM-CSF）

由活化 T 细胞、单核/巨噬细胞和成纤维细胞产生的一种蛋白质。分子量为 22kD，可促进造血干细胞分化增殖，而所形成的细胞不限于中性粒细胞和单核吞噬细胞系统。体外实验发现，随着 GM-CSF 浓度的增加，其首先刺激单核/巨噬细胞增殖，随后是中性粒细胞，最后是嗜酸性粒细胞和巨核细胞。此外 GM-CSF 还能刺激多能干细胞和早期红细胞的增殖和分化。

重组人粒细胞巨噬细胞集落刺激因子（莫拉司亭或沙格莫丁），可用于治疗放疗和化疗引起的骨髓毒性，增强单核细胞、粒细胞、嗜酸性粒细胞和巨噬细胞功能，提高机体抗肿瘤及抗感染免疫力。GM-CSF 在类风湿关节炎患者的关节中持续很高的水平，阻断 GM-CSF 的表达可以减缓炎症和损伤。分泌的 GM-CSF 增加了肿瘤内的 M2 巨噬细胞，从而促进肿瘤转移，其也是靶向药物或小分子抑制剂的开发靶点。

（吕有勇　潘元明　安娟）

duōnéng jíluò cìjī yīnzǐ

多能集落刺激因子 （multi-colony-stimulating factor, multi-CSF）

主要由活化的 $CD4^+$ T 细胞产生，刺激骨髓中多种谱系细胞集落形成，还可增强多种成熟细胞功能的糖蛋白。又称白细胞介素 3（IL-3）。其还可调节多种成熟细胞的生长、分化及相关的基因表达，如 *C-myc*、*IL-2rα* 基因等。分子量约 15kD。人类的 IL-3 基因位于第 5 号染色体长臂区，1987 年人 IL-3 克隆成功，并产生重组 IL-3。由于 IL-3 对早期阶段造血细胞的作用较广，可望用于放疗或化疗后患者的骨髓重建。

（吕有勇　潘元明　安娟）

hóngxìbāo shēngchéngsù

红细胞生成素 （erythropoitin, EPO）

由肾小球基底膜外侧肾小管周围的间质细胞合成，能刺激骨髓红细胞样前体细胞增殖和分化，产生红细胞样集落形成单位（CFU-E）和红细胞样爆发形成单位（BFU-E）的一种糖蛋白。分子量 34kD，是一种强效的造血生成因子。

EPO 活性单一，只作用于骨髓巨核前体细胞，可刺激红系祖细胞及早幼红细胞形成成熟的红细胞集落；对红细胞造血过程的调节需其他细胞因子（如 IL-3、粒细胞-巨噬细胞集落刺激因子和 IL-1 等）的协同作用才能完成。EPO 的产生受机体内血容量和氧分压的调节，在失血或低氧的刺激下，EPO 水平迅速上升。某些肿瘤患者 EPO 异常增高，骨髓造血反应不良的贫血患者的 EPO 也升高。

EPO 是最早应用于临床的细胞因子，是已知作用最单一且安全可靠的升血红蛋白制剂。对于肾性贫血、再生障碍性贫血和多发性骨髓瘤等均有一定疗效；此外，应用 EPO 还可减少手术中的输血量，并能在一定程度上纠正由恶性肿瘤、化疗及类风湿关节炎引起的贫血。EPO 纠正肾性贫血的疗效几乎是 100%，但并不能改善肾功能。另外，EPO 使用的有效性与机体的铁储备也有一定关系，在应用 EPO 后，造血增强，铁利用增强；因此应适当补给一定量的铁。

（吕有勇　潘元明　安娟）

qūhuà yīnzǐ

趋化因子 （chemotactic factor, chemokine）

激发白细胞趋化性的小分子细胞因子家族蛋白。趋化因子蛋白的共同结构特征有分子量较小，为 8~10kD；有 4 个位置保守的半胱氨酸残基以保证其三级结构。根据其 N 端所含保守半胱氨酸的数量和位置可分为 CXC（α）、CC（β）、C（γ）和 CX3C（δ）4 个亚家族。这些蛋白质结合到趋化因子受体而起作用，趋化因子受体是 G 蛋白偶联的跨膜受体，选择性地表达在靶细胞表面。

趋化因子的主要作用是趋化细胞的迁移，细胞沿着趋化因子浓度增加的信号向趋化因子源处迁徙。有些趋化因子在免疫监视过程中控制免疫细胞趋化，如诱导淋巴细胞到淋巴结。这些淋巴结中的趋化因子通过与这些组织中的抗原提呈细胞相互作用而监视病原体的入侵，称为稳态趋化因子，其产生无需刺激而分泌。有些趋化因子在发育中起作用；刺激新血管形成；提供关键信号而促成细胞成熟。其他趋化因子可因应对细菌感染、病毒感染由多种细胞释放；也可因非感染性的刺激如二氧化硅吸入、尿路结石等而释放。趋化因子的释放还可刺激释放炎症因子如 IL-1。炎性趋化因子的主要作用是趋化白细胞（如单核细胞和中性粒细胞）从血循环到感染或组织损伤部位。有的趋化因子还可促进伤口愈合。

（吕有勇　潘元明　安娟）

xìbāo yīnzǐ shòutǐ

细胞因子受体 （cytokine receptor, CKR）

与细胞因子结合的受体。细胞因子通过与靶细胞膜表面的受体结合并将信号传递到细胞内部，发挥多种生物学功能。不仅作用于免疫系统和造血系统，还广泛作用于神经、内分泌系统，对细胞间相互作用、细胞的增殖分化有重要的调节作用。

CKR 与其他膜表面受体一样，均由 3 个功能区组成，即膜外区（细胞因子结合区）、跨膜区（疏水性氨基酸富有区）和膜内区（信号转导区）。CKR 有单链、双链或三链不同形式的结构。部分 CKR 共同使用一条多肽链，如 IL-

3、IL-5 和粒细胞-巨噬细胞集落刺激因子共同使用 β 链，IL-2、IL-4 和 IL-7 共同使用 γ 链。由于细胞因子在受体水平存在相似性，因而会使用共同的信号转导途径，发挥类似的生物学效应。

根据 CKR 的 cDNA 序列以及受体胞膜外区氨基酸序列的同源性和结构特征，可将 CKR 分为 4 种类型：免疫球蛋白超家族、造血细胞因子受体超家族、神经生长因子受体超家族和趋化因子受体。此外，还有些细胞因子受体的结构尚不清楚，如 IL-10R、IL-12R 等；有些细胞因子受体尚未归类，如 IL-2Rα 链（CD25）。

（吕有勇　潘元明　安　娟）

cùchéngshú yīnzǐ

促成熟因子（maturation-promoting factor，MPF）

调节细胞进出 M 期所必需的蛋白激酶。又称 M 期促进因子、有丝分裂促进因子。在成熟的卵母细胞、分裂期黏菌和酵母中可提取到这种促细胞分裂因子。能促使染色体凝集，使细胞由 G_2 期进入 M 期。

MPF 结构是一种复合物，由催化亚单位的周期蛋白依赖性激酶 1（CDK1）和调节亚单位的细胞周期蛋白（cyclin）B 组成。cyclin B 对 CDK1 起激活作用，CDK1 能够将磷酸基团从 ATP 转移到特定底物的丝氨酸和苏氨酸残基上。酵母细胞周期中只有一种 CDK，而哺乳动物的细胞周期中有多种 CDK。有丝分裂期细胞与间期细胞融合后，使间期细胞产生形态各异的染色体凝集，称早熟染色体凝集。这一现象表明，分裂细胞中可能存在某种诱导染色体发生凝集的因子。在成熟卵母细胞、分裂期黏菌和酵母等中提取到了这种促细胞分裂因子，称为促成熟因子。CDK1 只有与 Cyclin B 结合后，才具蛋白激酶活性，促使细胞进入分裂期。

（吕有勇　潘元明　安　娟）

jīsù

激素（hormone）

内分泌腺或内分泌细胞分泌的高效生物活性物质，通过血液循环或组织液传递信息并对机体生理过程起调节作用的化学物质。希腊文原意为"奋起活动"，它对机体的代谢、生长、发育、繁殖、性别、性欲和性活动等起重要调节作用。

分类　按化学结构主要分为 4 类。①类固醇：如肾上腺皮质激素、性激素。②氨基酸衍生物：有甲状腺激素、肾上腺髓质激素和松果体激素等。③肽与蛋白质：如下丘脑激素、垂体激素、胃肠激素和降钙素等。④脂肪酸衍生物：如前列腺素，由内分泌细胞分泌。

人体内分泌细胞有群居和散在两种。群居的形成了内分泌腺，如脑垂体、甲状腺、甲状旁腺、肾上腺、胰腺、卵巢及睾丸。散在的如胃肠黏膜中的胃肠激素细胞，下丘脑分泌肽类激素的细胞等。

传送方式　激素不直接参与物质或能量的转换，只是直接或间接地促进或减慢体内原有的代谢过程。如生长和发育都是人体原有的代谢过程，生长激素或其他相关激素增加，可加快这一进程，减少则使生长发育迟缓。激素只对一定的组织或细胞（称为靶组织或靶细胞）发挥特有的作用。人体的每一种器官、组织、细胞，都可成为激素的靶组织或靶细胞。而每种激素，又可以选择一种或几种组织、细胞作为靶组织或靶细胞。激素的传送方式主要有 3 种。①远距分泌：大多数分泌后直接进入血液，随血液循环到达一定的靶组织或靶细胞才发挥作用。②旁分泌：激素或激素样活性物质释放后不经过血液循环，仅通过组织间液弥散至邻近靶细胞或靶组织产生效应。③神经分泌：神经元分泌的激素沿轴突的轴浆流动运送至靶细胞。

生理作用　非常复杂，归纳为 5 个方面：①通过调节蛋白质、糖类、脂肪和水、盐代谢，为生命活动供给能量，维持代谢的动态平衡。②促进细胞的增殖与分化，影响细胞的衰老，确保各组织器官的正常生长发育，以及细胞的更新与衰老。如生长激素、甲状腺激素、性激素等都是促进生长发育的激素。③促进生殖器官的发育成熟及性激素的分泌和调节，包括生卵、排卵、生精、受精、着床、妊娠及泌乳等过程。④影响中枢神经系统和自主神经系统的发育及其活动，与学习、记忆及行为的关系等。⑤与神经系统密切配合调节机体对环境的适应。

临床意义　激素分泌量过多或过少都会引起机体功能的紊乱，所以临床上常以激素水平的测定作为诊断某些疾病的依据，并将许多激素作为治疗药物应用于临床。

（吕有勇　潘元明　安　娟）

wèi-cháng jīsù

胃肠激素（gastrointestinal hormone）

胃肠道及消化腺（包括胰腺）中内分泌细胞分泌的特殊化学物质。通过血液循环作用于靶细胞，也可通过局部弥散等方式作用于邻近的靶细胞。包括缩胆囊素、抑胃肽（GIP）、胰高血糖素、胃动素、促胰液素和血管活性肠肽等。

1902 年，英国生理学家威廉·马多克·贝利斯（William

Maddock Bayliss，1860~1924年）和恩斯特·亨利·斯塔林（Ernest Henry Starling，1866~1927年）发现了促胰液素，这是第一个被发现的胃肠激素，它是由小肠上部黏膜中一种特殊的内分泌细胞（S细胞）分泌的，当大量含有胃酸的酸性食糜进入小肠上段时，便可刺激S细胞分泌促胰液素，进入血液循环后主要作用于胰腺，引起碳酸氢盐含量很高的胰液分泌量增加。促胰液素还有刺激肝细胞分泌胆汁和抑制胃酸分泌等作用。

内分泌细胞特点 从胃肠和胰腺中分离出的内分泌细胞已有40多种，分布在自胃底到大肠的黏膜层中，一般都是单个或三五成簇地分散在其他非内分泌细胞之间，以小肠上部最为密集。胃肠内分泌细胞的总数很多，已超过体内其他内分泌腺（如甲状腺、脑垂体、肾上腺、性腺等）细胞的总和。因此，消化道不仅是消化器官，而且还是人体最大最复杂的内分泌器官。

结构 已报告的胃肠激素有40多种，其中大部分的化学结构已完全清楚，化学结构尚未完全阐明的激素，被称为候补激素。胃肠激素在化学性质上都属于肽类，组成肽链的氨基酸残基数目由几个到几十个不等。分子量多为2~5kD。

分类 根据胃肠激素化学结构的类似性，将其分为4个大家族，即促胃液素族（包括促胃液素和缩胆囊素）、促胰液素族（包括促胰液素、胰高血糖素、血管活性肠肽和抑胃肽）、P物质族（包括P物质、铃蟾素和神经降压肽）和胰多肽族（包括胰多肽、酪酪肽和神经肽Y）。同一家族的激素可能在来源上有共同的祖先，由于结构上的相似，功能上也往往有相似之处。一种激素常以大小不等的多种分子形式出现在不同的组织或血液中。一般来讲，大的分子在体内维持的时间较长，但作用的强度往往比小的分子形式要弱。

生理作用 胃肠激素由内分泌细胞释放后，可通过血液循环、细胞间液弥散到达靶细胞，还有些沿着细胞间隙弥散入胃肠腔内起作用。此外，还有些胃肠激素作为支配胃肠的肽能神经元的递质而发挥作用，主要有三方面。

调节消化腺分泌和消化管运动 促胃液素促进胃液分泌和胃运动，抑胃肽则抑制胃液分泌和胃运动；缩胆囊素引起胆囊收缩、增加胰酶的分泌等。

调节其他激素释放 从小肠释放的抑胃肽不仅抑制胃液分泌和胃运动，而且有很强的刺激胰岛素分泌的作用。生长抑素、血管活性肠肽等对促胃液素的释放起抑制作用。

营养作用 一些胃肠激素具有刺激消化道组织的代谢和促进生长的作用，如促胃液素能促进胃和十二指肠黏膜的蛋白质合成，从而促进其生长。又如缩胆囊素能促进胰腺外分泌组织的生长等。

临床意义 胃肠激素作为神经内分泌免疫网络中的一分子，与其他成分如细胞因子、化学递质等共同作用，影响胃肠道运动，维持机体正常的生理功能。胃肠激素分泌异常往往与一些疾病的临床症状有关，如十二指肠溃疡患者胃酸分泌过高，可能与促胃液素分泌过多或抑制性肽（促胰液素、生长激素释放抑制素等）分泌不足有关。某些胃肠激素水平的测定已作为疾病诊断的指标，而调整或补充胃肠激素则用于某些疾病的治疗。

临床上应用生长抑素治疗急性溃疡出血和食管静脉曲张出血有一定效果；胰高血糖素可以减少胰液分泌，用于治疗急性胰腺炎，并能使疼痛减轻。此外，胃肠激素含量的改变也是胺前体摄取及脱羧细胞（APUD细胞）肿瘤的标志。已知胰腺内分泌肿瘤可分泌各种胃肠激素，包括胰岛素、促胃液素、胰高血糖素和血管活性肠肽等，引起各种相应的激素过多综合征。

某些胃肠激素也存在于脑或其他组织中。在胃肠道和神经系统双重分布的肽类物质，称为脑-肠肽。这些肽在脑中由神经元合成，沿神经纤维传递到神经末梢而释放，调节神经活动。在大脑皮质中含有浓度很高的缩胆囊素，向动物脑内注射缩胆囊素可以明显地抑制摄取食物，产生致饱作用。某些神经和精神疾病（如阿尔茨海默病和精神分裂症），脑组织及脑脊液中的脑-肠肽含量有改变。因此，神经系统中的各种肽，可能参与对摄食、体温、代谢、疼痛及行为的记忆等活动的调节。

（吕有勇　潘元明　安　娟）

cùwèiyèsù

促胃液素（gastrin） 由胃黏膜G细胞分泌可刺激胃液分泌的一种十七肽激素。又称胃泌素。G细胞是典型的开放型细胞，以胃窦部最多，其次是胃底、十二指肠和空肠等处。人胰岛的D细胞亦能分泌促胃液素。颊黏膜、舌、食管和中枢神经系统也含有促胃液素。

1978年，丹麦学者延斯·弗雷德里克·雷费尔德（Jens Frederik Rehfeld，1941~　）证明人的脑脊液和某些脑组织中存在促胃液素。促胃液素几乎对整个胃肠道均有作用，可促进胃肠道的分泌功能；促进胃窦、胃体收缩，增加胃肠道的运动，同时促进幽门括约肌舒张，整体综合作用是使胃排空减慢；促进胃及上部肠道黏膜细胞的分裂增殖；促进胰岛素和降钙素的释放。促胃液素还能刺激胃泌酸腺区黏膜和十二指肠黏膜的 DNA、RNA 和蛋白质合成，从而促进其生长。临床发现，切除胃窦的患者血清促胃液素水平下降，同时可发生胃黏膜萎缩；胃泌素瘤时血清促胃液素水平很高，且多伴有胃黏膜的增生、肥厚。

高促胃液素血症分为两类。①高胃酸性高促胃液素血症：见于胃泌素瘤、胃窦黏膜过度形成、残留旷置胃窦、慢性肾衰竭。肾功能恢复后，促胃液素水平大多恢复正常，如果不能恢复，常提示有萎缩性胃炎。②低胃酸性/无酸性高促胃液素血症：见于胃溃疡、A 型萎缩性胃炎和迷走神经切除术后、甲状腺功能亢进。

低促胃液素血症见于 B 型萎缩性胃炎、胃食管反流。促胃液素反应性增强见于贲门失弛缓症、十二指肠溃疡病。促胃液素反应性减弱见于硬皮病。胃癌时，促胃液素的变化与病变部位有关，胃体癌时血清促胃液素明显升高，而胃窦癌时则分泌减少。

（吕有勇　潘元明　安娟）

wèidòngsù

胃动素（motilin，MTL）　小肠 Mo 细胞分泌的，由 22 个氨基酸残基组成的多肽。1966 年，约翰·布朗（John Brown）在研究十二指肠 pH 变化和胃动力之间关系的过程中发现，并于 1972 年将其分离提纯，因能刺激胃小体运动而得名。

MTL 分子量为 2.7kD。分泌 MTL 的为肠嗜铬细胞的一个亚群，称 Mo 细胞，主要分布于十二指肠和近端空肠黏膜陷窝及绒毛中，胃窦及下部小肠黏膜中也有少量存在；除胃肠黏膜外，MTL 也存在于中枢神经组织中，如垂体、下丘脑、大脑皮质、小脑及松果体；在外周神经，含 MTL 的神经元分布在消化道、胆囊黏膜下层和肌层。

MTL-RIA 是胃动素受体，包括 GPR38-A 和 GPR38-B 两个亚体。GPR38 定位于人类染色体 13q14~21，GPR38-A 为 412 个氨基酸残基组成的多肽，含有 GPC-R 特征性的 7 个 α 螺旋 TM 区域；GPR38-B 为 386 个氨基酸残基组成的多肽，包含 5 个 TM 区域。MTL-RIA 的 cDNA 是由 GPR38 mRNA 901 核苷酸与 1703 核苷酸的位置拼接而成，全长 1239bp。其基因调控机制尚不清楚。红霉素及其衍生物是 MTL-RIA 的激动剂，用于治疗胃轻瘫已取得良好疗效。

（吕有勇　潘元明　安娟）

nǎo-chángtài

脑-肠肽（brain-gut peptide）在胃肠道和神经系统分布的肽类物质。1931 年，恩勒（von Enler）和加德姆（Gaddum）在研究体内乙酰胆碱分布时意外发现，马脑和小肠提取物都可刺激兔肠平滑肌收缩，此作用不受阿托品阻断，证明其不是乙酰胆碱。当时命名为 P 物质。40 年后，此物质从脑和肠中分离出来，证明其有效物质为同一分子，由 11 个氨基酸残基组成的肽。

已知的脑-肠肽有促胃液素、缩胆囊素、P 物质、生长抑素和神经降压肽等 20 余种。这些肽类有双重分布的生理意义，如缩胆

囊素在外周对胰酶分泌和胆汁排放的调节作用及其在中枢对摄食的抑制作用，提示脑内及胃肠内的缩胆囊素在消化和吸收中具有协调作用。

从脑和胃肠道（包括胰腺）中均被分离的有 P 物质、神经降压肽、生长抑素、缩胆囊素和促胰液素。从脑中分离，放射免疫分析和免疫细胞化学分析显示，胃肠道中有相应物质的有脑啡肽、内啡肽和促甲状腺素释放激素。从胃肠道中分离，放射免疫分析和免疫细胞化学分析显示脑内有相应物质的有：血管活性肽、铃蟾素、组异肽、胰岛素、胰高血糖素、胰多肽和胃动素。从其他部分分离出来，放射免疫分析和免疫细胞化学分析显示脑和胃肠道内有相应物质的包括促肾上腺皮质激素、血管紧张素 Ⅱ 和生长激素。

脑-肠肽可通过 5 种方式发挥生物作用。①自分泌：脑-肠肽释放后局部作用于分泌细胞自身。②旁分泌：肽类激素释放后，通过细胞间隙从发源细胞弥散至邻近靶细胞。③内分泌：分泌的肽类直接释放入血循环，运送至远隔部位起作用。④神经递质：由肽能神经末梢释放的神经递质经由轴-树突或突触前轴实现神经元间传递。⑤神经内分泌：神经末梢释放的肽类进入血流而作用于其他组织。

（吕有勇　潘元明　安娟）

gānbǐngtài

甘丙肽（galanin，GAL）　广泛分布于中枢神经元的生物活性肽。又称神经节肽。人甘丙肽含 30 个氨基酸残基，主要产生于胰岛内的兴奋性神经末梢，影响胃肠道、尿道平滑肌的收缩，调节生长激素的释放和肾上腺的分泌，抑制

胰岛素的释放。

(吕有勇 潘元明 安娟)

三叶因子家族 sānyè yīnzǐ jiāzú

三叶因子家族（trefoil factor family，TFF） 由胃肠道黏液细胞分泌的一族富含半胱氨酸小分子多肽。是一类具有特殊结构——P 结构域的蛋白质家族，P 结构域包含 6 个高度保守的半胱氨酸残基及精氨酸、甘氨酸、色氨酸和苯丙氨酸残基，半胱氨酸残基以 Cys1-Cys5，Cys2-Cys4，Cys3-Cys6 连接形成 3 个链内二硫桥。3 个二硫桥形成 3 个环，就像三片叶子一样，故 P 结构域又称为三叶结构域。

哺乳动物和两栖动物中发现多种含有 P 结构域的多肽。主要有乳腺癌相关肽（TFF1 或 PS2）、解痉多肽（TFF2 或 SP）及小肠三叶因子（TFF3 或 ITF）。相应从不同哺乳动物中得到的同一含 P 结构域多肽的类似物其同源性（70%～90%）高于从相同哺乳动物中得到的不同的含 P 结构域多肽（30%～45%）。1997 年，在菲律宾劳达特（Laudat）会议上对三叶因子家族进行了统一命名，PS2 改为 TFF1，SP 改为 TFF2，ITF 改为 TFF3。

三叶因子家族对胃肠道黏膜具有保护作用，并能促进黏膜愈合，其作用机制主要有两种假说：一种假说认为三叶肽与黏蛋白共同作用形成稳定的胶状复合物，以抵抗胃液反流、蛋白酶降解和机械损伤。支持此机制的证据有：①向处于溶解状态的黏蛋白纯品中加入 TFF3 或 TFF2 后，黏蛋白的黏性显著增加。②三叶肽和黏蛋白各自均能促进损伤细胞的修复，但两者共同作用时，其修复功能大大提高，而非黏蛋白则不能促进三叶肽对损伤的修复。

③免疫印迹反应时，除有约 50kD 的蛋白质带外，还有一条高分子蛋白质带，不能进入分离胶，这是三叶肽与黏蛋白形成的复合体。④三叶肽与黏蛋白由相同的细胞产生，损伤发生时二者的表达量同时上调。

另一种假说认为三叶肽通过与受体相互作用来行使其功能。皮下注射剂量少至 $25\mu g/kg$ 的三叶肽就有保护作用，这说明靶位点附近存在有三叶肽的特异受体或转运蛋白。

(吕有勇 潘元明 安娟)

生长抑素 shēngzhǎngyìsù

生长抑素（somatostatin，SST） 存在于胃黏膜、胰岛、胃肠道、神经、神经垂体和中枢神经系统中的肽激素。主要作用为抑制生长激素、促甲状腺激素、胰岛素和胰高血糖素的分泌；抑制由试验餐和五肽促胃液素刺激的胃酸分泌，抑制胃蛋白酶、促胃液素的释放；显著减少内脏血流，降低肝门静脉压力，降低侧支循环的血流和压力，减少肝血流量；减少胰腺的内外分泌以及胃、小肠和胆囊的分泌，降低酶活性，对胰腺细胞有保护作用；可影响胃肠道吸收和营养功能。

(吕有勇 潘元明 安娟)

铃蟾素 língchánsù

铃蟾素（bombesin，BN） 含 14 个氨基酸残基的生物活性多肽激素。又称为促胃液素释放肽（GRP）。1971 年，阿纳斯塔西（Anastasi A）首次从欧洲铃蟾皮肤中提取出来，之后在哺乳动物中也发现了与之有相似功能的肽，包括神经介素 B（NMB）、神经介素 C（NMC）。这些肽 N 端为 5-羟脯氨酸，C 端为甲硫氨酰胺，而 C 端正是发挥生物活性的重要部位。

作为中枢神经系统的神经递

质，刺激胃肠激素，如促胃液素和缩胆囊素的分泌，调节胃肠运动，以及刺激消化道正常黏膜组织的生长等，在其所有的生物学效应中最为重要的是它作为自分泌或旁分泌生长因子促进各类细胞特别是肿瘤细胞的增殖，因此成为肿瘤治疗的一个靶点。

(吕有勇 潘元明 安娟)

胰多肽 yí duōtài

胰多肽（pancreatic polypeptide，PP） 胰腺 PP 细胞分泌 36 个氨基酸残基组成的直链多肽激素。PP 细胞受餐后食物中蛋白质的作用，蛋白质是刺激 PP 分泌的最强因素，其次是脂肪、糖类。PP 的释放均为迷走-胆碱能依赖性的，受迷走神经调节并可被迷走神经干切除术和抗胆碱能药物所抑制。十二指肠酸化、内源性缩胆囊素释放，可以作为刺激 PP 释放的主要激素，使 PP 值显著升高。胰岛素使 PP 升高是通过低血糖兴奋迷走神经所致。生长激素可抑制 PP 释放和餐后 PP 水平。

可抑制胆囊收缩和胰酶的排放，使胆囊平滑肌松弛，可降低胆囊内的压力，胆总管括约肌紧张加强，抑制胆汁向十二指肠的释放。各种食物进入小肠对 PP 释放有刺激作用，PP 的生理作用是抑制餐后胰液和胆汁分泌，对促胰液素和缩胆囊素等外源性促胰腺分泌的作用，PP 均为较强的抑制剂。PP 对胃肠道有广泛作用，对五肽促胃液素引起胃酸分泌有抑制作用。抑制血浆胃动素的分泌，增加食管下括约肌的压力，抑制胃体部肌电活动。

(吕有勇 潘元明 安娟)

神经肽 Y shénjīngtài Y

神经肽 Y（neuropeptide Y，NPY） 由 36 个氨基酸残基组成的多肽。属胰多肽家族。广泛分布于哺乳动物中枢和外周神经系统，是含量最丰富的神经肽之一。在中枢神经系统，NPY有抗焦虑、抗癫痫功能，并有抑制生殖、抑制肌肉兴奋、抑制交感兴奋的作用，降低血压、心率和代谢，但外周的NPY具有正向的刺激作用，它和糖皮质激素以及儿茶酚胺共同增强应激反应。NPY在外周能诱导血管收缩、血管平滑肌增殖，导致血脂升高、糖耐受，释放脂肪细胞因子。

NPY的作用主要通过与其受体结合来完成，NPY被酶DPPIV（CD26）修饰，将NPY1-36变成NPY3-36，后者与Y2/Y5受体具有更高的亲和力。NPY能上调自身受体，并参与免疫反应以及增殖各种类型的细胞（囊括了从平滑肌细胞到前体脂肪细胞）。突触后的Y1受体通过增强去甲肾上腺素的作用以及刺激平滑肌细胞增殖而直接或间接地介导了血管收缩。Y1和Y5受体对于导致粥样斑块的形成有重要作用。Y2受体不但通过本身，同时也与Y5受体协同作用加重粥样硬化斑块的形成，它们能刺激内皮细胞的增生、迁移和毛细血管的形成。Y2受体除了具有致粥样斑块形成的作用外，还能够抑制突触前的去甲肾上腺素的释放。

NPY除能增强血管收缩，还能导致血管再狭窄。NPY对体外培养的原代血管平滑肌细胞具有明显的增殖作用，Y1和Y5受体拮抗剂则能阻断该作用。寒冷刺激能加重球囊扩张损伤引起的粥样斑块样血管阻塞（斑块中包含脂质沉淀、微血管和新生内膜）。作用于损伤部位的NPY缓释球能导致类似的严重的斑块样损伤，并且Y1受体拮抗剂能完全阻断这种血管阻塞。

少量的局部NPY就可以对内皮细胞有很强的作用，NPY对于内皮细胞的影响可能是导致应激性心血管疾病的关键环节。与应激关系密切的NPY无论在外周还是在中枢都起着重要的调节作用，尤其和心血管系统的关系更为紧密。NPY还能促进食欲，并因此成为节食药物的靶点。

（吕有勇 潘元明 安娟）

jiànggàisù jīyīn xiāngguān tài

降钙素基因相关肽（calcitonin gene-related peptide，CGRP）

甲状旁腺产生的三十七肽。有血管舒张作用，其基因与降钙素基因组成一个复杂的复合体，有精密的调控机制，在mRNA水平上使一个基因表达两种功能完全不同的多肽。

CGRP是已知体内作用最强的扩张血管的活性多肽，与降钙素来自一个共同的基因。CGRP以旁分泌形式从CGRP神经纤维释放入血，高浓度的钾以及缺血、去甲肾上腺素、哇巴因和尼古丁等可促进CGPR的释放。脊髓鞘内注射辣椒素（对具有CGRP免疫反应活性的无髓鞘传入神经纤维有毒性作用）后，CGRP神经纤维旁分泌CGRP减少。人体出现炎症反应时，CGRP传入神经纤维的活性增加。

CGRP广泛分布于中枢和外周神经系统，在心血管系统主要存在于支配心血管的感觉或自主神经末梢中，为中枢和外周神经系统的重要递质。其生物活性是通过与特异性受体结合后，激活腺苷酸环化酶使细胞内环腺苷酸（cAMP）增高，经cAMP的中介而产生生物学效应。具有很强的血管扩张、心肌正性变力与变时作用，参与血糖的调节并能抑制脂质过氧化，保护多种组织细胞。

（吕有勇 潘元明 安娟）

huányǎnghéméi

环氧合酶（cyclooxygenase，COX）

花生四烯酸（AA）代谢的限速酶。是一种双功能酶，具有环氧合酶和过氧化氢酶的活性，是合成前列腺素（PG）的关键酶。

COX可以将花生四烯酸转化为PGG_2，而PGG_2又可还原成PGH_2，最终形成一系列PGs。此酶包含两个活性位点：一个连接血红蛋白，它拥有过氧化物酶的活性，负责将PGG_2还原为PGH_2；另一个活性位点，如花生四烯酸转化为PGG_2。该反应的进行，是通过由过氧化物酶的活性部位所产生的酪氨酸自由基从花生四烯酸夺取H原子，两分子O_2与花生四烯酸自由基发生反应，产生PGG_2。

COX有3个同工酶：COX-1、COX-2和COX-3。COX-3是COX-1的遗传变异，它保留内含子（原有因子）和突变因子，因此又称COX-1B或COX-1变异（COX-1V）。不同的生物组织含有不同程度的COX-1和COX-2。COX-1为结构型，主要存在于血管、胃、肾等器官组织中，参与血管舒缩、血小板聚集、胃黏膜血流及肾功能等调节。COX-2为诱导型，各种损伤性的化学、物理和生物因子激活磷脂酶A2水解细胞膜磷脂，生成花生四烯酸，后者经COX-2催化加氧生成前列腺素。

COX-1和COX-2分子量分别约70kD和72kD，并有65%的氨基酸序列同源性和近似的活性位点。同工酶最显著的差异是，COX-1活性位点523以异亮氨酸替代而COX-2是以缬氨酸替代。

人和动物结肠癌、乳腺癌、肺癌和宫颈癌组织中COX-2表达量增高。非甾体抗炎药可抑制肿瘤细胞生长、抑制血管生成和诱导肿瘤细胞凋亡。在使用阿司匹林和其他非甾体抗炎药的人群中，结肠癌发病率下降超过 40%。如塞来昔布能有效防止和抑制 APC 基因突变的腺瘤样息肉瘤小鼠模型的腺瘤，美国食品和药品管理局（FDA）已批准该药用于治疗家族性结肠腺瘤样息肉病。

（吕有勇　潘元明　安娟）

yídǎosù
胰岛素（insulin, INS）

胰岛 B 细胞受内源性或外源性物质如葡萄糖、乳糖、核糖、精氨酸和胰高血糖素等的刺激而分泌的一种肽类激素。胰岛素是机体内唯一降低血糖的激素，同时促进糖原、脂肪和蛋白质合成。

结构组成 胰岛素由 A、B 两条肽链组成。人胰岛素 A 链有 11 种 21 个氨基酸残基，B 链有 15 种 30 个氨基酸残基，共 16 种 51 个氨基酸残基组成。其中 A7（Cys）-B7（Cys）、A20（Cys）-B19（Cys）4 个半胱氨酸中的巯基形成两个二硫键，使 A、B 两链连接起来。此外 A 链中 A6（Cys）与 A11（Cys）之间也存在 1 个二硫键。

胰岛素合成 胰岛素合成的控制基因在第 11 对染色体短臂上。若基因突变则生成的胰岛素结构不正常，为变异胰岛素。在 B 细胞核中，第 11 对染色体短臂上胰岛素基因区 DNA 向 mRNA 转录，mRNA 从细胞核移向内质网，转译成由 105 个氨基酸残基构成的前胰岛素原。前胰岛素原经蛋白水解作用除其前肽，生成 86 个氨基酸残基组成的长肽链——胰岛素原。胰岛素原随细胞质中的微泡进入高尔基复合体，经蛋白水解酶的作用，切去 31、32、60 三个精氨酸连接的链，断链生成没有作用的 C 肽，同时生成胰岛素，分泌到细胞外，进入血液循环中。未经过蛋白酶水解的胰岛素原，一小部分随着胰岛素进入血液循环，胰岛素原的生物活性仅有胰岛素的 5%。

胰岛素半衰期为 5~15 分钟。在肝，先将胰岛素分子中的二硫键还原，产生游离的 A 链和 B 链，再在胰岛素酶作用下水解成为氨基酸而灭活。胰岛 B 细胞中储备胰岛素约 200U，每天分泌约 40U。空腹时，血浆胰岛素浓度 5~15μU/ml，进餐后可增加 5~10 倍。

胰岛素分泌的影响因素 有以下两方面。

血浆葡萄糖浓度 是影响胰岛素分泌的最重要因素。口服或静脉注射葡萄糖后，胰岛素释放呈两相反应。早期快速相，肝门静脉血浆中胰岛素在 2 分钟内即达最高值，随即迅速下降；延迟缓慢相，10 分钟后血浆胰岛素水平又逐渐上升，一直延续 1 小时以上。早期快速相显示葡萄糖促使储存的胰岛素释放，延迟缓慢相显示胰岛素的合成和胰岛素原转变的胰岛素。

自主神经功能状态 迷走神经兴奋时促进胰岛素分泌，交感神经兴奋时则抑制胰岛素分泌。

作用机制 胰岛素在细胞水平的生物学作用是通过与靶细胞膜上的特异受体结合而启动的。胰岛素受体仅可与胰岛素或含有胰岛素分子的胰岛素原结合，具有高度的特异性，且分布非常广泛。受体是糖蛋白，由 α、β 两个亚单位组成，并由各两条组成四聚体型受体。α 亚单位穿过细胞膜，一端暴露在细胞膜表面，具有胰岛素结合位点。β 亚单位由细胞膜向胞质延伸，是胰岛素引发细胞膜与细胞内效应的功能单位。胰岛素与亚单位结合后，β 亚单位中酪氨酸激酶被激活，使受体磷酸化，产生介体，调节细胞内酶系统活性，控制物质代谢。每种细胞与胰岛素结合的程度取决于受体数目与亲和力，此二者又受血浆胰岛素浓度调节。当胰岛素浓度增高时往往胰岛素受体数下降，称下降调节。如 2 型糖尿病由于脂肪细胞膜上受体数下降，临床呈胰岛素不敏感性，称抵抗性。当 2 型糖尿病患者经饮食控制、体育锻炼后体重减轻时，脂肪细胞膜上胰岛素受体数增多，与胰岛素结合力加强而使血糖利用改善。此不仅是肥胖的 2 型糖尿病的重要发病机制，也是治疗中必须减肥的理论依据。

临床意义 外源性胰岛素主要用来糖尿病治疗，糖尿病患者早期可使用胰岛素和超强抗氧化剂如（注射用硫辛酸、口服虾青素等），胰岛素注射不会有成瘾和依赖性。

（吕有勇　潘元明　安娟）

yígāoxuètángsù
胰高血糖素（glucagon）

胰岛 A 细胞分泌的一种活性二十九肽。通过刺激糖原分解提高血糖水平。又称胰增血糖素或抗胰岛素或胰岛素 B，与胰岛素相对抗，起升高血糖的作用。

结构组成 胰高血糖素于 1953 年被分离沉淀而取得结晶。它是以 N 端组氨酸为起点，C 端苏氨酸为终点的 29 个氨基酸残基组成的一条单链肽（分子量约 3.5kD），分子内不具有 S—S 键，这与胰岛素完全不同。

胰高血糖素的作用初期过程是与存在于靶细胞细胞膜上的受体进行特异性结合，将腺苷酸环化酶活化，环式 AMP 成为第二信使活化磷酸化酶，促进糖原分解。人胰高血糖素分子量约 3.5kD，由一个大分子的前体裂解而来。胰高血糖素在血清中的浓度为 50~100ng/L，在血浆中的半衰期为 5~10 分钟，主要在肝灭活，肾也有降解作用。

生物学功能 胰高血糖素具有很强的促进糖原分解和糖异生作用，使血糖明显升高，1mol/L 的激素可使 $3×10^6$mol/L 的葡萄糖迅速从糖原分解出来。胰高血糖素通过 cAMP-PK 系统，激活肝细胞的磷酸化酶，加速糖原分解。糖异生增强是因为激素加速氨基酸进入肝细胞，并激活糖异生过程有关的酶系。胰高血糖素还可激活脂肪酶，促进脂肪分解，同时又能加强脂肪酸氧化，使酮体生成增多。胰高血糖素产生上述代谢效应的靶器官是肝，切除肝或阻断肝血流，这些作用便消失。另外，胰高血糖素可促进胰岛素和胰岛生长抑素的分泌。药理剂量的胰高血糖素可使心肌细胞内 cAMP 含量增加，心肌收缩增强。

胰高血糖素分泌的影响因素
有很多，血糖浓度是重要的因素。血糖降低时，胰高血糖素分泌增加；血糖升高时，则胰高血糖素分泌减少。氨基酸的作用与葡萄糖相反，能促进胰高血糖素的分泌。蛋白质或静脉注射各种氨基酸均可使胰高血糖素分泌增多。血中氨基酸增多一方面促进胰岛素释放，可使血糖降低，另一方面还能同时刺激胰高血糖素分泌，这对防止低血糖有一定的生理意义。胰岛素可通过降低血糖间接刺激胰高血糖素的分泌，但 B 细胞分泌的胰岛素和 D 细胞分泌的生长抑素可直接作用于邻近的 A 细胞，抑制胰高血糖素的

分泌。胰岛素与胰高血糖素是一对作用相反的激素，它们都与血糖水平之间构成负反馈调节环路。因此，当机体处于不同的功能状态时，血中胰岛素与胰高血糖素的摩尔比值（I/G）也是不同的。一般隔夜空腹时，I/G 为 2.3，但当饥饿或长时间运动时，比值可降至 0.5 以下。比值变小是由于胰岛素分泌减少与胰高血糖素分泌增多所致，这有利于糖原分解和糖异生，维持血糖水平，适应心、脑对葡萄糖的需要，并有利于脂肪分解，增强脂肪酸氧化供能。相反，在摄食或糖负荷后，比值可升至 10 以上，这是由于胰岛素分泌增加而胰高血糖素分泌减少所致。在这种情况下，胰岛素的作用占优势。

（吕有勇 潘元明 安娟）

cùyíyèsù

促胰液素（secretin） 十二指肠分泌的一种二十七肽激素。又称胰泌素。能调节肠、胰、肝、胆管的水盐代谢，促进胃酸分泌、促胃液素释放和胃肠运动。

1902 年，英国生理学家威廉·马多克·贝利斯（William Maddock Bayliss，1860~1924 年）和恩斯特·亨利·斯塔林（Ernest Henry Starling，1866~1927 年）在研究小肠的局部运动反射时，看到法国科学家韦尔泰梅（Wertheimer）新发表的一篇论文，声称在小肠和胰腺之间存在一个顽固的局部反射。对此，他们立即用犬重复了上述实验，证实了该结果，即放置盐酸溶液于这段切除了神经的小肠襻后能引起胰液分泌。他们大胆地跳出"神经反射"这个传统概念的框框，设想这可能是一个新现象——化学反射；即在盐酸的作用下，小肠黏膜可能产生一个化学物质，当它

被吸收入血液后，随着血流被运送到胰腺，引起胰液分泌。

为了证实上述设想，斯塔林立即把同一条犬的另一段空肠剪下来，刮下黏膜，加沙子和稀盐酸研碎，再把浸液中和、过滤，做成粗提取液，注射到同一条犬的静脉中去，结果引起了比切除神经实验更明显的胰液分泌。这完全证实了他们的设想。一个刺激胰液分泌的化学物质被发现了，这个物质被命名为促胰液素。这是生理学史上一个伟大的发现。他们采纳了威廉·贝特·哈代（William Bate Hardy，1864~1934 年）的建议，于 1905 年创造了"hormone"一词，即激素，该词源于希腊文中的"horman"，意为"奋起活动"。促胰液素是历史上第一个被发现的激素，由此产生了"激素调节"这个新概念，以及通过血液循环传递激素的内分泌方式，从而建立了内分泌学领域。

（吕有勇 潘元明 安娟）

suōdǎnnángsù

缩胆囊素（cholecystokinin，CCK） 十二指肠 I 型细胞分泌的三十三肽激素。能刺激胰腺分泌消化酶和引起胆囊收缩，对水和 HCO_3^- 的促分泌作用较弱。CCK 还可作用于迷走神经传入纤维，通过迷走反射刺激胰酶分泌。CCK 通过激活磷脂酰肌醇系统，在 Ca^{2+} 介导下对胰腺起作用，与促胰液素具有协同作用。

CCK 在功能上兼有内分泌激素和神经递质的作用，I 型细胞主要存在于十二指肠和空肠上段，迷走神经兴奋、盐酸、蛋白质及分解产物、脂肪及水解产物和 Ca^{2+} 是刺激其分泌 CCK 的因素，而 CCK 刺激胰腺分泌的胰酶，又可反馈抑制 CCK 的释放。CCK 在

血中很容易被降解而失去活性，半衰期约 3 分钟。

（吕有勇 潘元明 安娟）

xuèguǎn huóxìng chángtài

血管活性肠肽（vasoactive intestinal peptide，VIP）

由 28 个氨基酸残基组成的神经递质。存在于中枢神经和肠神经系统中，在生物体内具有双重作用，既是胃肠激素，又是神经肽。可使血管舒张、降低血压，松弛支气管平滑肌，调节中枢体温、睡眠，刺激催乳素释放等。对肠液的分泌具有强促进作用，但对胰腺的分泌其促进作用很弱，对胃液的分泌可起抑制作用；舒张消化道平滑肌，并使食管下段括约肌和奥迪（Oddi）括约肌（胆总管、胰管末端以及壶腹部的周围的环形括约肌）、肛门内括约肌松弛。对血糖的增高作用较弱，机制尚不十分清楚。

VIP 水平的变化与临床多种疾病相关，尤其与胃肠道疾病关系密切，是胃肠道疾病研究的重要指标，主要用于血管活性肠肽瘤的诊断。

（吕有勇 潘元明 安娟）

shénjīng jiàngyāsù

神经降压素（neurotensin，NT）

由十三肽组成的神经递质之一，因具有明显的降压作用且存在于神经组织而得名。又称神经降压肽。在中枢神经系统中分布广，在消化系统中主要分布于回肠和空肠。NT 可使中枢神经系统许多区域的神经元兴奋；还有血管舒张作用，是胃液分泌和肠蠕动的抑制剂。

1973 年，美国生理学家罗伯特·卡拉韦（Robert Carraway）和苏珊·利曼（Susan E. Leeman）在牛下丘脑组织中意外发现了一种能使毛细血管通透性增加、皮下血管扩张及短暂降低动脉血压的物质，因其存在于神经组织并有降压作用称为神经降压素。之后的研究证实，NT 广泛存在于脑、胃肠道和其他组织中，属于脑-肠肽。

NT 作为一种神经递质，在心脑血管、呼吸、消化、内分泌和神经等系统中发挥重要作用。主要包括：①降低食管及小肠括约肌张力，抑制胃肠蠕动和机械运动。②抑制胃酸分泌，降低胃黏膜血流量。③降低血压和血糖。④对许多神经元有兴奋作用，如黑质、内侧前额叶、下丘脑及中央灰质的神经元。

临床多用于诊断慢性胃病。在患有幽门狭窄的婴儿，血中 NT 水平下降。有些肝癌、胰癌和小肠癌患者血中 NT 水平很高，血清 NT 测定有助于肝纤维板层癌与肝细胞瘤的鉴别，也可作为监视肿瘤切除是否复发的方法。

（吕有勇 潘元明 安娟）

nèipísù

内皮素（endothelin，ET）

具有强烈血管收缩作用的 21 个氨基酸残基的生物活性多肽。除内皮细胞外还可在多种组织合成，是调节心血管功能的重要因子，对维持基础血管张力与心血管系统稳态起重要作用。1988 年，由日本药理学家柳泽正史（Masashi Yanagisawa，1960~ ）从培养的猪主动脉内皮细胞中分离纯化。

结构 分子量 2.4kD，N 端是两个二硫键将 1~15、3~11 位置的半胱氨酸连接起来，C 端是一些疏水性氨基酸的残基。N 端结构决定其与受体的亲和力，C 端结构决定其与受体的结合位置。

特性 ET-1 有两个同分异构体家族即 ET-2 和 ET-3，其差别在于个别氨基酸残基，对于心血管起主要作用的是 ET-1。内皮细胞受刺激合成并释放 ET-1，其调控主要在基因转录水平，刺激 ET-1 合成的因素包括肾上腺素、血栓素、血管升压素、血管紧张素、胰岛素、细胞因子以及血管壁剪切力与压力的变化、缺氧等，ET-1 合成过程需要有 Ca^{2+}（依赖型蛋白激酶 C）的参与。抑制 ET-1 合成的因素有 NO、前列腺素（PGI_2）、心房钠尿肽（ANP）及肝素等。ET-1 在血浆中的半衰期很短，不到 5 分钟，很快与组织上的受体结合，其清除部位主要在肺与肾，ET 降解酶很快将其分解。

生物学功能 ET 的作用不被 α 受体、H_1 受体及 5-羟色胺受体拮抗剂拮抗，可被异丙肾上腺素、ANP 及降钙素基因相关肽等抑制。因而，ET 是一种内源性长效血管收缩调节因子。ET 有强大的正性肌力作用，并且缩血管升血压效应还可反射性引起心率抑制，造成心肌供血不足；还可诱发心肌细胞糖超载、心律失常以及心肌能量代谢障碍。研究证明，严重心绞痛、急性心肌梗死、心肌缺血/再灌注损伤时，机体 ET 合成和释放明显增加，或血管对 ET 反应性亢进，都可能促进上述病理过程的发生发展。而应用 ET 抗体或 ET 拮抗剂则可防治缺血性心脏病。

ET 不仅是半透膜维持血流与物质交换，亦是一种特化的调节组织，起着信号接收、加工和再输出的作用，对于维持循环稳态起着重要调节作用。研究表明，组织缺氧，氧化代谢增强及儿茶酚胺水平增高均可刺激前内皮素原的转录。血管紧张素可促进 ET 的释放。

（吕有勇 潘元明 安娟）

shòusù

瘦素（leptin，LP） 由脂肪细胞分泌分子量为 16kD 的多肽类激素。是脂肪细胞之间的反馈信号，具有调节食物摄入、能量平衡和脂肪储存，发挥抑制食欲、减少能量摄取、增加能量消耗、抑制脂肪合成等作用。

1994 年，美国洛克菲勒大学的杰弗里·弗里德曼（Jeffery M. Friedman）团队成员应用定位克隆法首次克隆出了小鼠的肥胖相关基因（ob 基因）及人类的同源序列。该基因产物是一种脂肪激素，因其具有降低体内脂肪沉积的作用，故被称为瘦素。

瘦素的功能有多方面，主要表现在对脂肪及体重的调控。①抑制食欲，使人进食明显减少，体重和体脂含量下降。②作用于中枢，增加交感神经活性，使大量贮存的能量转变成热能释放。③直接抑制脂肪合成，促进其分解，或也可促进脂肪细胞成熟。④胰岛素可促进瘦素的分泌，反之瘦素对胰岛素的合成、分泌发挥负反馈调节。

瘦素抵抗：血浆中瘦素的水平通常与体重，尤其是身体内脂肪组织的变化呈正相关。临床上肥胖症多有不同程度的血液瘦素水平上升。由于瘦素的正常生理功能主要是通过瘦素受体介导的，肥胖症中瘦素水平的上升直接造成了瘦素受体水平的反馈性下调或是受体后信号转导受阻，即瘦素抵抗。这是直接由循环中瘦素水平上升而引起的。生理水平的瘦素可引起血管舒张，对心肌功能无明显影响，而病理水平的瘦素可促进大量氧化自由基的产生，进而产生明显的负性心肌肌力作用。有证据表明，病理水平的瘦素引起的负性心肌肌力作用可能是通过内皮素受体及其下游的还原型辅酶 II 氧化酶的激活来实现的。

（吕有勇 潘元明 安娟）

zhīliánsù

脂联素（adiponectin） 脂肪细胞分泌的 247 个氨基酸残基组成的内源性生物活性多肽或蛋白质。为一种胰岛素增敏激素，能改善小鼠的胰岛素抵抗和动脉硬化症；具有促进脂肪酸氧化、促进外周组织摄取葡萄糖、提高胰岛素敏感性的作用。血浆中该蛋白水平的降低多见于肥胖症和糖尿病患者。

（吕有勇 潘元明 安娟）

5-qiǎngsè'àn

5-羟色胺（5-hydroxytryptamine，5-HT） 吲哚衍生物之一。又称血清素。广泛存在于哺乳动物组织中，特别在大脑皮质及神经突触内含量很高，是一种抑制性神经递质。在外周组织，5-HT 是强血管收缩剂和平滑肌收缩刺激剂。

5-HT 的分子式为 $C_{10}H_{12}N_2O$，能与酸作用生成结晶盐。作为自体活性物质，约 90% 合成和分布于肠嗜铬细胞，通常与 ATP 等物质一起储存于细胞颗粒内。在刺激因素作用下，5-HT 从颗粒内释放、弥散入血液，并被血小板摄取和储存，储存量约占全身的 8%。5-HT 必须通过相应受体的介导才能产生作用。5-HT 受体有 7 种亚型，通过激动不同的 5-HT 受体亚型可具有不同的药理作用。

临床发现，中枢神经系统中 5-HT 含量及功能异常可能与精神病和偏头痛等多种疾病的发病有关。5-HT 再摄取抑制剂是一类疗效好而副作用较小的抗抑郁药物。另外，日常生活中可通过饮食适量提高 5-HT 水平改善睡眠、减轻焦虑情绪。

（吕有勇 潘元明 安娟）

jiǎzhuàngxiàn jīsù

甲状腺激素（thyroid hormone，TH） 甲状腺分泌的甲状腺素（T_4）和三碘甲状腺原氨酸（T_3）。是维持正常人体生长发育不可缺少的激素，具有全面促进组织分化、生长发育以及成熟及提高神经系统兴奋性的作用。其生物学功能有以下几方面。

促进生长发育 与生长激素（GH）有协同作用。TH 促进生长发育作用最明显是在婴儿时期，在出生后 5 个月内的影响最大。它主要促进骨骼、脑和生殖器官的生长发育。TH 缺乏时，垂体生成和分泌 GH 也减少，导致长骨生长缓慢和骨骺愈合延迟。先天性或幼年时缺乏甲状腺激素，可引起呆小病。呆小病患者身材矮小，又因神经细胞树突、轴突、髓鞘以及胶质细胞生长障碍，脑发育不全而智力低下，性器官也不能发育成熟。新生儿甲状腺功能低下时，应在一岁之内适量补充甲状腺激素，这对中枢神经系统的发育和脑功能的恢复还有效。迟于此时期，以后即使补充大量 T_3 或 T_4，也不能恢复正常功能。

对代谢的影响 增加机体基础代谢率是 TH 最显著的生理效应。TH 可提高大多数组织的耗氧率，增加产热效应。这种产热效应可能由于 TH 能增加细胞膜上 Na^+-K^+ 泵的合成并能增加其活力，后者是一个耗能过程。甲状腺功能亢进患者的基础代谢率可增高 35% 左右，而功能低下者的基础代谢率可降低 15% 左右。TH 对许多器官的作用常继发于其产热、耗氧效应。TH 的产热效应使体温升高，启动体温调节机制，使皮肤等外周血管舒张、血流量增加，增加体表散热以维持正常体温，但同时又导致体循环系统的外周阻力降低。

TH 对蛋白质、糖和脂肪的合成和分解代谢均有促进作用，而大量的 TH 则促进分解代谢作用更明显。①糖代谢：促进葡萄糖的吸收和肝糖原的分解，糖异生增加。同时增强肾上腺素、胰高血糖素、皮质醇和 GH 的生糖作用。②脂代谢：刺激脂肪分解，促进脂肪酸氧化；同时加速胆固醇的合成和降解。③蛋白质代谢：加强基础蛋白质合成，表现正氮平衡。高浓度的 T_3 可抑制蛋白质合成，引起负氮平衡。

调节各器官系统的功能

①神经系统：提高中枢神经系统的兴奋性，使交感神经活动亢进。②心血管系统：直接作用于心肌，促进肌质网释放 Ca^{2+}，使心肌收缩力增强，心输出量、心肌耗氧量增加及心率加快。③其他系统：促进消化道的运动和消化腺的分泌。

（吕有勇 潘元明 安娟）

jiǎzhuàngpángxiàn jīsù

甲状旁腺激素（parathyroid hormone，PTH）

甲状旁腺主细胞分泌含有 84 个氨基酸残基的多肽类激素。是调节骨中矿物质平衡的关键性激素，其 N 端三十四肽具有主要的生物学活性。

PTH 的主要功能是调节体内钙和磷的代谢，促使血钙水平升高，血磷水平下降。在甲状旁腺主细胞内首先合成 PTH 的第一前身物质（前甲状旁腺激素原），含 115 个氨基酸残基，之后在细胞内裂解成为含 90 个氨基酸残基的第二前身物质（甲状旁腺激素原），进而在细胞内裂解为含 84 个氨基酸的多肽，即 PTH。正常人血浆 PTH 浓度为 10~50ng/L。

PTH 在循环血液中的半衰期约 20 分钟，主要在肾内灭活。体内钙代谢虽然受多种激素的影响，但调节细胞外液中 Ca^{2+} 浓度的两种主要激素是 PTH 和降钙素。体内的钙约 99% 以羟磷灰石骨晶的形式沉积于骨骼，余下的 1% 以 Ca^{2+} 形式分布于软骨、血浆及细胞内外液中。Ca^{2+} 对肌收缩、神经传导、血液凝固、激素分泌、酶促反应和细胞膜的完整性，以及细胞内微管、微丝的运动有重要作用。PTH 促使血浆 Ca^{2+} 浓度升高，作用的靶器官是骨和肾，动员骨钙入血，促进肾小管对 Ca^{2+} 的重吸收和磷酸盐的排泄，使血钙浓度增加、血磷浓度下降。

甲状旁腺激素相关肽（PTHrP）是从鳞状上皮癌伴发高血钙的患者癌组织中分离出一种在化学结构上类似 PTH 的肽。PTHrP 作用于骨骼和肾的 PTH 受体而产生高钙血症，激活破骨细胞介导的骨质再吸收，并增加了肾源性的环腺苷酸（cAMP）以及磷酸盐的分泌。PTHrP 与 PTH 具有类似的性质，均可引起溶骨性的骨质再吸收，以及肾小管对钙的重吸收。这些都与高血钙的发生相关。

PTHrP 复杂的生长因子样特性提示其在肿瘤生长和浸润方面具有强大的调控作用，是导致许多与肿瘤相关高钙血症的主要因素，还可直接促进癌细胞侵犯骨骼，从而增加局部骨质破坏，促进高钙血症的发生。

（吕有勇 潘元明 安娟）

jiànggàisù

降钙素（calcitonin，CT）

甲状旁腺滤泡旁细胞（C 细胞）产生的一种调节钙磷代谢的三十二肽激素。其作用较哺乳类动物自身的降钙素强且持续时间较长，可降低血浆中钙、磷浓度，抑制钙、磷的吸收。

降钙素主要通过 4 种方式降低血钙浓度：①抑制小肠对于钙离子的吸收。②抑制破骨细胞，减少骨骼中的钙离子流失到血液中。③抑制肾小管对磷酸根的再吸收作用。④抑制肾小管对钙离子的再吸收作用，增加钙离子自尿液流失。

CT 基因的高度甲基化反映了恶性细胞克隆的存在而正常组织中不会出现。CT 基因的高度甲基化与人类小细胞肺癌、结肠癌、淋巴瘤及白血病等有密切关系，被认为是许多恶性细胞克隆的一个共同的分子标志物。

降钙素用于治疗中度至重度症状明显的畸形性骨炎。具有骨痛和骨畸形、心衰及耳聋等症状的佩吉特（Paget）病患者也可应用本品治疗。

（吕有勇 潘元明 安娟）

shènshàngxiànsù

肾上腺素（adrenaline）

由肾上腺髓质分泌的一种儿茶酚胺激素。在应激状态、内脏神经刺激和低血糖等情况下，释放入血液循环，促进糖原分解并升高血糖，促进脂肪分解，引起心跳加快。

肾上腺素的生物合成是在髓质嗜铬细胞中首先形成去甲肾上腺素，然后进一步经苯乙胺-N-甲基转移酶的作用，使去甲肾上腺素甲基化形成肾上腺素。

肾上腺素直接作用于肾上腺素 α 和 β 两类受体，产生较强的 α 型和 β 型作用。心脏血管 $β_1$ 受体兴奋，可使心肌收缩力增强，心率加快，心肌耗氧量增加。作用于骨骼肌 $β_2$ 受体，可使血管扩张，降低周围血管阻力而减低舒张压。兴奋支气管平滑肌 $β_2$ 受体可松弛支气管平滑肌，扩张支气管，解除支气管痉挛，改善通气功能，同时兴奋支气管黏膜血管 α 受体，可使皮肤、黏膜血管及内脏小血管收缩，导致黏膜水肿和充血加重。此外，尚有增加基础代谢，升高血糖及散大瞳孔等作用。

临床主要用于心搏骤停、支气管哮喘和过敏性休克，也可治疗荨麻疹、枯草热、鼻黏膜或齿龈出血。

（吕有勇　潘元明　安　娟）

qù jiǎ shènshàngxiànsù

去甲肾上腺素（noradrenaline；norepinephrine） 由肾上腺髓质分泌的一种儿茶酚胺激素。为从肾上腺素中去掉 N-甲基的物质，在化学结构上属于儿茶酚胺。去甲肾上腺素主要由交感节后神经元和脑内去甲肾上腺素能神经元合成和分泌，是后者释放的主要递质，循环血液中的去甲肾上腺素主要来自肾上腺髓质。

去甲肾上腺素是强烈的 α 受体激动剂，可引起小动脉和小静脉血管收缩，皮肤黏膜血管收缩最明显，其次是肾血管。兴奋 β$_1$ 受体使心肌收缩加强，心率加快，但作用强度比肾上腺素弱。对其他平滑肌作用较弱，但可使孕妇子宫收缩频率增加，对机体代谢的影响也较弱，只有在大剂量时才出现血糖增高。由于很难通过血脑屏障，几无中枢作用。

严重低血压（即收缩压低于 70mmHg）和周围血管低阻力是去甲肾上腺素应用的适应证，相对适应证是低血容量。其可造成心肌需氧量增加，所以对于缺血性心脏病患者应慎用。去甲肾上腺素渗漏可以造成缺血性坏死和浅表组织的脱落。

（吕有勇　潘元明　安　娟）

xìngjīsù

性激素（sex hormone；gonadal hormone） 由性腺分泌、负责第二性征发育和副生殖器官发育的一类激素。主要包括雄激素、雌激素和孕激素。

（吕有勇　潘元明　安　娟）

xióngjīsù

雄激素（androgen） 由睾丸合成与分泌的十九碳类固醇激素。是脊椎动物的雄性激素的通称，天然存在的主要雄激素是双氢睾酮、睾酮和雄酮。在哺乳动物中主要由睾丸产生，能促进雄性器官的生长、精子发生和决定雄性第二性征的发育。肾上腺和卵巢也能分泌少量雄激素。

生物学功能 男性儿童进入青春期后，睾丸开始分泌雄激素，以促进生殖器官的发育，出现第二性征并产生性欲。雄激素还能刺激食欲，促进蛋白质合成，减少尿素排出。许多内分泌系统的疾病会损伤睾丸的功能，其结果是性腺功能低下。若发生在青春期之前，第一性征（即男女外生殖器的差异）和第二性征的成熟会变得迟缓，而且个体性欲丧失。若是男性达到成年以后发生的雄激素不足，其结果多种多样，从完全丧失性欲、性欲减退到性欲正常等情况都可能出现。雄激素受脑垂体和下丘脑的调节，下丘脑、脑垂体及性腺激素之间相互联系、相互制约，共同参与控制和调节生殖活动，称为下丘脑-垂体-性腺轴。男性睾丸酮水平在 24 小时内会发生节律性变化，早上最高，晚上最低。

药理作用 主要作用是促进男性生殖器官的形成和第二性征的发育。睾酮与卵泡刺激素（FSH）一起促进睾丸曲细精管的发育和精子发生和成熟。睾酮也是附睾、输精管、精囊和前列腺等的发育和成熟所必需的。睾酮进入前列腺后，经 5α-还原酶的作用生成活性更强的双氢睾酮。

大剂量睾酮使体内睾酮过量，通过反馈机制，首先抑制下丘脑及腺垂体促性腺激素分泌，继而抑制睾丸内雄激素的合成和精子发生。在女性，雄激素与雌激素配合决定体毛、腋毛和阴毛的分布。在卵巢局部产生的雄激素，转变为雌激素后才发挥生理作用。雄激素或同化激素可促进蛋白质合成代谢，能促进生长和骨骼、肌肉的发育，减少尿素排出。在青春期，雄激素刺激肌肉及骨的生长，使身高和体重快速增长，雄激素加速软骨骨骺的融合，刺激骨骼成熟。对骨的生长是通过睾酮转换为雌二醇，后者或与睾酮联合刺激生长激素及胰岛素样生长因子 I。

临床意义 临床应用的雄激素主要是睾酮的衍生物，常用品种有甲睾酮、丙酸睾酮等。达那唑亦为睾酮衍生物，具有弱雄激素活性，已成为治疗子宫内膜异位症的首选药物。睾酮经结构改造使一些睾酮衍生物的雄激素活性减弱，而蛋白质同化作用得以保留或加强，从而提高分化指数，这些药物称为同化激素。已用于临床的有苯丙酸诺龙、癸酸诺龙、羟次甲氢龙、司坦唑醇和去氢甲睾酮等。

（吕有勇　潘元明　安　娟）

cíjīsù

雌激素（estrogen） 由脊椎动物卵巢、睾丸、胎盘或肾上腺皮质所产生的十八碳固醇类激素。绝大部分哺乳动物的主要雌激素是 17β-雌二醇，其他还有雌三醇和雌酮。

雌激素主要来源于卵泡内膜细胞和卵泡颗粒细胞。在卵泡发育过程中，经黄体生成素（LH）刺激卵泡内膜分泌睾酮，再经颗粒细胞在卵泡刺激素（FSH）刺激下转化为雌二醇，即双细胞双促性腺激素作用模式。此外，肾上腺皮质、胎盘和雄性动物睾丸也可分泌雌激素。

生物学功能：①促使子宫发育，肌层变厚，血运增加，并使子宫收缩力增强以及增加子宫平滑肌对催产素的敏感性。②使子宫内膜增生、宫颈口松弛、宫颈黏液分泌增加，质变稀薄，易拉成丝状。③促进输卵管发育，加强输卵管节律性收缩。④促进阴道上皮细胞增生和角化，阴唇发育、丰满。⑤促进乳腺管增生，乳头、乳晕着色，促进第二性征发育。⑥对卵泡发育是必需的，从原始卵泡发育到成熟卵泡均起一定作用。⑦有助于卵巢储存胆固醇。⑧通过对下丘脑的正负反馈调节，控制垂体促性腺激素的分泌。⑨促进钠、水潴留，促进骨中钙沉积，青春期在雌激素影响下可使骨骺闭合。⑩绝经期后由于雌激素缺乏而发生骨质疏松。

卵巢功能衰竭后，雌二醇急剧下降可引起更年期综合征等雌二醇缺乏疾病。

（吕有勇　潘元明　安娟）

yùnjīsù
孕激素（progestogen）
卵巢黄体细胞分泌、维持妊娠所需要的二十一碳类固醇激素。包括天然和人工合成的化合物，最主要的激素为孕酮。孕激素以孕酮（黄体酮）为主。在肝中灭活成孕二醇后与葡萄糖醛酸结合经尿排出体外。

孕激素常在雌激素作用基础上产生效用，主要生理功能为：①抑制排卵，促使子宫内膜分泌，以利受精卵植入，并降低子宫肌肉兴奋度，保证妊娠安全。②促进乳腺腺泡的生长，为泌乳作准备。③提高体温并使血管和消化道平滑肌松弛。④是雄激素、雌

激素、肾上腺皮质激素等生物合成的重要中间体，因此，不同程度具有上述各类激素的作用。

无论是内源性雌激素还是治疗性雌激素，都能诱发子宫内膜增生和潜在的子宫内膜癌。无排卵周期、肥胖和胰岛素抵抗是子宫内膜癌的主要风险因素。孕激素（黄体酮），包括左炔诺孕酮宫内避孕器，能够预防或治疗增生、非典型增生，甚至是分化良好的子宫内膜癌。在绝经期激素治疗期间，孕激素可保护子宫内膜免受雌激素对子宫的增殖作用。而流行病学数据表明，微粉化黄体酮对乳房更安全，但它对子宫内膜的效率可能低于合成孕激素。然而，在使用微粉化黄体酮治疗期间的活检结果并没有显示任何增生的风险。

（吕有勇　潘元明　安娟）

rén róngmáomó cù xìngxiàn jīsù
人绒毛膜促性腺激素（human chorionic gonadotropin，HCG）
绒毛膜合体滋养层分泌的一种糖蛋白。能促进性腺发育，维持妊娠黄体的存在和旺盛的分泌，以维持妊娠的正常进行。

HCG 分子量为 367kD，由 α、β 两个亚单位组成，α 亚单位与垂体分泌的卵泡刺激素（FSH）、黄体生成素（LH）和促甲状腺激素（TSH）基本相似，相互能发生交叉反应；β 亚单位的结构各不相同。β-HCG 和 β-LH 结构相近，但 β-LH 没有最后 24 个氨基酸延长部分，因此临床应用 β-HCG 亚单位特性做特异抗体来诊断时，可避免 β-LH 的干扰。

HCG 在受精后第 6 天开始分泌，受精后第 7 天就能在孕妇血清中和尿中测出，可用于早期妊娠的诊断。至妊娠 8~10 周血清浓度达到高峰，持续 10 天后迅速

下降，中、晚期妊娠时血浓度仅为高峰时的 10%，持续至分娩，一般于产后 1~2 周消失。

正常成年人组织细胞表达的 HCG 量极少，而恶性肿瘤细胞表达的异位 HCG 则明显增加，其机制是由于成年人细胞的胚胎基因的不完全抑制，当细胞发生恶性转化时，静息的胚胎基因被激活而表达。HCG 与恶性肿瘤浸润、转移的关系在滋养细胞来源和非滋养细胞来源的肿瘤中不一致。滋养细胞来源的绒毛膜癌对组织有浸润能力，该行为与其表达和分泌基质金属蛋白酶（MMP）以降解细胞外基质有关。

临床 HCG 增高见于恶性葡萄胎、绒毛膜癌、精原细胞瘤、畸胎瘤，异位 HCG 分泌肿瘤，包括胃癌、胰腺癌、肺癌、结肠癌、肝癌、卵巢癌和消化系统类癌等。

（吕有勇　潘元明　安娟）

qiánlièxiànsù
前列腺素（prostaglandin，PG）
花生四烯酸环氧合酶的代谢产物，为二十碳不饱和脂肪酸。体内分布广泛，功能各异。最早发现存在于人的精液中，当时以为是由前列腺释放的，因而定名为前列腺素。现已证明精液中的 PG 主要来自精囊，此外全身许多组织细胞都能产生 PG。

PG 在体内由花生四烯酸合成，按结构分为 A、B、C、D、E、F、G、H 和 I 等类型。不同类型 PG 具有不同的功能，如 PGE_2 和 PGI_2 具有扩血管作用，PGF_2 和 PGD_2 可使支气管平滑肌收缩，PGE_2 具有免疫抑制和抗炎作用，而 PGF 的作用则相反。PG 半衰期极短（1~2 分钟），除 PGI_2 外，其他类型 PG 经肺和肝迅速降解。PG 对内分泌、生殖、消化、血液、呼吸、心血管、泌尿和神经

系统均有作用。

许多人类肿瘤由于环氧合酶-2（COX-2）的上调而表现出PG水平的升高，COX-2是二十烷烃生物合成的一个关键酶。在约40%的浸润性乳腺癌病例中有COX-2的过度表达，而在浸润性导管原位癌肿瘤中的表达频率更高。研究发现，传统的非甾体抗炎药和选择性的COX-2抑制剂都能抑制啮齿类乳腺癌的形成。此外，敲除COX-2可以减少乳腺肿瘤的发生和血管生成，反之，转基因的COX-2过度表达会诱发肿瘤的形成。COX/PG信号可作为化学预防的目标，拮抗COX/PG信号以预防和治疗癌症。需特别关注PGE_2的调节和信号，因为PGE_2是一种关键的促肿瘤性前列腺素。

（吕有勇　潘元明　安娟）

xiàqiūnǎo jīsù

下丘脑激素（hypothalamic hormone）

第三脑室下部两侧神经组织分泌的肽类激素。又称下丘脑因子或下丘脑调节肽。属神经内分泌激素。除升压素及催产素外，大部分进入垂体门静脉运送到腺垂体，刺激促激素或抑释素的释放。

下丘脑激素能有效地调节控制腺垂体各种激素的合成和分泌，由此而控制全身的主要内分泌腺的活动。下丘脑激素储藏于神经末梢，受到生理刺激后分泌，汇集于正中隆起区的毛细血管丛，经垂体门脉系统，输送到与下丘脑邻近的腺垂体，分别调节促甲状腺激素、促肾上腺皮质激素、促性腺激素、生长激素、催乳素等的生成和释放，因此又称下丘脑促垂体释放激素（因子）或抑制激素（因子）。这类调节肽除了集中在下丘脑外，还分布于其他脑区、脊髓以及胃肠道等组织，

且可发挥垂体外的作用，即不仅对垂体起重要的生理作用，尚可影响其他组织。它们在体内的含量极微。

下丘脑激素是沟通神经与内分泌网络的调节肽，由神经传导转换为内分泌化学信号，再通过垂体激素的放大作用，协调全身内环境的稳定和适应外环境的变化，如在严寒酷暑保持人体恒温；昼夜交替促使睡眠觉醒；于应激情况下全身作出警戒性反应等。下丘脑激素的分泌过程是脉冲式的和应变的，释放的频率与幅度既受控于神经系统发放的信号，又为垂体或外周内分泌腺释放的激素所影响。下丘脑-垂体-内分泌轴的激素分泌是层层控制、相互制约，组合成一个严密的反馈系统，以此调节动物的生长和发育、性成熟和繁殖，以及新陈代谢等生命过程。

（吕有勇　潘元明　安娟）

cù jiǎzhuàngxiàn jīsù shìfàng jīsù

促甲状腺激素释放激素（thyrotropin-releasing hormone，TRH）

下丘脑合成及分泌的一种多肽类激素。经垂体门静脉系统运至腺垂体，促进垂体释放促甲状腺激素（TSH）的合成与分泌。其合成及分泌受血液中甲状腺激素的反馈调节。

TRH为焦谷-组-脯酰胺组成的三肽，主要生理作用是促进腺垂体合成和释放TSH。尚有刺激垂体分泌催乳素的部分效应。TRH的分布广泛，除了下丘脑正中隆起与视前核区外，其他脑区与脊髓中的运动神经元内也有，而且集中在神经末梢；胃肠道内也有。其半衰期约2分钟。

测定血浆TRH的同时测定TSH、三碘甲状腺原氨酸（T_3）和甲状腺素（T_4），可了解甲状腺

病变的病因。由于TRH测定技术要求较高，临床多采用TRH兴奋试验，通过检测TSH来替代TRH测定。TRH已由人工合成成功，并应用于临床，作为鉴别下丘脑性或垂体功能障碍的参考指标。

TRH升高：原发性甲状腺功能减退时，TRH及TSH都增高；继发性甲状腺功能减退，如希恩（Sheehan）综合征，TRH升高，TSH减少，此为垂体性甲状腺功能减退；甲状腺功能亢进症，TRH正常或降低；亚急性甲状腺炎，早期TRH正常，后期甲状腺功能减退时，TRH升高。

TRH降低：甲状腺功能亢进症，TRH正常或降低；脑外伤可引起下丘脑释放激素减少，TRH降低。作用于中枢神经系统的镇静剂如巴比妥类药，可抑制下丘脑分泌，使血液中TRH降低，中枢神经系统兴奋药可促进TRH释放入血而升高。

癌症相关的行为并发症，如疲劳、睡眠障碍、抑郁症与下丘脑-垂体-肾上腺轴失调和其他神经内分泌变化有关。TRH在与多个生物系统的相互作用中发挥平衡作用，包括与免疫系统的相互作用。

（吕有勇　潘元明　安娟）

cù xìngxiàn jīsù shìfàng jīsù

促性腺激素释放激素（gonadotropin-releasing hormone，GnRH）

下丘脑弓状核等部位肽能神经元分泌调节腺垂体活动的一种肽类物质。通过门脉系统到达腺垂体后可促进黄体生成素（LH）和卵泡刺激素（FSH）的释放，进而对睾丸的生精作用及支持细胞和间质细胞的内分泌活动进行调节。GnRH为十肽，结构式为：焦谷-组-色-丝-酪-甘-亮-精-脯-甘酰胺。

青春期开始、少女月经初潮及育龄妇女排卵等生理现象出现之前 GnRH 分泌明显增加，是性发育与成熟的重要指标。临床上，GnRH 及其高效类似物可用于垂体兴奋试验，前者可作为诊断发育异常，闭经、不排卵及精子缺乏症等病因或鉴别下丘脑-垂体功能障碍的参考指标。若用量得当或与其他药物配伍，它们对于下丘脑性不育症、继发性闭经及个别正常女性因长期服用甾体避孕药而引起的闭经，有一定疗效。现已能合成 GnRH 以及活性比它强百倍以上的类似物，能促发人类的促性腺激素释放并诱发排卵。

前列腺癌是男性恶性肿瘤相关死亡的第二大常见原因，GnRH 激动剂的开发改变了晚期前列腺癌的治疗，取代了手术去势。激动剂可下调垂体中的 GnRH 激动剂受体，从而减少 LH 和睾酮的释放。激动剂是一种常见的治疗选择，但其使用与睾丸激素激增、代谢功能紊乱和心血管疾病风险增加有关，另外还可能导致肿瘤复发。GnRH 拮抗剂也用于前列腺癌治疗。与激动剂不同，拮抗剂直接抑制垂体中的雄性激素受体，因此不会引起睾丸激素激增。

（吕有勇　潘元明　安娟）

shēngzhǎng jīsù shìfàng yìzhì jīsù

生长激素释放抑制激素

（growth hormone release-inhibiting hormone，GHIH；GHRIH）

下丘脑产生能抑制生长激素释放的肽类激素。简称生长抑素。不仅抑制腺垂体生长激素（GH）的分泌，还抑制胰岛素、胰高血糖素及胃肠激素的分泌。GHIH 为十四肽（SRIF-14），结构式为：丙-甘-半胱-赖-天冬酰胺-苯丙-苯丙-色-赖-苏-苯丙-苏-丝-半胱。

GHIH 既存在于神经中枢及下丘脑，也存在于胃肠道、胰腺等组织，发挥如神经递质样、激素及旁分泌调节因子等效应。抑制垂体 GH、促甲状腺激素（TSH）、消化系统的促胃液素、促胰液素和缩胆囊素等的释放，以及减弱胃酸的分泌、胃与胆囊的蠕动等。胰岛的 D 细胞也分泌此肽，它抑制毗邻 A 细胞及 B 细胞分泌胰高血糖素及胰岛素。在体内还分离到 GHIH 的二十八肽，即在 SRIF-14 的 N 端前再延伸 14 个氨基酸残基，其抑制胰岛素分泌的效能比 SRIF-14 更强。低等动物中也发现有 SRIF 样肽。

GHIH 适用于急性胃溃疡出血、糜烂和出血性胃炎所致的出血、严重的急性食道静脉曲张出血、胰胆和胃肠瘘及急性胰腺炎的治疗以及胰腺术后并发症的预防。

（吕有勇　潘元明　安娟）

cù shènshàngxiàn pízhì jīsù shìfàng jīsù

促肾上腺皮质激素释放激素

（corticotropin-releasing hormone，CRH）　由下丘脑分泌含 41 个氨基酸残基的多肽。在不同哺乳动物中其结构基本相同，能刺激垂体释放促肾上腺皮质激素与内啡肽（一种具有吗啡样镇痛等效应的内源性三十一肽）。应激情况下的作用更为明显，是协调全身作出神经、内分泌及警觉行为等灵活反应的化学信号。

CRH 相关肽对抗癌药物的应激反应和结直肠癌的 DNA 合成紊乱没有影响。CRH 可能参与了胃癌的发病机制。

（吕有勇　潘元明　安娟）

shēngzhǎng jīsù shìfàng jīsù

生长激素释放激素（growth hormone-releasing hormone，GH-RH）　下丘脑分泌能促进腺垂体

生长激素（GH）释放的肽类激素。人的 GHRH 为四十四肽酰胺，刺激腺垂体释放 GH。其他还有促黑素释放因子和促黑素释放抑制因子、催乳素释放因子及催乳素释放抑制因子等。

GHRH 拮抗剂可用于肿瘤治疗。GHRH 拮抗剂可抑制异种移植到裸鼠体内的各种人类癌细胞系的生长，这些肿瘤包括乳腺癌、卵巢癌、子宫内膜癌、前列腺癌、肺癌、肾癌、胰腺癌、胃癌、结直肠癌、脑肿瘤（恶性胶质瘤）、成骨肉瘤和非霍奇金淋巴瘤。GHRH 拮抗剂的抗肿瘤作用部分是通过抑制垂体的 GH 分泌以及由此导致的肝胰岛素样生长因子 I（IGF-I）水平的降低而间接发挥出来。然而，GHRH 拮抗剂主要是直接作用于肿瘤。GHRH 配体存在于各种恶性肿瘤中，并可能作为一种自分泌和旁分泌的生长因子发挥作用。垂体型 GH-RH 受体及其剪接变体也在许多肿瘤中存在。GHRH 拮抗剂也可以通过阻断肿瘤产生 IGF-I 和/或 IGF-II 来抑制肿瘤生长。

（吕有勇　潘元明　安娟）

kàng lìniào jīsù

抗利尿激素（antidiuretic hormone，ADH）　下丘脑视上核和室旁核神经元分泌的九肽激素，经下丘脑-垂体束到达神经垂体释放出来。又称血管升压素。由 18 个氨基酸残基组成，分子量为 9.5～10kD。主要作用是提高远曲小管和集合管对水的通透性，促进水的吸收，是尿液浓缩和稀释的关键性调节激素。此外，还能增强内髓部集合管对尿素的通透性。

ADH 的主要作用有三方面。①抗利尿：与肾远曲小管和集合管特异性受体结合，激活腺苷酸

环化酶，使 ATP 转变为环腺苷酸（cAMP），在 cAMP 作用下激活蛋白激酶，使膜蛋白磷酸化，肾小管上皮细胞对水的通透性增加，水沿着渗透梯度被动地重吸收。②升血压：ADH 使血管和内脏平滑肌收缩，产生加压作用。③ADH 直接作用于腺垂体而刺激促肾上腺皮质激素（ACTH）释放。

临床 ADH 水平升高时，肾小管对水分的重吸收就增加，尿量减少。ADH 水平减少时，肾小管对水分的重吸收就减少，尿量增多。尿崩症就是因机体缺乏 ADH 引起的。ADH 的升压作用可用于某些出血的治疗，如合成的 ADH 可用于治疗食道静脉曲张破裂出血。

（吕有勇　潘元明　安娟）

sōngguǒtǐ jīsù
松果体激素（pineal hormone）

脑内小内分泌腺体松果腺所分泌的激素。主要为褪黑素（MT）。MT 属于吲哚杂环类化合物，合成后储存在松果体内，交感神经兴奋刺激松果体细胞释放 MT。

功能作用　MT 可抑制下丘脑-垂体-性腺轴，使促性腺激素释放激素、促性腺激素、黄体生成素以及卵泡刺激素的含量均减低，并可直接作用于性腺，降低雄激素、雌激素及孕激素的含量。另外，MT 有强大的神经内分泌免疫调节活性和清除自由基抗氧化能力。MT 最终在肝代谢，肝细胞的损伤可影响体内 MT 的水平。

改善睡眠质量　能缩短睡前觉醒时间和入睡时间，睡眠中觉醒次数明显减少，浅睡阶段短，深睡阶段延长，次日早晨唤醒阈值下降。有较强的调整时差功能。

清除自由基抗氧化能力　褪黑素是最强的内源性自由基清除剂，功效超过了已知的所有体内

物质。研究证明，MT 可控制体内各种内分泌腺的活动，间接地控制机体功能。

防止病变　MT 很容易进入细胞，因此可保护细胞核 DNA。DNA 损伤可能导致癌变。如果血液中有足够的 MT，则不易罹患癌症。

调整昼夜节律及推迟老化　MT 的分泌有昼夜节律。夜晚光刺激减弱，松果体合成 MT 的酶类活性增强，体内 MT 分泌水平也相应增高，在凌晨达到高峰。夜间 MT 水平的高低直接影响睡眠质量。随着年龄的增长，松果体萎缩直至钙化，造成生物钟的节律性减弱或消失，特别是 35 岁以后，体内 MT 水平明显下降，平均每 10 年降低 10% ~ 15%，导致睡眠紊乱以及一系列功能失调，而 MT 水平降低、睡眠减少是衰老的重要标志。因此，补充 MT 可调整和恢复昼夜节律，改善机体功能，提高生活质量。MT 是一种诱导自然睡眠的体内激素，与其他安眠药的最大区别在于无成瘾性，无明显不良反应。

对免疫系统的调节作用　神经内分泌和免疫系统相互联系、相互作用。MT 对免疫系统的调节不仅影响免疫器官的生长发育，而且对体液免疫和细胞免疫及细胞因子的分泌均起调节作用。

对心血管系统的调节作用　心血管系统的功能有明显的昼夜节律和季节节律，包括血压、心率、心输出量和肾素-血管紧张素-醛固酮等均有节律性。流行病学研究发现，心肌梗死和缺血性心脏病的发病高峰大约在上午，提示其发病有时间依赖性。此外，心血管系统的节律性还表现血压与儿茶酚胺在夜间降低。夜间 MT 分泌增加与心血管活性降低呈负

相关；MT 能够预防缺血再灌注损伤引起的心律失常，影响血压控制，调节大脑血流，调节周围动脉对去甲肾上腺素的反应性。

此外，褪黑素还对呼吸、消化和泌尿系统有调节作用。

与肿瘤的关系　松果体摘除增加乳腺癌外周血和组织中 Treg 细胞的产生，补充 MT 能逆转上述作用，MT 抑制 Treg 细胞的产生可能具有拮抗乳腺癌发生发展的作用。

（吕有勇　潘元明　安娟）

chuítǐ jīsù
垂体激素（hypophyseal hormone；pituitary hormone）

垂体分泌多种微量蛋白质和肽类激素的总称。其作用各异，分别调节机体的生长、发育、生殖和代谢，或控制各外周内分泌腺体以及器官的活动。

（吕有勇　潘元明　安娟）

cù jiǎzhuàngxiàn jīsù
促甲状腺激素（thyroid stimulating hormone，TSH）

腺垂体分泌由 α 及 β 两条肽链（亚单位）通过非共价键组合而成的糖蛋白激素。TSH 与促性腺激素的 α 亚单位相同而 β 亚单位各异。

TSH 刺激甲状腺产生与分泌甲状腺素。体内甲状腺激素分泌不足时，解除其对腺垂体的负反馈作用，则 TSH 分泌增强，导致甲状腺肥大。

TSH 升高：原发性甲状腺功能减退、伴有甲状腺功能低下的桥本甲状腺炎、外源性促甲状腺激素分泌肿瘤（肺、乳腺）和亚急性甲状腺炎恢复期。摄入金属锂、碘化钾、促甲状腺激素释放激素可使促甲状腺激素增高。

TSH 降低：垂体性甲状腺功能低下、非促甲状腺激素瘤所致的甲状腺功能亢进，以及摄入阿

司匹林、皮质激素及静脉使用肝素。桥本甲状腺炎晚期有甲状腺功能减退表现。

TSH 水平升高与分化型甲状腺癌发病风险有关，且与患者病灶大小、临床分期、淋巴结转移等密切相关。

（吕有勇　潘元明　安娟）

cù shènshàngxiàn pízhì jīsù
促肾上腺皮质激素（adreno-corticotropic hormone，ACTH）

腺垂体合成分泌的一种多肽类激素。能促进肾上腺皮质的组织增生以及皮质激素的生成和分泌。ACTH 的生成和分泌受下丘脑促肾上腺皮质激素释放激素的直接调控。分泌过盛的皮质激素反过来也能影响垂体和下丘脑，减弱它们的活动。

ACTH 主要作用于肾上腺皮质束状带，刺激糖皮质激素的分泌，还可通过肾上腺皮质调节抗体生成，与生长激素起相反的作用。正常 ACTH 分泌存在与皮质醇相同的昼夜节律，清晨高，下午和晚上低。

ACTH 测定以放射免疫方法为主。临床检测 ACTH 可用于垂体肾上腺皮质功能亢进或减低的诊断和鉴别诊断。在原发性肾上腺功能不全中，典型表现是 ACTH 水平升高，而低水平的 ACTH 通常见于垂体功能障碍继发的肾上腺功能不全。ACTH 检测还能帮助鉴别库欣（Cushing）综合征中皮质醇分泌过多的原因，当皮质醇分泌过多是由肾上腺皮质病变或增生引起时，ACTH 水平特征性地降低，而如果是由垂体异位生成 ACTH 或 ACTH 分泌过多引起时，ACTH 水平升高。

升高：见于应激状态、原发性肾上腺功能不全、库欣综合征、纳尔逊（Nelson）综合征、先天性肾上腺增生、垂体促肾上腺皮质激素细胞瘤。

降低：见于垂体功能减退、肾上腺皮质肿瘤、垂体瘤、垂体前叶受损。

（吕有勇　潘元明　安娟）

cù xìngxiàn jīsù
促性腺激素（gonadotropin，Gn）

腺垂体嗜碱细胞分泌，以性腺为靶器官的糖蛋白激素。包括促黄体生成激素（LH）和卵泡刺激激素（FSH）两种。LH 与 FSH 都是由 α 及 β 亚单位所组成的糖蛋白激素。两者协调作用，促进性腺的正常发育与性激素的合成和分泌。LH 对雌性可促使排卵，促进黄体生成并分泌孕酮；对雄性，则促使间质细胞发育，刺激睾丸分泌雄激素。FSH 刺激卵巢或睾丸中卵子或精子的生成。

FSH 和 LH 是卵巢细胞功能的关键调节器，并提出促性腺激素在卵巢癌发病机制中的潜在作用。已发现卵巢癌表达促性腺激素的特定受体。卵巢肿瘤液中促性腺激素的存在表明这些因素在卵巢癌的转化和进展中的重要性，同时也是预后指标。在功能上，有证据显示促性腺激素对卵巢肿瘤细胞生长有直接作用。

（吕有勇　潘元明　安娟）

shēngzhǎng jīsù
生长激素（growth hormone，GH）

腺垂体分泌能促进骨质和蛋白质合成，增加脂肪分解的一种蛋白质激素。人类 GH 由 191 个氨基酸残基组成，与其他脊椎动物 GH 相比，约有 1/3 氨基酸顺序不同。它具有促进动物生长和发育的功能，并有种属特异性。

GH 的生物效应：①增加葡萄糖进入细胞的通透性和氧化作用。②对糖代谢有抗胰岛素作用，促进糖原异生，使血糖升高。③促进脂解作用，使血浆游离脂肪酸升高。④促进 DNA、RNA 和蛋白质的合成。⑤刺激软骨、骨骼、肌肉和淋巴细胞的增生，并加强垂体其他激素的影响。幼年期如 GH 分泌减退，则妨碍生长发育，引起身材异常矮小的侏儒症；若 GH 分泌过盛会引起巨人症，成年人则引起肢端肥大。腺垂体分泌 GH 受下丘脑内调节肽的双重控制，刺激 GH 释放的为生长激素释放激素，抑制 GH 释放的为生长激素释放抑制激素。

在全基因组关联研究中，GH 诱导的细胞内信号转导与乳腺癌易感性密切相关。在普通人群中，高胰岛素样生长因子 I（IGF-I）水平和正常范围内的 IGF 结合蛋白 3（IGFBP-3）水平与常见恶性肿瘤的发生有关。在动物模型中及在有 GH 缺乏或抵抗的遗传缺陷患者中，肿瘤有进展。当没有其他恶性肿瘤的危险因素时，对 GH 缺乏的垂体功能低下的成年人和矮小的儿童进行 GH 替代治疗是安全的。然而，在癌症幸存者和患有 RAS 信号通路相关综合征（RASopathies）、染色体断裂综合征或 DNA 修复障碍的矮小儿童中使用 GH 应仔细评估，因这些人群中复发、原发性癌症或第二次肿瘤的风险增加。

（吕有勇　潘元明　安娟）

cuīrǔsù
催乳素（prolactin，PRL）

腺垂体嗜酸性细胞分泌的蛋白质激素。人 PRL 由 199 个氨基酸残基组成。其重要的生理功能是促进乳腺生长与发育，刺激卵巢黄体分泌孕酮，因而与妊娠有关。怀孕期间 PRL 的分泌增多，引起乳腺增生，授乳期间分泌更盛，促进乳汁的生成和分泌。PRL 对大白鼠等啮齿动物的黄体功能有调节作用。在人体，PRL 分泌过盛会引起乳溢和性功能减退，也能抑制性行为，加强哺育行为。

PRL 可促进细胞增殖和生存，增加细胞的运动性，并促进肿瘤血管的形成。动物研究表明，催乳素可以增加肿瘤的生长速度和转移的数量，血浆 PRL 水平与乳腺癌风险之间存在明显的正相关。

PRL 升高：见于垂体肿瘤、乳腺肿瘤、非功能性肿瘤、库欣（Cushing）综合征、肢端肥大症、肉芽肿、脑膜炎、肾衰竭、原发性甲状腺功能减退合并促甲状腺激素释放激素增加、肾上腺功能减退、肿瘤的异位生长（如垂体瘤肺转移）、带状疱疹、闭经和乳溢综合征。

PRL 减少：见于因乳腺癌切除垂体后，PRL 浓度下降。

（吕有勇　潘元明　安　娟）

β-cù zhījiěsù

β-促脂解素（beta-lipotropin，β-LPH）

腺垂体分泌来源于阿黑皮素原（POMC）的多肽激素。有微弱促脂肪水解的作用，是 β-促黑素与内啡肽的前体。由 91 个氨基酸残基组成，经特异蛋白水解酶作用可成为含 58 个氨基酸残基的 γ-促脂解素。能刺激脂质尤其是脂肪酸从脂肪库中的动员。β-内啡肽为三十一肽，即 β-LPH 的 C 端区顺序。

β-LPH 具有吗啡样镇痛效应，影响情绪与运动，如注射入大白鼠脑室可引起该动物长时间处于僵直状态。

（吕有勇　潘元明　安　娟）

cùhēisù

促黑素（melanocyte stimulating hormone，MSH）

垂体产生的阿黑皮素原（POMC），经特异蛋白酶解形成两种肽类激素之一。又称黑皮素、黑素细胞刺激因子、黑色素细胞刺激素。有 α-MSH 和 β-MSH 两类。

α-MSH 含 POMC 的第 1~13 个残基，β-MSH 含 POMC 的第 84~101 个残基，两者分别为十三肽与十八肽，活性中心区域（甲硫-谷-组-苯丙-精-色-甘）相同，其前体则分别为促肾上腺皮质激素（ACTH）与 β-促脂解素（β-LPH）。它们刺激两栖类、爬虫类等动物的黑色素细胞中色素微粒的弥散分布，从而加深皮肤色泽。α-MSH 可以结合于受体 G 蛋白偶联黑皮质素 1 受体（MC1-R），MC1-R 在肺腺癌中表达。皮肤中的角质形成细胞也能产生促黑素，且是白斑复色的重要因子，可用于治疗白癜风。

MSH 升高见于艾迪生病、肾上腺切除术后和垂体肿瘤等。MSH 降低见于肾上腺皮质肿瘤。

（吕有勇　潘元明　安　娟）

hé shòutǐ

核受体（nuclear receptor，NR）

一类可扩散并可与特异性配体结合的细胞内信号蛋白。存在于细胞质或细胞核内。常特指类固醇激素、甲状腺激素、视黄酸和维生素 D3 等疏水性小信号分子的受体。它们是配体依赖性转录调节因子，与配体结合后可以在细胞核内调节基因表达而使配体发挥作用。核受体家族与代谢性疾病，如糖尿病、脂肪肝等的发生发展密切相关，又称为代谢性核受体。核受体超家族（NRS）是一组配体（包括类固醇激素、维生素 D、蜕皮素、9-顺式和全部反式视黄酸、甲状腺激素、脂肪酸、氧化甾醇、前列腺素 J2、白三烯 B4 和法尼醇代谢产物等）激活的转录因子家族，通过在信号分子与转录应答间建立联系，调控细胞的生长和分化。

结构组成　NRS 家族成员的分子由 A/B、C、D 和 E 4 个具有不同功能的结构域组成：A/B 域的 N 端能够接受配体非依赖的顺式激活，C 端则调节了该核受体与其他家族成员的结合从而影响核受体与 DNA 的结合，此外还与核受体对目标 DNA 的选择有关；保守的 C 域决定了其 DNA 结合活性，是核受体的特征性区域，同时影响核受体对其伴侣核受体的选择；D 域为可弯曲的铰链区，带有核定位的信息，并连接 C 与 E 两区域；E 域能够与配体结合，二聚体化并被激活，发挥转录因子的作用调控下游靶基因转录。在人类，核受体家族包含 48 个成员，如 PPAR、FXR、LXR、VDR 和 RXR 等。其中，PPAR-γ 的激动剂噻唑烷二酮类（TZD）药物如罗格列酮能够显著改善 2 型糖尿病患者的胰岛素敏感性。

功能作用　细胞核内，核受体通过 3 种基本的作用模式调节基因转录：①核受体与其伴侣转录因子的二聚体受到其配体亲脂性小分子激活后结合至靶 DNA 的靶序列从而调节转录。②该二聚体受到配体激活后招募其他转录因子，通过其他转录因子与靶 DNA 的靶序列结合调节转录。③该二聚体受到细胞表面受体或 CDK 蛋白激酶的激活而与靶 DNA 的靶序列结合调节转录。此外，研究发现核受体能与胞质蛋白发生相互作用，提示其可能具有转录因子之外的功能。

与肿瘤的关系　激活类法尼醇 X 核内受体（FXR）可抑制子宫颈癌 CaSki 细胞株增殖并促进细胞凋亡，这可能与上调 p53 表达有关。核受体 HNF4α 在前列腺癌中表达上调并与前列腺癌恶性进展呈正相关，很可能通过直接靶向 AR 启动子促进其表达，HNF4α 有望成为前列腺癌新的治疗靶点。肝受体同源物 1（LRH-1、NR5A2）是一种孤儿核受体，在调节发育、干性、代谢、类固醇生成和增殖方面具有广泛的活性。生理条件下，平衡的 LRH-1 表达和调节有助于维持生理平衡，但 LRH-1 的失调与炎症和癌症有关。

（吕有勇 潘元明 安娟）

lèigùchún jīsù shòutǐ

类固醇激素受体（steroid hormone receptor，SHR）

类固醇激素作用的靶细胞内能识别并与其结合，从而引起生物效应的蛋白质。属于核受体。类固醇激素直接进入细胞核中与其受体结合，影响细胞核的活动从而影响细胞的生命活动。激素-受体复合体作为转录因子与激素应答元件结合，使特异基因易于或不易表达。

核激素受体（NHR）中的 SHR 是类固醇配体依赖性转录因子，在通过基因组中的激素反应元件促进的基因转录调控中发挥重要作用。SHR 仅由天然或合成的类固醇激素激活，从而触发受体向细胞核的易位，从而调节自身和转基因表达。SHR 调节多个基因转录过程并在肿瘤发生中发挥关键作用。在核（或类固醇）激素受体中，雌激素受体（ER）、孕激素受体（PR）和雄激素受体（AR）与妇科肿瘤密切联系，与前列腺癌也有极大关联。维生素 D 通过连接核受体家族的维生素 D 受体发挥作用。维生素 D 受体不仅在钙代谢中具有生理作用，还具有肿瘤形成抑制作用。

（吕有勇 潘元明 安娟）

gū'ér shòutǐ

孤儿受体（orphan receptor，ROR）

一些与其他已确认的受体结构上明显相似，但其内源配体还未发现的受体。一旦对应的配体被找到，该受体就被称为"领养孤儿"（adopted orphan）。常见于核受体家族，可能作为组成性转录因子而参与激素的生物学作用。

活跃的 WNT/ROR 信号转导与驱动肿瘤发展和进展的过程有关，如细胞增殖、存活、侵袭或治疗抵抗。在成年人组织中，ROR 基本不存在。在甲状腺乳头状癌中，Wnt5a 的表达与临床分期及淋巴结转移明显相关而与年龄、肿瘤大小、性别及多灶性无明显相关。酪氨酸激酶样孤儿受体 2（ROR2）的表达与临床分期及淋巴结转移明显相关，而与年龄、肿瘤大小、性别及多灶性无明显相关。甲状腺乳头状癌组织中 Wnt5a 与 ROR2 均高表达，两者呈正相关。故 Wnt5a 与 ROR2 的阳性表达与甲状腺癌的发生发展呈明显相关。

（吕有勇 潘元明 安娟）

guòyǎnghuàwùméitǐ zēngzhíwù jīhuó shòutǐ

过氧化物酶体增殖物激活受体（peroxisome proliferator-activated receptor，PPAR）

对脂肪细胞分化进行调控的一个转录因子。属于核受体超家族成员，主要在脂肪组织表达。此家族皆会受到某些配体的活化而启动，并与部分目标基因的启动子结合而影响基因表达。

PPAR 定位于染色体 3p25.3，有 3 个亚型：α、β 和 γ。PPAR-α 由 468 个氨基酸残基组成，在肝和肾中的表达量很高，在脂肪和软骨中的表达量较低。PPAR-β 又称 PPAR-δ，由 441 个氨基酸残基组成，表达无组织特异性，在肝、脂肪、肾和软骨中的表达量均较高。PPAR-γ 由 479 个氨基酸残基组成，主要在脂肪组织中表达，在肾、肝和软骨中表达较少。

PPAR 促进脂肪细胞分化和生成，增强机体对胰岛素的敏感性，调节体内糖平衡，抑制炎症因子生成及炎症形成，影响肿瘤生长，对心血管有保护效应。其中，PPAR-α 可调节其他基因转录，导致脂肪酸、三酰甘油和极低密度脂蛋白合成减少。PPAR-β 在成熟兔的破骨细胞中被前列环素类似物激活后，可显著诱导溶骨活性。PPAR-γ 是脂肪代谢中一种重要的非类固醇激素受体，可通过激活目标基因表达调节脂肪分化和代谢，也能调控细胞因子的产生，参与炎症的形成、肿瘤的生长与心血管的保护，也可增强细胞对胰岛素的敏感性，调节体内糖代谢平衡。

PPAR-α 是重要的脂质传感器和调节剂，能够促进 eNOS 激活，调节免疫和炎症反应，影响癌细胞的增殖和分化。非类固醇类抗炎药可通过 PPAR-β 的抑制而抑制结肠癌形成。PPAR-γ 在许多癌细胞中发现，被激活后可抑制结肠癌、胃癌和脂肪肉瘤等不同类型癌细胞的生长，也可通过抑制 TLR4 通路增加食管癌细胞凋亡。但也有研究表明，PPAR-γ 的过表达可能会促进癌变。

（吕有勇 潘元明 安娟）

xìbāomó shòutǐ

细胞膜受体（cell membrane receptor）

镶嵌在膜脂质双分子层中的膜蛋白质。能识别、结合专一的生物活性物质（配体），生成的复合物能激活和启动一系列物理化学变化，从而导致该物质的最终生物效应。细胞环境中的各种变化，通过细胞膜受体的作用而影响细胞内的生理过程发生相应的变化。

结构组成 细胞膜受体是镶嵌在膜脂质双分子层中的膜蛋白质，一般由两个亚单位组成：裸露于细胞膜外表面的部分叫调节亚单位，即一般所说的受体，它能识别环境中的特异化学物质（如激素、神经递质、抗原和药物等）并与之结合；裸露于细胞内表面的部分称催化亚单位，常见的是无活性的腺苷酸环化酶（AC）。一般将能被受体识别的环境中的特异化学物质称信号或配体。配体所作用的细胞称靶细胞。一般受体与配体的结合有高度特异性。当某一配体与其靶细胞膜上的特异性受体结合时，调节亚单位构型变化，随即激活膜上的AC，在 Mg^{2+} 存在的条件下，AC催化细胞内一系列生物化学反应，进而引起靶细胞生理功能的改变。也有的膜受体与配体结合后并不继发细胞内一系列生化反应，而是通过改变细胞膜对离子的通透性而产生生理效应。

一种细胞膜可以含有几种不同的受体，如脂肪细胞膜上含有肾上腺素、胰高血糖素、胰岛素等近 10 种激素受体。它们的数目各不相同。同一受体在不同细胞膜上的受体数目也是不同的。一般受体的密度为 $10^3 \sim 10^4$ 个/细胞。受体的数目在正常生理条件下是恒定的，但由于细胞生理状态不同（如生长速度、分化程度和细胞周期等）和外界环境变化的影响，也会发生一定的改变。

与肿瘤的关系 可通过调节细胞膜受体的表达来触发细胞信号转导通路和免疫应答。CCL18与乳腺癌细胞表面受体结合引起细胞骨架聚集，促进乳腺癌细胞迁移。孕激素可通过细胞表面的膜受体抑制促分裂原活化的蛋白激酶（MAPK）信号通路，发挥

孕激素的非基因作用。雌激素可以通过细胞膜受体快速激活子宫内膜癌细胞的 MAPK 通路。青藤碱对人肝癌 HepG2 细胞具有抑制增殖作用，并且能通过干扰肿瘤细胞膜受体，破坏肿瘤细胞膜组成结构功能，激活肿瘤细胞凋亡的相关因子，进而启动细胞凋亡程序。

（吕有勇 潘元明 安娟）

dúsù shòutǐ

毒素受体（toxin receptor） 能与毒素分子结合进而激活细胞内一系列生物化学反应并产生相应效应的细胞膜受体。

如霍乱毒素是霍乱弧菌产生的外毒素，分子量为 84kD，由A、B 两种亚单位组成。A 亚单位有两条肽链 A1 和 A2，由一对二硫键连接。亚单位 B 与细胞膜上的受体相结合。亚单位 A1 则具有激活膜上腺苷酸环化酶的作用。霍乱毒素的受体是一种神经节苷脂，毒素与其结合后可发生一系列反应，首先引发受体的构象变化，接着亚单位 A1 在激活腺苷酸环化酶的过程中将烟酰胺腺嘌呤二核苷酸（NAD）中的腺苷二磷酸核糖转移到细胞膜中的一种蛋白质上。在正常情况下，鸟苷三磷酸（GTP）通过与这种蛋白质相结合使腺苷酸环化酶激活，待 GTP 被 GTP 酶水解，激活作用即停止。但是如果 GTP 结合在含有腺苷二磷酸核糖的蛋白质上就不易被水解，因而延长了腺苷酸环化酶作用的时间，产生的生物效应的持续时间也比较长。

霍乱毒素的作用与激素不同：①激素的启动时间很短，霍乱毒素常要延迟十几分钟后才开始。②激素去除后，效应很快消失，而霍乱毒素在去除后生物效应还可持续几小时到几天。③一种激

素的受体只在少数几种细胞中存在，而霍乱毒素受体在很多细胞膜上都有分布。

毒素受体应用于抗肿瘤和蛋白质错误折叠疾病两个领域。

（吕有勇 潘元明 安娟）

níngjísù shòutǐ

凝集素受体（agglutinin receptor） 与凝集素结合的细胞膜受体。凝集素是一类能与多糖结合或使细胞凝集的蛋白质，能诱导红细胞发生凝集而用于临床血型分类，故又称植物凝集素。已报道的凝集素多达 500 种。

结构组成 与凝集素特异结合的受体位于细胞表面，具有复杂的寡糖链结构，它们拥有特殊的连接、侧链及多肽附着物。寡糖链间还有非共价键（如氢键）的相互作用。凝集素与受体寡糖链的结合部位不仅在末端的糖残基，还能与多糖核心部位结合。不同的凝集素可以各有专一的受体，但也可以具有共同的受体。凝集素受体的专一性比抗原-抗体的专一性差。

分类 不同种类的凝集素可选择性地与细胞糖脂糖蛋白等糖复合物中某些特定糖基（即凝集素受体）专一结合。细胞结构糖复合物有两类。①N-连接的糖复合物：由甘露糖或乙酰基葡糖胺组成，或再加上唾液酸、半乳糖及岩藻糖等。②O-连接的糖复合物：通常只含乙酰基半乳糖胺，无 Man 基团。

功能作用 一个凝集素分子能与细胞表面两个或两个以上的结合点结合后能引起细胞凝集。当凝集素与其专一受体结合后可引发细胞多种生理效应，特别是肿瘤或转化细胞可发生高效价的凝集作用；诱发淋巴细胞发生有丝分裂现象以及对膜透性、受精

过程、吞噬及细胞增殖等都可产生一定的影响。

与肿瘤的关系　包括以下几方面。

与肿瘤细胞转化和增殖　凝集素受体检测也许有助于鉴别某些肿瘤的良恶性质。

与肿瘤组织起源、分化和功能状态　凝集素受体表达变异对于从糖分子水平研究肿瘤细胞异质性、区别肿瘤细胞亚群、显示肿瘤细胞分化、失分化、部分分化或多向分化相互交织复杂状态，有重要意义。

与肿瘤侵袭、复发、转移和治疗　某些凝集素与肿瘤细胞受体的结合对肿瘤具有直接细胞毒性作用，将凝集素与药物、生物制剂偶合可赋予后者导向杀伤能力。一些凝集素与巨噬细胞、淋巴细胞受体结合后会促进细胞的分裂活性，诱导特异性或非特异性免疫效应，显示了治疗肿瘤的潜在前景。

与肿瘤细胞其他标志物的关系　UEA-I、BS-I、B4 和 DBA 等凝集素受体因与血型物质抗原决定簇具有相近的糖基骨架构造，故常作为 ABH、T 等血型抗原相关标志物以显示血型物质在肿瘤组织中的消长规律，另一些凝集素受体则与 IgA、IgM 和 IgG 相关，用以检测不同细胞的分泌状况。HPA 和 DBA 受体糖基也是细胞中间丝成分的结构基团，分别与波形蛋白和层粘连蛋白具有相同的细胞内定位。

（吕有勇　潘元明　安娟）

lízǐ tōngdàoxíng shòutǐ

离子通道型受体（ion-channel receptor）　贯穿细胞膜或内质网膜具有离子通道功能的亲水性蛋白质。在与相应的配体结合后可介导速度很快的信号转导过程，使离子通过。又称配体门控离子通道。

结构组成　由配体结合部位与离子通道构成，由 4~5 个亚单位组成，递质与受体结合后离子通道很快打开，产生快速生理反应，故称快速非酶受体，如乙酰胆碱（ACh）、γ-氨基丁酸（GA-BA）、谷氨酸和甘氨酸等可逆的受体。

分类　分为阳离子通道［如 ACh、谷氨酸和 5-羟色胺（5-HT）的受体］和阴离子通道（如甘氨酸和 GABA 的受体）。主要存在于神经、肌肉等可兴奋细胞，其信号分子为神经递质。以受体的结构作为指标，离子通道型受体可以分为 8 个亚类，其中最为常见的 5 个亚类如下：

Cys-环受体亚类　包括 nAChR、5-HT 3 型（5-HT3R）、GABA_A R 和 GlyR 等。最初该类受体被称为配体门控离子通道超家族（LGIC），后根据其结构的共有特征命名为 Cys-环（Cys-loop）受体亚类。其配体来源于细胞外，如 ACh、5-HT、GABA 和甘氨酸等。

谷氨酸门控的阳离子通道　是离子型谷氨酸受体家族，主要包括 3 种受体：N-甲基-D-门冬氨酸受体（NMDAR），α-氨基-3-羟基-5-甲基-4-异恶唑丙酸受体（AMPAR）和海人藻酸受体（KAR），后两种受体通常又合称为非 NMDAR，这些受体内源性的配体即为胞外的谷氨酸；该类受体主要是非选择性的阳离子通道，但 NMDAR 对 Ca^{2+} 的通透性较高，而非 NMDAR 则对 Ca^{2+} 的通透性较低。

环核苷酸受体相关离子通道　包括环核苷酸受体（如 HCN 和 CNG 通道）、IP3 受体（IP3R）和 Ryanodine 受体（RyR）。其配体主要来自胞内，如 cAMP、cGMP 和 IP 等。

上皮钠通道相关离子通道　包括 ASIC、FMRF 肽门控离子通道和 ATP 受体（P2x）等。其配体分别来自胞外酸、神经肽和 ATP 等。

内向整流钾通道相关离子通道　包括 G 蛋白偶联的内向整流钾通道（GIRK）和 ATP 敏感性钾通道（KATP）。它们的配体分别是胞内 G 蛋白的 β 亚单位和 ATP。

功能作用　神经递质通过与受体的结合而改变通道蛋白构象，导致离子通道的开启或关闭，改变质膜的离子通透性，在瞬间将胞外化学信号转换为电信号，继而改变突触后细胞的兴奋性。如 AChR 以 3 种构象存在，两分子 ACh 的结合可以使之处于通道开放构象，但该受体处于通道开放构象状态的时限仍十分短暂，在几十毫微秒内又回到关闭状态。然后 ACh 与之解离，受体则恢复到初始状态，做好重新接受配体的准备。

（吕有勇　潘元明　安娟）

G dànbái ǒulián shòutǐ

G 蛋白偶联受体（G-protein coupled receptor，GPCR）　一种与三聚体 G 蛋白偶联的细胞表面受体。是已知的最大的受体超家族，成员 1000 多个。与配体结合后通过激活所偶联的 G 蛋白，启动不同的信号转导通路并导致各种生物效应。

结构组成　共同结构特点：相同的结构骨架，7 个 α 螺旋的跨膜结构、1 个 N 端、3 个胞内环、3 个胞外环与 1 个 C 端。不同结构特点：精细结构、种类和功能不同。基因在表达过程中，基因突变（单核苷酸多态性）、翻译后修饰（包括磷酸化和糖基化）、剪接和装配不同。GPCR 是一个膜蛋白家族，其结构基础是由亲水环连接在一起的 7 条跨膜全长的疏水螺旋组成的束，糖基化的 N 端位于膜的外表面，C 端位于细胞质面。N 端、C 端和细胞质面连接 5 和 6 跨膜段的环变异最大，是受体结构的不同区域和执行不同功能的位置。

分类 GPCR 与配体结合有两种模式：小的疏水性正离子型配体，如视蛋白等；大的糖蛋白类配体，如黄体激素等。

功能作用 受体与 G 蛋白结合的部位有连接跨膜段 3 和 4 的短第二环及 5 和 6 大环上的 5~20 个氨基酸，还有连接 7 的 C 端胞质面区域。这些关键区的正电荷浓度对调节 GTP/GDP 转换很重要。每种 GPCR 都有多种形式、多种异构体，在不同组织、不同分化阶段表达出来。不同亚型的优点是在不同组织和细胞中，单一激动剂可激活不同 G 蛋白而引发不同的第二信使反应。GPCR 与配体结合 G 蛋白分子开关后，通过与受体偶联的 G 蛋白的介导，使第二信使物质增多或减少，转而改变膜上的离子通道，引起膜电位发生变化。其作用比离子通道型受体缓慢，这类受体与 G 蛋白之间的偶联关系也颇为复杂；一种受体可以和多种 G 蛋白偶联，激活多种效应系统；也可同时和几种受体偶联或几种 G 蛋白与一种效应系统联系而使来自不同受体的信息集中于同一效应系统。与 G 蛋白偶联受体有关的信号通路有：腺苷酸环化酶系统、磷酸肌醇系统、视网膜光电信号传递系统、与嗅觉相关的信号转导系统和一氧化氮系统等。

与肿瘤的关系 包括以下几方面。

SSTR 与肿瘤 SSTR 属 GPCR 家族，是有 7 个跨膜区段的糖蛋白，有 5 种不同的分子亚型，即 SSTR1~5。在大多数起源于生长抑素（SST）靶组织的肿瘤如垂体腺瘤、胰岛细胞瘤和小细胞肺癌等肿瘤中都有 SSTR 高表达，起源于乳腺和结肠等器官的腺癌及转移瘤中，SSTR 也有不同程度的表达。生长抑素类似物（SSTA）奥曲肽能够抑制结肠癌、肝癌及包括类癌、胰腺内分泌肿瘤等恶性肿瘤的增殖，诱导癌细胞凋亡。SST 及 SSTA 与 SSTR 可通过 4 种信号通路达到抑制肿瘤细胞生长，诱导肿瘤细胞凋亡的作用。

蛋白酪氨酸磷酸酶（PTP）通路 SSTA 与 SSTR 结合后激活 PTP，后者活化 p53、Bax、凋亡蛋白酶及抑制核转录因子，诱导肿瘤细胞凋亡；另外，活化的 PTP 能降低促分裂原活化的蛋白激酶（MAPK），使 p27 水平升高，抑制细胞增殖。

MAPK 信号通路 乳腺肿瘤组织中有 SSTR1~5 和表皮生长因子受体（EGFR）的表达，SST 和表皮生长因子（EGF）对乳腺癌增殖的作用是通过 MAPK 信号通路实现的。SST 与受体结合后，活化 MAPK，再激活细胞外调节蛋白激酶 1/2（ERK1/2）、p38 和氨基末端激酶（JNK）等下游信号分子，控制肿瘤细胞增殖。

磷脂酰肌醇 3-激酶（PI3K）通路 在垂体瘤中 SSTR2 能够抑制 PI3K，导致三磷酸肌醇依赖性蛋白激酶（PDK1）和金属激酶活性降低，引起糖原合成酶激酶（GSK-3B）活化，上调抑制基因 Zacl 的表达，最终降低肿瘤细胞的增殖，诱导细胞凋亡。

环腺苷酸（cAMP）通路 SSTR 与激动剂结合以后，激活的 SSTR 与抑制性 G 蛋白特异性结合后，负性结合腺苷酸环化酶（AC），导致 AC 的活性抑制，从而使得细胞内的 cAMP 水平降低，低水平的 cAMP 抑制蛋白激酶的活性，进而阻止癌基因激活，使肿瘤细胞增殖受到抑制。

GPR30/GPER 与肿瘤 甲状腺癌、乳腺癌、子宫内膜癌和卵巢癌等雌激素依赖性肿瘤中有另一种属于 GPCR 家族的 7 次跨膜受体 GPR30/GPER，由于其与雌二醇（E2）有较强的亲和性，故归为雌激素受体类。GPR30 与雌激素结合被激活，首先活化与其相连的 G 蛋白，使 Gαβγ 三聚体解离为 Gα 和 Gβγ 分别发挥生物学作用，影响细胞的生长，增殖和凋亡等。GPR30 主要经 3 条细胞内信号通路参与雌激素依赖性肿瘤的发生与发展。

EFGR-ERK 通路 E2 与 GPER 结合后，活化偶联的 G 蛋白，解离出的 Gβγ 激活下游的 Src 酪氨酸激酶系统，使 Shc 衔接蛋白上的酪氨酸残基磷酸化，再活化基质金属蛋白酶，促使前体肝素结合表皮生长因子（pro-HB-EGF）转变为 HB-EGF 并释放，从而反式激活 EGFR，通过 EGFR 家族激活蛋白激酶或脂质激酶的级联反应快速活化 MAPK 和 ERK1/2 等下游信号，最终诱导细胞增殖与分化。

cAMP-蛋白激酶 A（PKA）通路 雌激素可通过 GPR30 激活 AC，AC 激活后使细胞内 cAMP 水平增高，引发经 PKA 途径的级联反应，从而使 Raf-1 失活，降低 ERK 的活性，进而调节细胞的生长。另外，雌激素和 GPR30 特异性配体与 GPR30 结合后还能调节细胞外 ERK1/2 等信号途径活性，影响细胞凋亡。

（ErbB2/ErbB3）-MAPK/ERK 通路　GPR30 表达上调可以通过 ErbB2/ErbB3-MAPK/ERK 信号途径促进乳腺癌的转移，并增加其侵袭能力。在雌激素受体缺乏的 SKBR3 乳腺癌细胞有 GPR30 的表达，富组氨酸糖蛋白-β1（HRG-β1）促进 ErbB2-ErbB3 形成异二聚体，再通过下游的 MAPK-ERK 信号来上调 GPR30 的 mRNA 和蛋白质水平。当予以 E2 作用 GPR30 时，能促进 HRG-β1 诱导的乳腺癌的转移和侵袭。而应用 ErbB2 抑制剂 AG825 和 MEK1/2 抑制剂 U0126 则能够抑制增强迁移和侵袭。

β 肾上腺素受体（β-AR）与肿瘤　β-AR 是 GPCR 超家族的成员，有 3 种亚型：β_1、β_2 和 β_3。三者空间结构相似，即 7 个跨膜的 α 螺旋结构，其 N 端在细胞外侧，C 端在细胞内，中段形成 7 个跨膜螺旋结构和 3 个胞外环与 3 个胞内环，其胞质面第三个环能与 G 蛋白偶联，从而影响 AC 的活性，使细胞内产生 cAMP 而发挥作用。研究表明，儿茶酚胺类激素及其受体与肿瘤的发生和发展有着密切的关联。肾上腺素受体的作用方式非常多样，被激活后可以通过不同的信号转导方式和机制对肿瘤细胞造成影响。研究证明了胰腺癌细胞株 Panel、BxPC-3 和永生化胰腺细胞 HPDE6-c7 都有 β_1 和 β_2 受体表达。对肿瘤影响明显的肾上腺素受体相关信号转导通路主要有 4 种。

β 受体信号转导通路和花生四烯酸（AA）代谢通路　β 受体激动剂与细胞膜上的 β 受体结合后，β 受体空间构象发生改变，

从而使 G 蛋白的 α 亚单位脱离 βγ 亚单位，α 亚单位激活腺苷酸环化酶，使细胞内 cAMP 浓度升高，进一步激活 PKA，活化的 PKA 一方面可以激活 cAMP 反应元件结合蛋白（CREB）、cAMP 反应元件调节蛋白（CREM）、转录激活因子-1（ATF-1）和核因子 NF-κB 等转录因子，导致细胞增殖。另外，PKA 可以激活磷脂酶 A2（PLA2），使细胞产生大量的 AA，AA 经环氧合酶 2（COX-2）和脂氧化酶代谢，产生前列腺素 E_2（PGE_2）和白细胞三烯 B4 等代谢产物，这些代谢产物可以导致转录因子激活，引起细胞增殖。

K-ras 基因突变　在胰腺癌中普遍存在，吸烟可以导致胰腺癌细胞发生 *K-ras* 基因突变的频率增高，这是因为尼古丁的衍生物 NNK 的代谢物可以诱导 *K-ras* 基因突变。NNK 具有 β 受体激动剂相似的结构和功能而且是一种高效能的 β 受体激动剂，当高效的 β 受体激动剂结合 β 受体后，β 受体可以激活 *K-ras* 和 *src* 酪氨酸激酶依赖的 MAPK 通路，导致细胞增殖。

EGFR 通路　高效的 β 受体激动剂激活 β 受体后除了使细胞内 cAMP 升高，激活蛋白激酶 K，使 AA 释放增多刺激细胞增殖；还可以激活 EGFR，活化 Src 蛋白，使 Ras 蛋白升高，再激活 MAPK；活化的 MAPK 启动转录，刺激肿瘤细胞增殖。

上调基质金属蛋白酶（MMP）和血管内皮生长因子（VEGF）　去甲肾上腺素通过 β 受体可以增强胰腺癌细胞侵袭能力，去甲肾上腺素与 β 受体结合后上调 MMP-2、MMP-9 和 VEGF 的表达，诱导肿瘤细胞迁移，促进癌细胞向周围侵袭以及淋巴结

或远处转移。

腺苷受体（AR）与肿瘤　AR 有 4 个亚型：A1、A2a、A2b 和 A3，属 GPCR 超家族，是由 320～340 个氨基酸组成的 7 次跨膜糖蛋白。A3AR 在抑制/促进肿瘤生长中起着重要作用。在大肠癌组织中，A3AR 在蛋白和基因水平均升高，提示 A3AR 与临床分期和淋巴结转移相关，其可能参与了大肠癌的侵袭和转移。A3AR 通过多条信号通路参与肿瘤的增殖、浸润和转移过程。

低氧诱导因子-1（HIF-1）通路　VEGF 在肿瘤生长过程中发挥重要作用。在人胶质瘤细胞中，腺苷与 A3AR 结合后上调 HIF-1 的表达同时激活 HIF-1 信号转导通路，使其下游效应分子 VEGF 升高，促进肿瘤增殖；而 AR 拮抗剂咖啡因可抑制人结肠癌细胞中 HIF-1 和 VEGF 的表达，遏制 A3AR 介导的大肠癌细胞和肿瘤血管内皮细胞迁移。

PI3K-蛋白激酶 B/Akt（PKB/Akt）通路　A3AR 活化后能下调肿瘤细胞 PI3K 及其下游蛋白激酶 PKB/Akt，降低细胞内核转录因子 NF-κB 和粒细胞集落刺激因子表达水平，抑制肿瘤细胞生长。

PI3K-MAPK/ERK 通路　A3AR 活化后下调肿瘤细胞 MAPK 活性，抑制细胞生长，A3AR 激动剂 CI-IBMECA 能激活 PI3K 依赖的蛋白激酶 Akt 磷酸化，导致 ERK1/2 基础磷酸化水平降低，抑制细胞增殖和扩散。

缩胆囊素 B 型受体（CCK-BR）与肿瘤　促胃液素在消化道肿瘤发生过程中通过 CCK-BR 发挥作用。CCK-BR 是含有 441 个氨基酸残基，具有 7 个跨膜区的典型 GPCR。在胃癌和大肠癌的细

胞表面均有促胃液素受体表达，促胃液素与 CCK-BR 结合后可通过不同信号转导通路调控肿瘤的增长。

MAPK 通路　促胃液素与其受体结合后，可通过 MAPK 信号转导通路诱导结肠癌细胞表达尿激酶型纤溶酶原激活物，使纤溶酶原活化为纤溶酶，再激活多种蛋白酶促进肿瘤侵袭和转移。另外，促胃液素与其受体结合后促使细胞 Ca^{2+} 流动，激活细胞内 AC，使 cAMP 增高，导致 MAPK 活化，加速肿瘤细胞 DNA 的合成和分化，促进肿瘤增长。

β-catenin/T 细胞因子 4 通路　促胃液素通过与受体 CCK-BR 结合后，活化了 β-catenin/T 细胞因子 4 通路而引起原癌基因 *C-myc* 和 *cyclinD*$_1$ 表达的上调，促进肿瘤的转移和侵袭。促胃液素与 CCK-BR 结合后还可阻断抑癌基因 APC、轴蛋白、磷酸酶基因和 GSK-3β 的活化，进而抑制 β-catenin 的磷酸化使其降解减少。

黏着斑激酶（FAK）通路　在结肠癌细胞中促胃液素与受体结合，磷酸化的 FAK，激活 FAK 通路进而影响细 E－钙黏着蛋白/β-catenin 复合物再分布，致细胞黏附能力降低，使一些转录因子活化，促进肿瘤细胞容易从原位浸润或向远处转移。

此外，促胃液素可通过信号转导与转录激活因子 3（STAT3）信号通路影响结肠癌 SW480 细胞增殖，STAT3 是 EGFR、IL-6 等多个致癌性酪氨酸激酶信号通道汇聚的焦点。促胃液素与受体结合后促进 STAT3 通路过度激活，再通过下游相关调控基因及其在大肠癌增殖中的调控机制促进大肠癌细胞增殖。

（吕有勇　潘元明　安娟）

méilián shòutǐ

酶联受体（enzyme-linked receptor）　被激活后直接发挥酶功能或与其他酶结合的细胞膜上受体。又称催化型受体。这一类受体转导的信号通常与细胞的生长、繁殖、分化和生存有关。大多数是一次性跨膜结构，胞外区结合相应配体，催化部位位于胞内。

受体由 3 部分组成，即细胞外配体结合区、跨膜区和胞质区。细胞质区含有催化中心和调节序列。并非所有酶联受体的细胞内结构域都具有酶活性，所以按照受体的细胞内结构域是否具有酶活性将此类受体分为两大类：缺少细胞内催化活性的酶联受体和具有细胞内催化活性的受体。

该受体通过本身的酪氨酸蛋白激酶活化来完成信息的跨膜传递，使细胞内酪氨酸残基磷酸化，从而促发细胞分裂繁殖，如胰岛素受体等。

（吕有勇　潘元明　安娟）

lào'ānsuān dànbái jīméi shòutǐ

酪氨酸蛋白激酶受体（tyrosine protein kinase receptor，TPKR）　酪氨酸激酶的一个亚类。又称为酪氨酸激酶受体（TKR）。为最大的一类酶联受体，是许多多肽生长因子、细胞因子和激素的高亲和性的细胞表面受体。在人类基因组中鉴定的 90 种独特的酪氨酸激酶基因中，有 58 种编码受体酪氨酸激酶蛋白，并且可分为 20 个亚家族。

该受体由胞外区、跨膜区及胞内区 3 部分组成，细胞外侧与配体结合，由此接受外部信息，与之相连的是一段跨膜结构，即单次跨膜的疏水 α 螺旋区，细胞内侧为酪氨酸激酶活性区域，该区域包含一个近膜调节区，一个酪氨酸激酶结构域（TKD）和一个羧基端。

当细胞外信号分子如生长因子，与受体胞外域结合后，受体被配体诱导的受体二聚化或寡聚化而激活，从而促进自身酪氨酸残基的磷酸化而增强此酶活性，再催化细胞内各种底物蛋白磷酸化，激活胞内蛋白激酶，从而将细胞外信息传递到细胞内，因而在多种细胞过程中发挥重要作用，包括生长、运动、分化和代谢。

受体酪氨酸激酶（RTK）不仅被证明是正常细胞过程的关键调节因子，而且在肿瘤细胞中可通过启动适当的信号级联调节多种下游信号通路，如 MAPK、PI3K/Akt 和 JAK/STAT 通路。而这些通路一方面在调控肿瘤干性、血管生成和转移方面具有关键作用，另一方面，对于肿瘤细胞和基质细胞的相互作用也必不可少。例如，在乳腺癌细胞中，RTK 的过表达或失调可通过激活下游信号通路，导致乳腺癌肿瘤生长、血管生成和转移加速。基因组研究揭示了在编码 RTK 的基因如 EGFR、HER2/ErbB2 和 MET 中存在几种不同类型的改变，而 RTK 的异常激活由 4 种机制介导：功能获得突变、基因组扩增、染色体重排和自分泌激活。

（吕有勇　潘元明　安娟）

yǐxiān dǎnjiǎn shòutǐ

乙酰胆碱受体（acetylcholine receptor，AChR）　细胞膜上与乙酰胆碱产生特异性结合并发挥相应生理效应的受体。

结构组成　无论是肌肉型 AChR 还是神经型 AChR 在氨基酸组成及结构上都有一些共同特征。在翻译过程中，前体蛋白 N 端部分序列被删除后的成熟亚单位包括：一个约 220 个氨基酸残基的

N 端处于胞外结构，含有一个与 α1 亚单位中 128 位和 142 位半胱氨酸之间的同源二硫键。在大多数 AChR 亚单位的 141 位有一个 N 糖基化位点，某些胞外结构域还含有另外的糖基化位点，但所有的 AChR 至少含有一个糖基化位点；3 个紧密排列的、高度保守的 α 螺旋跨膜结构域（M1～M3）彼此通过亲水支链连在一起；第四个跨膜结构域（M4）有约 20 个氨基酸残基延伸穿过脂质双分子层形成一个短的胞外序列（10～20 个氨基酸残基）；M3 和 M4 之间含有 110～270 个氨基酸残基的胞质结构域，不同亚单位其序列亦不同，但都有磷酸化位点。

肌肉型 AChR 是一种异聚体跨膜蛋白，由 5 个同源亚单位围绕一个阳离子如 Ca^{2+}，K^+ 等介导的中央孔组成。有两种亚类：一类发现于胎儿的肌肉中，亚单位组成为（α1）$2\beta1\gamma\delta$，另一类在成年人的肌肉神经细胞终极板中发现，由 ε 亚单位取代了 γ 亚单位。5 个亚单位以 α1γ（ε）α1δβ 的排列形式在离子通道周围形成筒状结构。AChR 有两个乙酰胆碱结合位点，分别位于 α1 与 γ 或 ε，α1 与 δ 之间。主要免疫区域位于 α1 亚单位的 66～76 位氨基酸残基，特别是 68～71 位氨基酸残基与肌无力患者产生的自身抗体有较强的结合力。

神经型 AChR 由 α2～α9 亚单位和 β2～β4 亚单位组成，结构与肌肉型 AChR 基本相似，在人体主要有（α4）2（β2）3、（α4）2（β2）2α5、（α3）2（β4）3、（α3）β2β4α5、（α3）2（β4）2α5 和（α7）5。α 亚单位和 β 亚单位有很大的同源性，在 α 亚单位 N 端胞外结构域的 ACh 结合位点的附近有两个相邻的半胱氨酸，β 亚单位则缺乏这些半胱氨酸。神经型 AChR 有两个分支，一个分支由 α2～α6 亚单位和 β2～β4 亚单位组成异聚体，如（α4）2（β2）3，亚单位之间按 α4β2α4β2β2 方式排列于离子通道周围，ACh 的两个结合位点在 α4β2 之间，另一分支由 α7～α9 同源亚单位组成，如（α7）5，它在中枢神经和外周神经中都有分布。

分类 ①毒蕈碱型受体（M 受体）：为 G 蛋白偶联受体，产生副交感神经兴奋效应，即心脏活动抑制，支气管胃肠平滑肌和膀胱逼尿肌收缩，消化腺分泌增加，瞳孔缩小等。阿托品为毒蕈碱型受体拮抗剂。②烟碱型受体（N 受体）：为离子通道型受体，N1 受体位于神经节突触后膜，可引起自主神经节的节后神经元兴奋，N2 受体位于骨骼肌终板膜，可引起运动终板电位，导致骨骼肌兴奋。六烃季铵主要阻断 N1 受体功能，筒箭毒碱阻断 N2 受体功能。

功能作用 抗 AChR 抗体是重症肌无力症患者血清中的一种自身抗体，特别是合并胸腺瘤时阳性率更高，可达 93%～100%。未合并胸腺瘤者阳性率较低，为 17.2%～88.7%。抗 AChR 抗体是重症肌无力发生发展的重要原因之一。

与肿瘤的关系 结直肠癌微环境中存在大量肿瘤相关巨噬细胞（TAM）且其对结肠癌生长、浸润、转移具有重要的影响。TAM 与结直肠癌的关系尚不明确，临床研究报道，结直肠癌中的 TAM 浸润越多，肿瘤血管生成明显增加，肿瘤细胞分化更差，淋巴结转移率增高，与肿瘤预后呈负相关。也有研究发现 TAM 与肿瘤转移、分期和预后呈正相关。因此，TAM 与结直肠癌的关系，尤其是与肿瘤肝转移的关系有待进一步研究。α7 烟碱样乙酰胆碱受体（α7nAChR）是 nAChR 的重要亚型，表达于多种非神经元包括巨噬细胞。α7nAChR 的表达失衡与肿瘤形成、进展等有关，参与肺癌细胞增殖、血管生成、转移以及抑制细胞凋亡等过程。尼古丁作为 α7nAChR 的激动剂，其调节机制研究对肺癌药物的研发具有重要意义。

（吕有勇　潘元明　安娟）

dúxùnjiǎnxíng shòutǐ

毒蕈碱型受体（muscarinic receptor，mAChR；M-R） 乙酰胆碱受体的一种。简称 M 受体。广泛存在于副交感神经节后纤维支配的效应器细胞上，是胆碱能受体的一类。这类受体也能与毒蕈碱结合，产生类似的效应。

分类 M 受体有 5 种亚型。M1 受体主要分布于交感节后神经和胃壁细胞，受体激动引起兴奋和胃酸分泌；M2 受体主要分布于心肌，激动引起心脏收缩力和心率降低；M3 受体主要分布于平滑肌（以胃肠道平滑肌为主，不包括血管平滑肌）、腺体和血管内皮，激动时引起胃肠道平滑肌收缩和腺体分泌以及血管内皮释放 NO。M4 和 M5 尚未找到与之相对应的药理学分型。

M1、M2、M3 受体均有各自的选择性激动剂和拮抗剂，阿托品对这三种受体均可阻断。

功能作用 当 ACh 与这类受体结合后，可产生一系列副交感神经末梢兴奋的效应，包括心脏活动的抑制，支气管平滑肌、胃肠道平滑肌、膀胱逼尿肌和瞳孔括约肌的收缩，以及消化腺分泌增加等。这类受体也能与毒蕈碱结合，产生类似的效应。阿托品为此类受体的拮抗剂。毒蕈碱能模拟 ACh 对心肌、平滑肌和腺体的刺激作用。所以这些作用称为毒蕈碱样作用（M 样作用），相应的受体称为毒蕈碱受体（M 受体）。大多数副交感节后纤维、少数交感节后纤维（引起汗腺分泌和骨骼肌血管舒张的舒血管纤维）所支配的效应器细胞膜上的胆碱能受体都是 M 受体。当 ACh 作用于这些受体时，可产生一系列自主神经节后胆碱能纤维兴奋的效应，包括心脏活动的抑制、支气管平滑肌的收缩、胃肠平滑肌的收缩、膀胱逼尿肌的收缩、虹膜环行肌的收缩、消化腺分泌的增加，以及汗腺分泌的增加和骨骼肌血管的舒张等。

与肿瘤关系 由肿瘤或邻近细胞分泌的 ACh 与癌细胞上表达的 M3 毒蕈碱受体相互作用，可刺激肿瘤生长。其可通过增殖途径涉及促分裂原活化的蛋白激酶（MAPK）和 Akt 的激活。在肺癌和结肠癌中，毒蕈碱激动剂刺激肿瘤生长和 M3 拮抗剂抑制肿瘤生长的能力已被证实，但还没有临床试验证明 M3 拮抗剂作为癌症疗法的疗效。

（吕有勇　潘元明　安娟）

yānjiǎnxíng shòutǐ

烟碱型受体 （nicotine receptor，nAChR；N-R） 乙酰胆碱受体的一种。简称 N 受体。存在于交感和副交感神经节神经元的突触后膜和神经肌肉接头处的终板膜上，是胆碱能受体的一类。当乙酰胆碱（ACh）与这类受体结合后，就产生兴奋性突触后电位和终板电位，导致节后神经元和骨骼肌的兴奋。这类受体也能与烟碱结合，产生类似效应。

分类 有两个亚型。神经节神经元突触后膜上的受体为 N1 受体，六烃季铵是拮抗剂；骨骼肌终板膜上的受体为 N2 受体，十烃季铵是阻断剂；筒箭毒是 N1 和 N2 的共同拮抗剂。

功能作用 N1 和 N2 受体都是配体门控型阳离子通道，当 ACh 与 N 受体结合后，N 受体空间构象发生改变，通道开放，发生局部去极化。当去极化水平达到钠通道开放阈值时，钠通道开放，引发动作电位。具有 N2 受体的骨骼肌细胞表现为细胞外钙内流和细胞内钙释放，肌肉收缩；具有 N1 受体的神经节的次一级神经元表现为兴奋的继续传递。

与肿瘤的关系 nAChR 在促肿瘤细胞增殖、抗凋亡和转移、新生血管的生成等方面起重要作用。非神经型 AChR 由非神经性细胞和组织如免疫细胞、胚胎干细胞、上皮细胞、角质化细胞、血管内皮细胞、肿瘤细胞、膀胱、生殖组织等合成释放通过自分泌或旁分泌途径发挥作用。nAChR 介导突触间快速信号传递，其激动剂尼古丁是烟草的主要成分之一。研究表明，吸烟是肺癌、胰腺癌、结肠癌、胃癌和膀胱癌致病的主要危险因素。研究表明，肿瘤微环境中的神经递质以及受体在肿瘤的嗜神经性上可能起重要作用。已先后在肺肿瘤细胞系和人小细胞肺癌中发现了 nAChR 的表达，提示尼古丁可能通过与 nAChR 特异性结合，在肿瘤的发生发展中起重要作用。

（吕有勇　潘元明　安娟）

zhǒngliú miǎnyìxué

肿瘤免疫学 （tumor immunology） 研究肿瘤发生发展过程中，肿瘤抗原种类和性质、机体对肿瘤细胞免疫监视和免疫应答反应、肿瘤免疫逃逸方式和机制，以及借助免疫学原理对肿瘤进行诊断和防治的学科。是免疫学与肿瘤学交互渗透的一门分支学科。

简史 20 世纪初，研究者就推测肿瘤细胞可能存在着与正常组织细胞不同的抗原成分，采用同种移植方法来寻找和证实肿瘤抗原，以实现肿瘤诊断和治疗目的。受当时相关学科发展水平和条件所限，实际所获得的实验结果并不是针对肿瘤的免疫，而是抗同种异体移植物的免疫反应，在随后的研究中并没有取得明显进展。20 世纪 50 年代，随着近交系小鼠的培育成功，科学家们确切地证实：化学致癌剂甲基胆蒽诱发小鼠肉瘤所表达的移植排斥抗原是肿瘤特异性抗原，随后在其他致癌因素导致的肿瘤中也证实了肿瘤抗原的存在，并证明其所诱导的机体免疫应答具有特异性抗肿瘤作用，从而使肿瘤抗原在肿瘤诊断和肿瘤治疗中的应用得到了重视。随着生物化学和分子生物学理论与技术的发展，科学家们发展了多种肿瘤抗原的鉴定技术，发现了越来越多有价值的肿瘤抗原，为肿瘤的预防、诊断和治疗奠定了基础。

1909 年，德国免疫学家保罗·埃尔利希（Paul Ehrlich，1854~1915 年）提出机体免疫系统存在着对肿瘤的免疫监视（immunosurveillance）概念，澳大利亚微生物学家弗兰克·麦克法兰·伯内特（Frank MacFarlane Burnet，1899~1985 年）和美国生物学家刘易斯·托马斯（Lewis Thomas，1913~1993 年）分别于 1950 年和 1960 年提出肿瘤的免疫监视学说，即机体免疫系统可监视肿瘤的发生，并通过细胞免疫机制清除肿瘤细胞，在机体免疫监视功能低下时可发生肿瘤。20

世纪 60 年代以后，大量的体外实验证实：肿瘤患者的淋巴细胞、巨噬细胞和细胞毒性抗体等均有抗肿瘤效应。70 年代，随着单克隆抗体的问世，肿瘤的免疫诊断技术和肿瘤的免疫治疗得到了很大的发展。80 年代中后期，分子生物学和免疫学的迅速发展和交叉渗透，进一步推动了肿瘤免疫学的发展。这些研究发现：T 细胞、B 细胞的激活不仅需要 T 细胞受体（TCR）和 B 细胞受体（BCR），还依赖于共刺激信号分子。美国免疫学家詹姆斯·艾利森（James Allison，1948~ ）和日本科学家本庶佑（Tasuku Honjo，1942~ ）对 T 细胞表面表达的 CTLA-4 和 PD-1 进行研究，提出了免疫检查点的概念，CTLA-4 和 PD-1 是 T 细胞功能发挥的制动器。采用针对这两个分子的单克隆抗体治疗某些晚期癌症患者，生存率有了极大提高，奠定了免疫检查点抑制剂的癌症免疫治疗基础。两人由此共同获得 2018 年诺贝尔生理学或医学奖。

由于 T 细胞通过 TCR 识别的抗原是抗原提呈细胞（APC）加工处理后的抗原肽段，与自身主要组织相容性复合体（MHC）结合后形成 MHC-抗原肽复合物而发挥作用，但 BCR 可直接识别抗原物质上的抗原表位，以色列免疫学家齐利格·伊萨哈（Zelig Eshhar）设想了将 TCR 的膜外区域改造成 BCR，从而使 T 细胞识别天然状态的蛋白而不是经过蛋白酶消化提呈的肽段，由此诞生了嵌合抗原受体 T 细胞（CAR-T），在 CAR-T 的肿瘤治疗研究中，美国免疫学家卡尔·琼（Carl June）做出了很大贡献。CAR-T 技术的诞生得益于日趋成熟的分子克隆和转基因技术，针对 CD19 分子的 CAR-T 细胞在治疗顽固性 B 细胞白血病的临床试验中疗效很好。在癌症免疫疗法中，CAR-T 占据了重要地位。

2002 年，美国生物学家罗伯特·施赖伯（Robert D. Schreiber）等人提出肿瘤免疫编辑理论，阐述机体免疫系统与肿瘤发生发展的相互关系。该理论指出：免疫系统不仅具有清除肿瘤细胞的能力，而且还具有促进肿瘤生长的作用，肿瘤细胞在机体内的发生发展是一个免疫系统与肿瘤细胞相互作用的动态过程。在这个过程中，免疫系统在清除一些肿瘤细胞的同时，也对另外一些肿瘤细胞的生物学特性（如肿瘤的抗原性）进行重塑。免疫系统与肿瘤的相互关系可分为 3 个不同阶段：第一阶段为免疫清除，清除肿瘤细胞的过程具有经典的免疫监视理论的特点；第二阶段为均衡，此时肿瘤细胞的抗原性减弱而不会轻易被免疫系统识别和清除，但又处在免疫系统的清除压力下，难以过度生长，表现为检查不到可见的临床肿瘤；第三阶段为免疫逃逸，肿瘤细胞则能够逃逸机体的免疫压力，肿瘤生长完全失控并广泛转移。免疫编辑理论的提出，改进了人们对于肿瘤免疫治疗的研究策略，使肿瘤的免疫生物治疗技术与手段得到了进一步提高。

研究内容　主要涵盖如下领域。

肿瘤抗原　细胞在癌变过程中出现的新抗原物质或正常组织细胞过表达的抗原，或胚胎期细胞产生的某些抗原物质重新开始表达，研究其理化性质、产生机制及相关肿瘤疫苗的设计等。

肿瘤免疫机制　免疫系统如何识别肿瘤细胞并产生应答，涉及抗肿瘤免疫应答的类型、肿瘤的免疫微环境、免疫细胞及其亚群相互调节并参与肿瘤免疫的作用及其机制等。

肿瘤的免疫逃逸　肿瘤免疫编辑理论认为，肿瘤发生发展过程中存在免疫监视、免疫平衡及免疫逃逸，在免疫逃逸阶段，肿瘤微环境中存在的抑制性细胞和因子可抑制免疫系统并促进肿瘤生长，导致肿瘤发生，并阻碍临床抗肿瘤策略的疗效。

肿瘤的免疫诊断　即借助免疫学理论及检测肿瘤抗原，以早期诊断肿瘤、监测肿瘤进程和判断预后。

肿瘤免疫治疗　基本原理是激发或增强机体对肿瘤的免疫识别和抗肿瘤免疫应答，或阻断肿瘤微环境的免疫抑制作用，被视为继手术、化疗和放疗后的第四种肿瘤治疗模式。

研究方法　有以下几种。

体外实验　例如，应用 MHC 和抗原肽四聚体，借助流式细胞仪检测肿瘤抗原特异性细胞毒性 T 细胞（CTL）；借助体外杀伤实验评估 CTL 和自然杀伤（NK）细胞杀瘤活性。

动物实验　多采用小鼠进行，应用自发性和诱导性肿瘤及同类系移植性动物模型进行肿瘤免疫学研究。

临床试验　对肿瘤患者及肿瘤组织作病理学、免疫细胞浸润类型和功能检测，监测肿瘤进展及判断免疫治疗疗效。

流行病学研究　分析人群中肿瘤患者分布规律及影响因素，探讨肿瘤病因及发病的危险因素，制订预防、控制和消灭肿瘤的对策。

同邻近学科的关系　肿瘤免疫学有赖于医学免疫学、肿瘤生物学和临床医学的发展，同时也拓展和深化了医学免疫学和临床医学理论。例如，研究肿瘤细胞与免疫细胞相互作用，有赖于细胞生物学、遗传学、生物化学等的理论和技术；探讨肿瘤免疫治疗策略，须以药理学、毒理学相关理论为基础。肿瘤是严重威胁人群健康的恶性疾病，攻克肿瘤还需依托基因组学、蛋白质组学、代谢组学、表观遗传学的研究进展和成果。

（曲春枫　张叔人）

miǎnyì xìtǒng

免疫系统（immune system）

执行免疫应答和免疫功能的组织系统。由免疫器官和组织（骨髓、脾、淋巴结、扁桃体、小肠派尔集合淋巴结、阑尾和胸腺等）、免疫细胞（淋巴细胞、单核/巨噬细胞、中性粒细胞、嗜碱粒细胞、嗜酸粒细胞、肥大细胞等）和免疫活性物质（抗体、溶菌酶、补体、干扰素、白细胞介素、肿瘤坏死因子等）组成。

免疫系统具有识别和排除抗原性异物、与机体其他系统相互协调，共同维持机体内环境稳定和生理平衡的功能，其在个体发育过程中逐渐形成并完善，该过程中任何环节的障碍或异常均可导致机体免疫功能紊乱，导致相应疾病的发生。

（曲春枫　张叔人）

miǎnyì qìguān

免疫器官（immune organ）

免疫细胞发生、发展、成熟和产生免疫应答的场所。根据功能的不同，分为中枢免疫器官和外周免疫器官。

中枢免疫器官：又称初级淋巴器官。包括胸腺和骨髓。胸腺位于胸骨后，每个胸腺小叶由皮质和髓质组成，是T淋巴细胞分化、成熟的场所。青春期以后，胸腺逐渐萎缩退变，尽管成人胸腺发生退变，但仍具有免疫功能。老年期胸腺明显缩小，其皮质和髓质多被脂肪组织代替，胸腺激素和细胞因子产生分泌减少，胸腺微环境的改变，培育T细胞的作用减弱，导致老年个体免疫功能衰退。骨髓既是造血器官，也是各类免疫细胞发生的场所，同时也是B淋巴细胞分化成熟的场所。中枢和外周免疫器官通过血液循环和淋巴循环相互联系。

外周免疫器官：成熟淋巴细胞定居和产生免疫应答的场所。又称次级淋巴器官，包括淋巴结、脾、扁桃体及黏膜相关淋巴组织。淋巴结广泛分布于全身非黏膜部位的淋巴管汇集处，通过彼此相连的淋巴管，构成可接受来自不同组织或器官引流淋巴液的全身性网络。脾是人体最大的免疫器官，具有造血、滤血、清除衰老红细胞和抗原性异物的功能，是免疫细胞定居、再循环和增殖的场所，也是免疫细胞接受抗原刺激产生免疫应答的场所。黏膜相关淋巴组织无被膜包被，分布在呼吸道、肠道及泌尿生殖道的黏膜固有层和上皮细胞下，也包括一些器官化的淋巴组织，如扁桃体、小肠的派尔集合淋巴结和阑尾等，主要功能是构成机体防御外来抗原的第一道防线，也参与特异性免疫应答。

（曲春枫　张叔人）

miǎnyì xìbāo

免疫细胞（immune cell）

参与免疫应答或与免疫应答有关的细胞。包括淋巴细胞、单核/巨噬细胞、树突状细胞、肥大细胞、血液中的中性粒细胞、嗜酸性粒细胞、嗜碱性粒细胞和血小板等。

（曲春枫　张叔人）

fǔzhùxìng T xìbāo

辅助性T细胞（helper T lymphocyte，Th cell）

能辅助T细胞、B细胞进行免疫应答的T细胞功能亚群。简称Th细胞。细胞表面表达CD4分子，可以特异性识别主要组织相容性复合体（MHC）Ⅱ类分子–抗原肽复合物，产生多种类型和功能的细胞因子。这一亚群并不是均一的细胞群体，有些群体的辅助性T细胞具有增强B细胞产生抗体的能力，有些群体具有增强细胞所介导的免疫功能的能力，有些群体具有调节细胞免疫功能的能力。按照其所分泌细胞因子的种类，分为Th1细胞、Th2细胞和Th17细胞等。Th1细胞能够活化细胞毒性T细胞，产生和分泌Ⅱ型干扰素（IFN-γ）。抗肿瘤免疫通常需要机体存在有效的Th1型细胞免疫。Th2细胞产生特征性白细胞介素（IL-4、IL-5和IL-13），主要参与机体的Ⅰ型超敏反应和抗寄生虫感染。Th17细胞产生特征性的IL-17，与慢性病理性的炎症应答相关。

（曲春枫　张叔人）

diàojiéxìng T xìbāo

调节性T细胞（regular T cell）

具有负调节作用的T细胞亚群。简称Treg细胞，曾称抑制性T细胞。因能够抑制免疫应答反应，故可以诱导免疫耐受。机体内存在两类调节性T细胞：天然产生的自然调节性T细胞（简称nTreg细胞）和诱导性的调节性T细胞（简称iTreg细胞）。

nTreg细胞在胸腺中发育成熟，表面表达CD4和CD25分子，特征性表达细胞核转录因子Foxp3。iTreg细胞是在小剂量抗原或免疫抑制性细胞因子存在下，由外周初始T细胞发育而成，这包括抗原诱导的 CD4$^+$Treg，如抗原特异性 CD4$^+$CD25$^+$FoxP3$^+$细胞；白细胞介素 10 (IL-10) 和转化生长因子 β (TGF-β) 与 Treg 细胞的分化与功能有着密不可分的关系，另外还包括 CD8$^+$Treg 和 NKT Treg。除了表达 CD4、CD25、Foxp3 和膜结合型 TGF-β 之外，这群细胞还表达 CTLA-4 分子、GITR 分子，细胞表面 CD127 的表达与 FoxP3 的表达相反。因此，CD4$^+$CD25$^+$CD127$^-$FoxP3$^+$ 可作为该群细胞的标志。

Treg 细胞可通过分泌 IL-10 和 TGF-β 发挥免疫负调控作用，也可通过膜表面表达的 CTLA-4 发挥作用，在维持自身免疫耐受、避免免疫反应过度损伤机体的过程中发挥着重要作用，但对抗肿瘤免疫起抑制作用，是肿瘤免疫逃逸发生的一个重要方面，可抑制 T 细胞对肿瘤细胞刺激引起的干扰素 (IFN-γ) 依赖的抗肿瘤免疫应答，并可抑制肿瘤抗原肽产生的抗肿瘤作用。

(曲春枫　张叔人)

细胞毒性 T 细胞 (cytotoxic T lymphocyte，CTL)

xìbāo dúxìng T xìbāo

具有特异性杀伤靶细胞功能的 T 细胞亚群。细胞表面表达 CD8 分子，识别抗原提呈细胞上通过主要组织相容性复合体 (MHC) Ⅰ 类分子结合的抗原多肽，其主要作用是直接杀伤肿瘤细胞、病毒及其他胞内病原微生物感染性细胞，参与对同种异体移植物的排斥反应和自身免疫反应。活化的 CTL 能分泌细胞毒素及因子，细胞毒素包括穿孔素、颗粒酶等，细胞因子如干扰素 (IFN-γ) 和肿瘤坏死因子 (TNF-α) 等。某些 CD4$^+$T 细胞也具有 CTL 活性。

(曲春枫　张叔人)

γδ T 细胞 (gamma delta T cell)

γδ T xìbāo

T 细胞受体 (TCR) 由 γ 链和 δ 链组成的 T 细胞。在外周血单个核细胞中仅占 0.5%～5%，在胸腺、脾和淋巴结中比例更低，说明其在黏膜免疫中发挥重要作用。γδ T 细胞由胸腺发育而来，富集于黏膜皮肤的上皮组织中，参与清除通过皮肤、黏膜感染途径入侵的病原体的免疫反应，是免疫防御和免疫监视的第一道重要防线。

与 T 细胞抗原识别受体为表达 αβ 链异二聚体的 T 细胞不同，其抗原识别不具有主要组织相容性复合体 (MHC) 限制性，即不需要抗原提呈细胞对抗原进行加工处理和提呈过程，而是直接识别其配体或抗原，类似于 B 细胞受体的识别模式，除了蛋白质抗原外，γδ T 细胞还可识别一些脂类、脂蛋白抗原，兼具辅助性 T 细胞和细胞毒性 T 细胞的双重效应，其生物学作用包括抗感染、抗肿瘤、维持皮肤黏膜稳态和促进组织修复以及参与自身免疫病的发病等。

(曲春枫　张叔人)

辅佐细胞 (accessory cell)

fǔzuǒ xìbāo

在免疫应答过程中，能摄取、加工、处理并将抗原信息提呈给淋巴细胞的免疫细胞。即参与免疫应答但无直接识别特异性抗原功能的一大类细胞，包括除淋巴细胞外的所有其他细胞，如抗原提呈细胞、中性粒细胞、肥大细胞和自然杀伤 (NK) 细胞等。

(曲春枫　张叔人)

抗原提呈细胞 (antigen presenting cell，APC)

kàngyuán tíchéng xìbāo

能对抗原摄取、加工和处理，并以主要组织相容性复合体 (MHC) 分子-抗原肽复合物形式将抗原信息提呈给淋巴细胞的免疫细胞。分为专职性和非专职性两类，功能为：①摄取和加工抗原，并使抗原肽与 MHC 分子形成复合物而呈现于细胞表面，供 T 细胞识别。②组成性或诱导性表达多种共刺激分子，通过与 T 细胞表面相应配体结合而提供 T 细胞活化的共刺激信号。机体内最主要的专职性抗原提呈细胞是树突状细胞，此外，巨噬细胞、B 细胞也被发现有一定的抗原提呈功能。机体所有的有核细胞均能表达 MHC Ⅰ 类分子，可将细胞内蛋白质抗原加工处理成抗原肽，被 CD8$^+$细胞毒性 T 细胞所识别，这些细胞不具备起始免疫应答的能力，通常被称为靶细胞，并不将该类细胞称为抗原提呈细胞。

(曲春枫　张叔人)

树突状细胞 (dendritic cell，DC)

shùtūzhuàng xìbāo

具有典型树突样形态的专职性抗原提呈细胞。通过与初始 T 细胞的相互作用，分泌细胞因子，是起始和诱导机体产生特异性抗微生物（包括细菌、真菌和病毒）感染、抗肿瘤及抗移植物排斥反应最为强大的抗原提呈细胞。DC 在免疫器官组织和非免疫器官组织中广泛分布，但两者的起源和功能存在一定差异。

DC 由骨髓前体细胞发育而来，Ⅰ 型经典树突状细胞 (cDC1) 具有更强的启动 CD8$^+$ T 细胞介导的免疫应答反应，Ⅱ 型经典树突状细胞 (cDC2) 具有较强的启动 CD4$^+$ T 细胞介导的免疫反应。机体在应急状态，如感染时，单核细胞可以分化发育成为 DC。浆细胞样树突状细胞 (pDC) 又称为非传统型树突状细胞，由骨髓前体细胞直接分化发育而来，在病毒或某些细菌感染后产生大量的 I 型干扰素。尚未确认 DC 所独有的细胞表面标志，因具有如下表型特征，使其具备强大的抗原提呈功能：①细胞表面高表达抗原提呈所必备的主要组织相容性复合体（MHC）I、II 类分子。②细胞表面高表达活化初始 T 细胞所必需的一些共刺激分子，如 CD80、CD86 分子及一些黏附分子如 CD40、CD54 等。③细胞表面高表达淋巴细胞归巢所必需的趋化因子受体 CCR7，准确定位到淋巴组织的 T 细胞区。

除对适应性免疫应答具有重要的触发和调控作用外，DC 还可以通过分泌大量细胞因子与其他免疫细胞（如自然杀伤细胞）直接接触，对固有免疫产生重要影响。

（曲春枫　张叔人）

dānhé xìbāo

单核细胞（monocyte）　存在于外周血的具有吞噬活性的单个核细胞。在其离开外周血渗入组织后，则称巨噬细胞，分散在全身各器官组织。外周血中还存在一些具有单核细胞形态学特征的树突状细胞的前体细胞。单核/巨噬细胞是一个形态学概念，不是均一的细胞群体，在表型特征上，单核细胞分为两个亚群：经典型单核细胞和非经典型单核细胞。经典型单核细胞的表型特征是 $CD14^{high}CD16^-$（人）或 $CD115^+Ly6C^+$（小鼠），非经典型单核细胞的表型特征是 $CD14^{low}CD16^+$（人）或 $CD115^+Ly6C^-$（小鼠）。

（曲春枫　张叔人）

jùshì xìbāo

巨噬细胞（macrophage）　存在于组织中的单核吞噬细胞。在机体中广泛分布，具有多种生物学效应，在不同器官组织中有不同命名，如肝组织中的库普弗细胞，骨组织中的破骨细胞等，其表面表达 Fc 受体、补体受体、甘露糖受体、清道夫受体和 Toll 样受体等，可产生数十种酶，并能分泌近百种生物活性物质，在机体防御和免疫应答中发挥着重要作用，也表达大量主要组织相容性复合体（MHC）I、II 类分子和 CD80、CD86、CD40 等共刺激分子，能在细胞内加工处理抗原，并能活化 T 细胞，发挥细胞免疫效应。

在机体创伤修复过程中，巨噬细胞主要有两方面作用：在创伤活动开始时，巨噬细胞能大量分泌多种生物活性物质以及多种酶类物质，包括多肽转换生长因子、白细胞介素、肿瘤坏死因子、胶原酶和弹性蛋白酶等，直接引导机体修复的过程；在炎症阶段，巨噬细胞是主要的吞噬细胞，负责清除机体损伤处组织、细胞碎片及病原体等，对创伤愈合有着重要的调控作用。

巨噬细胞活化是细胞免疫应答过程中的重要效应细胞。在 Th1 型免疫应答中，$CD4^+$、$CD8^+$ T 细胞及自然杀伤（NK）细胞，通过产生分泌 IFN-γ 而活化巨噬细胞，具有抑制和杀伤细胞内感染的病原体和肿瘤细胞的能力，这种经典途径活化的巨噬细胞又称 M1 型巨噬细胞，能分泌 NO 等分子以及多种炎症因子和趋化因子，还能高表达 MHC II 类分子和 CD80、CD86 分子，抗原提呈能力强。在 Th2 型免疫应答中，$CD4^+$ T 细胞分泌的白细胞介素（IL-4、IL-13）作用于巨噬细胞，促进其产生 IL-1β、IL-8，并促进细胞的融合，但抑制 NO 的产生，通过这种途径活化的巨噬细胞又称为 M2 型巨噬细胞，其细胞表面表达甘露糖受体，也同样高表达 MHC II 类分子，参与抗寄生虫感染免疫以及过敏性反应。存在于实体肿瘤组织微环境中的巨噬细胞，被称为肿瘤相关巨噬细胞，具有类似于 M2 型巨噬细胞的活化表型特征。

（曲春枫　张叔人）

miǎnyì fēnzǐ

免疫分子（immunological molecule）　由活化免疫细胞和某些基质细胞分泌的物质，介导和调节免疫应答及免疫反应。分泌型分子是由免疫细胞合成并分泌到体液中的免疫应答效应分子，包括抗体、补体、细胞因子和趋化分子等。膜型分子是免疫细胞间或免疫系统与其他系统细胞间信息传递、相互协调与制约的物质，包括 T、B 细胞抗原识别受体，主要组织相容性抗原分子、细胞分化抗原、Toll 样受体、趋化因子受体和细胞黏附分子等。

（曲春枫　张叔人）

gòngcìjī fēnzǐ

共刺激分子（costimulatory molecule）　通过免疫细胞间相互作用，可向 T、B 细胞提供共刺激信号的一组膜分子。又称协同刺激分子。共刺激分子及其调节网络在免疫应答的有效启动、适度效应和适时中止过程中起着极为重要的调节作用。CD28 分子是最早被证实和公认的最基本的共刺激分子，其配体是抗原提呈细胞表达的 B7 分子（CD80、CD86）。

根据共刺激分子的胞外区结构域分为两类。①肿瘤坏死因子受体超家族（TNFRSF）：如 CD40-CD40L、OX40-OX40L 和 Fas-FasL。②免疫球蛋白超家族（IgSF）：如 CD28-B7.1/B7.2、CTLA4-B7.1/B7.2 等。根据其功能可分为正性共刺激分子和负性共刺激分子两大类，正性共刺激分子如 CD40-CD40L、CD28-B7.1/B7.2 等，负性共刺激分子如 CTLA4-B7.1/B7.2、PD1-PD-L1/PD-L2 等。

共刺激分子及信号传递有如下特点：①以受体与配体相互作用的形式介导信号，信号传递是双向性，受体-配体表达在不同靶细胞。②一个呈持续表达，另一个为诱导性表达。③均存在膜型和可溶性两种形式。④不仅激发或增强免疫应答，还介导下调或中止免疫应答，如负性共刺激分子 CTLA4-B7.1/B7.2、PD1-PD-L1/PD-L2、Fas-FasL 等。T 细胞表面表达的 CTLA-4、PD-1 是 T 细胞活化的制动器，又称为免疫检查点。

共刺激分子的功能：参与 T 细胞激活；介导 T 细胞亚群分化；参与调节性 T 细胞分化和功能；参与效应性 T 细胞增殖和存活；参与记忆性 T 细胞应答。

（曲春枫　张叔人）

miǎnyì jiǎncházhàn yìzhìjì
免疫检查点抑制剂（immune checkpoint inhibitor，ICI） 针对免疫检查点的抗体类药物。又称免疫检查点阻断剂。其主要通过封闭相应的免疫检查点来解除免疫抑制作用，恢复活化 T 细胞的功能，提高免疫细胞对肿瘤细胞的杀伤能力。不同于传统的抗肿瘤药物，免疫检查点抑制剂不以直接杀伤肿瘤细胞为目标，而是通过改善肿瘤周围免疫微环境，从而恢复/激活体内免疫细胞的活性达到清除肿瘤细胞的目的。

（曲春枫　张叔人）

zǔzhī xiāngróngxìng kàngyuán
组织相容性抗原（histocompatibility antigen） 由组织相容

性基因编码，代表个体特异性的同种异型抗原。非自身组织相容性抗原可被免疫系统识别，引起表达该抗原的移植物被排斥。包括主要组织相容性抗原和次要组织相容性抗原，主要组织相容性抗原是参与抗原提呈和 T 细胞激活的关键分子，也决定个体对同种或异种移植物的组织相容性，是主要组织相容性复合体（MHC）基因编码的产物。次要组织相容性抗原是不同种属或同种不同个体间组织移植时，引起较弱排斥反应的细胞表面同种异型抗原，能结合和提呈由于自身抗原的多样性所产生的多肽，供 T 细胞识别和应答。

（曲春枫　张叔人）

zhǔyào zǔzhī xiāngróngxìng fùhétǐ
主要组织相容性复合体（major histocompatibility complex，MHC） 编码主要组织相容性抗原一组紧密连锁的基因群。定位于动物或人某对染色体的特定区域，编码产物是抗原提呈和 T 细胞活化的关键分子，在启动特异性免疫应答和免疫调节中起重要作用。位于人类第 6 号染色体，小鼠第 17 号染色体。

人类主要组织相容性复合体（hMHC）是决定人类不同个体间移植物是否相容的主要基因复合体，其编码产物即人类白细胞抗原（HLA）。小鼠主要组织相容性复合体基因编码分子称为 H-2 复合体。组成 MHC 的基因分为 Ⅰ 类、Ⅱ 类和Ⅲ 类。MHC Ⅰ 类分子或抗原能结合和提呈细胞内产生的 9～11 个氨基酸大小的多肽，具有 9 个氨基酸的多肽与抗原槽的结合最为稳定，供 CD8$^+$T 细胞识别；MHC Ⅱ 类分子或抗原能结合和提呈在吞噬细胞内降解产生的 14～30 个氨基酸的多肽，供

CD4$^+$T 细胞识别。MHC 分子的高度多态性体现在肽结合区氨基酸组成的差异上。MHC 还能编码进行抗原加工处理及参与宿主免疫反应的一些蛋白质。

（曲春枫　张叔人）

zhǔyào zǔzhī xiāngróngxìng fùhétǐ xiànzhìxìng
主要组织相容性复合体限制性（major histocompatibility complex restriction） T 淋巴细胞介导适应性免疫应答是否发生，受提呈抗原肽的特定 MHC 分子约束（限制）的免疫生物学现象。即 MHC 限制的抗原识别，T 细胞在识别抗原提呈细胞（或靶细胞）表面的抗原肽时，须同时识别参与抗原提呈的 MHC 分子，即双重识别；或者说，T 细胞受体仅可识别与抗原提呈细胞表面 MHC 分子结合为复合物的抗原肽。

（曲春枫　张叔人）

zhǔyào zǔzhī xiāngróngxìng fùhétǐ-duōtài sìjùtǐ
主要组织相容性复合体-多肽四聚体（major histocompatibility complex-peptide tetramer） 由 4 个荷载特定肽段 MHC 分子组成聚合体，借助流式细胞仪来鉴定和筛选抗原特异性 T 细胞。MHC-多肽单体能与 T 细胞受体（TCR）结合，但其亲和力低，解离速度很快，因而不能直接用于特异性 T 细胞的检测，借助生物素-链霉亲和素系统，将 MHC-多肽复合物四聚化，通过染色，由此计数特定细胞群体中的抗原特异性 T 细胞的数量。因抗原特异性 T 细胞在细胞免疫应答中发挥着核心作用，因此定量测定抗原特异性 T 细胞数量在判定机体细胞免疫功能方面能提供重要的信息。

（曲春枫　张叔人）

人类白细胞抗原（human leukocyte antigen，HLA）

rénlèi báixìbāo kàngyuán

人类主要组织相容性复合体（MHC）基因簇编码的抗原。因率先在白细胞膜上发现而得名。编码 HLA 的 MHC 基因称为 HLA 复合体。人 MHC Ⅰ 类分子（抗原）为 HLA-ABC 分子，在体内广泛分布在所有的有核细胞表面；MHC Ⅱ 类分子（抗原）为 HLA-DP、DQ 和 DR 分子。

MHC Ⅰ 类抗原由两条多肽链组成，重链编码基因位于 6 号染色体，含有 340 个氨基酸残基，具有高度多态性。轻链为 β_2 微球蛋白（β_2M），其编码基因位于 15 号染色体，无基因多态性，其对于 MHC Ⅰ 类分子的组装、表达及功能实施均必不可少。α 链的 α1、α2 组成一个封闭性的抗原多肽结构域，α3 结构域含有 CD8 分子的结合位点，与 β_2M 结合维持Ⅰ类分子的构象。MHC Ⅰ 类分子具有高度多肽性，体现在 α1、α2 结构域中肽结合区的氨基酸组成差异上。

MHC Ⅱ 类抗原是 α 链和 β 链组成的异二聚体，两条链均是跨膜的糖蛋白，胞外区各有两个结构域，α1、α2 和 β1、β2。其中，α1 和 β1 组成一个开放式结构的 MHC Ⅱ 类分子的肽结合区，抗原提呈细胞对外源性抗原进行加工处理所产生的多肽与之进行结合并提呈。MHC Ⅱ 类分子也具有高度特异性，不同个体Ⅱ类分子的差异也体现在肽结合区，主要集中在 β1 结构域。α2 和 β2 维持Ⅱ类分子的构型，并且，β2 区域还含有与 T 细胞上 CD4 分子的结合位点，促进 CD4$^+$T 细胞的活化。

MHC Ⅰ 类抗原分布在所有的有核细胞表面，MHC Ⅱ 类抗原主要分布在一些专职性的抗原提呈细胞，如树突状细胞、巨噬细胞、B 细胞、胸腺上皮细胞和活化的 T 细胞表面。

（曲春枫 张叔人）

固有免疫（innate immunity）

gùyǒu miǎnyì

个体在长期进化中所形成，与生俱有而并非由特定抗原诱导抵抗病原体侵袭、清除体内异物的防御功能。又称非特异性免疫或天然免疫。由固有免疫分子和固有免疫细胞所执行。其特点是：无抗原特异性，初次和再次接触抗原所发挥的效应相同，并且作用广泛；免疫应答无记忆性；先天具备，可稳定遗传，同一物种的正常个体间无显著差异。

固有免疫系统组成：①机体的屏障系统，包括完整的皮肤、黏膜，血-脑屏障、血-胸腺屏障和血-胎盘屏障等，以及生物/生理性屏障，如皮肤黏膜表面的正常菌群，皮肤黏膜细胞所分泌的抑菌、杀菌物质等。②固有免疫细胞，包括多种吞噬细胞如单核/巨噬细胞、中性粒细胞、嗜酸性粒细胞、嗜碱性粒细胞、肥大细胞和自然杀伤（NK）细胞等，固有免疫细胞的免疫识别、活化后的抗原提呈功能，以启动机体的特异性免疫应答。③固有免疫分子，补体、细胞因子、溶菌酶和干扰素等。

固有免疫在机体防御机制中有重要意义，可视为抵御病原微生物感染的第一道防线。同时，固有免疫相关的效应细胞和效应分子也广泛参与适应性免疫应答的启动、效应和调节。

（曲春枫 张叔人）

Toll 样受体（Toll like receptor，TLR）

Toll yàng shòutǐ

可识别多种模式分子（病原体相关模式分子、机体自身损伤相关模式分子）、参与固有免疫的模式识别受体。因其胞外段与果蝇 Toll 蛋白同源而得名。是一种 Ⅰ 型跨膜蛋白，能直接增强固有免疫细胞的吞噬及杀伤能力，提高其对病原微生物的清除能力。还可激活 NF-κB 等转录因子，促进 Ⅰ 型干扰素、细胞因子和趋化因子的分泌，以及促进抗微生物肽的分泌，是机体启动、放大固有免疫效应的重要机制，也能促进适应性免疫的发生，在炎症、细胞信号转导、细胞凋亡及肿瘤免疫等过程中扮演重要角色。

TLR 存在于细胞膜表面，也存在于细胞内溶酶体、内体及内质网，广泛分布于多种组织和细胞，尤其是各类免疫细胞。同一细胞可表达多种 TLR，同一 TLR 可表达于不同细胞。TLR 表达受病原体、细胞因子和环境压力等因素调节。

（曲春枫 张叔人）

适应性免疫应答（adaptive immune response）

shìyìngxìng miǎnyì yìngdá

个体出生后通过与抗原物质接触而由淋巴细胞所产生的免疫力，具有特异性和记忆性。又称获得性免疫或特异性免疫应答。主要由 T、B 细胞完成，是机体与抗原接触后所获得的、具有针对性的免疫，分为体液免疫应答和细胞免疫应答两大类。体液免疫应答由 B 细胞介导，其免疫效应分子为针对相应抗原的特异性抗体；细胞免疫应答由 T 细胞介导，通过对结合到自体 MHC 分子上的抗原肽复合体的识别直接杀伤靶细胞，或通过分泌细胞因子动员其他免疫细胞参与共同完成。

特点有：①特异性，即 T、B 细胞仅针对相应抗原表位发生应答。②记忆性，在再次遇到相同抗原刺激时，出现迅速而增强的特异性应答。③获得性，是个体在出生后受到抗原刺激后而获得。④可传递性，特异性免疫应答产物，如抗体或特异性 T 细胞，可直接转输给受者，从而获得相应的特异性免疫力，此为被动免疫。⑤自限性，通过免疫调节使免疫应答控制在适度水平或自限终止。

获得性免疫应答的过程可以概括为 3 个时相：非特异性免疫细胞对抗原物质的识别；加工和抗原性物质的提呈；T、B 细胞的活化、克隆增殖与分化。

免疫系统调节失控而导致应答持续异常低下或亢进，则可引发慢性感染、肿瘤、过敏和自身免疫病等。

（曲春枫　张叔人）

xìbāo miǎnyì yìngdá
细胞免疫应答 （cellular immune response）

由抗原特异性 T 淋巴细胞所介导，主要通过特异性细胞毒作用和分泌细胞因子而发挥免疫效应的一种适应性免疫应答。又称细胞介导的免疫应答。这一过程主要发生在外周免疫器官中，而非抗原的入侵部位，在抗肿瘤、抗病毒感染中发挥关键作用。细胞免疫应答分为 3 个阶段。

第一阶段 即抗原识别阶段，T 细胞一般不能直接对完整的蛋白质抗原进行识别，必须有专职性抗原提呈细胞的帮助，抗原性物质经抗原提呈细胞的加工、处理后，形成与自身主要组织相容性复合体（MHC）分子结合的 MHC–抗原肽复合物。

第二阶段 为反应阶段，即 T 细胞的活化增殖与分化。T 细胞的活化需要两个信号：第一信号为抗原特异性信号，CD4⁺T 细胞的 TCR 分子与 MHC Ⅱ类分子–抗原肽，CD8⁺T 细胞的 TCR 分子与

MHC Ⅰ类分子–抗原肽结合，引起 TCR 的交联，同时使 CD3 复合体、ζ 链及 CD4 或者 CD8 分子聚集，引起 T 细胞活化，是 T 细胞活化的必要条件。第二信号（即共刺激信号），是 T 细胞活化的充分条件，主要由抗原提呈细胞上的共刺激分子与 T 细胞上的受体相互作用产生形成，如 B7 分子与 T 细胞的 CD28 的相互作用。活化信号产生后引起 T 细胞一系列胞内信号传递，使新基因转录，合成和分泌其生长所需要的各种细胞因子及其受体，进一步分化成为执行不同功能的效应细胞，其中一部分分化为特异性的记忆细胞在体内长期存在。根据抗原递呈细胞在活化 T 细胞过程中所产生的细胞因子的种类，CD4⁺T 细胞可分化成为 Th1、Th2 或 Th17 细胞，或分化成为调节性 T 细胞；CD8⁺ T 细胞在 Th1 细胞的辅助下可分化为 CTL 细胞，表达实施杀伤作用的相关分子。

第三阶段 为效应阶段，即效应性 T 细胞清除抗原的过程，此时效应性 T 细胞从外周免疫器官移行到抗原所在部位，通过释放细胞因子或直接杀伤靶细胞而清除抗原。效应 T 细胞在此阶段的功能发挥，可不依赖于正性共刺激分子的活化，但免疫检查点分子的表达可抑制 T 细胞效应。

（曲春枫　张叔人）

línbā yīnzǐ jīhuó de shāshāng xìbāo
淋巴因子激活的杀伤细胞 （lymphokine-activated killer cell, LAK）

外周血单个核细胞在体外经白细胞介素（IL-2、IL-15）诱生的一类非特异性杀伤细胞。其杀伤作用无需抗原致敏且无 MHC 限制性。实验证明，将 LAK 输入荷瘤小鼠，不仅可以使原来的肿瘤消退，还可以使已确立的转移

瘤消失。LAK 的前体细胞主要是自然杀伤（NK）细胞，其主要特征为：有大颗粒淋巴细胞形态学特征；可杀伤对 NK 细胞不敏感的实体瘤细胞，具有广谱抗肿瘤作用；仅可被 IL-2 等细胞因子诱生；对放射线敏感。LAK 细胞在输入人体后仍需要 IL-2 维持其杀伤活性。应用 LAK 细胞过继免疫疗法与直接注射 IL-2 等细胞因子联合治疗某些肿瘤，已获得一定疗效，可使某些常规治疗无效的晚期转移黑色素瘤、肠癌和肾细胞癌的肿瘤转移灶明显缩小。

（曲春枫　张叔人）

qiànhé kàngyuán shòutǐ T xìbāo
嵌合抗原受体 T 细胞 （chimeric antigen receptor T cell, CAR-T）

将 T 细胞受体（TCR）的膜外区域改造成 B 细胞受体（BCR），从而使 T 细胞具有识别天然状态的蛋白质而不是经过蛋白酶消化呈递的肽段的能力。CAR-T 细胞以非 MHC 限制性的方式识别肿瘤细胞及相关细胞表达的膜表面分子，发挥杀伤作用。

CAR-T 是采用基因工程方法，将特异性抗体的抗原结合片段基因与 T 细胞 CD3 ζ 链基因融合，转染 T 细胞后获得，识别表达在细胞膜表面的天然抗原，包括以下主要结构。①胞外结构域：针对天然抗原表位抗体的抗原识别结构域和铰链区。②跨膜结构域：连接细胞外与细胞内结构域，并将受体锚定于 T 细胞膜。③胞内结构域：由信号转导结构域和共刺激结构域组成。

（曲春枫　张叔人）

T xìbāo shòutǐ gōngchénghuà T xìbāo
T 细胞受体工程化 T 细胞 （T cell receptor-engineered T cell, TCR-T）

通过筛选鉴定 T 细胞受体（TCR）序列，其具有识别特

定型别的人白细胞抗原（HLA）提呈抗原肽复合物的能力，采用基因工程手段改造后，将 TCR 基因转入外周血来源的 T 细胞而获得。TCR-T 细胞所识别的肿瘤抗原是靶细胞产生后经蛋白酶消化的通过主要组织相容性复合体（MHC）提呈的抗原肽复合物，因此，其具有特定型别的 HLA 限制性。

（曲春枫　张叔人）

kēlìméi

颗粒酶（granzyme）　存在于所有杀伤细胞［包括细胞毒性 T 细胞（CTL）、自然杀伤（NK）细胞和 T 细胞等］胞质颗粒内、参与介导靶细胞凋亡的丝氨酸蛋白酶。已发现 CTL 可以产生 11 种颗粒酶，其中在人类发现 5 种（颗粒酶 A、B、H、K 和 M），在小鼠发现 10 种（颗粒酶 A、B、C、D、E、F、G、K、M 和 N）。

颗粒酶 A 是 CTL 细胞颗粒中最早发现的丝氨酸蛋白酶；颗粒酶 B 为天冬氨酸蛋白酶，CTL 中高表达。颗粒酶 H 是类糜蛋白酶，与颗粒酶 B 有非常高的同源性，在 NK 细胞中有比较高的组成性表达，在未活化的 CD4$^+$ 或 CD8$^+$ T 细胞中表达很低，在 NK 细胞介导的病原体清除中发挥重要作用，且具有抗病毒作用。颗粒酶 K 具有类胰蛋白酶活性，在 CTL 和 NK 细胞中高表达。颗粒酶 M 具有独特的基因定位，酶活性和特定的表达谱，与其他颗粒酶氨基酸同源性较低，具有胰凝乳蛋白酶样活性，在 CD4$^+$ 或 CD8$^+$ T 细胞中不表达，而是高表达于 NK 细胞中，在 NK 细胞介导的病原体清除中发挥重要作用。

效应细胞与靶细胞结合，颗粒酶随细胞脱颗粒而释放并进入靶细胞，通过激活凋亡相关酶系统或破坏线粒体而介导靶细胞凋亡。颗粒酶进入靶细胞可通过穿孔素在靶细胞膜表面所形成的孔道直接进入胞内；还可先与靶细胞膜表面颗粒酶受体结合，继而与膜表面穿孔素一起被内吞入胞等。颗粒酶是介导杀伤细胞细胞毒效应的关键分子，在抵御病毒感染和监视肿瘤发生中发挥重要作用。

（曲春枫　张叔人）

chuānkǒngsù

穿孔素（perforine）　存在于所有杀伤细胞［包括细胞毒性 T 细胞（CTL）、自然杀伤（NK）细胞和 T 细胞等］胞质颗粒内、具有细胞毒作用的效应分子。又称成孔蛋白。其前体由 555 个氨基酸残基组成，在蛋白酶的作用后才具有活性。

穿孔素分子结构及序列与补体 C9 同源，其补体同源区域具有发挥多聚化和插入质膜的作用。当与靶细胞密切接触相互作用后，细胞释放穿孔素，在靶细胞膜上形成多聚穿孔素管状通道，导致靶细胞溶解破坏。多聚穿孔素在细胞膜上形成的穿孔直径为 15～20nm，使 Na$^+$、水分子进入靶细胞，K$^+$ 及大分子物质从靶细胞流出，改变细胞内渗透压，最终导致细胞溶解。此外，穿孔素还能辅助颗粒酶进入靶细胞，诱导肿瘤杀伤及对胞内感染发挥免疫作用，其机制可能为：颗粒酶通过穿孔素所形成的多聚穿孔素孔道而进入靶细胞并诱导凋亡；穿孔素可诱导进入内体的颗粒酶向胞质释放而诱导靶细胞凋亡。

（曲春枫　张叔人）

tǐyè miǎnyì yìngdá

体液免疫应答（humoral immune response）　由特异性 B 细胞介导，主要通过产生特异性抗体而发挥免疫学效应的适应性免疫应答。B 细胞受体（BCR）对抗原的特异性识别与结合，是 B 细胞激活的始动信号，由此引起 B 细胞活化、增殖、分化为浆细胞，分泌抗体直接作用于相应的抗原，或形成免疫复合物而激活补体，或通过抗体的 Fc 段与吞噬细胞的 Fc 受体结合促进其吞噬功能，与自然杀伤（NK）细胞上的 Fc 受体结合，通过抗体依赖细胞介导的细胞毒作用（ADCC）杀伤表达相应抗原物质的靶细胞或微生物。B 细胞对抗原的识别有两种：一种是胸腺细胞依赖性抗原（TD-Ag）；另一种是胸腺细胞非依赖性抗原（TI-Ag）。对于 TD-Ag 的体液免疫应答需要滤泡辅助性 T 细胞的辅助作用。

（曲春枫　张叔人）

kàngtǐ yīlài xìbāo jièdǎo de xìbāodú zuòyòng

抗体依赖细胞介导的细胞毒作用（antibody-dependent cell-mediated cytotoxocity，ADCC）　抗体参与介导的细胞毒效应。针对靶细胞的抗原特异性 IgG 与靶细胞（如病毒感染细胞、肿瘤细胞）相应抗原结合后，IgG 的 Fc 段与自然杀伤（NK）细胞、巨噬细胞等表面 Fc 受体结合，从而引发对靶细胞的杀伤作用。

（曲春枫　张叔人）

dānkèlóng kàngtǐ

单克隆抗体（monoclonal antibody，mAb）　只识别一种抗原表位（抗原决定簇）的抗体，来自单个 B 细胞的克隆或一个杂交瘤细胞的克隆。制备单克隆抗体的方法是借助 B 细胞杂交瘤技术，使产生特异性抗体的 B 细胞永生化，通过克隆化分离出仅分泌针对单一抗原表位的 B 细胞克隆，然后将其进行培养而获取大量单克隆抗体。

单克隆抗体具有纯度高、专一性强、效价高及来源稳定等特点。在科研中有广泛用途，如检测细胞表面标志、提纯可溶性抗原、研究抗体结构和功能等。鼠源性单抗还可作为抗体药物用于治疗某些人类疾病，但需将小鼠单克隆抗体的 Fc 段进行人源化改造。其存在如下缺陷：不能有效激活相应效应系统；异种抗原的强免疫原性可诱导机体产生人抗鼠抗体；异源蛋白半衰期短等。

（曲春枫　张叔人）

duōkèlóng kàngtǐ

多克隆抗体（polyclonal antibody）

由多个 B 细胞克隆所产生的抗体，可与不同抗原表位结合且免疫球蛋白类别各异。天然抗原均含多种表位，用其免疫机体时，不同抗原表位分别激发相应 B 细胞克隆增殖和产生抗体，故血液中所出现抗体是针对不同表位的多种抗体的混合物，即多克隆抗体。临床上可将这种抗体用于免疫学实验以诊断疾病，也可用于预防和治疗疾病。

制备多克隆抗体所选择的动物主要是哺乳动物（如家兔、绵羊、山羊、马、豚鼠及小鼠等）和禽类。对可溶性抗原而言，为增强其免疫原性或减少抗原用量等目的，常联合应用佐剂以刺激机体产生较强免疫应答，获取高效价高亲和力的多克隆抗体。

（曲春枫　张叔人）

bǔtǐ

补体（complement，C）

存在于人或脊椎动物体液和某些细胞膜表面的一组糖蛋白。又称补体系统。由血浆补体成分、可溶性和膜型补体调节蛋白、补体受体等组成，是一个具有精密调控机制的蛋白质反应系统，可通过数条既相对独立又相互联系的途径被激活，发挥调理吞噬、裂解细胞、介导炎症、免疫调节和清除免疫复合物等多种生物学效应。

补体系统分三类。①补体固有成分：存在于体液中、参与补体激活级联反应的补体成分。②补体调节蛋白：可通过调节补体激活途径中的关键酶而控制补体活化的强度和范围。③补体受体：表达于不同细胞膜表面，能与补体激活过程中所形成的活性片段结合，介导多种生物学效应。

生物学作用：溶解细胞、细菌和有包膜的病毒，补体经不同途径激活，最终均可在靶细胞表面形成攻膜复合物并介导细胞溶解，即补体依赖的细胞毒性；调理外来细胞、细菌、病毒和真菌等，易被吞噬细胞所处理；产生一些肽段，调节炎症性反应和免疫应答。这些蛋白质在舒张炎症部位血管、在增强吞噬细胞对血管内皮的黏附，以及使吞噬细胞从血管内游出、在引导吞噬细胞移动到炎症部位、在最终从机体内清除感染因子中发挥作用。

补体激活通过 3 条途径实施。①经典激活途径：由抗原-抗体复合物启动，是适应性免疫应答的一部分。②旁路激活途径：激活物主要是革兰阴性菌、真菌、脂多糖、酵母多糖和葡聚糖等。③凝集素激活途径：激活物主要是表面含甘露糖或乙酰化低聚糖等糖类物质的病原体。

补体不仅是机体固有免疫系统的重要组成部分，在适应性免疫应答中也发挥重要作用。补体缺陷、功能障碍或过度活化与多种疾病发生和发展密切相关。例如，补体对肿瘤的作用具有双向性：①补体参与机体抗肿瘤的免疫效应机制。②肿瘤细胞可高表达补体调节蛋白，并将其释放至微环境及血液，使肿瘤逃避补体攻击。③某些肿瘤模型中，补体激活并释放 C5a 可促进免疫细胞亚群分化和/或血管生成，形成利于肿瘤生长的微环境。

（曲春枫　张叔人）

tiáolǐ zuòyòng

调理作用（opsonization）

某些物质（调理素）促进吞噬细胞（如巨噬细胞、中性粒细胞）摄取和降解抗原的作用。任何具有促进吞噬细胞吞噬功能的分子均可称为调理素，如抗体和补体。调理作用的机制：①抗体介导的调理作用，IgG 类抗体同细菌等抗原物质形成免疫复合物后，IgG 的 Fc 段与 FcγR 结合，有利于吞噬。②补体介导的调理作用，补体裂解片段 C3b 的一端可同靶细胞或免疫复合物结合，另一端结合吞噬细胞的 C3b 受体，从而促进效应细胞摄取、消化和降解相应抗原。

（曲春枫　张叔人）

kàngyuán biǎowèi

抗原表位（antigen epitope）

抗原分子中决定抗原特异性的特殊化学基团。又称抗原决定簇。抗原通过其表位与淋巴细胞表面抗原受体结合，激活淋巴细胞，产生免疫应答；也通过其表位与相应抗体分子异性结合而发挥免疫效应。B 细胞可直接识别抗原物质的抗原表位，T 淋巴细胞所识别的是与自身的主要组织相容性复合体（MHC）分子结合的抗原肽段。抗原表位的性质、数目和空间构型决定抗原的特异性，一种抗原物质通常具有很多抗原表位，有些表位暴露在抗原表面，有些表位隐藏于其内部。

（曲春枫　张叔人）

kàngyuán tíchéng
抗原提呈（antigen presentation）

抗原提呈细胞（APC）摄取或在 APC 内合成的抗原被加工、处理、降解为多肽片段，以主要组织相容性复合体（MHC）分子–抗原肽复合物形式表达于 APC 表面供特异性 T 细胞识别的过程。涉及如下环节：APC 摄取抗原；胞内将抗原加工为抗原肽；形成 MHC 分子–抗原肽复合物并展示于 APC 表面；T 淋巴细胞与 APC 间形成 TCR-MHC-抗原肽复合结构，激活 T 细胞。

抗原提呈途径有以下几种。①外源性抗原的提呈：APC 摄取抗原后，在内体-溶酶体中将外源性抗原加工处理为抗原肽，一般由 MHC Ⅱ类分子提呈给 CD4$^+$ T 细胞。②内源性抗原的提呈：APC 将胞质溶胶内的内源性抗原加工处理为抗原肽，一般由 MHC Ⅰ类分子提呈给 CD8$^+$ T 细胞。③交叉提呈：某些情况下，不同来源的抗原可被交叉提呈，MHC Ⅰ类分子可结合、提呈从内体-溶酶体中逸出而进入胞质的外源性抗原肽；MHC Ⅱ类分子可结合和提呈进入内体的内源性抗原肽。此外，还存在 MHC 非依赖性的抗原提呈途径，即 CD1 分子提呈途径。

（曲春枫　张叔人）

jiāochā tíchéng
交叉提呈（cross presentation）

抗原提呈的非经典性途径。如抗原提呈细胞将外源性抗原经主要组织相容性复合体（MHC）Ⅰ类分子提呈给 CD8$^+$ T 细胞，将内源性抗原经 MHC Ⅱ类分子提呈给 CD4$^+$ T 细胞，又称交叉致敏。专职性的抗原提呈细胞主要是树突状细胞，能吞噬外源性抗原，对其进行加工处理，通过 MHC Ⅰ类分子提呈给 CD8$^+$ T 细胞。

交叉提呈与经典提呈途径并存，从而使一种抗原可通过不同途径被加工提呈，扩大了免疫应答的范围。交叉提呈多发生于病理条件下，参与机体对病毒（如疱疹病毒）、细菌（如李斯特菌）感染和肿瘤的免疫应答过程，发挥抗胞内感染和抗肿瘤作用，也与免疫耐受相关。

（曲春枫　张叔人）

kàngyuán jiāgōng
抗原加工（antigen processing）

在抗原提呈给 T 淋巴细胞之前，抗原分子在抗原提呈细胞（APC）中被酶解成多肽片段并与主要组织相容性复合体（MHC）分子结合为复合物的过程。根据抗原来源不同，抗原加工和提呈包括两个不同的途径：针对内源性抗原的胞质溶胶途径和针对外源性抗原的内体-溶酶体途径。

胞质溶胶途径是处理 APC 内新合成的抗原，如病毒感染细胞后合成的病毒蛋白，肿瘤细胞内合成的肿瘤抗原等。所有的有核细胞均表达 MHC Ⅰ类分子，是广义范围的 APC，内源性抗原在胞质内与泛素结合，泛素化的蛋白质打开空间结构后释放泛素，并进入免疫蛋白酶体，被蛋白酶体降解成 8~10 个氨基酸残基的肽段，与 MHC Ⅰ类分子结合。在抗原加工相关转运物（TAP）作用下，内源性抗原肽被转运到内质网，在此通过部分折叠 MHC Ⅰ类分子的抗原结合沟槽，与新组装的 MHC Ⅰ类分子结合，形成 MHC Ⅰ-抗原肽复合体。负载抗原肽后，展示到细胞膜上，提呈给相应的 T 细胞。

内体-溶酶体途径由专职性抗原提呈细胞通过吞饮、胞饮、受体介导的内吞、吞噬作用和内化等多种途径摄取抗原完成，加工

处理过程随细胞内体逐渐成熟最终形成吞噬溶酶体，在其中大量酶类作用下形成含有 10~30 个氨基酸残基的多肽片段。内质网中新合成的 MHC Ⅱ类分子与恒定链辅助分子连接在一起，在其引导下进入内体，在此形成富含 MHC Ⅱ类小室（MIIC）。携带抗原肽的内体与 MIIC 融合，在 HLA-DM 分子作用下，与 MHC Ⅱ类分子具有高亲和力的抗原肽选择性地结合，形成稳定的 MHC Ⅱ-抗原肽复合物，转运到细胞膜，提呈给相应的 T 细胞。

（曲春枫　张叔人）

nèiyuánxìng kàngyuán
内源性抗原（endogenous antigen）

产生于机体有核细胞（包括非专职抗原提呈细胞）内的抗原。又称胞质溶胶抗原。包括自身隐蔽抗原、T 细胞受体（TCR）和 B 细胞受体（BCR）的独特型表位、肿瘤抗原、病毒感染细胞合成的蛋白等。内源性抗原经蛋白酶体降解后，形成的抗原肽进入内质网，与主要组织相容性复合体（MHC）Ⅰ类分子结合，以 MHC Ⅰ-抗原肽复合物形式被提呈给 CD8$^+$T 细胞。

（曲春枫　张叔人）

zhǒngliú kàngyuán
肿瘤抗原（tumor antigen）

细胞恶变过程中由于体细胞基因突变或正常静止基因被激活而产生的新抗原或过度表达的抗原。可诱导机体产生抗肿瘤免疫应答。肿瘤抗原种类繁多，有多种分类方法。根据肿瘤抗原特异性，可分为肿瘤特异性抗原和肿瘤相关抗原；根据肿瘤诱发和发生情况，可分为化学或物理因素诱发的肿瘤抗原、病毒诱发的肿瘤抗原、自发肿瘤抗原、胚胎抗原和分化抗原、过度表达的抗原等。

肿瘤抗原在细胞内被降解所形成的抗原肽可在内质网中与主要组织相容性复合体（MHC）Ⅰ类分子结合，表达于肿瘤细胞表面，从而被 CD8$^+$ CTL（细胞毒性 T 细胞）识别，并诱导机体产生抗肿瘤免疫应答。因此，肿瘤抗原可作为肿瘤靶向治疗的靶点，或作为肿瘤免疫诊断的标志物。但肿瘤抗原的免疫原性一般较弱。

（曲春枫　张叔人）

zhōngliú tèyìxìng kàngyuán

肿瘤特异性抗原（tumor specific antigen，TSA）　仅表达于肿瘤细胞而不表达于正常组织细胞的新抗原。高特异性的 TSA 仅表达于某种肿瘤而在其他肿瘤中不表达，如理化因素诱导的 TSA；低特异性的 TSA 不仅表达于一种肿瘤，在其他肿瘤中也表达，如病毒诱导的 TSA。TSA 可诱发机体免疫系统产生特异性免疫应答，主要诱发 T 细胞免疫应答。

（曲春枫　张叔人）

zhōngliú xīnkàngyuán

肿瘤新抗原（neoantigen）　恶性肿瘤细胞发生基因突变后产生氨基酸序列变异的、能与自身主要组织相容性复合体（MHC）分子相结合的免疫原性多肽，也可以是致癌病毒的编码产物或病毒插入基因组后的新蛋白多肽产物。肿瘤新抗原未发生胸腺选择过程而具有强免疫原性，由于肿瘤存在不同体细胞突变及个体 MHC 的多样性，肿瘤新抗原具有个体化的特点。

（曲春枫　张叔人）

miǎnyì jiānshì

免疫监视（immune surveillance）　机体免疫系统识别、杀伤并及时清除体内突变细胞和病毒感染细胞的能力。该功能失调可致肿瘤发生和持续性病毒感染。

20 世纪 60 年代，美国生物学家刘易斯·托马斯（Lewis Thomas，1913～1993 年）和澳大利亚微生物学家弗兰克·麦克法兰·伯内特（Frank MacFarlane Burnet，1899～1985 年）提出免疫监视学说：免疫系统具有完备的监视功能，可精确识别"自己"和"非己"成分；免疫系统不仅可清除侵入人体的微生物、排斥同种异体移植物，还能察觉并消灭体内突变细胞，防止肿瘤生长。

正常情况下，肿瘤细胞受免疫系统监视和控制，而肿瘤发生则是其逃避免疫监视的结果。免疫监视失效的机制可能有：肿瘤抗原免疫原性低；肿瘤细胞表面主要组织相容性复合体（MHC）Ⅰ类分子、Ⅱ类分子表达下降；肿瘤微环境浸润免疫抑制细胞并产生抑制性产物，包括膜型或分泌性产物。

（曲春枫　张叔人）

zhōngliú miǎnyì biānjí

肿瘤免疫编辑（tumor immunoediting）　阐述肿瘤细胞与免疫系统相互作用的学说。

2002 年，美国罗伯特·施赖伯（Robert D. Schreiber）等免疫学家首次提出肿瘤编辑学说，认为免疫系统不但具有排除肿瘤细胞的能力，还具有促进肿瘤生长的作用。肿瘤的发生发展是免疫系统与其相互作用的动态过程，免疫系统在清除某些肿瘤细胞的同时，也对另一些肿瘤细胞的生物学特性进行重塑，即免疫编辑。被免疫编辑过的肿瘤细胞难以被免疫系统识别和清除，导致肿瘤细胞生长并扩散。

免疫编辑过程分 3 个阶段。①清除：由于新生的肿瘤细胞免疫原性较强，易被免疫系统识别，进而启动机体抗肿瘤的固有免疫

和适应性免疫应答。若此阶段可彻底清除肿瘤，则免疫编辑终止，肿瘤消失；若此阶段肿瘤细胞未被全部清除，其免疫原性因与免疫细胞的相互作用而减弱，则不易被免疫细胞识别。②均衡：历时最长的阶段，在此期间，宿主免疫系统与逃逸的变异肿瘤细胞进入动态平衡状态，即免疫细胞及其产物对肿瘤细胞产生选择压力，肿瘤中含有多种基因不稳定和突变的肿瘤细胞，但免疫系统又不足以完全将其清除，结果产生了新的弱免疫原性的肿瘤克隆。③逃逸：在此阶段，经免疫选择保留的肿瘤细胞变异体能够在免疫功能不完善的情况下生长，肿瘤细胞被赋予抵抗免疫检测和免疫清除的能力，宿主免疫系统受到抑制，肿瘤则能不断生长并出现临床病征。在此期间，肿瘤能通过产生膜型或分泌性免疫抑制性分子或通过多种免疫机制，抑制活性 T 细胞，直接或间接阻碍抗肿瘤免疫效应。

免疫编辑理论不仅丰富了肿瘤免疫监视理论，拓展了人们对肿瘤发生、发展机制的认识，也对肿瘤的免疫治疗具有重要指导意义。

（曲春枫　张叔人）

miǎnyì tiáojié

免疫调节（immune regulation）　免疫系统感知和调节其自身应答的能力。通过这种调控，可使免疫反应在其类型、强度和持续时间等方面保持于适宜水平，在遗传基因的控制下实现免疫系统对抗原的识别和应答。

免疫调节分为 3 个层次：自身调节、整体调节和群体调节。自身调节指免疫系统内部的免疫细胞、免疫分子的相互作用；整体调节指神经内分泌系统和免疫系统的相互作用；群体调节则指

MHC 的种群适应性。免疫调节的结果是激活或抑制免疫反应，即提高机体免疫力，排除外来抗原；减少对自身组织的损伤，终止免疫应答。

免疫调节是维持机体内环境稳定的关键自我保护机制，若免疫调节功能异常，可导致免疫应答紊乱并发生某些免疫病理过程，如机体对自身成分产生强烈免疫应答，可导致细胞凋亡、免疫功能异常，甚至发生自身免疫病；机体对外界病原微生物不能产生适度免疫应答，可导致病原微生物持续感染；机体对肿瘤抗原的应答减弱，可发生肿瘤。

（曲春枫　张叔人）

miǎnyì nàishòu

免疫耐受（immunological tolerance）

机体免疫系统在接触某种抗原后产生的特异性免疫无应答状态。表现为机体再次接触同一抗原时，不发生可以检测到的免疫反应，但对其他抗原仍可发生正常的应答反应。对自身抗原耐受是免疫系统的重要特征。

免疫耐受具有一般免疫应答的特点：需要抗原的刺激，有一定的潜伏期，具有特异性和记忆性。与免疫缺陷和免疫抑制不同，免疫缺陷是由于遗传或疾病等因素造成机体免疫系统缺陷和功能障碍，导致对多种抗原物质的不应答或应答低下，可表现为体液免疫功能缺陷、细胞免疫功能缺陷或联合免疫缺陷，一般不显示抗原特异性。免疫抑制是由免疫抑制剂或免疫抑制细胞所介导的免疫系统功能被抑制的现象，导致免疫系统对多种抗原物质无应答或应答低下、无抗原特异性，停用抑制剂或消除免疫抑制细胞的影响，可使免疫应答恢复至相对正常的水平。免疫缺陷和免疫抑制均是非特异性的，机体对各种抗原均无反应性，而免疫耐受一般不影响适应性免疫应答的整体功能。

（曲春枫　张叔人）

miǎnyì hūshì

免疫忽视（immunological ignorance）

体内存在自身反应性淋巴细胞和自身抗原，但并不发生对自身抗原的免疫应答。是免疫耐受的一种被动形式，由调节性 T 细胞（Treg）或抑制性 T 细胞或这些细胞的产物，如转化生长因子 β（TGF-β）、白细胞介素 10（IL-10）和吲哚 2，3 双加氧酶（IDO）等介导。

（曲春枫　张叔人）

zhǒngliú miǎnyì táoyì

肿瘤免疫逃逸（tumor immune escape）

肿瘤细胞通过多种机制逃避机体免疫系统的识别和攻击，从而得以在体内生存和增殖的现象。

肿瘤免疫逃逸的机制十分复杂，与肿瘤细胞本身、肿瘤生长的微环境和宿主免疫功能状态等有关。①肿瘤细胞免疫原性弱：不足以刺激机体发生足够强度的免疫应答反应；另外，宿主对肿瘤的体液免疫应答可能导致肿瘤细胞表面抗原减少或丢失，使肿瘤细胞不易被宿主免疫系统识别，从而逃逸免疫攻击，这种现象称抗原调变。②肿瘤细胞表面发生"抗原覆盖"或"抗原封闭"：肿瘤细胞通过表达高水平的唾液黏多糖而覆盖肿瘤抗原，干扰、阻止免疫细胞对肿瘤细胞的识别和杀伤；体液中存在的一些可溶性物质，封闭肿瘤细胞表面的抗原决定簇，或效应细胞的抗原识别受体，从而使肿瘤细胞逃逸免疫系统的识别、攻击。③肿瘤细胞主要组织相容性复合体（MHC）Ⅰ类分子表达低下或缺失：致使特异性细胞毒性 T 细胞（CTL）细胞难以识别。④肿瘤细胞缺乏活化型的共刺激因子，表达抑制性的免疫分子：如表达 PD-L1 等，抑制 T 细胞活性阻止机体产生有效的免疫应答。⑤肿瘤细胞本身分泌免疫抑制因子：如转化生长因子 β（TGF-β）、前列腺素和血管生长因子等，通过影响抗原提呈细胞的功能及淋巴细胞的功能，抑制机体抗肿瘤免疫。⑥肿瘤细胞高表达多种癌基因：如 Bcl-2，抵抗由特异性 CTL 介导的瘤细胞凋亡；肿瘤细胞本身表达某些分子，如 FasL，通过与活化 T 细胞上的 Fas 蛋白作用诱发免疫细胞的凋亡。⑦肿瘤微环境中免疫抑制功能细胞的浸润、产生和分化：如髓系免疫抑制细胞、调节性 T 细胞等，抑制抗肿瘤免疫并促进肿瘤细胞的生长等。⑧机体免疫功能障碍或低下：如人类免疫缺陷病毒（HIV）感染、使用免疫抑制剂的患者，免疫监视功能降低，肿瘤发病率增加。

（曲春枫　张叔人）

miǎnyì xuǎnzé

免疫选择（immunoselection）

表达强免疫原性肿瘤抗原的细胞可有效诱导机体产生抗肿瘤免疫应答而被清除；表达弱免疫原性肿瘤抗原的细胞则可逃脱免疫监视而发生增殖的现象。是肿瘤逃逸免疫监视的机制之一。多数肿瘤细胞仅表达低水平肿瘤特异性抗原（TSA）。针对肿瘤相关抗原（TAA）的 T 细胞由于发生了胸腺阳性选择而被清除，表达 TAA 的肿瘤免疫原性很弱，因此肿瘤生长早期难以刺激机体产生足够强度的免疫应答，从而导致免疫逃逸。

（曲春枫　张叔人）

zhǒngliú jìnrùn línbā xìbāo

肿瘤浸润淋巴细胞（tumor-infiltrating lymphocyte，TIL）

从肿瘤组织中分离出的浸润淋巴细胞。富含肿瘤特异性细胞毒性 T 细胞（CTL）和自然杀伤（NK）细胞，将其用白细胞介素 2（IL-2）扩增后转输给荷瘤个体，可使肿瘤消退。这种通过体外活化的 TIL 具有特异性杀伤肿瘤细胞的活性，是肿瘤被动免疫疗法之一。TIL 在一些肿瘤中的大量浸润，如黑色素瘤，通常是肿瘤预后良好的表现。

TIL 细胞具有很大的异质性，多数为 CD3⁺ 细胞，同时还含有一定数量的 NK 细胞。不同肿瘤来源的 TIL 细胞中，CD4⁺ 与 CD8⁺ 细胞的比例有差异，大多以 CD8⁺ T 细胞为主。经 IL-2 或 IL-15 活化后，TIL 对肿瘤细胞的杀伤活性是 LAK 细胞（来自外周血单个核细胞经淋巴因子激活的杀伤细胞）活性的 50~100 倍，在治疗过程中可以减少效应细胞和 IL-2 的用量，由于活化的 TIL 主要由 CD8⁺ 细胞诱导而来，对肿瘤的杀伤作用具有特异性，对 LAK 治疗无效的晚期肿瘤仍有一定的治疗效果。TIL 可从手术切除的肿瘤组织、肿瘤引流淋巴结、癌性胸腔积液或腹水中获得，经加入 IL-2 或 IL-15 培养后，其生长扩增能力强于 LAK 细胞，具有一定的肿瘤治疗前景。

（曲春枫　张叔人）

miǎnyì quēxiàn shǔ

免疫缺陷鼠（immunodeficiency mouse）

由于先天遗传突变或采用人工方法而造成一种或多种免疫系统成分缺陷的小鼠。包括以下几种。①裸小鼠：自发缺失 Foxn1 基因（位于 11 号染色体）而致胸腺衰退或缺失，因 T 淋巴细胞大量减少而出现免疫功能缺陷。②X 连锁免疫缺陷小鼠：CBA/N 品系、xid 基因（位于 X 染色体）缺陷，其 B 淋巴细胞功能缺陷。③重症联合免疫缺陷（SCID）小鼠：由于 T、B 淋巴细胞成熟障碍而致体液免疫、细胞免疫及补体激活功能均显著低下，不能有效抵御感染，不能排斥移植物和肿瘤。④Beige 小鼠：bg 基因（定位于 13 号染色体）隐性突变而致 NK 细胞功能缺陷。⑤重组激活基因 2（Rag2）缺失的免疫缺陷（Rag2⁻ᐟ⁻）小鼠：Rag2 基因是 T、B 细胞受体形成的关键基因，该基因缺失导致 T、B 淋巴细胞早期发育阻滞而致体内无成熟的 T、B 细胞。其外观发育正常，具有正常生殖能力。因无法对异体及异种来源的细胞与组织产生异体排斥，也常作为移植瘤模型的载体。

这些小鼠是用于研究哺乳动物免疫系统及其功能的重要工具，尤其是 T 淋巴细胞相关的基础和临床研究（如移植免疫、肿瘤免疫、病毒感染、结核病、自身免疫病和其他免疫缺陷病等）。

（曲春枫　张叔人）

xìbāo niánfù

细胞黏附（cell adhesion）

细胞通过细胞表面的特定黏附分子之间的特异性识别与结合的相互作用，识别并附着到特定的邻近其他同类型或不同类型的细胞表面，或附着于特定细胞外基质（ECM）表面的过程。

黏附类型　细胞黏附以不同细胞黏附分子（CAM）对以及不同的相互作用强度和类型相对特异性的方式连接其他同类型细胞产生同质黏附和胞间连接，或连接其他不同类型的细胞产生异质黏附和胞间连接，或与基质蛋白相互作用产生细胞-基质黏附和黏着斑等，并可通过转导机械力和参与信号转导用于细胞位置的相对固定和细胞检测和响应周围细胞与环境的变化。

黏附分子功能　CAM 是所有细胞间或细胞与 ECM 间相互特异性识别与结合，并能产生黏附机械力分子的统称。黏附分子之间采用类似特定受体对应特定配体的特异性结合的方式，紧密结合并参与细胞连接的形成、细胞的识别、细胞的通讯与活化、细胞间及细胞内的信号转导，从而间接参与细胞的增殖与分化，细胞的成团与运动，是肿瘤侵袭转移、免疫应答、炎症发生、凝血和创伤愈合等生物学过程的必要分子基础。黏附分子参与机体多种重要的生理功能，包括在免疫细胞相互识别中传递辅助活化信号，在炎症过程中介导白细胞与血管内皮细胞的黏附，介导淋巴细胞特异性归巢。黏附分子还参与机体多种重要的病理过程，包括恶性肿瘤的发生、侵袭和转移、动脉粥样硬化和神经元相关疾病。

根据结构和特点，CAM 可分为六大类：整合素家族、选择素家族、免疫球蛋白超家族、钙黏着蛋白家族、透明质酸受体类，以及一些尚未归类的其他黏附分子。

与肿瘤的关系　细胞黏附的改变会破坏重要的细胞过程并导致多种严重疾病，如恶性肿瘤。在恶性肿瘤的侵袭转移中，肿瘤细胞的细胞黏附显著减弱使其能够脱离起源的原发部位并开始侵袭和扩散，通常 E-钙黏着蛋白的减少引起上述效应，使肿瘤细胞开始迁移并更具侵袭性。之后，脱离的肿瘤细胞与 ECM 发生黏附作用促进侵袭进程。整合素在肿瘤细胞与 ECM 的黏附过程中发挥关键作用，能够与多种 ECM 分子，如层粘连蛋白、纤连蛋白、玻连蛋白和胶原蛋白等紧密结合；还能通过与细胞内的骨架成分发生相互作用，参与机械力转导和影响多条相关的信号转导通路。而其他 CAM，包括选择素和整合素等，则可通过介导血流中的肿瘤细胞与其他远处靶器官血管壁的的内皮细胞之间的细胞捕获来促进转移。另外，黏附分子 CD44、VLA-4 和免疫球蛋白超家族等还参与肿瘤细胞与骨髓中转移前生态位中的要素元件的结合过程，如 CD44 和 VLA-4 参与内皮细胞与骨髓成纤维细胞的黏附，细胞间黏附分子 1（ICAM1）参与肿瘤细胞与骨髓巨噬细胞的黏附。

（舟宇靓）

tóngzhì niánfù

同质黏附（homogeneous adhesion）

通过细胞黏附某个细胞连接了其他相同类型的细胞所产生的细胞黏附。同质黏附以及这些同类细胞之间的胞间连接，可产生一个同质的局部组织和微环境，如原发肿瘤的细胞团块，或转移过程中具有更强干性和转移潜能的简单小细胞团。

（舟宇靓）

yìzhì niánfù

异质黏附（heterogeneous adhesion）

通过细胞黏附，某个细胞连接了其他不同类型的细胞所产生的细胞黏附。异质黏附以及其间的细胞连接，可产生一个临时性的细胞间相互通信、相互作用和影响的细胞对（或细胞团）结构与微环境，在许多病理生理过程中有十分重要的作用，如血液循环中的肿瘤细胞与靶器官血管内皮细胞之间的异质黏附，是循环肿瘤细胞被捕获和渗出血管的必要基础。

（舟宇靓）

xìbāo liánjiē

细胞连接（intercellular connection）

存在于多细胞生物的细胞与细胞之间或细胞与细胞外基质之间的细胞表面特化结构。细胞连接由特定膜蛋白和细胞骨架蛋白维系其结构并介导机械力和信息的传递，主要作用是维持局部组织的完整性、有序性，此外还具有细胞间通信的作用。通常有 4 种类型：紧密连接、黏着连接、间隙连接和桥粒，分别具有其侧重执行的功能，如封闭（紧密连接）、黏着（黏着连接）、通信（间隙连接）和维持（桥粒）。其中黏着连接最为复杂，但与细胞黏附有明显不同，细胞黏附涉及的分子相对较少，范围局限化较小，配对分子结合复合物的结构比较简单，而细胞连接涉及的分子更多，范围更广，结构更复杂，结合的强度也更高。

（舟宇靓）

xìbāo niánfù fēnzǐ

细胞黏附分子（cell adhesion molecule，CAM）

所有细胞间或细胞与细胞外基质（ECM）间相互特异性识别与结合并能产生黏附机械力的分子。

功能 黏附分子采用类似特定受体对应特定配体的特异性结合的方式工作，必须是特定的黏附分子之间才能产生足够强度的紧密结合。黏附分子是肿瘤侵袭转移、免疫应答、炎症发生、凝血、创伤愈合等多种生物学过程的必要分子基础，参与机体多种重要的特异性配对黏附过程，如免疫细胞相互识别并激活或抑制，白细胞与血管内皮细胞黏附渗出，淋巴细胞特异性归巢、肿瘤细胞的呈小细胞团转移，转移的肿瘤细胞与内皮细胞的黏附捕获等众多生理和病理过程。

分类 根据结构和特点分为六大类：整合素家族、选择素家族、免疫球蛋白超家族（IgSF）、钙黏着蛋白家族、透明质酸受体类［透明质酸黏素（hyaladherin）］，以及一些尚未归类的其他黏附分子。

整合素家族 通常由 α 和 β 两条链非共价键组成异源二聚体，已发现至少有 18 种 α 链和 8 种 β 链，通常以 β 链的类型将整合素家族分类。整合素的组织分布十分广泛，且一种整合素可分布于多种细胞，同一细胞也表达多种整合素。特定整合素的表达有显著的细胞类型特异性，且随细胞分化和生长状态会发生改变。整合素的功能可分为两个方面：一是介导细胞和 ECM 的黏附，如肿瘤细胞转移过程中的侵袭、渗出等；二是在淋巴细胞中介导与免疫球蛋白超家族结合产生的特异性不同细胞间的异质黏附。

选择素家族 属于 I 型膜分子，其胞膜外凝集素结构域可结合某些特定的糖类，主要识别一些寡糖基团，包括唾液酸化的路易斯寡糖（sLeX）或类似分子如 sLeA。选择素家族分为 L-选择素、P-选择素和 E-选择素，主要表达于白细胞、内皮细胞和某些肿瘤细胞表面，参与白细胞、肿瘤细胞与内皮细胞之间的特异性识别与黏附。

免疫球蛋白超家族 原本主要存在于免疫系统以及神经系统中，指具有与 Ig 相似的结构特征且参与抗原识别或细胞间相互作用的分子，特征是具有 1 个或多个 IgV 样或 C 样的结构域，识别的配体多为 IgSF 分子或整合素。它们种类繁多、分布广泛、识别功能多样，其中细胞间黏附分子（ICAM）和血管细胞黏附分子

（VCAM）参与白细胞、肿瘤细胞与内皮细胞之间的特异性识别、黏附与渗出。

钙黏着蛋白家族 一类 Ca^{2+} 依赖的黏附分子家族，主要作用是产生特定的细胞间黏附，维持实体组织的形成及在生长发育过程中细胞选择性的相互聚集、重排，调节肿瘤细胞间的黏附强度和产生一些相关信号转导等。钙黏着蛋白为 I 型膜分子，分子结构高度保守，胞外部分含有 4 个同源的 Ca^{2+} 结合结构域，和 1 个 N 端的决定结合特异性的结构域，参与肿瘤发生发展的重要成员有 E-钙黏着蛋白、N-钙黏着蛋白和 P-钙黏着蛋白，参与上皮-间质转化（EMT）。

透明质酸受体类 如透明质酸黏素，是一类可结合透明质酸糖链的黏附分子，具有较保守的结构。最重要的成员是 CD44，其 N 端可结合透明质酸，故可介导细胞与 ECM 的黏附，参与淋巴细胞归巢和 T 细胞活化，增强肿瘤细胞迁移和与内皮细胞的黏附和渗出等。

其他黏附分子 包括外周淋巴结血管地址素、皮肤淋巴细胞相关抗原等尚未能归类的一些黏附分子。

（冉宇靓）

zhěnghésù
整合素（integrin）

一类质膜上的、作为细胞黏附分子受体的蛋白质。为 α 和 β 两种亚基组成的异源二聚体，其性质决定了细胞所能结合的黏附分子的类型。又称整联蛋白。家族成员包含 20 余位成员，由超过 18 种 α 链和 8 种 β 链之间的特定组合而成。

整合素的 α 链含有一个 Ca^{2+} 结合结构域和一个保守的活性调节基序，而 β 链则含有决定结合特异性和产生紧密结合的结构域。整合素的组织分布十分广泛，且一种整合素可分布于多种细胞，同一细胞也表达多种整合素。特定整合素的表达有显著的细胞类型特异性，且随细胞分化和生长状态而发生改变。

整合素的功能分为两个方面：①整合素是多数细胞外基质（ECM）成分的受体，主要介导细胞和 ECM 的黏附，如肿瘤细胞转移过程中的侵袭、渗出中与 ECM 的黏附等。②介导细胞间的黏附，如淋巴细胞中不同细胞间的异质黏附。通常以整合素分子所含 β 链的类型将整合素家族分为 β1 亚家族、β2 亚家族和 β3 亚家族 3 个亚类。β1 亚家族主要介导细胞与 ECM 之间的黏附；β2 亚家族多表达于白细胞表面，介导白细胞之间的特异识别、黏附和相互作用；β3 亚家族主要表达于血小板的表面，介导血小板的聚集和黏附。另外，整合素还参与多条通路的信号转导和多项细胞功能调控，调控基质金属蛋白酶基因的转录表达。

（冉宇靓）

gàiniánzhuódànbái
钙黏着蛋白（cadherin）

通过嗜同性同质黏附来维持细胞极性，促使组织内同型细胞聚集而产生和维持组织有序性结构的 Ca^{2+} 依赖性细胞黏附分子家族。整合素是维持细胞与细胞外基质（ECM）黏附的代表，钙黏着蛋白是维持细胞-细胞黏附的代表。

钙黏着蛋白为 I 型膜分子，分子结构高度保守，胞外部分含有 4 个同源的 Ca^{2+} 结合结构域和 1 个 N 端的决定结合特异性的结构域，以二聚体及多聚体形式存在，通常是与同类型的钙黏着蛋白分子相互结合，称为嗜同性结合，介导的也均为同型细胞之间的黏附，即同质黏附。钙黏着蛋白的这些特殊功能，促进了组织内相同类型的细胞聚集在一起，形成细胞团从而产生有序结构，这在胚胎发育和组织修复中至关重要。

参与肿瘤发生发展的重要成员有 E-钙黏着蛋白、N-钙黏着蛋白和 P-钙黏着蛋白参与上皮-间质转化（EMT），VE-钙黏着蛋白参与肿瘤细胞通过内皮细胞渗入和渗出血管，它们都属于经典的钙黏着蛋白，在细胞内部通常通过锚蛋白、连锁蛋白和黏着斑蛋白等与微丝相连。

钙黏着蛋白主要表达于上皮细胞、内皮细胞和神经元等处，生理功能是维持实体组织的形成以及在生长发育过程中细胞选择性的相互聚集、重排。在病理过程中，可调节肿瘤细胞间的黏附强度和产生一些相关的信号转导等，如 EMT 促进侵袭发生的第一步就是下调肿瘤细胞高黏附力的 E-钙黏着蛋白的表达，从而调低肿瘤细胞间的黏附能力，使肿瘤细胞脱离原发瘤细胞团块开始侵袭。

（冉宇靓）

xìbāo jiān niánfù fēnzǐ
细胞间黏附分子（intercellular cell adhesion molecule，ICAM）

一组介导细胞间相互接触与结合的分子。属于嗜异性结合的免疫球蛋白超家族（IgSF）的成员之一，其配体是整合素，产生不同型细胞间的异质黏附，在促进炎症部位的粘连性、调控肿瘤进展和转移及调节机体免疫反应中有重要作用。ICAM 通过与其受体整合素的特异性结合，增强了白细胞、炎症细胞和肿瘤细胞等与内皮细胞间的黏附，同时能促进内皮细胞活化，使白细胞、炎症细胞和肿瘤细胞等更容易跨内皮迁移。ICAM 通常在活化的内皮细胞中表达升高，在正常生理过程如炎症反应中，内皮细胞的 ICAM 可与白细胞表面的整合素αLβ2 和αMβ2 结合，促进白细胞与内皮细胞的黏附，以及下一步白细胞的跨内皮迁移渗出血管前往炎症部位。在病理过程如肿瘤的转移中，肿瘤细胞表面的整合素与内皮细胞表面的 ICAM-1 结合产生稳定的连接，使靶器官血管内皮细胞可以捕获肿瘤细胞，促进肿瘤细胞渗出血管，进行播散转移。

（冉宇靓）

xìbāo yùndòng

细胞运动（cell motility） 细胞的位置移动、细胞形态改变和细胞内运动。这 3 种细胞运动类型与诸多的生理活动和病理活动密切相关。

细胞的整体位置移动通常分为 3 种形式：①自由细胞或具有自由面细胞依靠鞭毛、纤毛摆动产生的运动。②细胞采用阿米巴样变形运动的方式产生类似滚动或流动样的运动。③细胞通过与胞外支持面的不断黏附和胞体收缩产生的类似爬行样的皱褶运动，即细胞迁移。细胞形态改变包括顶体反应、神经元突触突出和伪足突出等。细胞内运动则包括胞质流动、囊泡运输、物质运输和染色体分离等。在肿瘤的发生、发展中细胞运动扮演重要的角色，尤其是细胞迁移更是在肿瘤的侵袭、转移中起关键作用。

细胞运动机制主要有两类：一类是 ATP 驱动动力蛋白沿微丝、微管运动产生细胞运动；一类是胞内微管蛋白、肌动蛋白等动态解聚和聚合，组装成束状或网格，引起细胞运动，或两者联合产生细胞运动。细胞运动与肌球蛋白、驱动蛋白、动力蛋白以

及微管相关蛋白和微丝相关蛋白的功能正确发挥密不可分。G 蛋白中 Rho 家族 GTP 酶的多个成员，包括 Rho、Rac 和 CDC42 等均在细胞运动的调节中发挥重要作用。各种理化因子和生物的趋化因子及 Ca^{2+} 浓度梯度则在决定细胞运动方向性方面起关键作用。肿瘤及转移的微环境中很多胞外基质信号、黏附分子信号和生长因子信号等均能引起肿瘤细胞运动的改变。

（冉宇靓）

xìbāo qiānyí

细胞迁移（cell migration） 细胞及细胞群体从一处移到另一处的过程。又称细胞爬行、细胞移动。既是哺乳动物细胞中最重要的特定细胞移动方式，也是细胞侵袭最重要的构成要素之一。细胞在接收决定迁移方向的信号，或感受到相关物质及分子的浓度梯度后，向特定方向产生了一种类似蠕动的皱褶运动，从而移动细胞本体。其特点为周而复始的细胞头部伪足延伸、前端产生新的黏附部位、细胞收缩拉着细胞主体向前移动、细胞尾部的黏附解开这一系列在时空上的交替循环的过程。细胞迁移是正常细胞的基本功能之一，在胚胎发育、血管生成、伤口愈合、组织修复、免疫反应、炎症反应、动脉粥样硬化和肿瘤转移等病理生理过程中都发挥重要的作用。

特点 细胞迁移是通过胞体形变进行的一种定向移动，与鞭毛或纤毛的运动、阿米巴变形运动有很大不同，通常迁移都会有一个特定方向。细胞在感受到具有反应性的趋向性化学信息，如趋化因子、代谢物和营养物，甚至是一些生长因子的浓度梯度之后；或感受到一些可指引迁移方

向的信号分子，如残破的细胞膜成分之后，将重塑和重新分布某些相关的细胞结构和分子，如细胞骨架、黏附分子等，并同时通过细胞膜的运动形成新的细胞膜结构，最显著的特征就是细胞在移动平面上沿移动方向前后轴线发生极化，产生很容易区别的前端和后端，前端形成一个扁平的扇形突出，称为片状伪足，后端则是细胞体的主体并延伸成尾足。在片状伪足之上还会渗出细小的丝状伪足，它可以感知趋向性化学信息以及确定细胞迁移运动的方向。

迁移过程 包含一系列周而复始的细胞膜和细胞本体的运动，大致分为 4 步：①细胞膜发生运动，细胞前端伸出形成片状伪足及丝状伪足，且肌动蛋白在细胞运动前缘组装、交联，形成束状或网状结构。②细胞前端的伪足将和细胞外基质形成新的细胞黏附，称为黏着斑，将细胞牢固地固定在基底上并防止细胞回缩。③细胞内应力纤维收缩，导致细胞体收缩，细胞骨架包裹着整个胞内细胞体向前运动。④细胞尾端和周围基质黏着解离，细胞尾端被拉起完成细胞整体的向前运动，但有时细胞也会留下很少量的黏着斑碎片仍然黏附在基底面上。

细胞迁移需要胞外、胞内信号分子调控细胞骨架动力装置所给予的驱动力与肌动蛋白介导的黏附所提供的锚定力之间的协调运作，细胞骨架、黏着斑、黏着斑激酶（FAK）、整合素及多个 Rho 家族 GTP 酶（Rho、Rac 和 CDC42 等）等在调控细胞迁移中发挥重要作用。例如，鸟嘌呤核苷酸交换因子（GEF）、GTP 酶活化蛋白（GAP）可分别和 CDC42

构成激活和关闭细胞迁移的分子开关。

（冉宇靓）

wěizú

伪足（pseudopodium）

运动细胞产生的一类由束状或网状肌动蛋白微丝凸出并被覆细胞膜形成的一些暂时性的片状、丝状或指状突起结构，介导细胞的运动。按照形态和功能可分为片状伪足、丝状伪足、侵袭性伪足和足体4种类型。其中片状伪足介导了常规的细胞迁移运动；在片状伪足基础上发展出丝状伪足，负责趋化信号感知和运动方向；发展出专门募集分泌基质酶降解重塑细胞外基质的膜结构的伪足是侵袭性伪足，它通常出现在侵袭过程中；而足体则可能是侵袭性伪足的前体。伪足的基本成分包含了肌动蛋白微丝和细胞膜，根据其类型的不同，还含有黏着斑、基质酶等成分。

（冉宇靓）

piànzhuàng wěizú

片状伪足（lamellipodium）

细胞迁移过程中在细胞前缘形成的扁平薄片状类似扇形的突起。又称细胞膜波动，是推动细胞前缘向前运动和细胞长距离迁移的关键结构。片状伪足由动态网状肌动蛋白微丝被覆细胞膜及膜上的黏着斑构成，能推动迁移细胞前缘的膜向前伸展，并通过由整合素和细胞外基质新建立的黏着位点而稳定下来。

片状伪足的核心成分是肌动蛋白微丝，其由肌动蛋白的局部聚合而成，球状肌动蛋白（G-actin）首先聚集形成纤维状肌动蛋白（F-actin），同时通过多种途径，在细胞前缘产生肌动蛋白微丝的游离带刺末端朝向细胞的"寻找"边缘（片状伪足前缘），

继而这种结构就可以促进肿瘤细胞的迁移。产生肌动蛋白微丝游离带刺末端是一个非常重要的事件，通常由3种方式产生：肌动蛋白相关蛋白2/3（Arp2/3）复合物调控肌动蛋白重新聚集、丝切蛋白切断已存在的肌动蛋白微丝、通过肌动蛋白微丝的脱帽作用产生。

片状伪足的形成可由 cortactin-Arp2/3 或 Rho A-ROCK 所介导的肌动蛋白聚合来调控。Rho 家族 GTP 酶 CDC42 被激活时，可作用于皮质肌动蛋白结合蛋白（cortactin）及威斯科特-奥尔德里奇（Wiskott-Aldrich）综合征蛋白 N-WASP，进而激活 Arp2/3，Arp2/3 的激活可促进肌动蛋白微丝聚合过程中的成核和分支，增加细胞运动性。另一个 Rho 家族 GTP 酶 Rac1 可诱导 cortactin 转位至细胞膜上，同时结合纤维状肌动蛋白和 Arp2/3，进而促进片状伪足结构重组及细胞迁移。ENA/VASP 蛋白位于片状伪足的前缘，促进肌动蛋白聚合，对于片状伪足的突起和趋化性尤为重要。

（冉宇靓）

sīzhuàng wěizú

丝状伪足（filopodium）

迁移细胞前缘由丰富的束状微丝支撑的细长丝状或针状突起。是片状伪足中的肌动蛋白微刺延伸到片状伪足之外形成的结构。在感知趋化性信号、定向迁移运动方向、细胞间相互作用、摄取营养和吞噬中起作用。例如，受体结合的表皮生长因子（EGF）沿着丝状伪足可以直接运输，使丝状伪足具有 EGF 感应的功能；在巨噬细胞中，丝状伪足起吞噬触手的作用，将结合的物体拉向细胞以吞噬。Rho 家族 GTP 酶，尤其是 CDC42、Rho 等在丝状伪足的调控

中具有重要作用。通常侵袭中的肿瘤细胞表面多会伸出大量的丝状伪足。

（冉宇靓）

qīnxíxìng wěizú

侵袭性伪足（incadopodia）

恶性肿瘤细胞膜形成的一种向外凸起的、具有降解细胞外基质（ECM）能力的膜型突起结构。侵袭能力是转移性肿瘤细胞的必备特征，而几乎所有的肿瘤细胞在高强度地侵袭时，都需依靠侵袭性伪足的形成，这是决定肿瘤侵袭、转移进程的重要事件之一。侵袭性伪足在肿瘤细胞从原发瘤脱落，降解细胞外基质（ECM），穿越基底膜、基质层、血管壁等物理屏障进入血管的过程中扮演重要角色。

组成 侵袭性伪足是肿瘤细胞的细胞膜动态突起中的一种，细胞膜突起结构被分为丝状伪足、片状伪足、侵袭性伪足和足体。片状伪足在细胞迁移中发挥关键作用，丝状伪足则可控制运动的方向，足体是侵袭性伪足的前体。侵袭性伪足多见于高侵袭性的肿瘤细胞，富含纤维状肌动蛋白（F-actin），此外，还聚集了许多肌动蛋白的调控蛋白，有皮质肌动蛋白结合蛋白（cortactin）、N-WASP、Arp2/3 复合体和丝切蛋白等，因此能产生高强度的运动迁移；侵袭性伪足能募集并分泌多种蛋白酶，包括基质金属蛋白酶（MMP14、MMP2、MMP9）、丝氨酸蛋白酶、组织蛋白酶 B、解整合素-金属蛋白酶（ADAM12）和尿激酶型纤溶酶原激活物受体（uPAR）等，促进 ECM 降解，激活释放 ECM 中储存的生长因子；侵袭性伪足结构中还含有一些黏附分子和信号蛋白，参与细胞黏附、ECM 降解、膜运输和信号转

导等多种生理和病理过程。

形成过程 侵袭性伪足在肿瘤细胞侵袭的早期即开始形成，一般分前体核心形成、稳定和成熟3个阶段。前体核心形成受 N-WASP、Arp2/3复合体和丝切蛋白调控；前体核心形成后前体复合物立即与细胞膜上的 PIP2 结合，以稳定前体结构；丝切蛋白和 Arp2/3 复合体分别介导肌动蛋白聚合使侵袭性伪足延长并形成突起，募集 MMP，促进侵袭性伪足成熟。侵袭性伪足释放酶来溶解 ECM，随后肿瘤细胞的其他突起向前沿着溶解的缝隙拉动肿瘤细胞迁移运动，最终突破 ECM 和基底膜，侵入周围血管。

侵袭性伪足形成一定程度上受肿瘤驱动基因突变的调控，如 *src* 和 *ras* 等；肿瘤微环境中生长因子、ECM、细胞间接触、肿瘤缺氧、外泌体和基质硬度增加均可诱导、促进侵袭性伪足形成。侵袭性伪足的形成是 EMT 的一个关键步骤，通过调节 PTEN/AKT 信号通路可抑制乳腺癌细胞侵袭性伪足的形成，减缓原发肿瘤的生长和转移。

（冉宇靓）

niánzhuóbān

黏着斑（focal adhesion，FA）

通过整合素锚定到细胞外基质（ECM）上的一种动态的锚定型细胞连接。是由肌动蛋白细胞骨架和整合素连接之后，再与 ECM 通过黏附建立连接。FA 可在其成熟过程中通过黏附作用及改变分子组合，从而产生牵引力及转换机械力相关信号来驱动细胞的迁移。

黏着斑主要围绕整合素异二聚体的跨膜区域为中心，通过一个由重叠在一起的多个蛋白特异性层（整合素信号传递层、力转导层和肌动蛋白控制层等）组成

的核以及踝蛋白来连接整合素和肌动蛋白，形成的一个电镜可见的结构。除肌动蛋白外，构成黏着斑的成分还包括整合素、黏着斑激酶（FAK）、踝蛋白、纽蛋白和桩蛋白等。

黏着斑通过重复动态组装和解聚的这个周而复始的过程，可将机械力信号转导入细胞，驱动细胞迁移。黏着斑及黏着复合物通过跨膜受体整合素与 ECM 相连，感受外环境中的机械信号后转化成生化信息，细胞内肌动蛋白组成应力纤维收缩产生细胞骨架的牵引力，又通过整合素连接 ECM 锚定牵引力着力点。黏着斑可由胞外到胞内或由胞内到胞外双向转导机械力，如胞外牵引力可拉伸纤连蛋白暴露原纤维生成所需位点，胞内牵引可以暴露踝蛋白区域，从而使纽蛋白聚集来稳固整合素和肌动蛋白细胞骨架的连接。黏着斑中的这种机械力信号传递分子机制使得细胞与外环境进行联系和连接，驱动细胞黏附、迁移、侵袭、分化及凋亡，对伤口愈合、组织修复和再生、肿瘤转移等生理或病理进程非常重要。

（冉宇靓）

yìnglì xiānwéi

应力纤维（stress fiber）

由交联的肌动蛋白丝束和肌球蛋白运动蛋白组成的一种细胞骨架结构。长度为 $1\sim2\mu m$，因其中存在运动蛋白，故具有可收缩性。哺乳动物细胞应力纤维分为 4 种类型：背侧应力纤维（DSF）、腹侧应力纤维（VSF）、横向弧和核周肌动蛋白帽。多数情况下，应力纤维与黏着斑相连，在机械转导的应激和细胞运动中至关重要。

应力纤维通常处于不断地组装和拆卸的动态，从而使其能够维持细胞张力并响应各种机械应

力。应力纤维组装时，10~30 条平行的肌动蛋白微丝通过交联蛋白捆绑在一起，α-肌动蛋白沿着应力纤维形成带，而纤维蛋白沿着纤维的长度均匀地结合。在 VSF 和横向弧中，α-肌动蛋白的条带与成束的非肌肉肌球蛋白（如肌球蛋白 II）交替排列。应力纤维还含有许多其他蛋白，如肌钙蛋白、钙肌蛋白、原肌球蛋白，以及调节蛋白如肌球蛋白轻链激酶，但它们在应力纤维活性和组装中的确切功能还不清楚。

每种类型的应力纤维都由其在细胞中的位置、形态及在黏着斑处的功能来定义。DSF 和 VSF 连接黏着斑并传递收缩力，横向弧应力纤维驱动主动突出细胞中的肌动蛋白逆行流动。DSF 是收缩力向下层的主要传递者，它附着于细胞底部的黏着斑，然后向背表面上升，形成肌动蛋白微丝的疏松基质，DSF 通常在其近端的横向弧处终止，有人认为 DSF 是 VSF 的前体。VSF 是位于细胞腹侧表面的细丝束，在束的两端均连接至黏着斑，这些应力纤维从靠近细胞边缘的黏着斑（即片状伪足的黏着斑）延伸到细胞核后面或附近的粘连。VSF 是迁移运动中尾巴回缩和细胞形状变化的基础。

（冉宇靓）

xìbāo gǔjià

细胞骨架（cytoskeleton）

真核细胞中与保持细胞形态结构和细胞运动有关的蛋白纤维网络。包括微管、微丝及中间纤维，可维持细胞的基本形态，承受外力保护胞内其他结构，保持细胞内部结构和物质运输的有序，参与绝大部分的细胞内外的运动过程。

结构与组成 由微丝、微管和中间纤维构成。

微丝 实心状的蛋白质纤维，直径 4~7nm，含量较丰富，尤其是在活动较强的细胞中。一般主要分布于细胞靠近表面的外围，决定细胞的形状。微丝主要由肌动蛋白构成，和肌球蛋白一起作用时可使细胞运动。微丝通常在肌细胞主要起收缩作用，在非肌细胞中主要起支撑、非肌性运动和信息转导作用。确定细胞表面特征，使细胞能够运动和收缩。

微管 一种空心管状结构，通常由 α 和 β 微管蛋白组成。生理状态下以异源二聚体形式头尾相连地聚合在一起，形成微管蛋白原纤维，一般由 13 根原纤维构成一个中空的微管，直径一般22~25nm。微管是细胞骨架的架构主干，也是某些细胞器的主体，主要用于确定膜性细胞器的位置及作为囊泡运输的导轨。

中间纤维 又称中间丝、中等纤维，直径介于微管和微丝之间（8~10nm），其组成的蛋白质种类多，成分变化较大，常见的有波形蛋白、角蛋白、结蛋白、神经原纤维和神经胶质纤维等。中间纤维使细胞具有张力和抗剪切力。

微丝、微管和中间纤维均由单体蛋白以较弱的非共价键结合在一起，构成纤维型多聚体，很容易组装和去组装以实现动态平衡，使细胞易于通过细胞骨架重塑来实现细胞骨架的大多数功能。

功能 细胞骨架参与多种重要的生命活动：①在细胞分裂中牵引染色体分离。②在细胞物质运输中，各类小泡和细胞器沿着细胞骨架定向转运。③在肌细胞中，细胞骨架和其结合蛋白组成动力系统。④白细胞的迁移、精子的游动、神经元轴突和树突的

伸展等方面都与细胞骨架有关。病理情况下，常出现细胞骨架系统异常，如阿尔茨海默病，在患者脑神经元中发现有大量扭曲变形的微管和受损的中间纤维；在恶性转化的细胞中，常有微管减少和解聚，细胞骨架异常可影响肿瘤细胞的增殖、分化、凋亡、黏附、迁移、侵袭和耐药等。

（冉宇靓）

xìbāo gǔjià chóngsù

细胞骨架重塑（cytoskeletal remodeling）

改变原有细胞骨架的动态平衡，重新排列、组合与分布，形成具有新的结构特点及功能的细胞骨架系统。细胞骨架是细胞功能的结构基础，组成成分微丝、微管和中间纤维均是由单体蛋白以较弱的非共价键结合在一起，构成纤维型的多聚体结构，可以很容易进行组装和去组装实现动态平衡，从而使细胞易于通过细胞骨架重塑来实现细胞骨架的绝大多数功能。微丝是由肌动蛋白聚合而成的多聚体，广泛存在于细胞的应力纤维、黏着斑、伪足和收缩环中，由球状肌动蛋白（G-actin）在 ATP 和多种微丝相关蛋白的作用下，与纤维状肌动蛋白（F-actin）不断组装和解聚而处于动态平衡，参与调控细胞形态改变、黏附、迁移和胞质分裂等。微管由 α 和 β 微管蛋白组成，在微管相关蛋白的作用下组装形成中空管状结构，参与胞内物质运输与胞质分裂过程。

细胞骨架重塑不仅是细胞骨架发挥稳定细胞形态、承受外力刺激、维持细胞内部结构有序性等众多生理功能所必需的，也在许多病理过程中发挥关键作用。例如，肿瘤细胞迁移能力是恶性肿瘤侵袭和转移的关键特性之一，而细胞骨架及骨架重塑正是细胞

迁移过程的物质基础，细胞定向运动需要细胞骨架的参与，尤其是微丝。微丝和微管参与调控细胞迁移、黏附、分裂以及细胞内信号传递。在细胞骨架重塑调控的信号通路当中，通常环腺苷酸（cAMP）介导的信号通路与细胞骨架之间存在的互动效应与细胞增殖、凋亡、黏附和迁移相关，因为 cAMP 依赖的蛋白激酶 A（PKA）参与了这些过程。细胞骨架组织受 Rho 家族 GTP 酶调节，PKA 可激活 Rho A 并进一步激活下游通路。Rac 控制伪足的形成，而 CDC42 和 Rho 分别控制丝状伪足和应力纤维的收缩。

（冉宇靓）

jīzhì

基质（stroma）

细胞或组织之间的胶状物质。主要成分包括非细胞组分如细胞外基质（ECM）、纤维等，以及支持、保护和营养主要实质细胞或产生维持那些非细胞组分的其他细胞。基质包括细胞外基质（ECM）和基质细胞。狭义的基质细胞主要指专门的结缔组织细胞，如成纤维细胞、间充质基质细胞、成骨细胞和软骨细胞（骨微环境的基质）。广义的基质细胞指该组织除主要实质细胞之外的几乎所有其他细胞，至少还包括了如内皮细胞、周细胞、脂肪细胞和免疫细胞等。肿瘤基质通常包括 ECM 成分和成纤维细胞、免疫细胞、血管和淋巴管等。

在正常组织基质中，基质细胞通常以惰性的非增殖状态存在。与之对应，多数正常组织中基质表现出肿瘤抑制的特性。这可能是因为正常基质为维持器官大小和结构，因此会十分严格地调控（通常情况下是抑制）上皮细胞的增殖、迁移和侵袭能力，也同时抑制肿瘤细胞的增殖、迁移和侵

袭，如正常胰腺基质在癌变前就具有较强抑制肿瘤的作用。在肿瘤发展的过程中，非活性的基质也可能具有抑制作用，早期肿瘤的基质细胞仍可以阻止肿瘤进展到晚期阶段，如胰腺导管腺癌的基质就具有这样的特性。

在肿瘤转移阶段，靶器官正常组织的特异性基质仍可抑制转移，但同时一些基质支持播散性肿瘤细胞的生长。一般在肿瘤发生和转移的早期阶段，基质通常抑制肿瘤生长。但当原发瘤或转移瘤进展并获得肿瘤的晚期表型，形成酸性、缺氧和营养缺乏的肿瘤微环境时，由此产生相应的信号转导可导致基质细胞的激活，其基质也将发展成为真正的肿瘤基质促进肿瘤生长和转移。

（冉宇靓）

zhǒngliú jīzhì

肿瘤基质（tumor stroma） 肿瘤组织中除了肿瘤细胞及细胞团之外的其他细胞和非细胞组分。肿瘤虽然已经丧失了正常的器官组织功能，但仍存在大量其他残余的原正常组织的基质细胞、细胞外基质（ECM）和肿瘤招募的新的基质细胞和肿瘤改造后的ECM，这些构成了肿瘤基质。

肿瘤基质是一个动态的概念，在肿瘤发生、发展和转移的不同阶段，肿瘤细胞拥有不同的微环境和肿瘤基质。例如，早期肿瘤的基质尚残留大量原正常组织常驻的各种基质细胞和ECM。此时，有些肿瘤基质甚至还不能很好地支持肿瘤的生长，这种早期的肿瘤基质可视为一种临时性肿瘤基质。一种更为特殊的临时性肿瘤基质，是转移定植过程中出现的转移前生态位的基质，它的部位尚不存在转移的肿瘤细胞，但其微环境已被原发肿瘤远程改造以

利于转移细胞的播散定植。晚期肿瘤中，微环境已比较稳定，肿瘤组织中的基质渐趋于平衡，此时才是一个成熟的肿瘤基质。

通常非恶性肿瘤组织基质中的细胞处于静止状态，它们处于上皮细胞层和ECM之间的隔层中，一般是通过负性调节上皮层细胞的增殖、运动和侵袭等来维持组织稳态。但当恶性肿瘤发展到一定程度后，基质通过与肿瘤细胞的相互影响将发生巨大的变化，主要表现为纤维化并被激活，包括ECM变得更致密、更坚硬，并采用纤连蛋白和腱生蛋白纤维替代了原有的结缔组织；成纤维细胞和间充质干细胞被充分激活，增殖能力增强，并分泌更高水平的促进肿瘤的生长因子、细胞因子和趋化因子；巨噬细胞被招募到肿瘤基质中，并被极化为M2型抑制抗肿瘤免疫；招募的其他免疫细胞则通过多种复杂的机制促进肿瘤生长，如促进上皮-间质转变、血管生成等，但也有一些会加强抗肿瘤免疫；血管内皮或其祖细胞，以及周细胞也被招募到肿瘤基质中，介导肿瘤的新生血管生成，促进肿瘤生长转移；基质中的脂肪细胞激活后主要通过生长因子和细胞因子的分泌来支持肿瘤生长。肿瘤基质可以促进肿瘤的进展和转移，抵抗肿瘤治疗。

（冉宇靓）

jīzhì xìbāo

基质细胞（stromal cell） 狭义指组织中的专门的结缔组织细胞，包括成纤维细胞、间充质基质细胞、成骨细胞和软骨细胞（骨微环境的基质）。广义的基质细胞是该组织除主要实质细胞之外的几乎所有其他细胞，至少还包括了如内皮细胞、周细胞、脂肪细胞

和免疫细胞等。人体器官、组织的基质通常由非细胞组分如细胞外基质（ECM）、纤维等，以及支持、保护和营养主要实质细胞或产生维持那些非细胞组分的其他细胞，即基质细胞共同构成。

正常组织的基质细胞通常处于静止状态，而在肿瘤组织中，除原正常组残留的基质细胞之外，当恶性肿瘤发展到一定程度后，肿瘤细胞还会招募、驯化多种肿瘤基质细胞，或诱导其发生显著变化，主要表现为大量肿瘤基质细胞被激活。例如，成纤维细胞和间充质干细胞被充分激活，成纤维细胞会激活成为癌症相关成纤维细胞（CAF），增殖能力增强，并分泌更高水平的促进肿瘤的生长因子、细胞因子和趋化因子；巨噬细胞被招募到肿瘤基质中，被极化为M2型（肿瘤相关巨噬细胞）抑制抗肿瘤免疫；招募的其他免疫细胞则通过多种复杂的机制促进肿瘤，如促进上皮-间质转化、血管生成等；血管内皮或其祖细胞，以及周细胞也被招募到肿瘤基质中并被激活，介导肿瘤的新生血管生成促进肿瘤生长、转移；基质中的脂肪细胞激活后主要通过生长因子和细胞因子的分泌来支持肿瘤生长。

（冉宇靓）

áizhèng xiāngguān chéngxiānwéi xìbāo

癌症相关成纤维细胞（cancer-associated fibroblast，CAF） 位于肿瘤内部或邻近组织中的成纤维细胞。成纤维细胞最早被认为是结缔组织合成胶原蛋白的细胞，为间充质谱系的基质细胞，不是上皮细胞、内皮细胞或免疫细胞，但成纤维细胞的确切细胞起源仍不清楚。

CAF 起源 CAF 的起源可能

包括原组织驻留的静止成纤维细胞和胰腺或肝星状细胞，也可能为骨髓来源的多种前体细胞，包括间充质干细胞、内皮细胞和脂肪细胞等。CAF 已知是高度异质性的间充质谱系细胞，具有不同功能和复杂性。

通常正常组织基质中的成纤维细胞处于静止状态，它们处在上皮细胞层和 ECM 之间的隔层中，一般通过负性调节上皮层细胞的增殖、运动和侵袭等来维持组织稳态，并参与大多数器官的伤口愈合过程。静止成纤维细胞可在组织损伤、伤口愈合，以及肿瘤基质中被激活，在受到表观遗传调节、氧化压力、可溶性因子刺激和 ECM 重塑影响时，通过表观遗传和转录谱方面的重要改变，表现出细胞形态（多轴而不是单轴）和标志物［如平滑肌肌动蛋白（α-SMA）］的改变、代谢增殖增强、细胞外基质（ECM）合成和重塑能力加强以及有调节其他细胞功能的分泌物质发生显著改变等。

与肿瘤的关系　CAF 在肿瘤进展中的确切功能仍不明确，可能同时具有支持和抑制肿瘤功能，这些功能与环境相关，也反映了 CAF 具有复杂的功能异质性。例如，成纤维细胞活化启动宿主反应和抗肿瘤防御机制，在肿瘤早期抑制肿瘤，但在肿瘤进展期，成纤维细胞活化和伤口愈合的一系列机制又可支持肿瘤的生长。

CAF 是肿瘤微环境（TME）中研究得最清晰的细胞类型。它是 ECM 成分和基质分泌因子的主要生产细胞。CAF 具有异常的胶原分泌模式，其形成的 ECM 比非恶性基质中的 ECM 更加坚硬和紧缩，这类 ECM 可下调肿瘤细胞中抑制因子 PTEN 的表达，促进肿

瘤细胞的生长、存活和迁移，促进组织中的血管生成，从而促进肿瘤进展。CAF 的分泌组可以通过生长因子、细胞因子和趋化因子，直接或间接地调节肿瘤进展和肿瘤免疫。CAF 分泌多种因子，包括 CCL2、CCL5、CSF1、CX-CL5、CXCL9、CXCL10、CXCL12（SDF1）、肝细胞生长因子（HGF）、胰岛素样生长因子 I（IGF-I）、结缔组织生长因子（CTGF）、血小板衍生生长因子（PDGF）、血管内皮生长因子（VEGF）、白细胞介素（IL-1、IL-4、IL-6、IL-8 和 IL-10）、白血病抑制因子（LIF）、前列腺素 E_2（PGE_2）和转化生长因子 β（TGF-β）等。CAF 衍生的 TGF-β 具有免疫抑制作用；CAF 通过分泌 CXCL12 促进肿瘤进展；分泌 VEGF-A 促进血管生成；其他如 LIF、IGF-I、HGF、IL-6、WNT5α 和 BMP4 等通过与肿瘤细胞信号转导的相互作用，促进肿瘤生长和进展。CAF 还是 ECM 降解蛋白酶（如基质金属蛋白酶）的重要生产细胞，在 TME 的 ECM 重塑中发挥重要作用。

CAF 产生的细胞因子和趋化因子，以及重塑的 ECM 还参与调节肿瘤中的免疫反应和血管生成，有助于免疫抑制性 TME 的形成和维持，促进肿瘤进展。重塑的 ECM 还可以通过调节间质液压力、细胞黏附和肿瘤细胞存活提高治疗抵抗性。临床数据也证明，某些 CAF 亚群与肿瘤免疫应答和免疫治疗效果之间有密切联系。

此外，CAF 还通过产生各种代谢物，如丙氨酸、天冬氨酸、乳酸、脱氧胞苷和脂质来影响其他细胞，包括癌细胞和免疫细胞，促进肿瘤生长。而 CAF 分泌的外泌体也可通过各种表面蛋白（如

WNT）和代谢物（如三羧酸循环中间体）影响 TME 中的其他细胞，从而影响肿瘤进展和治疗抵抗。

与循环肿瘤细胞类似，血液循环中也有 CAF。转移性乳腺癌及少数非转移性乳腺癌患者血液循环中发现 CAF。循环 CAF 在转移性患者中的检出率显著高于局部肿瘤患者，说明循环 CAF 在转移过程中起重要作用。CAF 可作为新的肿瘤预后生物标志物及治疗靶点。

（冉宇靓）

zhǒngliú xiāngguān jùshìxìbāo
肿瘤相关巨噬细胞（tumor-associated macrophage，TAM）　浸润于肿瘤微环境、与肿瘤发生发展相关的巨噬细胞亚群。

起源　通常起源于血液中的前体单核细胞，这些单核细胞来源于骨髓造血干细胞，可被肿瘤局部分泌的趋化因子如 CCL2、CCL3，以及巨噬细胞集落刺激因子（M-CSF）、血管内皮生长因子（VEGF）、血小板衍生生长因子（PDGF）和其他相关的细胞因子与补体成分招募到肿瘤部位，并在白细胞介素 10（IL-10）的诱导下分化演变为一类特殊的巨噬细胞；也有一部分 TAM 起源于组织驻留巨噬细胞。两种来源的 TAM 具有不同的功能，但均能影响肿瘤的生长和转移。TAM 是肿瘤基质中数量最多的炎症细胞类型，约占所有炎症细胞的 50%。

巨噬细胞分类　根据细胞表型和功能，巨噬细胞分为经典激活［干扰素（IFN-γ）和肿瘤坏死因子（TNF-α）激活］的 M1 促炎型巨噬细胞和替代激活［IL-4、IL-13、IL-10 和转化生长因子 β（TGF-β）等激活］的 M2 抗炎型巨噬细胞。M1 型产生与抗肿瘤

免疫相关的肿瘤抑制因子（如 IL-12 和 CXCL10），M2 型分泌与肿瘤促进相关的组织重塑和促血管生成因子［如基质金属蛋白酶（MMP）和 VEGF］。

TAM 特点 TAM 不同于以上两类经典的巨噬细胞，很少显示真正的 M1 或 M2 表型，它具有从 M1 到 M2 过渡的表型，但更倾向于显示与 M2 型相关的促肿瘤/抗炎表型，促进肿瘤生长和进展，抑制免疫刺激信号，临床发现肿瘤中的 TAM 浸润与预后不良密切相关。然而在肿瘤起始阶段，TAM 在转变到 M2 型之前是 M1 型。为了更准确地描述过渡表型，有人还将巨噬细胞群分类扩展（即 M2a、M2b、M2c 和 M2d），但这些不足以涵盖 TAM 的全部复杂性和多样性，如 TAM 亚群可以共表达 M1 型和 M2 型的特征基因谱。TAM 的可塑性和多样性可以部分解释其亚群具有完全不同的功能，甚至具有抗肿瘤的潜力。

与肿瘤的关系 TAM 曾被认为是宿主免疫系统的细胞，可以杀死和吞噬肿瘤细胞，具有抗肿瘤的功能。然而，随后发现 TAM 也可以促进肿瘤进展，肿瘤微环境（TME）可以策反部分 TAM，使其成为促癌细胞，临床上 TAM 丰度的增加与肿瘤患者生存降低相关。

促进肿瘤生长 肿瘤细胞和 TME 之间的动态和异质性相互作用决定了 TAM 作为炎症细胞反而表现出促进肿瘤的功能，但即使在同一类型的肿瘤中，由于上述互作的异质性个体性决定，TAM 也可表现出抑制肿瘤的相反功能。肿瘤和 TME 中的免疫细胞分泌生长因子、细胞因子（M-CSF、CCL2 和 VEGF）和代谢物，促进 TAM 在 TME 中的积累和向着促肿瘤的 M2 型极化。TAM 的促肿瘤功能主要包括促肿瘤生长因子的分泌、促进肿瘤血管生成、释放蛋白酶促进细胞外基质重塑以及产生免疫抑制分子。TAM 表达表皮生长因子、肝细胞生长因子、PDGF、TGF-β 和成纤维细胞生长因子（FGF）直接促进肿瘤细胞增殖。TAM 还通过大量释放促血管生成因子［如 VEGF、TNF-α、FGF、尿激酶型纤溶酶原激活物（uPA）、胸苷磷酸化酶、肾上腺素和 Sema4D］促进血管生长。TAM 可通过释放蛋白水解酶，如 MMP-9 和组织蛋白酶，降解细胞外基质，激活和释放血管生成因子、促有丝分裂因子等大量促肿瘤因子，并为血管生成提供空间。TAM 可以激活 Th2 型免疫应答，TAM 通过释放趋化因子和细胞因子，如 IL-10、TGF-β、CCL3、CCL4、CCL5 和 CCL22，通过抑制颗粒酶、穿孔素和细胞毒素等的表达，介导 T 细胞和 NK 细胞的免疫抑制活性；另外，其分泌的炎症因子，如 IL-6 和 TNF-α 等，亦可能有助于诱导 TME 中"休眠炎症"型的免疫抑制。M2 样 TAM 可促进抗炎细胞因子和趋化因子表达，包括 IL-10、TGF-β、CCL17、CCL18、CCL22 和 CCL24 等，促进上皮-间质转化参与肿瘤的侵袭和转移。

抑制肿瘤生长 在 IFN-γ、TNF-α、粒细胞-巨噬细胞集落刺激因子的刺激下，TAM 也可分化为 M1 样 TAM，其具有高抗原提呈能力，能产生 NO、活性氧和大量炎症因子，如 IL-1β、IL-6、IL-12、IL-23、CXCL9、CXCL10 和 TNF-α，并能促进主要组织相容性复合体（MHC）分子的表达，表达相关表面蛋白，如 CD68、CD80 和 CD86 等，由此 M1 样 TAM 可激活 Th1 型免疫应答，抑制肿瘤生长。

（冉宇靓）

xìbāo wài jīzhì

细胞外基质（extracellular matrix，ECM）
由细胞外的生物大分子和矿物质（如胶原蛋白、酶、糖蛋白和羟基磷灰石）组成的三维网络结构。可为周围细胞提供结构和生化方面的支持。对于由基因组表达的整套的基质和基质相关蛋白又被特殊地称为"基质"。其组成异常丰富，由 1100 多个基质基因编码（核心基质分子约 300 个基因和基质相关分子约 800 个基因）。

分类 分为两大类：间质基质和特化的基质。特化的基质包括高度专业化的器官特异性或组织特异性的基质，如基底膜。基底膜可将上皮细胞与间质基质及其他组织分开，上皮细胞通过整合素等有序附于基底膜，下层的基质成纤维细胞无法通过基底膜穿透到上皮层。间质基质占据上皮和其他组织之间的细胞外空间，其组分包含其他大分子和细胞膜受体的结合结构域，使它们能够发挥结构和信号方面的作用。

组成 因所在组织结构而异，通常由胶原蛋白、蛋白聚糖或糖胺聚糖、弹性蛋白、纤连蛋白、层粘连蛋白和其他糖蛋白组成，在结构上均由有序的高强度纤维网、薄片状网络和黏稠的抗压缩分子组装而成。每种组织的 ECM 都有独特的特征，包括生物化学和生物物理方面的局部特征和全局特征。生物物理参数使 ECM 实现支架和机械承载力的功能，其生物化学（组成和翻译后修饰）使 ECM 能为细胞附着和相互作用提供相应的配体。

ECM 成分通常由成纤维细

及成骨细胞合成，成纤维细胞位于皮肤、肌腱及其他结缔组织中，成骨细胞则位于骨骼。胶原蛋白、非胶原糖蛋白等物质在这些细胞中被合成、修饰，分泌到细胞外，在相关基质酶的作用下被切割、交联最终完成组装。

功能 正常 ECM 具有多种重要功能：①提供支持，将组织彼此隔离和调节细胞间通信，不仅调节细胞的动态行为，还作为许多生物活性分子（生长因子、细胞因子）的储存库。ECM 形成对于生长、伤口愈合和纤维化等至关重要，可调节干细胞行为和免疫反应。②ECM 的刚度和弹性对细胞迁移、基因表达和细胞分化具有重要意义：如细胞可以主动感知 ECM 刚度，并向更硬的表面迁移；细胞根据其弹性调整相关基因的表达，影响分化和肿瘤进展；参与和调控组织细胞的机械性和生理生化行为，包括细胞生长、分化、凋亡、修复和再生等。在大脑中，乙酰透明质酸是 ECM 的主要成分，其降解后的片段被释放后可作为促炎分子发挥作用，协调免疫细胞（如小胶质细胞）的反应，ECM 显示出结构和信号的功能。③ECM 是细胞黏附的重要一环，细胞可通过黏着斑、半桥粒将 ECM 连接到细胞内部骨架等。

与肿瘤的关系 ECM 广泛参与和促进肿瘤的生长、侵袭、转移和血管生成，促进肿瘤抗凋亡和药物扩散，除为肿瘤组织提供机械结构支持和保护外，还可调节多个细胞过程，包括细胞增殖和存活、细胞命运决定、细胞迁移和侵袭，以及细胞状态的可塑性改变等。

在原发瘤和转移瘤的发生发展过程中，ECM 以多种方式发生理化性质的改变。除成分结构变化外，还包括各尺度上的外形、分子密度、刚度、硬度和张力。ECM 在生化方面的变化其实只有少部分是由不断增多的肿瘤细胞导致的，大部分都是由肿瘤局部招募而来的非恶性的各种基质细胞导致的。这些组分结构的变化还导致生长因子、细胞因子和无机分子在 ECM 中局部储存和释放的变化；还将通过改变 ECM 的水合作用（如阴离子多糖），影响生物大分子在肿瘤中扩散和灌注的动力学；并且会因为基质翻译后修饰的变化（如羟基化或酶促交联）导致基质的生物力学性质变化；而生物力学性质变化又会激活肿瘤微环境中存在的所有细胞内的机械力检测途径进而引发一系列相关变化；基质组分沉积的改变同时伴有基质降解和周转异常，可改变基质密度，导致基质结构、组织和孔隙率的变化，显著改变提供给细胞黏附和相互作用的配体的数量和空间分布。

ECM 组分结构的变化 在肿瘤中 ECM 高度失调，同时起着促肿瘤和抗肿瘤的作用。肿瘤细胞和非恶性基质细胞都有助于基质的沉积和重塑，同时也都受到基质沉积和重塑的反向影响。ECM 中的胶原和糖蛋白都在肿瘤发生发展中发生改变，I 型胶原是肿瘤 ECM 的主要成分，能促进多种类型肿瘤细胞的存活和转移，在肿瘤中的排列呈高度各向异性，控制了基质的刚度、孔隙度以及黏弹性和部分生化特性等。富含胶原和层粘连蛋白的基底膜是肿瘤细胞侵袭中的首个屏障，与正常组织相比，癌前病变阶段的基底膜通常已经变薄，并流失特定的胶原。糖蛋白，包括蛋白聚糖，因具有抵抗压缩力的能力，通常分布在基质的间隙来缓冲机械应

力，同时还调节多种细胞过程，如黏附、运动、增殖和分化等。还能通过调节其他基质分子的组装和组织，结合和螯合生长因子、细胞因子，促进基质分子聚合成网络，作为共受体调节受体下游的细胞内信号转导，在许多实体肿瘤中表现出促进和抑制作用。例如，透明质酸受体 CD44 是细胞内信号网络的有效激活剂，可激活许多下游信号通路，包括 PI3K-AKT 和 ERK 通路，以及 RhoA 和 RAC、RAS、NF-κB 和 SRC 等，可促进细胞存活、肿瘤干细胞、化疗抵抗性、细胞运动和侵袭以及上皮-间质转化等。其他在肿瘤中失调的糖蛋白和蛋白聚糖包括突触蛋白聚糖、层粘连蛋白、纤连蛋白、骨粘连蛋白、纤维蛋白原、母系蛋白、玻连蛋白、生腱蛋白和成骨细胞特异性因子 2（periostin）等。糖蛋白和蛋白聚糖以及其他基质分子的裂解还可导致生物活性片段释放。

ECM 翻译后修饰的变化 ECM 的高度失调也表现在翻译后修饰的变化。基质翻译后修饰对其"动态"性质至关重要，基质的生化和生物力学性质受不同组分的器官特异性组成，浓度和组装的调节。然后通过羟基化、糖基化、转谷氨酰胺化、硫酸化和交联以及裂解和降解对基质组分进行翻译后修饰，进一步调节这些特性。在肿瘤中，基质的过度翻译后修饰有糖基化、瓜氨酸化、氧化、乙酰化、磷酸化和羟基化等，有助于肿瘤进程。

过度的基质交联促进多数肿瘤的发生发展，伴随着渐进式组织硬化，组织中恶性和非恶性细胞中机械检测程序将激活启动。基质分子的交联还可减少基质周转，增加促肿瘤基质分子的寿命。

肿瘤基质交联中，赖氨酸氧化酶、转谷氨酸酶及非酶促糖基化有重要作用。

基质的降解和周转是体内组织平衡的重要组成部分，它导致的基质重塑在肿瘤发生发展中有关键作用。基质周转由基质金属蛋白酶（MMP）、解整合素-金属蛋白酶（ADAM）、组织蛋白酶、透明质酸酶、肝素酶等酶家族，以及金属蛋白酶的组织抑制剂等基质周转抑制剂协调。肿瘤中基质周转率升高导致正常基质快速降解，并被肿瘤基质取代，从而可以增强侵袭性特征，或消除屏障（如基底膜），正常基质的破坏会促进恶性肿瘤生长和转移性播散。基质分子的裂解可以释放结合的生长因子、趋化因子和细胞因子，甚至是无机分子如某些二价阳离子（如 Ca^{2+}），并激活细胞内信号转导通路，以及某些基质酶的活性，包括 MMP、ADM 和 ADAM 等。

癌症相关成纤维细胞（CAF）

肿瘤 ECM 成分的主要生产细胞是活化的癌症相关成纤维细胞（CAF），它与正常伤口愈合过程中成纤维细胞的表型相近，是基质重塑的主导细胞。CAF 在肿瘤中的特定位置也可能改变其基质分泌组和重塑活动，产生基质组成的肿瘤内的异质性。不同的 CAF 亚群对进展有不同的贡献，CAF 亚群出现短暂，可以被各种生长因子和细胞因子〔如转化生长因子 β（TGF-β）〕重编程。CAF 通常是驯化或招募的成纤维细胞样细胞，重新编程转分化为分泌基质的成纤维细胞。外泌体有助于肿瘤细胞介导的 CAF 驱动基质重塑的激活。尽管 CAF 是肿瘤内基质沉积的主要因素，甚至超过 90%，但它们沉积的大多数

基质成分都是经典的纤维化基质分子，而肿瘤细胞更倾向于产生多种丰度较低的新的基质成分促进肿瘤侵袭性。另外，一些侵袭性肿瘤可能会使基质沉积和重塑程序失活，以促进其进展，如胰腺癌细胞通过分泌巨噬细胞集落刺激因子（M-CSF）使胰腺星状细胞失活、胶原沉积下调，促进肿瘤进展。

ECM 生化和生物力学变化

肿瘤基质中广泛的生化和生物力学变化支持癌细胞的增殖和存活，并增强侵袭性特征。基质的动态改变可导致细胞表面受体的种类和激活状态的变化，其中 ECM 可作为生长因子信号交互影响的中心。例如，通过增加基质刚度激活的整合素可以增加通过酪氨酸激酶受体的信号转导，包括表皮生长因子受体、酪氨酸激酶受体 2（erbB2）、血管内皮生长因子受体和肝细胞生长因子受体；鳞状细胞癌的侵袭是由基质依赖性机械检测驱动的 EGF 信号转导所诱导；erbB2 活化也可能受基质硬度的调节。整合素作为主要的基质结合受体是细胞-基质通信的主要纽带，激活了大量的下游信号网络。整合素 αvβ3、αvβ5、αvβ6、α6β4、α4β1、α11β1 和 α5β1，在多种肿瘤细胞中过表达，并在结合其基质配体时激活肿瘤细胞侵袭和转移。但整合素在肿瘤中的作用既取决于细胞类型又取决于基质生物化学特性的改变，甚至是那些纳米级的变化。其他一些非整合素基质结合受体，如含盘状结构域受体 1（DDR1）和 DDR2，以及 OSCAR 也能协调细胞-细胞基质信息传递和下游信号转导程序的激活。

基质的生物力学也影响肿瘤的进展和信号转导。将感知外力，

然后将这些信息转导到细胞中，激活/失活特定的信号响应称为机械力转导。机械力转导包括细胞极性、基因表达的调节和干细胞分化，肿瘤干细胞亦有影响。同时，肿瘤生物力学还影响免疫细胞，包括巨噬细胞。机械力转导可影响的下游通路有 FAK-SRC、MEK-ERK、YAP-TAZ 和 ROCK 信号通路等。基质的生物力学特性还包括调节肿瘤细胞的新陈代谢，如细胞-基质黏附诱导的信号会改变中性脂质的合成、细胞骨架的重组增强糖酵解、失调肿瘤和基质细胞中的谷氨酰胺代谢，以及促进肿瘤生长和转移，其中就包括通过机械力转导途径进行的调节，如 FAK 信号转导。

ECM 影响和调控肿瘤细胞转移

ECM 是公认的"转移特征"涉及的 4 大特征所隐含的核心内容。肿瘤细胞的转移特征有四方面：运动；侵袭；调节靶器官局部微环境的能力、可塑性；定植到靶器官组织的能力。这些均受 ECM 的影响和调控。

基质可促进转移而无需降解及重塑。例如，转移性乳腺癌细胞通过激活 DDR1 信号转导，利用 I 型胶原以促进其存活率。另外，肿瘤细胞离开原发肿瘤并开始播散时，可以利用基质分子避免血液循环中的流体剪切应力的损伤。

原发肿瘤在转移位点营造肿瘤支持性微环境——转移前生态位，有助于肿瘤转移的发生；而通过重组或降解转移位点原来存在的基质，或通过刺激该部位基质分泌产生基质重塑，则有助于建立转移前生态位。结构纤维基质蛋白以及糖蛋白的变化、纤连蛋白等对于转移前生态位形成十分重要，赖氨酰氧化酶（LOX）

介导的基质交联以及 MMP 的分泌增加产生支持肿瘤细胞生长的微环境，并具有免疫抑制性，促进转移的定植。

转移肿瘤细胞播散到靶器官、组织中定植后常处于有丝分裂的休眠状态，此时定植位点的组织微环境，特别是基质，通常抑制肿瘤细胞增殖和明显的集落性生长，但又保护肿瘤细胞免受免疫监视和清除。休眠的癌细胞需要在播散定植后数月甚至数年时重新激活，发展成可见的转移病灶，ECM 在其中起重要作用。例如，在乳腺癌转移中，血小板反应蛋白-1（TSP-1）可在肺、骨髓和脑的转移生态位中表达，诱导转移播散的乳腺癌细胞休眠，而在新血管生成和伴随其的基质重塑启动时，乳腺癌细胞被激活开始生长。

当微转移向可见转移生长时需要基质重塑，此时的基质重塑程序可能与促进原发肿瘤侵袭性生长和播散的重塑程序不同，原因尚不清楚。在乳腺癌转移中，糖蛋白（包括生腱蛋白 C 和骨桥蛋白等）的分泌通过激活肿瘤细胞中 Notch 和 WNT 等信号通路，促进微转移的集落性生长；而播散定植的乳腺癌细胞还会引起肺成纤维细胞变化，通过分泌胶原蛋白、糖蛋白和基质修饰酶（如 LOX）来促进支持性的转移生态位的形成。

（冉宇靓）

jīdǐmó
基底膜（basement membrane）
上皮细胞下面特化的细胞外基质（ECM），由 Ⅳ 型胶原、层粘连蛋白及硫酸乙酰肝素蛋白聚糖等构成的网状结构。

在组织学上，基底膜常见于上皮组织和结缔组织交界面，厚薄不一，多数较薄；由直径 3～4nm 的蛋白丝组成的网及基质构成的一个厚 50～100nm 的基板，基板外面再有更细的纤维网和基质组成的厚薄不定的网板，一般有 2～3 层。基板的蛋白丝为 Ⅳ 型胶原，基质为糖蛋白和糖胺聚糖组成，可以水合吸附储存多种生长因子。基板可能由上皮细胞产生，网板则可能由基质的成纤维细胞产生。

基底膜具有支持和连接上皮组织的作用，基板可与上皮细胞基底面的细胞膜牢固粘连，使上皮与结缔组织紧密连接，以及维持组织结构和促进上皮细胞生存、防止失巢凋亡，对组织的生长、修复、分化和再生有重要作用；基底膜还具有半透膜的作用，如肾血管球的基底膜是血液滤过的重要屏障，能阻止大分子物质滤出。基底膜的出现使得上皮细胞与 ECM 及其他组织分开，基质成纤维细胞通常无法通过基底膜穿透到上皮层，但特定的一些细胞类型，如免疫细胞、神经元突起等却能穿透基底膜；因此基底膜成为局限肿瘤生长的天然屏障，是否侵透基底膜外继续生长是组织学上区分浸润性癌症和局限性良性肿瘤的重要依据。

（冉宇靓）

jiāoyuán
胶原（collagen）
细胞外基质（ECM）中的一种张力强度很高的纤维状蛋白质。是哺乳动物体内含量最多的蛋白质之一，遍布于体内各种器官和组织的 ECM 中，已发现至少 28 种不同的类型，其中最常见的是 Ⅰ 型胶原。

形态结构 胶原单体呈长圆柱状，由 3 条肽链以超螺旋的形式组装在一起。前胶原是原胶原的前体，由 3 条 α 链螺旋多肽链由 C→N 端的方向盘绕形成 3 股螺旋，在粗面内质网中进行化学修饰如糖基化等，再通过高尔基复合体分泌到细胞外，在前胶原 N 蛋白酶和前胶原 C 蛋白酶作用下，分别切去 N 端前肽和 C 端前肽，而两端各保留一段非螺旋的端肽区成为原胶原，原胶原进而聚合形成胶原原纤维。伴随着胶原纤维的组装，某些赖氨酸和羟赖氨酸残基被细胞外的赖氨酰氧化酶（LOX）氧化为醛，在多肽链间形成共价交联，对胶原纤维的稳定和强度起重要作用。胶原纤维又称白纤维，直径 0.5～20μm，成束存在，交织成网，韧性大，抗拉力强。

分类 胶原是 ECM 中主要的构成元素。Ⅰ 型胶原纤维束较粗大，主要存在于皮肤、肌腱、韧带及骨；Ⅱ 型胶原主要存在于软骨；Ⅲ 型胶原易形成原纤维网，主要存在于具有伸展性的组织如皮肤、血管及内脏等疏松结缔组织中；Ⅳ 型胶原是基底膜的主要成分及支架。

与肿瘤的关系 Ⅰ 型胶原也是肿瘤基质的最主要组成成分，与正常基质相比，它们在沉积、降解、翻译后修饰和组织形式等方面都有显著变化，胶原与纤连蛋白、层粘连蛋白、弹性蛋白和多功能蛋白聚糖等一起参与肿瘤基质纤维化和实体肿瘤结构的形成，调控肿瘤的发生发展和转移。胶原为细胞黏附和调节细胞迁移提供机械强度和生物活性位点。肿瘤细胞分泌 LOX 启动胶原交联，使肿瘤基质硬化，产生触发整合素介导的黏着斑形成的机械力，促进肿瘤细胞侵袭。除了交联的数量外，交联的"类型"也可影响肿瘤基质中的机械力学，从而影响肿瘤侵袭转移，如乳腺癌中发现垂直于肿瘤边界的 Ⅰ 型胶原束的存在与较短的生存期相关。原纤维胶原在细胞外空间的沉积通常由基质糖蛋白（如纤维蛋白和纤连蛋白）来协调和促进。

肿瘤基质中胶原的积累和变硬通常是由于促纤维细胞因子，尤其是转化生长因子 β_1（TGF-β_1）驱动的胶原合成增加，同时由于基质金属蛋白酶（MMP）与其抑制剂两者失衡而导致的胶原降解受损，而 LOX 形成共价交联后可使胶原纤维抵抗 MMP 的降解，从而使更多的胶原纤维交联沉淀。TGF-β_1、MMP、MMP 抑制剂和 LOX 在其中发挥关键作用。

在健康组织基质中胶原通常是各向同性的，而肿瘤中的胶原通常是高度排列和各向异性的，这增加了基质刚度、孔隙度、黏弹性和生化特性。

ECM 的纤维结构和生物物理性质（刚度、应变力和硬化度）都可以影响细胞行为，促进肿瘤纤维化和恶性表型，促进侵袭转移。例如，整合素 $\alpha 11\beta 1$ 是基质细胞特异性的原纤维胶原受体，胶原交联与基质中整合素 $\alpha 11$ 表达相关，其表达促进胶原的重组和硬度升高，此时 $\beta 1$ 整合素的表达将显著刺激肿瘤细胞的 Src 和 ERK 磷酸化，增加细胞硬度并加速细胞运动，提高转移能力。另外，在抗肿瘤免疫中，高密度胶原还诱导肿瘤相关巨噬细胞获得免疫抑制表型。

（冉宇靓）

xiānlián dànbái
纤连蛋白（fibronectin，FN）
一种非胶原糖蛋白。又称纤黏蛋白、纤维连接蛋白、纤维结合蛋白和冷不溶球蛋白等。为细胞外基质（ECM）的主要成分之一。在体内有 3 种形式：由肝及血管内皮细胞生成的可溶性纤连蛋白，广泛存在于血浆和组织液中，称为血浆纤连蛋白；由成纤维细胞、早期间充质细胞分泌合成的不溶性纤连蛋白，分布在细胞表面和 ECM 中，称为细胞纤连蛋白；以及在胎盘、羊膜组织中存在的胎儿纤连蛋白。

FN 是高分子量的糖蛋白，含糖 4.5% ~ 9.5%，由两个亚基通过 C 端的二硫键交联形成二聚体，单个亚基分子量 220 ~ 250kD，整个分子呈 V 形。血浆 FN 是二聚体，细胞 FN 则是二聚体进一步交联而成的多聚体。不同来源的 FN 亚基结构虽然相似，却并不完全相同，这可能因为其在 mRNA 剪接以及翻译后修饰的不同。FN 亚基上有与胶原、细胞表面受体、血纤蛋白和蛋白聚糖高亲和力结合的位点；另外，FN 序列中还含有特殊的 RGD（精氨酸-甘氨酸-天冬氨酸）基序，可被 FN 的受体——整合素识别并结合。

FN 在调控细胞黏附、迁移、生长、增殖和分化中发挥非常关键的作用，主要参与伤口愈合、胚胎发育和免疫调控等生理过程，具有多种生物学功能：介导细胞黏附；促进细胞迁移与伸展；作为非特异性调理素促进巨噬细胞吞噬；促进止血和血液凝固；作为类生长因子促进成纤维细胞增殖、表皮下基底膜再建等；促进细胞的分化；参与调控肿瘤细胞的转移。

通常细胞表面及 ECM 中的 FN 在细胞表面受体的指导下经二硫键相互交联组装成 FN 纤维，且只有某些特定的细胞（如成纤维细胞）表面才存在 FN 组装过程所必需的特定细胞表面受体，因此肿瘤微环境的成纤维细胞可影响肿瘤的 ECM。另外，当肿瘤细胞表面的 FN 受体异常时，也会导致肿瘤细胞 ECM 中的 FN 减少或缺失，ECM 表现出异常。

（冉宇靓）

bāo wài jīzhì chóngsù
胞外基质重塑（extracellular matrix remodeling）
细胞外基质（ECM）被酶［如胶原酶和基质金属蛋白酶（MMP）］缓慢而持续地降解，并被成纤维细胞分泌形成的新基质取代的过程。正常情况下它可为组织提供持续的生长因子供应，支持组织稳态维持和伤口组织修复。

ECM 在重塑中会以多种方式发生理化性质的改变。除成分结构变化外，还包括各尺度上的外形、分子密度、刚度、硬度和张力等变化。ECM 蛋白质组成的两个大类是胶原和糖蛋白，都在胞外基质重塑尤其是肿瘤胞外基质重塑中发生显著改变。胶原维持组织基质的刚度、孔隙度、黏弹性和部分生化特性等，在肿瘤中易发生过度的基质交联以促进多数肿瘤的发生发展。基质糖蛋白变化调节多种细胞过程，如黏附、运动、增殖和分化，其他基质分子的组装和组织，结合和螯合生长因子。糖蛋白和蛋白聚糖以及其他基质分子的裂解还可导致生物活性片段的释放，调节其他细胞。基质翻译后修饰也可对基质的生化和生物力学性质产生影响。

基质的降解和周转导致的基质重塑在肿瘤发生发展中有关键作用。基质周转由 MMP、解整合素-金属蛋白酶（ADAM）、组织蛋白酶、透明质酸酶和肝素酶等酶家族，以及金属蛋白酶组织抑制剂等基质周转抑制剂协调。肿瘤 ECM 成分的主要生产细胞是活化的癌症相关成纤维细胞，是基质重塑的主导细胞。

（冉宇靓）

lài'ānxiān yǎnghuàméi

赖氨酰氧化酶（lysyl oxidase，LOX）

一种分子量为 32kD 的胺氧化酶。依赖于铜离子，在细胞外基质（ECM）中氧化胶原和弹性蛋白上的特殊氨基酸残基，使胶原和弹性蛋白形成共价键交联，在肿瘤基质中，LOX 上调是导致肿瘤基质中过度基质交联的原因之一。胶原是肿瘤基质的主要结构元素之一，LOX 家族基质交联酶对于成熟胶原纤维和弹性蛋白在细胞外的沉积和稳定至关重要，导致了基质纤维化、硬度和刚度的增加。LOX 失调与多种恶性肿瘤有关，包括乳腺癌、结直肠癌和胰腺导管腺癌等。LOX 家族介导的基质交联还可以减缓基质降解，改变细胞迁移和侵袭、血管生成和治疗耐药性，增加肿瘤内液压，减少药物渗透。

（冉宇靓）

jīzhì jīnshǔ dànbáiméi

基质金属蛋白酶（matrix metalloproteinase，MMP）

需 Ca^{2+}、Zn^{2+} 等离子作为辅助因子水解细胞外基质的蛋白裂解酶家族。是基质降解蛋白酶最主要的类别，已发现 23 种人类 MMP。

结构和组成 MMP 家族成员由 5 个功能不同的结构域组成，依次为疏水信号肽序列、前肽区（保持酶原的稳定，切除后 MMP 酶原激活）、催化活性区（含锌离子结合位点）、铰链区（富含脯氨酸）和羧基末端区（负责酶结合底物的特异性）。MMP 均具有各自独特的底物特异性，但同一种 MMP 仍可降解多种细胞外基质（ECM）成分，而同一种 ECM 成分又可被多种 MMP 降解，但 MMP 之间的 ECM 降解效率并不相同。

分类 MMP 几乎能降解所有 ECM 的蛋白质成分，可以广泛降解基质蛋白及选择性地释放细胞表面的细胞因子、生长因子或其受体，从而影响基质完整性，突破肿瘤细胞侵袭的 ECM 屏障，是该过程中主要的蛋白水解酶。

根据作用底物以及片断同源性，将 MMP 分为 6 类：胶原酶、明胶酶、基质降解素、基质溶解素、弗林蛋白酶活化的 MMP 和其他分泌型 MMP。还可根据其底物特异性和细胞定位分为胶原酶、明胶酶、链球蛋白酶和膜型 MMP。但这些划分都不够准确。

与肿瘤的关系 在肿瘤中较重要的 MMP-2 和 MMP-9 均属于 IV 型胶原酶类。MMP-2 非糖化，分子量稍小，为 72kD；MMP-9 为糖化，分子量稍大，为 92kD。活化的 MMP-2 常位于细胞穿透基质的侵袭前端的突出部位，其可能是肿瘤细胞酶解 ECM 及基底膜的主要基质蛋白酶之一。MMP-1 可由基质成纤维细胞、巨噬细胞、内皮细胞、上皮细胞在各种刺激下大量产生，在肿瘤中其高表达与预后相关。MMP-3 和 MMP-10 的底物包含了前列腺素、层粘连蛋白、纤连蛋白、Ⅲ 型胶原、Ⅳ 型胶原及明胶等一系列 ECM 成分，能酶解明胶和纤连蛋白的还有 MMP-7。另外，MMP-3 除了酶解 ECM 成分外，还能酶解激活 MMP-1 和其他家族成员。

MMP 活性受基因转录水平、无活性酶前体经蛋白酶水解切除前肽而激活的翻译后水平，以及特异性 MMP 组织抑制剂抑制作用的活性平衡水平的严格调节，确保其时空分布和作用受到高度限制。但在许多肿瘤中，这种严格的调节也会失控。现已明确 MMP 与肿瘤的发生发展均有关，MMP 导致的肿瘤基质成分的蛋白水解具有双向可能的作用，既可促进肿瘤生长，也可抗肿瘤，但多数情况下促进肿瘤生长。例如，MMP-8（降解 Ⅰ 型、Ⅱ 型和 Ⅲ 型胶原）在口腔鳞状细胞癌患者中的过表达可提高患者生存率，但在卵巢癌或肝细胞癌患者中的预后却较差。

（冉宇靓）

jiě zhěnghésù-jīnshǔ dànbáiméi

解整合素-金属蛋白酶（a disintegrin and metalloprotease，ADAM）

细胞膜结合糖蛋白家族。人类的 ADAM 家族包括 21 个 ADAM，同时还有相近的 19 个含血小板结合蛋白基序的 ADAM（ADAMTS）。ADAM 参与血管基底膜的降解，与基质金属蛋白酶（MMP）类似。ADAM8、ADAM9、ADAM10、ADAM12 和 ADAM15 的表达和活性在多种实体肿瘤中失调，它们通过上调其他基质重塑酶的分泌直接或间接地参与几种基质蛋白的更新，包括纤连蛋白、Ⅳ 型胶原和成骨细胞特异性因子 2（periostin），促进肿瘤进展。ADAMTS 是分泌的 ADAM，其羧基端序列中具有具有血小板结合蛋白的 Ⅰ 型重复序列。多种 ADAMTS 都可溶解基质蛋白聚糖，而其他 ADAMTS 则可处理前胶原，因此 ADAMTS 对胶原原纤维的沉积很重要。ADAM 还可以将表皮生长因子受体（EGFR）的配体从细胞表面解离，从而调节 EGF-EGFR 信号转导，如 ADAM17 是大多数 EGFR 配体的主要脱落酶。

（冉宇靓）

jīzhì jīnshǔ dànbáiméi zǔzhī yìzhìjì

基质金属蛋白酶组织抑制剂（tissue inhibitor of metalloproteinase，TIMP）

具有抑制基质金属蛋白酶（MMP）活性的一组

多功能因子家族。曾称基质金属蛋白酶抑制剂。是一种内源性蛋白酶抑制剂，与 MMP 以 1∶1 结合形成复合物，调控 MMP 的活化或功能。还能抑制其他金属蛋白酶，包括解整合素－金属蛋白酶（ADAM）和含血小板结合蛋白基序的 ADAM（ADAMTS），这使其成为基质降解和细胞表面分子脱落的关键调节因子。TIMP 表达及分泌的失调，以及由此导致的 MMP 与 TIMP 之间的活性失衡，可促进多种实体瘤的进展，包括乳腺癌、结直肠癌和胰腺癌等。TIMP 还参与中枢神经系统发育、可塑性和病理学进程。此外，还具有生长因子活性、抗血管生成活性和调节凋亡的活性等。

TIMP 由 4 个成员组成：TIMP-1 于 1981 年纯化，TIMP-2 于 1990 年被克隆，TIMP-3 于 1992 年被克隆，TIMP-4 于 1996 被鉴定。TIMP 由 184～194 个氨基酸残基组成，分为 N 端和 C 端结构域，每个结构域都有 3 个二硫键；N 端结构域称为抑制结构域，能抑制 MMP 活性。4 种 TIMP 亲和力不一，能抑制大多数 MMP。TIMP-1 和 TIMP-3 是糖蛋白，而 TIMP-2 和 TIMP-4 则不含糖。TIMP-1、TIMP-2 和 TIMP-4 是分泌性蛋白，而 TIMP-3 是膜结合型蛋白。

（冉宇靓）

zhǒngliú qīnxí

肿瘤侵袭（tumor invasion）

肿瘤细胞穿过细胞外基质（ECM）、基底膜等屏障的运动转位过程。主要涉及肿瘤细胞在 ECM 等结缔组织中的移动，以及降解和穿透基底膜的过程。侵袭是细胞运动的一种特殊形式，某些生理条件下正常细胞也会以类似侵袭的方式穿过组织屏障发生运动，如血管生成、胚胎发生、形态发生和神经生长锥的延伸和归巢，以及滋养层细胞植入等。一般认为上皮-间质转化（EMT）在肿瘤侵袭的启动和进展中发挥了核心的驱动作用，多种细胞黏附分子、基质酶分子、细胞运动及骨架分子、Rho 家族分子等，连同各种伪足、黏着斑等亦参与和决定了对肿瘤侵袭的复杂调控。

侵袭过程 肿瘤生长到一定程度之后，一方面因固有的肿瘤转移起始细胞本身就已发生了 EMT；另一方面更主要地是环境因素，包括在不断进展的缺氧、炎性环境、营养缺乏，以及微环境各类细胞和因子的相互影响，甚至在治疗的影响下，部分肿瘤细胞将发生 EMT。侵袭过程如下：①发生 EMT 的肿瘤细胞的黏附分子表达改变，黏附能力下降，细胞形态重塑，少部分 ECM 也开始降解重塑，在 Rho 家族 GTP 酶、整合素等分子调控下，细胞开始伸展伸出侵袭性伪足等。②细胞表面水解酶和黏附分子受体聚集在伪足周围，开始降解、重塑 ECM，并同时释放其中的相关因子进一步促进侵袭。③肿瘤细胞在表面配体的作用下，伪足伸展，侵袭前缘表达多种活化的蛋白酶降解 ECM，细胞前缘黏附至 ECM，伪足前部形成黏着斑，并顺序收缩应力纤维和解离后部的黏着斑，从而拉动细胞穿过降解 ECM 形成的空隙向前运动，到达脉管内皮细胞周边后，侵袭过程暂时结束。

酶作用 基底膜和 ECM 的降解是肿瘤侵袭的主要屏障，也是侵袭有别于迁移的关键因素，基质金属蛋白酶（MMP）在此过程发挥了重要作用。MMP 是锌指结合酶家族，以酶原形式分泌，需要细胞外加工使之激活，一般分为间质胶原酶、间质溶解素和明胶酶 3 类。可解离纤连蛋白、蛋白聚糖、弹性蛋白、明胶，以及 Ⅳ 型、Ⅴ 型、Ⅶ 型、Ⅸ 型和 Ⅹ 型胶原等，它们也都能被 MMP 组织抑制剂（TIMP）抑制。

促转移因子 决定肿瘤侵袭性的一个重要因素是肿瘤细胞的运动性。在侵袭过程中，除肿瘤细胞自身因素决定的运动性外，在多种溶解酶破坏 ECM 的同时，降解的基质成分、ECM 释放的因子、肿瘤细胞与其他细胞相互作用或其他细胞产生的多种生长因子和细胞因子甚至组织特异性趋化因子都能增强肿瘤细胞的运动性。刺激细胞运动、促进肿瘤转移的因子一般分为三大类：①由肿瘤细胞自身分泌的因子，即自分泌运动因子，如肝细胞生长因子、胰岛素样生长因子 Ⅱ（IGF-Ⅱ）和自分泌运动因子等。②细胞外基质蛋白，如玻连蛋白、纤连蛋白、层粘连蛋白、Ⅰ 型胶原、Ⅳ 型胶原以及血小板反应素等，可诱导细胞运动，其中有些通过整合素受体促进细胞运动。③宿主细胞分泌的生长因子，如 IGF-Ⅰ、白细胞介素 8（IL-8）和组胺等，这些是旁分泌运动因子，其中一些可以作为归巢因子。运动因子可以通过改变细胞形态、重新组合细胞骨架、改变细胞黏附过程及膜流动性等影响细胞运动性。

另外，通过肿瘤细胞内局部的代谢重组，增加 ATP 供应，并特别加强侵袭性伪足结构中的能量代谢和 ATP 供应，以及轮流保持始终是高能量状态的细胞处于细胞团侵袭方向的前缘等，也能促进肿瘤侵袭。

（冉宇靓）

侵袭性生长 (invasive growth)

qīnxíxìng shēngzhǎng

肿瘤组织向周边组织的破坏性生长。又称浸润性生长，多见于恶性肿瘤。其与膨胀性生长和外生性生长一起，构成人类肿瘤的3种生长模式。良性肿瘤多呈膨胀性生长，良性肿瘤和恶性肿瘤都可呈外生性生长，而恶性肿瘤则多呈侵袭性生长。当肿瘤内的肿瘤细胞具有侵袭性时，其向外生长的过程中将突破基质层、基底膜和细胞外基质的限制，渗透进入甚至破坏周围组织。侵袭性生长的肿瘤没有明显的被膜，与邻近的正常组织也无明显界限，往往已发生黏粘甚至融合在一起。在组织病理学中，依据肿瘤侵袭性生长的程度，将肿瘤划分为两个大类：只在某处生长不能突破基底膜从而不侵袭邻近组织的称为良性肿瘤，而能突破基底膜从而侵袭到邻近组织，且可能发生转移的称为恶性肿瘤。侵袭性生长的肿瘤在手术时，需要扩大肿瘤切除范围，以防止因遗漏肿瘤边缘的侵袭细胞导致肿瘤细胞残留而复发。

(冉宇靓)

肿瘤转移 (tumor metastasis)

zhǒngliú zhuǎnyí

恶性肿瘤细胞从原发灶经淋巴道、血管或体腔等途径转到达机体其他部位继续生长的过程。恶性肿瘤发生后经历漫长的无限生长过程，形成拥有巨大数量肿瘤细胞的原发肿瘤病灶，许多患者确诊时，肿瘤细胞数量都已达到10^9个乃至10^{11}个以上。但多数胸膜或腹膜内的肿瘤在较小时不会对所处器官的功能造成显著影响，只有在肿瘤较大时才会因侵蚀或挤压周围正常组织而影响其生理功能。例如，食管或结直肠肿瘤造成消化道梗阻、肝肿瘤造成胆道堵塞、肺肿瘤造成气道的堵塞等。这不是导致患者死亡的主要原因，绝大多数患者是死于肿瘤的转移。虽然有少数肿瘤在早期就发生转移，甚至有2%~5%肿瘤患者的初次临床诊断是某种转移性肿瘤，并未找到原发肿瘤。但多数情况是，随着肿瘤体积的长大，发生转移的概率也越大。

转移路径 肿瘤的侵袭和转移是恶性肿瘤的基本特征。恶性肿瘤会发生局部侵袭性生长，突破原发病灶的基质层和基底膜，侵袭生长的肿瘤细胞或小细胞团（簇）在脱离原发病灶之后，可以沿着全身脉管系统，如淋巴管和血管，甚至是沿着体腔腔隙或组织间隙，在其他部位或其他器官形成来源于原发灶的新的转移细胞集落，并最终生长成为具有致命破坏能力的转移病灶。例如，肺癌发生肺、脑和骨转移，乳腺癌通常转移至脑、肝、骨和肺，前列腺癌发生骨转移，结直肠癌发生肝转移。乳腺癌、肺癌等的脑转移引起的症状常早于原发瘤，可对患者造成致命伤害，骨转移引起骨溶解和强烈的癌痛，结直肠癌的肝转移可能更快地造成肝衰竭。

转移过程 通常经历复杂漫长的过程：局部侵袭性生长→肿瘤细胞渗入血管→在血管循环中运送至新部位→被靶器官血管内皮捕获并渗出脉管→在靶器官实质组织中形成微小细胞克隆转移灶→休眠及与转移部位微环境相互作用发展→再次生长形成临床可见的转移灶。该生物学过程称为侵袭-转移级联，根据所涉及分子和细胞分为两个阶段。①早期阶段：肿瘤细胞从原发肿瘤转运到远处组织、器官的播散阶段。②晚期阶段：是肿瘤细胞在远处器官定居并与新的微环境相互作用和相互适应，生长成为临床可见转移灶的定植阶段。

绝大多数肿瘤在发生转移之前，都需完成转移所必备的一些前提条件。原发肿瘤首先会完成其内部肿瘤血管生成及肿瘤淋巴管生成的准备工作，为转移提供有利的微环境和"高速"通道；其次，使部分细胞获得转移潜能，在致癌、促癌突变及表观遗传学调控的促进转移基因和抑制转移基因表达失衡的内生因素，与微环境中缺氧、微环境细胞分泌的各种因子等外生因素的协同作用下，部分原就具有较强干性的肿瘤干细胞或未来以可塑性转化为肿瘤干细胞的肿瘤细胞，发生表型重塑演变为转移起始细胞，主导其后转移的发生。

肿瘤转移过程通常包含7个步骤：①原发肿瘤发生局部侵袭，突破基质层和基底膜。②侵袭的肿瘤细胞渗入血管。③肿瘤细胞在血液循环中转运，形成肿瘤的播散。④尚存的肿瘤细胞在远处靶器官血管中被捕获，或主动归巢到靶器官处。⑤肿瘤细胞渗出血管。⑥转移的肿瘤细胞在靶器官实质组织中定居，经过与新的微环境相互作用之后，休眠或存活，形成微转移灶细胞团。⑦在与微环境相互作用和相互改造、适应之后开始继续生长，新生血管，形成临床可见的转移病灶，成功定植远处器官。然而，形成临床可见转移病灶并不是肿瘤转移的终点，它们还可以发生二次转移形成自己的子代转移灶，还可以通过播种机制，将转移后产生的新的肿瘤细胞送回原发肿瘤病灶，形成原发瘤和转移瘤细胞混合的特殊病灶，影响亲代原发肿瘤的生长和特性。

肿瘤转移过程每一步的影响因素和调控机制尚不十分清楚，阐明其机制有助于发现有效治疗转移的靶点和药物。

（冉宇靓）

júbù qīnxí

局部侵袭（local invasion） 在内生因素和微环境因素的影响下，开始侵袭的肿瘤细胞或小的细胞团降低其黏附力，从原发肿瘤细胞团上脱落、分离，改变自身状态，包括表型状态、代谢状态等，通过分泌相应的酶降解、重塑细胞外基质（ECM），穿越 ECM 向基质层和基底膜迁移，最终突破基底膜至脉管或其内皮细胞周围。

发生机制 局部侵袭是肿瘤转移的第一步，也是转移受原发肿瘤特性尤其是原发肿瘤微环境调控和影响最大的一步。上皮-间质转化（EMT）在局部侵袭的启动和进展中发挥核心驱动作用，多种细胞黏附分子、基质酶分子、细胞运动及骨架分子和 Rho 家族分子等，连同伪足、黏着斑、共同迁移细胞团等参与和决定了对肿瘤局部侵袭的复杂调控。

肿瘤在获得致癌突变后，如导致细胞永生化的基因、增强自我更新干性的基因、导致基因组不稳定的基因、抵抗多种形式死亡的基因和促进免疫逃逸的基因异常表达等，就具有了无限失控生长的恶性肿瘤基本特征。然而，仅这些"致癌"突变并不足以赋予肿瘤细胞转移的能力，如果缺少转移相关的遗传学和表观遗传学改变，有的原发肿瘤即使很大也不发生转移。研究认为，通常新的转移起始突变必须发生于干细胞来源的细胞，而不是已分化细胞来源的细胞，才能保证肿瘤细胞获得转移潜能；对于非干细

胞来源的肿瘤细胞，只有特定的转移起始突变才能使其子代细胞有足够的转移潜能。有关肿瘤干细胞介导转移的理论则认为，肿瘤转移潜能依赖于调控 EMT 和干性的相关程序及分子的异常活化，这些特定的转移起始突变，正是驱动非干细胞来源的肿瘤细胞通过 EMT 向肿瘤干细胞状态转化造成的。

肿瘤在拥有了具有转移潜能的起始细胞之后，一方面可因转移起始细胞本身已发生了 EMT，另一方面更是因环境因素，包括缺氧、炎性环境、营养缺乏，以及微环境各类细胞和因子的相互影响下，甚至在治疗的影响下，肿瘤的部分细胞发生 EMT，细胞状态向间充质型转化，从而启动局部侵袭过程。

侵袭过程 发生 EMT 的肿瘤细胞的黏附分子表达改变，黏附能力下降；EMT 导致的细胞骨架重塑和细胞代谢尤其是能量代谢的重组促进细胞运动，促进伪足、黏着斑的产生并提供运动所需的能量 ATP；基质酶，如基质金属蛋白酶（MMP）等的分泌增加，增强了基质溶解和基质重塑的能力；EMT 还可增强肿瘤的干性、抗凋亡能力、休眠或慢周期生长的能力、免疫抑制和逃逸能力等。

在侵袭的开始阶段，E-钙黏着蛋白表达逐渐被 N-钙黏着蛋白取代，胞间连接变得更松散，肿瘤细胞小细胞团，从肿瘤原发瘤细胞团及基质层脱离。肿瘤细胞成团地侵袭和转移使其在转移的多个步骤和环节中均有优势。脱离的肿瘤细胞在 Rho 家族 GTP酶、整合素等分子的调控下，伸出伪足、在伪足前部形成黏着斑并顺序收缩应力纤维和解离后部的黏着斑，分泌 MMP 和赖氨酰氧

化酶（LOX）等降解、重塑 ECM，消耗大量 ATP，并加强了侵袭性伪足中的能量代谢和 ATP 供应，以及轮流保持高能量状态的细胞处于细胞团前缘，沿基质刚度较小的方向或通道前进。肿瘤细胞在基质的侵袭过程中，其 EMT 表型还将继续受基质中癌症相关成纤维细胞（CAF）通过直接接触和分泌外泌体等形式的促进；另外，ECM 分子及 MMP 降解的基质也将促进肿瘤细胞的 EMT；因降解的基质与其他细胞相互作用或其他细胞产生的生长因子和细胞因子也能增强肿瘤细胞的 EMT，如转化生长因子 β、表皮生长因子、肝细胞生长因子和 WNT 等。当脱落的肿瘤细胞到达脉管内皮细胞周边之后，局部侵袭阶段结束，将进入下一个肿瘤细胞渗入血管或脉管的阶段。

（冉宇靓）

shènrù

渗入（intravasation） 局部侵袭的肿瘤细胞在突破细胞外基质（ECM）及血管基底膜的限制之后，到达血管内皮细胞周边，通过跨内皮迁移（TEM）穿过血管内皮细胞进入血管的过程。

渗入条件和方式 肿瘤诱导形成的新生毛细血管网不仅促进原发肿瘤的生长，而且也为侵袭入基质的肿瘤细胞进入血液循环提供了基本条件。多数肿瘤新生血管功能结构缺如，缺少正常完好的基底膜；有的肿瘤新生血管内皮细胞连接松散，甚至细胞壁不完整，薄壁小静脉壁存在缝隙；更有少数肿瘤新生血管在形成时直接将部分肿瘤细胞包裹其中，这些均为肿瘤细胞进入循环系统进而发生转移提供了便利条件。

多数肿瘤以 TEM 方式渗入肿瘤血管或邻近血管中。在转移过

程中有两次 TEM，分别发生在渗入和渗出阶段：一个是从基底膜面接触内皮细胞，一个是从自由的内皮细胞膜表面接触内皮细胞。两次 TEM 在黏附方式和分子机制方面都有极大不同。

渗入模式和机制 侵入 ECM 的肿瘤细胞需要趋化信号才能找到血管内皮，肿瘤相关巨噬细胞（TAM）在此过程中发挥关键作用。这些已被侵袭细胞改造过的 ECM 区域被称为肿瘤转移微环境（TMEM），其中 TAM 分布于血管外周和 TMEM 中，分泌表皮生长因子（EGF）刺激肿瘤细胞迁移和侵袭，并受肿瘤细胞分泌的巨噬细胞集落刺激因子的刺激，形成交互趋化性，将侵袭的肿瘤细胞吸引到血管周边。

降解血管基底膜后，肿瘤细胞采用多种模式机制打开血管内皮连接进行跨越内皮迁移。一种模式为：由蛋白酶激活受体 1（PAR1）控制内皮连接重塑的内皮细胞，肿瘤细胞分泌基质金属蛋白酶 1（MMP-1）激活 PAR1 信号，通过 Ca^{2+}-AMPK-eNOS-pVE-cadherin 信号通路使内皮连接重塑并打开，肿瘤细胞跨越内皮迁移入血管。另一种 TEM 模式机制中，内皮细胞通过解整合素-金属蛋白酶 12（ADAM12）使 VE-钙黏着蛋白和 TIE2 解离，导致内皮连接暂时瓦解，肿瘤细胞跨越内皮迁移入血管，此过程中 TAM 除分泌 EGF 趋化肿瘤细胞外，还分泌肿瘤坏死因子 α，与肿瘤细胞分泌转化生长因子 β 一样，均促使内皮细胞打开细胞间隙。TAM、肿瘤细胞和内皮细胞形成的"肿瘤转移微环境门户"结构对于肿瘤细胞跨越内皮迁移入血管有重要意义。另外，内皮细胞通过表达 Notch 配体 DLL4 激活肿瘤细胞的 Notch 通路对于 TEM 过程也是必需的。

除经过细胞的 TEM 外，还有一种少见的特殊渗入形式——穿过细胞的 TEM。肿瘤细胞的附着可使内皮细胞内钙-钙调蛋白复合物局部激活肌球蛋白轻链激酶（MLCK），导致肌球蛋白轻链的局部磷酸化，致肌球蛋白收缩，内皮细胞骨架和膜快速重塑产生短暂的细胞体上的孔洞，而肿瘤细胞则穿孔跨越内皮迁移渗入血管。

（冉宇靓）

zhuǎnyùn

转运（transit） 转移过程中肿瘤细胞在血管中存活并被运送到其他部位的阶段。进入血管的肿瘤细胞随血液循环到达全身大多数器官和组织，但还需要克服血液循环中的不利条件，保持存活，以便在远处器官定植。初次进入血液循环的肿瘤细胞难以在血流中存活超过 30 分钟，绝大多数在血管中凋亡或坏死，能够存活并转移的下一步的肿瘤细胞非常少。进入血液循环的肿瘤细胞一般需应对以下几个方面的威胁。

凋亡 尤其是失巢凋亡。失巢凋亡是肿瘤细胞失去生长的固相支持物后由于细胞附着和细胞-基质相互作用的破坏引起的细胞死亡，而无定形凋亡是由细胞骨架结构的丧失引起的细胞死亡。侵袭渗入血管的肿瘤细胞在原始部位依托于其他细胞或固相基质上生长，当其完全进入血管后，要面临因生长环境变化带来的失巢凋亡和无定形凋亡。肿瘤细胞具有转移潜能与其抗凋亡能力的增强直接相关，进入血管的肿瘤细胞因之前就有较强干性和上皮-间质转化（EMT），并在进入血管之前由肿瘤相关巨噬细胞（TAM）进一步促进了 EMT，因此可有效抑制失巢凋亡和无定形凋亡；进入血管之后，肿瘤细胞采用小细胞团转移的方式增强干细胞抗凋亡；而更有效的是它通过与激活的血小板结合，吸附的血小板分泌转化生长因子 β（TGF-β）促进肿瘤细胞 EMT，上调酪氨酸激酶受体 B（TrkB）等下游分子抵抗失巢凋亡；另外，由调节性 T 细胞分泌的 RANKL 也可以激活肿瘤细胞的 NF-κB 通路抵抗失巢凋亡。

剪切力 血流尤其是较小血管的高速血流，产生的机械剪切力对于进入血管的肿瘤细胞是致命的。但肿瘤细胞可通过形成小细胞团转移或相互黏附形成小细胞团部分抵消这种伤害，还通过迅速招募黏附大量的血小板形成屏障，还可依靠感染繁殖某些调节细胞肌动蛋白网络的胞内细菌，提高其对血流机械剪切力的抗性。

氧化压力 血液中含有丰富的氧和高水平的活性氧（ROS），肿瘤细胞可通过代谢重组加强氧化还原代谢来应对氧化压力，同时，还通过改变脂类代谢影响细胞膜成分中的单不饱和脂肪酸含量来保护细胞免于氧化压力下的铁死亡，从而促进转移。

代谢营养物改变 血液和原发肿瘤病灶局部所能提供的营养成分不同。肿瘤细胞往往利用多个代谢途径达到相同的支持转移的目的。通过改变血液中的转移所需的关键代谢营养物可抑制转移。例如，血液中乳酸、油酸、谷氨酸和胱氨酸都可促进肿瘤细胞的抗氧化代谢，增强转移；但如果把关键营养物乳酸全部去除，即便存在其他 3 种营养物，依旧可以影响肿瘤转移的效率。

免疫杀伤　在血液循环中，自然杀伤（NK）细胞可较有效杀伤肿瘤细胞。然而肿瘤细胞通过与大量激活的血小板结合，依靠血小板和纤维蛋白原屏障，直接屏蔽 NK 细胞的结合，并分泌 TGF-β 和血小板衍生生长因子抑制 NK 细胞的杀伤。另外，肿瘤细胞还可以与中性粒细胞形成的网状结构结合抑制 NK 细胞的杀伤。

（冉宇靓）

bǔhuò huò guīcháo

捕获或归巢（arrest or homing）

进入血管的肿瘤细胞随着血液循环达到其他器官和组织后，通过相互作用牢固黏附于血管床的内皮细胞表面，之后才能离开血液循环进入靶器官的实质组织中。如果仅因为血流网所处相互位置的因素或随机因素的停留和黏附，称为捕获。而对于因靶器官微环境，包括血管内皮具有特殊的主动吸引肿瘤细胞趋化至此，或此处内皮可产生特异性黏附，或此处微环境更易于肿瘤细胞定植，即肿瘤细胞主动或特异地停止并黏附于特定器官或部位的捕获，称为归巢。

捕获过程和机制　人体大动脉的血流速度高达 50cm/s，几乎不可能让任何肿瘤细胞黏附并渗出血管。只有在血流速度逐渐降低（0.1cm/s 以下），管径逐渐变细的小血管和毛细血管（3~8μm）以及部分流速缓慢的静脉中，肿瘤细胞有机会更多地与血管壁碰撞，被内皮细胞捕获。在肿瘤细胞与血管内皮细胞碰撞过程中，弱黏附力的瞬时黏附机制首先起作用，瞬时黏附主要由肿瘤细胞表面的 CD44、CEA、PODXL 与内皮细胞表面的选择素分子的相互作用介导。接着，在细胞基本静止和血流剪接力可耐受的情况下，肿瘤细胞通过 CCL2 促进 CDC42 和 RAC1 活化，增强其整合素的表达和活性，从而采用更为牢固稳定的连接将肿瘤细胞固定在内皮细胞表面，并从无定形状态转换为逐渐伸展的状态，为下一步持续数小时甚至 1 天的渗出过程做准备。这些稳定的连接主要由肿瘤细胞表面的整合素与内皮细胞表面的细胞间黏附分子 1（ICAM1）和血管细胞黏附分子 1（VCAM1）结合产生。在内皮细胞捕获肿瘤细胞的过程中，血小板和中性粒细胞也起重要作用。被捕获的肿瘤细胞表面的血小板可辅助捕获血流中另一个瘤细胞表面的血小板，间接捕获肿瘤细胞；而与肿瘤细胞黏附在一起的中性粒细胞则能与内皮细胞发生黏附，通过桥连作用加强肿瘤细胞的捕获效果。被捕获的肿瘤细胞接下来将渗出血管并在转移器官定植，但也有部分肿瘤细胞未发生渗出，而是在血管内生长，甚至逐渐成长为临床可见的瘤栓，如肝癌门静脉癌栓。

肿瘤转移的器官特异性　多数肿瘤都存在器官特异性转移的倾向性，如肺癌易转移至脑、骨和肝，乳腺癌易转移至骨、脑和肺，结直肠癌易转移至肝、肺、脑和骨等。已有多种假说解释肿瘤转移的器官特异性，最著名的有"种子和土壤"学说，认为原发肿瘤随机播撒"种子"——血液循环中存活的肿瘤细胞，这些种子只在适合自己生长的土壤，即在某些特定的器官中才能形成转移病灶。这可解释部分肿瘤器官特异性转移的问题，如乳腺癌的骨转移，但仍难以解释临床某些肿瘤的转移问题。

研究认为，肿瘤转移的器官特异性是由多方面、多层次的因素影响和决定的，其中很重要的一点是肿瘤细胞在转移过程中更容易在那些靶器官被捕获所决定的。约 65% 的肿瘤转移可以用原发肿瘤和转移部位的血管网相互位置的上下游关系来解释，肿瘤细胞更倾向于停在流速降低、管径变小的血流方向上的紧邻下游器官并被捕获，显示出一种相对的转移器官特异性，如结直肠癌通过门脉系统血流的下游是其易转移的肝。而在其余近 1/3 的肿瘤转移中，主要是因转移靶器官微环境适合（正向）或其他转移非靶器官不适合（负向）肿瘤转移病灶的形成和生长。其中有部分微环境因素可从主动或特异地捕获的角度来理解。例如，假设肿瘤细胞和有器官特异性转移倾向的靶器官内皮细胞的黏附具有特异性，就能较好地解释转移的器官特异性。为此，血管邮政编码假说认为，各器官血管腔面对于其相应的肿瘤细胞来说，具有特定的类似邮政编码定位一样的归巢地址信息分子，如不同的整合素分子组合，但该假说还缺少更多的证据支持。另外一种归巢理论则有明显的证据支持。例如，乳腺癌细胞多表达趋化因子受体 CXCR4，而肺、肝和骨均能表达 CXCR4 的配体 CXCL12，能吸引更多的乳腺癌细胞趋化至上述器官而被捕获，形成乳腺癌转移对肺、肝和骨的倾向性。人体有多种在免疫细胞趋化归巢到特定器官起重要作用的趋化因子及其受体对，这些趋化因子和受体对构成了肿瘤细胞转移时在血液循环内的定向"高速公路"（依靠趋化信息直达某个靶器官），可以介导肿瘤细胞在归巢器官被相对特异性地捕获，从而促进肿瘤转移的器官特异性倾向。这些归巢的趋化因子及受体对包括小肠表达的 CCL25 和 CCR9，骨髓等表达 CXCL12 和 CXCR4，淋巴结、脾等表达的 CCL19、CCL21、CX-CL13 和 CCR5、CCR7 等。

(冉宇靓)

shènchū

渗出（extravasation）　黏附于靶器官血管内皮的肿瘤细胞突破正常血管内皮屏障，再次通过跨内皮迁移（TAM）穿过血管内皮，突破血管外基底膜及细胞外基质（ECM），到达靶器官实质组织中定居，形成微转移灶的过程。与渗入相对。

与免疫细胞可以快速通过内皮穿出血管相比，肿瘤细胞穿过血管内皮较慢，时间一般为 1~3 天。大部分肿瘤细胞都能渗出血管，80% 以上的捕获肿瘤细胞最终都可到达所转移器官的实质组织定居，完成播种的过程。虽然渗出也是一次 TEM，但其调控机制和辅助细胞与渗入有很大不同。

渗出过程和机制　被牢固捕获在血管内皮细胞表面的肿瘤细胞一般很快开始渗出血管的历程。肿瘤细胞一方面分泌细胞因子如血管内皮生长因子（VEGF）和趋化因子（CCL2）作用于内皮细胞，引起内皮连接解聚，内皮收缩，形成空洞增加内皮通透性，同时胞内保持 CDC42 和 RAC1 基因活化，促进胞体突出延伸、通过内皮空隙；另一方面直接黏附结合或通过分泌细胞因子如 CCL2 招募血小板、单核细胞、巨噬细胞等协助完成渗出。与此对应，内皮细胞在受到肿瘤细胞分泌的各种因子，甚至如肿瘤细胞整合素 αVβ3 和血小板内皮细胞黏附分子 1（PECAM-1）结合的影响时，内皮细胞中 RAC1、ROCK 和/或 p38 MAPK 被激活，增加肌球蛋白轻链（MLC）磷酸化，向回牵拉内皮连接；同时肿瘤细胞还增加内皮细胞 ERK 诱导的 Src 激活，以及 PI3K 和其下游 PYK2 的激活，从而诱导 VE-钙黏着蛋白的磷酸化和解聚，导致内皮连接打开。

在渗出过程中，血小板和转移相关巨噬细胞（MEM）有重要作用。黏附于肿瘤细胞的血小板分泌转化生长因子 β（TGF-β）促进肿瘤细胞的 TGF-β 和 NF-κB 通路以增强上皮-间质转化，加强肿瘤细胞运动性；还能分泌 ATP 部分促进内皮的通透性。肿瘤细胞还通过分泌 CCL2 招募血管内巨噬细胞和血管外经驯化的 MEM，这两种巨噬细胞可同时分泌 VEGF 刺激内皮通透性增加，促进肿瘤细胞渗出。

渗出过程中整合素也发挥了重要作用，内皮连接打开后，肿瘤细胞伸出突出部就需要特定的整合素与血管外基底膜的层粘连蛋白结合。一些在原发肿瘤未找到存在意义的基因，有时却在转移渗出阶段具有促进作用，如乳腺癌细胞可在 TGF-β 刺激下表达 AGNPTL4，并未影响原发肿瘤的生长及进展，但研究发现它可以在肿瘤转移至肺时，促使肺血管内皮连接的打开，促进了乳腺癌的肺转移。

肿瘤细胞完成 TAM，渗出血管外之后，还将继续侵袭入更深的实质组织。这时，肿瘤细胞的 β1 整合素、FAK 和 MDIA2 可促使细胞丝状伪足的形成，这对血管基底膜的侵袭以及随后在周围组织中的侵袭和增殖非常重要。

其他渗出方式　肿瘤渗出并不仅限于 TAM 方式，也有部分肿瘤细胞在被捕获后并不立即渗出，而是继续在血管内增殖，形成相对较大的瘤体，接触挤压血管，以类似原发肿瘤生长的方式破坏血管而至血管外；肿瘤细胞直接导致内皮细胞坏死，血管出现破损，肿瘤细胞借以渗出血管外，这种情况较少见。

(冉宇靓)

wēizhuǎnyí

微转移（micrometastasis）　肿瘤细胞渗出血管后形成直径为 1~2mm，甚至是由单个肿瘤细胞构成的肿瘤转移灶。肿瘤细胞渗出血管进入新的微环境中，面临死亡、休眠、平衡的不连续增殖和继续增殖等多种命运，大多数存活下来的肿瘤细胞将以休眠和平衡的不连续增殖的形式，形成的休眠/潜伏转移病灶，等待再次激活后继续生长成为临床可见病灶。从该过程发展的行为和空间位置看，肿瘤细胞通常会在渗出位置生成新的转移肿瘤，空间上并未发生改变。但在时间上，转移过程通常在形成微转移后陷入一个明显的休眠/潜伏期，既可以是数月，也可以长达数十年；而且微转移的肿瘤微环境、肿瘤细胞遗传学和/或表观遗传学特征与之后的临床可见转移相比，均发生了显著变化；微转移形成时的命运决定因素也与其是否能发展成为临床可见转移有很大不同。因此，微转移是肿瘤转移过程的一个独立阶段。临床上，某些微转移又称微小残留病灶（MRD），其在多种肿瘤和大量肿瘤患者中均存在，甚至许多早期患者，这为肿瘤转移的平行进展假说提供了辅证。

微环境的改变　肿瘤细胞渗出血管后就开始定植过程。据估算，成功播散到其他器官的肿瘤细胞只有 4% 能成功存活下来发展成微转移，再而进一步发展为可见转移病灶的概率更低。肿瘤细胞渗出到血管周边的实质组织后，新的微环境使原发肿瘤部位促癌微环境因素的消失或较弱，以及形成阻止肿瘤生长的理化、代谢和免疫屏障。肿瘤细胞首先失去的是促癌细胞外基质，新环境中缺乏癌症相关成纤维细胞（CAF）、细胞外基质（ECM）处于正常状态之下，虽然新的基质可以提供一些促存活信号，如激活 CXCL12-CXCR4-SRC-AKT，促进微转移细胞存活，但原有的由基质提供的促有丝分裂的整合素-FAK-ERK 信号却大大减弱而致 p38 上调，同时微环境基质中的骨形成蛋白（BMP）抑制 WNT 信号通路也导致 p38 上调；而且基质血小板反应蛋白（TSP）释放的转化生长因子 β（TGF-β）与 BMP 一样，作为基质中诱导休眠的细胞因子，也诱导 p38 上调；另外还有 WNT 抑制剂如 DKK1 诱导休眠。这些因素综合在一起造成了肿瘤细胞处于 ERK 低活性而 p38 高活性的状态，最终进入 G_0/G_1 期。因此，微转移很大程度上无法摆脱新的微环境中生长抑制信号的影响，从而陷入休眠之中。

生态位的影响 肿瘤细胞新的微环境对于形成微转移有重要作用的事实提示，同样处于血管周生态位的有利于肿瘤生长的正常干细胞生态位，也许对于转移有正向的促进作用，天然干细胞生态位的各种细胞和细胞外成分，如 ECM 中肿瘤细胞和成纤维细胞相互作用产生的成骨细胞特异性因子 2（periostin）和生腱蛋白 C，均促进肿瘤细胞中 WNT 和 Notch 信号转导，有利于转移肿瘤细胞的存活和增殖。研究发现，前列腺癌细胞可侵入骨髓中造血干细胞的天然干细胞生态位，进一步比较发现，转移的肿瘤细胞在干细胞生态位上休眠、受环境信号激活、增殖生长成为可见转移灶的过程，与正常干细胞极其相似。肿瘤转移时除了抢掠正常干细胞的干细胞血管周生态位之外，更主要的是通过分泌系统性因子和外泌体，主动改造远处转移器官的微环境，为肿瘤细胞转移定居提供了更有利的转移前生态位，通过 ECM 重塑和激活成纤维细胞，以及动员骨髓来源的细胞进入这些组织，使这个生态位适合于微转移的形成。在改造中，原发肿瘤分泌的血管内皮生长因子、TGF-β、肿瘤坏死因子和赖氨酰氧化酶（LOX）可诱导转移器官微环境变化，表达趋化蛋白 S-100A8、S-100A9 和 SAA3 等，并诱导 ECM 重塑；随后使靶器官组织更有能力以 VEGFR-1 依赖性方式招募循环 CD11b+ 骨髓细胞等形成簇，并分泌基质金属蛋白酶（MMP-9、MMP-2 等）重塑 ECM；分泌间质-上皮转化促进剂，促进微转移肿瘤细胞生长。肿瘤相关巨噬细胞和调节性 T 细胞也分别通过原发肿瘤来源的纤维蛋白凝块以及 CCL2 和 CCL22 募集到转移前生态位，促进该部位未来的微转移。

原发肿瘤来源或状态的影响
微转移的形成能力有时也受其在原发肿瘤时的来源或状态的影响。例如，某些原发结直肠癌虽然 TGF-β 通路缺陷，却分泌大量 TGF-β，后来发现其分泌的 TGF-β 可刺激 CAF 分泌白细胞介素 11（IL-11）激活肿瘤细胞的 STAT3 信号促进其肝转移的形成。而那些来源于缺氧原发肿瘤的细胞，会比常氧环境转移的细胞更容易形成休眠的微转移。一般受环境诱导的转移因上皮-间质转化（EMT）、干性、可塑性和转移性不强，倾向于形成休眠的微转移或不能形成微转移；而起源于干细胞的肿瘤细胞，或经历大量癌化遗传突变或治疗后残存的肿瘤细胞，则更倾向于形成休眠期短的微转移，甚至不进入休眠而快速生长为临床可见的转移。这也能解释早期和中期肿瘤患者的 MRD 常需较长的时间才能长大，而经过长期发展、积累了更多遗传突变和二次转移的晚期患者的 MRD 更易在治疗后短期内爆发的临床事实。

免疫学改变 虽然大部分微转移进入了长达数月甚至数十年的潜伏期，但在潜伏期微转移也不都是绝对静息、不再增殖的。在乳腺癌的转移中，各转移灶发生了独立于原发灶的遗传学突变。在肺癌或乳腺癌微转移中，微转移细胞时常会因为 DKK1 耗尽，从而失去对 WNT 的抑制，导致细胞因环境基质中 WNT 的作用进入增殖周期，少量增殖。然而，微转移处于不适合生长的微环境中，还存在多种清除肿瘤细胞的机制：因 ECM 的缺陷导致肿瘤细胞的凋亡；因无血管生成导致增殖后部分细胞缺乏营养和氧而死亡；最主要的是微环境中存在可以通过免疫编辑效应杀死肿瘤细胞的自然杀伤（NK）细胞和 T 细胞，使部分肿瘤细胞被免疫编辑清除。正是这些机制的存在，使休眠状态下不连续生长的微转移肿瘤细胞的增殖和死亡达到很好的平衡，处于一种动态平衡的微转移灶临床潜伏状态。微转移细胞在 WNT 和 Notch 信号的作用下进入增殖状态后，其 NK 细胞配体和主要组织相容性复合体（MHC）I 类分子的表达也随之上升，诱导 NK 细胞和 T 细胞的免疫清除，直至微转移细胞能够通过长期的免疫编辑实现适应性的免疫逃逸，或建立强大的免疫抑制微环境后，才会出现微转移的显著生长。肿瘤干细胞可较快地通过表观遗传学重组实现免疫编辑适应，不再被识别杀伤。

另外，由于每个转移靶器官的微环境都有代谢物供应特征，并不一定适合每个微转移细胞，所以微转移细胞在潜伏期间还需在表观遗传重组的基础上进行代谢重组，以适应靶器官的代谢特征。另外，每个转移靶器官的微环境对于 EMT 状态的要求也不同，而肿瘤细胞在侵出后形成微转移前的 EMT 随着来源和是否呈小细胞团状态也不相同，同样需要进行 EMT 状态的适应性改变，才能顺利生成微转移。

（冉宇靓）

kějiàn zhuǎnyí

可见转移 （macrometastasis）

肿瘤微转移灶通过生长增殖，形成临床可见大肿瘤病灶的过程。虽然大多数在靶器官形成的肿瘤微转移灶都会永远休眠、潜伏，甚至自行消退；但还是有一些转移灶无论是直接继续生长，还是退出了细胞周期休眠状态开始显著生长，或是打破死亡与生长的动态平衡开始净生长，最终形成肿瘤转移过程最后的产物。

肿瘤微转移休眠 肿瘤微转移绝大多数情况和时间都是作为无症状的休眠微转移存在，可在体内持续多年而不被发现。肿瘤微转移的休眠由其驱动因素分为 3 种。①细胞休眠：肿瘤细胞在 G_0 或 G_1 期被捕获。②肿瘤肿块休眠：因缺少血供和营养处于增殖和凋亡的平衡状态。又称血管生成休眠。③免疫休眠：免疫编辑导致增殖和免疫清除的平衡状态。肿瘤微转移的休眠状态是由 3 种休眠相互交织决定。微转移发展成为临床可见转移，必须通过重塑细胞外基质（ECM）、获得局部营养生长因子、避免免疫攻击实现免疫逃逸、获得血液供应并招募相应细胞形成肿瘤支持性的肿瘤微环境（TME），以及得以退出休眠过程进入显著增殖和生长周期之中。绝大多数肿瘤微转移都无法形成最终的可见转移病灶，一直保持休眠并最终消失。因此，转移的定植被认为是转移成功的限速步骤，只有不到 1% 的微转移最终成功形成可见转移病灶。

退出细胞休眠 微转移从休眠状态被唤醒是形成可见转移的关键，该过程需肿瘤细胞与转移微环境的双方演进和密切作用。当微转移需要退出细胞休眠状态时，可通过重塑其微环境来退出周期捕获（下调 p38 活性），整合生长信号转导（激活 ERK 信号通路）并激活干细胞相关途径（WNT、Notch 和 YAP 信号通路）来打破休眠状态，具体包括：①肿瘤细胞分泌转化生长因子 β（TGF-β）驯化癌症相关成纤维细胞（CAF）增加纤连蛋白，上调肿瘤细胞尿激酶型纤溶酶原激活物受体（uPAR）-整合素 α5β1 复合物的量，活化 ERK 而导致 p38 失活，从而减少应激信号转导并促进肿瘤细胞生长。②肿瘤细胞分泌 COCO 拮抗骨形成蛋白对 WNT 信号通路的抑制，活化 WNT 通路。③CAF 分泌 POSTN 招募 WNT 配体，活化 WNT 通路。④肿瘤细胞或基质细胞 CAF 分泌的生腱蛋白 C 刺激肿瘤细胞的 Notch 和 WNT 信号通路，并能进一步激活 YAP 依赖性的基因转录

和细胞增殖。⑤肿瘤细胞募集中性粒细胞及其胞外捕获网（NET，含有 ECM 重塑酶），层粘连蛋白经 NET 裂解后激活肿瘤细胞中的整合素 β1 信号，其下游的 ILK 激活后能够再激活 YAP 依赖性基因转录和细胞增殖，启动转移灶生长。⑥DKK1 消耗殆尽也可以退出休眠。

退出肿瘤肿块休眠 可由微环境细胞或因子的变化驱动，微转移招募的骨髓来源树突状细胞起关键作用。微转移的微环境可招募骨髓造血祖细胞 VEGFR-1$^+$ HPC 和内皮祖细胞 VEGFR-2$^+$ EPC，翻转血管生成开关，促进肿瘤微转移新生血管形成，打破血管生成休眠。微转移肿瘤细胞从休眠状态转向显著生长状态还可能是由其局部环境血管新生的变化引起。例如，血管周生态位的微转移可因新生血管出芽尖端的内皮细胞分泌 TGF-β1 和 POSTN 打破休眠并促进肿瘤细胞增殖。

退出免疫休眠 需要适应及退出免疫编辑和加强免疫抑制。肿瘤细胞为遗传不稳定，包括表观遗传，强大的免疫压力使其容易获得允许免疫逃逸和生长的突变和表遗传改变，如在抗原提呈、加工方面表现出缺陷。它们还能通过分泌大量细胞因子（包括 TGF-β 和血管内皮生长因子）和招募免疫抑制细胞［包括调节性 T 细胞、M2 极化巨噬细胞和髓源性抑制细胞（MDSC）］建立 TME 免疫抑制状态。巨噬细胞在微转移的 TME 中可从抗肿瘤状态转为促肿瘤状态重新极化成为 TAM，TAM 促进肿瘤生长、血管形成、免疫原性降低和转移生存率的增强。微转移还招募血小板和增加凝血系统的成分，如组织因子可抑制干扰自然杀伤（NK）细胞，

并能通过促进凝块形成加强 MD-SC 的募集。

肿瘤转移定植的机制尚不十分清楚，但现有证据提示肿瘤在其他器官转移定植的成功与否主要取决于以下三方面：播种和维持肿瘤干细胞的能力；适应靶器官新的环境的能力；营造支持自己生长的微环境的能力。肿瘤干细胞或处于近似干细胞状态的肿瘤细胞更容易占据有利的生态位形成微转移，并更容易从休眠中被唤醒驱动新的可见转移病灶的生长。

（冉宇靓）

zhuǎnyí píngxíng jìnzhǎn jiǎshuō

转移平行进展假说（parallel progression hypothesis of metastasis）

有关肿瘤转移的一种学说。于 20 世纪 50 年代提出，补充了肿瘤转移线性进展假说的不足，并逐渐得到认可。

肿瘤转移线性进展假说　肿瘤生长到一定程度，随着肿瘤血管的新生，肿瘤细胞侵袭进入血管，播散到远处器官进入其实质组织并生长成为新的转移性肿瘤，这是通常对肿瘤转移的认知。由此归结出肿瘤转移线性进展假说：原发肿瘤内的异质性肿瘤细胞克隆在肿瘤发生后发展的漫长过程中，在原发肿瘤微环境中经过一系列连续的遗传突变和表观遗传学改变和选择，最终都演进为"完全恶性"的成熟肿瘤细胞，其中一部分克隆在此过程中逐步积累了促使转移细胞播散到靶器官生存和生长所必需的突变变化。该假说的要点在于：原发肿瘤细胞在自身微环境中发展成"完全恶性"的肿瘤细胞，之后才播散至远处器官定植形成转移。该假说所指的"完全恶性"克隆的形成与肿瘤大小有关，解释了肿瘤

大小与转移概率的关联，原发肿瘤只有在发展到后期时，播散的肿瘤细胞才有可能产生可见转移，这也是临床 TNM 分期的基础认知之一。根据该假说，出现在晚期肿瘤中的"完全恶性"细胞的播散和定植才能形成转移，初级移转可进一步转移形成二级转移，这些推断已被临床验证。但也有一些临床现象无法支持转移线性进展假说。在浸润性乳腺癌患者中发现，肿瘤大小、淋巴结状态与远处转移之间存在非线性相关性，肿瘤细胞的播散可能已发生在早期（T_1M_1 期或 T_2M_1 期），实际上在 T_1 和 T_2 期乳腺癌患者中，约 5% 在诊断时发现有转移。另外，那些诊断时找不到原发部位的肿瘤占诊断的肿瘤患者总数 5%～10%，也无法用线性进展假说解释。

转移平行进展假说　该假说认为，肿瘤细胞在非常早期就具有转移潜能，可以在获得完全恶性表型之前，即使原发病灶很小甚至还无法发现时，就离开原发病灶播散到远处器官，并如原发瘤一样经历独立的遗传和表观遗传改变积累和恶性表型的进展，最终产生可见转移。该假说的要点在于：转移起始细胞开始播散的时间不一定需在原发肿瘤发展至晚期形成所谓的"完全恶性"细胞时，在肿瘤发展早期未形成"完全恶性"细胞时也可发生转移，新的微转移可在新的器官中继续发展成为"完全恶性"细胞进而继续生长和转移。根据该假说，原发肿瘤和转移灶中的遗传和表观遗传改变是平行和独立地积累的；微转移生长成为可见转移的过程中，各播散到不同器官的肿瘤细胞也是平行独立地与生态位相适应；在不同时间从原发

部位播散的转移细胞及微转移也均保持平行独立地发展。因此，在平行进展假说中，在许多情况下转移起始细胞在临床可检测到原发肿瘤前很久就开始播散，并有足够的时间进行多次播散或连续扩散。平行进展假说较好地解释了早期肿瘤发生生长速度相似、大小相近的特殊的同时性转移的现象，以及原发瘤未知的转移性肿瘤的现象。甚至对于为什么 T_1 期肿瘤的手术仍可比 T_2 期手术的生存率有显著提高，也能提出来自原发肿瘤的信号会促进转移性肿瘤生长的解释，也部分解释了肿瘤大小和转移之间的关系，可能因为这些信号的强弱与原发肿瘤大小有关。

临床意义　平行积累突变、独立发展演进的转移细胞有时并不一定与原发肿瘤细胞具有进化上极其相似的遗传学和表观遗传学特征，以及相应的表型特征，二者在多个方面大不相同，采用靶向甚至免疫药物治疗时应充分考虑这点。另外，转移平行进展假说也提示，每个器官中转移细胞都是独立地去适应微环境成长为可见转移的，因而发展个性化针对肿瘤细胞与各器官微环境相互作用的药物是潜在治疗策略。

单细胞测序证据为转移进展的不同假说提供了参考依据。例如，测序显示肿瘤细胞播散通常不是乳腺癌、前列腺癌和食管癌进展的晚期事件，提示平行进展假说的合理性；但肺癌研究显示，晚期肺癌的远端转移灶与原发灶聚集于同一进化树干，肺癌远处转移大多直接来源于原发灶细胞的转移，且大多数肺癌转移为晚期，提示肺癌中线性进展假说的正确性。两种假说至今尚无直接

证据支持，它们都还属于间接推导出来的假说。

（冉宇靓）

zhuǎnyí jīyīn

转移基因 （metastatic gene）

狭义指一类其基因功能可以特异性地增强转移，但却不影响原发肿瘤生长的基因；广义指一类可以增强肿瘤转移的基因。

根据转移的生物学过程，肿瘤细胞在已具备原发肿瘤致瘤性的基础上，还需增强其侵袭性、循环中的生存和进出循环的能力，以及与微环境相互作用、相互适应以促进存活与生长的能力，才能成功完成肿瘤远处转移，形成可见转移病灶的过程。研究发现了许多导致肿瘤发生、局部进展以及为转移提供先决条件的肿瘤致瘤性或肿瘤起始基因，这些基因的表达或抑制赋予肿瘤细胞自主增殖活性、维持干祖细胞样表型、对细胞免疫杀伤和凋亡的抵抗力以及基因组不稳定等转移后期也需要的能力，甚至还有促进血管生成、改变细胞黏附和运动性等能力。然而，这些致癌基因的突变却并不足以启动和支持转移的完成，还需要调控肿瘤细胞促血管生成、黏附、侵袭、内渗、循环中存活、播散、渗入实质组织和在重要器官定植并生长的转移基因的共同参与。根据广义转移基因在体内部位及生物学功能，将其分为肿瘤起始基因、转移起始基因、转移进展基因和转移毒力基因。

肿瘤起始基因 又称肿瘤致瘤性基因，它们可通过细胞自身改变或局部微环境诱导肿瘤的形成和进展，赋予肿瘤细胞致瘤性的特性，但可能不会特异地介导转移的发生。肿瘤细胞的致瘤性，包括不受限制的增殖能力、对细胞死亡信号的抵抗力、免疫逃逸、维持干祖细胞样表型和基因组不稳定等，是转移的先决条件。肿瘤起始基因不直接启动和推动远处器官肿瘤转移的完成，但在转移肿瘤细胞中是不可或缺的，包括癌基因 *HER2*、*CTNNB*、*K-ras*、*PI3K*、*EGFR* 和 *myc* 以及抑癌基因 *APC*、*p53*、*PTEN* 和 *BRCA* 等。

转移起始基因 在原发肿瘤中为转移的发生提供有利条件。大多数转移起始基因的功能都涉及促进肿瘤细胞运动、侵袭、血管生成、骨髓源性细胞的动员、渗入和循环中存活。其中最关键的是侵袭性和局部血管生成，这是起始和促进转移的重要特性，仅凭侵袭性或局部血管生成能力并不能启动转移。例如，胶质瘤有极强的侵袭性，腺瘤可以高度血管化，但几乎都不会转移到其他器官。转移起始基因包括 *TWIST1*、*SNAIL1*、*SNAIL2*、*MET*、*ID1*、*KISS1*、*DARC* 和 *GPR56* 等。

转移进展基因 转移起始后远处转移形成的重要屏障之一就是转移肿瘤细胞是否能播散到远处器官并进入其实质组织定居。通常促进原发肿瘤局部进展的基因并不是根据远处器官中存在的进化压力来选择和进化的，因此它们无法满足上述转移过程的特有需求。但研究发现了一些促原发肿瘤发生的基因具有促进肿瘤细胞播散和定居至远处器官的功能，如渗出、存活、休眠和再启动，这类转移基因称为转移进展基因，它们掌握转移的限速环节。另外，转移进展基因赋予的特性优势可能仅限于一个特定的靶器官，因此与肿瘤转移的器官特异性相关。转移进展基因包括 *PTGS2*、*EREG*、*MMP1*、*LOX*、*ANGPTL4* 和 *CCL5* 等。

转移毒力基因 是在继发靶器官部位提供选择性生长优势但却不在原发肿瘤中提供选择性生长优势的基因，主要参与和促进转移的定植，并可能与器官特异性转移有关。转移毒力基因往往仅在远处器官中显著增加继发部位肿瘤的侵袭性生长，因此很少出现在原发性肿瘤"预后不良"基因表达特征谱中。转移毒力基因包括 *PTHRP*、*CSF2RB*、*IL-11*、*IL-6* 和 *TNF-α* 等基因。

器官特异性转移的相关研究为转移进展基因和转移毒力基因的存在提供了证据，如乳腺癌中编码表皮生长因子受体配体、编码环氧合酶 2 和基质金属蛋白酶 1 的基因，它们协同促进了血管重塑，可促进乳腺癌的病理性血管生成和渗入，称为乳腺癌的转移进展基因。转移起始基因、转移进展基因和转移毒力基因均可通过遗传和表观遗传机制，作为肿瘤转移的决定性因素之一在转移的各个步骤中发挥关键调控作用。

（冉宇靓）

zhuǎnyí yìzhì jīyīn

转移抑制基因 （metastatic suppressor gene）

狭义指一类其基因功能丧失可以特异性地增强转移，但却不影响原发肿瘤生长的基因；广义指一类可以抑制肿瘤转移的基因。

研究发现，转移抑制基因参与肿瘤的不同过程。转移是由促进转移级联步骤的基因或抑制转移级联步骤的基因双向正负调控的。测序及谱系追踪技术发现，转移抑制基因主要是在肿瘤进展期间而不是在更早的致癌转化过程中丢失的。转移抑制基因功能丢失可在转移的多个步骤中起作用，但研究发现其更倾向于在特异性抑制转移定植的步骤发挥作用，即远处器官中微转移灶生长成为临床可见转移的过程。

自转移抑制基因 nm23 被鉴定以来，已有多种转移抑制基因作为降低肿瘤进展和死亡风险的标志物。例如，编码 nm23、RECK、PEBP1 和 CTGF 的基因与乳腺癌（nm23）、结肠癌（RECK 和 PEBP1）和肺癌（CTFG）预后的独立相关性。除预测预后外，转移抑制基因的表达还在对患者进行转移风险分层管理方面发挥作用。它将转移研究从原发肿瘤发生的终末期后果转变为一个动态的多步骤过程，该过程受制于某些重要治疗靶点参与的调节机制。另外，转移抑制基因功能的机制阐明将促进针对转移性疾病的新治疗策略和药物的发展，如使用转移抑制基因产物 nm23 作为新药的抗转移疗法的临床试验已在尝试之中。

（冉宇靓）

zhuǎnyí qiánnéng

转移潜能（metastatic potential）　成功发展出新的临床可见肿瘤转移的能力。肿瘤具有遗传不稳定性和异质性，能在原发肿瘤发生发展过程中，甚至在肿瘤转移过程的某个阶段，都能发生具有相应的遗传学和表观遗传学改变，从而产生获得足够转移相关新表型的具有转移潜能的肿瘤细胞，这些新表型特性足以促使和保护肿瘤细胞在放弃原来的生态位时存活，并使播散到远处的肿瘤细胞成功定植，并利用新器官的微环境生长出临床可见的转移瘤。临床上不同患者及不同类型肿瘤之间的转移风险各不相同，一些肿瘤的转移潜能已可以从原发肿瘤的某些特征来进行部分预测，如乳腺癌的肿瘤大小、组织学分级和基因表达模式可预测患者的转移潜能和风险。但尚不能准确地预测和评价肿瘤的转移潜能。

研究发现，许多导致肿瘤发生、局部进展以及为转移提供先决条件的肿瘤致瘤性或肿瘤起始基因，这些基因的表达或抑制赋予了肿瘤细胞自主增殖活性、对细胞死亡的抵抗力、血管生成、改变的细胞黏附和运动性等。肿瘤转移基因或转移抑制基因的综合作用决定了肿瘤是否发生转移以及是否转移成功的概率。肿瘤转移基因或转移抑制基因主要反映了以下因素的影响：肿瘤细胞的致瘤性、原发肿瘤的侵袭性、循环生存和进出的能力以及与微环境相互作用、相互适应的能力；根据它们在体内起作用的位置及其生物学功能，可分为肿瘤起始基因、转移起始基因、转移进展基因和转移毒力基因，都能影响肿瘤细胞的转移潜能。肿瘤转移抑制基因 nm23 的表达可显著影响肿瘤细胞的转移潜能。除遗传学决定因素外，在表观遗传方面，肿瘤细胞的干性和可塑性也会影响肿瘤细胞的转移潜能，更强的肿瘤干性以及相对居中的混合上皮-间质转化状态的肿瘤细胞呈现最高的转移潜能。

转移潜能的影响因素包括各种遗传和表观遗传机制，其中一些可能作为肿瘤转移的决定因素发挥作用。除遗传学或表观遗传因素外，微环境对肿瘤转移也有重要的调控作用，大多数肿瘤都会利用微环境中的支持细胞来增加转移潜能。包括动员招募骨髓源性细胞（内皮祖细胞和髓系来源细胞）、肿瘤相关巨噬细胞和血小板等。

临床如能精准预测肿瘤的转移潜能，对于更好地治疗肿瘤具有重要意义。

（冉宇靓）

zhuǎnyí qǐshǐ xìbāo

转移起始细胞（metastasis-initiating cell，MIC）　能够启动肿瘤转移并成功地在远处器官形成转移病灶的细胞。虽然转移性肿瘤中的大量细胞都具有侵袭性，但只有少部分播散的肿瘤细胞才能最终形成远处器官中的可见转移灶。

引发转移的 MIC 具有干细胞样和免疫逃逸的特性，既表达促转移特征，又表现出类似于再生干细胞的整体表型特征。恶性细胞叠加正常的再生干祖细胞表型后，MIC 才可以在转移过程的多种压力下存活，经历上皮-间质转化（EMT），进入休眠状态，逃避免疫监视，建立与器官特异性生态位的支持性相互作用，在新位置生长和继续转移。

MIC 的一些特性是由其肿瘤起始表型赋予的，由肿瘤细胞中激活的驱动癌基因和失活的肿瘤抑制基因的遗传改变引起，包括不受控制的生存和增殖、迁移、侵袭和重塑 ECM 等有利于转移的特性。另外，其肿瘤表型中还包含肿瘤干细胞自我更新或"干性"特征，这对维持肿瘤生长至关重要。但仅有肿瘤干细胞的基本特性是不够的，MIC 在建立转移的过程中必须具有除肿瘤干细胞表型提供的特性之外的其他重要特性，其中重要的一类就是转移基因，其表达（或抑制）增强了肿瘤细胞渗入、渗出、避免基质攻击、抵抗代谢应激、进入休眠状态、逃避免疫监视、重新启动肿瘤生长、诱导支持性生态位和选择器官特异性基质成分的能力等特殊能力。而适应性则是 MIC 表型所具有的另一类重要特性，播散的肿瘤细胞必须快速适应急剧变化的生理、理化、代谢和免疫条件，调整其表型以适应这些新环境。具备较强的表型可塑性可使 MIC 能够接受 EMT，适应新的微环境，并抵抗宿主的清除。MIC 在获得这些不同类别的特性后，才能在扩散到新的位置再生肿瘤时，通过表型可塑性快速转换这些表型特性，发展为肿瘤的可见转移病灶。

（冉宇靓）

zhuǎnyí qián shēngtàiwèi

转移前生态位 （pre-metastatic niche）

原发肿瘤分泌的系统性因子和外泌体非特异或半特异地被靶器官相关细胞或组织吸收，重塑细胞外基质（ECM）、激活常驻组织中的成纤维细胞等细胞，以及动员骨髓来源细胞进入这些组织，使微转移容易在此形成的一种生态位。原发肿瘤分泌的血管内皮生长因子 A（VEGF-A）、转化生长因子 β、肿瘤坏死因子和赖氨酰氧化酶（LOX）诱导转移器官微环境变化，表达趋化蛋白 S-100A8、S-100A9 和 SAA3 等，诱导一定程度的 ECM 重塑，随后使靶器官组织更有能力以 VEGFR-1 依赖性方式招募循环 CD11b⁺ 骨髓细胞等形成簇，并分泌基质金属蛋白酶（MMP-9、MMP-2 等）进一步重塑 ECM，以及分泌间质-上皮转化促进剂，以促进随后定居于此的微转移肿瘤细胞的生长。肿瘤相关巨噬细胞和调节性 T 细胞也分别通过原发肿瘤来源的纤维蛋白凝块以及 CCL2 和 CCL22 被募集到转移前生态位，促进该部位微转移形成。转移前生态位可以提高原发肿瘤形成微转移的能力和效率，以及转移至此特定靶器官的器官特异性转移

的倾向性。

（冉宇靓）

zhuǎnyí shēngtàiwèi

转移生态位 （metastatic niche）

在转移生长的早期阶段，转移部位的肿瘤细胞产生的一个局部肿瘤微环境。包括细胞外基质（ECM）、相关微环境细胞和免疫细胞等，用来支持转移肿瘤细胞在转移部位的生长。

转移生态位的关键因素尚不清楚，但它是微转移从休眠状态被唤醒和生长成为可见转移的关键。转移生态位通常具有刺激生长的信号（如激活 ERK 信号通路等），以及激活、诱导或招募干细胞相关途径（如 WNT、Notch 和 YAP 信号通路等）。例如，转移的肿瘤细胞可分泌转化生长因子 β（TGF-β）驯化癌症相关成纤维细胞（CAF）改造转移生态位的 ECM，增加纤连蛋白并上调肿瘤细胞 uPAR-整合素 α5β1 复合物的量，活化 ERK 致 p38 失活，从而减少应激信号转导并促进肿瘤细胞生长。肿瘤细胞可通过诱导干细胞样肺 AT2 细胞促进乳腺癌肺转移的生长，还可以分泌 CO-CO 拮抗骨形成蛋白对 WNT 信号通路的抑制，活化 WNT 通路；或通过 CAF 分泌 POSTN 招募 WNT 配体，活化 WNT 通路。另外，肿瘤细胞或基质细胞 CAF 分泌的生腱蛋白 C 可刺激肿瘤细胞的 Notch 和 WNT 信号通路，并能进一步激活 YAP 依赖性的基因转录和细胞增殖。肿瘤细胞募集中性粒细胞及其胞外捕获网（NET，含有 ECM 重塑酶），层粘连蛋白经 NET 裂解后激活肿瘤细胞中的整合素 β1 信号转导，其下游的 ILK 激活后能够再激活 YAP 依赖性基因转录和细胞增殖，启动转移灶生长。肿瘤细胞招募骨髓来源细

胞，如造血祖细胞 VEGFR-1⁺ HPC 和内皮祖细胞 VEGFR-2⁺ EPC，翻转血管生成开关，促进肿瘤微转移新生血管形成并促进肿瘤细胞增殖。肿瘤细胞还能够通过分泌大量的细胞因子（包括 TGF-β 和血管内皮生长因子）和招募免疫抑制细胞［包括调节性 T 细胞（Treg）、M2 极化的巨噬细胞和髓源性抑制细胞（MDSC）］建立肿瘤微环境（TME）免疫抑制状态，促进肿瘤生长、血管形成、免疫原性降低和转移生存率的提高。肿瘤细胞还招募血小板干扰自然杀伤细胞加强免疫抑制状态，促进凝块形成并加强 MDSC 的募集抑制免疫。

（冉宇靓）

zhǒngliú zhuǎnyí xìbāo de mìngyùn

肿瘤转移细胞的命运 （fate of tumor cell in the metastatic micro-environment）

肿瘤转移细胞在形成临床可见转移病灶之前，通常面临两次细胞命运抉择。

第一次：在形成微转移时，肿瘤细胞渗出血管后进入新的微环境，通过与新的微环境相互作用，环境抑制因素与促生存因素的综合作用，肿瘤细胞会面临死亡、休眠、平衡的不连续增殖和继续增殖等多种命运。绝大多数渗出的肿瘤细胞会因无法适应环境或免疫攻击而死亡。而存活的肿瘤细胞中，大多数又以休眠和平衡的不连续增殖形式形成生物学意义和临床上的休眠/潜伏转移病灶，逃避环境中的不利因素和免疫系统造成杀伤，并等待再次激活后进入生长模式形成临床可见转移病灶。仅有极少数微转移肿瘤细胞，多数情况下是因转移瘤再次转移造成的二级甚至三级转移，才会快速适应环境和完全逃避免疫杀伤，几乎不经历休眠

就直接进入显著生长阶段，形成临床可见转移灶。

第二次：发生在微转移灶被唤醒重新进入显著生长阶段时。通过肿瘤细胞与转移微环境的双方演进和密切互作，休眠的微转移可能被唤醒。然而，大多数在靶器官形成的肿瘤微转移灶一般都会因无法在生命期内被唤醒而永远休眠、潜伏，甚至自发消退。但还是有一些休眠的微转移肿瘤细胞被唤醒，生长成为新的临床可见转移病灶。

（冉宇靓）

zhǒngliú xìbāo bōsàn
肿瘤细胞播散 （dissemination of tumor cell） 原发肿瘤通过多种方式将肿瘤细胞扩散到原发部位以外。

分类 按照播散位置的解剖关系，可分为局部蔓延播散和转移播散。

局部蔓延播散 肿瘤在快速生长过程中，尤其是原发肿瘤具有侵袭性潜能时，肿瘤细胞除成簇生长外，还可能向周围组织浸润、渗入，或沿着肿瘤所处部位的组织间隙、肌膜表面、骨髓腔或神经周围的间隙向阻力小的方向伸展，形成与原发肿瘤仍联接的肿瘤组织分支或突起。

转移播散 如果肿瘤细胞侵袭并渗入血管，并随着血液循环到达其他器官，称为血循转移。如果肿瘤细胞侵袭并渗入淋巴管内来到远处淋巴结，称为淋巴转移。一些侵袭脱落入体腔的肿瘤细胞，可停留在内脏的浆膜面或无完整皮肤保护的创面上从而可能继续生长，称为种植性转移。

临床意义 临床上局部蔓延播散的肿瘤细胞虽可以造成所处器官的进一步损害，但其对患者的危害性远小于转移播散的肿瘤细胞。肿瘤转移播散到新器官的肿瘤细胞与新环境各种因素的相互作用及相互适应，其中大部分死亡，只有很少部分细胞能较好地适应新环境继续繁殖生长，形成新的微转移和临床可见转移病灶。肿瘤的持续播散和不断形成的可见转移灶是导致患者死亡的最主要原因。

肿瘤播散的发生及效率，受肿瘤细胞本身分化程度、毒力大小、肿瘤干性和上皮-间质转化状态等内生因素的调控，同时也受原发肿瘤大小、新生血管情况、肿瘤缺氧及营养缺乏情况的影响；还受肿瘤局部微环境成熟程度、宿主系统性防御能力、转移靶器官局部免疫能力的影响，极为复杂。早期曾认为肿瘤细胞的播散是随着肿瘤增长而发生的，但研究发现，原发肿瘤、生长时间及瘤体大小等虽一定程度上能影响原发肿瘤的播散，却无决定性意义，有些肿瘤可能在早期就已开始播散转移。

全身播散的肿瘤细胞很难在临床进行单独检测，包括其形成的微转移病灶，也因无临床症状和表现、影像学难以探查被称为亚临床型转移或显微转移。在中晚期肿瘤患者中，一半以上在确诊或首次治疗时，就可能出现亚临床型转移，这时即使对原发肿瘤采取手术等根治性治疗，但仍会出现转移。因此，临床应加强对播散的肿瘤细胞及潜伏的微转移的预测、诊断和治疗。多学科综合治疗倡导治疗时适当扩大手术切除范围降低已播散肿瘤细胞残留概率，或辅以术前放射治疗或化疗，降低瘤细胞的活力，减少手术时播散的机会。

（冉宇靓）

bōsàn de zhǒngliú xìbāo guīcháo
播散的肿瘤细胞归巢 （disseminated tumor cell homing） 受趋向性因子驱使或特异黏附性因子的特异捕获，肿瘤细胞主动播散到预期转移的新器官血管处停留、黏附的过程。

肿瘤细胞播散到远处其他器官形成新的可见转移时经常存在器官特异性转移的倾向，典型的例子有肺癌易转移到脑、骨和肝，乳腺癌易转移到骨、脑和肺，结直肠癌易转移到肝、肺、脑和骨等。约65%的肿瘤转移可能仅由于原发肿瘤和转移部位的血管网相互位置的上下游关系而形成相对的转移器官特异性，如结直肠癌易转移到肝。另外1/3的肿瘤转移中，则由于多种主动或半主动的机制导致转移器官特异性，包括肿瘤细胞归巢机制、提供天然的更适合播散肿瘤细胞生存的生态位、营造转移前生态位促进播散肿瘤细胞生存等。如果肿瘤细胞和器官特异性转移倾向的靶器官内皮细胞的黏附具有特异性，无疑就能支持转移的器官特异性，但这种理论缺少实际证据支持。

另一种受特定配对的趋化因子及其受体驱动的趋化信号归巢理论则获证据支持，如乳腺癌细胞多表达趋化因子受体CXCR4，而肺、肝和骨均可表达CXCR4的配体CXCL12，能吸引更多的乳腺癌细胞趋化至上述器官而被捕获，导致乳腺癌转移对肺、肝和骨的倾向性。人体内有多种在免疫细胞趋化归巢到特定器官起重要作用的趋化因子及受体对，这些趋化因子和受体对构成了肿瘤细胞转移时在血液循环内的细胞"高速公路"（依靠趋化信息直达某个靶器官），可以介导肿瘤细胞在归巢器官被相对特异性地捕获，从而促进肿瘤转移的器官特异性倾向。这些归巢的趋化因子及受体对包括小肠表达的 CCL25 和 CCR9，骨髓等表达的 CXCL12 和 CXCR4，淋巴结、脾等表达的 CCL19、CCL21、CXCL13 和 CCR5、CCR7 等。

（冉宇靓）

yuǎnchù zhuǎnyí
远处转移（distant metastasis）

肿瘤通过血液循环系统转移到身体的其他器官形成转移灶的过程。原发肿瘤生长到一定大小后易发生侵袭和转移，或原发肿瘤的内生特性导致它在早期就已开始发生侵袭和转移，肿瘤细胞会通过多种通道转移到原发肿瘤位置之外的组织和器官。当肿瘤细胞通过侵袭扩散到同一器官内的不同位置时，则不能称为远处转移；而肿瘤细胞通过淋巴结扩散转移时，因其沿固定淋巴管道和引流区域进行扩散和转移，也不算远处转移；肺癌、胃癌和卵巢癌等在侵袭穿透脏器表层的浆膜后，即可扩散转移至与其紧密接触的其他器官浆膜表面及内部组织，或沿着胸腔、腹腔或盆腔随机漂移黏附于其他器官表面，形成种植性转移，这种转移具有物理位置的相近性，也不能称为远处转移。

当原发肿瘤的细胞侵袭并渗入血管内，渗入的肿瘤细胞能很快随着血液循环来到全身其他器官的血管处停留、黏附和渗出血管，形成远处器官的转移病灶。远处转移已是晚期肿瘤最后阶段的生物学恶性行为，通常也晚于其他类型的转移，代表着该肿瘤发生任何类型转移的风险均较大，因此多处远处转移也是临床分期中划分为最晚分期的关键指标。因绝大多数远处转移均依赖于肿瘤细胞从原发瘤脱落进入血液再转移至其他器官，所以在临床有创性诊疗中，应避免诊疗活动引起的散在或脱落的肿瘤细胞进入血液而造成人为远处转移。

（冉宇靓）

línbā zhuǎnyí
淋巴转移（lymph node metastasis）

原发肿瘤细胞进入淋巴管沿着引流淋巴结向淋巴系统扩散，并在沿途淋巴结形成肿瘤病灶的局限性转移方式。肿瘤在生长过程中，会同时产生新的淋巴管运输血管以外的体液，连通身体各个区域有各自的淋巴引流区和相关的淋巴结群。

来自原发肿瘤的肿瘤细胞或细胞团可以通过多种方式进入淋巴管，随淋巴液引流优先到达引流淋巴结，随即肿瘤细胞被阻塞于淋巴结的边缘窦，可使肿瘤细胞暂时停止扩散，但会在淋巴结中继续分裂增殖，造成淋巴结肿大、变硬，甚至相互粘连、固定，形成与炎性反应表现相近的初级淋巴结转移瘤。初级淋巴结转移瘤生长之后，淋巴结内的肿瘤细胞可以通过淋巴输出管到达下游的淋巴结群，形成更广泛的淋巴转移。如果逐级转移过程中淋巴管被肿瘤细胞堵塞，或淋巴结的结构被破坏，肿瘤细胞会越级或改道转向其他淋巴结形成跳跃式转移或逆向转移，即异位淋巴结转移瘤。

虽然淋巴转移局限性较强，多不会因此直接导致血循转移。但当转移的淋巴结肿长，甚至包膜被内部的肿瘤病灶胀破后，失去屏障限制的肿瘤细胞仍可以脱离淋巴结向周围组织或小静脉侵袭，并沿新的血道继续扩散发生远处转移；另外，转移肿瘤细胞也可沿着淋巴-静脉交通直接进入血液循环而发生远处转移。肿瘤的淋巴转移较其他转移更易发生。但由于淋巴管内淋巴液流速缓慢，不会产生致命的剪切力，淋巴液和淋巴结环境中不仅没有高氧化应激压力，反而有保护肿瘤细胞免于氧化应激压力导致铁死亡的不饱和脂肪酸，因此发生淋巴转移仅代表肿瘤具有相对较局限的部分转移能力。虽然临床上淋巴转移会导致一定程度的不良预后，但却不能代表此时肿瘤一定具有通过血液循环转移的能力，许多患者发生淋巴转移后未必发生远处转移，淋巴转移对患者的危害也远小于远处转移造成的危害。

（冉宇靓）

xuèyè xúnhuán zhuǎnyí
血液循环转移（blood circulation metastasis）

原发肿瘤的肿瘤细胞进入血管沿着血液循环系统的血流扩散至其他位置，并在新的位置生长成为肿瘤可见转移病灶的转移方式。

转移过程 肿瘤在生长过程中会诱导产生新生的肿瘤血管，或诱导原有血管肿瘤化，为以后的肿瘤血循转移打下了基础。原发肿瘤生长到一定大小或阶段之后，在环境及内生因素的相互作用下，获得了转移潜能，原发肿瘤发生局部侵袭，肿瘤细胞或细胞团以单个细胞或成小细胞团的方式跨内皮迁移渗入血管内，克服一系列血液环境中的不利影响存活下来成为循环肿瘤细胞，并随血流到达其他位置血管中黏附或归巢，随即肿瘤细胞第二次跨内皮迁移渗出血管外，并在新部位的新环境中通过相互作用和相互适应存活，形成微转移继续生长或陷入休眠潜伏期，在适应环境或外界环境变化之后，微转移灶可被唤醒开始显著生长并诱导新的血管生成，最终在新部位，多数为远处器官形成临床可见转移病灶。

转移特点 血循转移潜能在相当程度上受原发肿瘤大小的影响，生长至较大体积时，缺氧、缺乏营养、突变积累和微环境成熟等多种因素促使肿瘤发生转移。例如，乳腺癌在直径 1cm 时转移概率仅 20%，10cm 时转移概率高达 77%。不同类型的肿瘤，发生血循转移的潜能也不一致。肉瘤、绒毛膜癌等更易发生血循转移，头颈部鳞状细胞癌则较少发生。通常小动脉管壁较厚，内部压力高，肿瘤细胞不易渗入；小静脉更易受肿瘤细胞的侵犯。肿瘤细胞渗入血管后称为循环肿瘤细胞，它的数量能较准确地反映肿瘤转移的风险和状态，成为临床有用的诊断指标。循环肿瘤细胞有时呈现细胞团的形式，即脉管瘤栓，较大的瘤栓通常是存活下来的循环肿瘤细胞继续增殖而成，而小的细胞团则与原发肿瘤发生的以小细胞团为最小单位形式的"集团式转移"有关，原发肿瘤通过以小细胞团形式的集团侵袭、渗入和流经血循来提高播散的肿瘤细胞的肿瘤干性、转移性、存活能力和转移效率。循环肿瘤细胞随着血流方向流向下游并被阻塞、捕获，或通过归巢选择特定的远处器官的血管黏附在血管壁，再跨内皮迁移出血管壁，通过与新环境的相互作用及相互适应，形成不同的微转移灶，最终成为临床可见转移灶。

播散肿瘤细胞的定植过程往往因为肿瘤细胞和新环境之间"种子与土壤"的相互契合及相互适应，而体现出一定程度的器官特异性转移的倾向性，如乳腺癌更倾向于转移到骨。除了转移的靶器官具有倾向性，肿瘤可见转移的生长还与微转移灶因适应环境及所需时间的不同而有极大的关系。有的肿瘤可见转移因适应能力强而在极短的时间内迅速增长，确诊时已存在临床可见的转移灶，表现出同时性转移的特征；有的肿瘤可见转移则会因适应能力弱而陷入长时间的休眠，需要较长的时间才能最终被唤醒，确诊时不能发现有意义的临床可见转移灶，表现出异时性转移的特征。同时性转移比异时性转移具有更强的恶性潜能、转移潜能，以及更差的临床预后。

临床意义 由于同时性转移和异时性转移的存在，绝大多数肿瘤患者死于血循转移，解剖发现死于恶性肿瘤的患者中 80% 以上都能在许多器官中找到经血液循环而来的转移瘤。而在日常诊疗中，对肿瘤的检查处理方法不适当，向肿瘤内大量注射液体、用钝性工具采取组织标本、对肿瘤采用挤压操作及在肿瘤的急性增殖期采取标本，都能促使肿瘤细胞进入血管扩散转移。

（冉宇靓）

mài guǎn liú shuān

脉管瘤栓（vascular tumor thrombosis） 在血管或淋巴管内出现的由肿瘤细胞团形成的栓子。临床有两种表现形式：在原发肿瘤部位的脉管中发现小细胞团；在远处血管，如肝门静脉，发现血管内肿瘤细胞大量增殖生长形成的大细胞团。

通常原发肿瘤在生长到一定程度或大小后易发生转移，或原发肿瘤的内生特性导致其在早期发生转移，肿瘤细胞会在原发肿瘤中单个或成小细胞团侵袭、渗入脉管，尚在渗入的最后阶段以及还未离开原发肿瘤部位的肿瘤细胞就形成了原发肿瘤处的脉管瘤栓。这代表原发肿瘤已开始侵袭转移的过程，增加了全身其他部位存在隐匿微转移的风险，因此临床上早中期肿瘤的脉管瘤栓通常是患者预后不良的高危因素。而脉管瘤栓的另一种情况是，肿瘤细胞渗入血管内成为循环肿瘤细胞后，在血流速度较慢的部位可能黏附停留在血管壁上，通常肿瘤细胞会继续渗出血管形成位于实质组织的转移灶，但有的肿瘤细胞未渗出，反而在适应血管内环境后增殖为肉眼可见的细胞团，形成血管内的一种特殊"转移灶"。虽然这种脉管内瘤拴的危害小于转移到实质组织中的转移灶，但这些大细胞团可堵塞血管造成器官功能障碍，还可在持续生长之后挤压、破坏血管壁而突破到血管外，形成新的转移灶，所以远处大细胞团脉管瘤栓代表肿瘤已完成转移的播散阶段，同样也是预后不良的因素。

（冉宇靓）

tóng shí xìng zhuǎn yí

同时性转移（synchronous metastasis） 在原发肿瘤被临床诊断时或诊断之前就发现并被诊断的转移，或原发肿瘤被手术根治切除或其他治疗完全消退后短时间内（3~12 个月）内发现的转移。是中晚期肿瘤患者常见的一种转移方式，尤其是恶性程度较高的肿瘤，意味着原发肿瘤发展到一定程度后开始全身播散，播散的肿瘤细胞在其他器官或组织形成新的转移灶。同时性转移一方面是因为原发肿瘤本身的特性，如肺癌、结直肠癌比乳腺癌更易发生同时性转移；另一方面也可能因为原发肿瘤具有更高的转移潜能，如更高的肿瘤干性、更强的靶器官环境适应能力等，导致肿瘤的微转移休眠潜伏期短。因此，同时性转移比异时性转移的预后更差。

临床有 2%~5% 的转移患者，初次诊断为肿瘤，却未发现原发肿瘤，仅发现了转移灶，这是一类特殊的同时性转移，可能是因为肿瘤细胞在早期甚至癌前阶段就发生了全身平行转移，诸多的微转移病灶与原发肿瘤同时演进、进化和生长，而原发肿瘤在生长过程中反而发生了自发消退，因此只残留了诸多转移病灶。平行转移中多数原发肿瘤也会增殖，表现为临床上部分早期甚至极早期肿瘤患者仍发生了转移。这部分患者的肿瘤不仅具有更强的靶器官环境适应能力，而且具有更强的播散能力，即更强的侵袭性和肿瘤干性。

(冉宇靓)

yìshíxìng zhuǎnyí

异时性转移 (metachronous metastasis)

原发肿瘤被临床诊断时，或手术根治切除或其他治疗完全消退时，仍未发现可被临床诊断的转移，或原发肿瘤被手术根治切除或其他治疗完全消退后某段时间（3~12 个月）之后才发现的转移。是可手术的中晚期肿瘤患者常见的一种转移方式，尤其是播散能力较高但生长能力较差的肿瘤。例如，乳腺癌在发展为浸润性癌后就具有了播散性，但其播散形成的微转移病灶常因肿瘤干性和靶器官微环境适应能力较差而经过较长时间的休眠和潜伏后才能继续生长，在其他器官或组织形成新的转移病灶；肺癌和结直肠癌中一些相对肿瘤干性和靶器官微环境适应能力较弱的肿瘤，也会导致肿瘤的微转移休眠潜伏期大大延长，造成异时

性转移。虽然异时性转移消弱了手术等根治性治疗的效果，但亦意味着其恶性特征弱，因此临床上异时性转移总体预后比同时性转移好。

临床上对于潜伏的微转移灶又称为微小残留病灶（MRD）。异时性转移是由潜伏的微转移灶引起的，而 MRD 尚难以有效地发现，也无法准确地预测异时性转移的发生。临床多采用对相对高危的异时性转移患者采用术后辅助放化疗预防异时性转移的发生，精准预测高危患者将提高预防性放化疗的临床受益程度。早期发现并治疗异时性转移有益于患者生存，对于 MRD 存活条件和再次激活条件的探索也有助于预测异时性转移的诊断。

(冉宇靓)

qìguān tèyìxìng zhuǎnyí

器官特异性转移 (organ-specific metastasis)

肿瘤倾向性转移至特定器官的现象。许多肿瘤发生转移时会优先转移至一些特定的器官，如乳腺癌转移到肺、肝、骨和脑，黑色素瘤转移到肝、脑和皮肤，前列腺癌转移到骨骼，肺癌转移到骨、肝和脑。与这些特定的转移器官相比，一些器官如肌肉，很少转移。还有一些肿瘤，如头颈部鳞癌，通常仅转移到区域淋巴结。

发生原因 从表观上看，肿瘤转移的器官特异性可由两方面原因引起：①肿瘤细胞的倾向性播散定居，即播散定居到特定器官、部位的肿瘤细胞显著比其他部位的肿瘤细胞多，表现在临床上就是某些特定器官、部位的肿瘤转移病灶数更多。②转移到不同器官的时间和严重程度显著不同，即转移到特定器官、部位的肿瘤细胞更易存活、休眠期更短，

并且唤醒后生长速度更快，表现在临床上就是某些特定器官、部位的肿瘤转移病灶生长更快、体积更大。

决定因素 肿瘤细胞起源、内在特性、循环血管网血流模式，以及转移靶器官的组织微环境对于肿瘤细胞的"亲和力"，不仅决定了肿瘤播散定居的器官和部位，还决定了成功转移到特定器官的时间和严重程度。一般认为，在肿瘤细胞倾向性播散定居方面，主要是由循环血管网血流模式，以及特异性捕获、归巢控制肿瘤器官特异性转移；在转移至特定器官的时间和严重程度方面，则可由"种子与土壤"学说解释，主要受到肿瘤细胞与新器官组织微环境相互作用、相互适应的进程和结果的影响。

循环血流模式与捕获和归巢 约 65% 肿瘤转移的相对器官特异性与原发肿瘤和转移部位血管网相互位置的上下游关系密切相关，肿瘤细胞更倾向于停留在流速降低、管径变小的血流方向的紧邻下游器官并被捕获，造成一种相对的转移器官特异性，如门脉系统血流的下游正是结直肠癌易转移的肝。而其余近 1/3 的肿瘤转移中，多数是由于肿瘤细胞主动归巢或特异地捕获。例如，乳腺癌细胞多表达趋化因子受体 CXCR4，而肺、肝、骨均能表达其配体 CXCL12，吸引乳腺癌细胞趋化而被捕获，形成乳腺癌转移对这些器官的倾向性。人体有许多这种在免疫细胞趋化归巢到特定器官起重要作用的趋化因子及受体对，它们可以介导肿瘤细胞在归巢器官被相对特异性地捕获，有的趋化因子还可刺激肿瘤细胞生长，促进肿瘤转移的器官特异性倾向。例如，小肠表达 CCL25

和 CCR9，骨髓表达 CXCL12 和 CXCR4，淋巴结、脾表达 CCL19、CCL21、CXCL13 和 CCR5、CCR7 等。另外，如果肿瘤细胞和器官特异性转移倾向的靶器官内皮细胞的黏附具有特异性，也能介导转移的器官特异性。为此血管邮政编码假说认为，各器官血管腔面对于相应的肿瘤细胞具有特定的类似邮政编码定位的归巢地址信息分子，如不同的整合素分子组合，但该假说还缺更多的证据支持。

转移靶器官微环境　"种子和土壤"学说认为，原发肿瘤随机播撒"种子"——血液循环中存活的肿瘤细胞，然而这些种子只有在合适自己生长的土壤——某些特定的器官中才能成功生长形成转移病灶。这可解释部分肿瘤器官特异性转移问题，如乳腺癌、前列腺癌的骨转移。实际上，肿瘤细胞与其转移靶器官微环境的相互作用和相互适应可多层次、多机制和多因素地影响肿瘤器官特异性转移。在渗出环节，肿瘤细胞的一些固有特性通过与靶器官内皮细胞之间的相互匹配，促进了肿瘤细胞在特定靶器官的渗出效率，如乳腺癌细胞分泌 AG-NPTL4 与肺血管内皮互作促进肿瘤细胞渗出。在微转移存活和形成环节，原发肿瘤营造转移前生态位为肿瘤细胞存活定居形成微转移创造有利条件，或靶器官通过预留的血管周干细胞生态位促进肿瘤细胞存活定居形成微转移。在可见转移形成的环节，微转移在特定靶器官微环境及转移生态位下更易被唤醒进入增殖状态。而且靶器官的转移微环境通常也能有效地支撑转移细胞的显著生长，如前列腺癌细胞在成骨性转移的微环境中的快速生长。

循环血流、特异性捕获归巢和肿瘤细胞与靶器官相互作用和相互适应、肿瘤转移更多地播散到某特定器官或更容易在某特定器官快速生长，决定了肿瘤的器官特异性转移。

（冉宇靓）

gǔ zhuǎnyí

骨转移（bone metastasis）　恶性肿瘤通过血行、淋巴、直接侵及等方式迁移到骨骼并在骨局部生长，引起局部骨骼发生溶骨性、成骨性或溶骨成骨混合性反应的病变。是恶性肿瘤常见的严重并发症之一，约70%的晚期乳腺癌、前列腺癌以及15%~30%的肺癌、结直肠癌、胃癌、膀胱癌、子宫癌、甲状腺癌和肾癌均会发生骨转移。

分类　骨转移根据其显著生长期的特点分为溶骨性转移、成骨性转移和混合性转移。溶骨性转移可导致严重疼痛、病理性骨折或危及生命的高钙血症、脊髓压迫和其他神经压迫综合征，乳腺癌、甲状腺癌和肺癌的骨转移病灶多为溶骨性转移。成骨性转移可导致骨痛和病理性骨折，前列腺癌骨转移多为成骨性转移。骨转移瘤中溶骨与成骨性往往共同存在，以一种占优势。诱导肿瘤相关溶骨和成骨的机制既有共同途径又相互独立。

转移过程　恶性肿瘤骨转移是一种顺序性多步骤过程，包括具备骨转移能力的肿瘤细胞（种子）脱离原发病灶组织、进入血管并在循环中生存、骨髓归巢与定居（播种）、休眠及休眠终止后侵袭生长（在合适的"土壤"中生长）成为临床可见转移病灶。骨髓归巢与抢掠造血干细胞（HSC）生态位播种定居，休眠终止后的骨质破坏和/或骨质形成恶

性循环是骨转移的特有过程。因此，骨转移符合肿瘤转移的"种子和土壤"学说。

骨髓归巢　前列腺癌、乳腺癌等的骨转移是一种器官特异性转移。肿瘤细胞在侵袭生长进入血液之后，由趋化因子和受体控制发生器官特异性的归巢。前列腺癌、乳腺癌等的骨髓归巢通常由表达在肿瘤细胞表面的趋化因子受体 CXCR4 和骨髓微环境分泌的趋化因子 CXCL12 控制，CXCR4/SDF-1 可介导肺癌骨转移，CXCR6/CXCL16 介导前列腺癌骨转移。

抢掠 HSC 生态位　骨转移中有一种特有的肿瘤细胞抢掠 HSC 生态位现象。在前列腺癌骨转移临床前模型中观察到，前列腺癌细胞靶向性地抢占了原属于 HSC 的生态位，将 HSC 驱逐至外周血或祖细胞池。播种定居至骨髓的干细胞生态位有利于转移肿瘤细胞的存活、休眠和唤醒激活，甚至可像原有 HSC 的休眠和唤醒一样。

骨质破坏和/或骨质形成　正常骨髓中存在由成骨细胞和破骨细胞、成骨功能和破骨功能构成的骨微环境的平衡态，不断进行骨质重塑维持骨的稳态。成骨细胞分泌 RANKL 刺激破骨细胞分化，同时分泌护骨因子（OPG）抑制 RANKL 协调对破骨细胞的刺激；破骨细胞破骨后又产生刺激成骨细胞增殖分化的骨形成蛋白、转化生长因子 β、胰岛素样生长因子、成纤维细胞生长因子、血小板衍生生长因子、血管内皮生长因子和 WNT。当骨髓中转移肿瘤细胞被激活后，肿瘤细胞通过破坏骨髓微环境中原有的成骨细胞和破骨细胞的平衡，劫掠成骨细胞或破骨细胞与自己形成恶性

生长的正反馈循环，促进肿瘤在骨髓中的快速生长。

（冉宇靓）

rónggǔxìng zhuǎnyí

溶骨性转移（osteolytic metastasis）

恶性肿瘤通过血行、淋巴、直接侵及等方式迁移到骨骼并在骨局部生长，引起骨骼发生溶骨性反应的一种骨转移。乳腺癌、甲状腺癌和肺癌的骨转移主要为溶骨性转移。溶骨性转移可导致严重疼痛、病理性骨折或危及生命的高钙血症、脊髓压迫和其他神经压迫综合征。同时，溶骨性转移也是转移肿瘤细胞与靶器官微环境互作形成恶性循环促进转移生长的代表。当骨血管周干细胞生态位中的肿瘤细胞从休眠中被唤醒进入侵袭生长活跃期后，可以通过打破成骨细胞和破骨细胞之间的平衡，与破骨细胞形成正反馈刺激骨转移生长环路。

肿瘤细胞如乳腺癌细胞转移到骨的微环境中之后，可分泌特殊的生长因子，主要是甲状旁腺激素相关肽，同时也包括白细胞介素6（IL-6）、成纤维细胞生长因子、胎盘生长因子和胰岛素样生长因子I等，这些因子可以促进成骨细胞和骨髓基质细胞产生核因子NF-κB受体活化因子配体（RANKL），而RANKL刺激破骨细胞前体细胞融合形成成熟破骨细胞，RANKL又与成熟破骨细胞表面RANK相结合，激活破骨细胞的溶骨功能，分泌组织蛋白酶K分解骨质胶原致骨质溶解。骨质溶解后又可释放储存于骨内的因子转化生长因子β、骨形成蛋白、血小板衍生生长因子、胰岛素样生长因子I、成纤维细胞生长因子和Ca²⁺，这些因子进一步刺激肿瘤细胞增殖，以及分泌刺激破骨细胞的细胞因子。因此，转移到骨微环境的肿瘤细胞与破骨细胞构成骨质破坏-转移生长的恶性循环，导致临床出现一系列严重的骨转移并发症。

（冉宇靓）

chénggǔxìng zhuǎnyí

成骨性转移（psteoblastic bone metastasis）

恶性肿瘤通过血行、淋巴、直接侵及等方式迁移到骨骼并在骨局部生长，引起骨骼发生成骨性反应的一种骨转移。其肿瘤细胞主要引起骨质的病理性形成，甚至引起骨痛和病理性骨折。

前列腺癌细胞转移到骨髓后，与成骨细胞相互作用刺激成骨细胞，成骨细胞分泌因子刺激肿瘤细胞生长，形成正反馈刺激骨转移生长环路。前列腺癌等肿瘤细胞与成骨细胞相互作用后通过旁分泌的方式产生转化生长因子β（TGF-β）、骨形成蛋白（BMP）、胰岛素样生长因子、成纤维细胞生长因子、血小板衍生生长因子、血管内皮生长因子和WNT等因子，诱导成骨细胞的成骨活性。其中，TGF-β与BMP激活成骨细胞的SMAD信号，生长因子激活促分裂原活化的蛋白激酶（MAPK）和蛋白激酶C信号，WNT激活β-catenin调节信号。这些通路汇聚并与RUNX2转录网络相互作用，诱导成骨细胞分化和增殖，促进新骨基质的沉积。新形成的骨具有未成熟骨（编织骨）的特征，胶原纤维排列成不规则的随机阵列。成骨细胞进而产生生长因子正反馈刺激前列腺癌细胞的增殖。

（冉宇靓）

xuèguǎn shēngchéng

血管生成（angiogenesis）

在原有血管网基础上，通过内皮细胞芽生长而形成新生血管的过程。

血管生成过程 ①受促血管生成因子的刺激，内皮细胞（EC）激活并具有运动能力和侵袭能力，降解血管基底膜，并伸出丝状伪足形成顶端细胞。②由顶端细胞探测环境以确定生长方向，向前迁移牵引血管新生芽的生长。③顶端细胞后跟着柄细胞，柄细胞丝状伪足较少，但可增殖并建立管腔，从而使新生血管芽生长。④顶端细胞与来自相邻血管芽的细胞吻合，建立一个血管环启动血流的灌注。⑤重建新血管的基底膜，并招募相关的周细胞，形成成熟、稳定的新血管连接。⑥血管出芽生长的过程反复发生，直到促血管生成信号减弱消失，成为新的静止的血管网。

EC激活 动脉和静脉EC具有特定的分子特征，如Notch通路在动脉中高表达，静脉中低表达。当萌芽血管生成时，首先要释放EC。通常这一过程需要基底膜的蛋白水解分解和周细胞的脱离。被激活的顶端细胞可分泌大量基质金属蛋白酶（MMP），如MT1-MMP，降解基底膜。MMP释放基质中的促血管生成因子，但同时它们还通过切割血浆蛋白、基质分子或蛋白酶本身产生抗血管生成分子，以防止不适当的发芽。EC可储存和快速释放一种促血管生成的生长因子——血管生成素-2（ANG-2），刺激周细胞分离。

顶端细胞 随后，EC中的Notch通路调控部分EC成为顶端细胞或其后的柄细胞。顶端细胞中Notch信号较弱，但在柄细胞中Notch充分活化，其中DLL4是最重要的配体，Notch被抑制后将产生过度发芽的现象。而血管内皮生长因子（VEGF）则通过其受体 VEGFR-2 诱导顶端细胞和刺激丝状伪足形成；顶端细胞重新表达 VEGFR-3，其与发芽相关；VEGFR-1 主要在柄细胞中表达，并参与引导和限制顶端细胞形成。VEGF 和 Notch 之间的反馈环路可建立顶端细胞和柄细胞的动态交换稳定模式，从而保持更快或高表达 DLL4 的 EC 成为顶端细胞，具有竞争优势。新生血管用顶端细胞来引导芽，调节顶端细胞丝状伪足的分子机制还知之甚少，VEGF 激活 Cdc42 可触发丝状伪足的形成，Rac1 则调节片状伪足，EC 通过表达引导受体，包括 RO-BO4、UNC5B、PLEXIN-D1、NRP 和 EPH 家族成员等，探测环境并决定方向。

柄细胞　与顶端细胞相比，柄细胞丝状伪足少，增殖性更强，并能形成血管管腔，具有形成管和分支的能力；柄细胞还与相邻细胞建立连接并产生基底膜，使得血管芽完整。Notch 活性较低对于成为柄细胞是必需的，柄细胞中 Notch 信号转导的负调节可能调节了顶端和柄细胞表型之间的动态转变，柄细胞稳定依赖于由 Notch 调控锚蛋白重复蛋白（NRARP）和 SIRT1 微调的 Notch 活性，以此可动态调整顶端细胞和柄细胞转换的时间，从而调节血管分支的出现。

建立管腔　新生血管需要建立管腔，涉及细胞骨架重排、黏附和 EC 极性的 GTP 酶信号转导的调节所构成的不同机制；而采用哪种管腔形成机制取决于血管床或血管形成类型。

新的血管连接　通过细胞间通信，一旦血管芽之间建立顶端细胞之间的接触，含 VE-钙黏着蛋白的连接就会被建立，巩固了细胞间连接。巨噬细胞通过在血管吻合口部位积聚并在融合过程中与邻近顶端细胞的丝状伪足相互作用以支持血管吻合连接过程。新的血管连接需进一步成熟以变得稳定、持久。细胞外基质（ECM）沉积到基底膜中，支持性周细胞的募集、EC 增殖减少以及细胞连接形成的增加都有助于这一过程。新血管管腔中血流的开始重塑了血管连接，并激活剪切力响应转录因子 KLF2，进一步 KLF2 通过上调 EC 特异性的 miR-126 通过调节 PI3K 和促分裂原活化的蛋白激酶（MAPK）信号通路诱导血管重塑。

血管成熟　其基本特征是周细胞的募集，部分依赖于转化生长因子 β（TGF-β）信号转导。TGF-β 刺激周细胞诱导、分化、增殖和迁移，并促进 ECM 产生。血管稳定依赖于涉及血小板衍生生长因子受体 β（PDGFR-β）、S1PR1、ephrinB2 和 Notch3 信号通路的周细胞的募集，以及 N-钙黏着蛋白连接的形成。而周细胞的募集也由 PDGFR-β 调控。内皮细胞分泌 PDGF-B 激活周细胞中的 PDGFR-β，刺激其迁移和增殖，对于血管成熟至关重要。另外，S1PR 信号通路也参与了 EC 与周细胞相互作用。而由周细胞产生的 ANG-1 激活其内皮上受体 TIE2 可以稳定血管，促进细胞周围粘连，并通过收紧内皮连接使血管具有抗漏性。

最终，成熟稳定血管中的 EC 终于趋于静息，静息 EC 在血液和周围组织之间形成屏障，以控制液体和溶质的交换以及免疫细胞的迁移。

临床意义　血管生成不足和消退会导致多种疾病，心肌梗死、卒中及神经变性等；而不受控制的血管生成也能促进肿瘤发生和眼部疾病，如黄斑变性。这使促血管生成和抗血管生成疗法应运而生。

（冉宇靓）

nèipí xìbāo

内皮细胞（endothelial cell，EC）

在心脏、血管和淋巴管中衬贴于腔面的一层扁平上皮。在胚胎发育期由胚的中胚层发生而成，是一种特殊的上皮组织。心室内表面的内皮细胞称为心内膜，血管和淋巴管内壁所衬的单层内皮细胞称为血管内皮细胞和淋巴管内皮细胞。内皮细胞构成人体脉管系统的内壁，血管内皮细胞的功能：在血浆和组织液之间进行的代谢物交换，合成和分泌特定生物活性物质，调控血管舒缩以维持正常血压，以及凝血、抗凝与纤溶等。EC 亦控制白细胞等炎症细胞进出血管。在一些特殊的器官，高度分化的 EC 还负责过滤功能，如肾小球过滤、血脑药物屏障等。淋巴管腔面的单层扁平上皮细胞为淋巴管内皮细胞，是构成淋巴管壁的主要成分，参与维持体液平衡，调节体液、蛋白和组织压力平衡；调节淋巴细胞再循环和机体的免疫反应、组织液及蛋白质的运输。

（冉宇靓）

xuèguǎn nèipí xìbāo

血管内皮细胞（vascular endothelial cell，VEC）

衬于心、血管和淋巴管内表面的单层扁平上皮。具有吞噬异物、细菌、坏死和衰老的组织，参与机体免疫活动的功能。

分类　内皮细胞（EC）按照在血管生成中功能特征的不同分为 3 种表型：迁移表型，称为顶端细胞；增殖表型，称为柄细胞；静息表型，称为方阵细胞。EC 按照部位分为 4 型：动脉型、静脉型、毛细血管型和淋巴型。动脉型 EC 因暴露于动脉中的高剪切应激，诱导 GJA5、EFNB2 和 NRP1 等动脉相关标志物的表达；而 EC 中 KLF2 和 KLF4 有助于 EC 表型的确定，以及维持血管完整性和稳定。

特点 EC 具有高度的可塑性和异质性，体现在器官特异性血管和同一血管内相邻 EC 之间均具有较强的异质性，如心脏、肺、肝和肾源性 EC 之间就有不同的器官特异性屏障特性、血管生成潜力和代谢需求，如心脏 EC 表达更高水平的 CD36、FABP4 以及其上游的转录调节因子 TCF15 和 MEOX2，使得心脏毛细血管内皮细胞可以进行心脏脂肪酸摄取。虽然已发现动脉型、静脉型和淋巴型 EC 标志物在多数组织间是保守的，但毛细血管型 EC 则表现出依赖于组织类型的多种表型，具有高度的可塑性，推测这与满足组织特异性的生理需求有关。例如，对代谢基因特征的分析揭示了心脏与肌肉 EC 之间具有较强的组织间和组织内异质性。

EC 活化因子 血管生成过程十分复杂，需要多种细胞（主要是 EC）与细胞、与基质相互作用，以及其膜上多种信号转导，并由促血管生成因子和抑制血管生成因子共同调节。例如，肿瘤细胞分泌血管内皮生长因子（VEGF）和血管生成素（ANG）激活 EC，诱导肿瘤血管生成。已发现了多达 20 多种的促血管生长因子，其中 VEGF 及其受体（VEGFR）是最重要的促肿瘤血管生成因子及受体，VEGF 可以与肿瘤血管 EC 膜表面的 VEGFR（主要是 VEGFR-2）结合并激活 EC，促进 EC 的增殖、迁移和存活，增加肿瘤血管的通透性。其

中又以 VEGF-A 与 VEGFR-2 的促血管生成作用最强，且缺氧以及碱性成纤维细胞生长因子、胰岛素样生长因子 I、肿瘤坏死因子和血小板衍生生长因子等都能增加特定的肿瘤表达 VEGF，从而部分借助 VEGF-A-VEGFR-2 发挥作用。另外，碱性成纤维细胞生长因子能影响 EC 的迁移，促进血管管腔形成，促进 EC 分泌胶原酶降解基底膜。

ANG 家族成员包括 ANG1～4，受体是酪氨酸激酶受体 TIE，主要分布于 EC 和造血细胞表面，ANG 特异地作用于 EC，具有很强的促血管生成活性，激活 TIE-2/ANG-1 信号通路能诱导毛细血管出芽形成分支，募集血管周细胞和平滑肌细胞，维持血管稳定，同时活化 EC 的磷脂酰肌醇 3，使抑制凋亡的存活蛋白增多，抑制 EC 凋亡。VEGF 在血管生成早期阶段发挥关键作用，而 ANG 则在后期的血管成熟和稳定中发挥重要作用，两者在血管生成过程中相互补充和协调。

血管生成过程 受促血管生成因子的刺激，血管内皮细胞激活，变得具有运动能力和侵袭能力，降解血管基底膜，并伸出丝状伪足形成顶端细胞；由顶端细胞确定生长方向，向前迁移牵引血管新生芽的生长；顶端细胞后跟着柄细胞，柄细胞丝状伪足较少，但可增殖并建立管腔，使新生血管芽伸长；顶端细胞与来自相邻血管芽的细胞吻合，建立血管环启动血流灌注；重建新血管的基底膜，并招募相关周细胞，形成稳定的新的血管连接；血管出芽生长的过程反复发生，直至促血管生成的信号减弱消失，成为新的静止血管网。新形成的毛细血管网由血管内皮细胞和周细

胞组成，具有完整的毛细血管的功能。

（冉宇靓）

xuèguǎn nèipí shēngzhǎng yīnzǐ

血管内皮生长因子（vascular endothelial growth factor，VEGF）

血管内皮细胞特异性的肝素结合生长因子。又称血管通透因子。具有促进血管通透性增加、细胞外基质变性、血管内皮细胞迁移、增殖和诱导体内血管生成等作用。

VEGF 家族有 5 个成员，包括 VEGF-A、VEGF-B、VEGF-C、VEGF-D 和胎盘生长因子。在肿瘤中，VEGF 由肿瘤细胞和周围基质产生和分泌，可在缺氧状态下上调，与肿瘤组织血管密度增加、肿瘤侵袭、转移和复发密切相关。VEGF 通过结合内皮细胞膜 VEGF 受体 2（VEGFR-2）、激活多种信号通路调控血管生成，包括增强细胞存活、增殖、迁移、侵袭、血管通透性和血管炎症。

在肿瘤血管生成过程中，肿瘤细胞分泌 VEGF 激活 ERK 和 PI3K/AKT 信号通路促进内皮细胞增殖和存活；VEGF 结合 VEGFR-2 激活 PI3K 通路和 Rho 家族 GTP 酶活性促进内皮细胞迁移，同时 VEGF 促进膜型基质金属蛋白酶（MT-MMP）、MMP-2、MMP-9 和尿激酶纤溶酶原激活物（uPA）的表达，加强降解基底膜和细胞外基质，促进内皮细胞迁移、侵袭和毛细血管芽的形成。血管通透性改变是 VEGF 诱导血管生成的先决条件之一，在肿瘤中 VEGF 可通过多种机制诱导血管通透性增加，包括内皮细胞连接重塑、诱导开窗和形成囊泡-液泡细胞器（VVO）等，通透性增加可对肿瘤微环境产生直接影响，如间质压升高、治疗剂分子递送减弱，促

进肿瘤细胞跨内皮渗入血流中而促进远处转移。在诱导血管炎症方面，VEGF 可诱导内皮细胞中表达类似于 IL-1β 的炎症基因表达模式，还可通过 AKT 下游 NF-κB 的活化诱导炎症反应，吸引白细胞，促进血管生成。

胎盘生长因子是 VEGF 家族的新成员，既可以通过引发 VEG-FR-1 和 VEGFR-2 之间的串扰来增强血管生成，又能在一些情况下显示出抗血管生成特性，其作用尚存争议。

（冉宇靓）

xuèguǎn nèipí shēngzhǎng yīnzǐ shòutǐ

血管内皮生长因子受体（vascular endothelial growth factor receptor，VEGFR）

与血管内皮生长因子特异性结合的高亲和力受体。已发现了 3 种：VEGFR-1（FLT1）、VEGFR-2（FLK1 或 KDR）和 VEGFR-3（FLT4），它们通过与相应配体结合参与发育过程中的血管形成以及肿瘤血管生成。VEGFR-1 和 VEGFR-2 主要分布在肿瘤血管内皮细胞膜表面，调节肿瘤血管的生成；VEGFR-3 多分布在淋巴管内皮细胞膜表面，调节肿瘤淋巴管的生成。

VEGFR-1 是 VEGF-A、VEGF-B 和胎盘生长因子（PGF）的特异性酪氨酸激酶受体，通过酪氨酸激酶活性的激活促进肿瘤血管生成，影响肿瘤的发生、发展和转移。据剪接形式，有膜型（mb-VEGFR-1）和可溶性（sVEGFR-1）两种形式，阻断 mbVEGFR-1 信号转导能抑制肿瘤血管生成，而 sVEGFR-1 则可部分负调控 mb-VEGFR-1。一些肿瘤细胞也表达 VEGFR-1，因此，直接阻断 VEG-FR-1 不仅抗肿瘤血管生成，还可抑制 VEGFR-1 阳性肿瘤细胞的活化。

VEGFR-2 信号转导是调控肿瘤血管生成最主要的信号转导之一，除配体结合，还可以通过翻译后修饰（如乙酰化、甲基化和泛素化）和转录水平的调节来调控。例如，VEGFR-2 的类泛素化修饰（SUMOylation）可以抑制 VEGFR-2 信号转导；黏着斑激酶（FAK）可转录调节内皮细胞 VEGFR-2 的表达，内皮细胞特异性的 FAK 缺失或失活均能导致血管生成缺陷。另外，表观遗传机制，如 DAXX 等也能抑制 VEG-FR-2 的表达。

VEGFR-3 在淋巴内皮细胞膜表面特异表达，也在少部分正常血管中表达。淋巴内皮细胞的激活受淋巴血管生成因子的调控，VEGFR-3 介导的 VEGF-C/VEGF-D-VEGFR-3 通路是其中最主要的调控通路。它在表达同源盒基因 PROX1 的静脉内皮萌芽产生初始淋巴管中起重要作用，敲除 VEGF-C 或 Prox1 基因则胚胎中无法形成初始淋巴脉管系统，因此 VEGFR-3 是表达 PROX1 的静脉内皮细胞分化为淋巴管内皮细胞所必需。VEGFR-3 通路的激活还可刺激淋巴管内皮细胞的增殖、迁移和管形成，直接诱导促进淋巴管生成。

（冉宇靓）

kuà nèipí qiānyí

跨内皮迁移（transendothelial migration，TEM）

在某些生理及病理情况下，细胞尤其是经血循转移的肿瘤细胞，穿越血管壁屏障进出血管的现象。白细胞具有高效的促内皮皱缩机制，能在很短的时间内（数分钟，甚至 1 分钟内）完成 TEM。然而肿瘤细胞要缓慢许多，一般需 1~3 天。

渗入机制 在转移肿瘤细胞渗入血管时，肿瘤细胞可采用多

种模式机制打开血管内皮连接进行跨内皮迁移。

经过细胞的跨内皮迁移 对于由 PAR1 控制内皮连接重塑的内皮细胞，肿瘤细胞分泌基质金属蛋白酶 1（MMP-1）激活 PAR1 信号，再通过 Ca²⁺-AMPK-eNOS-pVE-cadherin 信号通路诱导内皮连接重塑、打开，肿瘤细胞跨越内皮迁移渗入血管内。

另一种更常见的跨内皮迁移的模式机制中，需肿瘤相关巨噬细胞（TAM）发挥关键的辅助作用。这种模式中内皮细胞通过解整合素-金属蛋白酶 12（ADAM12）使 VE-cadherin 和 TIE2 解离，导致内皮连接暂时瓦解，肿瘤细胞得以跨越内皮迁移入血管内；此过程中 TAM 除分泌表皮生长因子趋化肿瘤细胞外，还分泌肿瘤坏死因子，与肿瘤细胞辅助分泌转化生长因子 β（TGF-β）一样，均促进内皮细胞连接打开空隙，TAM 与肿瘤细胞、内皮细胞一起形成的"肿瘤转移微环境门户"结构对于肿瘤细胞跨越内皮迁移入血管具有重要意义。另外，内皮细胞通过表达 Notch 配体 DLL4 激活侵袭肿瘤细胞的 Notch 通路对于其跨越内皮迁移渗入血管内也是必需的。

穿过细胞的跨内皮迁移 肿瘤细胞的附着可使内皮细胞内钙-钙调蛋白复合物局部激活肌球蛋白轻链激酶（MLCK），使肌球蛋白轻链（MLC）局部磷酸化，致肌动球蛋白收缩，内皮细胞骨架和膜快速重塑产生短暂的胞体上孔洞，而肿瘤细胞则穿孔跨越内皮渗入血管。

渗出机制 渗出也是 TEM，但其调控机制和辅助细胞与渗入相比有很大不同。黏附在内皮的肿瘤细胞一方面自身分泌相关因

子如血管内皮生长因子和 CCL2 作用于内皮细胞，引起内皮连接解聚、内皮收缩，形成空洞增加内皮通透性，同时胞内保持 CDC42 和 RAC1 活化，促进胞体突出的伪足延伸，使其通过内皮空隙；另一方面，直接黏附结合或通过分泌细胞因子如 CCL2 招募血小板、单核细胞与巨噬细胞等协助完成渗出。与此对应，内皮细胞在受到肿瘤细胞分泌的各种因子影响，甚至如肿瘤细胞整合素 $\alpha V\beta 3$ 和血小板内皮细胞黏附分子 1（PECAM-1）结合的影响时，内皮细胞中的 RAC1、ROCK 和/或 p38 MAPK 将被激活，增加 MLC 磷酸化，向回牵拉内皮连接；同时肿瘤细胞还可以增加内皮细胞 ERK 诱导的 Src 的激活，以及 PI3K 和其下游 PYK2 的激活，从而诱导 VE-钙黏着蛋白的磷酸化和解聚，导致内皮连接打开。

在渗出过程中，血小板和转移相关的巨噬细胞（MEM）发挥重要的作用。血小板分泌 TGF-β 等促进肿瘤细胞的 TGF-β 和 NF-κB 通路以增强上皮-间质转化，加强肿瘤细胞运动性；还分泌 ATP 部分促进内皮的通透性。肿瘤细胞还通过分泌 CCL2 招募血管内的巨噬细胞和血管外经驯化的 MEM，这两种巨噬细胞可同时分泌 VEGF 辅助刺激内皮通透性增加，促进肿瘤细胞渗出。

（冉宇靓）

linbāguǎn nèipí xìbāo

淋巴管内皮细胞（lymphatic endothelial cell，LEC）

淋巴管内膜腔面覆盖的单层扁平的上皮细胞。由它形成的淋巴管内膜薄而光滑，有利于物质交换和淋巴流动。

LEC 是免疫系统的重要组成部分，参与维持体液平衡，调节体液、蛋白质和组织压力平衡；调节淋巴细胞再循环和机体的免疫反应，以及组织液及蛋白质的运输。LEC 在伤口愈合、淋巴管水肿和炎症扩散，尤其在肿瘤转移中也发挥重要作用。

LEC 缺少特异性标志物，血管内皮生长因子受体 3（VEGFR-3）在 LEC 和少数正常血管中特异性表达。Prox1 是一种在发育过程中参与淋巴管芽的生长和伸长的同源盒转录因子，也在成年人 LEC 和一些非内皮细胞中表达。另一个标志物 LYVE1，均匀分布在淋巴管腔内和腹腔表面，也在正常肝血管内皮细胞中表达。确认淋巴管需采用几种标志物综合判断。

LEC 的激活受淋巴血管生长因子的调控，主要有 VEGF-C/VEGF-D-VEGFR-3 通路。它在表达 Prox1 的静脉内皮的初始淋巴管萌芽中起重要作用。除 VEGF 家族成员外，淋巴血管生成因子还包括成纤维细胞生长因子、血小板衍生生长因子和血管生成素家族的成员，如 VEGF-C 为初始淋巴管形成和生长所必需，而血管生成素及其受体对于淋巴管重塑和成熟也至关重要。淋巴管的形成和生长的调节需要这些因子的协同作用。

（冉宇靓）

linbāguǎn shēngzhǎng yīnzǐ

淋巴管生长因子（lymphangiogenic growth factor）

促进淋巴管生成的分子。淋巴管生成主要通过从已有的淋巴系统中萌发新的淋巴管而发生，并可与血管同时生长。在已知的淋巴血管生长因子中，血管内皮生长因子及其受体如 VEGF-C/VEGF-D-VEGFR-3 通路最重要。敲除 VEGF-C 或同源盒基因 Prox1 则无法在胚胎中形成初始淋巴脉管系统，VEGFR-3 为表达 Prox1 的静脉内皮细胞分化为淋巴管内皮细胞（LEC）所必需。许多淋巴管生长因子与促进血管生长的因子是相同的。淋巴管生长因子除 VEGF 家族成员外，还包括成纤维细胞生长因子（FGF）、血小板衍生生长因子（PDGF）和血管生成素（ANG）家族成员，淋巴管的形成和生长的调节需要这些因子的协同作用。

VEGF-A 通过激活 VEGFR-1 招募巨噬细胞，活化的炎症细胞将产生 VEGF-C 和 VEGF-D 间接促进淋巴管的发生。

PDGF 促进淋巴管生成和转移，可作为直接的淋巴管生成因子起作用。PDGF-AA，PDGF-AB 和 PDGF-BB 都能促进淋巴管生长，其中 PDGF-BB 的效力最强；PDGFR-α 和 PDGFR-β 都参与淋巴管生长，并在新的淋巴管表达。PDGF 还刺激 LEC 迁移，并独立于 VEGF-C/VEGF-D-VEGFR-3 通路起作用。PDGF 已成为治疗肿瘤、预防或治疗淋巴转移的重要靶点。

FGF-2 是促血管生成因子，也可作为直接的淋巴管生成因子起作用，同时也具有促进淋巴转移的功能。FGF-2 可刺激 LEC 的增殖、迁移和管形成；并招募巨噬细胞、粒细胞、树突状细胞和其他单核细胞分泌 VEGF-C 和 VEGF-D，间接刺激淋巴管生成。通常 FGF-2 诱导的淋巴管发生是由 VEGFR-3 通路介导的，可由 VEGFR-3 抑制剂阻断。

ANG-1 和 ANG-2 可通过 TIE2 作用于血管内皮细胞调节血管成熟和稳定。但如果没有 ANG-2，VEGF-C 无法建立功能性的淋巴管。VEGF-C/VEGF-D-VEGFR-3 为从静脉系统萌发初始淋巴管所必需，但 ANG-2-TIE2 对于功能性淋巴网络的发育、重塑和成熟也至关重要。

（冉宇靓）

zhǒngliú xuèguǎn shēngchéng

肿瘤血管生成（tumor angiogenesis）

由于肿瘤微环境中的促血管生成因子的持续存在，血管生成开关失衡而在肿瘤中形成新血管的过程。正常情况下，血管生成是一个受到严格调控的短暂过程。例如，在胚胎发育、女性月经周期或成年人伤口愈合期间，所发生的生理性血管生成都会在生成足够数量新血管并满足机体对新血管的需求时，恢复血管生成开关的平衡，停止血管生成。

肿瘤血管生成过程与正常血管生成相似，但在驱动因素、中间过程、调控机制和最终血管网特征方面有很大不同。肿瘤早期，可以无血管的形式进行长时间休眠。促肿瘤生长因素会加强促血管生成的信号转导，打破肿瘤血管生成开关的平衡，诱导新血管的生成，促进肿瘤的快速生长甚至转移。血管生成开关由肿瘤细胞获得的相关遗传改变触发，如某些导致增殖、缺氧或促血管生成因子表达增加的突变，或由肿瘤募集的相关炎症和免疫细胞改变微环境触发。由于肿瘤血管生成是失调的，一旦血管生成开关失衡打开之后，将导致肿瘤血管网的紊乱和肿瘤血管结构的异常。

肿瘤血管发生机制 血管生成通常从毛细血管开始，通过以下一种或多种机制发生：出芽式血管生成、肠套叠分裂式血管生成、依赖内皮祖细胞（EPC）的血管生成、血管模拟式血管生成和肿瘤干细胞（CSC）转分化式血管生成。

出芽式血管生成 肿瘤中最常见的血管生成方式，与正常出芽式血管生成基本相同，涉及血管芽形成、芽延伸、管腔形成、与其他血管连接及最终成熟等过程。肿瘤中内皮细胞通常是静止的，通过促血管生成因子（VEGF）诱导发芽并启动血管生成。顶端和柄细胞的选择通过 VEGF 和 DLL4/Notch 通路之间的串扰来调节。VEGF 诱导顶端细胞产生 DLL4、PDGF-B、VEGFR-2 和 VEGFR-3。VEGF 阻断 Notch 信号转导并增强顶端细胞的发芽、分支、迁移和丝状伪足形成，而顶端细胞分泌 DLL4 激活邻近内皮细胞中的 Notch 信号转导，抑制 VEGFR-2 和 VEGFR-3 表达并诱导 VEGFR-1 表达来抑制过多顶端细胞的形成。顶端细胞引导新血管顺 VEGF 梯度方向形成。神经肽在此过程中通过增强 VEGFR-2 和 VEGFR-3 信号转导来促进顶端细胞功能。柄细胞跟随顶端细胞从已存在的血管伸出、增殖、建立血管腔和与形成芽的连接，受 Notch 信号调节。两个新芽或芽与现有血管之间连接的发展受 VE-钙黏着蛋白影响。

肠套叠式血管生成 较少见。新血管的管腔内组织柱在现有血管内部发育，将原有血管分裂为两部分形成新的血管，随后融合以重塑血管丛。肠套叠式血管生成的分子机制尚不清楚，但已知它仍由生长因子诱导，如 VEGF、PDGF 和红细胞生成素。该生成方式可能是通过增加肿瘤内微血管结构的复杂性和数量来促进肿瘤生长。

依赖 EPC 的血管生成 包括胚胎期的新生血管形成和成体中依赖于招募 EPC 的血管生成。胚胎期的新生血管形成通过 EPC 的分化和发育而来。肿瘤新生血管形成由 EPC 或骨髓来源的造血细胞募集所介导，形成新血管以支持肿瘤生长和转移。EPC 大多是单能成体干细胞，特异性表达 CD34、VEGFR-1、CD133、Tie-2、Nanog 和 Oct-4 等，来源于造血干细胞、骨髓细胞、循环成熟内皮细胞或其他循环祖细胞。肿瘤可通过趋化因子、生长因子、细胞因子和缺氧相关信号通路（主要是 CCL2、CCL5 等）将表达 VEGFR-2 的 EPC 从骨髓募集到肿瘤部位，使其分化为成熟的内皮细胞并形成新生血管。

血管模拟式血管生成 是肿瘤血管异常、畸形的原因之一。旺盛生长的肿瘤细胞可通过血管模拟的过程形成血管样的结构，成为肿瘤细胞获得血液供应和营养的替代通道。在黑色素瘤、胶质瘤、肺癌、结直肠癌和前列腺癌等肿瘤中都有血管模拟现象。血管模拟通过多种方式促进肿瘤进展。在黑色素瘤中，血管模拟伴随肿瘤细胞运动、侵袭和转移增强；在胶质瘤中，抗血管生成治疗后血管模拟增加，可抵消缺氧环境以抵抗治疗。

CSC 转分化式血管生成 在数种肿瘤中发现，CSC 易分化为内皮细胞和血管平滑肌样细胞，导致新生血管形成。这些肿瘤内皮细胞具有与肿瘤细胞相似的体细胞突变，起源于该肿瘤。CSC 转分化式血管生成的临床相关性尚不明确。

肿瘤血管特征 受到肿瘤中持续失调的促血管生成信号转导的影响，新形成的肿瘤血管网络无法成熟和正确修剪，缺乏小动脉、毛细血管和小静脉的分支，存在大量发育不良或畸形的肿瘤血管并导致流经肿瘤组织的血流极度混乱。与正常血管相比，肿瘤血管有独特的形态学和功能特征：肿瘤血管表现出一种缺乏分层和有组织血管分支的无序网络，血流量减少，内皮细胞常处于发芽发生新血管的状态，内皮细胞连接常被破坏、周细胞覆盖和基底膜的丧失或缺损导致血管渗漏的增加，同时也导致组织缺氧和肿瘤细胞渗入血管远处转移的增加；肿瘤内皮细胞基底膜异常，包括与内皮细胞的松散连接和基底膜厚度可变。这些异常在很大程度上由肿瘤微环境造成，反之也影响肿着瘤微环境：肿瘤组织内血流不均匀，出现持续性或间歇性的缺氧区域；肿瘤血管内皮连接被破坏导致血管通透性增强，间质液压力增加，肿瘤血管受压和灌注不良阻碍了药物输送，降低了肿瘤治疗的疗效；肿瘤血管中周细胞部分脱离内皮细胞，基底膜分布不均匀、缺如，导致血管脆性和出血风险增加。

肿瘤血管内皮细胞分子特征
与正常血管内皮细胞也不同。在肿瘤血管中上调的蛋白质会改变血管功能，并构成新的治疗靶点。已知大量促血管生成因子及其同源受体可促进肿瘤血管生成，包括 VEGF、成纤维细胞生长因子（FGF）、PDGF 和 ANG 等。这些因子通常同时表达，在肿瘤血管生成的不同阶段协调发挥作用。

VEGF 又称血管通透因子，是血管生成最有效的诱导因子之一。由肿瘤细胞和周围基质产生和分泌，与肿瘤进展、血管密度增加、侵袭性、转移和肿瘤复发有关。VEGF 在缺氧期间上调，主要与 VEGFR-2 结合协调血管形成。VEGFR-2 激活后启动多种信号通路，如涉及细胞存活、增殖、迁移、侵袭、血管通透性和血管

炎症的通路。VEGF 还通过多种机制诱导血管通透性，包括内皮连接重塑、诱导开窗和形成囊泡-液泡细胞器（VVO），导致间质压升高和治疗剂递送受损，促进肿瘤细胞渗入血管转移等。此外，VEGF 介导的 AKT 下游 NF-κB 的活化可诱导炎症反应，促进对白细胞的吸引力，有助于血管生成。

FGF 与 FGFR 结合调节细胞增殖、对细胞死亡的抵抗力、运动性和侵袭性增加、转移增强及血管生成增加。FGF-2（bFGF）在肿瘤和基质细胞释放或从细胞外基质中动员后，通过旁分泌信号转导发挥其对内皮细胞的刺激作用。

PDGF 与 PDGFR-α 和 PDG-FR-β 结合发出信号，并通过促进血管成熟和周细胞募集，以及诱导 VEGF 上调来调节许多生物学功能，包括血管生成。PDGF 家族的所有成员在体内均有促血管生成活性，以 PDGF-B/PDGFR-β 最显著。PDGF 和 PDGFR 通过自分泌刺激肿瘤细胞生长和旁分泌刺激基质细胞诱导肿瘤相关血管生成。

ANG 是调节血管发育、维持和重塑的生长因子，在控制肿瘤生长和血管生成中起关键作用。ANG-1 和 ANG-2 都与 TIE-2 结合，但引起不同的反应。ANGPT-1 通过 AKT 和促生存通路促进血管成熟和新形成的血管的稳定。相反，ANG-2 可诱导血管不稳定、周细胞脱离、血管萌芽和血管生成。同时抑制 ANG-2 和 VEGFR-2 对抑制肿瘤进展有显著作用。

趋化因子 正常情况下介导祖细胞和表达其同源受体的白细胞的特异性归巢，但在肿瘤中，趋化因子通过结合内皮细胞的趋化因子受体直接促进肿瘤血管生

成，或通过招募炎症细胞和祖细胞间接促进肿瘤血管生成。特定的趋化因子（CXCL1~8）可通过与其共同受体 CXCR2 结合增强血管生成，CXCR2 可在微血管内皮细胞和肿瘤血管内皮中表达。CXCL12 与 CXCR4 结合，是一类直接促血管生成和趋化作用的趋化因子受体对，而其他结构类似的趋化因子，包括 CXCL4、CXCL9、CXCL10、CXCL11 和 CXCL14 则具有血管抑制作用。CXCR4 在顶端细胞中富集、肿瘤血管中高表达。此外，CXCL12/CXCR4 参与白细胞向肿瘤的归巢。CCL2 在肿瘤中表达，通过与肿瘤内皮细胞上表达的 CCR2 相互作用影响内皮通透性和转移。表达 CCR2 的 EPC 受 CCL2 的趋化吸引从循环中被募集到肿瘤部位，促进肿瘤血管生成。

其他促血管生成因素 肿瘤细胞或周围基质细胞表达的各种 MMP 有助于重塑细胞外基质（ECM）并释放 ECM 和膜结合的多种生长因子，促进肿瘤进展、转移和肿瘤血管生成。肿瘤坏死因子（TNF-α）由巨噬细胞、肥大细胞和 T 淋巴细胞释放，与肿瘤进展、细胞存活、分化、侵袭转移以及促血管生成因子的分泌有关，其对血管生成的影响还有争议。另一种促血管生成因子是多效蛋白（PTN），它通过对肿瘤细胞的直接影响或通过刺激血管生成和肿瘤微环境的重塑来促进肿瘤生长。

肿瘤微环境由广泛的基质细胞、内皮细胞、免疫细胞和炎症细胞组成，免疫细胞是影响血管生成、内皮细胞行为和肿瘤进展的可溶性因子的重要来源。①肿瘤相关巨噬细胞（TAM）：通过产生多种促血管生成因子，促进内

皮细胞增殖、诱导发芽、管形成和新血管的成熟。这些因子包括 VEGF-A、VEGF-C、VEGF-D、EGF、FGF-2、CXCL8、CXCL12、TNF-α 和 MCP-1 等。TAM 释放血管生成调节因子，包括 COX-2、iNOS、MMP-1、MMP-2、MMP-3、MMP-9、MMP-12、组织蛋白酶、纤溶酶和尿激酶纤溶酶原激活物（uPA）等，降解基底膜和 ECM，破坏脉管系统稳定性，并促进内皮细胞的迁移和增殖。TAM 还可通过抑制血管生成抑制剂的表达促进血管生成。②髓源性抑制细胞（MDSC）：可由多种因素（如 CSF3、IL-1β 和 IL-6）诱导被募集，并导致 STAT3 活化，使 MDSC 分化作为促血管生成细胞和免疫抑制细胞起作用。③中性粒细胞：是 VEGF 的主要来源之一，在生理性血管生成过程中起重要作用。肿瘤中中性粒细胞的存活和增殖取决于 CSF3-CSF3R 介导的 STAT3 信号通路激活，中性粒细胞中的 STAT3 活化后可通过 VEGF、IL-8、TNF-α、MMP-9、FGF-2、ANGPT-1 和肝细胞生长因子（HGF）的分泌触发血管生成开关。④淋巴细胞：也对肿瘤血管生成有一定作用。

临床意义 肿瘤血管通常功能失调，对炎症刺激无反应。抗血管生成疗法采用的血管靶向策略基于抑制可促进肿瘤血管生成的信号通路，现已开发几种抗血管生成治疗的药物，但对治疗的内在和获得性耐药性限制了疗效。血管靶向的新策略应采用与原有单纯靶向抑制促血管生成途径的策略不同的新方式来靶向肿瘤血管，如驱动肿瘤血管正常化、靶向改变肿瘤血管的特定功能表型等，开发新药以提高治效。

（冉宇靓）

zhǒngliú línbāguǎn shēngchéng

肿瘤淋巴管生成 （tumor lymphangiogenesis） 肿瘤发展过程中存在淋巴管的形成。淋巴管生成和血管生成有着高度的相似性和相关性。在胚胎发育过程中，第一个淋巴管就是从静脉发芽生成的。血管内皮生长因子受体 3（VEGFR-3）为表达同源盒基因 PROX1 的静脉血管内皮细胞（BVEC）转分化为淋巴管内皮细胞（LEC）所必需。淋巴管生成的多样性较少，主要从已存在的淋巴系统中萌发新的淋巴管而发生，多数情况下，淋巴管与血管同时生长，只有极少数情况下仅淋巴管生成而没有血管生成。这些提示了淋巴管生成可能独立于血管生成之外，并且不需要该部位预先存在血管。血管或淋巴生成因子可能根据其在组织中表达的位置而选择性地诱导血管生成或淋巴管生成。

血管生成因子，如成纤维细胞生长因子 2（FGF-2）仅在某些特定条件下才诱导淋巴管生成。FGF-2 和其他血管生成因子通过招募骨髓来源的炎症细胞产生特异性促淋巴管生成的因子，间接刺激淋巴管生成，如 VEGF-A 通过 VEGFR-1 作为巨噬细胞趋化因子促淋巴管生成，FGF-2 诱导炎症细胞的积累，也能促进淋巴管的发生。LEC 对 FGF-2 的刺激比静脉内皮更敏感，肿瘤产生的低水平 FGF-2 可能将优先启动淋巴管生成，进而发生淋巴转移。

作用最强的淋巴管生长因子是 VEGF-C 和 VEGF-D，它们结合并激活 VEGFR-3，VEGFR-3 广泛表达于 LEC 表面，其活化可诱 LEC 增殖及促进淋巴管发生。神经肽-2 是结合 VEGF-C 的细胞表面受体，类似于 VEGFR-3，其异

常表达将干扰 VEGF-C/VEGFR-3 信号转导而导致淋巴管发育异常。人的 VEGF-C 和 VEGF-D 也激活 VEGFR-2，但全长形式的 VEGF-C 和 VEGF-D 优先激活 VEGFR-3 而不激活 VEGFR-2，然而在蛋白水解被转化为成熟形式后，VEGF-C 和 VEGF-D 可以高亲和力结合 VEGFR-2 和 VEGFR-3，这解释了全长 VEGF-C 和 VEGF-D 主要是诱导淋巴血管生成，而成熟形式则是诱导血管和淋巴管的生成。

细胞内淋巴管生成信号转导的机制仍不清楚。VEGFR-3 下游诱导 PI3K/AKT 活化，而丝裂原活化蛋白激酶（MAPK）通路，包括 p42/p44 激酶的活化，则是通过蛋白激酶 C 作用。

其他淋巴管生长因子，如 VEGF-A、FGF-2 和 PDGF-BB，都能直接或间接地刺激 LEC，诱导淋巴管生成。另外，血管生成素-2（ANG-2）及其受体 TIE2，对建立淋巴脉管系统有重要作用。VEGF-C/VEGFR-3 信号转导是淋巴管关键和主要的促增殖途径，而 ANG-2 则是在后期重塑阶段起作用。

由于肿瘤内的物理压力高，淋巴管可能不具有正常淋巴管引流的功能，肿瘤细胞可通过原有的淋巴管扩散转移，因此肿瘤内淋巴管生成与淋巴转移的关系一度存疑。然而，后来在头颈部肿瘤、甲状腺癌和黑色素瘤中均明确地检测到肿瘤内淋巴管和淋巴管生成，并发现了由此导致的淋巴结转移。

（冉宇靓）

xuèguǎn shēngchéng kāiguān pínghéng jiǎshuō

血管生成开关平衡假说 （balance hypothesis for the angiogenic switch） 美国生物学家道格拉斯·哈纳汉（Douglas Hana-

han, 1951～ ）于 1996 年提出的血管生成理论，认为血管生成受多种促血管生成因子和抑制血管生成因子的共同调控，开关的开启依赖于促血管生成因子的合成和释放，提高促血管生成基因的表达或提高诱导蛋白的活性和生物利用度则开关开启，反之则关闭。

在肿瘤进展的早期阶段，尤其在肿瘤体积较小时，一些缺少血管的小肿瘤可陷入休眠状态，长期静止而不生长。肿瘤的进展通常伴随着肿瘤内部血管的生长。肿瘤可通过共用原有的血管系统完成一定的血管化，更多的则是通过多种分子和细胞机制诱导新血管生成。血管的稳态和血管的生成受促血管生成因子和抑制血管生成因子的调节，当血管生成正负调节因子处于平衡状态时，血管内皮细胞未被激活也处于静止状态，无新血管生成。当肿瘤发展到一定阶段后，血管生成正负调节因子的平衡被打破，促血管生成因子及其下游的信号转导开始占主导地位，诱导肿瘤内血管生成，该过程被称为"血管生成开关"。血管生成开关失去平衡处于开启状态时，将把肿瘤从休眠的限制生长状态中解放，并引发肿瘤在新血管形成之后的快速生长。血管生成开关的失衡开启可由肿瘤细胞的相关遗传学改变触发，如获得新的突变导致细胞增殖和缺氧或促血管生成因子的表达增加，或由肿瘤微环境募集到相关的炎症和免疫细胞，由它们分泌相关的促血管生成因子触发。

（冉宇靓）

zhǒngliú xuèguǎn zhèngchánghuà

肿瘤血管正常化（normalization of the tumor vasculature）

美国的肿瘤生物学家拉凯什·贾因（Rakesh K. Jain）于 2001 年提出血管正常化假说，认为采用略低于最大疗效剂量的抗血管生成疗法可以恢复肿瘤血管的正常功能和结构，同时改善治疗药物的输送，而不是追求大大减少肿瘤血管达到耗竭肿瘤血管的目的。

肿瘤血管与正常血管相比具有独特的、异常的形态学和功能特征，表现为一种缺乏分层和有组织血管分支的无序网络，血流量减少，内皮细胞常处于发芽发生新血管的状态，内皮细胞连接常被破坏、周细胞覆盖的丧失导致血管渗漏增加，同时也导致组织缺氧和肿瘤细胞渗入血管远处转移的增加；肿瘤内皮细胞基底膜异常，包括与内皮细胞的松散连接和基底膜厚度可变。

临床已观察到许多抗血管生成药物可以诱导血管呈现出瞬时的正常形状和功能，此时可以增加肿瘤药物输送和疗效，血管正常化的特征在于恢复促血管生成因子和抗血管生成因子之间的平衡。肿瘤内部血管都处于异常、渗漏和功能障碍中，缺乏氧和营养，异常的血管系统通过降低药物的输送效率，以及促进对治疗的抵抗来加强肿瘤的抗药性。

血管正常化假说解释了临床中常见的，抗血管生成药物联合化疗的患者比单独化疗患者无进展生存期延长的事实。血管正常化可以改善肿瘤治疗已在动物模型研究中被证明，同时，临床研究中也获得了血管正常化作为抗血管生成治疗新策略的证据。例如，小鼠模型显示，改善肿瘤血管灌注和氧合可改善常规疗法（如放疗、化疗和免疫治疗）的疗效，并减少转移性。接受抗血管内皮生长因子（VEGF）治疗的胶质母细胞瘤患者，肿瘤血管通透性和水肿减少，并趋于正常，西地尼布治疗后复发性胶质母细胞瘤患者的生存率与血管正常化指数相关，灌注改善的那一部分胶质母细胞瘤患者总生存期得到显著改善。

（冉宇靓）

kàng xuèguǎn shēngchéng

抗血管生成（anti-angiogenesis）

一种肿瘤治疗方式。作为治疗肿瘤手段的概念由美国外科医师摩西·朱达·福克曼（Moses Judah Folkman，1933～2008 年）在 1971 年提出。其主要针对血管内皮生长因子（VEGF）信号通路，之后开发的几种抗血管生成药物已用于肿瘤的临床治疗。

药物设计 抗血管生成药物的设计最早基于如下假设：血管生成开关对于肿瘤的生长和转移非常重要，通过阻断血管生成、关闭血管生成开关应该可以使肿瘤营养缺乏，甚至发生凋亡或坏死，并将由此而显著减缓肿瘤的进展和转移，提高患者的生存率。早期的临床前动物实验中，该疗法确实有很好疗效，肿瘤生长和转移都显著被抑制。然而在临床试验中，作为单一疗法，抗 VEGF 单药（如贝伐珠单抗、舒尼替尼和阿柏西普等）仅在某些类型的肿瘤（晚期肾细胞癌、肝细胞癌和结直肠癌）中表现出有限的临床获益，在胰腺癌、前列腺癌、乳腺癌或黑色素瘤中均未有显著的生存获益。这可能与治疗导致肿瘤血管耗竭后对肿瘤微环境产生不利的影响以及抗血管生成抵抗（耐药）的发展有关。事实上，由抗血管生成治疗导致血管耗竭可重新引起肿瘤微环境的缺氧，但缺氧反而会增加肿瘤细胞的存活能力和侵袭性，甚至增加远处转移，导致抗血管生成治疗无效。

耐药机制 抗血管生成治疗的耐药性是另一个重要的制约抗血管生成治疗疗效的问题。耐药性分为从治疗开始时观察到的内在耐药性和对治疗最初阳性反应后观察到的获得性耐药。抗血管生成治疗耐药的机制有：缺氧的直接影响（如缺氧诱导肿瘤更强的侵袭和转移），共用周围组织中正常血管，血管模拟产生的替代脉管生成，包括促血管生成的基质细胞〔肿瘤相关巨噬细胞（TAM）、内皮祖细胞和骨髓来源树突状细胞（BMDC）〕的募集，以及替代性的促血管生成因子表达的上调。

抗血管生成机制 血管生成抑制剂对肿瘤血管的作用机制大致分三类：血管耗竭、血管正常化和免疫激活。血管耗竭是通过阻断血管生成来使肿瘤缺乏营养而抑制肿瘤进展。但血管耗竭引起的缺氧也会激活肿瘤细胞的促生存机制，增加肿瘤侵袭性，选用周围的正常血管进行替代，导致抗血管生成治疗无效。

然而在达到血管完全耗竭之前，抗血管生成药物能诱导血管呈现出瞬时的正常形状和功能，此时可促进增加肿瘤药物输送和疗效。血管正常化的特征在于恢复了促血管生成因子和抗血管生成因子之间的平衡。肿瘤内部血管都处于异常、渗漏和功能障碍中，依旧缺乏氧和营养。这种异常的血管系统通过降低药物的输送效率，以及促进对治疗的抵抗来加强肿瘤的抗药性。血管正常化假说认为，略低于最大疗效剂量的抗血管生成疗法可以恢复肿瘤血管的正常功能和结构，同时改善治疗药物的输送，而不是去追求减少肿瘤血管。血管正常化假说改善了肿瘤血管的血管正常

化状态，提高了常规疗法（如放疗、化疗和免疫治疗）的疗效，并减少转移。

肿瘤中的促血管生成因子会诱导肿瘤血管内皮细胞黏附分子下调，并诱导对肿瘤坏死因子和白细胞介素 1（IL-1）等炎症信号无反应，促进肿瘤逃脱细胞毒性 T 细胞的浸润。而使用抗血管生成药物可以纠正黏附分子的下调和对炎症信号无反应的问题，增加肿瘤内部细胞毒性 T 细胞的浸润，提高生存率。另外，抗血管生成治疗不仅改善免疫细胞的募集，而且可以直接促进免疫细胞活化。例如，肿瘤血管网络的正常化和缺氧的减少均可在促进 T 细胞浸润的同时，诱导 TAM 极化为 M1 样的抗肿瘤表型。抗血管生成疗法还可减少免疫抑制细胞，以及通过改善树突状细胞成熟来改善 T 细胞的启动和活化。

现有抗血管生成靶向治疗策略均基于抑制 VEGF 信号通路，对这些治疗的内在的和获得性耐药已严重限制其疗效。抗血管生成靶向治疗策略应考虑抗血管生成和血管正常化之外，通过改变血管功能表型以提高肿瘤治疗疗效的新策略，如调节肿瘤血管特定表型以允许药物更好地渗透等。

（冉宇靓）

xìnhào zhuǎndǎo
信号转导（signal transduction）
细胞外因子通过与受体（膜受体或核受体）结合，引发细胞内的一系列生物化学反应以及蛋白质间相互作用，直至细胞生理反应所需基因开始表达、各种生物学效应形成的过程。即信号从细胞外通过细胞膜到细胞核的过程。

信号转导包括以下步骤：特定的细胞释放信息物质→信息物质经扩散或血循环到达靶细胞→

与靶细胞的受体特异性结合→受体对信号进行转换并启动细胞内信使系统→靶细胞产生生物学效应。

细胞信号转导主要由 7 部分构成：细胞外因子、受体、联结蛋白、G 蛋白、第二信使、胞内激酶及核受体。信号转导是细胞通信的基础，使细胞与复杂的外界环境保持适时、适当的应变关系，并维持细胞与细胞间的精细调节。信号转导系统通过沟通细胞内外以及细胞之间的联系，保证细胞乃至生物个体的各种生命活动的正常运转。

（徐宁志）

xìnhào tōnglù
信号通路（signaling pathway）
细胞通过细胞表面（或细胞内）受体接受外界信号，通过系统级联传递机制，将细胞外信号转导为细胞内信号发挥效应的通路。

分类 信号通路可以分为两类：①信号分子是胆固醇等脂质时，可以直接穿过细胞膜，与胞内受体结合。②信号分子是多肽时，只能与细胞膜上的受体结合，这些受体大都是跨膜蛋白，通过构象变化，将信号从细胞膜外传至细胞内，然后与下一级受体作用，通过构象改变将信号逐级传递下去。

细胞信号通路包括 G 蛋白偶联受体介导的信号通路、转化生长因子 β（TGF-β）受体介导的信号通路、肿瘤坏死因子信号通路、JAT-STAT 信号通路、Wnt 信号通路、Hedgehog 信号通路、Notch 信号通路和整合素信号通路等。

组成 信号通路主要由多酶级联反应构成，各条信号通路之间通过细胞间信号蛋白质的相互作用在体内组成一个高度有序的

调控网络。信号转导通路中上游蛋白质对下游蛋白质活性的调节（包括激活或抑制）主要是通过添加或去除磷酸基团，从而改变下游蛋白质的立体构象完成的。所以，构成信号转导通路的主要成员是蛋白激酶和磷酸酶，它们能够快速改变下游蛋白质的构象。

第一信使　细胞外能与细胞表面受体结合并将受体激活和引起细胞内信号转导级联反应的信号分子。即配体，有激动剂和拮抗剂两大类，其化学性质是蛋白质和多肽类（如细胞因子、胰岛素等）、氨基酸及其衍生物（如甘氨酸、甲状腺素和肾上腺素等）、类固醇激素、脂肪酸衍生物（如前列腺素）和气体类（一氧化氮、一氧化碳）等。

细胞间的通信要通过细胞间的信息传递完成，即由信息细胞释放第一信使，影响和作用于其他信息接收细胞。第一信使并不直接参与细胞的物质和能量代谢，而是将信息传递给第二信使，进而调节细胞的生理活动和新陈代谢。

第二信使　受细胞外信号的作用，在胞质内形成或向胞质释放的细胞内小分子。通过作用于靶酶或胞内受体，将信号传递到级联反应下游，如环腺苷酸（cAMP）、环鸟苷酸（cGMP）、Ca^{2+}、二酰甘油、肌醇三磷酸（IP）和肌醇磷脂等，是信号得以正常地逐级下传不可或缺的组成部分。

1965 年，美国生理学家厄尔·威尔伯·萨瑟兰（Earl Wilbur Sutherland，1915 ~ 1974 年）首次提出第二信使学说，认为人体内含氮激素（蛋白质、多肽和氨基酸衍生物）都是通过细胞内的 cAMP 发挥作用，首次把 cAMP 称为第二信使，激素等称为第一信使。

第二信使的作用方式一般有两种：一种是直接作用，如 Ca^{2+} 能直接与骨骼肌的肌钙蛋白结合引起肌肉收缩；第二种是间接作用，亦是第二信使在细胞内的主要作用方式，即通过活化蛋白激酶，诱导一系列蛋白质磷酸化，最后引起细胞效应。第二信使在细胞信号转导中起重要作用，它们在细胞内的浓度受第一信使的调节，可以瞬间升高且能快速降低，并由此改变细胞内酶蛋白或非酶类蛋白质的活性，继而调节葡萄糖的摄取和利用、脂质的储存和动员、细胞产物的分泌等生理现象，还能通过对特定基因转录活性的调节，参与细胞增殖、分化、凋亡的调控，从而发挥广泛的生物学效应。

第三信使　负责细胞核内信息传递，可与靶基因特异序列结合，能调节基因的转录，引起细胞表型发生长时程的改变。又称 DNA 结合蛋白。第二信使在激活特定蛋白激酶的同时，也激活了一类特定的核蛋白，这类在胞质内合成的核蛋白被第二信使磷酸化后进入细胞核内，识别靶基因上的特定调节序列并与之结合，引起基因转录的变化发挥着信使作用，故被称为第三信使。

立早基因即属于第三信使的一种，多为细胞原癌基因（如 c-fos、c-jun 等），它们表达的蛋白质寿命短暂（半寿期 1~2 小时），受磷酸化修饰后，具有跨核膜传递信息的功能，最终活化晚期基因并导致细胞增生或核型变化。

(徐宁志)

Hedgehog xìnhào tōnglù

Hedgehog 信号通路 （Hedgehog signaling pathway）　由 Hedgehog（Hh）蛋白、受体蛋白、调节蛋白、转录因子和蛋白激酶 A（PKA）组成的信号转导途径。参与胚胎发育中形态发生、成体中干/祖细胞自稳、存活和增殖等基本功能。Hedgehog 转导通路是为数不多调控多细胞生物发育的信号通路，几乎对每一个器官的发育都是必不可少的。通路由以下几部分组成。

Hh 蛋白　*Hedgehog* 基因是一种分节极性基因，首次在果蝇胚胎模式发生的研究中发现，由于 *Hedgehog* 基因突变后的果蝇胚胎呈多毛团状，酷似受惊刺猬而得名。果蝇基因组仅编码单个 hh 基因，而脊椎动物中存在 3 个 *Hedgehog* 同源基因：*Sonic Hedgehog*、*Indian Hedgehog* 和 *Desert Hedgehog*，分别编码 Shh、Ihh 和 Dhh 蛋白。

Hh 蛋白家族成员均由两个结构域组成：N 端结构域（Hh-N）和 C 端结构域（Hh-C），其中 Hh-N 有 Hh 蛋白的信号活性，而 Hh-C 则具有自身蛋白水解酶活性及胆固醇转移酶功能。Hh 前体蛋白在内质网中通过自身催化分裂成 Hh-N 和 Hh-C 两部分，其中 Hh-C 共价结合胆固醇分子、并将其转移到 Hh-N 的 C 端，随后在酰基转移酶的作用下 Hh-N 的 N 端半胱氨酸发生棕榈酰化。Hh 蛋白只有通过这些翻译后的修饰过程才能获得完全功能。

在脊椎动物中，Shh 蛋白在整个发育中的神经系统以及许多上皮组织中表达，Ihh 蛋白主要负责骨骼的发育，Dhh 蛋白的表达则局限在外周神经系统以及生殖器官中。

受体　Hh 信号传递受靶细胞膜上两种受体 Ptc 和 Smo 的控制。

Ptc 受体　是由抑癌基因 *Patched* 编码，有 12 个跨膜区的单一肽链。当分泌性 Hedgehog 信号存在时，Ptc 受体与 Hedgehog 结合，释放 Smo，则 Smo 进入细胞内，激活下游转录因子 Gli 家族，调节多种靶基因的表达，引起细胞增殖。Ptc 受体在肿瘤中发挥抑癌基因的功能，肿瘤中经常发现有 Patched 基因的杂合性缺失或突变。

Smo 受体　是由原癌基因 *Smothened* 编码，与 G 蛋白偶联受体同源，有 7 个跨膜区的单一肽链。N 端位于细胞外，C 端位于细胞内，跨膜区氨基酸序列高度保守，C 端的丝氨酸与苏氨酸残基为磷酸化部位，蛋白激酶催化时结合磷酸基团。

该蛋白质家族成员只有当维持全长时才有转录启动子的功能，启动下游靶基因的转录；当 C 端被蛋白酶体水解后，就形成转录抑制子，抑制下游靶基因的转录。Smo 是 Hh 信号传递所必需的受体。在无 Hh、Ptc 的情况下，激活 Smo 可导致 *Hh* 靶基因活化；*Smo* 基因突变时，可出现与 *Hh* 基因突变相同的表征。它们之间相互作用机制如下：Hh 配体与反应细胞表面的 Ptc 受体复合物相互作用，随后 Ptc 介导信号转导因子 Smo 的释放。激活的 Smo 阻止全长 Gli 转录因子（Gli-FL）酶解成为转录阻遏物（Gli-R），从而允许全长 Gli 激活 *Hh* 靶基因的转录基因。因此，Gli 蛋白的转录激活体和抑制体的相对丰度最终用于调节 *Hh* 靶基因的转录。一旦抑癌基因 *Patched* 突变或原癌基因 *Smo* 活化，激活体和抑制体的相对丰度表达失调，就会造成 Hedgehog 转导通路下游基因的低表达或过表达，从而使细胞生长失控，最终发展成为肿瘤。

（徐宁志）

zhěnghésù xìnhào tōnglù

整合素信号通路（integrin signaling pathway）

整合素参与的信号转导途径。整合素与免疫球蛋白超家族、选择素、钙黏着蛋白和其他黏蛋白等一起组成了细胞黏附分子的 5 个主要成员。整合素是一类由一个 α 亚单位和一个 β 亚单位组成的异源二聚体跨膜受体，主要调节细胞与细胞、细胞与细胞外基质之间的黏附作用，并且诱导细胞膜内外双向的信号调控，从而调节细胞增殖、细胞活化、细胞转移以及细胞的代谢平衡。整合素通过黏着斑激酶（FAK）、整合素连接激酶（ILK）等将细胞外信号传递进细胞内。

在脊椎动物中已经发现 18 个 α 亚单位和 8 个 β 亚单位相互组合形成的 24 种不同的整合素分子。整合素异源二聚体含有与金属离子 Mg^{2+} 和 Ca^{2+} 的结合位点，其能够促进整合素与配体之间的结合。整合素通过不同的方式与细胞外基质蛋白质如胶原蛋白、弹性蛋白、层粘连蛋白、纤连蛋白和玻连蛋白以及细胞相关配体如细胞间黏附分子（ICAM）和血管细胞黏附分子（VCAM）等结合。

整合素的胞外结构域与细胞外基质蛋白质，或与相邻细胞上相应受体结合，维持细胞的黏附。整合素对于胚胎发育，组织器官的维持与修复，宿主防御以及代谢平衡有重要作用。这些反应过程依赖整合素胞质段与细胞骨架相联接。除对细胞的固定作用之外，整合素还能传递胞外化学信号进入细胞内，将细胞所处的位置、微环境、黏附状态以及周围基质等相关信息传递给细胞。这些信号决定了细胞的某些反应，如生存、迁移、分化及运动等。另外，整合素不仅负责胞外信号的传入，还能借助胞内段介导胞内信号向外传出，主要表现为整合素通过改变胞外结构域的构象来调节其与胞外配体的亲和力。因此，在肿瘤的发生发展过程中，整合素能够通过其与配体之间的相互结合调节细胞与细胞外基质、细胞与细胞间的黏附从而介导细胞的迁徙与固着。

（徐宁志）

JAK-STAT xìnhào tōnglù

JAK-STAT 信号通路（Janus kinase-signal transducer and activator of transcription signaling pathway）

由一种非受体酪氨酸蛋白激酶与信号转导及转录激活因子（STAT，含有 SH2 和 SH3 结构域，可与特定的含磷酸化酪氨酸的肽段）结合的信号转导途径。该通路包含两部分：Janus 激酶（JAK）和 STAT。

当细胞外信号如某些细胞因子或生长因子与特定受体的胞外区结合后，导致受体二聚化，激活与受体胞内区相连接的 JAK，活化的 JAK 自磷酸化并磷酸化受体的胞内区其他的酪氨酸残基。

JAK 是非受体酪氨酸蛋白激酶，有 4 个成员：JAK1、JAK2、JAK3 和 TYK1。JAK 家族成员均含有同源区 JH1 ~ 7，JH1 区是其酪氨酸激酶区，其酪氨酸残基被磷酸化后可以激活 JAK。JH2 区是伪激酶区，虽然 JH2 区结构与酪氨酸激酶类似，但其缺乏激酶活性，这个结构域起着调节 JH1 区活性的功能。由于既有激酶活性的 JH1 区，又包含与其结构类似但具反向调节 JH1 区活性的 JH2 区，故被称为 Janus 激酶。JH3、JH4 与 SH2 区同源。JAK 的

JH5~7 区又称 FERM 区，和 JAK 与细胞因子受体或其他激酶相互作用有关。

STAT 是一类重要的转录因子，包含 SH2 区和 SH3 区，有 7 个成员：STAT1、STAT2、STAT3、STAT4、 STAT5a、 STAT5b 和 STAT6。STAT 与磷酸化的胞内区受体结合而被 JAK 磷酸化，磷酸化了的 STAT 形成同源二聚体或异源二聚体，从细胞质转移到细胞核内，与特定基因启动子区的 DNA 序列结合，调节靶基因的转录，影响细胞的生命活动，如生长、分化和死亡等。

JAK-STAT 通路是一条进化保守的信号通路，从黏菌类、寄生虫到哺乳动物都有表达。JAK-STAT 通路的异常可导致免疫缺陷性疾病，而 JAK-STAT 通路的失调与多种肿瘤的发生、发展、侵袭和转移有关：*JAK* 基因家族的突变与白血病、淋巴瘤相关；*STAT3* 在多种肿瘤（包括白血病、淋巴瘤，乳癌、肝癌等实体瘤）中活化并参与肿瘤细胞的增殖和迁移。

在肿瘤治疗领域，JAK 抑制剂由于可以抑制 JAK-STAT 通路活化和促进肿瘤细胞凋亡而成为多种肿瘤的治疗靶标。

(徐宁志)

zhǒngliú huàisǐ yīnzǐ xìnhào tōnglù

肿瘤坏死因子信号通路

(tumor necrosis factor signaling pathway) 肿瘤坏死因子（TNF）引起的信号传递途径。TNF 是细胞因子，主要有 TNF-α 和 TNF-β 两种。当 TNF 与 TNF 受体（TNFR）结合以后，受体结构变化并与接头蛋白 TNFR 相关死亡结构域蛋白（TRADD）结合，从而激活核因子 NF-κB、促分裂原活化的蛋白激酶（MAPK）信号通路或诱导死亡信号的产生。研究发现，TNF 信号通路除参与抗肿瘤、诱导肿瘤细胞凋亡的作用以外，还是很重要的炎症因子和免疫调节因子，与发热、恶病质等其他病理生理有关。

(徐宁志)

Notch xìnhào tōnglù

Notch 信号通路

（Notch signaling pathway） 由相邻细胞直接接触，通过配体-受体结合所介导的信号转导途径。是进化上非常保守的通路，在胚胎发育中决定细胞的命运，控制形态发生和器官形成；在成体参与干/祖细胞的保持和组织自稳，并调节包括干细胞在内的多种细胞的增殖、分化、凋亡的平衡。Notch 基因于 1917 年首次在果蝇体内被发现，该基因的部分功能缺失会在果蝇翅膀的边缘造成缺口（notch），故而得名。其突变可影响果蝇翅、眼和刚毛的形成，并造成神经系统的发育障碍。

组成 通路由 Notch 受体、Notch 配体和转录因子（CSL）等组成。哺乳动物中有 4 种 Notch 受体（Notch1~4）、5 种 Notch 配体（Dll-1、Dll-3、Dll-4、Jagged-1 和 Jagged-2）。

Notch 受体 都是 Ⅰ 型跨膜蛋白，分子量约 300kD，均由胞内区、跨膜区和胞外区组成。胞内区负责将 Notch 信号转到细胞核内，包含由 1 个 RAM 结构域、6 个锚蛋白（ANK）重复序列、2 个核定位信号（NLS）、1 个谷氨酰胺富集区（OPA）和 1 个脯氨酸、谷氨酸、丝氨酸和苏氨酸富集区（PEST）结构域。RAM 结构域是与 CSL 结合的区域，PEST 结构域与 Notch 受体的降解有关。胞外区是结合配体的区域，具有 36 个表皮生长因子样重复序列（EGF-R）和 3 个富含半胱氨酸的 Lin/Notch 重复序列（LNR），与配体结合并启动 Notch，其中第 11、12 个 EGF-R 介导受体与配体的相互作用。

Jagged 配体 可以与 Notch 结合，参与 Notch 通路的调控。Jagged 家族有两个成员，Jagged-1 和 Jagged-2。Jagged 蛋白为一次跨膜蛋白，N 端为 DSL 区域，介导配体与受体的结合，一个 EGF 重复序列及一段半胱氨酸富集区。Jagged-1 与 Notch 结合具有双向活化作用，Jagged-1 可以向细胞内传递信号，引起细胞的转化。

通路激活 需要经过三步酶切过程：首先在细胞内，Notch 受体蛋白单链前体被高尔基复合体内的 Furin 蛋白酶酶切，酶切位点在 Notch 跨膜区胞外端的 S1 位点，酶切形成的 Notch 胞外区和跨膜区形成异源二聚体并转运至细胞表面；当 Notch 受体与配体结合后，在解整合素样金属蛋白酶（ADAM）家族的介导下，靠近胞膜外的蛋白质裂解位点 S2 发生第二次酶切，催化肽键断裂，使 Notch 受体释放部分胞外片段，剩余的胞内区粘连在胞膜上；早老蛋白依赖的分泌酶复合体在跨膜区的蛋白质裂解位点 S3 发生第三次酶切，经过此步酶切，形成可溶性 Notch 活性结构域（NICD）并转移至核内，与转录因子（CBF1/RBP-JK）结合，激活下游靶基因的表达，包括 Hes1、核因子 NF-κB、Cyclin D$_1$ 和 C-myc 等。

与肿瘤的关系 首先在人类急性 T 淋巴细胞白血病（T-ALL）中被证实，表现为染色体 t（7；9）（q34；q34.3）易位，导致 *Notch 1* 基因激活突变。几乎所有的 T-ALL 都高表达 Notch 1 或 Notch 3。

Notch 2 的过度表达与 B 细胞慢性淋巴细胞白血病（B-CLL）的发生有关。正常子宫颈上皮中，Notch 的表达局限于基底层，而在不典型增生组织中，Notch 及其配体的表达均高于正常组织，提示 Notch 信号通路的异常活化可能参与子宫颈肿瘤的发生。约 99% 的子宫颈肿瘤为人乳头瘤病毒（HPV）E6 和 E7 表达阳性，E6 和 E7 可上调 Notch 和早老蛋白的表达。研究还发现，Notch 1 在早期子宫颈癌的发生中起积极作用，但在肿瘤后期阶段又抑制 HPV E6 和 E7 介导的细胞转化。不同的 Notch 受体在肿瘤的发生发展过程中起不同的作用。Notch1 的活化还能够抑制肝癌、小细胞肺癌和前列腺癌的生长，并与乳腺癌和前列腺癌等肿瘤也密切相关，且 Notch 还可能作为潜在的治疗靶点。

（徐宁志）

línzhīxiānjīchún 3-jīméi-dànbái jīméi B xìnhào tōnglù

磷脂酰肌醇 3-激酶-蛋白激酶 B 信号通路［phosphoinositide 3-kinase（PI3K）-Akt signaling pathway］

有磷脂酰肌醇参与的信号转导途径。简称 PI3K-AKT 信号通路。在细胞抵抗凋亡、促进增殖和调控代谢上发挥关键作用。

组成 主要有以下几个。

磷脂酰肌醇 3-激酶 是具有催化蛋白质丝氨酸（Ser）/苏氨酸（Thr）磷酸化和脂类磷酸化的激酶，由调节亚单位 p85 和催化亚单位 p110 组成异源二聚体，p85 包含 SH2 和 SH3 两个结构域。PI3K 依结构和底物的特异性分为 3 型：Ⅰ型、Ⅱ型和Ⅲ型。Ⅰ型 PI3K 催化磷脂酰肌醇二磷酸（PIP_2）磷酸化成为磷脂酰肌醇三磷酸（PIP_3），依 p110 所结合亚基的不同又分为 IA 型和 IB 两个亚型。Ⅱ型 PI3K 以 PI 为底物催化产生 PIP 和 PIP_2。Ⅲ型 PI3K 以 PI 为底物催化只产生 PIP_3。

Akt 即蛋白激酶 B（PKB）为 Ser/Thr 蛋白激酶，是 PI3K 信号通路的关键性分子，磷酸化的 Akt 是该通路被激活的标志物。

Akt 下游靶分子 包括 mTOR（哺乳动物类雷帕霉素靶蛋白）、GSK3β、Bad、FOXO、FKHR、IKK 和 P21 等。

通路激活 正常情况下，产生的类脂产物 PIP_2 和 PIP_3 作为第二信使结合并激活多种细胞内的靶蛋白，形成信号级联复合物，最终调节细胞的增殖、分化、存活和迁移等。在静息细胞中，无活性的 PI3K 复合物普遍存在于胞质中，等待适当的信号激活。

PI3K 通过两种方式激活：一种是与具有磷酸化酪氨酸残基的生长因子受体或连接蛋白相互作用，引起二聚体构象改变而被激活；另一种是通过 Ras 和 p110 直接结合导致 PI3K 的活化。PI3K 激活的结果是在质膜上产生第二信使 PIP_3，PIP_3 与细胞内含有 PH 结构域的信号蛋白 Akt 和磷酸肌醇依赖性蛋白激酶 PDK1 结合，促使 PDK1 磷酸化 Akt 蛋白的 Ser308 导致 Akt 的部分活化，完全活化的 Akt 还需磷酸化 Ser473，此作用由 PDK2 来完成。活化的 Akt 通过磷酸化作用激活或抑制其下游靶蛋白 Bad、Caspase9、NF-κB、GSK3β、FKHR、P21[Cip1] 和 P27[Kip1] 等，进而调节细胞的增殖、分化、凋亡以及迁移等。

PI3K-Akt 信号通路的活性可被类脂磷酸酶 PTEN（磷酸酶及张力蛋白同源物基因）和含 SH2 区的肌醇 5′ 磷酸酶（SHIP）负调节，它们分别从 PIP3 的 3′ 和 5′ 端去除磷酸而使之降解。

与肿瘤的关系 PI3K-Akt 信号通路与肿瘤密切相关。PI3K 的异常激活与乳腺癌、肺癌、卵巢癌、黑色素瘤和淋巴瘤等的发生相关。在人类肿瘤中，PI3K-Akt 通路关键分子的编码基因在 DNA 水平上存在结构的变化，如 p85 调节亚单位的突变和缺失能引起通路的组成性活化，PI3K-Akt-mTOR 信号通路的组成性活化见于 30%～50% 恶性肿瘤。此外，PTEN 功能的缺失可以使其对 PI3K-Akt 信号通路的负调节作用被解除，导致通路异常活化，从而参与细胞转化。另外，Akt 可通过对其下游的靶蛋白进行磷酸化而发挥其抗凋亡的作用，还能通过对 NF-κB 和 P53 的间接作用来影响细胞存活，并参与肿瘤细胞的侵袭和转移。

（徐宁志）

Wnt xìnhào tōnglù

Wnt 信号通路（Wnt signaling pathway）

由 Wnt 蛋白家族和 β 联蛋白（β-catenin）组成的信号转导途径。从低等生物线虫、果蝇到哺乳动物，其成员都具有高度同源性。"Wnt"来源于两个同源蛋白质：果蝇中的"wingless"和小鼠中的"int"，两者合并成为 Wnt。Wnt 信号通路可分为 β-catenin 依赖的经典途径和不依赖 β-catenin 的非经典途径。

Wnt 蛋白与胞膜受体 Frizzled 及辅助受体 LRP5/6 结合，使得 Dsh 蛋白高度磷酸化，从而将 Wnt 信号从胞外传入胞内。Dsh 蛋白作为胞质内多条信号通路的衔接子，也是 Wnt 信号通路的枢纽。Wnt 信号传递到 Dsh 后分为 3 个功能各异的通路：经典的 Wnt/β-catenin 通路、Wnt/PCP 通路

（平面细胞极性途径）和 Wnt/Ca²⁺通路（钙信号转导途径）。Dsh 通过与不同的蛋白质协同作用，决定 Wnt 信号如何下传。

经典 Wnt 信号通路 即 Wnt/β-catenin 通路。

组成 包括：细胞外因子（Wnt）、跨膜受体（Frizzled 受体和 LRP5/6 辅助受体）、细胞质蛋白［散乱蛋白（DVL）］、结肠腺瘤性息肉病蛋白（APC）、轴蛋白（axin）、酪蛋白激酶（CK1）、糖原合酶激酶（GSK3β）、β-catenin等）及核内转录因子（TCF/LEF）等。

Wnt 基因 Wg 基因最早在果蝇中发现，其突变导致果蝇无翅；Int 基因是用小鼠乳头瘤病毒（MMTV）诱导小鼠产生乳腺癌的过程中发现的。Wnt 基因在无脊椎动物和脊椎动物中都高度保守。哺乳动物中发现的 Wnt 成员至少有 19 个，Wnt 基因编码一类分泌型糖蛋白，其含一段信号肽及 23 或 24 个位置保守的半胱氨酸残基，能够以自分泌或旁分泌两种形式发挥作用。

β-catenin 一种多功能的胞质蛋白质，是果蝇犰狳蛋白 Arm 的哺乳动物同源分子，是 Wnt 信号通路的核心蛋白质。最初发现β-catenin 是细胞间黏附的重要成员，与细胞膜 E-钙黏着蛋白相互作用，将细胞外黏附分子与胞质内细胞骨架相连接。β-catenin 由781 个氨基酸残基组成，含有不同的蛋白质结合功能域。其 N 端含有数个 GSK3β 和 CK-1α 的磷酸化位点，C 端有活化相应靶基因的功能，中间区域由 42 个氨基酸残基的 12~14 个重复序列的肽链单位组成，形成 Arm 区，并由此结构域介导与钙黏着蛋白、APC、轴蛋白和 TCF 等分子之间的相互作用。Arm 区可使其锚定在核膜上，并转位入核。调节 β-catenin 在胞质内的稳定以及胞核内的累积，是经典的 Wnt 信号通路最关键的事件。

活化过程 通路中 Dsh 被激活后，可抑制下游蛋白质复合物 Axin/GSK3β/APC 对细胞内信号分子 β-catenin 的降解，从而使胞质内 β-catenin 稳定存在，使部分β-catenin 转位入核，与核内转录因子 TCF/LEF 形成转录复合物，结合在特定基因的启动子区，而β-catenin 的 C 端含有转录激活结构域，激活下游靶基因的转录，完成 Wnt 信号的传递。而当无Wnt 信号时，在轴蛋白、APC 等协同作用下，CK1 和 GSK3β 有序磷酸化 β-catenin，而对 β-catenin N 端丝氨酸/苏氨酸的磷酸化则是启动泛素/蛋白酶体通路降解 β 的起始信号。

非经典 Wnt 信号通路 包括 Wnt/PCP 通路和 Wnt/Ca²⁺通路。

Wnt/PCP 通路 在果蝇中主要参与形态发生过程，如眼和翅的发生等；而在脊椎动物中主要参与原肠运动。Wnt/PCP 通路的下游成员包括 RhoA、JNK 激酶、JNK 等。

Wnt/Ca²⁺通路 通过 G 蛋白引发细胞内 Ca²⁺释放，活化磷脂酶 C（PLC）、蛋白激酶 C 和钙调蛋白依赖性激酶 Ⅱ（CAMK Ⅱ），参与多种生理功能活动，且与人类多种疾病相关。

经典和非经典的 Wnt 信号通路之间形成相互交叉的网络，协同调节胚胎发育、干细胞维持、组织自稳和创伤愈合等。

与肿瘤的关系 研究表明，Wnt 信号通路不仅参与胚胎发育，而且还参与众多组织干细胞的自我更新和分化，并与人类多种疾病的发生发展也密切相关。Wnt信号通路与人类肿瘤关系最密切的就是 APC 基因，它是从家族性多发性息肉腺瘤病患者体内发现并克隆。大约 85% 散发性结肠癌患者可检测到 APC 基因缺失突变或失活，这使 β-catenin 在核内累积，导致 Wnt 信号通路异常活化。在其他人类肿瘤，包括肝细胞癌和生殖系统肿瘤中也有 Wnt 信号通路的异常活化。

（徐宁志）

Ras-Raf-cù fēnlièyuán huóhuà de dànbái jīméi xìnhào tōnglù

Ras-Raf-促分裂原活化的蛋白激酶信号通路

［Ras-Raf-mitogen activated protein kinase（MAPK）signaling pathway］各类细胞外信号通过不同的受体酪氨酸激酶或 G 蛋白偶联受体激活 Ras，活化的 Ras 激活丝氨酸/苏氨酸激酶级联效应，招集胞质内 Raf 1 丝氨酸/苏氨酸激酶至细胞膜上，Raf 激酶磷酸化促分裂原活化的蛋白激酶激酶（MAP-KK），激活 MAPK，MAPK 被激活后，转至细胞核内，直接激活转录因子的过程。

Ras 蛋白是一种小 G 蛋白，可以与 GDP 或 GTP 结合。当细胞接受细胞外生长因子、分裂原等刺激后，刺激信号与细胞膜上受体，特别是 G 蛋白偶联受体结合，使原来与 GDP 结合的 Ras 蛋白转变成与 GTP 结合而活化，活化的 Ras 蛋白可以结合并激活 Raf，Raf 是一种激酶，可以作为 MAPKKK，启动 MAP 激酶级联，最终导致 MAPK/ERK 活化，调节下游的众多靶蛋白，而调节细胞的生长增殖。Ras-Raf-MAPK 激酶通路与肿瘤的关系密切。在多种肿瘤中都有 Ras-Raf-MAPK 激酶通路的异常激活或高表达，并与肿瘤的侵袭转移相关。*Ras* 基因是重要的癌基因之一，其突变或持续激活在多种肿瘤发生发展过程中起到始动作用。针对 Ras-Raf-MAPK 激酶通路的肿瘤治疗一直是抗肿瘤研究的热点。

(徐宁志)

cù fēnlièyuán huóhuà de dànbái jīméi xìnhào tōnglù

促分裂原活化的蛋白激酶信号通路 [mitogen activated protein kinase (MAPK) signaling pathway]

细胞增殖、应激、炎症、分化和凋亡等信号通路的共同交汇通路之一。胞外信号经受体、G 蛋白、蛋白激酶和转录因子等组成的信号网络传递到胞内，参与细胞增殖、分化、转化和凋亡等。MAPK 信号通路有三级信号传递过程：MAPK、MAPK 激酶（MAPKK）以及 MAPK 激酶的激酶（MAPKKK）。这 3 种激酶能依次激活，共同调节细胞的生长、分化、应激和炎症反应等重要的病理生理效应。

MAPK 为丝氨酸（Ser）/苏氨酸（Thr）蛋白激酶，根据活化部位的序列（活化模体）不同，分为 4 个亚家族：细胞外信号调节激酶（ERK）；p38α/β/γ/δ；Jun N 端激酶（JNK）1/2/3 和 ERK5。并以其名称命名 MAPK 信号通路中 4 条相关的信号途径。每条途径的特异性由其各层次的成员调节。

信号途径 不同的胞外信号可激活不同的或相同的 MAPK 亚家族，作用于不同的下游靶分子，产生相同或不同的细胞效应。MAPK 亚家族的信号途径如下：

ERK1/2 途径 生长因子、激素、细胞因子等细胞外刺激分子通过与相应受体相结合而启动信号转导，激活 MAPK/ERK1/2 通路，从而调控细胞增殖、分化和迁移。

p38MAPK 途径 炎症因子以及缺血缺氧、高渗、高温、UV 照射、牵张和剪切应力等应激刺激均可激活 p38MAPK 通路。该通路的生物学效应可因激活方式和活化 p38 的所在位置不同而异，并常与 JNK 途径共同激活，参与应激反应、炎症反应和免疫反应。其细胞反应包括抑制增殖，促进分化，调控细胞骨架的组装、凋亡和能量代谢。多种晚期肿瘤的 p38 途径失控。

JNK 途径 在应激反应以及应对刺激诱导凋亡中起重要作用。环境应激（如高渗、热休克、氧压、离子辐射和 DNA 损伤等）、炎症因子、生长因子以及来自细菌的脂多糖等均可激活 JNK 途径。该通路的功能在于控制细胞增殖、分化或凋亡，也参与细胞因子的产生、炎症反应、凋亡、代谢和细胞转化，并参与胚胎发育和 T 细胞发育。Rb 蛋白和 P53 蛋白以及阿尔茨海默病相关的 Tau 蛋白都是 JNK 的靶分子。

ERK5 途径 促分裂原（表皮生长因子和血小板衍生生长因子等）、脑源神经营养因子、神经生长因子以及应激刺激（缺血、缺氧等）都可激活 ERK5 途径。该通路促进细胞增殖和迁移、抑制凋亡，促进神经元存活、调控分化，参与心血管的发育等生理过程，以及动脉粥样硬化、缺血、慢性疼痛和肿瘤等病理过程。ERK5 在一些肿瘤（如乳腺癌、前列腺癌等）过表达或呈组成性活化，参与肿瘤的血管生成。ERK5 过表达可诱导基质金属蛋白酶（MMP-2 和 MMP-9）的表达，在肿瘤细胞黏附于胞外基质和迁移中发挥重要作用。

与肿瘤的关系 MAPK 信号通路的异常可导致多种疾病，如肿瘤、糖尿病、神经系统疾病、动脉粥样硬化、关节炎和心肌病等。在 85% 以上恶性实体肿瘤由于自分泌生长因子、生长因子受体的过表达或突变导致 MAPK 信号通路的异常活化，促进肿瘤的生长和转移，因而 MAPK 信号通路成为抗肿瘤药物的靶标。已有多种选择性抑制 MAPK 通路的小分子化合物上市，针对特定类型肿瘤的靶向药物已取得一定的抗肿瘤效果。

(徐宁志)

fù fǎnkuì jīzhì

负反馈机制（negative feedback mechanism）

信号通路中的下游信号过剩后会通过抑制上游信号来调控整个通路的信号强度，用于控制信号的过度反应防止下游因子的过度活化的一种调控机制。肿瘤基因突变会导致信号通路中负反馈机制失调，从而表现为下游信号过度活化。如果是控制细胞生长或增殖的关键蛋白质持续活化，在细胞表型上则会表现出过度增殖分裂的现象，并最终发展成为肿瘤。

(徐宁志)

xiánjiētǐ dànbáizhì

衔接体蛋白质（adaptor protein）

在细胞内信号传递途径中，凡是在不同蛋白质间起连接作用的蛋白质的通称。这些蛋白质本身不具有酶活性但能够调节蛋白质与蛋白质间的相互作用，从而促使蛋白质复合体的形成。其在结构上有 Src 同源结构域 2 和 3（即 SH2、SH3），而缺乏 Src 同源结构域 1（SH1），因此无酪氨酸激酶活性，但它的 SH2 可以识别结合受体酪氨酸激酶，而 SH3 可以介导蛋白质之间的作用，从而起信号转导作用。

(徐宁志)

异源二聚体 （heterodimer）

yìyuán èrjùtǐ

由两个组成成分不同的多肽链或蛋白质形成的蛋白质复合物。生物体内很多蛋白质都能形成异源二聚体。在蛋白质与蛋白质、蛋白质与 DNA 相互作用的时候，异源二聚体蛋白可以改变相互作用的模式、影响相互作用的强度，发挥调节蛋白质功能、调节基因表达等作用。很多癌基因、抑癌基因的表达产物都可以形成异源二聚体，如 Myc/Max、Bax/Bcl2 和 c-Jun/Jun B 等，在肿瘤发生发展过程中起重要作用。

(徐宁志)

锌指 （zinc finger）

xīnzhǐ

能与 DNA 相互作用的蛋白质模体。主要特征是蛋白质中的锌离子通过配位键与周围肽链的 4 个半胱氨酸残基或 2 个半胱氨酸和 2 个组氨酸残基结合，使这一段肽链折叠形成相对稳定的一种手指状重复空间结构，这个结构可以伸入 DNA 双螺旋结构中，与核苷酸相互作用。锌指最初发现于非洲爪蟾卵母细胞的转录因子 TF ⅢA 中，现认为其在微生物、植物和动物的蛋白质中普遍存在，主要分布在与转录因子等与 DNA 相互作用的蛋白质中，发挥调节基因表达的作用。很多与肿瘤相关的转录因子和 DNA 相互作用蛋白质都包含锌指结构，如 KLF 蛋白家族和早期生长反应蛋白（Egr）家族成员等。

(徐宁志)

c-Fos 基因 （c-Fos gene）

c-Fos jīyīn

编码 c-Fos 蛋白的基因。c-Fos 蛋白分子量 55kD，属于激活蛋白 1（AP-1）家族成员。AP-1 家族包括 Jun 和 Fos 以及转录激活因子 ATF 家族。c-Fos 亚类包含 c-fos、fosB、fra-1 和 fra-2 等。Fos 亚类成员只能和 Jun 亚类形成异源二聚体。基于其作为转录因子调控基因表达的功能，将其结构分为 DNA 结合域和转录激活域。

(徐宁志)

c-Jun 基因 （c-Jun gene）

c-Jun jīyīn

bZIP 家族核内转录因子成员之一，编码 c-Jun 蛋白的基因。c-Jun 蛋白分子量 40kD，属于激活蛋白 1（AP-1）家族成员，可以结合在许多基因的启动子区参与基因的转录调控。AP-1 家族包括 Jun、Fos 以及转录激活因子 ATF 家族。c-Jun 亚类包含 c-Jun、Jun B 和 Jun D 等。Jun 亚类成员可与任何 AP-1 家族转录因子通过亮氨酸拉链结合形成同源或异源二聚体。基于其作为转录因子调控基因表达的功能，将其结构分为 DNA 结合域和转录激活域。

(徐宁志)

核因子 κB （nuclear factor-κB，NF-κB）

héyīnzǐ κB

能够与 B 细胞免疫球蛋白 κ 轻链基因的增强子 κB 序列结合的一种转录因子。1986 年因最先发现其在 B 淋巴细胞中与免疫球蛋白轻链基因特异结合而得名。NF-κB 属于 Rel 家族，共有 5 个成员 p65（RelA）、RelB、c-Rel、p50/p105（NF-κB1）和 p52/p100（NF-κB2），N 端均包含一个约 300 个氨基酸残基的高度同源序列，称为 Rel 同源结构域，介导其与 DNA 结合及二聚化，启动不同基因的转录。生理条件下，NF-κB 二聚体被其抑制因子 IB 限制在细胞质中。当 IB 激酶 IKK 被病原体或促炎因子激活，IB 被磷酸化而发生泛素化降解，NF-κB 则发生细胞核转位，结合到特定 DNA 靶序列上调节基因转录。NF-κB 参与调节与机体免疫、炎症反应、细胞分化有关的基因转录，其失调与癌症、炎症和自身免疫病等密切相关。NF-κB 在白血病等可伴随染色体扩增或易位发生遗传学改变，而在肺癌等实体瘤中则主要由于信号转导异常导致其活性改变。

(徐宁志)

低氧诱导因子-1 （hypoxia-inducible factor-1，HIF-1）

dīyǎng yòudǎo yīnzǐ-1

缺氧应答的全局性转录调控因子。在缺氧诱导的哺乳动物细胞中广泛表达。1992 年，美国生物化学家格雷格·西门扎（Gregg L. Semenza，1956~　）等在缺氧诱导的肝癌细胞株细胞核提取物中发现了一种蛋白质，可以特异性地结合于红细胞生成素基因增强子区域，促进基因的转录，将此蛋白质命名为低氧诱导因子。西门扎因该项研究获得 2019 年诺贝尔生理学或医学奖。

HIF-1 能激活许多缺氧反应性基因的表达。HIF-1 由 HIF-1α 和 HIF-1β 两个亚单位组成异源二聚体，HIF-1α 为转录激活亚单位，决定 HIF-1 的活性。常氧状态下，HIF-1α 极不稳定，被泛素依赖的蛋白酶途径降解，而在低氧状态下降解被抑制，HIF-1α 和 HIF-1β 形成二聚体，结合在特定的 DNA 序列，启动靶基因的转录。

缺氧是实体肿瘤在生长代谢过程中出现的普遍现象。缺氧条件或者某些癌基因及抑癌基因的异常调控使得 HIF-1 在肿瘤中累积，HIF-1 在多数人类肿瘤中活性增强，并且与肿瘤的分级、转移、预后、生存期等密切相关。HIF-1

作为转录因子，调控下游多种靶基因的表达，参与能量代谢、新生血管形成、迁移等多种过程，促进肿瘤的生长。已经有针对 HIF-1 的靶向治疗药物处于临床实验阶段。

（徐宁志）

dànbái jīméi

蛋白激酶（protein kinase）

将腺苷三磷酸（ATP）的 γ 磷酸基转移到底物特定的氨基酸（丝氨酸、苏氨酸或酪氨酸）残基上，使蛋白质磷酸化的一类磷酸转移酶。又称蛋白质磷酸化酶。蛋白激酶普遍分布在细胞质、细胞核和线粒体中。蛋白激酶的催化亚单位高度保守。

真核细胞的蛋白激酶属于一个蛋白质超家族，共享一个保守的核心催化结构。在 N 端赖氨酸残基附近有富含甘氨酸的区域，参与结合 ATP。在催化结构域的中心部位，有一个保守的天冬氨酸，对酶的催化活性很重要。

蛋白激酶 A（PKA） 又称 cAMP 依赖蛋白激酶，PKA 是丝氨酸/苏氨酸激酶，活性依赖于细胞内的环腺苷酸的水平。PKA 由两个催化亚单位和两个调节亚单位构成，没有活性。细胞内的环腺苷酸与调节亚单位结合，改变调节亚单位的构象，使二者解离，释放催化亚单位，使细胞内某些蛋白质的丝氨酸或苏氨酸残基被磷酸化，改变这些蛋白质的活性。PKA 可以磷酸化和活化细胞内的一些转录因子，如 CREB 等。

蛋白激酶 B（PKB） 原癌基因 c-Akt 的表达产物，参与磷脂酰肌醇 3-激酶（PI3K）介导的信号转导过程。它是 PI3K 直接的靶蛋白，被激活后可抑制细胞凋亡、葡萄糖代谢（糖原合成、糖酵解及葡萄糖的摄取）及蛋白质合成等过程，促进细胞的生长和增殖。

蛋白激酶 C（PKC） 能将 ATP 上的 γ 磷酸基转移到蛋白质分子的丝氨酸、苏氨酸或酪氨酸残基上。PKC 是一个丝氨酸/苏氨酸蛋白激酶家族，包括至少 12 个结构相关的同工酶。每个同工酶由单个基因的选择性剪接异构体 PKC β I 和 β II 编码。PKC 由与铰链区连接的调节区和催化区构成。催化区在不同亚型之间是高度保守的，由 β 片层结构组成的 N 端环和 α 螺旋构成的 C 端环。主要存在于细胞质中，呈非活性构象。一旦第二信使存在，PKC 将成为膜结合的酶。

PKC 同工酶根据不同的激活方式可以分为 3 个亚类。①经典的 PKC（cPKC）：包括 α、β I、β II 和 γ 型，可被 Ca^{2+}、甘油二酯或者佛波酯活化。②新型的 PKC（nPKC）：包括 ó、ε、δ、η 和 θ 型，可被甘油二酯或佛波酯活化，不依赖于 Ca^{2+}。③非典型 PKC（aPKC）：包括 ξ、ι 和 λ，活化时不依赖于 Ca^{2+} 和甘油二酯。

与肿瘤的关系 蛋白激酶在肿瘤的发生发展过程中起重要作用，在很多肿瘤中都有异常活化，已成为肿瘤治疗的新靶点。

（徐宁志）

dànbáizhì lào'ānsuān jīméi

蛋白质酪氨酸激酶（protein tyrosine kinase，PTK）

特异地将蛋白质底物上某些酪氨酸残基磷酸化的蛋白激酶。分布在细胞质膜表面，是酶偶联型受体的一种酪氨酸激酶，催化 ATP 上 γ 磷酸基转移到蛋白酪氨酸残基上的酶，为蛋白激酶的一个亚类，促进蛋白质的磷酸化作用，参与细胞多种信号转导途径。

PTK 可分为 3 类：受体酪氨酸激酶，为单次跨膜蛋白，在脊椎动物中已发现 50 余种；胞质酪氨酸激酶，如 Src 家族、Tec 家族、ZAP70 家族和 JAK 家族等；核内酪氨酸激酶如 Abl 和 Wee。大部分 PTK 都有相关的酪氨酸磷酸酶，可以从蛋白质上去除磷酸基团。蛋白激酶的突变，停留在"开"位置，导致细胞的无序增殖，这是癌症发生发展的必要步骤。PTK 抑制剂在临床通过抑制肿瘤细胞的损伤修复、使细胞分裂阻滞在 G_1 期、诱导和维持细胞凋亡、抗新生血管形成等多途径实现抗肿瘤效果，已成为治疗各种肿瘤的一线用药，如伊马替尼。

（徐宁志）

Src tóngyuánwù 1 jiégòuyù

Src 同源物 1 结构域（Src homology 1 domain，SH1 domain）

Src 家族激酶中具有催化活性的结构域。即酪氨酸激酶，非受体型的蛋白质酪氨酸激酶（PTK）的催化区与 Src 家族催化结构域的一级结构高度同源。大部分 SH1 区有一个自主磷酸化位点，具有 PTK 活性（见蛋白质酪氨酸激酶）。

（徐宁志）

Src tóngyuánwù 2 jiégòuyù

Src 同源物 2 结构域（Src homology 2 domain，SH2 domain）

Src 蛋白中一个高度保守的结构域。此结构域能够与受体酪氨酸激酶磷酸化残基紧密结合，形成蛋白质复合物，在细胞内信号转导过程中起重要作用。

SH2 是一段短肽序列，长度约 100 个氨基酸残基，包含了两端各一个 α 螺旋和中间层的 β 折叠，能够特异性地识别配基上磷酸化的酪氨酸残基及其 C 端的 3~6 个氨基酸残基。细胞内蛋白质可以通过 SH2 结构域特异性结合包含磷酸化酪氨酸的蛋白质，在细胞内传递生物学信号。

SH2 结构域保守的结构特征和重要的功能使其成为一种潜在的药物作用靶标。基于其结合靶蛋白序列设计的 SH2 结构域的抑制剂为治疗胞内信号通路异常引起的疾病提供了很好的方向。

(徐宁志)

Src tóngyuánwù 3 jiégòuyù

Src 同源物 3 结构域 (Src homology 3 domain，SH3 domain)

由约 60 个氨基酸组成，存在于蛋白质酪氨酸激酶（PTK）及其相关信号转导蛋白等的胞质部分信号域中的一段序列。因为与 Src 家族酪氨酸激酶有同源序列，却与其催化域 SH1 不同而被命名为 SH3 结构域。是生成信号复合体和组成信号转导链的一种接头结构。

SH3 型折叠，最早发现于古老的真核生物和原核生物中。SH3 结构域有一个 β 桶状结构，包含 5~6 个 β 折叠排列成两个垂直的 β 片层，两片层的链接区域可能包含短螺旋。人类基因组中约有 300 个 SH3 结构域。

SH3 结构域通过脯氨酸和疏水性氨基酸残基与靶蛋白结合，从而介导蛋白质与蛋白质相互作用，这种功能不同的 SH3 结构域在氨基酸水平没有识别的同源性，其亲和力与脯氨酸残基及邻近氨基酸残基所构成的基序序列相关。

SH3 结构域不但可以介导信号蛋白质之间的相互作用，使底物与酶靠近并调节酶的活性。还能与配基结合形成复合物并帮助在细胞内定位，决定信号转导的途径和归宿。细胞骨架蛋白上的 SH3 和 PH 结构域除介导信号转导外还可能与细胞运动有关。

(徐宁志)

làodànbái jīméi

酪蛋白激酶 (casein kinase)

催化肽链中邻近酸性氨基酸残基的丝氨酸/苏氨酸磷酸化的酶。包括酪蛋白激酶 1 (CK1) 和酪蛋白激酶 2 (CK2)。参与真核细胞信号转导调节，广泛存在于细胞核、细胞质、细胞膜和细胞骨架等部位。

最早于 1974 年发现 CK1 的活性与乳腺细胞内质网相关，不依赖于环腺苷酸（cAMP）。CK1 家族有 7 个成员，由不同基因编码：α、$\beta1$、$\gamma1$、$\gamma2$、$\gamma3$、δ 和 ϵ。家族成员在激酶活性结构域是高度保守的，其 N 端均含有 300 个氨基酸残基，是高度保守的激酶结合区；C 端氨基酸序列同源性很低，长度为 13~200 个氨基酸残基，参与 CK1 家族不同成员的亚细胞定位及酶的活性调节。和其他蛋白质激酶不同的是，在第八结构域出现 S-I-N 序列而不是 Hanks 等定义的 A-P-E 序列。CK1 识别的底物序列非常保守，一般是一段负电荷序列中的丝氨酸或苏氨酸残基。CK1 参与包括基因表达、囊泡运输、生长及形态建成、生物节律性的维持、DNA 修复、细胞周期及细胞增殖等多种生物过程，此外，还参与 Wnt、Hedgehog 多种信号通路的转导和调节。

CCK2 是由 2 个 α 催化亚单位和 2 个 β 调节亚单位构成的异源四聚体，具有广谱底物特异性，参与调控细胞周期、生物节律、DNA 修复和精子形成等生理活动。

(徐宁志)

sī'ānsuān/sū'ānsuān jīméi

丝氨酸/苏氨酸激酶 (serine/threonine kinase)

一大类特异性催化蛋白质的丝氨酸和苏氨酸残基磷酸化的激酶家族。在人类的 500 多种蛋白激酶家族中有 125 种以上是丝氨酸/苏氨酸激酶。其参与多种信号转导过程，除了参与协同刺激信号的启动之外，一般在信号转导的中下游发挥作用。

丝氨酸/苏氨酸蛋白激酶活性受特定事件（如 DNA 损伤），以及无数的化学信号，包括环腺苷酸/环鸟苷酸（cAMP/cGMP）和二酰甘油和 Ca^{2+}/钙调蛋白调节。其中一个很重要的蛋白激酶群体是 MAP 激酶。MAP 激酶具有丝氨酸/苏氨酸特异性，他们通过激活丝氨酸/苏氨酸和酪氨酸残基磷酸化相结合。

丝氨酸/苏氨酸蛋白激酶一般分为：蛋白激酶 A，即 cAMP 依赖性蛋白激酶；蛋白激酶 C，即 Ca^{2+} 激活的磷脂依赖性蛋白激酶；Ca^{2+} 钙调蛋白依赖性蛋白激酶；cGMP 依赖的蛋白激酶；DNA 依赖的蛋白激酶；丝裂原活化蛋白激酶等类别。

这些蛋白激酶大都是潜在的疾病治疗靶标。大多数激酶抑制剂被用于癌症治疗方面的药物开发。在癌变过程中，异常的蛋白激酶活性是遗传变异或机体变异所导致。

(徐宁志)

xìbāo wài xìnhào tiáojié jīméi

细胞外信号调节激酶 (extracellular signal-regulated kinase，ERK)

促分裂原活化的蛋白激酶 (MAPK) 超家族中的一员。又称经典 MAP 激酶，是细胞内广泛表达的蛋白激酶信号分子，与减数分裂、有丝分裂调控功能相关，影响细胞分化后的功能。多种因素，包括生长因子、细胞因子、病毒感染、配体的异三聚体、G 蛋白偶联受体、转化剂和致癌物质等都能激活 ERK 信号通路。

ERK 包含 ERK1、ERK2、

ERK4、ERK5 和 ERK7，具有相同的活化模体：苏氨酸-谷氨酸-酪氨酸（Thr-Glu-Tyr）。在其上游促分裂原活化的蛋白激酶激酶（MAPKK）的催化下，活化模体中的酪氨酸和苏氨酸被磷酸化，从而被激活。遵循 MAPK 的三级酶促级联反应，即上游激活蛋白质→MAPK 激酶的激酶（MAP-KKK）→MAPK 激酶→MAPK。活化的 ERK 可磷酸化核内多种蛋白质，从而影响细胞增殖、发育、分化和存活。

（徐宁志）

JNK yàjiāzú

JNK 亚家族［c-Jun N-terminal kinase（JNK）subfamily］　属于促分裂原活化的蛋白激酶/细胞外信号调节（MAPK/ERK）激酶家族的一类蛋白激酶家族，由于其家族成员都具有结合并磷酸化转录因子 c-Jun 的 N 端的丝氨酸（Ser）63、73 的功能，而被称为 JNK 亚家族。成员包括由 JNK1（又称 MAPK8，编码 4 种同源异构体）、JNK2（又称 MAPK9，编码 4 种同源异构体）、JNK3（又称 MAPK10，编码 2 种同源异构体）3 个基因编码，其 mRNA 可以选择性剪接至少 10 种大小为 46~55kD 的同源异构体。其中，JNK1 和 JNK2 的表达产物分布于几乎所有细胞和组织中，而 JNK3 主要分布在脑，心脏和睾丸组织中也有表达。

炎性刺激、紫外线辐射、促生长和诱导凋亡等多种刺激信号都能激活 JNK，通过 JNK 级联或 MAPK 级联的方式磷酸化 JNK 特定的苏氨酸和酪氨酸模体。激活的 JNK 可以入核并磷酸化激活下游靶蛋白 c-Jun、ATF2、ELK1、SMAD4、P53 和 HSF1 等，也可抑制如 NFAT4、NFATC1 和 STAT3 的活性，从而影响细胞的生长、存活或死亡。JNK 参与多种癌基因、抑癌基因、凋亡相关的基因如 *ras*、*myc*、*SRC*、*c-Jun*、*p53*、*AKT* 和 *Bcl-2* 等的信号传递过程，故其与肿瘤的发生发展密切相关。

（徐宁志）

shòutǐ lào'ānsuān jīméi

受体酪氨酸激酶（receptor tyrosine kinasee，RTK）　细胞表面一类具有细胞外受体结构域、可使酪氨酸磷酸化的跨膜受体蛋白。具有酪氨酸激酶活性，主要控制细胞的生长和分化。RTK 家族主要包括表皮生长因子受体家族、成纤维细胞生长因子受体家族、血管内皮生长因子受体家族和 Eph 受体家族等。

RTK 均由 3 部分组成：含有配体结合位点的细胞外结构域、单次跨膜的疏水 α 螺旋区、含有 RTK 活性的细胞内结构域。RTK 的激活比较复杂，大多数受体都要先由两个单体形成一个二聚体，并在细胞内结构域的尾部磷酸化，装配形成信号转导复合物。信号复合物通过不同的信号转导途径，放大信息，激活细胞内一系列的生化反应；或将不同的信息综合起来引起细胞的综合性应答（如细胞增殖）。RTK 不仅是正常细胞进程的重要监控机制，也是肿瘤发生发展的重要步骤。

（徐宁志）

gānpèidànbái shòutǐ

肝配蛋白受体（ephrin receptor）　属受体酪氨酸激酶。简称 Eph 受体。可与肝配蛋白配体结合，活化细胞内的信号通路，参与胚胎发育的多个过程，尤其是在脉管系统和神经系统。Eph 即红细胞生成素产生肝细胞。Eph 受体家族已经发现了 16 个成员，根据其序列同源性及对于配体结合特性的不同分为 EphA 和 EphB 受体亚家族。

Eph 受体为膜结合蛋白，胞外区包括保守的一个 N 端结构域与配体结合，一个半胱氨酸富含区和两个纤连蛋白 Ⅲ 型重复区，负责自身二聚化及与其他蛋白相互作用。胞内区包括近膜区、保守的激酶区、SAM 结构域和 C 端的 PDZ 结构域。当相邻两个细胞的 Eph 受体和 EFN 配体结合时，Eph 受体自身磷酸化，其激酶活性被激活，通过连接蛋白使下游的底物蛋白分子活化，将信号逐级传递。同时，与 Eph 受体结合的细胞膜表面 EFN 配体也被活化，向细胞内传递信号。这种双向活化作用在肿瘤的发生发展中发挥重要作用。

肿瘤中经常可以见到 Eph 信号通路的异常，Eph 受体在肿瘤中存在表达异常、基因突变和缺失等情况。多数肿瘤中，Eph 受体发挥癌基因的功能，但是在某些肿瘤中也有某些家族成员发挥抑癌基因的作用。

（徐宁志）

línsuānméi

磷酸酶（phosphatase）　能将对应底物去磷酸化的酶。即通过水解磷酸单酯将底物分子上的磷酸基团除去，并生成磷酸根离子和自由的羟基。磷酸酶的作用与激酶的作用正相反，激酶是磷酸化酶，可以利用能量分子，如 ATP，将磷酸基团加到对应底物分子上。在许多生物体中普遍存在的一种磷酸酶是碱性磷酸酶。磷酸酶可分为两类：半胱氨酸依赖的磷酸酶和金属磷酸酶（其活性依赖位于活性位点上的金属离子）。

蛋白磷酸化是蛋白质翻译后修饰系统中最常见和重要的形式，

在任何特定时间里都有多达 30% 的蛋白质被磷酸化。蛋白激酶是磷酸化的效应器，促进 γ 磷酸基从 ATP 转移到特定蛋白质的氨基酸上。哺乳动物中有数以百计的蛋白激酶，并分为不同的超家族。其中丝氨酸、苏氨酸和酪氨酸残基的磷酸化分别占 86%，12% 和 2%。与此相反，蛋白磷酸酶主要发挥去磷酸化的效应，按照序列、结构和催化功能，分为磷蛋白磷酸酶家族和 Mg^{2+}/Mn^{2+} 依赖性蛋白质磷酸酶家族。

（徐宁志）

dànbái lào'ānsuān línsuānméi

蛋白酪氨酸磷酸酶（protein tyrosine phosphatase，PTP）

特异地水解蛋白质底物上的酪氨酸磷酸酯键，脱去磷酸，从而调节该蛋白质功能的酶。其作用与蛋白酪氨酸激酶相反。蛋白酪氨酸磷酸化是一种常见的蛋白质翻译后修饰作用，通过调节酶的活性，可以影响蛋白质的相互作用和细胞定位识别。因此，保持一个适当的蛋白酪氨酸磷酸化水平对维持细胞功能的稳定至关重要。

已确认的 PTP 家族成员共有 100 多个，可分为酪氨酸、特异性磷酸酶、双特异性磷酸酶和低分子量磷酸酶。PTP 的催化活性中心包括 280 个氨基酸，由特征序列组成其活性部位，外部常见环状结构。这些重要的结构特征在 3 大类 PTP 中高度保守，是其发挥催化作用的重要结构基础。所有 PTP 的催化机制基本相同，即利用活性部位的半胱氨酸作为亲核物质，以硫代磷酸共价酶的形式与底物形成中间体，进而完成底物到产物的转换。

PTP 家族是信号转导途径中重要的调控因子，PTP 的异位表达、过量表达、片段缺失和点突变都会导致疾病的发生。PTP 的突变与各种肿瘤的发生密切相关，其改变具有重要的病理生理学意义。因此，以各种 PTP 作为靶点有助于多种肿瘤治疗药物的研发。

（徐宁志）

G dànbái

G 蛋白（G protein）

具有 GTP 酶活性，在细胞信号通路中起信号转换器或分子开关作用的蛋白质家族。又称鸟嘌呤核苷酸结合蛋白。由于该蛋白质家族的结构和功能极为类似，且都能结合并水解 GTP，所以通称 G 蛋白。G 蛋白最早由美国生物化学家阿尔弗雷德·古德曼·吉尔曼（Alfred Goodman Gilman，1941 ~ ）和马丁·罗德贝尔（Martin Rodbell，1925 ~ 1998 年）在研究肾上腺素对细胞的刺激时发现。当肾上腺素与受体结合，受体并不直接激活酶，而是活化 G 蛋白，再由 G 蛋白激活酶的产生。G 蛋白分为三聚体 G 蛋白、低分子量的单体小 G 蛋白和高分子量的其他 G 蛋白 3 类。

G 蛋白的种类多达 40 余种，大多数存在于细胞膜上，由 α、β 和 γ 3 个亚单位构成，总分子量约 100kD。其中 β 亚单位在多数 G 蛋白中都非常类似，分子量约 36kD。γ 亚单位分子量在 8 ~ 11kD，除 Gt 外，大多数 G 蛋白的 γ 亚单位都是相同的。βγ 两个亚单位的不同可以将 G 蛋白分为 Gs、Gi、Go、Gq、Gz 和 Gt 6 类。这些不同类型的 G 蛋白在信号传递过程各自发挥不同的作用。

G 蛋白有两种构象：与 GTP 结合时的激活态和与 GDP 结合时的钝化态。通常情况下，绝大多数 G 蛋白是与 GDP 结合的钝化型。与 GDP 结合的 G 蛋白能与各种受体相互作用，这种相互作用增加了受体与配体的结合亲和力。一旦受体与配体结合，受体被激活，α 亚单位就与 β 和 γ 亚单位分离，同时离开受体。由于解离下来的 α 亚单位与 GDP 的结合亲和力下降，GDP 就能够与游离在细胞内的 GTP 发生交换，产生与 GTP 结合的激活型的 G 蛋白。被激活的 G 蛋白与效应蛋白质相互作用，改变第二信使的浓度，从而发生信号转导效应。

G 蛋白作为分子开关，发挥重要的调控作用，参与许多生理和病理过程。

（徐宁志）

xiǎo G dànbái

小 G 蛋白（small G protein）

细胞内存在的一类 G 蛋白。具有与鸟核苷酸结合的位点和 GTP 酶活性，其功能也受鸟核苷酸调节，但与跨膜信息传递似乎没有直接相关。又称单体 G 蛋白、小 GTP 酶。由于结构上不同于前述的 G 蛋白，分子量较小，为 20 ~ 30kD，不是以 α、β、γ 三聚体方式存在，而是单体分子，因此被称为小 G 蛋白。第一个被发现的小 G 蛋白是 Ras 蛋白，*ras* 基因编码产物。Ras 蛋白最初在 Harvey 和 Kirsten 大鼠肉瘤病毒中发现。

小 G 蛋白同 ras 蛋白具有同源性，同属于 ras 超家族。哺乳动物 G 蛋白中属 ras 超家族有 50 多个成员，根据它们序列同源性相近程度又可以分为 Ras、Rho 和 Rab 三个主要的亚家族。

当小 G 蛋白结合了 GTP 时即成为活化形式，这时可作用于下游分子使之活化，而当 GTP 水解成为 GDP 时（自身为 GTP 酶）则回复到非活化状态。这一点与 Gα 类似，但是小 G 蛋白的分子量明显低于 Gα。在细胞中存在着一些专门控制小 G 蛋白活性的小 G 蛋白调节因子，有的可以增强小 G 蛋白的活性，如鸟苷酸交换因子（GEF）和鸟苷酸解离抑制因子（GDI），有的可以降低小 G 蛋白活性，如 GTP 酶活化蛋白（GAP）。

小 G 蛋白对一些原癌基因表达产物有着广泛的调节功能。如 Ras 蛋白主要参与细胞增殖和信号转导；Rho 蛋白对细胞骨架网络的构成发挥调节作用；Rab 蛋白则参与调控细胞内膜转运。某些信号蛋白质通过 SH3 功能区将酪氨酸激酶途径同一些由小 G 蛋白所控制的途径连接起来，如 Rho（与 Ras 有 30% 同源性）调节胞质中微丝上肌动蛋白的聚合或解离，从而影响细胞形态。

（徐宁志）

xibāo zhōuqī

细胞周期（cell cycle）

连续分裂的细胞从上一次有丝分裂结束到下一次有丝分裂完成所经历的整个过程。又称细胞分裂周期。在真核细胞中，细胞周期可简单分为两个时期：间期和有丝分裂期。在间期期间细胞生长、积累有丝分裂所需的营养物质并且复制它的 DNA；而在有丝分裂期期间细胞分裂成两个不同的细胞，称为"子细胞"。细胞分裂周期是一个重要的过程，通过这个过程使一个单细胞受精卵发展成为一个成熟的有机体，同时也是头发、皮肤、血液细胞，以及某些内部器官的进行更新的过程。

研究历史 早在 1841 年，柏林大学的波兰神经内科学家、生物学家罗伯特·里麦克（Robert Remak，1815~1865 年）报道了细胞分裂现象，并得出结论，细胞分裂是细胞增殖的方式，也是机体生长发育的"根本动力"；更有意义的是，他在此时就已经认为肿瘤组织中细胞的形成机制"几乎与正常动物组织相同"。不过，由于受观察手段的限制，认为有丝分裂期是细胞增殖周期中的主要阶段，而把处于分裂间期的细胞视为细胞的静止阶段。直到 1951 年，霍华德（Howard A）和佩尔克（Pelc SR）用 P - 磷酸盐标记了蚕豆根尖细胞，通过放射自显影研究根尖细胞 DNA 合成的时间间隔，观察到 P 之掺入不是在有丝分裂期，而是在有丝分裂前的间期中的一段时间内。1953 年，他们第一次提出了细胞周期的概念，并将细胞周期划分为 4 个时期，细胞在细胞周期中续惯地经过 $G_1 \rightarrow S \rightarrow G_2 \rightarrow M$ 期而完成增殖。这一发现被以后的学者们用 H - 胸腺嘧啶核苷（[3]H-TdR）进行的类似研究所证实。细胞周期概念的提出成为 20 世纪细胞生物学的一个划时代成就。美国生物学家利兰·哈特韦尔（Leland H. Hartwell，1939~　）在 20 世纪 70 年代提出了"细胞周期检查点"的概念，还通过对突变酵母细胞的研究，证实了此类检验点的存在。此后，哈特韦尔、英国细胞生物化学学家蒂莫西·亨特（Timothy Hunt，1943~　）和保罗·纳斯（Paul M. Nurse，1949~　）因发现了细胞周期中的两种关键调节因子——周期蛋白（cyclin）和周期蛋白依赖性激酶（CDK）而获得 2001 年诺贝尔生理学或医学奖。

分期 细胞周期分为 4 个不同的阶段：DNA 合成前期（G_1 期）、DNA 合成期（S 期）、DNA 合成后期（G_2 期）和有丝分裂期（M 期）。M 期本身是两个紧密结合的过程组成：有丝分裂——细胞的染色体分裂到两个子细胞中去；和胞质分裂——细胞质分裂到两个半形成的细胞中去。每个阶段的激活都依赖于前一个细胞正确的进展和完成。暂时或可逆性停止分裂的细胞被认为已进入静止状态，称为 G_0 期。经过细胞分裂，每一个子细胞开始新周期的间期。细胞周期的每个阶段都有一个不同的专门为启动细胞分裂作准备的细胞生化过程。

G_0 期 指细胞处于阻留的状态，但在一定条件下，又可重新进入周期。细胞通过 M 期一分为二，有的可继续分裂进行周期循环，有的则转入 G_0 期并保持静止状态很长时间，这常见于充分分化的细胞，如神经元。此期中 DNA 损伤可导致细胞衰老、死亡，或通过另一种细胞凋亡的方式进行自我消亡。

G_1 期 又称生长期，进行大量物质合成，细胞体积逐渐增大。在 M 期显著减慢的生物合成速率重新回复到最大。合成在 S 期 DNA 合成中所需要的酶类是这一期的特点。此期存在一个重要的 G_1/S 检查点，以确保 DNA 合成的一切准备就绪，否则细胞不能进入 S 期。G_1 期的持续时间具有高度多样性，即使同种生物不同的细胞差异也很大。

S 期 在这一阶段完成 DNA 的合成以及合成与 DNA 组装构成染色质等有关的组蛋白。DNA 含量在此时期增加一倍，而染色体倍性保持不变。如果存在 DNA 损伤则在这一阶段中被监测到并进行修复，否则将导致细胞死亡甚至癌变。哺乳动物细胞 S 期一般 6~8 小时。

G_2 期 是 DNA 复制结束和开始有丝分裂之间的间隙，为进入有丝分裂提供物质条件。G_2 期合成染色体浓缩以及形成有丝分裂器所需的成分，继续完成从 S

期就开始的微管蛋白的合成，为M期纺锤丝的组装提供原料。在 G_2 晚期开始合成有丝分裂因子。假如破坏这些合成过程，细胞就不能过渡到M期。 G_2/M 检查点控制机制确保这一过程正确进行。

M期　即有丝分裂期，是细胞形态结构发生急速变化的时期（见有丝分裂），包括一系列核的变化、染色质的浓缩、纺锤体的出现，以及染色体精确均等地分配到两个子细胞中的过程，使分裂后的细胞保持遗传上的一致性。M期分为前期、中期、后期和末期。M期形态变化显著，但蛋白质合成明显下降，RNA合成及其他代谢周转停止。有丝分裂发生错误将引起细胞凋亡，或导致引起癌症的突变。

真核细胞周期调节　涉及对细胞存活至关重要的步骤，包括监测和修复基因组损伤以及预防细胞失控性分裂。控制细胞的分子事件是有序且有方向的，即每一步的发生都是以连续的方式进行并且不可能逆转。

Cyclin和CDK决定了细胞在细胞周期中的进展。相关基因通过酵母研究而发现，被命名为细胞分裂周期蛋白（CDC），如CDC25、CDC20等。

Cyclin构成调节亚单位，无催化活性，而CDK构成活性异源二聚体的催化亚单位，CDK在cyclin缺失的情况下无效。当被限定cyclin激活后，CDK磷酸化，激活或失活靶蛋白来协调进入细胞周期下一阶段。不同的cyclin-CDK复合物有针对性的下游蛋白质。CDK是组成性表达，而cyclin的合成则是在细胞周期的特定阶段，针对不同的分子信号应答。

当收到一个前有丝分裂的细胞外信号， G_1 期 cyclin-CDK复合物变得活跃，为S期做准备，并促进转录因子的表达，这反过来促进S期cyclin和DNA复制所需的酶的表达。 G_1 期 cyclin-CDK 复合物也以泛素化的方式促进S期抑制剂的降解。一旦蛋白质被泛素化修饰，它将被蛋白酶水解酶降解。

激活的S期cyclin-CDK复合物在DNA的复制起点磷酸化在 G_1 期聚集的复制前复合物所含蛋白质。该磷酸化有两个目的：激活每个已组装的前复制复合物，并防止形成新的复合物。以确保每个细胞基因组的每一部分将被复制一次且仅一次，防止在复制时出现缺口。然而，有关基因的拷贝数造成影响的原因，保有某些基因的额外拷贝也对子细胞有害。

有丝分裂期cyclin-CDK复合物在S期和 G_2 期合成但未被激活，通过刺激与染色体聚缩和纺锤体装配相关的下游蛋白质来促进有丝分裂的开始。在此过程中激活后期促进复合物（APC）的泛素连接酶，它能促进与染色体着丝点相关的结构蛋白降解。APC还针对有丝分裂cyclin进行降解，确保末期和胞质分裂可以继续进行。

细胞周期检查点　是细胞用来监控和调节细胞周期进程。细胞周期检查点在特定的时间点阻止细胞周期的进程，允许对周期必要步骤和DNA损伤修复的验证。细胞不能进入下一个阶段，直到检验点的要求已得到满足。一些检查点的目的是确保损坏或不完整的DNA不能传递给子细胞。主要的检查点有两个： G_1/S 检查点和 G_2/M 检查点。 G_1/S 过渡是细胞周期中的一个限速环节，又称限制点。一个细胞周期的DNA损伤反应的替代模式，称为复制后检查点。P53起着触发两个 G_1/S 检查点和 G_2/M 检查点控制机制的重要作用。

与肿瘤的关系　与肿瘤的形成、生长密切相关。

与肿瘤发生　细胞周期是严格有序的，其调控系统由调节蛋白及细胞周期检查点组成，保证各个时期关键事件按顺序准确完成，否则，细胞周期的进程被延迟或阻止。辐射、染色体致畸、致突变物和病毒等物理、化学和生物因素可引起细胞DNA损伤，当DNA复制和损伤检查点不能发挥作用时，细胞内的DNA损伤就有可能随着细胞增殖逐渐积累，促进细胞恶性转化。

正常细胞的基因组中存在着原癌基因和抑癌基因，这些基因的产物包括转录因子、周期蛋白依赖性激酶调控因子、细胞信号转导系统的组成成分等。当原癌基因过度表达或抑癌基因突变失活甚至缺失时，细胞周期调控发生紊乱，导致肿瘤发生。

与肿瘤生长　肿瘤生长速度与肿瘤中所含细胞的增殖状态密切相关。肿瘤细胞依据其周期特点分为3种：增殖型细胞、暂不增殖型细胞（ G_0 期细胞）和不增殖型细胞。肿瘤组织中增殖型细胞的数量和比例、细胞周期的长短及细胞死亡的速率决定了肿瘤的生长速度，其中高增殖比例是肿瘤快速生长的主要原因。

与肿瘤治疗　处于细胞周期不同时期的肿瘤细胞，对不同治疗方法的敏感性不同，如含高比例增殖型细胞的肿瘤，对放射线敏感，放疗是主要手段；以暂不增殖的 G_0 期细胞为主的肿瘤，对化疗和放疗均不敏感，可利用诱导剂进入周期，然后再行化疗和放疗。对化疗和放疗不敏感的 G_0 期细胞是肿瘤复发的重要原因。

此外，由于细胞周期检查点的破坏，在化疗和放疗过程中肿瘤细胞可不断积累新的突变，对抗化疗或放疗。

（童彤 杨怡轩）

xìbāo zhōuqī jiǎncádiǎn

细胞周期检查点（cell cycle checkpoint）

真核细胞分裂周期中决定细胞能否进入下一个阶段的监控点。又称检验点、关卡。这些检查点负责检验细胞周期中每个阶段的进程在进入下一阶段之前是否已准确完成。检查点的一个重要的功能是评估 DNA 损伤，这是由细胞的传感机制所检测。当发现损伤时，检查点通过信号机制来阻滞细胞周期，直到损伤被修复为止。如果修复无法完成，则通过细胞凋亡的效应机制破坏目标细胞。

20 世纪 70 年代，美国生物学家利兰·哈特韦尔（Leland H. Hartwell，1939~ ）提出了细胞周期检查点的概念。根据在细胞周期中的时间顺序，将细胞周期检查点分为 G_1 检查点、G_2/M 检查点和中期检查点。根据调控的内容，将细胞周期检查点分为 DNA 损伤检查点、DNA 复制检查点和纺锤体组装检查点。

G_1 检查点 位于细胞周期的 G_1 晚期，进入 S 期之前，它是决定细胞是否分裂，延迟分裂，或进入休息阶段的关键。许多细胞停留在这个阶段并且进入休眠状态，称为 G_0 期。例如，肝细胞大约一年只有一次或两次进入有丝分裂期。如果环境条件不适合细胞分裂，或细胞需要过渡到 G_0 期，G_1 检查点通常是真核生物中发生细胞阻滞的地方。在动物细胞中，G_1 期检查点被称为限制点；在酵母细胞中，被称为起点。限制点主要由周期蛋白依赖性激酶抑制因子（CKI）-P16 蛋白控制。这种蛋白质抑制 CDK4/6，并确保它可以不再与周期蛋白（cyclin）D 相互作用，从而阻碍细胞周期进程。在生长因子诱导或癌基因诱导下产生的 cyclin D 的表达，能够克服这个检查点的限制作用，因 cyclin D 的表达增加能够通过竞争性结合而允许其与 CDK4/6 的相互作用。一旦 cyclin D-CDK4/6 复合体被激活，它们就会磷酸化视网膜母细胞瘤（Rb）蛋白，从而解除对转录因子 E2F 的抑制。E2F 于是能够引起 cyclin E 的表达，然后通过它与 CDK2 的相互作用允许 G_1/S 期过渡的发生。

G_2/M 检查点 位于 G_2 晚期，引发 M 期（有丝分裂）的开始。细胞周期控制系统在此启动早期核分裂相关生物事件的发生，如使促进纺锤体组装的蛋白发生磷酸化等，将细胞带入分裂中期。G_2/M 检查点是受修饰或者封闭 cyclin B-CDC25 复合体上负责启动有丝分裂的激酶活性位点的蛋白质所调节的。为了顺利通过检查点，细胞需要检查很多因素，以确保细胞有丝分裂的准备已经充分。

细胞在 G_2 期如果遭受 DNA 损伤将会在进入有丝分裂期之前被阻滞。这一阻滞一直持续到 DNA 被充分修复。如果损伤不能修复，则诱发细胞凋亡。其他条件如中心体的分离以便形成纺锤体也是必要的，这样一个细胞才能开始 G_2/M 过渡。转化细胞通常缺乏 G_2/M 检查点机制。

中期检查点 细胞周期控制系统在此刺激姐妹染色单体分离，完成核分裂和胞质分裂。若调控系统发现 DNA 复制的完整性存在问题，则会把细胞阻滞于 G_2/M 期直至修复完成；同样，如果细胞外环境不利于细胞的增殖，则调控系统会阻滞细胞通过 G_1 检查点，阻挡细胞分裂进行直到外界环境允许为止。在细胞分裂成它的两个子细胞后，细胞进入 G_1 期。

（童彤 杨怡轩）

G1/S qī guòdù

G_1/S 期过渡（G_1/S transition）

在细胞周期中处于 G_1 期和 S 期的分界阶段。一旦越过，细胞将必须进行 DNA 复制。在酵母中，这个点被称作起点；而在多细胞真核生物中，称为限制点。参与调控这一过程的中介物质包括周期蛋白（cyclin）、周期蛋白依赖性激酶（CDK）和周期蛋白依赖性激酶抑制因子（CKI），同时伴有转录因子 E2F 以及控制限制点的磷酸化视网膜母细胞瘤（pRb）蛋白。这些因子共同介导将胞外信号转为胞内信号，分别通过受体结合和 G 蛋白结合实现，参与一系列刺激应答通路。

（童彤 杨怡轩）

G2/M qī guòdù

G_2/M 期过渡（G_2/M transition）

成功完成紧随 DNA 复制（S 期）之后的第二个生长阶段（G_2 期）。细胞从这一时刻开始进入有丝分裂阶段（M 期），在生理上将自身均等地分离成为两个子细胞。这期间会发生明显的结构上的改变，如染色体凝集、细胞核膜分解等。不仅是结构上的改变，功能上 RNA 的进程会停止，mRNA 翻译会被抑制。G_2/M 期过渡的出现是因为在细胞中激酶和磷酸酶活性的平衡发生了关键性的转换。细胞一般不会发生这样大的改变，除非一系列的条件被满足，包括 DNA 的准确复制和中心体的分离。这些标准通过 G_2/M 检查点途径而被监测并施效。

触发机制（图1）：完成 G_2/M 期过渡需要多种激酶和磷酸酶，其中最重要的是周期蛋白 B_1-周期蛋白依赖性激酶 1 复合物（cyclin B_1-CDK1），即促成熟因子（MPF），能够驱使细胞进入有丝分裂期。一些激酶（如 wee1 和 myt1）产生的抑制性磷酸化作用会遮蔽 CDK 的活性位点，而磷酸酶 CDC25C 能去除这一作用，迅速激活聚集的 cyclin B_1-CDK1 发生有丝分裂。如果细胞在 G_2 期 DNA 损伤，则会延迟 cyclin B_1-CDK1 的激活和向有丝分裂的进展。如果细胞表达了变异的 CDK1，那么将不会被 CDC25C 作用，而最终被 G_2/M 检查点捕获。

（童 彤 杨怡轩）

S 期检查点（S-phase checkpoint）

细胞周期检查点之一。其可监测细胞周期进程并在 DNA 损伤后降低了 DNA 合成的速率。S 期是细胞周期中 DNA 复制的阶段，在 G_1 期和 G_2 期之间发生。精准的 DNA 复制十分必要，以避免细胞发生遗传学异常改变导致死亡或恶变。由于它的重要性，

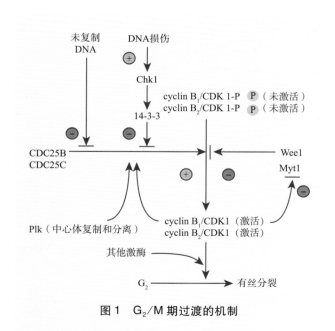

图 1　G_2/M 期过渡的机制

DNA 复制的调控途径在真核生物中高度保守。

G_1/S 期过渡是一个细胞周期调控的主要检查点。根据营养物质、能量和外部因素的水平，细胞必须决定进入细胞周期或者进入一个没有分裂的状态，称为 G_0 期。由周期蛋白（cyclin）和周期蛋白依赖性激酶（CDK）传递信号。

检测并修复 DNA 损伤是在 S 期进行。当复制叉到达受损的 DNA 时，蛋白激酶 ATR 就被激活，启动几个下游的复合体，导致停止启动新的复制，防止有丝分裂进行并使复制叉稳定，以便保持复制泡开放以及 DNA 在修复时和 DNA 聚合酶相接触。

S 作为对 DNA 损伤反应的应答，S 期检查点在 DNA 合成期使细胞停止。但它在两个方面与其他检查点不同：首先，细胞周期的进展是停止在周期中各个不连续的点（如在 G_1 期、G_2/M 期的过渡及有丝分裂），而且细胞通常要被阻滞多个小时之后才能重新进入周期循环中。相比之下，S 期损伤感应通路阻滞细胞周期的时间只有 1 小时左右，且在 S 期的任何位置都可以。随着对检查点的分子机制越来越多的了解，逐渐发现它们每一个都可以有多个目标靶点。因此，动员这些重要的损伤传感通路的内在机制可能有很多相似之处。其次，经典的 G_1、G_2/M 期、有丝分裂检查点

是在发生关键步骤如 DNA 复制或有丝分裂之前起到预测或监视功能，这两者都能够将潜在的可修复性损伤转化成病变，如双链断裂或染色体不分离。但很少有证据能表明，经典的 S 期损伤检测的途径有预测的功能，而作为应答损伤的 DNA 合成阻滞在形式上是多个 DNA 模板反应（修复、转录和复制等）之间竞争反式作用因子的结果。

（童 彤 杨怡轩）

周期蛋白（cyclin）

通过激活细胞周期蛋白依赖性激酶（CDK）控制细胞在细胞周期进程的一类蛋白质家族。又称周期素。细胞周期被 CDK 驱动，然而 CDK 在整个细胞周期中表达相对恒定，cyclin 与 CDK 结合调节其酶活性，进而调控细胞周期。

研究历史　1983 年，英国生物化学家蒂莫西·亨特（Timothy Hunt，1943～　）利用标记放射性物质的氨基酸，检测海胆受精卵中蛋白质的合成情况，发现海胆卵细胞中存在一类特殊的蛋白质分子，其含量随细胞周期的进程发生周期性的合成与降解，因而将这类蛋白质分子命名为周期蛋白。约 20 年之后，美国生物学家利兰·哈特韦尔（Leland H. Hartwell，1939～　）、蒂莫西·亨特和保罗·纳斯（Paul M. Nurse，1949～　）因发现了 cyclin 和 CDK 而共同获得 2001 年的诺贝尔生理学或医学奖。

结构和功能　cyclin 基因编码的蛋白质在结构上均有一段约 100 个氨基酸残基的周期蛋白框，是与 CDK 结合的结构域，主要负责调节 CDK 的活性。位于细胞周期蛋白的 N 端区域则有一个降解盒，主要负责介导周期蛋白与泛素的

连接，启动周期蛋白的泛素化降解途径。G₁型周期蛋白的降解与C端的特征序列有关。

分类　高等动物有cyclinA₁、A₂、B₁、B₂、B₃、C、D₁、D₂、D₃、E₁、E₂、F、G和H等。按照功能主要分为G₁/S期周期蛋白和G₂/M期周期蛋白两类。

G₁/S期周期蛋白　在G₁期开始表达，并促进细胞从G₁期进入S期，包括cyclin D、cyclin E和cyclin A。cyclin D在细胞生长因子的刺激下，G₁期开始合成并且逐渐增加，在S期达到高峰，G₂期开始逐渐降解，与CDK4/6结合促进Rb蛋白的磷酸化，磷酸化的Rb蛋白通过转录因子E2F的作用促进靶基因的转录。cyclin E表达晚于cyclin D，在G₁/S期达到高峰，S期全部降解，与CDK2结合，促进G₁期细胞通过G₁/S限制点进入S期。cyclin A表达稍晚于cyclin E，在G₁期和S期逐渐升高，在G₂期达到高峰后迅速降解，与CDK2结合，对于S期DNA的复制具有重要意义。

G₂/M期周期蛋白　在G₂期开始累积，在G₂/M检查点发挥作用，诱导细胞的有丝分裂过程。cyclin B作为G₂/M期周期蛋白，从S期开始积累，在G₂/M期达到高峰，促进细胞通过G₂/M检查点进入有丝分裂后迅速降解。cyclin B与CDC2结合，在磷酸酶的作用下CDC2去磷酸化从而被激活，促使细胞有丝分裂的开始。到M期的后期，周期蛋白的泛素化降解促使细胞退出有丝分裂（图1）。

与肿瘤的关系　细胞周期紊乱与肿瘤的发生发展密切相关。在细胞周期的整个调控网络中，各类分子的异常都可能引起肿瘤的发生。在许多肿瘤细胞中周期蛋白常过度表达，使CDK分子持续活化，细胞周期的运转异常活跃。周期蛋白的异常表达影响细胞的增殖、侵袭和转移能力，与多种实体肿瘤和血液系统肿瘤的发生和发展相关。

（宋咏梅）

zhōuqī dànbái jīyīn jiāzú

周期蛋白基因家族（cyclin gene family）

编码激活细胞周期蛋白依赖性激酶（CDK）控制细胞在细胞周期进程的一类蛋白质的基因家族。

分类　包括Cyclin B基因、Cyclin A基因、Cyclin D基因和Cyclin E基因。

Cyclin B基因　编码cyclin B蛋白，主要的与有丝分裂相关，哺乳动物中存在两类：cyclin B₁和cyclin B₂。与CDK1一起形成促成熟因子（MPF），促进细胞周期G₂/M期的转换，为细胞周期正常运转所必须。在多种人类的肿瘤中均可观察到cyclin B₁的过表达，在头颈鳞癌中可以观察到cyclin B₁的过表达，提示cyclin B₁可以作为头颈鳞癌局部复发和转移的危险性标志。Cyclin B₁的过表达不仅可以加快细胞进程，还能诱导食管癌的上皮-间质转化。

Cyclin A基因　编码cyclin A蛋白，cyclin A与S期的CDK2结合，帮助细胞完成S期。Cyclin A-CDK2复合物可以被P21ᶜᴵᴾ蛋白所抑制。

Cyclin D基因　Cyclin D蛋白由3个基因（cyclin D₁、cyclin D₂和cyclin D₃）编码，在细胞周期由G₁期向S期转化中起关键作用。其表达具有组织特异性，cyclin D作为一组相关的CDK的调节亚单位，主要是CDK4和CDK6。cyclins D-CDK4和cyclins D-CDK6复合物主要通过磷酸化抑癌基因*Rb*导致其失活，启动与DNA复制相关的蛋白的合成促进细胞的G₁/S期转化。

Cyclin E基因　编码cyclin E蛋白，其表达在细胞周期中稍晚于cyclin D，主要功能是促进细胞的G₁/S转化，cyclin E与G₁期的CDK2形成活性复合物，一方面可以磷酸化视网膜母细胞瘤（Rb）蛋白促进DNA复制相关的蛋白的合成，同时还可以磷酸化细胞周期负调控因子p27ᴷⁱᵖ¹导致后者的降解。

与肿瘤的关系　恶性肿瘤中常有cyclin D₁的基因扩增或过表达，尤其是乳腺癌，超过50%的患者有cyclinD₁蛋白水平升高。甲状旁腺腺瘤和套细胞淋巴瘤中可发现涉及cyclin D₁的染色体易位。cyclin D₁上游的调节因子如

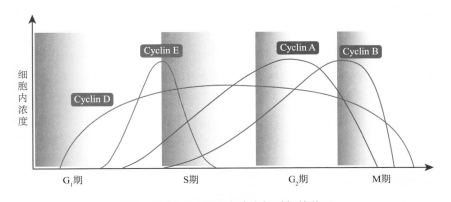

图1　周期蛋白细胞内浓度与时相的关系

P16^{INK4a} 和下游靶蛋白 pRb 异常也常在肿瘤中出现。p16^{INK4a}-cyclin D$_1$-pRb 途径在几乎所有恶性肿瘤中存在异常调节。

（宋咏梅）

zhōuqī dànbái yīlàixìng jīméi

周期蛋白依赖性激酶 （cyclin-dependent kinase，CDK）

与周期蛋白（cyclin）结合才能发挥其激酶活性的激酶。属丝氨酸-苏氨酸激酶家族，不同的 cyclin-CDK 复合物，通过磷酸化特定靶蛋白调节细胞周期不同时相的转换，从而调控细胞周期，还参与调节转录、mRNA 加工和神经细胞的分化。

研究历史 细胞分裂周期基因 2（*CDC2*）编码的蛋白质——CDC2 蛋白，因是第一个被发现的，而其他 CDK 则是通过与其相比较而得来，因而 CDC2 被命名为 CDK1。为了给这个蛋白激酶家族命名，1991 年，在美国纽约的冷泉港举行了冷泉港细胞周期专题研讨会，并且在会议上对其命名建立了共识。之后，在一系列低等真核生物细胞中的实验确定了 CDK1 在细胞周期中的作用。

分类 CDK 家族有 8 种 CDK 等，每种 CDK 与不同类型的周期蛋白结合形成复合物（表 1），调节细胞从 G$_1$ 期过渡到 S 期或 G$_2$ 期过渡到 M 期以及退出 M 期的进程。

表 1 cyclin-CDK 复合物种类及作用时期

分期	cyclin	CDK
G$_0$	C	CDK3
G$_1$	D、E	CDK4、CDK2、CDK6
S	A、E	CDK2
G$_2$	A	CDK2、CDK1
M	B	CDK1

功能与表达调控 CDK 对细胞周期的调控功能在进化上十分保守，需与调节性的 cyclin 相结合，形成 cyclin-CDK 复合物才具有激酶活性。大多数的 cyclin-CDK 复合物能调节细胞周期的进程。CDK 中的 4 种，即 CDK1～4 都直接参与细胞周期的调节。哺乳动物细胞中，CDK1 和 cyclin A$_2$、B$_1$ 独自就能够驱动细胞周期。另外，CDK5 可作为 CDK 活化激酶间接地参与其中。cyclin-CDK 复合物磷酸化与特定细胞周期阶段相对应的底物。在细胞周期的早期阶段出现的 cyclin-CDK 复合物帮助激活在稍后出现的复合物。

CDK 的表达水平在整个细胞周期中保持相对恒定，最多的调控发生在翻译之后。对 CDK 的调节主要包括 4 种机制：与 cyclin 结合、CDK 激活激酶（CAK）磷酸化、抑制性磷酸化（如 Wee1）和周期蛋白依赖性激酶抑制因子（CKI）。

临床意义 CDK 与许多人类疾病都有关联，在生理状态下，CDK 在细胞周期中表达相对恒定，但在某些肿瘤中有过表达，如 CDK1 在前列腺癌中过表达，可作为前列腺癌诊断的指标。cyclin E 在人的癌前病变组织和癌变组织中都存在表达增高的情况，被 cyclin E 激活的 CDK 能够导致基因组的不稳定性。CDK5 失控的激活导致神经元的磷酸化，可能与阿尔茨海默症相关联。慢性炎症性疾病如克罗恩病也可能部分由于 CDK 异常调节所致。

在治疗方面，CDK 是抗癌药物的潜在靶点。可通过干扰 CDK 的作用选择性地中断癌细胞的细胞周期调控，使癌细胞死亡。一些针对 CDK 的抑制剂，如塞利西利（seliciclib）可以诱导中性粒细胞调亡，而中性粒细胞能够介导炎症，可针对慢性炎症性疾病，如关节炎和囊性纤维化。

（童彤 杨怡轩）

zhōuqī dànbái G xiāngguān jīméi

周期蛋白 G 相关激酶 （cyclin G-associated kinase，GAK）

由 *GAK* 基因编码的人类丝氨酸/苏氨酸激酶。在所有真核生物中，细胞周期是由周期蛋白依赖性激酶（CDK）控制，而 CDK 的活性又受周期蛋白（cyclin）和 CDK 抑制因子（CKI）通过多种机制调节，这些机制包括丝氨酸、苏氨酸或酪氨酸残基的磷酸化和去磷酸化。周期蛋白分子具有相同的域称为"周期蛋白框"。在哺乳动物细胞中，有 9 种周期蛋白已经确定，为 cyclin A～I。cyclin G 是肿瘤抑制蛋白 P53 效应的一个直接目标，发挥 P53 的下游功能。GAK 是 cyclin G 和 CDK5 的伴侣蛋白质。

（童彤 杨怡轩）

zhōuqī dànbái yīlàixìng jīméi yìzhì yīnzǐ

周期蛋白依赖性激酶抑制因子 （cyclin-dependent kinase inhibitor，CKI）

能够与周期蛋白依赖性激酶（CDK）结合并抑制其活性的蛋白质。是最主要的细胞周期负调控因子，能抑制周期蛋白（cyclin）-CDK 复合物活性而负调控细胞周期。在哺乳动物中分为两个家族，即 CIP/KIP 和 INK4 家族。INK4 家族蛋白能直接和 CDK 单体结合，抑制 CDK 与相应的 cyclin 结合，而 CIP/KIP 家族主要和 cyclin-CDK 结合而抑制其活性（表 1）。

（童彤 杨怡轩）

jiǎnchádiǎn jīméi

检查点激酶 （checkpoint kinase，CHK）

参与细胞周期控制的一组

表 1　CKI 的分类

蛋白	基因	作用对象
P16	CDKN2A	CDK4、CDK6
P15	CDKN2B	CDK4
P18	CDKN2C	CDK4、CDK6
P19	CDKN2D	CDK4、CDK6
P21/WAF1	CDKN1A	cyclin E_1-CDK2
P27	CDKN1B	cyclin D_3-CDK4、cyclin E_1-CDK2
P57	CDKN1C	cyclin E_1-CDK2
	CDKN3	CDK2

蛋白激酶家族。包括 ATM、ATR、CHK1 和 CHK2，它们在感受和转导 DNA 损伤信号的机制中发挥重要作用，作用是阻止细胞进入有丝分裂期。

检查点激酶 1（CHK1）：控制 G_2 期检查点。它在发生 DNA 损伤时被激活，然后磷酸化蛋白磷酸酶 CDC25C，阻止 CDC25C 去除 Wee1 加在促成熟因子（MPF）上的抑制性磷酸化的作用，从而抑制由 CDC25C 介导的 cyclin B-CDC2 复合物的激活，阻止细胞进入 S 期。

检查点激酶 2（CHK2）：对 DNA 损伤应答而激活，是细胞周期检查点的调节因子及肿瘤抑制因子。活化的 CHK2 能够抑制 CDC25C 磷酸酶，阻止细胞进入 S 期，稳定肿瘤抑制蛋白 P53，引发 G_1 期细胞周期停滞。此外，还能与 BRCA1 相互作用并使其磷酸化，从而使 BRCA1 基因在 DNA 损伤后恢复生存。

CHK2 基因的突变能够降低 DNA 的修复能力，或抑制细胞凋亡。因此，它的突变导致癌症的易感性增加，如与乳腺癌和利-弗劳梅尼（Li-Fraumeni）综合征的发病有关。

（童　彤　杨怡轩）

xìbāo mìngyùn juédìng
细胞命运决定（cell fate decision）
细胞在发生可识别形态变化之前，就因受到约束而向特定方向分化，确定了其未来的发育命运。又称细胞结局。在正处于决定细胞命运的状态时，细胞的类型尚未确定，细胞有任何偏向某一命运方向的改变都是可以逆转或转化为另一种命运的。如果一个细胞处在已经确定的状态，细胞的命运不能逆转或转化。在一般情况下，这意味着一个确定分化成脑细胞的细胞不能再转化成皮肤细胞。决定之后紧接着就是分化及特定细胞类型功能的改变。不仅是功能，而且分化往往还涉及外观上的变化。

（童　彤　杨怡轩）

xìbāo zēngzhí
细胞增殖（cell proliferation）
细胞通过有丝分裂产生子代细胞的过程。是生物繁殖的基础，也是维持细胞数量平衡和机体正常功能所必需。

单细胞生物，以细胞分裂的方式产生新的个体。多细胞生物，也是以细胞分裂的方式产生新的细胞，用来补充体内衰老和死亡的细胞；同时，多细胞生物可以由一个受精卵，经过细胞的分裂和分化，最终发育成一个新的多细胞个体，并且通过细胞分裂将复制的遗传物质，平均地分配到两个子细胞中。

真核生物细胞的分裂依据过程不同有 3 种方式：有丝分裂、无丝分裂和减数分裂。其中有丝分裂是真核细胞增殖的主要方式。减数分裂是生殖细胞形成时的一种特殊的有丝分裂。

（童　彤　杨怡轩）

yǒusī fēnliè
有丝分裂（mitosis）
真核细胞的染色质凝集成染色体，复制的姐妹染色单体在纺锤丝的牵拉下分向两极，从而产生两个染色体数和遗传性相同的子细胞核的一种细胞分裂类型。又称间接分裂。细胞分裂包括核分裂及胞质分裂两个过程，一般核分裂后随之发生胞质分裂。高等真核生物中核分裂主要是以有丝分裂方式进行。增殖细胞经过间期的 G_1 期、S 期、G_2 期，重要大分子特别是载有遗传信息的 DNA 复制加倍，然后通过有丝分裂，精确地将其平均分配到两个子细胞中。有丝分裂保证了携带遗传信息的染色体一代代地以相同的数目传递下去，从而维持了遗传的稳定性。

有丝分裂是经过长期的生物进化过程而逐渐演变成的一种比较完善的分裂方式。原核生物是进行直接分裂的，如大肠菌的 DNA 分子为简单的环状附着在细胞膜的一点上，DNA 复制后，接触点的细胞膜生长，向内延伸形成隔膜，借此把两个 DNA 分子分配到两个子细胞中去。而真核细胞的 DNA 含量远比原核生物高。细胞在间期中，染色质分散在整个核区，适于 DNA 的复制和 DNA 的转录，但不利于遗传物质的均等分配。由于长期的演化产生了有丝分裂，在此过程中染色质浓集包装，成为数量一定的染色体，通过有丝分裂装置及一系列复杂、精巧的过程，把染色体平均分配到两个子细胞中去。

分期 有丝分裂过程具有高度的复杂性和规律性。中间的事件被分为几个互相前后联系的时期，分别为间期、前期、前中期、中期、后期和末期。

间期 有丝分裂期仅占细胞周期的一小部分，与更长的间期交替发生。细胞在间期中为细胞分裂做准备，故不是有丝分裂期的一部分。间期是细胞周期中历时最长的阶段，在该阶段中细胞增加尺寸并复制其 DNA。大多数真核细胞长时间都处于间期。间期时细胞并不处于休止状态，细胞在此时积极地为细胞分裂做准备。间期又分为 G_1 期、S 期和 G_2 期。在这 3 个子分期中，细胞合成蛋白质、复制细胞器。染色体仅在 S 期合成。因此，细胞在 G_1 期生长，在 S 期复制染色体，在 G_2 期准备进行有丝分裂。最后在 M 期分裂并重新开始新一轮细胞周期。

间期有 3 个阶段，每个阶段结束时都需细胞周期检查点核查该阶段是否准确完成，之后方能进入下一阶段。在 G_1 期细胞进行蛋白质合成，并成长至原有细胞的一倍左右大小。此时细胞开始复制细胞器并增加细胞质的体积。如果细胞不进行进一步分裂则将保持在此阶段；S 期中 DNA 通过半保留复制完成复制；G_2 期中细胞器暂停增长并准备进入有丝分裂。

另外，一些细胞可能不常分裂或从未分裂，这些细胞进入 G_0 期。G_0 期是独立于间期的一个阶段，也可被认为是 G_1 的一部分。

如果 G_0 期细胞通过限制点则会返回 G_1 期。

前期 是有丝分裂过程的开始阶段。前期开始时，细胞核染色质开始浓缩，由原来的线性染色质，经过进一步螺旋化、折叠和包装等过程，逐渐变粗变短，形成光镜下可辨的早期染色体结构。在每条染色体单体上，都含有一段特殊的 DNA 序列，称为着丝粒 DNA。其所在部位称为着丝粒。前期的较晚时期，在着丝粒处逐渐装配另一种蛋白质复合体结构，称为动粒。动粒和着丝粒紧密相连。随着染色质浓缩，中心体也开始发生剧烈变化。在细胞分裂前期，在中心体的周围，微管开始大量装配。微管是有极性的，朝向中心体的一端为负极，远离中心体的一端为正极。微管以中心体为核心向四周辐射，中心体和周围微管成为星体。细胞分裂开始启动，两个星体即逐渐向细胞两极移动。

前中期 核膜破裂，标志着前中期的开始。核膜破裂后，以小膜泡的形式分散到细胞质中。染色体进一步凝集浓缩，变粗变短，形成明显的 X 形染色体结构。位于染色体着丝粒上的动粒逐渐成熟。动粒具有复杂的环状蛋白质结构以供微管连接染色体。动粒包含分子马达结构，当微管接触到动粒之后，分子马达从 ATP 水解中获得能量以"爬"上连接中心体的微管。动粒的分子马达活动与微管组装与分裂为分离染色体提供了必要的能量。在前期，两个星体的形成和向两极的移动，标志着纺锤体装配开始。随之，星体微管逐渐向"细胞核"内侵入。一部分星体微管捕获染色体，并与染色体一侧的动粒结合，形成动粒微管。而由另一极星体发

出的微管与染色体另一侧的动粒相结合。另一部分星体微管形成极性微管。动粒微管，极性微管以及辅助分子共同形成前期纺锤体。此时染色体貌似杂乱地分布细胞中。随后，在各种因素的共同作用下，纺锤体赤道直径逐渐收缩，两极距离拉长，染色体逐渐向赤道方向运动。

中期 所有染色体排列到赤道板上，标志着细胞分裂已进入中期。纺锤体呈现典型的纺锤样。当微管在前中期与动粒结合后，染色体上的中心体聚集在细胞中部平面赤道板上。相对动粒产生的拉力使染色体平均分配。染色体向赤道板上运动的过程称为染色体列队或染色体中板聚合。染色体排列到赤道板后，其两个动粒分别面向纺锤体的两极。

后期 中期染色体的两条染色单体相互分离，形成子代染色体，并分别向两极运动，标志着后期的开始。后期有两个阶段：①早后期或后期 A，姐妹染色单体分离后，在有丝分裂纺锤体两极之间内部运动。纺锤体极的相对位置不变，染色体的运动由纺锤体的动粒微管完成。②晚后期或后期 B，姐妹染色单体被牵拉到分裂细胞相对两端，纺锤体极相对分开，染色体的运动是由于纺锤体的星体微管和细胞皮层的相互作用。后期 B 进一步加大两组染色单体之间的距离，有利于胞质分裂的发生。

染色体向两极的运动依靠纺锤体微管的作用。用破坏微管的药物如秋水仙素等处理，染色体的运动会立即停止。去除这些药物，染色体需要等到纺锤体重新装配后才能恢复运动。染色单体与纺锤体微管的联系也是染色单体运动所必需的。

末期　染色单体到达两极，即进入末期。末期是前期和前中期事件的逆转，该阶段细胞"清理"有丝分裂的影响。动粒微管消失，极性微管继续加长。染色单体开始去浓缩，核膜开始重新装配。核膜前体小膜泡结合到染色单体表面，小膜泡相互融合，逐渐形成较大的双层核膜片断，然后在相互融合成完整的核膜，分别形成两个子代细胞核。随着染色单体去浓缩，核仁也开始重新装配，RNA 合成功能逐渐恢复。

胞质分裂　开始于细胞分裂后期，完成于细胞分裂末期。胞质分裂常被错误认为是末期的最后阶段，但胞质分裂是与有丝分裂末期同时开始的独立过程。严格意义上说，胞质分裂甚至不是有丝分裂的一个阶段而是一个完成细胞分裂所必需的过程。胞质分裂开始时，在原先赤道板所在位置表面下陷，形成环形缢缩，称为分裂沟。随着细胞后期向末期转化，分裂沟逐渐加深，直至两个子代细胞完全分开。胞质分裂开始时，大量的肌动蛋白和肌球蛋白在中间体处装配成微丝并相互组成微丝束，环绕细胞，称为收缩环。收缩环收缩，分裂沟逐渐加深，直到两个子细胞相互分离。胞质分裂过程可以简单地归纳为 4 个步骤，即分裂沟位置的确立、肌动蛋白聚集和收缩环的形成、收缩环收缩及收缩环处细胞膜融合并形成两个子细胞。胞质分裂结束意味着 M 期结束。

有丝分裂异常与肿瘤　早在 19 世纪晚期，人们在组织切片上观察到很多肿瘤细胞有丝分裂异常。1879 年，德国病理学家朱利叶斯·阿诺德（Julius Arnold，1835~1915 年）首先描述了异常的有丝分裂。1890 年，另一名德国病理学家戴维·保罗·冯·汉泽曼（David Paul von Hansemann，1858~1920 年）指出异常有丝分裂在人类肿瘤的起始与发展中可能扮演着重要作用。德国细胞学家特奥多尔·博韦里（Theodor Boveri，1862~1915 年）在对海胆的研究中，发现有丝分裂异常，如受精卵中多级分裂往往导致生物发育异常，提出体细胞的有丝分裂异常而导致的染色体非整倍体与肿瘤相关。

有丝分裂过程的偏差会造成中心体扩增、染色体异常分离以及非整倍体的产生，导致基因组不稳定，从而引发肿瘤。极光激酶（aurora kinase）家族是中心体相关激酶，在细胞有丝分裂中起重要作用，与多种恶性肿瘤发生密切相关。极光激酶 A 在细胞中的表达及分布呈现周期依赖性。其 mRNA 及蛋白质水平在 G_1 和 S 期最低，从 G_2 期开始逐渐升高，在 G_2/M 期增至峰值，M 期结束后迅速下降，激酶活性在有丝分裂早期达到最大。

当中心体出现扩增等异常现象时，可导致错误的纺锤体装配和染色体分离，形成非整倍体，在几乎所有的肿瘤及肿瘤细胞系中都发现有中心体异常现象。极光激酶 A 作为中心体相关激酶，其过表达时可导致中心体扩增、染色体不稳定和细胞恶性转化。

（童　形　梁宝玉）

fǎngchuítǐ

纺锤体（spindle）　有丝分裂和减数分裂过程中由微管和微管蛋白构成的呈纺锤状的结构。与染色体的排列、移动和移向两极有关。主要元件包括极间丝、着丝点丝、星体丝及区间丝 4 种微管和附着在微管上的微管蛋白以及一系列复杂的超分子结构组成。

一般在动物细胞中，中心体也是纺锤体的一部分，纺锤体两端具有由中心粒构成的星体，所以动物细胞的纺锤体又称星纺锤体。

纺锤体形成　有两种情况。

含中心体的细胞　纺锤体的形成开始于细胞分裂前初期，核膜破裂之前。初期的结构为两个相互独立的以中心体为核的星状体。当核膜消失后，星状体和原本位于细胞核内的染色体发生一系列复杂的相互作用。最终所有的染色体在赤道板排列整齐，每一个染色体上的两个着丝点各被一束极性相同的微管（纺锤丝）附着。此时细胞处于分裂中期，纺锤体生成完毕。中心体在此过程中不是必需。

不含中心体的细胞　纺锤体的形成由染色体主导。此过程由小分子量的 GTP 连接蛋白控制。核膜破裂后，纺锤丝由染色体周围生成。其后这些纺锤丝会在动力分子与微管的协同影响下自动排列为极性相反、数目大致相同的两组，每组的极性相对于一组着丝点。同时在微管远端的动力蛋白会将这些微管束集中到一点，形成纺锤极区。与此同时，染色体会自动在赤道板排列整齐。纺锤体完成形成过程。

纺锤体装配　一个复杂的细胞代谢过程。涉及微管在中心体周围装配和已经完成复制的中心体的分离。微管在中心体周围装配需要许多调节因素的参与，如 γ 微管蛋白、中心粒周蛋白等参与了中心体周围微管的装配。中心体的分离需要驱动蛋白相关蛋白和动力蛋白的作用。驱动蛋白相关蛋白主要是一些向微管正极运动的蛋白质，而动力蛋白主要是向微管负极运动的蛋白质。中心体分离时，动力蛋白和来自姐妹中心体的微管之间搭桥，通过向负极运动，将被结合的微管牵拉在一起，组成纺锤体微管；中心体也自然形成了纺锤体的两极。

现已确定的纺锤体组装所需的蛋白质：极光激酶（Aurora）A 是纺锤体组装和分离必需的。核纤层蛋白（Lamin）B 不是纺锤体装配必需的蛋白质，只是一个微管装配时纺锤体基质组成部分，没有时也可以进行有丝分裂纺锤体的组装。极性激酶（PLK）中的 PLK1 是通过调节微管动力来维护纺锤体的重要角色。

（童 形　梁宝玉）

fǎngchuítǐ zǔzhuāng jiǎnchádiǎn

纺锤体组装检查点（spindle assembly checkpoint，SAC）

存在于细胞分裂中期，监控纺锤体微管与染色单体动粒的连接、染色体在赤道面的队列和向纺锤体两极的分离等的一个检查点。上述事件未正确完成前，该检查点阻止细胞从 M 中期进入后期。

当细胞处于有丝分裂期，从两极发出的纺锤体微管分别与姐妹染色单体的动粒相连，拉动姐妹染色单体到细胞的两端，从而形成与母细胞完全相同的两个子细胞，维持了基因组的稳定性。在这个过程中，纺锤体微管与动粒的错误连接，或动粒缺乏双极张力都会导致多倍体的产生。细胞周期的监控系统——SAC 确保了染色体的准确分离。

研究历史　1989 年，美国生物学家利兰·哈特韦尔（Leland H. Hartwell）和韦纳特（Weinert TA）首次提出 SAC 的概念，而 SAC 蛋白则是 1991 年在出芽酵母中被首次发现的。

组成　包括有丝分裂阻滞缺陷蛋白（Mad）和出芽不受苯丙咪唑抑制蛋白（Bub）两个家族。

Mad 家族成员有 Mad1、Mad2 和 Mad3；Bub 家族成员有 Bub1、Bub2 和 Bub3。在真核生物中，除上述 6 种蛋白质外，还有其他 SAC 蛋白。当细胞分裂时，这些蛋白质被有序地募集到着丝点，监控染色体在细胞赤道板上的排列，保证染色体正确分离。

功能　主要是监控着丝点与纺锤体微管的正确连接以及保证张力的形成。在所有的姐妹染色单体都与两极的纺锤体建立起正确的联系之前，SAC 会阻止后期的开始，即使有一个错误连接的动粒也足以激活 SAC。

机制　Mad2 在细胞中有两种构象：没有与 Mad1 或 CDC20 结合的 Mad2 为 O-Mad2，而与二者结合的 Mad2 则会转变为稳定的 C-Mad2。胞质中存在着大量游离的 O-Mad2，以及与 Mad1 结合形成的 Mad1-C-Mad2 二聚体。Mad2 模板假说认为：当着丝点未连接微管时，Mad1-C-Mad2 先在着丝点上形成一个稳定的复合体，并以此为模板来招募细胞中游离的 O-Mad2 形成 Mad1-C-Mad2-O-Mad2 三聚体。三聚体中的 O-Mad2 快速转变为 C-Mad2 并脱离三聚体与 CDC20 结合。着丝点的 C-Mad2 与后期促进复合物/周期体（APC/C）的激活因子 CDC20 结合形成 C-Mad2-Cdc20，从而抑制 APC/C 活性；胞质中的 O-Mad2 也可与 C-Mad2-CDC20 结合，并转变为 C-Mad2。通过这种级联放大作用，在着丝点上形成大量的 Mad2-CDC20，从而有效抑制 APC/C 的活性，阻止细胞周期从中期进入后期。

细胞进入分裂时，Bub1 先定位于着丝点上，并作为基础招募其他 SAC 蛋白如 Mad1、Mad2、BubR1、Bub3 和 Mps1 等至着丝

点。Mad1 被募集到着丝点后，细胞质中的 Mad2 也随后被募集，形成 Mad1-Mad2 二聚体；与此同时，BubR1 与 Bub3 结合形成 BubR1-Bub3 二聚体也被募集到着丝点。细胞周期运转到分裂中期后，M 期周期蛋白（cyclin）A 和 B 迅速地降解，在 G_2/M 期，Mad2、BubR1、Bub3 和 CDC20 形成有丝分裂检查点复合物（MCC）四聚体，与 APC/C 结合并抑制其活性。在 G_2/M 期起作用的周期蛋白依赖性激酶 1（CDK1）活性丧失，被 CDK1 磷酸化的蛋白质去磷酸化，细胞周期便从 M 期中期向后期转化。cyclin A 和 cyclin B 通过泛素化途径降解。APC 是一类可将靶蛋白泛素化的特异的泛素蛋白连接酶 E3，其活性受 SAC 调控。纺锤体组装不完全，或所有动粒不能被动粒微管全部捕捉，APC 则不能被激活。反之，APC 活化，细胞由中期向后期转化。

与肿瘤的关系　乳腺癌、前列腺癌、肺癌和淋巴瘤等肿瘤细胞多为非整倍体，而非整倍体的形成源于染色体的错误分离。DNA 损伤或其他环境诱导的基因毒性引发一系列监控途径，使得 DNA 损伤依赖型的检查点活化。DNA 损伤检查点能使细胞延迟进入细胞周期的下一个阶段，不能修复的严重损伤则导致细胞凋亡。而检查点基因的缺陷会使细胞生长和分裂失控，从而导致对损伤事件的敏感性增加，基因组的不稳定性增大。在有丝分裂中，SAC 功能异常和非整倍体的形成与肿瘤发生有密切联系。

（童 形　梁宝玉）

xìbāo fēnliè zhōuqī dànbái 20

细胞分裂周期蛋白 20（cell division cycle 20，CDC20）

细胞周期相关蛋白质之一。在细

分裂周期中，CDC20 是纺锤体组装检查点（SAC）的靶向物和有丝分裂后期促进复合体（APC）的正调控因子，在引导细胞周期中某些蛋白质的泛素化降解和确保染色体正常分离的过程中有重要作用。

CDC20 表达随着细胞周期各个时期的不同而出现波动变化，在细胞有丝分裂的 G_1 期检测不到，S 期后期开始出现并积累，在 G_2/M 期时达到峰值，直到进入有丝分裂后期，后期促进复合物/周期体（APC/C）与 CDC20 同源蛋白（CDH1）形成的复合物将其泛素化并降解。

CDC20 与 APC/C CDC20 是 APC/C 的激活物。APC/C 在调控有丝分裂的过程中有重要作用。细胞周期中有许多关键的调控因子：CDC 基因、周期蛋白依赖性激酶（CDK）和周期蛋白（cyclin）等。APC/C 构成泛素 - 蛋白质水解酶复合体通路，参与 cyclin 和 CDK 等多种蛋白质的降解，促进细胞周期的运转。CDC20 是 APC/C 的正调控因子，其对 APC/C 的激活，是指 CDC20 与底物直接结合、将底物呈递给 APC/C 从而底物被泛素化并降解的过程。研究表明，分离酶抑制蛋白和 cyclin B-CDK 是 APC/C 最重要的底物。二者的降解对细胞周期的染色体分离起决定性的作用。

CDC20 与 SAC SAC 的作用是在正常情况下，当细胞从有丝分裂中期进入后期时，保证所有的染色体都正确的与纺锤丝结合，并确保染色体正确分离。如果出现异常，如染色体未能与纺锤丝结合，检查点将启动抑制 APC/C 活性的机制，使细胞停滞在有丝分裂的中期。SAC 由有丝分裂阻滞缺陷蛋白（Mad）家族和出芽不受苯丙咪唑抑制（Bub）蛋白家族构成。对于 APC/C 的抑制，Mad2 和 BubRl（Mad3）蛋白在其中有关键作用。

与肿瘤的关系 SAC 可保证细胞分裂后每个细胞都可以获得一套完整的染色体，染色体的错误分离会导致癌基因的过表达、抑癌基因的丢失或突变，引起肿瘤发生。CDC20 是 SAC 的靶点，又是 APC/C 的正调控子，CDC20 的异常可导致错误的有丝分裂，引起癌变。人类嗜 T 淋巴细胞病毒-1（HTLV-1）的反式激活蛋白 Tax 直接与 APC^{CDC20} 结合，将正常的分裂时间表提前，导致非整倍体而引发成人 T 细胞白血病或淋巴瘤。

（童 彤 杨怡轩）

xìbāo fēnliè zhōuqī dànbái 25

细胞分裂周期蛋白 25（cell division cycle 25，CDC25）
CDC25 的基因产物。为双特异性酪氨酸激酶（dsPTP），它在真核生物细胞中通过激活 p34 而诱导细胞进入 M 期。

具有全部活性的周期蛋白 - 周期蛋白依赖性激酶（cyclin-CDK）复合物必须通过 CDK 活化激酶（CAK）在其保守的苏氨酸（Thr）残基上发生磷酸化作用。CDK 活性通过 Thr-14 和 Tyr-15（在 CDK1 中）的磷酸化作用而被负调控。CDK1 的抑制性激酶在高等真核细胞中是 Wee1 和 Myt1 蛋白激酶。这些激酶通过 CDC25 磷酸酶的催化作用而发生去磷酸化，导致 cyclin B-CDK1 发生活化作用。

CDC25 在多种恶性肿瘤中过表达，有两种亚型：CDC25A 和 CDC25B。一种或两种同时在多种肿瘤中过表达，如乳腺癌、卵巢癌、结肠癌、食管癌、胃癌、肝细胞癌、非小细胞肺癌、非霍奇金淋巴瘤、胰导管癌、甲状腺和头颈部癌等。多数 CDC25A 和/或 CDC25B 的过表达与癌症预后不良有关。

（童 彤 杨怡轩）

xìbāo fēnliè zhōuqī dànbái 37

细胞分裂周期蛋白 37（cell division cycle 37，CDC37） 最初在芽殖酵母中发现的细胞周期相关蛋白。随后证明 CDC37 具有伴侣分子活性，可特异地募集一系列的蛋白激酶结合到热休克蛋白 90（Hsp90）上，形成特定的分子伴侣复合体，参与维持蛋白质的稳定性和激酶活性。CDC37 参与细胞内的多项生命活动，在细胞周期、信号转导和基因表达中都有重要作用，因其在肿瘤组织中特异性地高表达，成为肿瘤治疗的一个重要靶点。

（童 彤 杨怡轩）

xìbāo fēnliè zhōuqī dànbái 42

细胞分裂周期蛋白 42（cell division cycle 42，CDC42） 一种鸟嘌呤三核苷酸（GTP）酶之一。可以在活性形式和非活性形式间转换，作为分子开关在细胞迁移中行使多种调节功能。CDC42 被鸟嘌呤交换因子激活，处于开启状态；活性的 CDC42 可被 GTP 酶激活蛋白失活而处于关闭状态。通常 CDC42 只在位于细胞运动前缘的区域被激活。这种区域性激活引起了微管和微丝等细胞骨架的极性分布，从而规定了细胞迁移的方向。

（童 彤 杨怡轩）

cùfēnlièyuán

促分裂原（mitogen） 诱导细胞发生有丝分裂的物质，如植物凝集素可诱导外周血 T 细胞分化、分裂和增殖。又称促有丝分裂原。可以是植物蛋白质，也可以是细菌的结构成分。从作用细胞来看，有的能促使 T 细胞分裂，有的能使 B 细胞分裂，有的则能使二者都分裂。

促分裂原能与多种细胞膜糖类及寡糖基分子结合，后者为促分裂原受体，结合后能促使细胞活化和诱导细胞分裂。由于细胞膜含有不同糖基，故可认为是多克隆活化剂，它与抗原特异性的克隆活化不同。T 和 B 细胞表面都有促分裂原受体，在体外可非特异性刺激静止淋巴细胞向母细胞转化。这种转化细胞 DNA 合成增加，出现细胞体积增大，胞质增多，嗜碱性以及产生有丝分裂等形态变化。这种淋巴细胞转化过程可用 ^{3}H-TdR 掺入，常用于 T 细胞功能检测。美洲商陆丝裂原（PWM）可诱导 T 和 B 细胞转化，而细菌脂多糖则能引起 B 细胞转化（表 1）。

（童 彤 梁宝玉）

cù fēnlièyuán yòudǎo jīyīn 6

促分裂原诱导基因 6（mitogen-inducible gene 6，MIG-6）表皮生长因子与受体酪氨酸激酶（ErbB RTK）信号通路的负调控因子。为抑癌基因，可以与表皮生长因子受体结合，抑制其磷酸化，从而阻止肿瘤细胞增殖。MIG-6 的表达受多种因素诱导，

包括胰岛素、糖皮质激素、类维生素 A、Ca^{2+} 和佛波醇酯类等。MIG-6 在 G_1 末期表达量升高，当细胞进入 S 期时恢复到基准水平。在衰老的成纤维细胞中，MIG-6 的表达比年轻成纤维细胞高，与转染空载体的 2BS 细胞相比，其 SA-β-gal 染色增加，表明导入 MIG-6 后可引起细胞早衰。同时 MIG-6 明显阻滞细胞增殖，细胞进入衰老状态。

（童 彤 梁宝玉）

jíguāng jīméi

极光激酶（aurora kinase） 有丝分裂过程中蛋白质丝氨酸/苏氨酸激酶家族的一个亚家族，包括极光激酶 A、极光激酶 B 和极光激酶 C 3 种。

结构 人类极光激酶由 3 个域组成：N 端域为 31~129 个氨基酸残基，C 端域为 15~20 个氨基酸残基，中间为蛋白质激酶域。

极光激酶家族成员的蛋白质一级结构中含有两个结构域，即可变区和催化区，催化区的氨基酸序列高度保守一致，为 DFG-WSxxxxxxxRxTxDGTxDYLPPE，其中 RxT 序列中的苏氨酸残基是激酶活化的靶点。3 个家族成员之间的序列一致性大于 55%。都具有活化环和降解框，但只有极光激酶 A 含有 A-box，负责激活降

解框的降解功能。极光激酶 A、B 在 C 端催化区有 71% 的相似性，其高度保守性对底物和抑制剂的特异性很重要。然而其 N 端延伸区却没有序列相似性。

定位 3 种极光激酶的细胞内定位和功能有差异。有丝分裂前期：极光激酶 A 位于中心体周围，极光激酶 B、C 在核内的染色体上；中期：极光激酶 A 位于中心体以及其附近的微管区，极光激酶 B、C 位于染色体的着丝粒；后期：极光激酶 A 定位于中心体附近的量减少，另有少部分出现在中间区，极光激酶 B、C 定位于中间区；末期和胞质分裂期：极光激酶 A 大部分无法检测到，极光激酶 B、C 先后位于分裂沟的预定细胞皮层及中心体处。

功能 极光激酶影响从 G_2 期跨度到胞质分裂期，并且可能与关键性的细胞周期活动有关，如中心体复制、染色体双轴取向及分离、分裂沟定位和内凹。在有丝分裂过程中，极光激酶通过出芽不受苯丙咪唑抑制蛋白（Bub）家族的 BubRl、有丝分裂阻滞缺陷蛋白（Mad）家族的 Mad2、CENP-E 和组蛋白 H3 等底物的磷酸化来调节中心体、纺锤体、染色体或细胞骨架的变化，同时极光激酶的活性和定位以及其功能的正常执行也受到其上游调控分子和伴侣分子的调控。

与肿瘤的关系 极光激酶的表达水平在大部分癌组织中上调，且过表达的极光激酶 A 可以诱导细胞转化。极光激酶家族可成为有效的抗肿瘤药物的靶点。

（童 彤 梁宝玉）

jíguāng jīméi A

极光激酶 A（aurora A） 极光激酶家族成员之一。其为蛋白质丝氨酸/苏氨酸激酶。是一个重要

表 1 常见促分裂原的特征

名称	来源	分子量（kD）	特性及应用
伴刀豆球蛋白（ConA）	刀豆	102	T 细胞促分裂原，分离细胞膜糖蛋白
植物凝集素（PHA）	云豆	120	T 细胞促分裂原
美洲商陆丝裂原	美洲商陆	32	B 细胞、T 细胞促分裂原
花生凝集素（PNA）	花生	110	分离胸腺细胞亚群（皮质不成熟胸腺细胞与 PNA 凝集为 PNA$^+$细胞）
大豆凝集素（SBA）	大豆	120	凝集免疫活性 B 细胞、净化人骨髓用于骨髓移植

的有丝分裂调节因子。分别先后定位于中心体和纺锤体极，参与 G_2/M 转换的调节，在有丝分裂中作用于中心体的成熟与分离及纺锤体的组装等。

定位 1988 年，第一个极光激酶 A 等位基因在果蝇突变体中发现。在人类细胞中极光激酶 A 已被确定为癌基因，定位于染色体 20q13.2。极光激酶 A 在分裂前期主要定位于中心体周围，中期在纺锤体极附近的微管上，后期和末期位于极性微管上，主要负责中心体的繁殖和分离、双极纺锤体聚集、有丝分裂进入和退出，对中心体的成熟和纺锤体的装配起着重要作用。与不同的蛋白质联系以发挥功能，许多蛋白质是底物且与肿瘤发生相关，如 BRCA1、Lats2、NM-23、P53 或 TACC。其蛋白质水平及激酶活性都在 G_2/M 期达到最高，直至有丝分裂结束。过表达经常会导致基因扩增。

结构与组成 人极光激酶 A 最早从乳腺癌组织中检测到，被称为 BTAK，又名极光激酶 2、AIKl、STKl5、STK6 和 HsAIRKl 等。极光激酶 A 由 403 个氨基酸残基组成，蛋白质一级结构含有两个结构域：可变区和催化区。催化区位于 C 端，氨基酸序列具有高度保守性，催化区内含有活化环和降解框，活化环参与极光激酶 A 活性的调节，降解框 D-box 参与极光激酶 A 的降解。可变区位于 N 端，此区含有 3 个 box，与极光激酶 A 的胞内定位以及识别、结合中心体的相关蛋白有关，其中 A-box 还负责激活 D-box 的降解功能。

作用 极光激酶 A 的激酶活性对于细胞进入有丝分裂、中心体的成熟和分离以及中期染色体

排列等都是必需的。

极光激酶 A 对于中心体的分离非常重要，它只允许中心体在一个细胞周期中复制一次，对于中心体分离的启动非必需，而对分离的维持必不可少。研究表明，当果蝇中极光激酶 A 突变将导致中心体异常分离，从而引发单极纺锤体。在细胞有丝分裂早期，γ微管蛋白与两种中心粒周围物质，即 nTACC 和 MSPS 以依赖极光激酶 A 的方式聚集到中心体，其中 D-TACC 是一种中心体蛋白，起稳定中心体和微管的作用；MSPS 是一种微管相关蛋白。极光激酶 A 将 D-TACC 磷酸化后与微管结合蛋白 MSPS/XMAP215 形成复合物，并促进其聚集到中心体上，稳定中心体微管。

极光激酶 A 在细胞中的表达及分布呈周期依赖性，其 mRNA 及蛋白质水平在 G_1 和 S 期最低，G_2 期开始逐渐升高，G_2/M 期增至峰值，M 期结束后迅速下降，激酶活性在有丝分裂早期达到最大。极光激酶 A 主要在 G_2/M 期被激活，对细胞能进入有丝分裂起重要作用。将抗极光激酶 A 的抗体注入 G_2 晚期的 Hela 细胞后，细胞延迟进入有丝分裂，但当极光激酶 A 过表达时，又可消除因 DNA 损伤引起的 G_2/M 期阻滞，使细胞逃逸了 G_2/M 期检查点，直接进入有丝分裂，造成染色体不稳定，说明极光激酶 A 参与 G_2/M 期检查点的调控。

与肿瘤的关系 极光激酶 A 在鼠类 NIH3T3 细胞中过表达导致异常中心体扩增和体内的细胞转化。此外，在人类乳腺癌、膀胱癌、结肠癌、卵巢癌和胰腺癌中可检测到极光激酶 A 过表达。极光激酶 A 在近二倍体人类乳腺癌上皮细胞的过表达会导致中心体

异常及非整倍体的形成，是一种潜在的致癌基因。

（童 形 梁宝玉）

jíguāng jīméi B

极光激酶 B（aurora B）

极光激酶家族成员之一。为蛋白质丝氨酸/苏氨酸激酶。重要的有丝分裂调节因子，分别先后定位于着丝粒和纺锤体中间带，是染色体乘客复合物组分之一，参与多种有丝分裂事件的调节，如参与染色体凝集、纺锤体组装、动粒附着、姐妹染色单体分离和胞质分裂等。

结构与组成 极光激酶 B 的编码基因定位于染色体 17p13，其氨基酸序列与极光激酶 A 高度相似，在催化区高达 17%。极光激酶 B 的蛋白质水平和激酶活性也随细胞周期变化而发生规律变化，在 G_2/M 期达到峰值，并且其激酶活性在中期到末期的过渡期间达到最高，但极光激酶 B 的表达和活化比极光激酶 A 略晚一些，二者的表达都与 G_2/M 期进行转换时组蛋白 H3 的磷酸化过程高度协调。

作用 极光激酶 B 通过对一系列效应蛋白质的磷酸化作用，参与细胞分裂的调控。

参与染色质浓缩聚集 染色质浓缩聚集并装配成高度压缩的染色体是细胞进入有丝分裂的前提。极光激酶 B 在有丝分裂期能使组蛋白 H3 的第 10 位丝氨酸磷酸化，H3 的丝氨酸磷酸化在哺乳动物细胞中高度保守，是染色体装配的必要条件。

参与染色体分离及纺锤体组装检查点调控 有丝分裂中后期，染色体在赤道板列队，并在纺锤体微管的作用下向细胞的两极移动。染色体的分离需着丝粒与纺锤体微管的正确结合，否则，复

制的染色单体将不能均等的分配到子代细胞中。纺锤体组装检查点（SAC）能够阻止有丝分裂进入下一个时相，以保证纺锤体的顺利装配。

SAC 由一系列定位于着丝粒的保守有丝分裂阻滞缺陷蛋白（Mad）和出芽不受苯丙咪唑抑制蛋白（Bub）网络组成，纺锤体微管及其与着丝粒结合的张力改变能够激活 SAC 蛋白网络，并通过抑制一种泛素连接酶——后期促进复合物/周期体（APC/C）的活性，延迟有丝分裂后期抑制因子的降解，从而阻断细胞从中期进入后期。在此过程中，极光激酶 B 主要起募集检查点蛋白质的功能。

与肿瘤的关系 极光激酶 B 在人原发性结肠癌、乳腺癌以及口腔鳞状上皮癌中都有高表达。因其参与有丝分裂和胞质分裂的精确调控，并且与许多恶性肿瘤相关，已成为抗癌药物研究的靶点。已有多种极光激酶抑制剂，如 VM-680、ZM447493 等。VM-680 能够阻断极光激酶 B 的 ATP 结合位点，其抑制肿瘤生长的作用已经在白血病以及结肠、膀胱等移植肿瘤的体外实验中得到证实；ZM447493 的集落形成实验显示，其对快速增生细胞具有更强的细胞毒性，也可成为特异性针对肿瘤细胞的药物。

（童　彤　梁宝玉）

jíguāng jīméi C

极光激酶 C（aurora C）

极光激酶家族成员之一。为染色体乘客蛋白。编码基因定位于 19q13，在 G_2/M、M 期的表达达到高峰，其 mRNA 和蛋白质表达水平都是在 G_2/M 期达到最高。最初定位于着丝粒上，随后在有丝分裂中位于有丝分裂细胞的中央纺锤体

中间区，与极光激酶 B 共同调节哺乳动物细胞的有丝分裂中染色体的分离和胞质分裂。

组成 染色体乘客复合物由各种染色体乘客蛋白组成，且在真核生物中具有一定的保守性。从出芽酵母的 Ipl1p、Sli15p 和 Bir1p 到爪蟾和哺乳动物的极光激酶 B、内着丝粒蛋白（INCENP）和存活蛋白，染色体乘客复合物不仅组成相似，而且在有丝分裂中都发挥调节染色体分离和胞质分裂的作用。

作用 INCENP 可通过 In-box 直接与极光激酶 C 结合并将其激活，这两者与极光激酶 B 存在于一个复合物中。极光激酶 C 在体内可与极光激酶 B 或存活蛋白结合，在体外可与存活蛋白结合，但不能与极光激酶 B 结合。因此，极光激酶 C 或许是通过与 IN-CENP 及存活蛋白的直接结合，进而能够与极光激酶 B 共同组装成一个四元复合物，并且极光激酶 C 的激酶活性也能对复合物的正确定位及生物学功能起重要的调节作用。

与肿瘤的关系 极光激酶 C 失活突变体的显性失活效应可诱导细胞产生多核体现象，这与过量表达极光激酶 B 或极光激酶 B 的激酶失活突变体所产生的表型十分相似。RNA 干扰研究发现，单独沉默极光激酶 B 或极光激酶 C 可诱导产生约 15% 或 13% 的多核体细胞，但同时沉默二者时，产生了表型叠加效应，多核体细胞约占 25%。如果在干扰极光激酶 B 的细胞中过量表达极光激酶 C，可部分挽救由于极光激酶 B 沉默所引起的多核体现象。因此，在有丝分裂过程中，极光激酶 B、C 有相似的功能，它们之间可相互弥补。

极光激酶 C 在生殖体系（精液和卵母细胞）中高表达，但在正常组织中表达一般。因其序列及结构上与极光激酶 B 有较高的相似性，与极光激酶 B 一同参与细胞染色体及胞质分离的调控。在许多肿瘤组织及细胞株中都发现了极光激酶 C 过度表达情况。以酵母菌双杂合筛选系统，找出与极光激酶 C 有交互作用的蛋白质——范可尼贫血锌指蛋白（FAZF）。发现在 HeLa 细胞中大量表达 FAZF 会抑制其细胞增殖及细胞转型的能力，而这种抑制现象是由于大量表达 FAZF 后，诱导细胞停滞在 $S/G_2/M$ 期，以致于引发后续的细胞凋亡。另外，极光激酶 C 的活化会大幅降低 FAZF 蛋白的稳定性，可影响 FAZF 的抑癌活性。在许多子宫颈癌细胞株中都可以观察到极光激酶 C 的过表达伴随着 FAZF 表达量下降或不表达的情况，因此推论，FAZF 可能为肿瘤生成抑制蛋白，但由于极光激酶 C 过度活化，导致 FAZF 抑制细胞癌变的能力受限，造成细胞易于癌变。

（童　彤　梁宝玉）

yǒusī fēnliè zhì'áiwù

有丝分裂致癌物（mitogenic carcinogen）

任何能引起细胞恶性转化和癌变的物理、化学和生物因子。可通过直接和间接两种方式增加致癌概率。在直接方式中，它直接增加组织的致癌率，包括雌激素及其同系物；传统致癌物如佛波酯，能模仿正常的细胞间信使分子；还有能够直接杀死细胞的物质。间接方式中，致癌物可抑制正常细胞的生长，能为突变细胞提供生长和分裂的条件。这类物质包括二噁英、苯巴比妥和许多化学物质等。

有丝分裂检查点与肿瘤 基

因组的不稳定性能促进肿瘤的发展，这种不稳定性有两种形式：一种为微卫星不稳定性；另一种为染色体不稳定性，细胞内染色体数目的异常，即非整倍体细胞的形成。染色体的不稳定性与有丝分裂检查点的功能缺损有关。

Bub1 是纺锤体破坏时，阻滞有丝分裂必需的蛋白。Bub1 和 BubR1 mRNA 低表达可能促进肿瘤转移复发。正常细胞中，V400 和 V429 突变体的表达能破坏有丝分裂检查点的功能；乳腺癌细胞的 Mad2 表达量和正常细胞相比明显降低。不论是突变还是低表达都可引起有丝分裂检查点功能异常，使具有异常纺锤体的细胞的有丝分裂停止，子细胞得到数目异常的染色体，成为非整倍体。Mad2 杂合性丢失可导致纺锤体检查点功能缺陷，而且 Mad2 杂合性丢失的小鼠易发生肺癌。丝氨酸/苏氨酸激酶（极光激酶 A）过表达使细胞跨过纺锤体检查点而诱导癌细胞对紫杉醇耐药。

染色体不稳定性与肿瘤 致癌物改变纺锤体组成及染色体上一种或多种蛋白质，诱发非整倍体的形成，非整倍体使染色体组型不稳定，引发自身催化性的染色体组型的演变。这个过程可以产生致死性、癌前性及癌性的染色体组型。

CDC2 与肿瘤 CDC2 即是 CDK1，在细胞周期调控中起着调控 G_2/M 期的作用。在 G_2 后期，CDC2 与周期蛋白（cyclin）B 结合形成 cyclin B-CDC2 复合物，称为促成熟因子（MPF），通过催化作用可使细胞进入和走出 M 期。催化时还受包括 CDC25 等激酶和磷酸酶的调节。CDC2 的过度表达可以使细胞周期进程紊乱，以致细胞不能正常生长、分化而引起

细胞恶性增殖，形成肿瘤。研究表明，MPF 过表达可以见于人类多种恶性肿瘤，并与肿瘤的分级、分期、增殖、浸润、转移和复发等明显相关。MPF 磷酸化调节机制的缺陷与细胞分化障碍有关，而细胞分化障碍是肿瘤发生、发展的基本表型，对胶质瘤来说尤其如此。

（童 彤 梁宝玉）

cù fēnlièyuán huóhuà de dànbái jīméi línsuānméi

促分裂原活化的蛋白激酶磷酸酶（mitogen-activated protein kinase phosphatase，MKP）

可专一调节促分裂原活化的蛋白激酶（MAPK）活性的负调控因子。属于丝氨酸/苏氨酸（Ser/Thr）和酪氨酸（Tyr）双特异性磷酸酶。MKP 通过对 MAPK 的 Thr-X-Tyr 序列（X 为任一氨基酸）去磷酸化失活 MAPK，从而调节细胞的生理活动。

结构组成 包括酪氨酸及丝氨酸/苏氨酸双特异性 MKP 和酪氨酸专一性 MKP 两大类。MKP 的 N 端为非催化区，包含两个与磷酸酶 CDC25 催化区同源的短序列区；C 端催化区包含有与痘苗病毒 H1（VH1）同源的保守序列 [I/V] HCXAGXXR [S/T] GX [F/Y]（X 代表任一氨基酸），该保守序列中 Cys 的突变往往引起 MKP 底物专一性下降和去磷酸化能力的丧失。MKP 家族成员在一级序列以及在磷酸酶活性结构域上有一定相似性，但其底物特异性、组织分布、亚细胞分布及靶基因调节方面各不相同，表明有不同的功能。它们可分为两类，一类是可诱导的位于核内的磷酸酶；一类是定位于胞质且不被即刻早期基因编码的酶。

作用 MKP 在静息状态的细

胞中不表达，而各种刺激因素，如生长因子、压力和佛波酯等都可诱导 MKP mRNA 的表达。并且 MKP 家族成员受各种刺激的影响不同。MKP 通过对 MAPK 上的 Thr-X-Tyr 序列去磷酸化而发挥生物学作用。MKP 的底物包括胞外信号调节激酶（ERK）、JNK/SAPK 和 p38 三大类。

与肿瘤的关系 MKP 负调控 MAPK 介导的信号通路，参与细胞增殖与凋亡的调节。如 MKP-2 和 MKP-3 基因定位于一个编码前列腺癌和胰腺癌肿瘤抑制因子的区域；MKPX 和 MKP-5 分别定位于 3p21 和 1q41，这两个区的删除通常会引起肿瘤的发生。HrasMCF10A 细胞中，水螅毒素刺激 ERK 的活性，诱导 MKP-3 活性的丧失，表明 MKP-3 是表达原癌基因 Ras 的一个易受靶。通过 MKP-7 定位于 12p12，删除该区则会引起急性淋巴细胞白血病、急慢性髓细胞性白血病以及骨髓纤维变性综合征。这表明白血病的肿瘤抑制因子基因位于该区。在非小细胞肺癌中，CL100/MKP-1 的表达水平比良性组织要高 5 倍，对于肺癌的治疗有重要作用。

（童 彤 梁宝玉）

cù fēnlièyuán huóhuà de dànbái jīméi

促分裂原活化的蛋白激酶（mitogen-activated protein kinase，MAPK）

接受胞外刺激，通过级联反应而激活的丝氨酸/苏氨酸蛋白激酶。简称 MAP 激酶。能调节多种细胞活性，如基因表达、有丝分裂、分化、增殖及细胞生存和凋亡等。

分类 哺乳动物的 MAPK 为一个超家族，根据活化部位的序列不同，可分为 3 个家族：ERK（苏氨酸－谷氨酸－酪氨酸，Thr-Glu-Tyr）；JNK（苏氨酸－脯氨

酸-酪氨酸，Thr-Pro-Tyr）；P38（苏氨酸-甘氨酸-酪氨酸，Thr-Gly-Tyr）。

MAPK 信号通路　存在于大多数细胞内，在将细胞外刺激信号转导至细胞及其核内，并引起细胞生物学反应（如细胞增殖、分化、转化及凋亡等）的过程中具有至关重要的作用。MAPK 信号转导通路在细胞内具有生物进化的高度保守性，不同的胞外刺激可以使用不同的 MAPK 信号通路，通过其相互调控而介导不同的细胞生物学反应。不同家族中的不同成员被不同的激酶所激活，如 ERK1/2，JNK1/2/3 和 p38 在相应的促分裂原活化的蛋白激酶激酶［MAPKK（MEK1/2、MKK4/7、MKK3/6）］的催化下，活化基序中的酪氨酸和苏氨酸被磷酸化而得到激活。活化的酶转移到核内使许多调节细胞周期和分化的蛋白质（包括核转录因子）磷酸化，是 MAPK 信号传递途径中的最后一步。ERK1/2 信号转导通路调控细胞生长和分化，JNK 和 p38 MAPK 信号转导通路在炎症与细胞凋亡等应激反应中发挥重要作用（见促分裂原活化的蛋白激酶信号通路）。

重要的 MAPK　有以下几种。

MAPK8　MAPK 家族成员之一，参与细胞增殖、分化、转录和调控，以及紫外线辐射诱导细胞凋亡，与细胞色素 C 介导的细胞死亡通路有关。MAPK8 与 MAPK8 相互作用蛋白 1（MAPK8IP1，又称 JIP-1）非常相似。MAPK8IP1 抑制 MAPK8 介导的转录因子的激活、减少 IL-1β 和 MAPK 激酶 1（MAPKK1）诱导的胰岛 B 细胞凋亡，还可以作为 DNA 结合的葡萄糖转运蛋白 2 的反式活化剂。

MAPK8 对 JNK-c-Jun/AP-1 活化的抑制作用使得 COX-2 酶抑制物具有抗肿瘤效果，可能对胃癌具有治疗效果。EB 病毒的潜伏感染膜蛋白 1 通过 JNK 激酶系列反应引发 AP-1 活动。乙型肝炎病毒 X 蛋白（pX）可以根据微弱的细胞凋亡信号激活 p38 MAPK 通路和 JNK 通路，促进肝细胞凋亡。

采用肿瘤坏死因子和环已酰亚胺治疗肝癌会强烈激活 JNK 蛋白，并导致肝癌细胞的凋亡。已二烯三硫化物在前列腺癌细胞中引发的细胞凋亡与 JNK 和细胞外信号调节激酶介导的 Bcl-2 的磷酸化相关。非 JNK 的其他细胞外信号调节蛋白激酶可以被促性腺激素释放激素激活，并与卵巢癌细胞增殖相关。

MAPK9　MAPK 家族成员之一。其以特定转录因子为对象，介导各种细胞刺激所导致的即时和早期的基因表达。它与 MAPK8 最接近，并均与紫外线辐射导致的细胞凋亡有关，与细胞色素 C 介导的细胞死亡通路有关。与 MAPK8 同时被称为 C-Jun N 端激酶。此激酶抑制 P53 的泛素化，并加速 P53 在非受压细胞中的稳定性。而已发现的以其他剪接方式形成的转录变异体可编码几种不同的同工酶。

通过反义寡核糖酸酐抑制 JNK 蛋白 1 和 2（即 MAPK8 和 MAPK9）可减少 3 种乳腺癌细胞的繁殖；抑制 MAPK9 的表达通过 P53 的作用促使人类肿瘤细胞加速凋亡；二者在调节细胞分裂过程中具有重要作用；通过对移植了 PC3 前列腺癌细胞的小鼠使用反义 MAPK8 和 MAPK9 序列的系统治疗，均能抑制肿瘤生长。

MAPK10　MAPK 家族成员之一。又称 FLJ12099、FLJ33785 和

JNK3 等。为一类在神经元特异性存在的 JNK。通过磷酸化和核定位，MAPK10 在神经元凋亡的信号通路中起调控作用。β-视紫红质抑制蛋白 2，受体调节 MAPK 的骨架蛋白，参与激发这种激酶的磷酸化 MAP 激酶 4（MKK4）。CDK5 可以磷酸化并抑制这种激酶的活性，这可能是防止神经元凋亡的重要机制。已报告了 4 个选择性剪接的编码不同的异构体的抄本变形。MAPK10 主要在神经组织中特异性表达，在甲状腺细胞中也有表达。它们主要在神经元压力诱导的凋亡过程中起调节作用。

MAPK10 缺陷可以引起兰诺克斯-加斯托综合征（Lannox-Gastaut syndrome，LGS），LGS 是一种与年龄有关的隐源性或症状性全身性癫痫综合征，即年龄依赖性癫痫性脑病的一种类型。已发现的染色体畸变涉及 MAPK10，易位 t（Y；4）（q11.2；Q21），导致 MAPK10 截断。细胞遗传学的位置：4q22.1-q23。

（童　彤　梁宝玉）

cù fēnlièyuán huóhuà de dànbái jīméi jīméi jīméi

促分裂原活化的蛋白激酶激酶激酶（mitogen-activated protein kinase kinase kinase，MAPKKK）

受体外促分裂信号（包括生长因子、细胞因子）等刺激而激活的一类丝氨酸/苏氨酸蛋白激酶。是促分裂原活化的蛋白激酶（MAPK）信号通路的上游分子，通过激活促分裂原活化的蛋白激酶激酶（MAPKK），继而激活 MAPK，然后 MAPK 行使其激酶功能调控细胞的各种生命活动。

MAPKKK 包括 Raf 家族、MEK 激酶（MEKK）家族和混合谱系激酶（MLK）家族。Raf 家

族激酶可以激活 ERK 通路；而 MEKK 则激活 ERK 通路和 JNK/SAPK 通路；MLK 家族成员 MLK3、MAPK 上游激酶、转化生长因子 β 激活激酶 1（TAK1）和凋亡信号调节激酶可激活 JNK/SAPK 和 p38 通路。

MAPKKK 参与的 MAPK 信号通路在肿瘤发生中具有多重作用，研究表明，通过测知活性氧存在和诱导凋亡，p38 MAPK 通路可抑制肿瘤起始。

（童 形 梁宝玉）

wēiguǎn
微管（microtubule） 由微管蛋白和微管结合蛋白组成的中空圆柱状结构。是一种具有极性的细胞骨架成分。微管作为细胞内的结构部件并参与到很多细胞过程中，与细胞支持和运动关系紧密，包括有丝分裂、胞质和膜泡运输等，纺锤体、真核细胞纤毛、中心粒等均是由微管组成的细胞器。对低温、高压和秋水仙素敏感。

分子结构 微管是由 13 条原纤维构成的中空管状结构，外径平均 25nm，内径 15nm，长度从 200nm 至 25μm 不等。每一条原纤维是由结构相似的 α 和 β 微管蛋白二聚体聚合而成，而后异源原丝螺旋盘旋形成空心圆柱细丝。微管通常是直的，但偶尔也呈弧形。微管广泛存在于真核生物细胞内，结构基本相同，在动物和一些原生生物的鞭毛基体以及真核生物中心体中为 9+0 结构，在鞭毛中为 9+2 结构。

微管具有极性，其两端的增长速度不同，增长速度快的一端为正极端，另一端则为负极端。正极的最外端是 β 球蛋白，负极的最外端是 α 球蛋白。微管极性的分布、走向与细胞器的定位分布、物质运输方向等微管功能密切相关。

组成 微管由微管组织中心（MTOC）进行组装，着丝粒、中心体、成膜体和基体等具有 MTOC 的功能。所有 MTOC 都有 γ 微管蛋白，该蛋白与 α 和 β 微管蛋白不同，它能够结合其他蛋白质形成环状结构，称为 γ 微管蛋白环状复合物，在 α 和 β 微管蛋白开始形成二聚体的过程中充当支架。

在细胞内，微管除了含有微管蛋白外，还含有一些同微管相结合的辅助蛋白，与微管共存，参与微管的装配，称为微管相关蛋白。

生物学功能 有以下几方面。
构成细胞支架 微管在细胞中起支撑作用，参与细胞形态的维持，还在纤毛、鞭毛、轴突的形成和维持方面也有重要作用。

参与物质运输和细胞器转运 微管对细胞内物质运输起到轨道作用，破坏微管会抑制细胞内的物质运输。马达蛋白可以沿其移动，与微管结合而起运输作用的马达蛋白有两大类：驱动蛋白和动力蛋白。

驱动蛋白 由两条重链和数条轻链组成，其重链的头部具有 ATP 酶活性，利用水解 ATP 得到的能量沿着微管移动，通过结合和水解 ATP，使两个头部交替与微管结合，从而沿微管"走行"，将细胞内物质转运。驱动蛋白的运动方向一般是从负极至正极，即顺向运动。驱动蛋白运动参与很有丝分裂、减数分离、轴突运输及物质转运。

动力蛋白 因与鞭毛和纤毛的运动有关而得名。分子量巨大（接近 1.5MDa），由两条相同的重链和一些轻链以及结合蛋白构成。其作用主要有以下几个方面：在细胞分裂中推动染色体的分离、驱动鞭毛的运动、运输小泡等。其运动方向是朝向负极，通常是向细胞中心运输，又称为负端运动。

细胞内很多物质的运输都与微管密切相关。如细胞内各类小泡、色素颗粒等的定向运输，以及神经轴突的快速运输等。另外，线粒体、核糖体等细胞器的运输也与微管有很大关系，微管在核的周围分布密集，并向胞质外伸展，在线粒体周围也有微管的存在，有的微管直接连到高尔基复合体的小泡，核糖体可系在微管及微丝的交叉点上。

参与细胞分裂 细胞分裂中，微管的主要功能是形成纺锤体，其中起重要作用的是星体微管。星体微管是微管的亚群，只出现于即将进行有丝分裂的时期以及有丝分裂期。它们以中心粒为中心径向排列，参与肌动蛋白骨架的形成，与细胞皮层相互作用以帮助纺锤体定向。星体微管还可协助动力蛋白发挥作用。

参与细胞内信号转导 微管在胞质中分布广泛，因此，一般认为微管具有足够的空间进行信号转导。微管参与 Hedgehog、JNK、Wnt、ERK 信号通路，信号分子可直接通过与微管作用，或通过马达蛋白或一些支架蛋白与微管作用。微管的信号转导功能与细胞的极化、微管的不稳动力学行为、微管的稳定性变化、微管的方向性及微管的组织中心的位置均有关。

功能化微管 有以下几种。
荧光标记的功能化微管 微管功能化的最早形式即为带有荧光标签的微管，荧光基团共价连接聚合微管蛋白表面，从而确保组装不受加入标签的影响。荧光标签的微管能够通过荧光显微镜观察，以探索体内微管的功能及微管在体外应用的能力。此外，不同的微管端（即正极端或负极端）可以被带上不同程度或不同的荧光基团，从而表征微管的生长或可视微管的极性。

生物素-抗生蛋白链霉素标记的功能化微管　该功能化微管是公认的与生物素和链霉素有高亲和力以及高特异性结合的物质，成为常用的纳米"黏合剂"。已利用链霉菌涂层表面的生物素标记的微管的结合能力推导出的微管蛋白的基本特征，如配体-受体相互作用的强度、马达蛋白反应等。生物素-链霉素标记已被用于微管功能化抗体，可以绑定不同的目标和单链DNA，进行特异性可逆杂交来确定目标互补序列。

其他　功能化微管还包括抗体标记的微管、与ssDNA结合的微管等，都有一定应用。

临床意义　针对微管参与细胞的分裂增殖和细胞内物质运输等多种生物学特性，阻断微管功能的抗微管药物广泛应用于医学领域，如抗肿瘤、细胞核型诊断试剂、抗痛风、抗寄生虫及农业上的杀虫剂等方面。根据与微管蛋白结合位点的不同，可将这类药物分为以下几类。

长春碱类　长春碱是从夹竹桃科植物长春花中提取出来的一种生物碱，具有抑制微管蛋白组装的活性，因其毒性较低，已成为临床作用于细胞周期M期的特异性肿瘤化疗药物，用于治疗急性淋巴细胞白血病、霍奇金淋巴瘤、绒毛膜癌等，长春碱与顺铂、甲氨蝶呤联合被作为首选药物配伍治疗泌尿道上皮癌。但此类药物有外周神经毒性和骨髓抑制等副作用。

秋水仙碱类　秋水仙碱是从秋水仙中提取的一种生物碱，曾用于乳腺癌、子宫颈癌等的治疗，因其骨髓抑制及神经毒性大，被后来的长春碱类药物替代。与长春碱类相似，高浓度的秋水仙碱能使微管聚合，低浓度稳定微管动力。低浓度的秋水仙碱阻止微管聚合，通过与微管末端结合而不是与可溶性微管蛋白结合来阻止微管聚合。但游离的秋水仙碱分子不直接与微管末端结合，而是先与可溶性微管蛋白结合，引发一个慢的微管蛋白构型改变，最终形成一个几乎不可逆的终极微管蛋白秋水仙碱复合物。这种复合物缓慢破坏微管网格的结构，使微管蛋白的加入减慢。因此，作为实验的工具药被用于多种细胞骨架的特性研究。

紫杉醇类　紫杉醇及其类似物已广泛应用于乳腺癌、卵巢癌和非小细胞肺癌、卡波西（Kaposi）肉瘤，副作用类似于长春碱类，具有神经毒性和骨髓抑制。紫杉醇类不易与游离微管蛋白结合，但易与装配好的微管紧密结合。紫杉醇与微管内表面的结合使微管稳定，增加微管聚合力，可能是由于微管蛋白构型改变增加了相邻蛋白质分子的亲和力。高浓度的紫杉醇阻止微管聚合，由于纺锤体微管动力受到抑制，肿瘤细胞被阻滞在分裂中期不向后期过渡，从而导致细胞凋亡。

（童彤　梁宝玉）

wēiguǎn xiāngguān dànbái

微管相关蛋白（microtubule-associated protein，MAP）

与微管特异地结合在一起，对微管功能起辅助作用的蛋白质。不是构成微管壁的基本构件，而是在微管蛋白装配成微管之后，结合在微管表面的辅助蛋白。在微管结构中占10%~15%。

结构　微管结合蛋白的结构中具有两个结构域：一个是碱性的微管蛋白结合结构域，可与微管结合，可明显加速微管的成核作用；另一个是酸性的外伸结构域，以横桥的方式与其他骨架纤维相连接，突出区域的长度决定微管在成束时的间距大小。

分类　MAP主要包括MAP-1、MAP-2、Tau和MAP-4蛋白，前3种主要分布于神经元，而MAP-4在神经和非神经元中均存在，在进化上具有保守性。根据序列特点，将微管结合蛋白分成两个类型：Ⅰ型和Ⅱ型。Ⅰ型对热敏感，如MAP-1A、MAP-1B；Ⅱ型热稳定性高，包括MAP-2、MAP-4和Tau蛋白。

MAP-1　对热敏感，见于神经轴突和树突中，在微管间形成横桥，但并不使微管成束。MAP-1A见于成熟轴突中，MAP-1B见于新生长的轴突中，MAP-1C是一种胞质动力蛋白，与逆向的轴突运输有关。

MAP-2　仅见于树突状细胞中，在微管间及微管与中间纤维间形成横桥，能使微管成束。MAP-2具热稳定性，与依赖于cAMP的蛋白激酶有高度亲和性。MAP2A在神经元发育过程中不断增加表达；MAP2B在神经元发育过程中表达保持恒定；MAP2C存在于不成熟的神经元树突中。

MAP-4　广泛存在于各种细胞中，具高度热稳定性。

Tau蛋白　见于神经轴突中，具热稳定性。功能是加速微管蛋白的聚合。

功能　MAP能促进微管聚集成束；增加微管稳定性或强度；促进微管组装。

对微管的调节　在细胞内微

管蛋白以两种状态存在——聚合态和游离态，两种状态在细胞内处于动态平衡。MAP 通过结合于微管或游离微管蛋白上来影响两种状态之间的动态平衡，从而调节微管的数量。

对微观结构的调节　MAP 通过促进微管聚合的起始或结合于微管的侧壁，使微管形成 13 根原纤维组成的单管结构或形成如中心粒、鞭毛的多联体结构。

对微管组织分布的调节　MAP 通过决定微管起始聚合的位置，使微管的一端聚集于中心体上而形成放射状结构，或通过侧壁结合连接使微管成束等。

对微管动态变化速率的调节　MAP 通过结合于微管的末端，或影响游离的微管蛋白聚集成核，使微管聚合延长与崩解的转换速率改变。还有一类蛋白质可通过切割微管，加快微管聚集的速率。

对微管稳定性的调节　MAP 通过结合微管侧壁或在微管末端加帽使微管稳定。在细胞内可以表现为一些翻译后修饰的微管蛋白量的变化。

磷酸化调节　MAP 对微管的调节是根据细胞内外的信号来进行的。大部分 MAP 本身都能被磷酸化修饰，这种修饰能调节 MAP 和微管的相互作用。细胞在进行有丝分裂、细胞极化迁移等活动过程中，微管的形态都会发生极大的变化。在极化的细胞中，细胞前后两端不同的信号途径被激活，导致微管呈不对称分布。

有一些 MAP 可以被细胞周期依赖性激酶的磷酸化修饰调节，在有丝分裂过程中发挥重要的作用。另外，在调节 MAP 的蛋白激酶中，有些本身就是 MAP，使调节更易于实现。

（童　彤　梁宝玉）

wēiguǎn wěndìng-qù wěndìng dànbái
微管稳定-去稳定蛋白（microtubule stabilizing-destabilizing protein）

可调节微管在细胞内动态活性的蛋白质。MAP 家族、Tau、抑微管装配蛋白（stathmin，又称癌蛋白 18）、BRCA1 和 pVHL 蛋白、抑制凋亡蛋白和存活蛋白等都属于该类蛋白质。具体来说，微管稳定蛋白包括一大类和微管相关联的蛋白质，如 MAP 家族包括：MAP4、XMAP215、XMAP230/XMAP4 和 XMAP310。微管去稳定蛋白属于另一类蛋白质家族，包括癌蛋白 18 和 XKCM1。微管稳定-去稳定蛋白的共同特点是均含有与微管结合的结构域。这些蛋白质的磷酸化改变会导致微管网络中的细胞周期发生特异性改变，同时，这些蛋白质表达水平的改变也可能与人类的一系列癌症及微管靶向化疗药物的敏感性有关。

MAP 家族能够和微管结合并使其稳定，MAP-7 仅在上皮细胞中表达。MAP-4 在各种细胞中表达，其表达异常能调节癌细胞对微管相互作用药物的敏感性。MAP-1 和 MAP-2 主要在神经元中表达，在肺神经内分泌癌和一些非小细胞癌中有多变的 MAP-2 免疫反应；MAP-2 已被提议作为口腔鳞状细胞癌的诊断标志物。Tau 蛋白主要在神经元中表达，其磷酸化形式和微管蛋白结合后能够促进微管的聚合和稳定微突。在乳腺癌细胞中发现 Tau 蛋白的表达异常，其低表达能使乳腺癌细胞对紫杉醇的作用更加敏感，因而可以通过抑制 Tau 蛋白的表达来提高肿瘤对紫杉醇的敏感性。

癌蛋白 18 是微管去稳定蛋白家族成员，参与调节有丝分裂过程，其高表达和恶性肿瘤发生有关，并与预后差也有相关性，如人乳腺癌中，癌蛋白 18 的表达水平与较高比例的非整倍体细胞、增殖细胞、肿瘤形状和组织病理学的级别呈正相关。

（童　彤　梁宝玉）

jīdòng dànbái
肌动蛋白（actin）

肌肉细肌丝和真核细胞骨架中微丝的主要蛋白质。由 374 个氨基酸残基组成，分子量 42kD，占细胞总蛋白质的 $5\% \sim 10\%$。

形态结构　肌动蛋白以两种形式存在，即单体和多聚体。单体的肌动蛋白是由一条多肽链构成的球形分子，称球状肌动蛋白（G-actin）。肌动蛋白的多聚体形成肌动蛋白丝，在电子显微镜下呈双股螺旋状，称纤维状肌动蛋白（F-actin），在含 ATP 和 Ca^{2+} 溶液中解聚为球状肌动蛋白，而 Mg^{2+} 和较高浓度的 K^+、Na^+ 则可诱导肌动蛋白亚单位的聚合。G-actin 上有 3 个结合位点，一个是 ATP 结合位点，另两个都是与肌动蛋白结合的结合蛋白结合位点。

分类　肌动蛋白存在于所有真核细胞中。多数简单的真核生物，如酵母菌和黏菌，含单个肌动蛋白基因，只含有一种肌动蛋白。但在较高等的动植物中，则含有多个肌动蛋白基因，合成多种肌动蛋白。肌动蛋白至少表达成 6 种异构形式，分为 3 种类型：α、β 和 γ 型。α 型分布于各种肌细胞中，β 和 γ 型分布于肌细胞和非肌细胞中。肌动蛋白主要分布于细胞质外围靠近细胞膜处，沿细胞轮廓排列走行。此外，肌动蛋白也普遍存在于各类细胞的细胞核中，主要为 β 或 γ 型。

功能　肌动蛋白是生物体中微丝的一个单节结构，参与细胞形态的维持、运动、分裂、迁移、生长、物质运输和细胞间信息的传递等许多重要生理活动，具有多种结合位点，可与不同的肌动蛋白结合蛋白相结合。与肌球蛋白结合，使肌球蛋白ATP酶的活性增加，为运动提供能量，肌动蛋白与肌球蛋白相互作用产生张力，促成肌肉收缩、胞质分裂和胞质流动。细胞接受细胞外信号的作用，肌动蛋白可发生聚合或解聚。球状肌动蛋白和纤维状肌动蛋白的相互转交受细胞内多种肌动蛋白结合蛋白的调控。

微丝和微管一样，在细胞中也处于动态平衡状态，细胞内肌动蛋白单体和微丝中的肌动蛋白不停地进行交换，正是这种特征决定了微丝能够参与细胞变形运动和细胞分裂。

（童 形 梁宝玉）

zhuósìlì

着丝粒（centromere） 染色体中将两条姐妹染色单体结合起来的区域。由无编码意义的高度重复DNA序列组成，是动粒的形成部位。着丝粒位于异染色质区内，这里富集了卫星DNA，也就是短的DNA串联重复序列。

作用 使复制的染色体在有丝分裂和减数分裂中可均等地分配到子细胞中。在很多高等真核生物中，着丝粒看起来像是在染色体一个点上的浓缩区域，这个区域包含着丝点，又称主缢痕、动粒。此是细胞分裂时纺锤丝附着之处。在大部分真核生物中每个纺锤丝附着在不同的着丝粒上。若着丝粒丢失了，那么染色体就失去了附着到纺锤丝上的能力，细胞分裂时染色体就会随机地进入子细胞。然而有着丝粒的染色体也会出现这种异常分配，那就是复制后的两个染色体拷贝并不总是正确地分离进入子细胞。在

此过程中发生错误的概率通常是很低的。若发生错误会引起染色体数目的改变。如在酵母中分配发生错误的概率低于1/10万。

结构 着丝粒有3个结构域。

着丝点结构域 位于着丝粒的表面，由外板、内板、中间区和围绕外层的纤维冠。内外板的电子密度高，中间区电子密度低。内板与中央结构域的着丝粒异染色质结合，外板与微管纤维结合，纤维冠上结合有马达蛋白，如胞质动力蛋白和属于驱动蛋白家族的CENP-E，为染色体的分离提供动力。

中央结构域 包括着丝粒的大部分区域，位于着丝粒结构域的下方，含有高度重复的α卫星DNA构成的异染色质。中心结构域对着丝粒-动粒复合体结构的形成和正常功能活性的维持有重要作用。

配对结构域 位于着丝粒结构的内层，中期两条染色单体在此处相互连结，在此区域发现有两类蛋白质，一类为内着丝粒蛋白，另一类为染色单体连接蛋白。

着丝粒-动粒复合体 动粒是着丝粒结合蛋白在有丝分裂染色体着丝粒部位由蛋白质形成的一种3层圆盘状结构，微管与之连接，与染色体分离密切相关，每一个中期染色体有两个动粒，位于着丝粒的两侧。由于着丝粒和动粒之间不仅存在空间上的关系，而且在结构和功能上也是不可分割的统一体，因此普卢塔（Pluta AF）和拉特纳（Rattner JB）分别在1990年、1991年将整个哺乳动物细胞染色体主缢痕区称为着丝粒-动粒复合体（CKC），即由着丝粒和动粒共同组成的一个功能单位。

动粒的分子结构尚不清楚，

但已分离出几种动力蛋白的成分，如哺乳类的CENP-A、CENP-B、CENP-C、 CENP-D、 CENP-E、CENP-F和INCENP等。CENP-A分子量约17kD，是一种组蛋白H3类的蛋白质，与组蛋白H3在C端有62%的同源序列。免疫标记技术证实CENP-A定位于动粒的内层。CENP-B分子量约80kD，主要定位于动粒内层内侧的着丝粒上。CENP-C分子量约140kD，定位于动粒的内层。CENP-E分子量312kD，是一种驱动蛋白，定位于动力外层表面的冠上。CENP-E在促使染色体与来自两级的微管相联结过程中起重要作用，在前中期与微管结合，以后逐渐转移到动粒上。到分裂后期，CENP-E离开动粒，转移到纺锤体的中间区。CENP-F分子量约330kD，在间期是一种核骨架蛋白；在分裂前期，转移到动粒上；到分裂后期，再转移到纺锤体的中间区域；到末期，再度转移到中体上。在酵母细胞中也分离到了在结构和功能上与此类似的蛋白质。

着丝粒DNA主要由α卫星DNA构成。着丝粒DNA片段大小由芽殖酵母的一百多个、到人类的几千个千碱基对不等。大的着丝粒DNA片段则主要由一些特殊的序列重复排列构成。着丝粒DNA也伸入到动粒的内层，成为动粒内层的组成部分。

染色体依靠动粒捕捉由纺锤体极体发出的微管。没有动粒的染色体不能与纺锤体微管发生有机联系，也不能和其他染色体一起向两级运动。用药物咖啡因处理细胞，可以使动粒与染色体脱离，到分裂期，动粒则单独向两级移动。

CKC形态变化与恶性肿瘤

维格（Vig BK）指出，没有着丝粒蛋白的着丝粒是恶性肿瘤中非整倍体起源的一种机制。他发现由大鼠脑来源的转化细胞系中一些染色体着丝粒中没有动粒蛋白，这些染色体不能经历正常的后期分裂，很可能丢失或只进入某一个子细胞。在对肺癌、食管癌患者外周血淋巴细胞染色体和 Hela 细胞染色体 CKC 研究也发现，染色体着丝粒点消失频率显著性增高，证明了维格关于肿瘤细胞染色体非整倍体发生机制的论点。

（童 彤 梁宝玉）

zhuósīlì dànbái E

着丝粒蛋白 E（centromeric protein-E，CENP-E）

在细胞分裂间期或分裂期定位在着丝粒上，共同参与着丝粒组装并影响其功能的一种蛋白质。分子量 312kD，不仅参与着丝粒的组装，而且还是纺锤体检查点的重要组成部分，是联系着丝粒与纺锤体微管间的纽带，并提供染色体运动的动力，可以衔接纺锤体微管与动点。

CENP-E 定位于着丝点的纤维冠层伸出着丝点至少 50nm，这一特点有利于 CENP-E 与纺锤体微管连接，同时具有作为着丝点与微管连接感受器的物理条件。注射 CENP-E 抗体可阻止中期染色体排列到纺锤体中央而停留在一极，因此 CENP-E 是有丝分裂过程中染色体排列和向两极移动的必不可少的功能成分。

CENP-E 在有丝分裂过程中功能很多，在有丝分裂中期，Nuf2-Hec1 复合物在 CENP-E 的帮助下完成微管捕捉和稳定的作用，使染色体整齐地排列在赤道板上，等待后期的分裂，而在其任务完成后，CENP-E 会集中于两个子细胞中间的中体位置，并被 SCF 介导的泛素化进程降解。

CENP-E 有两种不同形式的 mRNA 序列，分别命名为 CENP-EWT 和 CENP-E I，其中 CENP-E I 缺失第 38 个外显子。两种 CENP-E mRNA 形式对细胞增殖、细胞周期和染色体分离可能具有重要调控作用。

（童 彤 梁宝玉）

kàng zhuósīlì kàngtǐ rǎnsè

抗着丝粒抗体染色（antikinetochore antibody staining；CREST staining）

利用抗着丝粒抗体进行间接免疫荧光染色来检测非整倍体的一种方法。1980 年，美国学者莫罗（Moroi Y）在 CREST 综合征患者的血清中发现一种抗体（CREST 抗体），该抗体能与人、小鼠和中国仓鼠等染色体着丝粒蛋白特异结合，并可通过免疫荧光技术检测，称为抗着丝粒抗体（CREST 抗体）。将该血清抗体对染色体着丝粒的染色称为抗着丝粒抗体染色。

应用 非常广泛：①拓展了微核试验应用范围，与微核试验结合形成的 CREST 免疫荧光微核技术能有效鉴别非整倍体毒性（有着丝粒的微核是在非整倍体毒剂作用下整条染色体丢失造成的，无着丝粒的微核是在断裂剂的影响下染色体断裂形成的）。微核试验从初起建立时只能判断染色体断片的常规实验逐渐发展为能快速精确检测非整倍体的新型试验，并且从体内试验发展至体外实验。②研究生活环境中化学物的遗传损伤机制，如在食品成分、环境中的污染物或辐射及药物研究方面。③化学物的功能检测及分类方面，CREST 染色可对抗氧化、抗突变物质的功能进行评价。④在环境污染物非整倍体遗传毒性检测中，CREST 免疫荧光微核试验能敏感地检测出地区环境污染物对非整倍体遗传毒性检测的生态学指标。⑤可利用该方法对敏感人群进行筛查，部分敏感人群在环境污染物作用下极易发生非整倍体化，及时发现这部分人群并采取有效的防护措施，在预防医学中有重要意义。

与荧光原位杂交的比较 对于非整倍体的检测，荧光原位杂交（FISH）也是常用方法，基本原理是利用核酸探针与染色体上的互补区杂交后显色分析，是对 DNA 的分析，而 CREST 染色技术是对着丝粒的分析。FISH 与 CREST 染色均可与微核试验联合，两种方法各有优缺点。FISH 法种属特异性强，标本制备简单，可靠性更好，对超倍体和染色体丢失造成的非整倍体都能检测，但价钱昂贵，作为筛查化学物非整倍体毒性的方法不宜广泛应用。CREST 染色法简便、经济、易操作，实用性强、具有通用性，但对微核的着丝粒分析只能检测染色体丢失造成的非整倍体，对不分离引起的非整倍体无法检测。有人建议在对化学物遗传毒性分析时将两种方法结合，先进行 CREST 染色法初筛，当微核形态似整条染色体丢失造成的，而 CREST 染色微核试验为阴性时，再用 FISH 方法进行确认则更为精确。

（童 彤 梁宝玉）

bú duìchèn fēnliè

不对称分裂（asymmetric cell division）

母细胞在分裂时产生两个不同命运子细胞的过程。是细胞生物学中与对称分裂相对的细胞分裂方式。对称分裂是指母细胞分裂成两个结构、性质、功能相同并且细胞命运相同的两个子细胞的分裂方式，是细胞分裂最常见的形式，是细胞自我复制和扩增的主要形式。不对称分裂是细胞多样性的来源之一。多细胞机体都始于单细胞，生长发育过程中单细胞分化为不同细胞类型，从而形成机体的组织、器官和系统。

命运差异机制 产生细胞命运差异的机制有两种：一是产生相同的细胞但由于细胞处于不同的微环境及与相邻细胞的相互作用，细胞命运分化；二是细胞在有丝分裂时由于细胞命运决定子进入其中一个子细胞，从而产生命运差异。因此，不对称分裂是多细胞有机体发育的基础。

分裂步骤 ①分裂细胞内部极性轴的建立。②沿此轴定向并形成纺锤体。③细胞命运决定子沿极性轴作极性分布。④细胞分裂后不同的细胞命运决定子指导子代细胞的不同功能与命运。

调节机制 不同物种、不同组织间不对称分裂的机制各异，不对称分裂具有内源性和外源性两种调节机制。

外源性调节机制 指细胞与细胞间的连接及细胞周围微环境对不对称分裂及其转归的调节作用。果蝇性腺生殖干细胞（GSC）是依靠微环境来维持干细胞属性的典型代表。雌果蝇卵巢中 cap细胞控制分化蛋白的表达控制卵子发生期微环境，雄果蝇精巢中的 hub 细胞通过与干细胞连接分化来控制分化进行，两者通过关键基因的表达来调节 GSC 的不对称和对称分裂以及细胞命运决定子的分离。另外还有研究表明，细胞分裂过称中，干细胞巢通过信号转导、直接与干细胞相互作用调控其分裂面和胞内信号不均分布，而导致干细胞的不对称分裂。干细胞可重复定向分裂产生一个留在干细胞巢中的保留干细

胞特征的子细胞、一个被排出干细胞巢并开始分化的子细胞。干细胞巢合成两种配体 DPP 和 GBB，可激活生殖干细胞中的骨形成蛋白（BMP）信号转导，抑制编码促进分化蛋白质的 bag-of-marbles 基因。定向不对称分裂的干细胞控制子细胞的定位，进而控制它们与外界信号的接触从而调控干细胞特性。最后的结果是，干细胞可重复地定向分裂产生一个留在干细胞巢中保留干细胞特征的子细胞，而另一个子细胞被排出干细胞巢并开始分化。

内源性调节机制 指细胞内部相关因素对细胞命运决定子进行靶向调控，使其只进入其中一个子代细胞从而调控不对称分裂。细胞分裂时细胞命运决定子不对称分布于子细胞中。果蝇成神经细胞的不对称分裂，一个进化中保守的细胞命运决定因子 Numb不对称分布于将要分化的子细胞中，而 Numb 是 Notch 信号通路的抑制因子，其不对称分布导致细胞命运的不同细胞极性因子不对称分布或受外源信号调控，导致中心粒和纺锤体不对称分布。不对称分裂的细胞通常具有极性，如细胞顶-底极性及内部分子分布的不对称。Par-3、Par-6 和 aPKC蛋白在胞内的不对称分布决定了细胞极性轴的取向，进而引发其他命运决定蛋白和纺锤体的极性分布。果蝇雄性生殖干细胞分裂过程中，在干细胞巢提供的信号的作用下，母细胞的中心粒留在靠近细胞巢一侧，而子中心粒移入细胞另一侧，因此产生的两个子细胞命运不同。实验发现 DNA链在子细胞和母细胞中存在不对称分配现象。在成体肌肉干细胞肌卫星细胞中观察到母细胞的DNA 链倾向于共同进入某一子细

胞，这表明维持干细胞特性的子细胞保留母链 DNA，以避免可能发生的复制错误和突变。另外，染色体的表观遗传修饰二级结构的折叠等以及一些染色质结合因子如可激活或抑制组蛋白修饰的因子均可影响参与自我更新过程的 DNA 结合蛋白的表达，进而影响 DNA 的表达和活性，使表观修饰不同的子细胞具有不同的表达和命运。调控不对称分裂的机制有相对的保守性，并且在不同的物种和组织中具有特异性。某些组织不对称分裂是一种因素占主导，有些则是综合作用的结果。在作用过程中胞外信号影响胞内因子的分布，而胞内因子的不对称分布也影响对胞外信号的应答。

与肿瘤的关系 不对称分裂与肿瘤的发生发展有密切联系。不对称分裂在两方面与肿瘤相关：一是肿瘤干细胞不对称分裂的丧失导致细胞分化机制异常；二是不对称分裂机制的失活导致与其相对应的对称分裂引发非整倍体发生率升高。

细胞分化机制异常 肿瘤细胞与正常细胞相比在细胞分化上缺陷，如分化能力的丧失、分化和增生时的自我补充、对抗增生的相关信号不敏感、逃脱程序性细胞死亡以及具有侵入性和浸润性。调控分裂模式转换的相关因子缺陷使细胞拥有自我更新能力可维持发育的可塑性，增加生长能力和修复能力，这也是内在的肿瘤形成的基础。细胞顶部极性分子的缺陷是不对称分裂转换为对称分裂的机制，极性分子的缺失将导致细胞极性丧失及细胞的大量增生。如极性因子的不对称分布（如 PINS 和 aPKC），细胞命运决定因子（如 Numb 和 Prospero）的不对称分布以及有丝分裂纺锤体的分布而进行不对称分裂。但当调节不对称分裂的机制受到干扰，细胞便开始对称分裂。同时由于细胞顶－底极性发生改变，细胞分裂时细胞中的物质不能如不对称分裂时不对称地分配，而转向均等地进行分配，引发对称分裂机制，细胞大量增殖而出现肿瘤样表现型。

不对称分裂机制失活　细胞命运决定子 Numb 基因的缺失是引起细胞不对称分裂机制紊乱的原因之一，而 Numb 的缺失可能导致肿瘤 Notch 信号通路的过度兴奋促进肿瘤的发生。不对称分裂与细胞非整倍体相关，并且是非整倍体为细胞癌变机制。非整倍体通过保留具有促进细胞增殖的染色体而丢失具有抑制细胞增殖的染色体，产生特定染色体核型引发肿瘤发生。几乎所有的实体肿瘤都是非整倍体核型。部分肿瘤细胞非整倍体的产生与基因突变有关，但很多肿瘤的非整倍体产生与有丝分裂错误、端粒缩短引起基因组不稳定及致癌因素直接作用等有关，因此非整倍体的产生与基因突变不存在确定的因果关系，非整倍体可以是癌变的原始启动因素。当细胞不对称分裂机制紊乱时，对称分裂不仅促进干细胞的增殖，也进而促进染色体整倍性的发生率。细胞对称分裂出现非整倍性的原因可能是功能缺失的中心体，当其复制错误或形态失常都可能导致染色体分裂异常。在哺乳动物细胞中由肿瘤抑制因子调控的中心粒功能对避免基因组的不稳定性十分重要。在不对称分裂的细胞中，中心体和纺锤体严格调控以保证子细胞获得不同的命运。对称分裂对纺锤体控制的放松而增加非

整倍性和其他连带突变的可能性，从而肿瘤的发生率增加。

（童　形　梁宝玉）

dànbáiméi

蛋白酶（protease）　催化蛋白质类化合物中肽键水解，分解蛋白质生成胨、腖、多肽和氨基酸的一类酶。广泛存在于动物内脏、植物茎叶、果实和微生物中。微生物蛋白酶，主要由真菌、细菌，其次由酵母、放线菌产生。种类很多，重要的有胃蛋白酶、胰蛋白酶、组织蛋白酶、木瓜蛋白酶和枯草杆菌蛋白酶等。

分类　有多种分类方法。

根据酶的活性中心起催化作用的基团属性　①丝氨酸/苏氨酸蛋白酶：活性中心除丝氨酸外还包括组氨酸和天冬氨酸残基，如胰腺所分泌的各种内肽酶和与凝血、溶血纤维、补体系统有关的各种蛋白酶。②巯基蛋白酶：活性中心除半胱氨酸外还需有组氨酸残基参与，如植物来源的和细胞溶酶体内的某些组织蛋白酶。③金属蛋白酶：活性中心除金属离子外还需有其他氨基酸残基参与，如胰羧肽酶 A 的活性中心包括 Zn^{2+} 及谷氨酸、酪氨酸残基。多数外肽酶及某些细菌蛋白酶都属于这一类。④天冬氨酸蛋白酶：活性中心是由两个天冬氨酸残基所组成。例如，由胃黏膜分泌的胃蛋白酶、肾中的血管紧张素释放酶及细胞溶酶体中的某些组织蛋白酶。

根据水解多肽的方式　分为内肽酶和外肽酶两类。内肽酶将蛋白质分子内部切断，形成分子量较小的䏡和胨。外肽酶从蛋白质分子的游离氨基或羧基的末端逐个将肽键水解，而游离出氨基酸，前者为氨基肽酶后者为羧基肽酶。

根据反应的最适 pH　分为酸性蛋白酶、中性蛋白酶和碱性蛋白酶。工业生产上应用的蛋白酶，主要是内肽酶。

根据蛋白酶生理功能及其专一性　各种蛋白酶除需有参与催化肽键水解的基团外，还需有一定的与底物相结合的部位，由于这些部位的不同，从而决定了各种蛋白酶的不同专一性。①限制性水解蛋白酶：指酶的专一性很强，只作用于某一特定的蛋白质底物，水解其中特定的肽键，并随之产生各种具有不同生理功能的活性多肽或蛋白质。这类蛋白酶在体内起生物调控作用，大多属于丝氨酸蛋白酶，其专一性类似于胰蛋白酶，即只作用于精氨酸或赖氨酸的羧基端所组成的肽键。这些蛋白酶和一般的蛋白酶不同，对常见的蛋白质如酪蛋白或血红蛋白的降解活力很低甚至不起作用，即使对其专一水解的蛋白质底物，在构象上也有严格要求，底物一旦变性就不能被它降解。②非限制性水解蛋白酶：指酶的专一性很差，能水解蛋白质中的很多肽键，使生成各种小肽甚至游离氨基酸。这类蛋白酶主要参与体内蛋白质的降解，如消化系统所分泌的各种蛋白酶将摄入的食物（蛋白质）消化分解；细胞溶酶体内各种组织蛋白酶能清除体内各种代谢产物。平均寿命为 120 天的红细胞，其血红蛋白即由组织蛋白酶所降解。

功能　体内很多重要的生理效应与蛋白酶的生物调控有关，当机体受到外界刺激作出相应的生理反应时就动员体内蛋白酶使原来不具有生理活性的某些多肽或蛋白质，迅速成为功能很强的相应产物，从而达到机体的防御、生存与繁殖的目的。有的动员过

程较简单，可通过一次催化反应来完成。

蛋白酶抑制剂 抑制蛋白酶活性的小分子化合物。广义上指与蛋白酶分子活性中心的一些基团结合，使蛋白酶活力下降甚至消失，但不使蛋白酶变性的物质。从放线菌发酵液中分离到的亮抑蛋白酶肽、抗蛋白酶肽、糜蛋白酶抑素、抑弹性蛋白酶醛、胃蛋白酶抑制剂和磷酰胺素等，能分别抑制胰蛋白酶、木瓜蛋白酶、糜蛋白酶、弹性蛋白酶、胃蛋白酶、金属蛋白酶等都属于蛋白酶抑制剂。

(童 彤 梁宝玉)

dànbáiméitǐ

蛋白酶体（proteasome） 存在于真核细胞中，降解胞质溶酶体外蛋白质的体系。由10～20个不同亚单位组成，可显示多种肽酶活性。其中间的两个β亚单位由MHC中低分子量多肽基因LMP2和LMP7编码，内源性抗原穿越该结构而被降解为肽段。

结构 最普遍的蛋白酶体形式是26S蛋白酶体，分子量约2000kD，包含有一个20S核心颗粒（CP）和两个19S调节颗粒（RP）。CP由分子量20～30kD的多个α和β催化亚单位组成；RP分为三倍体ATP酶亚单位（Rpt）和非ATP酶亚单位（Rpn），分子量为30～110kD。核心颗粒的高级结构由α环和β环组成。每个环各有7个相同的亚单位，以$\alpha_{1-7}\beta_{1-7}\beta_{1-7}\alpha_{1-7}$的顺序排列成圆桶状结构。RP的高级结构形成盖部和基底部结构。基底部位于CP的两侧，除含有6个Rpt亚单位外，还含有Rpn1和Rpn2。基底部的6个Rpt亚单位直接与CP的7个α亚单位结合在一起。

功能 蛋白酶体是细胞调控特定蛋白质和除去错误折叠蛋白质的主要机制。经过蛋白酶体的降解，蛋白质被切割为7～8个氨基酸长的肽段；这些肽段可以被进一步降解为单个氨基酸分子，然后被用于合成新的蛋白质。需要被降解的蛋白质会先被一个称为泛素的小型蛋白质所标记（即连接上）。这一标记反应被泛素连接酶催化。一个蛋白质被标记上一个泛素分子后，就会引发其他连接酶加上更多的泛素分子；形成可以与蛋白酶体结合的"多泛素链"，从而将蛋白酶体带到这一标记的蛋白质上，开始其降解过程。

泛素-蛋白酶体途径 由泛素（Ub）、泛素活化酶E1、泛素结合酶E2、泛素-蛋白连接酶E3、26S蛋白酶体和泛素解离酶（DUB）等组成，其对靶蛋白的降解是级联反应过程。泛素首先在E1催化下，其C端甘氨酸残基与E1的半胱氨酸残基间形成高能硫酯键而获得活性。E1-泛素结合的中间体再将泛素转移给E2，形成E2-泛素中间体。最后靶蛋白的泛素化还需另一个特异的泛素-蛋白连接酶E3。E3可以直接或间接与底物结合，促使泛素从与E2形成的硫酯中间产物转移到靶蛋白赖氨酸残基的ε氨基基团上，形成异肽键。当第一个泛素分子连接到靶蛋白上后，另一些泛素分子在E3的催化下相继与底物相连的泛素分子的第48位赖氨酸残基相连，形成一条多聚泛素链，作为底物被蛋白酶体识别和降解的靶向性信号。完成泛素化的蛋白质结构被展平进入26S蛋白酶体，在20S催化中心中被降解，泛素分子可被DUB从底物上水解下来，重复利用（图1）。

蛋白酶体与细胞凋亡 细胞内外的信号都能够诱导细胞凋亡。其结果是细胞内部的组分发生解构，这主要是由特定的胱天蛋白酶（caspase）来完成，但同时蛋白酶体也在其中有重要作用。凋

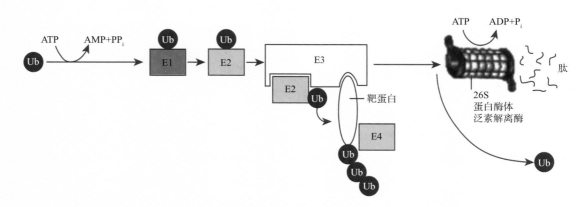

图1 蛋白质经泛素2蛋白酶体途径降解

亡发生前，细胞中泛素化蛋白质以及 E1、E2 和 E3 水平增高；在凋亡过程中，原本定位于细胞核的蛋白酶体能够移位到凋亡小泡的外膜。

蛋白酶体的抑制作用可影响不同类型细胞的凋亡，抑制蛋白酶体可促进细胞凋亡。但蛋白酶体并非是细胞凋亡所必需。而且，对于一些细胞系，特别是原代培养的静止和分化的细胞，如胸腺细胞和神经元，暴露于蛋白酶体抑制剂反而阻止了细胞的凋亡，推测这种现象只特异性地发生于静止状态的细胞，或这是由于促细胞凋亡激酶 JNK 的活性差异所致。由于蛋白酶抑制剂可以诱发处于快速分裂中的细胞（如癌细胞）的凋亡，因此，可被开发作为肿瘤治疗药物。

（童　形　梁宝玉）

dànbáiméitǐ jiǎnqiē
蛋白酶体剪切（proteasomal cleavage）
蛋白质降解由 20S 核心颗粒中 β 亚单位进行，其机制被认为是苏氨酸依赖的亲核攻击。这一机制可能需要有一个结合的水分子参与活性的苏氨酸上羟基的去质子化。降解发生在核心颗粒（CP）中间的两个 β 环内的孔道里，一般不生成部分降解的产物，而是将底物蛋白完全降解为长度一定的肽段；肽段的长度一般 7~9 个氨基酸残基，但根据生物体和底物蛋白的不同，长度范围可以是 4~25 个氨基酸残基。决定分解产物中肽段长度的机制尚不完全弄清。虽然具有催化活性的 3 个 β 亚单位有共同的降解机制，但其对于底物的特异性却略有不同，分别为类胰凝乳蛋白酶型、类胰蛋白酶型和肽谷氨酰基肽水解型。这种对于底物特异性的差异是来自于靠近活性位点的局部残基与底物之间的相互作用的不同。每一个具有催化活性的 β 亚单位也都含有一个降解所必需的保守的赖氨酸。

蛋白酶体通常生成非常短的降解片断，但在某些情况下，这些降解产物自身是具有生物学活性的功能分子。特定的转录因子，如哺乳动物 NF-κB 复合物中的一个组分，合成后是以无活性的前体分子存在，经过泛素化和蛋白酶降解后才转变为活性分子。这种降解需要蛋白酶体剪切蛋白质的中间部分，而不是通常的从蛋白质的一端开始剪切。在酵母蛋白中也发现了类似的现象；这种选择性降解称为受调控的泛素-蛋白酶体依赖的剪切。

泛素-蛋白酶体途径首先通过 ATP 和泛素依赖机制，经过有泛素活化酶 E1、泛素连接酶 E2 和泛素-蛋白连接酶 E3 参与的多步酶促反应，在蛋白质底物的特异性氨基酸残基加上多个泛素单位，完成蛋白质底物泛素化。此底物（主要是胞质和胞核蛋白）再通过蛋白酶体（主要是指 26S 蛋白酶体复合物）的多元催化酶功能，在胞质中使之裂解为短肽片段。

p53 失活与泛素-蛋白酶体
在正常细胞中，抑癌基因 *p53* 的产物是一种半衰期为 20~35 分钟的不稳定蛋白质。细胞受到应激性刺激或发生 DNA 损伤后，p53 变得稳定，导致生长阻滞或凋亡。DNA 损伤后即刻检测 p53，发现 p53 水平增高，且绝对水平和反应时间依赖于损伤的性质。这主要与泛素-蛋白酶体系统导致 p53 降解下调有关。在含有不耐热泛素活化酶 E1 的细胞系中有 p53 积聚现象，且导入 E1 基因可使 p53 积聚受阻。

p27 和周期蛋白表达异常与
泛素-蛋白酶体　周期蛋白依赖性激酶（CDK）和 CDK 抑制因子（CKI）可分别促进和抑制细胞周期运行。在体外，p27 能抑制各种周期蛋白（cyclin）-CDK 复合物，其表达可被转化生长因子等细胞因子和细胞接触（将胞外信号与细胞周期连接起来）而上调。转化细胞将丧失细胞接触抑制和对转化生长因子（TGF）的反应性，提示在肿瘤发生中 p27 功能发生了改变。泛素-蛋白酶体可调节 CDK 和 CKI 活性。在触发细胞中期-末期转换的有丝分裂当中，蛋白酶体的蛋白质裂解作用起关键作用。在许多肿瘤组织中可见到蛋白酶体活性增加而使 p27 表达下调。

（童　形　梁宝玉）

xìbāo diāowáng
细胞凋亡（apoptosis）
生物体内细胞在特定的内源和外源信号诱导下，其死亡途径被激活，并在有关基因的调控下发生的程序性死亡过程。细胞凋亡广泛参与胚胎发育、组织稳态过程，其异常与多种疾病或病理过程有关，包括肿瘤。

形态学特征　细胞凋亡的形态学变化是多阶段的。首先出现的是细胞体积缩小，质膜微绒毛消失，细胞连接消失，与周围的细胞脱离；核质固缩、破碎，DNA 片段化；最终阶段，凋亡的细胞分割包裹为几个凋亡小体，无内容物外溢，一般不引起周围的炎症反应，凋亡小体可迅速被周围专职或非专职吞噬细胞吞噬。

生化改变　细胞凋亡的一个显著特征是细胞染色体 DNA 的降解。该过程是内源性核酸内切酶作用的结果，该酶在核小体间的连接部位切断染色体 DNA，产生约 180bp 整倍数的 DNA 片段。

凋亡细胞的核固缩可以通过荧光染色识别。细胞凋亡过程早期，膜内侧磷脂酰丝氨酸外翻到膜表面，可被荧光标记的膜联蛋白（Annexin V）识别。DNA 的片段化在琼脂糖凝胶电泳中呈现特异的梯状图谱，有别于细胞坏死所呈现的弥漫、连续图谱。DNA 的断裂可以通过 TUNEL 方法检测。

凋亡调控机制 细胞凋亡主要由胱天蛋白酶（caspase）家族介导。该家族属于半胱氨酸蛋白酶，具有严格的底物特异性，即特异地剪切天冬氨酸残基后的肽键。胱天蛋白酶是调控细胞凋亡的关键分子群，通过剪切不同的底物调控凋亡途径，包括切断与周围细胞的联络、重组细胞骨架、关闭 DNA 复制和修复、破坏 DNA 和胞核结构以及诱导凋亡小体的形成等。胱天蛋白酶非活化的前体形式在细胞中大量表达，包括终生存活的神经元，仅在发生细胞凋亡时通过剪切分离大小亚基，可被快速活化。人类胱天蛋白酶家族包括 13 个成员，其中部分参与细胞凋亡，根据其功能分为两个亚组：第一组由 caspase-8、caspase-9、caspase-10 和 caspase-2 组成，是细胞凋亡的启动者；第二组包含 caspase-3、caspase-6 和 caspase-7，是细胞凋亡的执行者，切割各种凋亡相关底物，最终导致凋亡细胞发生形态学和生物化学改变。

Bcl-2 家族是另一个重要的细胞凋亡调节因子。人类基因中已经鉴定出 24 个成员，并根据其功能分为抗凋亡和促凋亡两类。抗凋亡蛋白包括 Bcl-2、Bcl-xL 等 6 个成员。促凋亡蛋白根据蛋白结构的特点分为以 Bax 和 Bak 为代表的 Bax 亚组，以及以 Bid 和 Bad 为代表的，只具有 BH3 结构域的亚组。

触发细胞凋亡的机制可分为外源性通路（又称死亡受体凋亡通路）和内源性通路（又称线粒体凋亡通路）。例如，配体与 Fas 受体结合后促进受体胞内端招募 Fas 相关死亡结构域蛋白（FADD）和 caspase-8 前体并组成复合物。在该复合物中 caspase-8 被激活，其可以直接激活凋亡执行者 caspase-3；或剪接 Bcl-2 家族成员 Bid，后者转移到线粒体上，刺激细胞色素 C 的释放，与胞质中的凋亡蛋白酶激活因子（Apaf-1）一起，结合 caspase-9 前体，以 ATP 依赖的方式，加工并激活 caspase-9。活化的 caspase-9 直接激活 caspase-3。此外，一些刺激信号可以作用于线粒体，触发细胞色素 C 从线粒体中释放，从而激活 caspase-3，称为内源性通路。

活化的 caspase-3 可激活一个特定的 DNA 酶——caspase 活化的 DNA 酶（CAD）。一般情况下 CAD 与其抑制剂 ICAD 结合，其 DNA 酶的功能受到抑制。当 caspase-3 被激活时，ICAD 被降解，并释放 CAD，后者剪切 DNA 并导致 DNA 片段化。

与肿瘤的关系 肿瘤发生是个漫长的过程，其中会遇到许多生理病理的应激因子诱导细胞死亡，包括细胞凋亡。凋亡是防止正常细胞发展成肿瘤的重要抗瘤机制。因此，大多数甚至所有类型的肿瘤细胞都具有抗凋亡的分子机制。

肿瘤细胞可以通过多种机制导致凋亡功能的障碍。首先，肿瘤细胞中促凋亡因素减弱或抗凋亡因素增强。例如，促凋亡基因 *Bax* 在大多数存在微卫星不稳定性的结肠癌中突变失活。caspase-8 基因启动子甲基化导致该基因表达降低。抗凋亡蛋白 Bcl-2 在不同组织来源的多种肿瘤中表达增强。其次，抗凋亡功能的信号通路激活。例如，ras 基因的突变导致下游磷脂酰肌醇 3-激酶-蛋白激酶 B 通路（PI3K/Akt/PKB）的过度活化。NF-κB 转录因子的过度活化，导致靶基因中抗凋亡蛋白表达，如凋亡抑制蛋白（IAP-1、IAP-2）、X 连锁凋亡抑制蛋白（XIAP）、IEX-1L 和肿瘤坏死因子受体相关因子（TRAF-1、TRAF-2）等，它们能阻断内源性和外源性细胞凋亡途径。此外，p53 通路失活也是广泛存在的抗凋亡机制。*p53* 基因在过半肿瘤细胞基因组中都有改变，如通过点突变而导致 *p53* DNA 结合结构域异常。

（汪红英）

diāowáng xiǎotǐ

凋亡小体 （apoptotic body）

细胞凋亡末期，由于胞膜皱缩内陷、碎裂，形成有膜包围含有核和胞质碎片的泡状小体。凋亡小体可以被组织中邻近的细胞或巨噬细胞吞噬。凋亡小体具有完整的细胞膜，一般没有细胞内容物的外泄。

（汪红英）

diāowángtǐ

凋亡体 （apoptosome）

与细胞凋亡功能有关的多蛋白质复合体。细胞凋亡过程中，由细胞色素 C、凋亡蛋白酶激活因子 1（Apaf-1）和胱天蛋白酶 9（caspase-9）组成细胞质大分子蛋白复合体。该复合体的形成有助于促进 caspase-9 的活化。

（汪红英）

shīcháo diāowáng

失巢凋亡 （anoikis）

正常上皮/内皮细胞的存活依赖于细胞间和细胞与基质间的锚定，由于失去锚定而触发的程序性细胞死亡。

其在发育、组织稳态等过程中发挥重要作用。抗失巢凋亡是肿瘤发生的机制之一。

（汪红英）

Bcl-2 jiāzú dànbái

Bcl-2 家族蛋白（B-cell leuke-mia family protein 2） 参与线粒体引起细胞凋亡调控的一类蛋白质。该家族蛋白进化上高度保守。得名于从滤泡性淋巴瘤的 t（14，18）断点分离出来 Bcl-2 基因。人类基因中已经鉴定出 24 个 Bcl-2 家族成员，所有成员都具有保守的 BH 同源结构域。根据调控凋亡的功能分为抗凋亡和促凋亡两类。抗凋亡蛋白有 6 个，包括 Bcl-2、Bcl-xL、Mcl-1、Bcl-W 和 A1 等，都具有 BH1、BH2、BH3 和 BH4 结构域。促凋亡蛋白根据蛋白 BH 域的多少分为：具有 BH1、BH2 和 BH3 等多个结构域的 Bax 亚组，包括 Bax、Bak 和 Bok 等；以及只具有 BH3 域的亚组，包括 Bid、Bim、Bik、Bad、Noxa 和 Puma 等。

以 Bcl-2 为代表的抗凋亡成员的主要生物学功能是抑制细胞凋亡，促进细胞生存。在癌症的发展过程中，该类蛋白的过度表达抑制了含突变的肿瘤细胞凋亡，因此是肿瘤细胞扩增和抗肿瘤治疗的关键因素。除细胞存活，Bcl-2 还调控细胞周期、分化和自噬等过程，在控制细胞命运中发挥重要作用。

Bcl-2 家族成员的分子功能分为两大类：作为离子和蛋白质的膜通道的功能和作为膜适配器或接头蛋白的功能。例如，死亡受体 Fas 信号通路激活胱天蛋白酶 8（caspase-8），剪切促凋亡蛋白 Bid，被截短的 Bid 定位到线粒体外膜，在那里形成膜通道并释放线粒体内外膜间的细胞色素 C，

触发细胞凋亡程序。抗凋亡蛋白 Bcl-2 可以通过阻断开放的膜通道，或将细胞色素 C 输送回线粒体而抑制细胞凋亡的发生。此外，Bcl-2 家族成员还通过与信号分子相互作用调控细胞的凋亡及其他生物学功能。例如，磷酸化的促凋亡蛋白 Bad 被胞质中的 14-3-3 接头蛋白包裹，滞留于胞质中，因此不能诱导细胞凋亡的发生。

（汪红英）

guāngtiāndànbáiméi

胱天蛋白酶（caspase） 富含半胱氨酸的蛋白酶。半胱氨酸位于酶的活性中心，可专一性地在天冬氨酸及其邻近氨基酸残基间切断底物。是调控和介导细胞凋亡的关键分子群。胱天蛋白酶家族属于半胱氨酸蛋白酶，在进化中高度保守，具有严格的底物特异性，即特异地剪切天冬氨酸残基后的肽键。胱天蛋白酶通过剪切不同的底物调控和促进凋亡过程，包括切断与周围细胞的联络、重组细胞骨架、关闭 DNA 复制和修复、破坏 DNA 和胞核结构及诱导凋亡小体的形成等。人类胱天蛋白酶家族包括 13 个成员，参与炎症、细胞凋亡及细胞焦亡等过程。其中参与细胞凋亡的胱天蛋白酶根据功能可分为两个亚组：第一组由 caspase-8、caspase-9、caspase-10 和 caspase-2 组成，它们是细胞死亡过程的启动者；第二组包含 caspase-3、caspase-6 和 caspase-7，它们是细胞凋亡的执行者，切割各种凋亡相关底物，最终导致凋亡细胞的形态学和生物化学变化。

胱天蛋白酶以非活化的前体形式在细胞中大量表达，包括终生存活的神经元，仅在发生细胞凋亡时通过特定位点的剪切分离大小亚基，从而被快速活化。这

些前体蛋白酶的酶活性很低，当它们之间距离较近时可以相互水解并活化。例如，当配体结合于死亡受体 Fas 导致胞内 caspase-8 前体富集，高密度的 caspase-8 导致它们相互剪切并激活。caspase-8 是细胞凋亡的启动者，可通过直接切割促凋亡蛋白 Bid，或通过激活下游的 caspase-3 间接切割 Bid，诱导线粒体释放细胞色素 C，从而触发细胞凋亡。

但 caspase-9 却以另外一种方式激活。细胞凋亡过程中，由细胞色素 C、凋亡蛋白酶激活因子 1（Apaf-1）和 caspase-9 前体组成凋亡体，在凋亡体中，caspase-9 通过构象变化，而不是蛋白质水解而被激活，然后其再激活下游的 caspase。

（汪红英）

sǐwáng jiégòuyù

死亡结构域（death domain，DD） 肿瘤坏死因子受体（TN-FR）超家族某些成员（如 Fas、TNFRI、DR3、DR4、DR5 和 DR6 等）胞质区所含约 80 氨基酸残基的结构域。通过这个结构域，死亡受体（如 TNFR 家族）可以结合其他包含该结构域的蛋白，这些蛋白作为接头蛋白与胱天蛋白酶家族的 caspase-8 和/或 caspase-10 等结合，激活细胞凋亡途径。

（汪红英）

sǐwáng shòutǐ diāowáng tújìng

死亡受体凋亡途径（cell death receptor-mediated apoptotic path-way） 由细胞膜上的死亡受体启动的程序性死亡过程。又称外源性死亡通路。Fas（CD95）、肿瘤坏死因子受体 1（TNFR1，CD120a）、TRAIL-R1（DR4）和 TRAIL-R2（DR5）等死亡受体与相应的配体〔FasL、TNF-α 和肿瘤坏死因子相关凋亡诱导配体

（TRAIL）等］结合后，寡聚化和内部化，然后招募适配器分子，如 Fas 相关死亡结构域蛋白（FADD）和肿瘤坏死因子受体相关死亡结构域蛋白（TRADD），以及胱天蛋白酶（caspase）家族的具有启动凋亡功能的 caspase-8 或 caspase-10，组成死亡诱导信号复合物（DISC），激活效应胱天蛋白酶，促进细胞的凋亡。

（汪红英）

xiànlìtǐ diāowáng tújìng

线粒体凋亡途径（mitochondria-mediated apoptotic pathway）

直接或间接通过线粒体接收死亡信号，启动细胞凋亡的途径。又称内源性死亡通路。主要由 Bcl-2 家族蛋白介导。生长因子的缺失、DNA 损伤等应激因素激活 Bcl-2 家族中只具有 BH3 结构域的促凋亡蛋白，如 Bid、Bad、Puma、Noxa 和 Bim 等，这些活化的蛋白质移位到线粒体，并激活另一类促凋亡蛋白 Bax 或 Bak，或与抗凋亡的 Bcl-2 家族成员结合。活化的 Bax 或 Bak 介导线粒体内外膜间细胞色素 C、Smac 等的释放，通过与胞质中凋亡蛋白酶激活因子 1（Apaf-1）和 X 连锁凋亡抑制蛋白（XIAP）等结合成复合物，激活胱天蛋白酶（caspase）家族，启动细胞凋亡。

（汪红英）

xìbāo yǒngshēnghuà

细胞永生化（immortalization）

真核细胞通过无限的分裂增殖获得无限寿命的现象。在此过程中没有任何明显的表型变化。在长寿的多细胞生物中，永生化被认为是一种细胞老化逃逸的表现。

（汪红英）

xìbāo shuāilǎo

细胞衰老（senescence）

由于细胞分裂能力有限性导致不可逆的细胞停滞状态。细胞老化取决于细胞的年龄或细胞倍增，是细胞生命周期中不能再分裂的阶段。这种状态依赖于细胞分裂的次数，通常是通过逐渐缩短端粒（染色体末端的重复序列），随着细胞连续倍增而出现的。衰老是细胞用尽增殖能力后发生的永久性生长停滞。

（汪红英）

xìbāo huàisǐ

细胞坏死（necrosis）

由于损伤、辐射、化学物质或缺血等，所引发不可逆的细胞死亡方式。一般是非生理性、意外的和快速的坏死。细胞发生坏死时细胞膜完整性丧失和细胞内物质不受控制地外泄，一般会引起局部的炎症性免疫反应。坏死可能由各种高剂量的物质或化学/物理条件（如极端的 pH、压力和渗透压）引起。与细胞凋亡的调控过程（细胞主动死亡）不同，坏死被称为细胞被动死亡，一般不涉及细胞的主动调控。

（汪红英）

TUNEL jiǎncè

TUNEL 检测（terminal deoxynucleotidyl transferase-mediated dUTP-biotin nick end labeling assay，TUNEL assay）

利用末端脱氧核苷酸转移酶（TdT）标记 DNA 尾端的一种方法。DNA 降解是细胞凋亡的关键生化事件，导致~180bp 大小的 DNA 片段的产生。DNA 断裂时，暴露的 3′-OH 可以在 TdT 的催化下，将脱氧核糖核苷酸和生物素所形成的衍生物标记到 DNA 的 3′端，从而可以通过荧光显微镜或流式细胞仪进行凋亡细胞的检测。TUNEL 可以用于检测单个细胞的凋亡，优先标记凋亡而非坏死细胞。

（汪红英）

zhǒngliú biāozhìwù

肿瘤标志物（tumor marker）

由肿瘤组织/细胞的癌基因、抑癌基因或其他肿瘤相关基因及其产物异常表达所产生的抗原或生物活性物质。其主要包括蛋白质、激素、酶（同工酶）和癌抗原（CA）等。它们通常可反映肿瘤的发生、发展过程，并可在肿瘤患者的组织、体液和排泄物中检出，而在正常组织或良性病变时有一定程度或微量表达。随着分子生物学的飞速发展，发现基因结构和功能改变及其编码产物的异常，都与肿瘤的发生发展密切相关，故在 DNA、RNA、蛋白质或代谢水平可检测到的特异的分子改变也被归属于肿瘤标志物。肿瘤标志物的存在与否或含量变化可以提示肿瘤的性质，了解肿瘤的组织发生、细胞分化和细胞功能，有助于肿瘤的诊断和分期、指导治疗和疗效评估、预后判断以及复发监测。

研究历史 早在 1845 年，英国内科医师、化学家亨利·本斯-琼斯（Bence-Jones，1813～1873 年）发现患者尿液出现的轻链免疫球蛋白（本-周蛋白）可作为多发性骨髓瘤的诊断依据，至今这项技术仍在临床检测中应用。20 世纪 20～60 年代相继发现一些激素、酶、同工酶和蛋白质在肿瘤发生时出现异常，如异位激素、促性腺激素、碱性磷酸酶和乳酸脱氢酶等。由于免疫学技术的进步，1963 年，阿别列夫（Abelev GI）发现了甲胎蛋白（AFP）；1965 年，加拿大内科医师菲尔·戈尔德（Phil Gold，1936～　）和免疫学家塞缪尔·奥尔金·弗里德曼（Samuel Orkin Freedman，1928～　）发现了癌胚抗原（CEA），使肿瘤分子标志物成为肿瘤诊断工具。1978年，美国免疫学家罗纳德·赫贝曼（Ronald B. Herberman）在美国国立卫生研究院国家癌症研究所召开的人类肿瘤免疫诊断大会上提出了"肿瘤标志物"的概念。

自20世纪80年代起，借助于免疫学、生物化学和分子生物学技术的迅速发展，尤其单克隆抗体技术的运用，发现了一系列癌抗原，如CA15-3和CA125等，以及特异性最高的肿瘤标志物之一，即前列腺特异抗原（PSA）。已发现的肿瘤标志物有200余种，而临床中常用的有十余种（表1）。

分类 ①按照生化特性和免疫学特性可分为胚胎抗原和蛋白质类（如AFP、CEA和PSA等）、糖脂类（如CA125、CA19-9）、酶类（LDH、NSE）、激素类（如HCG）和基因类（如APC基因、Bcr-Abl融合基因）。②按照存在部位或来源分为细胞标志物、血清标志物、组织标志物、免疫标志物和代谢标志物。

检测影响因素 肿瘤标志物含量低微，常用灵敏的化学发光免疫分析法（CLIA）、放射免疫分析法（RIA）和酶联免疫吸附法（ELISA）等方法测定。样本多是血清，其他也有唾液、脑脊液、尿液和乳头溢液等体液，还有肿瘤组织、细胞。在测定过程中，瘤组织自身的性质、体内或体外因素的干扰均可影响肿瘤标志物的浓度。①肿瘤大小和肿瘤细胞的数目：肿瘤越大细胞越多，标志物的浓度越高。②肿瘤组织的血液供应、是否伴有坏死和坏死的程度：若血液供应差，血液循环中肿瘤标志物的浓度低。如果患者进行手术或放化疗后均可造成肿瘤细胞坏死，释放大量肿瘤标志物，使血液中标志物浓度升高。③肿瘤细胞分化程度越差，恶性程度越高，分期越晚，产生的肿瘤标志物越多。④肝肾功能异常、胆汁淤积均可造成肿瘤标志物升高。⑤样本的污染或抗原的降解。

应用 ①易感或高危人群中肿瘤的筛查：家族性甲状腺髓样癌的亲属患该肿瘤的概率比一般人群高，对这些高危人群检测CT水平有助于筛选出早期甲状腺髓样癌患者。②肿瘤诊断与鉴别诊断：前列腺酸性磷酸酶不同于其他组织中酸性磷酸酶，可用于前列腺癌的诊断和判断转移癌是否来自前列腺。③肿瘤生物学特点和临床分期的判定：CEA和NSE可区别胃肠道癌是腺癌（CEA阳性，NSE阴性）还是类癌（CEA

表1 临床常用的肿瘤标志物

标志物	肿瘤类型	应用	样本	检测方法
人绒毛膜促性腺激素（HCG）	生殖细胞瘤	疾病诊断	血清	RIA、CLIA
乳酸脱氢酶（LDH）	生殖细胞瘤	疾病诊断、判断预后和监测复发	血清	ELISA
甲状腺球蛋白（Tg）	甲状腺乳头状癌和滤泡癌	疾病诊断	血清	CLIA
AFP	肝癌	疾病诊断、评估疗效和监测复发	血清	RIA、CLIA、ELISA
CEA	结直肠癌	评估疗效、判断预后和监测复发	血清	RIA、CLIA、ELISA
降钙素（CT）	甲状腺髓样癌	疾病诊断	血清	RIA
雌激素受体/孕激素受体（ER/PR）	乳腺癌	筛选适用于内分泌治疗患者	血清	IHC、ELISA
CA19-9	胰腺癌	疾病诊断和监测复发	血清	RIA、CLIA、ELISA
PSA	前列腺癌	人群筛查、疾病诊断和监测复发	血清	RIA、ELISA
CA125	卵巢癌	疾病诊断和疗效判断	血清	RIA、CLIA、ELISA
CA15-3	乳腺癌	疾病诊断和疗效判断	血清	RIA、CLIA、ELISA
HER2	乳腺癌	筛选适用于内分泌治疗患者	血清	IHC
神经元特异性烯醇化酶（NSE）	小细胞肺癌和神经母细胞瘤	疾病诊断和疗效判断	血清	ELISA
结肠腺瘤性息肉病基因（APC）	结直肠癌	疾病诊断	外周血、肠组织	RFLP、基因甲基化分析
Bcr-Abl融合基因	慢性髓细胞性白血病	疾病诊断	骨髓、肿瘤组织	FISH
循环肿瘤细胞（CTC）	乳腺癌	评估转移和判断预后	外周血	IMS

阴性，NSE 阳性）。前列腺癌晚期患者血清 PSA 明显高于早期患者，检测血清 PSA 水平可辅助诊断分期。④制订治疗方案，疗效、预后和复发的判断：在肿瘤治疗前、治疗中和治疗后检测肿瘤标志物的水平可帮助了解疗效，监测肿瘤有无早期复发和转移，如 CEA 对大肠癌、HCG 对绒毛膜癌的监测。⑤多项肿瘤标志物的联合应用，提高检测效率。

理想肿瘤标志物的特点 ①灵敏度高，能早期检测出肿瘤。②特异度好，能准确鉴别良恶性肿瘤。③具有器官特异性，能对肿瘤进行定位。④血清中水平与肿瘤体积大小与分期、病情严重程度度相关，可用于判断患者预后。⑤半衰期短，可反映肿瘤的动态变化，监测治疗效果、复发和转移。⑥测定方法精确性和准确性高，操作方便。不过，尚无一种

肿瘤标志物能满足上述要求。因此肿瘤标志物需要合理选择和联合运用。

绝大多数肿瘤标志物无器官特异性，基本不能对肿瘤进行定位，但极少数肿瘤标志物如 PSA 可对前列腺癌做出诊断。此外，同一种肿瘤可含有一种或多种肿瘤标志物，而不同的肿瘤既可有相同的肿瘤标志物，又有不同的，因此选择一组特异性较高的肿瘤标志物联合检测某一肿瘤，有利于提高肿瘤诊断的阳性率。同时动态监测肿瘤标志物的变化有助于良恶性肿瘤的鉴别诊断、疗效判断和肿瘤复发转移的评估。

发现流程 发现生物标志物的连贯性过程，包括候选分子的发现、临床试验发展和初步验证、临床实用性决定和商业产品发展 4 个阶段（图 1）。发现阶段是指对多种生物学样品如组织、体液、

细胞培养上清和血清进行组学分析，鉴定数以千计的候选分子，之后通过半定量分析、生物信息学分析和文献调研，得到一个较短的候选标志物列表（50~100 个分子）。这些候选分子接着进入临床试验和初步验证阶段，在中等规模的样本中定量分析，评价它们区分病例和对照的能力，以便进行癌症诊断、预后、治疗性分层、复发监测或其他检测。由于区分能力不够或效果不如那些已在临床使用的标志物，多数候选分子被剔除，仅少量可能有用的分子（通常为 2~5 个）进入临床实用性验证阶段和最后的商业产品开发，在大规模的回顾性或前瞻性临床相关样本（通常每组成百上千样本）中，采用较成熟的具有高灵敏度和特异度的定量技术检测并进行商业化方法的转化发展。

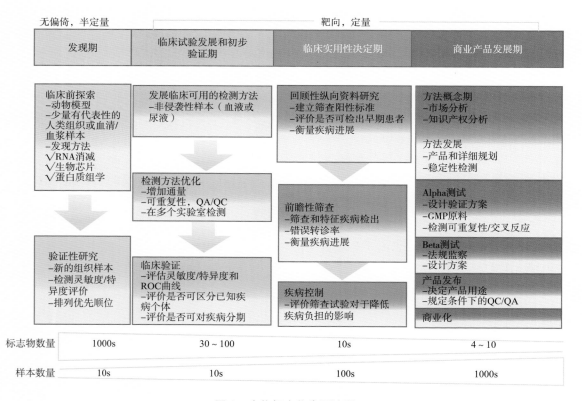

图 1　生物标志物发展流程

早期检测研究网（EDRN）

美国国家癌症研究所（NCI）于 2000 年设立的旨在加速肿瘤标志物的发现、验证和临床应用的全国性多学科合作的研究组织。参与的研究人员来自基因组学、蛋白质组学、代谢组学、生物信息学和公共卫生等多个领域。其宗旨是：建立和检测潜在标志物，以获得指导进一步研究的初步信息；评估潜在的、经分析验证的标志物，评估标准包括精确度、灵敏度、特异度及作为结果或临床实验终点的潜在指标的可能性；分析标志物及他们的表达形式，为大型验证性研究提供基础；与学术界和工业界合作，建立高通量和高灵敏度试验方法；进行早期临床和流行病标志物研究；鼓励合作和信息的公开以保证学术进步，避免资源的浪费。

EDRN 制定并使用标志物的验证标准，包括可靠性、可重复性、灵敏度和特异度高；可定量、无创检测、与致病通路相关、药物可调控性和对临床疾病具有高度指示价值等。根据其宗旨，EDRN 制定了肿瘤标志物发展过程的指导原则，有 5 个阶段（表 2）。

（赵晓航 孙玉琳 高广周 艾润娜）

zhìliáo fǎnyìng biāozhìwù

治疗反应标志物（therapeutic response marker）

在某一肿瘤组织或肿瘤细胞中表达存在差异，其表达水平可用于预测某一药物对该肿瘤近期疗效的激素受体或蛋白质受体的分子。通过检测药物受体，可评估患者体内肿瘤对药物的敏感性，制订个体化的治疗方案并减少药物毒副反应。

治疗反应标志物的研究主要集中在乳腺癌和肺癌领域。乳腺癌组织中表达雌激素受体（ER），最适合内分泌治疗，如抗雌激素药物他莫昔芬和芳香酶抑制剂来曲唑等，而乳腺癌组织中 *HER2* 基因高表达则提示肿瘤对内分泌治疗效果较差，但对于包含大剂量蒽环类药物的化疗方案或化疗联合抗 HER2 的单克隆抗体曲妥珠单抗治疗敏感。在肺癌组织中表皮生长因子受体的突变与否和酪氨酸激酶抑制剂吉非替尼疗效相关：如果表皮生长因子受体发生突变，导致生长因子信号增强，则肺癌患者对吉非替尼治疗非常敏感。

（赵晓航 孙玉琳 高广周）

yìgǎn biāozhìwù

易感标志物（predisposition marker）

能特异性地指示某种疾病发病可能的生物标志物。其形式多样，可以是易感基因及其产物、易感突变位点或易感基因修饰等。易感性是指由遗传基础所决定的一个个体患病的风险，也可以理解为在相同环境下，不同个体患病的风险。个体或群体的易感性并不完全由其基因型决定。在环境致病因子作用下的基因表达往往起着更重要的作用。因为即使基因型一致，基因表达还会受到甲基化、体细胞突变、X 染色体的随机失活等影响。

易感标志物一般具有以下特征：①具有较好的灵敏度和特异度，能够较准确的区分出高危个体。②低剂量下就可测出，可微

表 2　肿瘤标志物的发展阶段及其特征

阶段	目标	样本	技术方法	评价指标
临床前探索期	鉴定潜在标志物并确定优先顺序	确诊且未经治疗的肿瘤和匹配的正常组织、血液和其他体液样本	基因表达谱、蛋白质组学、免疫组织化学染色、蛋白质印迹法	真阳性率、假阳性率、受试者操作特征曲线
临床试验和验证期	估计标志物临床试验平台的灵敏度和特异度，评价其区分肿瘤和正常个体的能力	来自筛查人群的确诊且未经治疗的肿瘤患者和匹配的健康人血清	免疫学检测方法，例如 ELISA	真阳性率、假阳性率、受试者操作特征曲线
回顾性纵向研究期	评价标志物检测临床前疾病的能力，设立阳性筛查标准	定期体检以筛查肿瘤的健康人群队列血清样本	免疫学检测方法，例如 ELISA	真阳性率、假阳性率、受试者操作特征曲线
前瞻性筛查期	在相关人群中，确定标志物筛查试验的检出率和错误转诊率，测定标志物的受试者操作特征曲线	拟实施筛查程序的目标人群队列血清	免疫学检测方法，例如 ELISA	计算检出率和错误转诊率
肿瘤预防控制期	估计由筛查带来的癌症病死率的下降并评价筛查试验的经济效益	筛查计划的目标人群血清。两组平行的随机临床试验，一组进行筛查，一组不筛查	免疫学检测方法，例如 ELISA	根据总死亡率和特定癌症死亡率作生存分析

量操作。③具有反应的时间效应，反应要有一定的稳定时间，同时要快速。④要求选取对受试生物个体损害较小的样本，如外周血等。⑤技术易于掌握，结果易于判读，适宜于临床应用。

易感标志物主要应用于疾病的早期诊断和早期预防，在生物形式上也并不仅限于某一类分子，主要包括蛋白质、多肽、基因型、基因突变和甲基化修饰等。例如，携带乳腺癌 BRCA1/2 基因突变的个体在 70 岁前发生乳腺癌的风险为 50%~70%，而发生卵巢癌的风险分别为 40%~50% 和 10%~20%。因此，是家族性乳腺癌的重要易感标志物，通过检测两个基因的突变情况，可进行预防性的外科手术或化学药物预防干预。

通过全基因组关联分析（GWAS）发现了大量新的疾病易感基因，据美国国立卫生研究院国家人类基因组研究所统计，截至 2021 年 6 月，已有 923 篇 GWAS 文章，发现了 1200 余种疾病或性状的 78 272 个疾病易感单核苷酸多态位点，极大丰富了各类疾病的候选遗传易感标志物，为疾病的早期诊断与预防提供了更多可利用的标志物。

（赵晓航　孙玉琳　林正伟）

shāichá biāozhìwù

筛查标志物（screening marker）

针对特定年龄人群常见、多发肿瘤或某一肿瘤的高发人群，在该疾病早期或尚未出现临床症状时进行筛查的标志物。又称早期检测标志物。其检测结果用于指导被筛查对象采取预防措施或进一步检查，最终达到降低疾病的病死率和提高治愈率目的。筛查标志物属于诊断标志物的亚组，其针对的肿瘤需具有如下特点：发病率高、公共卫生负担重；起

病隐匿，症状不明显，早期不发生远处转移。

筛查标志物在人群中进行肿瘤筛查时，或有很高的灵敏度和特异度，或仅应用于某一肿瘤的高发人群。单个标志物由于缺乏足够的灵敏度与特异度，难以进行大规模人群筛查，对疾病的早期诊断帮助有限。而结合患者背景资料，联合检测多种标志物，并在后续检查中辅以影像学检查或在图像引导下从可疑病变组织部位直接取样，将有助于提高筛查措施的灵敏度和特异度，并能减轻公共卫生负担（表 1）。如前列腺癌的早期诊断中，直肠指诊和血清前列腺特异性抗原（PSA）联合检测，再综合考虑患者年龄和家族史等危险因素，有助于提高早期诊断成功率。

表 1　常见的肿瘤筛查标志物

筛查项目	筛查肿瘤
PSA+直肠指检	前列腺癌
甲胎蛋白（AFP）+超声	肝癌
CA125+超声	卵巢癌
子宫颈巴氏涂片	子宫颈癌
粪便潜血+直肠镜检查	直肠癌
胸部 X 线+痰细胞学检测	肺癌

（赵晓航　孙玉琳　高广周）

yùhòu biāozhìwù

预后标志物（prognostic marker）

与临床结局如总生存期、无进展生存期等相关，且预示疾病的可能病程而非治疗效果的生物标志物。又称预后因子。为临床衡量疾病状态的重要指标之一。广义预后标志物范围涵盖解剖学、组织学、影像学和分子生物学等。狭义主要指基因、蛋白质和代谢产物等。

特征　与传统临床预后因素

如疾病病理分级和肿瘤分期相比，其检测方法具有简单和高重复性的特征。预后标志物与疾病进展和患者治疗结果相关。无论患者是否接受治疗，通过标志物状态评估疾病复发风险率和疾病转归，在此干预为不变量。例如，实体瘤临床管理中，即使治疗能延长患者的生存，伴有淋巴结受累都提示预后不良。

应用　临床中，预后标志物可将患者区分为不同危险组以提供治疗措施并协助制订个体化治疗方案，避免治疗不足或治疗过度（图 1）。预后标志物也能用于区分临床试验的分层以确定相似的治疗组。MYCN 原癌基因扩增意味着儿童神经母细胞瘤患者预后差。乳酸脱氢酶是淋巴瘤的重要预后标志物之一，可提示肿瘤负荷情况。细胞遗传学分析和/或荧光原位杂交能预测恶性血液病的结果。原发性乳腺癌患者中淋巴结累及数目对预测总生存期有很大影响；若患者外周血检测到干细胞和/或循环肿瘤细胞提示预后差。β 联蛋白（β-catenin）作为乳腺癌独立的预后因素，其表达水平增高预示预后差，生存率下降；诺丁汉预后指数（NPI）是基于术后肿瘤分级、淋巴结受累数目和肿瘤大小计算的乳腺癌预后因子。基因检测技术如 Oncotype DX（Genomic Health）、MammaPrint（Agendia）和 H/I test（AviaraDx）可评估原发性乳腺癌切除后复发的可能性，常被用于判断患者是否应该接受系统治疗，并清除手术后可能残留体内的肿瘤细胞，减少复发的危险。

临床中，预后标志物和预测标志物常存在交集，如乳腺癌中雌激素受体（见预测标志物）。预后标志物最初仅应用于未经治疗

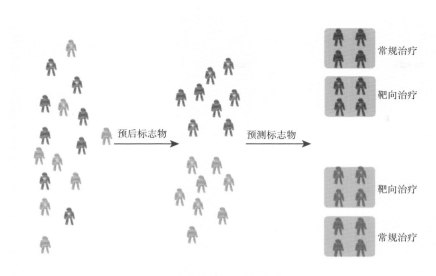

图1 预后标志物和预测标志物应用

注：预后标志物可将未经治疗的患者分为不同预后等级亚群，预测标志物有可能将靶向治疗有反应的亚群分离开，根据预后标志物的情况制订治疗方案。

的肿瘤患者，之后也包括接受系统抗肿瘤治疗的患者。回顾性和前瞻性研究的多元统计分析方法是明确标志物是否具有预后价值的标准。由于前瞻性随机对照研究涉及伦理问题，其应用受到限制。实际上，预后标志物研究经常出现实验设计不佳、分析不当、记录不充分以及对受试者选择存在偏见等，可对标志物的预后价值产生错误评估。虽然涌现了大量的预后标志物，但能应用于临床的却很少。因此，预后标志物的研究强调多中心验证、多重分析和联合使用。

（赵晓航 孙玉琳 林凯璇）

yùcè biāozhìwù

预测标志物（predictive marker） 判断患者是否对某一靶向治疗起作用的指标。又称预测因子或反应标志物。作为衡量疾病状态的指标之一，预示对某种治疗干预（如药物）的反应。由于有的标志物同时起预后和预测作用，在某种程度上，预测标志物是一种根据治疗发挥预后作用、提供预期干预机会，同时提

供关于疾病生物学资料的预后标志物。

特征 预测标志物用来判断患者是否需要治疗和治疗程度，以治疗反应为特点，涉及治疗的拮抗性和协同性。对统计学而言，是一种互相作用的关系。预测标志物除反映疗效外，也反映治疗的靶点。

研究方法 常出现在标志物开发过程后期，其研究经历3个阶段。①训练集：即从回顾性研究（最好是前瞻性研究）中找到可能的预测因子。②验证集：在另一人群中进行验证。③根据预测因子对受试者进行分层分组，经前瞻性随机对照研究最后确定。

应用 预测标志物提示患者对某种特殊治疗相对敏感或者抵抗，能用于选择或者避免该特殊治疗，使治疗选择更有针对性，是个体化治疗的基础（见预后标志物图1）。例如，K-ras野生型的结肠癌患者接受西妥昔单抗联合化疗获益远优于常规化疗，而突变型则不能受益，甚至效果相反。因此，美国国家综合癌症网络

（NCCN）在结直肠癌临床实践指南列入了K-ras基因检测，建议仅野生型的转移性结直肠癌患者才接受抗表皮生长因子受体（EGFR）抗体治疗。2010年7月，美国食品和药品管理局（FDA）正式批准抗EGFR抗体西妥昔单抗和帕尼单抗，但"不推荐用于K-ras突变的结直肠癌患者"。由于K-ras基因突变常伴随其他基因如下游底物丝氨酸/苏氨酸激酶编码基因BRAF突变，使部分K-ras野生型患者对抗EGFR抗体治疗不佳，故只有这两个基因均为野生型者对抗EGFR抗体效果最佳。

临床中，一个标志物常同时具有预后和预测双重作用。全球早期乳腺癌临床试验协作组（EBCTCG）认为，雌激素受体状态是预示乳腺癌结果的预后标志物，同时认为内分泌治疗（如他莫昔芬和芳香酶抑制剂）仅对于雌激素受体阳性患者有益，即激素受体状态同时也是预示治疗反应的预测标志物。HER2/neu基因在25%~30%乳腺癌中过表达，意味着患者生存期短、预后差。同时，针对HER2/neu受体的单克隆抗体曲妥珠单抗仅对HER2/neu阳性者（即使HER2/neu无过表达）有效。此外，非小细胞肺癌中EGFR突变、胃肠道间质瘤中Kit突变和慢性髓细胞性白血病中Bcr-Abl融合基因都是预测和预后标志物的例子。

预测标志物指导治疗需要考虑以下情况：即使标志物在临床上有明确的意义，不同检测方法通过不同平台可能产生不一致或极端结果；虽然一些标志物有可接受或合理的机制意义，其临床意义仍需进一步证明；因为不同人群有不同的遗传背景，特殊的

研究结果常不能扩展到不同的研究群体。

（赵晓航　孙玉琳　林凯璇　高广周）

tìdài zhōngdiǎn biāozhìwù

替代终点标志物（surrogate endpoint marker）

在临床试验中，用于替代临床终点并对临床终点及其干预治疗的效果做出早期精确预测的指标。临床终点通常指反映患者感受、功能影响或生存信息的特征或变量，如死亡、心肌梗死、心衰住院时间、失明和卒中等，其在随机临床试验中对评价患者治疗干预的效果和风险评估更为可靠。而替代终点通常基于流行病学、治疗反应性、病理生理学或其他的科学证据来预测临床结局，如生物学标志、体征或前兆事件。较之采用临床终点，替代终点可减少临床试验时间，减少入组患者人数，增加患者依从性，降低成本效应，更符合伦理学原则，并有助于预测和检测治疗干预的临床反应，有助于研究药物剂量的选择和药物起效的路径。

替代终点标志物需要大规模随机临床试验和荟萃分析才能证实有效性，需具备如下特点：首先，必须能预测疾病的最终结局，而与特定治疗措施无关，即个体水平的替代（或者称为结局替代），即对单个患者，替代的结果必须与患者临床终点相一致；其次，针对替代标志物的疗效必须与真正临床终点的疗效相一致，即试验水平的替代（或称疗效替代），即需要对入组人群进行临床验证。

替代终点标志物的鉴定非常困难，临床仅有极少数的替代标志物被认可，包括在治疗高胆固醇血症过程中，以降低血清总胆固醇或低密度脂蛋白胆固醇作为

动脉粥样硬化和心律失常的替代物；在抗高血压治疗过程中，以血压的降低作为心血管死亡风险的替代物；在氟类药物为基础的结肠癌化疗中以无进展生存期替代总生存期；在白血病治疗中以血液学完全缓解替代疾病进展时间和总生存期。

（赵晓航　孙玉琳　高广周）

xìbāo biāozhìwù

细胞标志物（cell marker）

机体在异常状态下出现改变的细胞及其相关物质的统称。它们可不存在于正常人体系统而仅见于胚胎、病变系统，或在病变系统中的含量大大超过正常系统中的含量，其存在或量变可提示病变的性质，藉此了解病变发生、细胞分化和细胞功能的改变，以帮助疾病的诊断、分类、预后判断以及指导治疗。

特征　既有标志物的通常特征，还具有细胞学相关的特点：①足够的稳定性，便于样品的运送、保存和分析。②取样时对人体无损伤或微创，且技术简便，易于应用。③灵敏度高，能早期检测出对应患者。④特异度好，能准确鉴别患者与健康人。⑤有器官特异性，便于对病变系统的定位。⑥标志物水平可反映疾病的动态变化，监测转归与治疗效果，且与病变范围、临床分期和病理类型存在关联，用以判断预后。

分类　细胞标志物按照固有特点可以分为整体细胞、细胞分泌产物等。

整体细胞　主要指循环血管内皮细胞（CEC）和循环肿瘤细胞（CTC）等，均已被美国食品药物管理局（FDA）批准用于转移性乳腺癌、前列腺癌和结肠癌患者的检测，被中国国家食品药

物监督管理局批准用于转移性乳腺癌患者的检测。CTC的信息可以辅助肿瘤治疗评估、预测转归。

细胞分泌产物　主要包括激素、外泌体等。激素主要是由高度分化的内分泌细胞合成并直接分泌的化学信息物质，通过调节各种组织细胞的代谢活动来影响生理功能，其水平的变化提示相应疾病的转归。外泌体是一种可由多种哺乳动物细胞分泌的直径为20~100nm的膜性囊泡，其内含有特定的蛋白质、脂质和RNA，虽然具有起源细胞进化上的保守性，但组成亦存在差别。

应用　与其他相关标志物类同，主要用于：①疾病普查、人群筛选。②辅助疾病诊断与鉴别诊断。③辅助疾病疗效与预后判断。④辅助判定疾病生物特点，监测病变阶段和治疗效果。⑤联合多项标志物应用，提高检测效率、准确性。

（赵晓航　孙玉琳　穆　洪）

xúnhuán xuèguǎn nèipí xìbāo

循环血管内皮细胞（circulating endothelial cell，CEC）

在外周血循环的成熟的内皮细胞。是血管损伤的重要标志。健康人外周血中不存在或数量极少，CEC数量增加说明有显著的血管损伤和功能障碍。在以血管损伤为标志的疾病中，如镰状细胞贫血、急性心肌梗死、巨细胞病毒感染、内毒素血症和肿瘤，CEC数量呈不同程度增加。CEC起源于血管损伤后的内膜，是特殊病理的产物。

研究历史　关于CEC的描述最早出现在19世纪70年代，通过光学显微镜观察、吉姆萨染色和密度离心的方法识别。由于缺乏内皮细胞特异性抗体标志物，CEC的鉴定并不明确，并且过程

烦琐。1991 年，两种新的内皮细胞特异性细胞表面抗原（HEC19 和 S-Endo 1）单克隆抗体的出现，使 CEC 的定量更加精确。S-Endo 1 抗原的抗体被命名为 CD146。安娜·索洛维（Anna Solovey）随后利用另一种抗 CD146 的抗体（P1H12），计数镰状细胞贫血中的 CEC。2001 年，曼库索（Mancuso P）采用流式细胞计数的方法首次描述了癌症中的 CEC。

血管生成是恶性肿瘤生长和扩散的先决条件。当肿瘤体积达到 1~2mm³，其微环境不能提供足够的营养和氧气，导致细胞内缺氧启动了肿瘤细胞的"血管生成开关"。通过上调促血管生成蛋白的表达，引起毛细血管增生，形成新生血管。血管生成在肿瘤生长中具有核心作用，促进了多种以参与血管生成的受体或信号转导途径为靶标的抗肿瘤药物的发展。随着对血管生成在肿瘤发生发展过程中重要性的认识，以及对靶向肿瘤血管药物作用的监测，迫切需要一种能够精确监测肿瘤血管效应的生物标志物，包括冯·维勒布兰德因子（vWF）和血栓调节蛋白等。但其中大多数是急性期产物，对于肿瘤患者经常伴随的其他事件（如感染）的干扰很敏感。相比之下，CEC 成为一种颇具潜力的候选者。

CEC 的起源和病理生理学基础 内皮的主要功能是维持血管壁的通透性和完整性。内皮细胞层相对静止，增殖主要发生在血管分支和涡流部位。CEC 是从血管壁脱落进入血液循环的内皮细胞，是血管严重损害的标志。

虽然 CEC 形成的机制尚不清楚，但 CEC 从内皮脱落有多个影响因素，如机械性损伤、内皮细胞黏附分子（如整合素 αVβ3）改变、与锚定基质蛋白（如纤连蛋白、层粘连蛋白或 IV 型胶原）结合障碍及伴随细胞骨架蛋白减少的细胞凋亡等。最终效应是内皮细胞与基底膜蛋白的相互作用减弱而致细胞脱离。

根据疾病过程，CEC 的脉管起源明显不同。利用不同脉管特异性抗体标记的方法发现：癌症、α/β 珠蛋白生成障碍性贫血和镰状细胞贫血中的 CEC 起源于微血管（CD36）。与之相反，急性冠状动脉综合征和系统性红斑狼疮患者中 CEC 起源于大血管。简言之，通过分析 CEC 的表型表达，能够以相对非侵入性的方式获得关于血管疾病严重程度和发病机制的重要信息。

CEC 计数和识别 由于 CEC 数量很少，在计数之前很多方法都采用了富集步骤，然而后者又不可避免地导致细胞丢失和对实际 CEC 数量的低估。因此，在基于富集的测定方法中，需要根据纯度和回收率分析富集效率。

CEC 检测和计数中的关键要素是利用特异性标志物。内皮与造血、炎症、血管紧张度调节和血管生成等密切相关，在此过程中伴随着内皮细胞免疫表型的改变。为了计数所有的 CEC 而不是特定的亚群，需要识别所有 CEC 特异并持续表达的标志物。但尚无符合该标准的标志物。因此，需要联合不同的标准和标志来确定 CEC。通常将表达内皮标志物，如 CD146、vWF 和 VE-钙黏着蛋白，不表达造血细胞（CD45 和 CD14）和祖细胞（CD133）标志物的细胞定义为 CEC。其中，CD146 是 CEC 的主要标志物。但 CD146 作为一种跨膜糖蛋白，还存在于滋养细胞、间充质干细胞、牙周和恶性（前列腺癌和黑色素瘤）

组织，以及活化 T 细胞中。因此，以 CD146 为基础的检测方法难以获得完全纯化的内皮细胞，往往需要通过荧光显微镜检查以验证所指定的 CEC 确实是内皮来源。

检测方法 有以下几种。

手动免疫磁性分离 CEC 的分离免疫磁珠捕获方法（携带 CD146 单克隆抗体的免疫磁珠）最普遍。分离后，通过流式细胞术或显微镜分析，根据形态或免疫表型识别 CEC。该技术的优点是能够直接观察 CEC，可与内皮微粒、无核细胞和细胞团块区别。缺点是费时、费力并对操作人员要求较高，不适合高通量监测。此外，磁性富集可能低估了实际 CEC 数量。

自动分离和染色 有 CellTracks AutoPrep 和 CellTracks Analyzer II System（USA）全自动分离系统。细胞通过带有 CD146 的铁磁流体分离后，CD146⁺ 细胞悬液以 DAPI 染色识别有核细胞，CD105（内皮细胞唯一表达）染色和 CD45 染色以排除 CD146⁺ T 细胞。富集和染色都在一个磁性贮存盒内操作，形成单层细胞，通过 CellTracks Analyzer II 系统扫描，产生的图像通过视觉检查判断 CEC。CEC 被定义为 DAPI⁺、CD105⁺、CD146⁺ 和 CD45⁻。该方法的缺点是仪器和试剂昂贵，一次最多只能同时检测 8 个样本，全程耗时较长（约 4 小时）。

流式细胞术 根据细胞免疫表型识别 CEC。利用荧光染料标记单克隆抗体识别 CEC，具有高特异性。通过对与 CEC 具有重叠表型细胞的多重染色，如内皮微粒和血小板等，排除干扰，增加特异度。然而，全血流式分析存在过高估计 CEC 的风险，出现假阳性的原因之一是非特异性抗体结合。可溶性抗原的特异性结合也能导致假阳性。许多内皮表面抗原，如 sCD144 和 sCD146 是分泌性的，血小板摄取后能够导致阳性。通过 DNA 特异性染色，如 DAPI 或 DRAQ5，能够排除血小板、聚集物和内皮微粒。

CEC 的数量在疾病状态下 [(1～39 000)/ml] 和健康对照 [(0～7 900)/ml] 个体中变化较大。所用方法需要标准化，对所观察的疾病尽量选择同质化，以及对分离细胞的基因组分析，进一步确定免疫表型。

应用 CEC 数量在淋巴瘤、黑色素瘤和神经胶质瘤，以及乳腺癌、结肠癌、胃癌、食管癌、肾癌、卵巢癌、睾丸肿瘤、前列腺癌和头颈部癌均有不同程度增高。经过化疗全身症状缓解的淋巴瘤患者 CEC 达到正常水平，CEC 有助于治疗反应的监测。

CEC 在多发性骨髓瘤中数量增加，还与反映疾病活动度的血清 M 蛋白和 β_2 微球蛋白含量有相关性。同时对酞咪哌啶酮及其免疫调节衍生物 CC-5013 治疗的临床反应具有指示作用，CEC 水平随着疾病活动度平行降低。

化疗和放疗可干扰 CEC 数量，如特异性攻击内皮的细胞毒化疗，内皮损伤很有可能是化疗的不良反应。因此，升高的 CEC 很可能是治疗反应而不一定是肿瘤进程的表现。

心血管事件发生率增加是长期抗肿瘤治疗的不良反应之一。如顺铂、博来霉素和依托泊苷导致颈动脉内膜增厚、雷诺现象，血浆 C 反应蛋白、纤溶酶原激活物抑制剂-1 和 vWF 增高，均与内皮功能障碍有关。监测治疗中和治疗后的内皮功能障碍或损伤标志物，如 CEC 水平，可以反映化疗药物对血管毒性的信息。

与其他肿瘤标志物的关联
血管内皮生长因子（VEGF）与肿瘤进展和预后不良相关。乳腺癌患者中，CEC 与 VEGF 及血管细胞黏附分子 1（VCAM-1）呈正相关，提示 CEC 与血管生成有关。CEC 生存能力在荷瘤模型中显著升高。由于 VEGF 是内皮细胞保持抗凋亡能力的一种促有丝分裂剂和生存因子，在阻止 CEC 凋亡中具有一种保护作用。其他细胞因子，包括胎盘生长因子（PGF）、基质细胞衍生因子 1（SDF-1）和干细胞因子（SCF）等可能也与 CEC 相关。另外研究发现，乳腺癌患者样本中 VE-钙黏着蛋白和微血管密度（MVD）呈正相关，其 RNA 水平升高与不良预后、阳性结节状态以及较高的 TNM 分期相关。

凝血紊乱是癌症患者中普遍存在的问题。组织因子（TF）与肿瘤中系统性血液高凝状态以及血管生成相关。肿瘤细胞分泌 TF，TF 上调有助于肿瘤进展，并与临床分期、组织学分级和不良预后相关，直接抑制 TF 能够阻止肿瘤生长。存在血管损伤或功能障碍的疾病（如冠状动脉硬化性疾病，系统性红斑狼疮和镰状细胞贫血）中 CEC 与循环 TF 呈正相关。

抑制血管生成的复合物在多种类型肿瘤，包括转移性结肠癌、肾细胞癌和非小细胞肺癌中均显示出效果。除了抑制血管生成，针对已形成的肿瘤血管，也有另一类抑制血管分解因子（VDA）的抗癌药物。

（赵晓航 孙玉琳 熊鸣）

xúnhuán zhǒngliú xìbāo

循环肿瘤细胞（circulating tumor cell，CTC） 实体肿瘤原发灶或转移灶侵袭、脱落进入外周血、具有高活力和高转移潜能的肿瘤细胞。CTC 是肿瘤液体活检的重要标志，数目和表型与其原发肿瘤病灶的进展有一定的量效关系，观察和分析 CTC 数目和表型改变可以间接了解肿瘤病灶的性质，通过外周血 CTC 可以监测肿瘤的进展。由于肿瘤增殖旺盛，部分肿瘤细胞会丧失黏附能力而脱落入血，同时，这些肿瘤细胞释放细胞因子刺激血管壁扩张，肿瘤细胞可穿过血管和淋巴管进入血液循环，形成 CTC。CTC 中一部分是有活力的转移前体细胞，能够发生转移。由于相对于血细胞的数量来说，存在于外周血中的 CTC 丰度很低，分离十分困难。晚期肿瘤患者中每 10^5～10^7 个单核细胞才可能发现 1 个 CTC。这些细胞存在于外周血、骨髓和淋巴结中，与肿瘤的复发与转移高度相关。

研究历史 1869 年，澳大利亚学者托马斯·阿什沃思（Thomas Ashworth）报道了在尸检癌症死亡的患者外周血中发现了类似肿瘤的细胞，并首次提出"循环肿瘤细胞"的概念。进入循环中的肿瘤细胞因宿主的免疫识别、杀伤、血液的剪切力作用以及肿瘤细胞自身因素，绝大多数在短期内死亡。只有极少数具有高度活力、高度转移潜能的肿瘤细胞在循环系统中存活下来，部分细胞相互聚集形成细胞簇或微小癌栓。这些肿瘤细胞在机体内常以休眠状态存在，当机体受到内外环境刺激时，微小病灶被激活并增殖，最终在适合生长的器官、组织部位种植，形成肉眼可见的转移灶。

生物学特性 CTC 是具有异质性的肿瘤细胞，不同肿瘤来源的 CTC 表面标志不同、大小不一，在外周血呈现单个或成团簇样出现。外周血出现 CTC 是上皮来源实体肿瘤形成的早期事件；外周血 CTC 可同时或双向刺激肿瘤原发灶和转移灶中的肿瘤细胞生长；CTC 呈现团簇样是肿瘤干细胞的标志，肿瘤患者外周血出现 CTC 团簇提示肿瘤进展。

CTC 的富集方法 分离稀有细胞需要富集捕获。CTC 的富集技术主要有基于微流控芯片的富集和基于细胞表面标志的富集技术（表1）。

基于微流控芯片的富集技术 根据 CTC 生物学和物理学特性，分离肿瘤患者外周血单核细胞（PBMC）并在稳定缓慢层流控制下使其通过经上皮细胞黏附分子（EpCAM）抗体包被的微流控芯片，CTC 被 EpCAM 抗体捕获结合于芯片底部，而其余淋巴细胞随液体流出，如 CTC-iChip 法。根据密度和大小、电荷和细胞迁移等物理性质进行富集。采用密度梯度离心法使单核细胞和肿瘤细胞分离；CTC 较普通的白细胞体积大，采用多孔径滤膜进行分离。这种通过物理方法分离的细胞形态保存完整，细胞表面的各种抗原或分子标志物没有受到更多外力的破坏，不影响细胞的特性。但由于肿瘤细胞大小不均一，膜滤过的方法会丢失一部分肿瘤细胞。

基于细胞表面标志的富集技术 主要有免疫磁珠法，原理是利用肿瘤细胞或血液中白细胞表面特异的抗原标志，与磁珠上偶联的相应抗体结合，经过强磁场外力时，能够将结合和不结合抗体的细胞分离。此外，根据磁珠携带的针对肿瘤细胞标志或白细胞标志的抗体类型，又可分为正性富集和负性富集两种方法。

正性富集 利用肿瘤细胞具有的上皮来源表型，用 EpCAM、细胞角蛋白（CK）等抗体捕获、富集上皮来源的肿瘤细胞。该法有较高的富集率，为 $(0.1\sim2)\times10^5$。但其也存在方法学的缺陷，肿瘤在转移过程中会发生上皮-间质转化（EMT），即上皮来源的细胞会失去上皮表型，而获得间叶细胞表型，在此过程中上皮标志物表达下调，因此用 EpCAM、CK 等上皮标志物的抗体富集会影响磁珠富集效果。此外，肿瘤细胞存在异质性，血液中可能还有其他的细胞表达 EpCAM，因此，正性富集方法可造成假阳性和假阴性结果。

负性富集 用抗间叶组织来源的 CD45 抗体去除白细胞。即利用偶联了抗白细胞表面标志 CD45 抗体的磁珠吸附并去除白细胞，当细胞悬液经过强磁场时，与 CD45 结合的白细胞就被吸附到柱子/磁珠被去除，剩下具有上皮标志的肿瘤细胞。该法是没有偏倚

表1 CTC 富集方法比较

富集方法	优点	缺点
根据细胞体积大小		
ISET	简便简单；应用 EpCAM 阳性和阴性来鉴别肿瘤细胞	特异度低；较小的 CTC 能够穿过孔径；富集到大的白细胞
梯度密度离心	简单和经济；用 EpCAM 阳性和阴性来鉴别肿瘤细胞；用于负性筛选	特异度低；容易污染单核细胞
OncoQuick	以梯度密度为基础；用 EpCAM 阳性和阴性来鉴别肿瘤细胞；加入遮拦，减少了交叉污染	特异度低
Rosette Sept	较好地去除血液细胞	交叉污染
免疫磁珠方法		
MACS	保持细胞完整性	非肿瘤细胞也会表达相同的抗原造成假阳性；CTC 丢失抗原造成假阴性
AdnaTest	识别固定的标志 EpCAM 和 MUC1；下游分析 RT-qPCR 用于检测 MUC1、HER2 和 GA73.3-2；可能用于检测干细胞和 EMT 的标志	非肿瘤细胞也会表达相同的抗原造成假阳性；CTC 丢失抗原造成假阴性
CellSearch	半自动；联合阳性抗 EpCAM 和阴性抗 CD45 进行选择；美国 FDA 批准使用	仅能检测出 EpCAM 阳性的细胞；非肿瘤细胞也会表达相同的抗原造成假阳性；CTC 丢失抗原造成假阴性
CTC-Chip	富集率较好，98%细胞有活性可用于后续分析	仅能检测出 EpCAM 阳性的细胞；尚未批准临床应用
MagSweeper	识别固定的上皮细胞标志；自动识别上皮细胞的装置；保持细胞完整，不影响稀有细胞的基因表达	检测效率与材料及装置的形状相关；未进入市场

的选择性富集方法，不受肿瘤细胞表面抗原的影响。然而，由于血样中的 CTC 数量极少，难以完全去除白细胞，因此该法富集的 CTC 纯度较低。

磁珠富集的应用系统有磁性激活细胞分选系统（MACS）、Mag-Sweeper、AdnaTest 和 RosetteSep 稀有细胞富集技术（RARE）等。

CTC 检测方法　经过富集的CTC 需要进一步检测，主要包括两大技术体系，即基于细胞技术的方法和基于核酸的检测方法（表 2）。

基于细胞技术的方法　包括免疫细胞化学方法、免疫荧光分析法和流式细胞术等。

免疫细胞化学　基于抗原-抗体结合反应的原理，利用单克隆抗体（McAb）与特异的肿瘤标志物结合，通过酶与底物反应显色来判断肿瘤细胞的存在。检测的肿瘤标志物主要分 3 类：CK，上皮细胞膜特异性抗原，如黏蛋白类有上皮膜抗原（EMA）、人乳脂球蛋白（HMFG）和肿瘤相关糖蛋白（TAG）等。

流式细胞术　采用流式细胞仪检测悬液中的细胞，达到富集肿瘤细胞的目的，并能够维持细胞形态，保持细胞活力。其筛选细胞的速度为 $10^3 \sim 10^4/s$，具有快速、准确的优点。

酶联免疫斑点法（ELISPOT）基于酶联免疫吸附法，除去 $CD45^+$ 细胞后，经 48 小时培养，检测出表达分泌蛋白的细胞，如趋化因子受体 $CXCR4^+$，以此检测到有活性的 CTC。

根据迁移性的细胞能够摄取和侵入胶原的特性，发展了新技术，在玻片上包被荧光标记的细胞黏附分子（CAM），当细胞摄入 CAM 时，检测活细胞的代谢产物就可以检测到有活性的 CTC。

检测完整细胞的技术　包括光导纤维阵列扫描技术（FAST）、镭射扫描细胞计数（LSC）和自动细胞显像系统（ACIS）等。

基于核酸的检测技术　包括聚合酶链反应（PCR）、反转录聚合酶链反应（RT-PCR）、实时定量 PCR（RT-qPCR）及新一代测序技术等。

PCR　特异性扩增出肿瘤细胞中因癌基因、抑癌基因突变或染色体重排而产生的 DNA 异常。这类基因的改变应满足以下条件：该基因的突变在待检肿瘤中发生率较高，至少应达 50% 左右；基因内发生碱基突变的部位应相对集中。此方法检测肿瘤细胞的灵敏度约 1×10^{-6}。

RT-PCR　在 PCR 的基础上扩增由肿瘤特异性 mRNA 序列反转录的 DNA 片断，从而识别组织

表 2　CTC 检测方法比较

检测方法	优点	缺点
基于 PCR 的分析		
RT-PCR	高灵敏度；独立检测 CTC	RNA 降解；由于非特异扩增，污染和假基因等造成假阳性；无法区别活细胞和死细胞；由于基因表达水平低造成假阴性
RT-qPCR	高灵敏度；能够定量	无法看到 CTC 的形态；无法进行后续的分析
巢式 RT-PCR	扩增效率高；污染小	由于非特异扩增，污染和假基因等造成假阳性
基于细胞技术的分析		
FAST	能够对大量的样本进行扫描；减少细胞的丢失；快速分析（达到 300 000 个/s）	缺少更多的临床研究数据
LSC	快速；特异度高	高性能的技术；灵敏度低
流式细胞术	特异度高，快速、准确；多重参数	灵敏度低
CellSearch	半自动；特异度高；CTC 计数；可重复性；识别固定的标志 EpCAM、CK 和 CD45；美国 FDA 批准	仅仅检测出 $EpCAM^+/CK^+/CD45^-$ 的细胞；检测有主观性；不能进行进一步的分析
CTC-chip	98%的细胞保持活性；检出率高；用于后续的分析	仅检测出 $EpCAM^+$ 的细胞；尚未商品化；缺少更多的临床研究数据
EPISPOT	仅分析活细胞；灵敏度高；检测分泌蛋白	无法进行 CTC 分离，无法进行下一步的分析；检测的蛋白质必须要分泌出、流出和释放出
FISH	遗传分析	无法进行进一步的分析
免疫化学方法	CTC 的形态学鉴定；应用多标记抗原鉴定 CTC；直接计数 CTC；分离出的 CTC 用于进一步分析	鉴定 CTC 有主观性；耗时长

或肿瘤特异性 mRNA 的表达或某些基因改变后 RNA 水平的异常。根据某些基因改变后 RNA 水平异常，如发生 p53、ras 基因的点突变，BRCA1/2 缺失，CD44 异构，ErB2、EGFR 基因扩增；组织特异性标志 mRNA，如黏蛋白、CK、雌激素受体（ER）和乳腺丝抑蛋白（maspin），肿瘤特异性标志 mRNA，如癌胚抗原（CEA）、人绒毛膜促性腺激素（HCG）等表达的改变，从而鉴定 CTC 的存在。RT-qPCR、荧光定量 PCR 和巢式 RT-PCR 等方法相继出现，与常规 RT-PCR 相比，具有引物和探针的双重特异性，扩增效率高，反应污染少，Ct 值稳定等。

集合富集和检测 CTC 的方法 ①CellSearch：美国食品和药品管理局（FDA）在 2004 年批准了 CellSearch 系统（Veridex，LLC），是半自动的技术平台，通过偶联 EpCAM 抗体的磁珠富集肿瘤细胞，用来检测乳腺癌外周血 CTC 数量的变化以辅助乳腺癌疗效评价和预后判断。首先用 EpCAM 抗体捕获，再利用抗 CK 的荧光抗体和核荧光染料 DAPI 鉴定 CTC。②CTC 芯片：芯片包括 78 000 个微柱，包被 EpCAM 抗体，用于富集，并用肿瘤上皮的阳性标志物 CK 和阴性标志物 CD45 及 DAPI 鉴定 CTC。

临床应用 有以下几方面。

肿瘤 TNM 分期的重要补充 2007 年，CTC 被美国临床肿瘤学会（ASCO）推荐为肿瘤标志物，作为肿瘤 TNM 分期的重要补充。美国癌症联合委员会（AJCC）2017 年发布的第 8 版乳腺癌分期系统中，肯定了 CTC 的意义，临床晚期乳腺癌外周血中 CTC≥5/7.5ml，临床早期乳腺癌外周血中 CTC≥1/7.5ml 提示预后

不良，证据水平为Ⅱ级。

疗效监测 CTC 可直接提示肿瘤患者对治疗的反应，数目持续升高提示肿瘤对治疗反应差，患者外周血出现 CTC 提示预后不良，治疗后 CTC 出现或数目增多与肿瘤复发相关。如乳腺癌鉴定的标准为：7.5ml 外周血中 CTC 的检出数量≥5 个时，提示预后不良；同时，在转移性乳腺癌、结肠癌和前列腺癌患者中，CTC 检出阳性较未检测出者明显预后不良。晚期肿瘤患者接受化疗后，随访过程中 CTC 的出现与否较之传统的影像学方法［如 CT 和正电子发射体层成像（PET）］在治疗反应监测上能提供更多的信息。化疗 4 周后的 CTC 数量很重要，可作为患者生存率的早期预测因子，结合影像学方法能更好地评估治疗效果。

预后判断 CTC 与肿瘤的无病生存期、无进展生存期和总生存期具有相关性。其作为肿瘤预测因子主要有 3 个特点：①CTC 保持高水平预测机体对系统治疗的抵抗。②持续高水平的 CTC 数量表示所选择的治疗方法无效。③通过检测 CTC 细胞表面标志物，监测治疗反应及其对治疗的敏感性。因此，治疗前的 CTC 和治疗 1 个月及随访的 CTC 数量是无进展生存期重要的预后指标。另外，早期的乳腺癌患者经历化疗，无论是淋巴结阳性还是淋巴结阴性，用 RT-PCR 的方法检测外周血中 CK19 mRNA 是肿瘤无进展生存期和总生存期独立的预后指标。并且 CTC 的数目与疾病的复发，以及疾病进展造成的死亡风险相关。

早期肿瘤分层 传统的早期分层方法是根据局限于器官和切除肿瘤的病理特征，即 TNM 分期

情况包括肿瘤分级、大小和局部淋巴结转移等，但不够准确。部分伴有 CTC 的早期乳腺癌患者，较未发现 CTC 的患者的 5 年生存率低。因此检测早期肿瘤患者 CTC 的数量及分子特征、基因表达谱和肿瘤标志物等，对早期肿瘤患者进行分层，有利于选择更合适的治疗方法。

转移复发的早期预警 一般监测肿瘤转移主要依靠影像学方法，即便采用高分辨率的影像学方法也难以检测在细胞水平的早期肿瘤转移事件。通过影像学检查结合动态检测 CTC 数目与性质改变，可发现肿瘤病灶潜在的转移线索，以便早期治疗。

指导肿瘤个体化治疗 转移灶的生物学特点与原发灶细胞存在差异，通过 CTC 体外分离培养可以检测药物敏感性，根据病灶的生物学特性制订个体化治疗方案。CTC 中有很少的肿瘤干细胞，与不同分化的肿瘤细胞相比具有不同的分子特性。一般肿瘤切除后的短期治疗有效，而长期效果不佳，主要原因是没有抑制干细胞，需根据 CTC 的表型调整治疗方案。

（赵晓航 孙玉琳 乔媛媛）

zǔzhī biāozhìwù

组织标志物（tissue marker）

在恶性肿瘤发生发展中，由肿瘤细胞的基因表达、合成分泌或由机体对肿瘤反应而异常产生和/或升高的生物分子。以 DNA、m-RNA 或蛋白质为基础反映肿瘤存在和生长，包括蛋白质、激素、酶（同工酶）和癌基因产物。组织标志物表达于肿瘤细胞的胞核、胞质、胞膜或分泌于体液中；有些在正常成人组织不表达但可见于胚胎组织；有些在肿瘤组织中的含量超过在正常组织的含量。

组织标志物的存在或含量变化能提示肿瘤的性质并有助于了解肿瘤的组织起源和细胞分化程度，有助于肿瘤的病理诊断、组织学分类、预后判断及指导临床治疗，有助于肿瘤患者的分层和风险评估，以及预测患者对抗癌药物治疗的反应。

组织标志物常用于病理检测，如确定肿瘤的组织来源；异位肿瘤和转移性肿瘤的鉴别诊断；鉴别肿瘤良恶性、癌前病变与癌；判断肿瘤细胞增生程度和辅助肿瘤分期。也广泛用于肿瘤的临床诊断、预后判断和治疗方法选择。

常用检测方法是在病理切片上进行免疫组织化学分析和原位分子杂交。也可用聚合酶链反应（PCR）和多重测序的方法检测肿瘤组织样本中的罕见变异，还可以通过生物芯片（如基因芯片、组织芯片和蛋白芯片）等高通量和快速的方法同时联合检测多个标志物。选取特异性较强的标志物，联合检测多个标志物，可增强检测的效果。基因芯片和蛋白质芯片技术的发展促进了组织标志物的转化应用。通过基因表达谱和蛋白质表达谱分析可以区分具有远处转移潜能的高危型肿瘤患者，还可以区分对化疗（或内分泌治疗和免疫治疗）敏感患者。

（赵晓航　孙玉琳　刘　敏）

DNA biāozhìwù

DNA 标志物 （DNA marker）

以 DNA 为基础的肿瘤相关标志物。其包括 DNA 突变、染色体异常（如 Bcr-Abl 转位）、DNA 拷贝数变异和微卫星不稳定等。通常稳定存在并较易于检测。在肿瘤组织中常可检测到多种癌基因、抑癌基因和错配修复基因的突变。

此外，外周血中发现的肿瘤细胞和游离的 DNA 也可用于评估肿瘤分期，血清中肿瘤相关游离 DNA 含量升高与肿瘤转移相关。

检测方法　通过设计特异引物，采用短的互补 DNA 探针（寡核苷酸）与来自患者 DNA 样品的序列进行特异性结合，完成对肿瘤组织 DNA、外周血有核细胞 DNA 及游离 DNA 的检测。这些检测方法都依赖于聚合酶链反应（PCR），通过分析 PCR 产物确定是否存在突变位点和其他变异。高通量 DNA 芯片检测技术即基因分型技术，可同时对单个个体检测数十万到数百万个单核苷酸多态位点。基因芯片和测序技术与传统的人类基因变异和突变的检测方法相结合并用于临床检测。

应用　广泛用于肿瘤易感性筛查、诊断和分子靶向药物选择及预后评估等（表1）。例如，吉非替尼作用依赖于特异的表皮生长因子受体（EGFR）位点突变，通过检测肿瘤中该位点突变指导临床用药。部分非小细胞肺癌患者在治疗过程中再次发生 EGFR 位点突变，导致曾对药物敏感的肿瘤出现耐药，因此对 EGFR 特异突变位点的检测也可用于预后评估。其他 DNA 标志物还包括单核苷酸多态性（SNP）、表观遗传标志物（启动子区甲基化）、肿瘤相关病毒标志物和线粒体 DNA 标志物等。

基因突变　癌基因、抑癌基因和错配修复基因的突变是常见的 DNA 标志物。如癌基因 K-ras 突变可用于预测肿瘤是否发生转移；一半以上的散发肿瘤组织中可见抑癌基因 p53 突变。发生在其他肿瘤相关基因的突变，如 K-Ras 或抑癌基因 CDKN2A（周期蛋白依赖性激酶抑制剂 2A）、APC（结肠腺瘤性息肉病）和 Rb1（视网膜母细胞瘤）等都可用于预后评估和治疗选择的标志物。

SNP 位点　SNP 位点与癌症患病风险相关，单体型评估可用于前列腺癌、乳腺癌和肺癌等风险预测，但尚未正式用于临床肿瘤分期和分级。

DNA 甲基化标志物　表观遗传学机制对转录和翻译的调控在肿瘤发生中发挥重要作用。组蛋白去乙酰化作用，赖氨酸特异性的组蛋白 H3 的甲基化和启动子区 CpG 岛的甲基化通过对抑癌基因（如 CDKN2A、p53、APC 和 BRCA1）或 DNA 错配修复基因（如 MLH1 或 MGMT）的转录抑制而发挥调控基因表达的作用，并可影响细胞凋亡、细胞周期及细胞浸润和转移。通过敏感的检测方法可以发现由 CpG 岛甲基化导致的基因沉默，也可以通过甲基化状态差异区分前列腺癌和良性前列腺增生。此外，在口腔恶性肿瘤患者的唾液中可发现高甲基化的游离 DNA（cfDNA），在肺癌患者的痰液或支气管灌洗液中以及在肺癌、膀胱癌或结直肠癌患者的血清中可以检测到甲基化的 cfDNA。甲基化修饰所导致的基因沉默可用于治疗药物的选择。例如，MGMT 启动子区的甲基化可预测胶质瘤对亚硝基脲烷基化物制剂的反应性。随着 DNA 去甲基化药物的发展，如 5-氮杂胞苷、DNA 甲基转移酶抑制剂（泽布拉林）和组蛋白脱乙酰酶抑制剂（罗米地辛，FK228）等，表观遗传标志物将用于检测肿瘤患者对肿瘤治疗药物的反应敏感性。

肿瘤相关病毒标志物　子宫颈癌与人乳头瘤病毒（HPV）感染相关，对 HPV16 E6 和 E7 癌基因产物阴性的女性进行预防免疫

表 1　FDA 批准上市的部分靶向药物

通用名	靶标	FDA 批准时间	首次批准适应证
利妥昔单抗	CD20	1997 年	非霍奇金淋巴瘤
曲妥珠单抗	HER2	1998 年	转移性乳腺癌
地尼白介素	IL-2	1999 年	皮肤 T 细胞淋巴瘤
吉妥单抗	CD33	2000 年	急性髓细胞性白血病
伊马替尼	Bcr-Abl、c-Kit、PDGFR	2001 年	慢性髓细胞性白血病
阿伦单抗	CD52	2001 年	B 细胞慢性淋巴细胞白血病
替伊莫单抗	CD20	2002 年	非霍奇金淋巴瘤
托西莫单抗和 131I 标记的托西莫单抗	CD20	2003 年	非霍奇金淋巴瘤
吉非替尼	EGFR	2003 年	非小细胞肺癌
贝伐珠单抗	VEGF	2004 年	转移性结肠癌
西妥昔单抗	EGFR	2004 年	进展期结肠癌
厄洛替尼	EGFR	2004 年	非小细胞肺癌
索拉非尼	RAF、VEGFR-2、VEGFR-3、PDGFR-B、c-Kit	2005 年	进展期肾癌
舒尼替尼	VEGFR、PDGFR	2006 年	胃肠道间质瘤和进展期肾癌
帕尼单抗	EGFR	2006 年	转移性结肠癌
伏立诺他	HDAC	2006 年	皮肤 T 细胞淋巴瘤
达沙替尼	Src、Bcr-Abl	2006 年	慢性髓细胞性白血病
替西罗莫司	mTOR	2007 年	进展期肾癌
拉帕替尼	HER2/EGFR	2007 年	转移性乳腺癌
尼洛替尼	Bcr-Abl	2007 年	慢性髓细胞性白血病
奥法木单抗	CD-20	2009 年	慢性淋巴细胞白血病
依维莫司	mTOR	2009 年	进展期肾癌
帕唑帕尼	VEGFR-1、VEGFR-2、VEGFR-3、c-Kit、PDGFR	2009 年	进展期肾癌
罗米地辛	HDAC	2009 年	皮肤 T 细胞淋巴瘤
地诺单抗	RANK 配体	2010 年	骨转移

接种可消除 HPV16 相关子宫颈上皮内瘤变和子宫颈癌的患病风险。获得性免疫缺陷综合征（AIDS）患者的免疫调节改变会导致病毒介导的肿瘤发生，包括卡波西肉瘤与人类疱疹病毒 8 型（HHV-8）相关，AIDS 相关淋巴瘤与 HHV-8 和 EB 病毒相关。肝细胞癌与乙型肝炎病毒（HBV）和丙型肝炎病毒（HCV）感染相关，成人 T 细胞淋巴瘤与人类嗜 T 淋巴细胞病毒-1（HTLV-1）相关，鼻咽癌、霍奇金淋巴瘤和地方性伯基特淋巴瘤与 EB 病毒感染相关。病毒标志物还可用于预测治疗反应和评估者预后。

线粒体 DNA 标志物　与在单细胞中呈现两拷贝的基因组 DNA（gDNA）不同，单个体细胞含有多达 500 个线粒体，即每个线粒体 DNA（mtDNA）分子可以有几百个拷贝而具有多重性，这种高拷贝数的肿瘤相关 mtDNA 突变易于检测。mtDNA 突变可见于结肠、膀胱、头颈、肺、乳腺、肾和睾丸等部位的肿瘤。

外周血 cfDNA　肿瘤患者的外周血中可发现大量的 cfDNA，包括 gDNA 和 mtDNA。由于 cfDNA 包括了编码和非编码 gDNA，可用于检测微卫星不稳定性、杂合性缺失、基因突变（如可检测突变的 ras 基因片断）、基因多态性和甲基化修饰等。非编码 DNA 包括短分散的核元件（SINE），如 ALU，以及长分散核元件，如 LINE1。ALU 和 LINE1 遍布基因组，肿瘤细胞中的这些序列较少发生甲基化。

肿瘤组织的异质性（同时含有异常的肿瘤细胞和正常细胞），在肿瘤的发展过程中，肿瘤细胞来源及正常细胞来源的 cfDNA 都可能释放入血，使来源于肿瘤细胞的 cfDNA 受到肿瘤的生长状态和大小的影响，同时 cfDNA 的总量也受肿瘤细胞的清除率、降解以及生理状态下血液、淋巴系统循环过滤的影响。通常肿瘤患者外周血 cfDNA 的水平比正常人高，但患者和正常人的血清和血浆中全部 cfDNA 含量波动很大并有重叠，单独依据 cfDNA 定量检测不能用于疾病诊断，但同时结合检测外周血中的其他肿瘤标志物有助于肿瘤诊断。在手术后，局灶性肿瘤患者的 cfDNA 水平会降至正常，如果 cfDNA 持续保持较高水平，提示有残留肿瘤组织未被切除。

（赵晓航　孙玉琳　刘　敏）

yíchuán biāozhìwù

遗传标志物 （genetic marker）

在组织或体液（如尿液、血液）和粪便样本中，检测到的遗传变异（如突变、多态性等）并可预测疾病的患病风险、转归和疗效等的生物标志物。

特征 原癌基因、抑癌基因等一系列体细胞突变（突变、扩增和重组等）与肿瘤的发生发展密切相关。原癌基因的编码产物为癌蛋白、蛋白质激酶、生长因子及其受体，对细胞增殖具有促进作用；抑癌基因的编码产物为调节或抑制细胞周期通过特定阶段的细胞内蛋白、对细胞增殖起抑制作用的信号受体和信号转导物，可使细胞周期停滞的调控蛋白、促凋亡蛋白以及参与 DNA 修复的酶，对细胞增殖均具有拮抗作用。通常原癌基因和抑癌基因既相互拮抗又相互配合，处于动态平衡状态，共同控制细胞的增殖活动。原癌基因活化或抑癌基因失活使细胞增殖失控而发生癌变。单独一种基因的突变不足以致癌，多种基因变化的积累才能导致控制细胞生长和分化的机制

紊乱。

分类 有以下几种。

抑癌基因失活 失活途径包括点突变、基因缺失、基因转换、有丝分裂重组和不分离（染色体丢失或加倍）。点突变和基因缺失都会引起基因序列的改变，导致其编码产物的性质改变，进而失去拮抗细胞增殖的作用，引起细胞癌变；基因转换、有丝分裂重组和不分离（染色体丢失或加倍）均能引起正常抑癌基因的丢失，从而丧失编码拮抗细胞增殖产物的功能，引起细胞癌变。

例如，多数肿瘤中 p53 基因突变、等位基因丢失和杂合性丢失（LOH）；视网膜母细胞瘤中 Rb 基因突变、等位基因丢失；结直肠癌、胃癌和甲状腺癌伴有 APC 突变和 LOH；结肠癌和子宫癌中 MSH2 和 MLH1 突变；神经胶质瘤和子宫肿瘤中 PTEN 突变和 LOH；鳞状上皮细胞癌和黑色素瘤伴有 CDKN1A（P21）突变；黑色素瘤和骨肉瘤中 INK4/ARF 缺失；白血病、淋巴瘤和脑肿瘤中 ATM 突变；乳腺和卵巢癌中 BRCA1/2 突变、杂合性丢失、缺失和等位基因丢失等。

原癌基因激活 激活途径包括基因突变（点突变、插入突变和缺失突变）、基因扩增和染色体易位。基因突变引起基因序列的改变，导致其编码产物性质改变，从而引起细胞恶性增殖；基因扩增造成原癌基因拷贝数的大量增加，合成过量的编码产物，引起细胞恶性增殖；染色体易位引起原癌基因编码产物的性质发生改变或合成过量的编码产物，也会引起细胞恶性增殖。

例如，肺癌、乳腺癌、大肠癌、头颈癌和骨肉瘤中 myc 基因扩增；肺癌、结肠癌、胰腺癌和

急性髓细胞性白血病中 ras 家族的 H-ras、N-ras 和 K-ras 突变；骨肉瘤中 FOS 扩增；成胶质细胞瘤、头颈部癌和骨肉瘤中 EGFR（erbB2）扩增；乳头状肾癌中 MET 突变等位基因重复；横纹肌肉瘤伴有 FGFR1 扩增等。

染色体易位 在白血病和淋巴瘤中常见，而在实体性恶性肿瘤中较少。在某些恶性肿瘤中染色体易位可以作为疾病诊断的依据。如第 9 号染色体与第 22 号染色体的易位见于 90% 以上的慢性髓细胞性白血病（CML），Bcr-Abl 是 9 号染色体上的 Abl 原癌基因与第 22 号染色体上的 Bcr 基因相互易位形成融合基因，这种易位导致第 22 号染色体缩短，称为费城染色体。与某些易位有关的淋巴瘤，如伯基特（Burkitt）淋巴瘤的发生与 8 号染色体上 C-myc 基因有关的易位，最常见的是 t（8；14），还可发生 t（2；8）或 t（8；22）；滤泡性淋巴瘤 14 号染色体上 IGH 基因和 18 号染色体上 Bcl-2 基因 t（14；18）（q32；q21）易位等。

应用 有以下几方面。

预测患病风险 p53 突变检测可预测胃癌、结直肠癌、食管癌、肺癌、肝癌、白血病、胰腺癌、淋巴瘤、卵巢癌、子宫颈癌和前列腺癌等的发病风险；APC 突变用于家族性结直肠癌风险评估；K-ras 突变用于家族性肺癌、结直肠癌等肿瘤；BRCA1/2 突变用于家族性乳腺癌的风险评估等。

诊断标志物 基因突变检测有利于肿瘤的早期诊断。如抑癌基因 APC 是唯一在结肠上皮增殖中起看门作用的基因，其失活是细胞增殖所必需的。APC 基因突变导致细胞分裂和死亡的持续不平衡。检测 APC 基因对早期诊断

结肠癌有指导意义。

预后标志物 如原癌基因 *HER2* 是重要的乳腺癌和胃癌预后判断因子，HER2 阳性（过表达或扩增）的乳腺癌和胃癌，其临床特点和生物学行为具有特殊性，治疗模式也与其他类型的乳腺癌和胃癌有很大不同。另外，原癌基因 *myc* 和 DNA 合成、细胞信号转导、细胞分化相关，尤其在 G_1 期和 S 期 *myc* 表达最强，*myc* 主要用于判断肿瘤的复发和转移。

预测药物反应 如检测 *K-ras* 基因是了解结直肠癌患者癌基因状况最有效的方法，*K-ras* 野生型结直肠癌适用于抗 EGFR 药物西妥昔单抗的靶向治疗，而对 *K-ras* 突变型的结直肠癌患者则无效。EGFR 突变是吉非替尼和厄洛替尼治疗晚期非小细胞肺癌的疗效预测因子，可根据患者 *EGFR* 突变状态来决定治疗策略。

治疗靶标 如伊马替尼是针对 BCR-ABL 融合蛋白的靶向药物，美国食品药品管理局（FDA）已批准其用于 CML、Ph⁺ 急性淋巴细胞白血病（ALL）和 CD117⁺ 的胃肠道间质瘤成年患者手术切除后的治疗。其他如以 EGFR 为靶点的吉非替尼和厄洛替尼用于治疗非小细胞肺癌。西妥昔单抗用于治疗结肠癌和非小细胞肺癌。曲妥珠单抗用于治疗 *HER2* 基因阳性的乳腺癌。

（赵晓航 孙玉琳 瞿秀华）

shìpèitǐ
适配体（aptamer） 能与靶分子特异性结合的寡核苷酸或肽。核酸适配体是通过指数富集的配体系统进化技术（SELEX），从随机寡核苷酸文库中筛选获得的对靶分子具有高特异性和高亲和力的寡核苷酸，长度为 10~60 个碱基。这一概念最早于 1990 年由图

尔克（Tuerk C）和埃林顿（Ellington AD）同时提出。肽适配体是对固定在序列恒定的蛋白支架上的长度为 10~20 个氨基酸残基的可变序列肽环的总称，通常从随机多肽文库中筛选获得，筛选方法常用酵母双杂交技术。在靶分子存在的情况下，适配体能与核酶结合进行自我剪接。

适配体作为一种新型识别分子，不仅具有类似抗体对靶标高特异性和高亲和力结合的特点，与抗体相比还有许多其他特点，如靶标种类丰富（包括小分子、核酸、蛋白质甚至细胞、组织和有机物等不能诱发机体免疫反应的物质）、廉价、合成方法简便且重复性好、易于化学修饰和多功能化、稳定性好、极少或无免疫原性、能够区分蛋白异构体或同一蛋白的不同构象形式等。通常适配体与靶分子结合后会抑制其生物学活性，这与适配体能结合酶的催化活性中心或底物识别位点有关，也可能适配体与靶蛋白的结合导致了别构效应。

适配体已被用于分析化学、肿瘤分子标志物，特别是细胞表面标志分子发现、分子成像示踪、病原生物学和靶向治疗等研究中，如黄斑变性、冠状动脉旁路移植手术和肿瘤。随着多价竞争性适配体和适配体-siRNA 嵌合体的出现，适配体的功能组分也不断扩展。此外，适配体在新药研发领域也具有广阔前景。2004 年 12 月，第一个核酸适配体药物，血管内皮细胞生长因子的特异性适配体哌加他尼被美国食品和药品管理局（FDA）批准上市，用于治疗年龄相关性黄斑变性，成为生物医药领域研发周期最短、成本最低、药效最理想的一类新药。

（赵晓航 孙玉琳 熊鸣）

RNA biāozhìwù
RNA 标志物（RNA marker） 以 RNA 为基础的生物标志物。包括在基因转录和表达水平上调和下调的编码蛋白的 RNA 和非编码蛋白的 RNA。编码 RNA 主要是信使 RNA（mRNA），非编码 RNA 为不能编码蛋白的一类基因组转录本，广泛存在于细胞质和细胞核中，包括微小 RNA（miRNA）、环状 RNA（circRNA）和长链非编码 RNA（lncRNA）。RNA 作为中心法则的必要环节，承载着基因和调控信息，可反映不同细胞状态的基因转录水平。除肿瘤组织细胞内的 RNA 外，在外周血中还存在大量的非细胞 RNA 成分，称为外周血游离 RNA（cfRNA）。尤其在多种体液样本（如血清、唾液和尿液）中可检出的外泌体 RNA（exRNA），可作为肿瘤早期诊断、进展监控和预测治疗反应的无创生物标志物。

特性 与蛋白质标志物相比，RNA 标志物具有更高的灵敏度、特异度和低成本等优点。与 DNA 标志物相比，一个细胞中存在多组 RNA，RNA 标志物能提供更多信息，更能动态反映细胞状态和调控过程。此外，一些特殊结构 RNA（如 circRNA、exRNA）在血浆和/或血清中稳定存在。多种 RNA 已被用作肿瘤生物标志物，其中研究最广的是 mRNA。许多非编码蛋白质的重要功能性 RNA，他们中的部分也被用作生物标志物，包括 miRNA、Piwi 相互作用 RNA（piRNA）、核仁小 RNA（snoRNA）、lncRNA 和 circRNA。此外，通过生物信息学进行 RNA-seq 分析可研究规则性变异事件，如可变剪接和基因融合，二者异常均可能与癌症预后相关。

检测方法 与多数的 DNA 标

志物通常单独应用于评估不同，已有的很多高通量技术可以对全部基因 mRNA 的表达水平进行检测。体外检测是指对人体样本（如血液、体液和组织等）中 RNA 进行的分析检测，与体内检测方法相比具有简便、高效、检测范围广、成本低和信息丰富等特点。常用体外检测方法有实时定量反转录聚合酶链反应（RT-qPCR）、通过光学定向原位合成寡核苷酸技术生产的芯片和 RNA 测序。芯片是 RNA 标志物高通量筛选和检测的主要方法。RNA 测序在 RNA 标志物鉴别和未知 RNA 标志物发现方面具有独特优势。RT-PCR 最常用且应用最广泛。

应用 以表达谱为基础的 RNA 表达分析已经应用于临床，鉴定出具有不同预后特征的乳腺癌分子亚型。还可以优化和增强对预后信息的预测能力，预测患者对新辅助疗法的反应，预测淋巴结阴性患者以后出现转移的可能性，从经过激光捕获显微切割（LCM）分选的样本精准地预测肿瘤分级。分析药物代谢中重要代谢酶的转录水平，预测肺癌和结肠癌患者化疗敏感性。在包括黑色素瘤、白血病、淋巴瘤、肺癌、前列腺癌及结肠癌等肿瘤中也有类似的新发现。

mRNA 检测 mRNA 由 DNA 转录而来，编码特定的蛋白质，其表达水平与疾病类型和预后相关。对于一些疾病的诊断，检测 mRNA 突变比检测 DNA 突变更能反映疾病状态和过程。mRNA 还会发生单碱基突变、一些规则性变异和转录后修饰等可作为疾病诊断的标志物。例如，mRNA 可变剪接体是其前体通过不同的剪接方式产生的剪接异构体。mRNA 发生可变剪接，可能会改变蛋白

质的翻译，进而影响生物功能；真核生物 mRNA 转录后的 N^6-甲基腺嘌呤（m^6A）修饰在生物体内具有重要的调控作用。m^6A 表达异常与多种疾病发生相关。因此，定量分析测定 mRNA 表达水平及其突变和修饰等，对于研究疾病的发生发展具有重要意义。

采用芯片技术或 RT-PCR 检测和鉴定 RNA。例如，血清中的甲状腺球蛋白水平是监测甲状腺癌发生或复发的特异而敏感的肿瘤标志物，在激素抑制治疗以及采用促甲状腺激素刺激后，甲状腺球蛋白水平与疾病进程相关，检测其 mRNA 对甲状腺癌的早期检测和复发提供帮助。在乳腺癌患者中，通过对 CCND1 mRNA［编码周期蛋白 D_1（cyclin D_1）］的检测可以区分预后不良以及对他莫昔芬治疗无反应的患者。鼻咽癌的发生与游离循环 RNA 完整性的失调相关，提示血浆中 RNA 完整性的检测可以协助恶性肿瘤诊断和疗效监测。联合检测肺癌患者血清中人端粒酶反转录酶（TERT）mRNA 和表皮生长因子受体（EGFR）mRNA 的水平发现，TERT mRNA 的浓度与肿瘤大小、复发转移和吸烟等相关。EGFR mRNA 浓度的升高与肿瘤临床分期的演进成正相关，而 EGFR 和 TERT 的 mRNA 浓度在术后则明显降低。

miRNA 检测 miRNA 是一组天然存在的非编码的小 RNA 分子。通过与特异 mRNA 分子的结合可抑制 mRNA 翻译，调控 mRNA 的活性。成熟的 miRNA 由 21~25 个核苷酸组成，来源于 70~100 核苷酸的前体发夹结构分子。50% 的人类 miRNA 都位于染色体的脆性区域，在肿瘤形成过程中此区域可出现 DNA 的扩增、

缺失或转位，导致在肿瘤中常可见 miRNA 的表达失调，说明 miRNA 在肿瘤基因表达调控中发挥重要作用。

RT-PCR 技术是 miRNA 检测的金标准。由于 miRNA 长度短，使反转录步骤的设计比较复杂。也可采用连接 PCR、连接 LCR 和恒温扩增分子检测等新技术来检测 miRNA。

miRNA 在调控卵巢癌、肺癌、乳腺癌和大肠癌等实体瘤细胞凋亡、细胞增殖、上皮-间质转化和转移过程中发挥重要作用。血液中存在的 miRNA 多数都包含在凋亡小体、微泡或外泌体中，可抵抗已知的引起 mRNA 降解的因素而显示高度的稳定性。采用涵盖了 900 种以上的已知人类 miRNA 的表达谱芯片（序列见 miRNA 和 miRBase 数据库），可以筛查在不同肿瘤组织中转录失调的 miRNA。随后可采用针对单个 miRNA 分析的 RT-PCR 来确认表达水平异常的 miRNA。

基于 miRNA 的生物学作用以及与细胞恶性转化相关的特点，循环 miRNA 可作为一种潜在的诊断、预后、预测标志物及治疗靶点。2008 年，首次在弥漫大 B 细胞淋巴瘤患者的血清中发现了 miRNA。自此，miRNA 表达谱显示出作为与肿瘤的分级、诊断和疾病发展有关的标志物。例如，晚期乳腺癌患者血液中 miR-34a 的含量较早期患者增多，血清中 miR-10b、miR-34a 和 miR-155 的含量变化与肿瘤转移相关。非小细胞肺癌患者中，生存期较长与较短患者的血清 miRNA 水平相差 5 倍以上。通过 miRNA 标记还可反映不同肿瘤类型中发育的谱系和分化状态，如检测血浆中 miR-92 可在胃癌患者中区分出大肠癌

患者。在肝发育过程中，特定 miRNA 的表达呈动态改变，其中 miR-500 为癌胚 miRNA，与诊断肝细胞癌相关。

exRNA 检测　外泌体作为一种新型生物标志物，其中包含大量的 mRNA、miRNA 和 lncRNA 等几乎所有已知的 RNA 分子，其中 miRNA 含量最为丰富。不同来源和不同发展时期的外泌体其 RNA 标志物的含量也处于动态变化中。稳定存在的 exRNA 与蛋白质或脂质结合并被包裹在囊泡结构中，得到保护而不被降解。

细胞外囊泡根据大小、形态和起源被分为外泌体、癌小体、微囊泡和凋亡小体等。他们可以传递到邻近或远处的组织中，被靶细胞捕获并传递基因和调控信息。与正常细胞相比，肿瘤细胞能够释放更多的囊泡，有助于肿瘤的快速生长，其中 exRNA 起关键性作用。肿瘤细胞还能通过释放外泌体辅助器官特异性转移，将远处的组织微环境转化为有利于肿瘤细胞早期生存的状态，称为前转移生态位。

ExRNA 具有作为诊断和预后标志物以及癌症治疗靶点的潜力，可通过非侵入性的分子诊断技术检测。血液是最普遍用于检测外泌体标志物的体液样本，当肿瘤组织难以取得时，exRNA 可辅助肿瘤诊断和分级。

（赵晓航　孙玉琳　刘敏）

biǎoguān yíchuán biāozhìwù

表观遗传标志物（epigenetic marker）

组织或体液（如尿液、血液、血浆和血清）及粪便样本中测量表观遗传修饰的水平，作为疾病检测、进展和治疗反应的标志物。用于肿瘤、其他疾病（如阿尔茨海默病、帕金森病、糖尿病和肥胖症等）、环境暴露反应和毒理学研究等。DNA 甲基化、组蛋白修饰和微小 RNA（miRNA）介导的基因沉默等表观遗传调控方式的异常与肿瘤的发生发展密切相关。

肿瘤发生的表观遗传变化

主要有以下两方面。

DNA 甲基化水平和模式的改变　是肿瘤发生的一个重要因素。这些变化包括 CpG 岛局部的高甲基化和基因组 DNA 低甲基化状态。DNA 甲基化在肿瘤中的作用主要表现在以下几个方面：①甲基化的 CpG 岛二核苷酸中的胞嘧啶以较高的频率脱氨基变成胸腺嘧啶，造成基因突变。②抑癌基因和 DNA 修复基因由于超甲基化而沉默。③癌基因的甲基化水平降低而活化。④基因组总体甲基化水平降低使转座子、重复序列活化导致染色体稳定性下降。

组蛋白修饰及相关酶表达水平改变　是癌症组织/细胞中另一种重要的表观调控变化。癌组织/细胞中组蛋白的乙酰化、甲基化修饰模式普遍发生改变。癌细胞中，组蛋白 H3 第 9、18 位和组蛋白 H4 第 16 位赖氨酸的乙酰化水平与正常组织相比明显降低。组蛋白脱乙酰酶（HDAC）在许多癌细胞中都呈异常高表达，与 HDAC 协同调控组蛋白乙酰化水平的组蛋白乙酰转移酶（HAT）在各种癌细胞中也呈异常的表达模式；同样，组蛋白 H3 第 9 位赖氨酸在多种癌细胞中处于甲基化状态，从而导致相关基因的异常沉默。组蛋白甲基转移酶（HMT）和组蛋白去甲基化酶（HDM）表达模式与正常组织相比有明显变化。组蛋白甲基化修饰依据其修饰位点以及修饰程度的不同，可分别激活或抑制基因转录。

约 50% 的 miRNA 在基因组上定位于与肿瘤相关的脆性位点。利用基因芯片检测多种肿瘤组织样本的 miRNA 表达水平，发现一些表达下调，而另一些表达上调，这些 miRNA 所起的作用类似于抑癌基因和癌基因的功能。

检测指标分类

有以下几种。

表观遗传修饰图谱　高通量的表观遗传学组研究方法，在从全基因组范围内揭示 DNA 甲基化图谱变化的同时，也可用来划分不同的肿瘤亚型、进行肿瘤危险评估、早期诊断检测和治疗后反应评估。染色质免疫沉淀芯片（ChIP-chip）和 ChIP-seq 等技术的发展，促进了从全基因组水平上分析组蛋白修饰的研究。

DNA 甲基化　DNA 甲基化检测比其他 DNA 标记（如基因突变等）的检测更有效，因为 DNA 甲基化程度在肿瘤早期即已发生变化，可用于肿瘤的早期诊断。并且甲基化检测不仅能定性还能定量。由于 CpG 岛局部高度甲基化的时间要早于细胞恶性增生，故其甲基化检测可用于肿瘤的预测，而全基因组的低水平甲基化状态（即甲基化谱），则随着肿瘤恶性程度的增加而进一步降低，使其可用于肿瘤的诊断和分级。

组蛋白修饰　组蛋白修饰中的甲基化修饰方式最稳定，最适合作为稳定的表观遗传标志物。而乙酰化修饰有较高的动态性。随着从全基因组水平对组蛋白甲基化修饰认识的加深，HMT 和 HDM 作为潜在的治疗靶点受到广泛关注。HDAC 和 HAT 表达模式的变化以及由此导致的组蛋白乙酰化修饰改变作为肿瘤的生物标志物，有助于癌症的诊断和治疗。

非编码 RNA　miRNA 的表达与多种恶性肿瘤的发生发展、诊断和预后相关。某些 miRNA 表达状态受癌细胞中表观遗传学改变的调控，如 DNA 甲基化和组蛋白修饰。采用染色质修饰药物激活肿瘤抑制因子 miRNA 可调节靶向癌基因，这一策略可成为癌症的新型治疗方法。miRNA 与基因组学、蛋白质组学中的生物标志物相结合，成为肿瘤诊断和判断预后的参考指标。

应用　有以下几方面。

诊断标志物——DNA 甲基化模式/组蛋白标记　DNA 总体甲基化水平（即甲基化谱）和特定基因甲基化程度的改变可作为肿瘤诊断标志物。如肿瘤抑制基因的启动子区 CpG 岛的甲基化出现在癌变的早期。如结直肠腺瘤中的 p16^{INK4a}、p14^{ARF} 和 MGMT 的 CpG 岛高甲基化，子宫内膜不典型增生中 MLH1 异常甲基化。前列腺癌中的谷胱甘肽-S-转移酶 P1（GSTP1）基因甲基化在正常人和前列腺增生患者中很少出现，而在前列腺上皮内瘤变和前列腺癌发生频率很高。GSTP1 高甲基化是继前列腺特异性抗原（PSA）之后可靠的前列腺癌早期诊断标志物。随着肿瘤的发生发展，CpG 岛高甲基化的基因会越来越多。联合多个抑癌基因甲基化检测有助于肿瘤的早期诊断和疾病筛查。组蛋白 H4 的单乙酰化和三乙酰化的丢失是皮肤乳头状瘤恶化成黑色素瘤过程中的早期标志物。

特定的 miRNA 表达和 miRNA 表达谱的检测在肿瘤诊断和分型中具有重要应用价值，如 miR-378 在胃癌患者的血清中高表达，且在胃癌早期就明显表达上调。用 miR-378 作为生物标志物诊断胃癌，灵敏度可达 87.5%，特异度达 70.73%。

预后标志物——表观遗传变化模式比较　肿瘤抑制基因启动子区的甲基化也是潜在的肿瘤预后标志物。如死亡相关蛋白激酶（DAPK）、p16^{INK4a} 和 EMP3 的甲基化成为肺癌、结肠癌和脑肿瘤患者的预后标志物。肿瘤中若伴随诱导凋亡的基因发生甲基化，如 DAPK 甲基化则往往预后不佳。APC 基因启动子的甲基化预示子宫颈癌的转移和复发，并提示肿瘤处于高危状态；组蛋白修饰水平的变化可预测前列腺癌患者的预后。全局性组蛋白修饰模式改变可预测低分级前列腺癌的复发风险；miRNA 表达水平的改变与恶性肿瘤的进展状态相关，miR-196a-2 在预测胰腺癌的预后中有重要作用。

预测药物反应——甲基化和基因表达图谱　表观遗传修饰变化能够预测肿瘤治疗的反应，如脑肿瘤中 DNA 修复蛋白 O^6-甲基鸟嘌呤-DNA 甲基转移酶（MGMT）甲基化导致基因沉默。MGMT 能够迅速恢复由烷化剂药物（如治疗神经胶质瘤的卡莫司汀和替莫唑胺）引起的 DNA 烷基化损伤，从而使细胞对烷化剂产生耐受。当 MGMT 基因启动子区的 CpG 岛被甲基化导致癌细胞缺少此酶，则使用烷化剂药物会产生良好的治疗反应。其他类型的 DNA 修复基因均可以利用 CpG 岛甲基化检测芯片检测，用于预测药物治疗的反应。肿瘤细胞耐药与 miRNA 的异常表达相关。

药物靶标　表观遗传修饰失活的基因可以被特定的药物再次激活，而基因的改变不可逆。表观遗传所致的基因失活主要从两个方面进行治疗：抑制 DNA 甲基化和抑制组蛋白的去乙酰作用。DNA 甲基转移酶（DNMT）抑制剂和 HDAC 抑制剂能再次激活甲基化或乙酰化的肿瘤抑制基因，使细胞恢复正常的细胞周期检查点。

DNA 甲基化抑制剂　美国食品和药品管理局（FDA）批准的 DNMT 抑制剂，阿扎胞苷和地西他滨（5-氮杂-2'-脱氧胞苷）胞嘧啶类似物在 DNA 复制、RNA 合成过程中能够进入核酸分子内部，并以共价结合的方式与 DNMT 相互作用，抑制核酸分子的甲基化。以 DNMT 为靶点的 DNA 甲基化抑制剂根据其化学结构分为核苷类和非核苷类两大类。

组蛋白去乙酰化抑制剂　HDAC 抑制剂通过其功能基团与 HDAC 的 Zn^{2+} 形成螯合物，抑制 HDAC 的活性，从而增加细胞内组蛋白的乙酰化程度，提高靶基因表达水平。根据化学结构，HDAC 抑制剂分为：异羟肟酸类、短链脂肪酸类、环肽类和其他类别如苯胺类、天然产物类等。曲古抑菌素 A（TSA）是第一个被发现的具有抗肿瘤活性的天然 HDAC 抑制剂。TSA 的结构类似物，伏立诺他和罗米地辛先后被 FDA 批准上市，用于 T 细胞淋巴瘤治疗。

（赵晓航　孙玉琳　瞿秀华）

dànbáizhì biāozhìwù

蛋白质标志物（protein marker）　在肿瘤和正常样本中具有不同表达或分泌水平的蛋白质。参与肿瘤发生过程。蛋白质的表达受多种转录后调控过程的影响，如 RNA 的选择性剪接、miRNA 介导的转录或翻译调控、蛋白质激活、蛋白质翻译后修饰以及蛋白质的靶向转运等，与核酸标志物相比具有更大的多样性。许多生理改变仅涉及转录后调控过程，在核酸水平上无法显示。同时，蛋白质表达水平具有较大的动态性，实时反映细胞生物学变化过程，如细胞双链 DNA 断裂后迅速发生一系列蛋白质磷酸化的级联反应。

分类 分为组织标志物和体液标志物。组织标志物包括肿瘤细胞表面受体和癌抗原等；体液标志物指由肿瘤细胞/组织释放到血液、尿液、痰液、唾液或其他体液中的抗体、多肽、分泌蛋白及其翻译后修饰形式等。

检测样本 广泛采用的检测样本是新鲜冻存组织和福尔马林固定、石蜡包埋组织，也可以是血清、血浆和其他体液样本。肿瘤组织样品是发现新标志物的最可靠的材料来源，蛋白标志物的发现和应用见肿瘤标志物。临床

已发现和鉴定了多种蛋白质标志物（表1）。

特点与应用 很多蛋白质标志物与肿瘤发生发展相关而被作为肿瘤标志物，包括癌抗原和肿瘤相关抗原等。采用酶联免疫吸附法（ELISA）或免疫组织化学方法可以检测体液或组织中的特定蛋白质，其浓度可以反映肿瘤的发生、生长状态和进展程度，具有简便、快速、经济、微创和便于动态监测等特点。部分标志物已应用于肿瘤的早期筛查、预警和复发监测及预后评估，辅助临床诊断和治疗方式的选择，指导分子靶向治疗、监控疗效以及

对治疗的反应性评价。采用多个蛋白质标志物的联合检测有助于提高诊断率。绝大多数应用于临床的肿瘤标志物都是单一蛋白质，多来源于血清，在肿瘤诊断之前（风险评估和筛查）诊断以及诊断后（监控治疗反应、选择治疗方案和复发监测）都发挥重要作用。

肿瘤分期标志物 美国癌症联合委员会（AJCC）与国际抗癌联盟（UICC）合作确定了针对大多数不同部位肿瘤的TNM分期标准。以乳腺癌分期为例，将30种可能的TNM类型合并为5种主要的预后分期。用于指导初始治疗的临床分期集合了来自体检的信息，如胸片、CT、磁共振成像（MRI）、正电子发射体层成像（PET）、内镜检查、活检和手术探查等。用可与标志物定向结合的显像剂辅助肿瘤解剖位置的定位，如单光子发射计算机体层成像（SPECT）或正电子发射计算机体层成像（PET-CT）。被标记的靶点可以是任何可描绘出肿瘤形态的标志物或其代谢物。一些肿瘤（如类癌、嗜铬细胞瘤、前列腺癌、甲状腺癌及结肠癌等）可被特异性的放射标记的配体定向结合。以类癌为例，由于奥曲肽会与生长抑素受体强烈结合，所以会采用^{111}In（铟）喷曲肽的放射标记类似物来定位。在临床上以核医学为基础的显像模式也用于对肿瘤相关生物学现象的评估，如血管发生、细胞凋亡、增殖代谢、缺氧和抗药性（如P糖蛋白功能）相关蛋白。基于解剖学基础的分子定向功能成像，更易于与临床TNM分期整合，有助于精准肿瘤分期。对多数实体瘤而言，以解剖学为基础的分期，首要目的是分辨出与转移性病灶对应的可能的原发肿瘤部位。这

表1 蛋白质标志物鉴定和检测方法

名称	简介
ELISA	将免疫技术发展为检测体液中微量物质的固相免疫测定方法，采用抗原与抗体的特异反应将待测物与酶连接，然后通过酶与底物产生颜色反应，用于定量测定。测定的对象可以是抗体也可以是抗原。具有灵敏度高（即实现了在细胞或亚细胞水平上示踪抗原或抗体的所在部位，或在微克甚至纳克水平上对其进行定量）和特异性强的特点（特异性来自抗体或抗原的选择性）
选择反应监测（SRM）	SRM或多反应监测（MRM）是靶向蛋白质组学分析方法，提供了更高的灵敏度和更快的分析速度，可相对高通量地了解不同条件下某些蛋白质的相对或绝对变化
双向荧光差异凝胶电泳（2D-DIGE）	见双向荧光差异凝胶电泳
双向凝胶电泳（2D-PAGE）	见双向凝胶电泳
多维蛋白鉴定技术（MudPIT）	见多维蛋白鉴定技术
反相蛋白质芯片（RPPM）	通过把大量组织蛋白或细胞裂解液按预先设置的排列顺序固定于某种载体上形成微阵列，用单个检测探针（如抗体）实现对不同样品点中目的蛋白质的定量检测
表面增强激光解吸/电离飞行时间质谱	见表面增强激光解吸电离飞行时间质谱
免疫PCR反应	集合了PCR的高灵敏度与抗原-抗体反应的特异性，可对蛋白质进行极高灵敏度检测。免疫PCR体系由待检抗原、特异性抗体、连接分子、DNA和PCR扩增系统构成。连接分子是连接特异抗体与DNA之间的分子，所形成的抗原-抗体-DNA复合物可通过PCR进行定量检测
基于场效应晶体管的蛋白检测技术	基于蛋白在位于一个晶体管中的两个电极间完成回路的特征来对蛋白质进行检测，从而对可检测到的蛋白质浓度范围有大量提高
量子点	一种特殊的半导体纳米材料，受到光激发或加上电压后会产生强荧光发射

对预后判断和指导选择起始的治疗方式非常重要。但以解剖学为基础的分期只能提供部分答案，更为准确的描述可通过合并肿瘤分级和组织亚型来获得。例如，HER2/neu 与肿瘤的进展性表型、患者的生存期降低以及与对曲妥珠单抗的反应性相关。基于已被确认的可用于分期的血清生物标志物，AJCC 系统将血清甲胎蛋白（AFP）、人绒毛膜促性腺素（β-HCG）和乳酸脱氢酶（LDH）等标志物与睾丸癌的 TNM 分期系统整合。

一些针对肿瘤分期、组织亚型或相关的免疫组织化学（IHC）标志物由于具有预后和治疗选择的价值而被用于 TNM 分期系统的补充。例如，AJCC 乳腺癌分期补充参考标志物就包括已证实对治疗反应性具预测价值的标志物［雌激素受体（ER）、孕激素收体（PR）和 HER2/neu 受体状态］，在镜检结果为阴性时也可采用 IHC 或反转录聚合酶链反应（RT-PCR）检测前哨淋巴结。

预后和治疗选择标志物　考虑到生物学定向靶点治疗的应用，对生物标志物表达水平的检测常用于替代或完善肿瘤分类、分级和分期。例如，检测 CD20、HER2/neu、Bcr-Abl 转位等，选择相应靶向药物治疗淋巴瘤、乳腺癌和慢性髓细胞性白血病的治疗，检测 KIT 或血小板衍生生长因子 α（PDGFR-A）用于伊马替尼对治疗胃肠道间质肿瘤，以及 ER 阳性或 PR 阳性是应用他莫昔芬或芳香酶抑制剂进行治疗的指征。与之类似的还有发生在表皮生长因子受体（EGFR）酪氨酸激酶结构域的体细胞突变可预测非小细胞肺癌患者对吉非替尼较好疗效等。另外，还一些蛋白质标

志物有助于选择治疗方式和预后评估。如 HER2/neu 和细胞角蛋白（CK）的表达可用于乳腺癌的预后判断；应用 HER2/neu、EGFR 和 Kit 来分别检测乳腺癌、结肠癌或胃肠道间质瘤对曲妥珠单抗、西妥昔单抗和伊马替尼等药物的敏感性；同时，根据 ER 或 PR 的表达判断激素疗法对治疗乳腺癌的敏感性。标志物的检测还可用于避免特殊药物毒性反应，如在硫代嘌呤甲基转移酶（TPMT）基因为纯合子突变的白血病患者中，应避免采用巯嘌呤治疗。

风险预测标志物　作为风险评估和筛查标志物需要具备价廉、高特异度和最小程度侵入性损伤的特点。例如，BRCA1 基因可用于乳腺癌的风险评估以及预测患者生存率；血清癌胚抗原（CEA）水平升高见于结直肠癌、胰腺癌、胃癌、乳腺癌和肺癌。虽然 CEA 检测阳性结果不具有特异性，但如果其水平升高见于已知的结肠癌患者，提示肿瘤复发。与之类似的还有血清 AFP 和 β-HCG 用于已确诊的睾丸癌患者进行肿瘤分期评估。前列腺特异性抗原（PSA）、癌抗原 CA125、CA19-9 和 CA15-3 以及其他类似的标志物均是有帮助的。

（赵晓航　孙玉琳　刘　敏）

zhǒngliú xiāngguān kàngyuán

肿瘤相关抗原（tumor-associated antigen，TAA）　肿瘤细胞增殖时高度表达或异位表达的抗原。并非肿瘤细胞特有，正常细胞和组织可微量合成，包括癌胚胎抗原、肿瘤睾丸抗原、癌抗原和鳞状细胞癌抗原等。1966 年，罗伯特·鲍德温（Robert W. Baldwin）首次发现免疫系统可以针对 TAA 产生体液免疫反应，产

生肿瘤相关自身抗体（TAAb）。TAAb 可在大多数恶性肿瘤的早期出现。来源于同一组织类型的肿瘤，在不同个体中可具有相同的肿瘤相关抗原，因此检测 TAAb 可用于肿瘤的早期诊断、预后和治疗监测等。

来源　①多数 TAA 是非突变抗原，免疫系统通常对其耐受，但在肿瘤发生过程中 TAA 过度表达，抗原肽负荷超过 $CD4^+$ T 细胞活化所需的阈值，激活了 B 淋巴细胞，产生针对这些自体抗原的抗体。②有些 TAA 是蛋白截短体、错误折叠蛋白、异常翻译后修饰蛋白。在肿瘤中蛋白质会发生翻译后修饰异常，如糖基化、甲基化、SUMO 化、柠檬酸化和乙酰化等，修饰后的蛋白质大大扩展了 TAA 的数量。③TAA 也可源于蛋白质的异位表达，如肿瘤睾丸抗原的表达通常局限于体内免疫豁免的部位（睾丸或卵巢的配子和胎盘的滋养层），此类 TAA 在其他组织中的异常表达与多种肿瘤自身抗体产生相关。④突变的蛋白质导致新的抗原表位产生，或构象改变而暴露隐藏的表位，可作为肿瘤抗原刺激免疫应答产生肿瘤相关自身抗体。

特征　异常表达的 TAA 并不局限于细胞表面蛋白，胞质和细胞核来源的 TAA 分别占已知数量的 42% 和 26.1%，显著高于细胞膜（21.4%）和细胞外（10.3%）定位的肿瘤抗原。分泌型肿瘤抗原可通过经典分泌途径释放，跨膜蛋白可通过胞外区脱落形成，而非分泌蛋白可通过细胞外囊泡（如外泌体）主动释放到组织中。多数 TAAb 是针对细胞内分子而不是细胞表面靶点，可能是由于肿瘤细胞坏死或自噬后细胞裂解导致肿瘤细胞内容物溢出，免疫

系统识别这些 TAA 或新抗原，激活细胞和体液免疫应答而产生。

应用 用于肿瘤的早期诊断，一个 TAA 标志物组合（p53、NY-ESO-1、CAGE、GBU4-5、膜联蛋白 1 和 SOX2），称为 EarlyCDT© Lung test，被美国食品和药品管理局（FDA）批准优先于普通 CT 检查，用于高风险和无症状肺癌的早期检测。该组合用于早期肺癌检测的灵敏度和特异度分别为 46% 和 83%。此外，靶向 TAA 是很有前景的肿瘤免疫治疗方法，能将常规的全身性肿瘤治疗（包括造血干细胞移植）的脱靶毒性最小化，同时提供有效的肿瘤细胞毒性。

（赵晓航 孙玉琳 谷兴璐）

ái pēitāi kàngyuán

癌胚胎抗原（oncofetal antigen, OFA）

特异地在发育中的胚胎或胎儿组织以及肿瘤组织细胞中表达，而在成年人和其他正常组织中均不表达，对孕妇、胎儿或肿瘤患者具有免疫原性的自身抗原物质。OFA 的抗原表位仅存在于胚胎、胎儿和肿瘤组织中。OFA 由肿瘤细胞表达和释放，可以从肿瘤患者的体液中检测到，因此可作为肿瘤标志物用于诊断和预后监测。在某些情况下可以被特异性抗体和 T 细胞识别，诱导自身免疫。OFA 能被免疫系统识别的能力使其成为抗肿瘤疫苗的潜在靶点。

（赵晓航 孙玉琳 谷兴璐）

zhǒngliú gāowán kàngyuán

肿瘤睾丸抗原（cancer-testis antigen, CTA）

表达于多种肿瘤细胞和正常睾丸组织，不表达于其他正常组织的肿瘤相关抗原。已知 CTA 超过 200 种，在各种人类癌症中重新表达，具有免疫原性和肿瘤干细胞特征。1991 年，比利时学者皮埃尔·范·德布鲁根（Pierre van der Bruggen）从黑色素瘤中鉴定出 MAGE 家族的 CTA 分子。最初的研究表明，这种抗原只在正常睾丸和多种肿瘤组织中表达，因此被命名为肿瘤睾丸抗原。后来发现有些 CTA 并不严格限制表达于正常睾丸，在一些正常组织中也有表达。如胎儿时期的卵巢表达多种 CTA，成年人的卵巢也少量表达。

根据编码基因的染色体位置，CTA 分为两个亚类：一类是 X 染色体编码的 CTA，通常具有高度生殖细胞特异性和免疫原性，CTA 占 X 染色体编码序列的 10% 以上，在灵长类进化过程中，CTA 基因的选择多样性较强，使 CTA 家族产生多个成员（MAGE、GAGE、SSX 和 CT45 等）；另一类 CTA 主要由常染色体上的单基因（*BAGE*、*HAGE* 和 *SP17* 等）编码，此类 CTA 通常在雄性生殖细胞减数分裂和分裂后期表达，在肿瘤中的表达水平较低。CTA 参与调节发育、干细胞分化和细胞癌变过程，但 CTA 家族的生物学作用和细胞功能尚不十分清楚。

临床中，CTA 作为一种肿瘤标志物主要用于恶性肿瘤的辅助诊断、转移监测和免疫治疗等。例如，XAGE-1b 在肝细胞肝癌中表达升高，与门静脉癌栓、肿瘤转移和不良预后相关。另外，MAGEC2、GAGE、XAGE1、CAGE 和 CT45A1 等分子通过参与肿瘤上皮-间质转化促进肿瘤进展。因此，CTA 可能成为阻断肿瘤转移的主要靶标。同时，由于 CTA 兼具免疫原性和肿瘤特异性，使其在黑色素瘤、乳腺癌和食管癌等恶性肿瘤的免疫治疗中也发挥重要作用。

（赵晓航 解修峰）

ái kàngyuán

癌抗原（oncoantigen）

表达于恶性转化的细胞表面和/或肿瘤微环境中的间质细胞、内皮细胞和炎症细胞上的可溶性的肿瘤抗原。是在细胞恶性转化过程中所必需的能促进肿瘤发生发展并发挥关键作用的抗原。

研究方法 确定在肿瘤形成早期和发展阶段表达的癌抗原可以提供针对肿瘤发展某一特殊阶段起关键作用的靶分子信息。最初通过酶联免疫吸附法（ELISA）来检测，或采用反转录聚合酶链反应（RT-PCR）检测基因的转录本来确定肿瘤相关抗原。随着高通量检测技术和鉴定技术的发展，可以通过重组 cDNA 表达文库血清学分析法（SEREX）、血清蛋白质组分析（SERPA）和蛋白质组学等方法高通量地分离和鉴定癌抗原。

作用机制 采用针对癌抗原的疫苗或抗体的治疗具有较好的临床效应。在接种疫苗后，肿瘤细胞和间质细胞所表达的癌抗原会成为机体免疫反应的作用靶点。由于抗体不需要通过主要组织相容性复合体（MHC）分子介导来识别和结合作用靶点，同时癌抗原也不会因肿瘤细胞表面的 MHC 糖蛋白分子的下调而降低，所以易与抗体接近的癌抗原就成为直接或间接抗体介导反应的靶点。在一定情况下抗体可以通过与其作用靶点结合来抑制致癌信号通路，而抗体反应的结果会导致来源于肿瘤细胞表面或肿瘤微环境中的癌抗原缺失或下调，还可直接阻止恶性转化细胞的形成和发展。由癌抗原的抗体介导的间接免疫反应，如抗体依赖、补体介导的细胞毒反应，也发挥控制肿瘤生长的作用。此外，通过树突状细胞和其他抗原提呈细胞对癌抗原的间接提呈作用可激活 CD4$^+$T 细胞，控制抗体的产生。

应用研究 由于癌细胞本质上所具有的异质性导致疫苗的作用不能长期有效，这是肿瘤免疫疗法中所面临的重大问题，需要识别那些可通过免疫逃逸的肿瘤细胞变异。由于肿瘤细胞持久表达癌抗原，采用针对癌抗原的疫苗，可防止癌细胞从免疫识别中逃逸。这种免疫机制可导致对表达癌抗原细胞的负性选择压力，在减少癌抗原表达的同时，那些产生癌抗原的细胞数量也会减少。可溶性癌抗原可以被相应抗体中和或通过破坏产生癌抗原的细胞而丢失。因此，具有成瘤潜能的细胞在促进肿瘤发生的信号（癌抗原表达）缺失时，产生的癌抗原阴性的变异肿瘤细胞增殖，致瘤性受到影响或消除，导致癌细胞受损或被清除。

癌抗原是对具有患病风险个体进行免疫防治的理想靶点，也有助于便捷地诊断肿瘤。还可以利用针对癌抗原的疫苗和单克隆抗体进行肿瘤治疗。例如，HER2/neu（erbB2）是典型的癌抗原，*erbB2* 是编码 erbB2 受体的原癌基因，其名称来源于病毒癌基因的同族体（*v-erbB*），是鸡 *erbB* 基因的截短体。人类 *c-erbB2* 基因位于 17q21.2，已发现这个基因的过表达和扩增与多种腺癌相关，如在乳腺癌中，雌激素受体（ER）和 HER2/neu 状态可用于指导不依赖于 TNM 分期的预后判断和治疗。针对 HER2/neu 的单克隆抗体药物曲妥珠单抗，已成为临床上应用最广泛的靶向药物之一。此外，还有在恶性肿瘤的不同组织分型中鉴定的癌抗原 MET、RET、CD20 和 CD22 等。

同时 HER2、MET 和 RET 也可见于原位癌时期。

（赵晓航 孙玉琳 刘 敏）

ái kàngyuán 19-9

癌抗原 19-9（cancer antigen 19-9，CA19-9） 一种由黏蛋白跨膜蛋白骨架和细胞膜外侧四糖链组成的糖蛋白。又称糖类抗原 19-9、唾液酸化路易斯抗原。是细胞膜上的糖脂质，相对分子量为 200～1000kD。在血清中以唾液黏蛋白形式存在，主要由胰腺、胆管细胞、胃、结肠、子宫内膜和唾液腺上皮等组织和细胞合成。CA19-9 是存在于血液中的胃肠道肿瘤相关抗原。1979 年，由科普罗夫斯基（Koprowski H）首次利用小鼠单克隆抗体 1116NS19-9 从人结肠癌细胞株 SW1116 分离获得。随后，陆续在结肠癌、胰腺癌等肿瘤患者的血清中鉴定出 CA19-9。

CA19-9 通常附着于细胞表面 O-聚糖，在细胞间识别过程中起着重要作用。正常成年人中含量甚微（通常低于 37U/ml），在胰腺癌、胃肠道癌患者中血浆 CA19-9 水平显着增加。CA19-9 已作为胃肠道癌、胰腺癌和结肠癌等常用的特异性分子标志物。同时，CA19-9 也用于监测胆管癌、胃癌、胰腺癌、结直肠癌、胆囊癌、肝癌和尿路上皮癌的疗效和预测复发，连续 CA19-9 的测定水平升高提示疾病进展。尽管 CA19-9 已作为多种恶性肿瘤常用的分子标志物，但其特异度、灵敏度等方面仍有一定缺陷。除特定恶性肿瘤外，在某些良性疾病（如急慢性胰腺炎、肝硬化、胆管炎和梗阻性黄疸等）患者体内血清 CA19-9 水平也升高。此外，血清 CA19-9 水平与肿瘤细胞分化程度相关性较差。同时，CA19-9 是

Lewis A 血型抗原的一部分，一些人由于缺少这种基因而不表达 CA19-9（如高加索人群），这些人即使发生胰腺癌或相关癌症也不能合成 CA19-9。因此，在临床中，血清 CA19-9 水平检测虽有助于胃肠道癌、胰腺癌等的诊断，但不能完全取代影像学和组织学诊断。

（赵晓航 田路松）

ái kàngyuán 15-3

癌抗原 15-3（cancer antigen 15-3，CA15-3） 一种来源于黏蛋白 1（MUC1）细胞膜外侧部分的糖蛋白，其抗原决定簇一部分是糖，一部分是多肽。又称糖类抗原 15-3。是 1984 年美国肿瘤学家约翰·希尔肯斯（John Hilkens）和唐纳德·库福（Donald Kufe）分别用两种针对乳腺组织的特异性小鼠单克隆抗体（115D8 和 DF3）识别的血清肿瘤标志物。

结构和功能 CA15-3 是 I 型跨膜蛋白，具有高度糖基化的胞外结构域。由 *MUC1* 基因编码一条多肽链，翻译后自体蛋白水解切割成两个多肽片段，即较长的 N 端亚基（MUC1-N）和较短的 C 端亚基（MUC1-C）。CA15-3 被广泛的 O-糖基化和适度的 N-糖基化以产生成熟的功能性黏蛋白。CA15-3 分子量 250～500kD，通常在乳腺、食管、胃、十二指肠、胰腺、子宫、前列腺和肺的腺体或管腔上皮细胞中表达。在健康组织中，CA15-3 糖链寡聚化形成黏液凝胶，润滑并保护下层上皮免于干燥、维持 pH，发挥保护上皮细胞的作用。延伸的带负电荷的糖分支形成物理屏障并赋予 CA15-3 抗黏附特性，防止污染物、微生物和病原体定植。健康人体内血清 CA15-3 水平常低于 25U/ml。异常糖基化的 CA15-3 在

大多数人类上皮癌中过度表达，并作为致癌分子发挥作用。在癌症患者的循环中发现的脱落MUC1-N可用于癌症分期和监测治疗后复发的生物标志物。

与肿瘤的关系 血清CA15-3是辅助评估乳腺癌常用的肿瘤标志物之一，血清CA15-3水平增高，提示乳腺癌的局部或全身复发，与影像学、临床病史和体检相结合共同监测原发性乳腺癌转移及其对治疗的反应。血清CA15-3水平常用于监测乳腺癌患者术后复发和肿瘤转移。但早期乳腺癌中CA15-3的阳性率仅20%~30%，转移性乳腺癌的灵敏度仅为55.6%，故不能用于乳腺癌患者筛查、诊断和分期。此外，除乳腺癌外，子宫内膜癌、膀胱癌、胃癌、肠癌、肺癌及转移性卵巢癌，以及某些良性疾病，如肝硬化、肝炎、狼疮、肺结核和非癌性乳腺病变的患者血清CA15-3水平也会显著升高。

（赵晓航　田路松）

ái kàngyuán 72-4

癌抗原 72-4（cancer antigen 72-4，CA72-4）　一种高分子糖蛋白类癌胚抗原。又称肿瘤相关糖蛋白 72（TAG-72）、糖类抗原72-4。是胃肠道肿瘤和卵巢癌的标志物，对诊断胃癌的特异性优于CA19-9和癌胚抗原（CEA）。

1981 年，戴维·科尔切（David Colcher）利用人转移性乳腺癌细胞膜蛋白免疫小鼠获得抗人乳腺癌细胞的单克隆抗体B72.3，该抗体识别的抗原是由上皮细胞表达的高分子量黏蛋白样糖蛋白，并被命名为TAG-72。同时，希尔（Sheer）发现除B72.3外，单克隆抗体CC-49也能够特异性识别TAG-72。随后，研究人员利用CC-49和B72.3，建立了

双抗原决定簇放射免疫分析法（RIA）并定量分析血清TAG-72，即CA72-4的含量。除少数正常组织（如分泌性子宫内膜和移行结肠黏膜）表达少量CA72-4外，正常成年人血清CA72-4含量甚微。

临床中，血清CA72-4水平常用于辅助诊断胃肠道肿瘤、卵巢癌，监测恶性肿瘤的转移和复发。胃癌、结直肠癌、卵巢癌、胰腺癌、子宫颈癌和子宫内膜癌等患者的血清CA72-4水平升高，其诊断胃肠道肿瘤和卵巢癌的灵敏度分别为40%和50%，特异度均达到95%。血清CA72-4水平能够监测胃肠道肿瘤、肺癌、乳腺癌和卵巢癌的转移和复发。同时，与其他肿瘤标志物联用能够显著提高诊断的特异度和灵敏度，如与CA-125和巨噬细胞集落刺激因子（M-CSF）联用能将卵巢癌诊断的灵敏度提高到70%，特异度达到98%；与CA19-9或CEA联用能够提高胃肠道肿瘤的诊断灵敏度和特异度。此外，部分胰腺炎、肺炎、卵巢囊肿等良性疾病时血清CA72-4水平也会异常增高。

（赵晓航　田路松）

ái kàngyuán 27-29

癌抗原 27-29（cancer antigen 27-29，CA 27-29）　一种来源于腺上皮管腔表面黏蛋白（MUC-1）的衍生物。又称黏蛋白相关抗原27-29。许多腺癌和原发性乳腺癌患者血清中CA27-29水平显著升高。

CA27-29和CA15-3都是黏蛋白MUC-1的衍生物，属于糖蛋白类肿瘤相关抗原。其中，CA27-29的串联多肽结构能够被单克隆抗体 B27-29 特异性识别，又称BR27.29。血清CA27-29主要通过全自动放射免疫方法（RIA）检测，健康女性血清CA27-29水

平相对较低。在临床中，血清CA27-29是辅助评估乳腺癌复发风险的重要肿瘤标志物之一，和CA15-3一样需要结合影像学检查、临床病史和体检等。当乳腺癌患者治疗效果无法通过影像学等方法有效评估时，血清CA27-29水平升高可被用来指示治疗失败。

血清CA27-29水平的升高可以在其他症状出现之前平均5.3个月预测原发性乳腺癌的复发。高水平的CA27-29与原发性乳腺癌的转移显著相关。同时发现，即使在正电子发射计算机体层成像（PET-CT）检测到恶性肿瘤，但血清CA27-29检测能够精确识别的乳腺癌不足60%，故还不能用于乳腺癌的筛查、诊断和分期。除原发性晚期乳腺癌患者血清CA27-29水平显著升高外，结肠癌、胃癌、肝癌、肺癌、胰腺癌、卵巢癌和前列腺癌，以及某些良性乳腺肿瘤患者血清CA27-29水平也会异常增高。

（赵晓航　田路松）

ái kàngyuán 125

癌抗原 125（cancer antigen 125，CA125）　一种糖蛋白性肿瘤相关抗原。通常表达于上皮性卵巢肿瘤和其他组织，如子宫内膜、输卵管、胸膜、腹膜和心包内壁的细胞。

1981 年，美国肿瘤医师罗伯特·巴斯特（Robert C. Bast Jr）用卵巢上皮癌细胞免疫小鼠获得了单克隆抗体OC125，该抗体检测到的抗原为CA125。1983 年，CA125被用于诊断上皮性卵巢癌的肿瘤标志物。正常组织中并无CA125，多见于上皮性卵巢肿瘤患者血清中。在子宫内膜癌、透明细胞癌、子宫颈癌、胰腺癌等患者体内CA125含量显著升高。

CA125是一种高分子量的跨

膜糖蛋白，由位于染色体 19p13.3 的 *MUC16* 基因编码，22 152 个氨基酸残基组成。CA125 分子主要由跨膜区、C 端胞内区、巨大的 N 端高度糖基化序列和胞外重复序列 4 部分组成。其中，C 端胞内区内有磷酸化位点，可介导 CA125 相关生物学功能的胞内信号转导与细胞膜上蛋白水解切割。N 端结构域包含超过 12 000 个的氨基酸残基，并在翻译后修饰过程中被高度糖基化。CA125 的分子量因糖基化修饰程度不同而不同。胞外结构域含有 22 000 多个氨基酸残基的几个串联重复序列，其中包含被单克隆抗体识别的表位 OC125。

CA125 由源自胚胎发育中的体腔上皮细胞表达，出生后数小时消失，但在卵巢癌细胞中又重新出现。怀疑卵巢肿瘤时可检测 CA125，血清中 CA125 含量升高与患者不良预后相关。CA125 存在于卵巢肿瘤的上皮细胞内。上皮性卵巢癌和子宫内膜癌患者血清 CA125 水平可明显升高。绝经后与绝经前女性相比，CA125 检测灵敏度和特异度较高，进行术前评估也更有价值，但在诊断早期卵巢癌的效果有限。CA125 的特异性较低，在肝病、急性胰腺炎、肾衰竭、淋巴瘤和某些良性疾病如慢性肝病、子宫内膜异位、盆腔炎、结核性腹膜炎等亦可增高。CA125 在某些生理条件下也会升高，如在月经期间、怀孕的前 3 个月和产后期。因此，CA125 不是筛查卵巢癌的最佳单一标志物。

（赵晓航　南 鹏）

rén róngmáomó cùxìngxiàn jīsù β liàn
人绒毛膜促性腺激素 β 链
（human choriogonadotropin beta chain，β-HCG）　人绒毛膜促性腺激素（HCG）的 β 亚单位。

HCG 是妊娠期间由胎盘滋养层细胞分泌的一种糖蛋白激素，β-HCG 除了在正常妊娠滋养层细胞中分泌外，大多数非滋养细胞肿瘤也能产生高糖化的 HCG，即游离 β-HCG。β-HCG 与肿瘤细胞的生长和肿瘤不良预后相关，是一种肿瘤标志分子。

结构和功能　HCG 是由胎盘的滋养层细胞分泌的一种糖蛋白激素，由 α 和 β 两个亚单位组成，分子量约 37.5kD。其中，α 亚单位（α-HCG）分子量约 14kD，与卵泡刺激素（FSH）、黄体生成素（LH）和促甲状腺激素（TSH）基本相似，相互间能发生交叉反应。β-HCG 分子量约 23.5kD，其结构各不相同，包括规则的游离 β-HCG、缺口游离 β-HCG、C 端丢失的 β-HCG 和高糖基化游离 β-HCG 等分子形式。由于 α 亚单位与 LH 等有交叉反应，通常检测 β 亚单位可将交叉反应降到最低水平。在妊娠早期 HCG 的主要功能是维持妊娠激素黄体酮的含量，使胚胎正常发育。胚胎在发育成长为胎儿过程中，胎盘合体滋养层细胞产生大量的 HCG，可通过孕妇血液循环而排泄到尿中。妊娠 1～2.5 周时，血清和尿中的 HCG 水平即可迅速升高，孕第 8 周达到高峰，至孕期第 4 个月始降至中等水平，并一直维持到妊娠末期。而 β-HCG 主要和激素与受体的结合相关，能够调控恶性肿瘤的增殖，与肿瘤的转移特性、分化程度、肿瘤微环境和免疫耐受的形成等密切相关。

与肿瘤的关系　HCG 可作为绒毛膜癌的一种标志物。所有睾丸绒毛膜癌和 40%～60% 的睾丸胚胎癌患者血中 HCG 水平升高。β-HCG 在细胞恶性转化方面发挥关键作用。血浆中游离 β-HCG 和尿液中 β-HCG 核心碎片含量，与肿瘤的低分化水平、肿瘤晚期和不良预后相关。在滋养细胞肿瘤中，高浓度的游离 β-HCG 与滋养层细胞的分化程度相关。同时，分别检测 HCG 和 β-HCG 可区分恶性和良性滋养细胞疾病，有助于监测绒毛膜癌的复发和进展。在非滋养细胞肿瘤如膀胱癌、肾癌、前列腺癌、肺癌、乳腺癌和子宫颈癌等肿瘤中 β-HCG 普遍表达，可作为辅助肿瘤诊断和预后判断的标志物。膀胱癌细胞能产生游离的 β-HCG，抑制转化生长因子 β（TGF-β）的活性，从而促进膀胱癌细胞的增殖和恶性转化。乳腺癌中，β-HCG 的 mRNA 表达水平升高与不良预后相关。因此，β-HCG 和其他肿瘤标志物联用能提高非滋养层细胞肿瘤诊断的准确性。

（赵晓航　解修峰）

línzhuàngxìbāo'ái kàngyuán
鳞状细胞癌抗原（squamous cell carcinoma antigen，SCCA）
从子宫颈癌转移灶组织中分离的肿瘤相关抗原 TA-4 的亚单位。与鳞状细胞癌的发生发展密切相关，存在于子宫、子宫颈、食管、肺和气管，以及头颈等鳞癌细胞中，是反映鳞癌生物学特性的肿瘤标志物。

结构和功能　SCCA 是一种糖蛋白，1977 年由卡托（Kato）从子宫颈鳞癌组织中分离获得，分子量约 48kD，等电点为 6.62。其编码基因位于染色体 18q21.3，由紧密相连的 scca-1 和 scca-2 组成，编码两个类似的 SCCA-1（SERPIN B3）和 SCCA-2（SERPIN B4）蛋白质，为卵清蛋白丝氨酸蛋白酶抑制剂家族成员。广泛存在于不同器官的上皮细胞中，在正常鳞状上皮细胞和组织中含量极微。

与肿瘤关系 SCCA 与鳞状细胞癌的生长、侵袭和转移，以及肿瘤复发和预后相关，是最早用于诊断鳞癌的肿瘤标志物。SCCA 主要用于子宫颈、食管、肺和气管、头颈部、泌尿生殖道和肛门等鳞状细胞癌的辅助诊断、复发监测和疗效评估等。正常人血清 SCCA 浓度低于 2ng/ml。由于癌细胞释放 SCCA 增多，肿瘤患者血清 SCCA 浓度随病情的加重而升高。当治疗有效时血清 SCCA 含量降低，若治疗监测过程中血清 SCCA 含量再度升高，常提示肿瘤复发和转移。

子宫颈癌 28%~88%的子宫颈癌患者血清 SCCA 水平升高，患者术前血清 SCCA 水平与肿瘤的 TNM 分期、病理分级、肿瘤大小、子宫颈侵袭程度，以及是否伴有淋巴结转移相关，术前血清 SCCA 水平是子宫颈癌预后的独立预测因子，放疗后血清 SCCA 水平可作为判断子宫颈癌有无复发的指标。动态监测血清 SCCA 水平可作为子宫颈癌病情监测的指标，患者治疗后血清 SCCA 水平再次上升，或治疗前血清 SCCA 阴性在治疗后呈阳性，提示肿瘤复发。血清 SCCA 水平升高先于临床症状或影像学改变，可较早地提示肿瘤复发。血清 SCCA 测定也是外阴、阴道和子宫颈鳞癌的有效和敏感的标志物。

食管癌 血清 SCCA 水平与食管癌的疾病分期、手术切除程度、肿瘤侵袭和是否伴有淋巴结转移以及预后密切相关。食管癌患者血清 SCCA 阳性率为 81.1%；联合检测基质金属蛋白酶 9（MMP-9）和 SCCA，诊断食管癌的灵敏度可达 92%。食管癌术后检测外周血中 SCCA 的 mRNA 水平可以监测肿瘤复发，SCCA mRNA 水平较高的患者两年复发率为 71%，而 SCCA mRNA 水平较低者两年复发率仅为 22%。

肺癌 血清 SCCA 的水平与肺癌类型和进展程度相关。肺鳞癌时血清 SCCA 水平升高，而肺腺癌则 SCCA 含量非常低。血清 SCCA 结合其他肿瘤相关标志物，在无法进行组织学诊断时辅助肺癌的鉴别诊断。血清生物标志物也可用于确定预后和监测全身治疗的反应。

头颈部肿瘤 患者血清 SCCA 水平升高并与疾病分期相关。治疗中血清 SCCA 水平升高或未见明显降低，提示肿瘤切除不完全或疗效不佳。当肿瘤复发时血清 SCCA 水平通常先于临床症状 3 个月开始升高，血清 SCCA 水平是头颈部肿瘤疗效预测和提示肿瘤复发的最敏感的肿瘤标志物。

皮肤鳞癌 尤其是进展期皮肤鳞癌患者的血清 SCCA 水平明显升高，疾病进展与血清 SCCA 水平相关。鲍恩病的原发性皮肤鳞癌患者，初期血清 SCCA 水平正常，当肿瘤生长到一定大小或伴有转移时血清 SCCA 水平升高。同时，SCCA2 也是皮肤炎症性疾病，如银屑病和特应性皮炎等的新型生物标志物。

（赵晓航 南鹏）

zhǒngliú xiāngguān zìshēn kàngtǐ

肿瘤相关自身抗体（tumor-associated autoantibody, TAAb）

在机体的免疫防御和免疫监控下由肿瘤相关抗原（TAA）刺激产生的一类自身抗体。在肿瘤发生早期即可检测到，具有较高的特异度和灵敏度，在肿瘤早期预警、风险评估、辅助诊断、预后判断和疗效监测中发挥重要作用。

TAAb 的产生机制有：①肿瘤炎症微环境中血管渗透性增强以及肿瘤组织内部各种形式的细胞死亡，使大量自身抗原暴露于免疫系统，触发肿瘤免疫应答与自身抗体的产生。②TAA 的过度表达和异位表达刺激产生肿瘤自身抗体。③细胞癌变过程中，肿瘤自身蛋白质（抗原）受特定点突变、错误折叠、过度表达、异常修饰（如糖基化）、截断或异常降解等影响，发生蛋白质结构性突变和翻译后修饰改变，诱发抗原新表位出现或抗原提呈增强等，都会影响免疫反应，产生特异性自身抗体。

在肿瘤发生过程中，正常细胞的蛋白质表达模式改变为肿瘤细胞的表达模式。新形成的肿瘤微环境会影响免疫系统，刺激体液免疫反应。TAA 在肿瘤形成之前或期间引发免疫反应并刺激产生 TAAb，成为一类可以辅助肿瘤诊断的生物标志物。尽管在肿瘤发生的早期无法在血清或血浆中检测到 TAA，但针对肿瘤相关自身抗原的抗体扩增反应，使 TAAb 成为癌症诊断中很有前景的早期生物标志物。

与 TAA 相比，TAAb 作为生物标志物具有多种优势。①TAAb 在免疫反应中被放大，更容易被检测到，通常体液中 TAA 检测不到时，有可能检测到抗原对应的 TAAb。②TAA 在体液中的水平常短暂地升高，而 TAAb 在体液中相对持久和稳定，不易降解，便于检测。③TAAb 具有高度特异性，并可在小体积样本中使用完善的二级信号放大试剂而被轻松地检测到。④可先于影像学诊断提前预警肿瘤复发。测定血清或血浆中特定的 TAAb 有辅助肺癌、肝癌等肿瘤诊断的潜在用途。

⑤侵入性小、样本获取简便、可重复性高，可用于多种肿瘤的早期诊断和疗效监测。此外，多个 TAAb 联合检测，可以提高诊断的灵敏度和特异度。

（赵晓航　解修峰）

rén biǎopí shēngzhǎng yīnzǐ shòutǐ 2

人表皮生长因子受体 2（human epidermal growth factor receptor 2，HER2）

原癌基因 *ErbB* 家族成员之一。是具有酪氨酸激酶（TPK）活性的重要跨膜受体。被配体激活后启动胞内信号转导，经过细胞质中衔接蛋白和酶的级联反应，调节转录因子激活特定基因的转录，调控细胞的迁移、黏附、增殖、分化和凋亡，并与肿瘤的发生发展密切相关。

结构和功能　HER2 又称为 *c-erB2*，是 20 世纪 80 年代分别由 3 个研究小组独立发现的乳腺癌基因。HER2 蛋白是糖蛋白，由位于染色体 17q21 的原癌基因 *HER2/neu* 编码，由 1255 个氨基酸残基组成，分子量为 185kD，简称 P185。由胞外的配体结合区、单链跨膜区和胞内的酪氨酸激酶区（位于第 720～987 位氨基酸）3 部分组成，由于尚未发现能与其直接结合的配体，HER2 的激活主要通过与 EGFR 家族中其他成员，包括 HER1/erbB1、HER3/erbB3 和 HER4/erbB4 形成异二聚体而与各自的配体结合。HER2 蛋白常为异二聚体首选伴侣，且活性常强于其他异二聚体。当与配体结合后，主要通过引起受体二聚化及胞质内酪氨酸激酶区的自身磷酸化，激活酪氨酸激酶的活性。HER2 蛋白介导的信号转导途径主要有 Ras-Raf-促分裂原活化的蛋白激酶（MAPK）通路、磷脂酰肌醇-3-激酶（PI3K）/Akt 通路、信号转导与转录激活（STAT）通路和 PLC 通路等。

与肿瘤的关系　正常情况下 HER2 蛋白处于非活化状态，只在胎儿时期表达，成年以后只在极少数组织内低水平表达。然而，30% 以上的人类肿瘤中存在 *HER2* 基因的扩增或过表达（如乳腺癌、卵巢癌、子宫内膜癌、输卵管癌、胃癌和前列腺癌等），其中 20%～30% 的原发性浸润性乳腺癌伴有 *HER2* 基因的扩增或过表达。当特异性生长因子与 HER2 受体结合后可诱导其与 HER2 形成异二聚体，激活位于细胞内的激酶通路，激发受体的交叉磷酸化，磷酸化的受体将细胞外的生长信号迅速转导至核内，刺激与细胞分裂有关的基因表达。*HER2* 基因可通过基因扩增、过表达或突变而被激活，转录上调，蛋白质合成增加，抑制肿瘤细胞凋亡，促进肿瘤细胞增殖，上调血管内皮生长因子（VEGF）表达，促进肿瘤新生血管和淋巴管生成和肿瘤细胞侵袭能力。此外，HER2 表达上调也可以激活 HER2 下游的主要信号转导途径，如 MAPK 和 PI3K/Akt 通路，从而引发瀑布式连锁反应，调控凋亡相关基因，促进细胞无限增殖，诱发癌变。

HER2 基因扩增和过表达是影响乳腺癌生长与转移的重要因素之一。临床中约 30% 的乳腺癌出现 *HER2* 基因过表达，并与较差的预后相关。HER2 可作为一个独立的预后指标，尤其对伴有腋窝淋巴结转移的乳腺癌患者。伴有 HER2 扩增的乳腺癌具有特殊的生物学和临床特征，如组织学分级更差、雌激素受体（ER）和孕激素受体（PR）水平较低、更多的非整倍体、更倾向于转移至中枢神经系统和内脏、内分泌治疗无效、肿瘤的增殖指数更高和对多柔比星敏感等。

在肿瘤靶向治疗中，曲妥珠单抗用于 HER2 高表达的转移性乳腺癌二线和三线治疗，是第一个被美国食品和药品管理局（FDA）批准用于治疗 HER2/neu 蛋白表达阳性转移性乳腺癌和早期乳腺癌的人源化单克隆抗体。其抗肿瘤机制为：①Fc 段可结合自然杀伤细胞膜上的 Fcγ 受体，从而激活抗体介导的细胞毒作用，协助机体免疫系统杀伤 HER2 阳性的肿瘤细胞。②作用于配体非依赖性的 ErbB2/ErbB3 二聚体，使之解聚，从而抑制 ErbB2 受体下游信号的激活。③通过抑制金属蛋白酶活性，抑制 HER2 胞外段被裂解，阻止其释放到血液中。④抑制 PI3K/Akt 信号转导，从而抑制 mTOR 通路的活化。*HER2* 基因扩增状态为乳腺癌药物治疗（环磷酰胺、多柔比星、5-氟尿嘧啶和曲妥珠单抗）的重要参考指标。

（赵晓航　南　鹏）

tuō-γ-qiǎngjī níngxuèméiyuán

脱-γ-羟基凝血酶原（des-γ-carboxy-prothrombin，DCP）

原发性人肝细胞肝癌（HCC）特异性产生并分泌的异常凝血酶原。又称维生素 K 缺乏或拮抗剂 II 诱导的凝血酶原（PIVKA-II）。与 HCC 进展显著相关，是诊断 HCC 的肿瘤标志物。

正常生理状态下，在依赖维生素 K 的 γ 谷氨酸羧化酶和相关辅酶的催化下，正常凝血酶原蛋白 N 端 γ-羧基谷氨酸（Gla）结构域中第 6、7、14、16、19、20、25、26、29 和 32 位 10 个谷氨酸（Glu）残基会发生 γ-羧基化，Gla 残基成为有活性的凝血酶原。

与正常凝血酶原相比，DCP蛋白N端Gla结构域中的一个或多个Glu残基无法被完全羧化为Gla，而失去凝血功能。因此，羧化酶减少、维生素K缺乏或存在维生素拮抗剂、凝血酶原前体的增加均会导致DCP的产生。DCP具有刺激HCC生长、侵袭和转移的作用。DCP与HCC细胞表面的c-Met蛋白相互作用，调控Met自身磷酸化，激活Met-JAK1-STAT3和KDR-PLC-γ-Raf-MEK-MAPK信号通路，促进HCC细胞增殖；DCP促进肝癌细胞分泌基质金属蛋白酶（MMP），影响肝癌细胞的侵袭转移；同时DCP也显著促进血管的生成。

DCP已广泛应用于HCC的诊断、疗效评估，以及监测患者的治疗反应与肿瘤复发进展，高水平的血清DCP可有效预测HCC的发生。DCP预测HCC的灵敏度和特异度显著优于甲胎蛋白（AFP）。此外，血清中DCP的半衰期为$40\sim72$小时，远低于AFP的$5\sim7$天，因此，DCP可更及时地反映疗效。同时，血清DCP水平与HCC的分期和生存率显著相关，高水平的DCP也与较高的肝内转移、肝门静脉肿瘤浸润和肝静脉肿瘤血栓形成相关。

（赵晓航　田路松）

zhuǎntiědànbái
转铁蛋白（transferrin，TF）

存在于血浆中结合并转运铁的分泌蛋白质。又称嗜铁蛋白。转铁蛋白能与金属结合，负责运载由消化道吸收的铁和由红细胞降解释放铁的糖蛋白，也是蛋白质肿瘤标志物之一。

结构　转铁蛋白由679个氨基酸残基组成，分子量约80kD。每个转铁蛋白能携带两个三价铁离子（Fe^{3+}），转铁蛋白与Fe^{3+}的相互作用取决于pH值。pH为7.4时，转铁蛋白与Fe^{3+}高效结合，在酸性pH下两者分离。人体中转铁蛋白主要由肝细胞合成分泌，负责将Fe^{3+}从吸收和血红素降解的部位运输到储存和利用的部位。转铁蛋白结构呈双叶形，N端和C端裂片都结合一个Fe^{3+}。在不结合Fe^{3+}时，每个裂片都是"开放的"；当Fe^{3+}存在时，裂片关闭，形成紧凑的结构。当转铁蛋白与Fe^{3+}结合时，转铁蛋白被称为全铁转铁蛋白；当其与Fe^{3+}分离时，转铁蛋白又被称为脱铁转铁蛋白。转铁蛋白通过与转铁蛋白受体1（TfR1）相互作用而参与铁循环。在细胞表面，转铁蛋白与Fe^{3+}相互作用形成全铁转铁蛋白，并与TfR1受体结合，在细胞内吞作用下进入内体。在偏酸性内体的环境中，Fe^{3+}与转铁蛋白分离，并被STEAP3还原为Fe^{2+}，还原后的Fe^{2+}能够与二价金属转运蛋白1（DMT1）相互作用而转运到细胞质中发挥作用。释放了Fe^{3+}的转铁蛋白与TfR1组成Tf/TfR1复合物，通过胞吐作用回游到细胞表面，随后转铁蛋白与受体TfR1分离，成为脱铁转铁蛋白，然后再与Fe^{3+}重新结合参与铁循环。

功能　铁是必不可少的微量元素，在调控氧化损伤、分泌炎性因子、改变信号通路和影响免疫功能等过程中发挥重要作用。肝是最大的贮铁器官，铁元素主要通过与铁蛋白结合的方式贮存于肝细胞内。铁蛋白通过控制铁的贮存与释放有效维持铁稳态，避免铁元素缺乏。

临床意义　血清转铁蛋白可用来评估体内铁代谢水平。病理状态下，铁过载可诱发氧化应激反应，产生活性氧和DNA损伤等。肝是铁过载致组织损伤的主要靶器官，测定血清转铁蛋白含量可反映多种疾病状态。转铁蛋白增多见于缺铁性贫血、急性肝炎、急性炎症、口服避孕药和妊娠后期等病理生理状态。转铁蛋白减少见于肾病综合征、肝硬化、恶性肿瘤、溶血性贫血和营养不良。例如，肺癌患者血清中的转铁蛋白水平明显升高，癌细胞可合成大量的转铁蛋白。

（赵晓航　孙玉琳　田路松）

xìbāo jiǎodànbái 19 piànduàn
细胞角蛋白19片段（cytokeratin-19-fragment，CYFRA21-1）

细胞角蛋白（CK）19的可溶性片段。相对分子量为40kD，作为细胞骨架成分广泛分布于正常组织中。CK属于中间丝蛋白家族，广泛分布于如鳞状上皮、复层上皮和单层上皮细胞中。CYFRA21-1正常情况下在外周血、骨髓和淋巴结中不表达或低表达。在肿瘤细胞中主要存在于上皮来源肿瘤细胞的胞质中，当细胞癌变时，激活的蛋白酶加速降解角蛋白，产生大量CK片段并释放进入血液，使血液和组织液等体液中可溶性的CYFRA21-1浓度升高，成为肿瘤检测的标志物。

根据分子量和等电点的不同，CK分为20种，两个亚群：Ⅰ类（酸性蛋白）CK9～CK20；Ⅱ类（碱性蛋白）CK1～CK8。艾伯特（Ebert W）应用杂交瘤技术制备出BM19.21和KS19.1两株单克隆抗体，通过配对组成免疫检测方法来特异性识别CK19的片段抗原，因此CK19被命名为CYFRA21-1。

CYFRA21-1在外周血中不表达或低表达，在肿瘤患者的血清中高表达，与不良预后相关。其对各型肺癌诊断的灵敏度依次为：

鳞癌>腺癌>大细胞癌>小细胞癌，是肺癌手术和放化疗后监测和追踪早期复发的有效指标。对非小细胞肺癌的早期诊断、疗效监测和预后判断具有重要意义，是一个独立的预后因子。

血清 CYFRA21-1 水平在乳腺癌、膀胱癌、肝癌和消化道肿瘤等多种恶性肿瘤中也显著升高。鼻咽癌患者治疗前血清 CYFRA21-1 水平显著升高，放疗后显著降低，与鼻咽癌 TNM 分期和临床分期密切相关，与食管鳞癌的高侵袭性等恶性表型相关，与乳腺癌术后复发转移相关等。此外，还在喉癌、卵巢癌、结直肠癌等的诊断及预后判断中发挥作用。

尽管 CYFRA21-1 对上皮来源肿瘤的诊断具有一定帮助，但单独检测对肿瘤早期诊断灵敏度不高，也无器官或肿瘤部位特异性。临床通常采用联合多项指标检测的方法以提高诊断准确性，与癌胚抗原（CEA）、神经元特异性烯醇化酶（NSE）和 ProGRP 联合辅助诊断肺癌；与尿液膀胱癌抗原和 NM-P22 联合辅助膀胱癌诊断；与抗 p53 自身抗体联合辅助诊断食管鳞状细胞癌；与 CA153 联合辅助诊断乳腺癌等，提高早期诊断的灵敏度和特异度。

（赵晓航　解修峰）

shénjīngyuán tèyìxìng xīchúnhuàméi

神经元特异性烯醇化酶（neuron-specific enolase，NSE）

存在于神经组织和神经内分泌细胞中参与糖酵解途径的烯醇化酶的异构体。为神经元和神经内分泌细胞特有的一种酸性蛋白酶，是评价神经元损伤严重程度及判断预后的敏感指标。在神经内分泌细胞中含量较高，是小细胞肺癌最敏感和特异的肿瘤标志物，可用于神经母细胞瘤和其他神经内分泌细胞来源肿瘤的辅助诊断和预后评价。

结构和功能　NSE 主要由 3 个亚单位组成，分别是 α、β 和 γ，已知其同工酶分别为 αα、ββ、γγ、αβ 和 αγ。α 亚单位主要分布在肝、肾，称非神经系统的烯醇化酶（NNE）；β 亚单位主要分布于骨骼肌和心肌中，称肌肉特异性的烯醇化酶（MSE）；γ 亚单位主要存在于神经组织中，其中分为神经元和神经内分泌细胞特有的 γγ、αγ 组成的两种同工酶，因此被命名为 NSE。

NSE 作为烯醇化酶基因超家族成员之一，具有烯醇化酶活性，可催化 α-磷酸甘油裂解生成磷酸烯醇式丙酮酸，是糖有氧氧化和无氧酵解过程中重要的产能步骤，对体内糖代谢的顺利进行和 ATP 的产生具有重要意义。在非神经元和非神经内分泌细胞或组织中，如血小板、红细胞、前列腺、乳腺组织和子宫也发现有少量 NSE。NSE 的表达特异性导致其血清型升高，与各种神经损伤有关，如缺血性卒中、脑出血、创伤后脑损伤和脊髓损伤。因此，在血液和脑脊液中检测 NSE 水平是评估不同中枢神经系统损伤中神经元死亡的潜在标志，与损伤严重程度相关。

与肿瘤的关系　NSE 是一种酶类肿瘤标志物。作为一种细胞质酶，NSE 通过增加有氧糖酵解为肿瘤细胞的存活和增殖提供能量。NSE 被运输到细胞表面以激活促进存活的信号通路，有助于肿瘤细胞适应缺氧、化疗、放疗和血清饥饿等压力条件。例如，当胶质母细胞瘤细胞处于血清饥饿和缺氧状态时，细胞内 NSE 的表达显著增加，促存活蛋白和抗凋亡信号通路的表达水平升高。

此外，敲除 NSE 显著减少了肿瘤细胞的迁移，可能与 NSE 促进肌动蛋白细胞骨架动态重构的功能有关。NSE 诱导肌动蛋白重塑的机制可通过 γ-1-肌养蛋白结合蛋白与肌动蛋白丝相互作用并调节 RhoA 激酶来诱导肌动蛋白聚合和再分布。NSE 在各种神经内分泌肿瘤尤其是小细胞肺癌的诊断、治疗监测和预后判断方面具有重要意义。

（赵晓航　解修峰）

dàixiè biāozhìwù

代谢标志物（metabolic marker）

一类可检测的用来表征疾病状态的代谢物。可作为正常生理状态、疾病过程或治疗干预药理学反应的指示因子。代谢是生物体内所发生的用于维持生命的一系列有序的化学反应的总称。这些反应进程使得生物体能够生长和繁殖、保持它们的结构以及对外界环境做出反应。生物体或细胞通过代谢过程产生或消耗的物质称为代谢物或中间代谢物，如生物大分子的前体及降解产物。代谢物是存在于生物体中各类信号通路的终端产物，可以反映机体当时的生理或病理状态。

1920 年，德国的生物化学家奥托·沃伯格（Otto Warburg，1883～1970 年）提出了肿瘤的"沃伯格效应"，便将癌症与新陈代谢联系起来。鉴定一种疾病特异性的代谢标志物，可以辅助疾病预防、早期诊断和治疗监控。

特征　代谢标志物是生物体受到某种环境影响或损害，在分子、细胞或个体等不同水平发生改变的信号指标，可以对特定疾病或伤害提供早期预警。这种信号指标可以是某种生化代谢过程的变化或生成异常的代谢产物及其含量改变等。

分类 ①蛋白质代谢产物（氨基酸）：肿瘤蛋白质合成和分解代谢的特殊性产生肿瘤代谢标志物。②核酸代谢产物（核苷酸）：肿瘤细胞代谢旺盛，DNA与RNA合成加速，核苷酸增加，形成肿瘤特异性核苷酸代谢物。③脂类代谢产物：机体发生炎症和形成肿瘤时细胞脂质浓度和定位会发生改变构成代谢标志物。④糖代谢产物：肿瘤糖代谢异常形成的特殊代谢标志物。

研究方法 代谢标志物检测是对生物系统中不同生理或病理状态下代谢物的鉴定和定量分析过程。通过对机体代谢物的高通量检测，结合多元统计学分析，筛选和鉴定差异显著的代谢标志物。主要技术分为分离和检测技术。分离技术主要包括液相色谱法（LC），如高效液相色谱和超高效液相色谱法、气相色谱法（GC）和毛细管电泳（CE）色谱法等。检测技术主要包括质谱（MS）和光谱分析。光谱分析主要是核磁共振（NMR）和傅立叶变换红外光谱（FTIS）分析。

核磁共振技术 该技术的优势在于可在接近生理条件下对样品实现非破坏性、非选择性的分析，可进行实时和动态的检测。缺点是灵敏度低，可能形成信号重叠；动态范围有限；对样本制备要求高；需要含重氢的流动相，成本高。

色谱与质谱联用技术 GC-MS联用需要对样本进行衍生化处理，适于检测具有挥发性的热稳定的非极性或弱极性化合物。液相色谱-串联质谱（LC-MS）联用可以直接分析不挥发性化合物、极性化合物、热不稳定化合物和大分子化合物（包括蛋白质、多肽、多糖和多聚物等），分析范围广，可以不需要衍生化。

应用 通过分析生物体处于不同发育阶段或不同生长环境中的化合物，跟踪其代谢路径，描绘出基因、蛋白质和代谢产物之间各种复杂的相互作用关系，系统阐述生物功能。代谢产物是基因表达的终产物，可以监测肿瘤基因转录上调或下调效应的变化。分析不同生理状态的代谢产物可以了解该生物或细胞的生物化学状态。与其他组学技术相比，代谢组学由于与疾病表型更为接近，因此更适于疾病标志物发现和分型的研究。

采用高通量LC-MS联用技术表征前列腺癌整体的代谢组学改变，分析了262个与前列腺癌相关的临床样本（含肿瘤组织、血液和尿液样本），检测到1126种与前列腺癌进程相关的代谢物。发现肌氨酸为前列腺癌进展的代谢物标志物。通过急性髓细胞性白血病（AML）糖代谢特征分析，鉴定了一组含6种血清代谢标志物的AML预后预测指标，这可以有效地对AML患者进行风险分层。针对肺癌缺乏可指导治疗决策的非侵入性生物标志物，采用无偏LC-MS分析了肺癌患者和健康对照个体尿液样本中的小分子（分子量小于1500D）代谢物，鉴定了4种可以辅助肺癌诊断和预测预后的代谢物，其中肌酸核苷可作为肺癌分期的重要代谢标志物。用GC-MS和LC-MS技术分析914名受试者的血清和血浆样品代谢物，鉴定了477种代谢物及其代谢组图谱，筛选到可以区分胰腺导管腺癌和慢性胰腺炎的新的血液代谢标志物，与传统诊断方法相比具有较高的灵敏度。用LC-MS代谢组学技术表征了来自多中心的1448名受试者的血浆代谢物，鉴定了包括苯丙氨酸-色氨酸和甘胆酸盐的肝细胞癌血清代谢标志物组，对高危人群中肝癌的早期检测具有良好的诊断性能。

随着各种高通量组学技术的兴起以及联合运用多种技术手段，尤其是联合应用色谱分析和质谱技术，代谢组学的研究促进了恶性肿瘤和其他疾病相关的代谢标志物的发现和鉴定。代谢标志物广泛应用于疾病诊断、药物毒性评价、植物代谢、微生物学和营养学等领域。但还缺乏足够灵敏度和特异度，对于多数病例而言，代谢标志物检测仍需联合其他检测手段。

（赵晓航 孙玉琳 孙 艳 贾 坤）

miǎnyì biāozhìwù
免疫标志物（immunological marker） 在血液、体液或组织中存在并与特定免疫功能状态密切相关的一类生物分子。可用于疾病的诊断、预后或疗效观察。免疫标志物检测具有简单、敏感、可重复和有效等特点。当某一特定的抗原、微生物或致病因素导致机体病变时，通常首先引起机体产生免疫应答反应，这些免疫反应针对相应的致病因子，因而具有一定的特异性。通过检测免疫反应中特定的标志物分子，可以反映疾病的进程或机体的状态，特别是免疫功能的状态。

研究方法 免疫标志物的选择受多种因素的影响，包括特定的研究目的、实验室的条件、实验人员及检测的难度以及时限等。免疫标志物的检测方法有些十分简便易行，有些则耗费巨大而且需要专业人员才能完成。常用的检测方法包括酶联免疫吸附法（ELISA）、酶联免疫斑点法

（ELISPOT）、流式细胞术等。由于结果难以得出确定性的结论，临床上多数免疫标志物往往需要参考临床症状或结合其他检查指标，方可得出适当的结论。

应用 辅助疾病诊断、病变进程判断和预后预测。

脓毒症与感染性休克中的免疫标志物 感染常介导机体出现免疫反应，在感染初期或症状较轻时，免疫反应有利于感染的控制。当感染加重时，会出现由炎症介质介导的级联反应，与之相伴出现的是抗炎负反馈机制，因而可导致机体出现免疫紊乱。脓毒症、感染性休克的病变过程与机体的炎症反应程度、免疫状态有关，最终导致血液动力学变化，甚至出现组织损伤。这些病变过程、病变严重程度以及其对治疗的反应，均可找到相应的免疫标志物来作出判断，包括急性时相反应蛋白、细胞因子、有机分子和可溶性受体等。

C反应蛋白（CRP） 一类能够与C多糖发生沉淀反应的蛋白质，分子量115kD，有5个含206个氨基酸单体组成的一个对称环状五球体。CRP可与细菌细胞壁上特定的配体结合，激活经典补体途径而杀死细菌，保持机体内环境的稳定。CRP在机体出现感染后的急性期快速合成并迅速升高，以激活机体的免疫反应。仅凭CRP阳性不能诊断脓毒症，结合体温则可将脓毒症的诊断特异度提高到100%。

肿瘤坏死因子α（TNF-α） 是在感染急性期的机体免疫应答反应中最先激活并释放的细胞因子，它引起细胞因子级联反应、导致感染性休克。通常感染性休克患者血浆中的TNF-α水平很高，但其局限性也很明显，TNF-α水平升高只出现在感染性休克的急性发作期，急性期24小时后迅速降低，失去诊断意义，因此限制了临床上应用TNF-α判断感染性休克的诊断、严重程度及预后。

脂多糖结合蛋白（LBP） 分子量为58kD，在肝中合成。它可与脂多糖（LPS）结合形成LPS-LBP复合物，再与脂多糖的受体TLR-4相结合，激活单核吞噬细胞系统，通过信号转导激活促分裂原活化的蛋白激酶（MAPK）和NF-κB信号通路，产生炎症因子如TNF-α和IL-1等，是一种有诊断意义的急性期蛋白。血清中的LBP浓度在全身炎症反应综合征、脓毒症及感染性休克时均可升高，但LBP仅可用于区分患有严重脓毒症的患者与无感染患者，不能区分患有脓毒症而无器官损害患者。

降钙素原（PCT） 是降钙素的前肽、甲状腺C细胞产生的糖蛋白，正常情况下不能释放入血，因而浓度很低（< 0.1μg/L）。当出现全身性严重感染或出现感染性休克、多器官衰竭后3~4小时，血清PCT开始升高，6~24小时达到高峰，通常可持续48小时，但在病毒感染时一般不升高，因而PCT可区分细菌性感染和病毒性感染。PCT被认为是最具前途、精确性高的感染免疫标志物，推荐作为重症患者严重感染的重要诊断指标。但其主要的缺点是对于感染是非特异性的。

白细胞介素6（IL-6） 是单核/巨噬细胞、成纤维细胞和内皮细胞等产生，由TNF-α激活，是机体进行炎症反应时主要的细胞因子。血浆中IL-6水平是机体内细胞因子激活的一个重要标志，可反映机体炎症反应的严重程度，临床常用于早期脓毒症及预后判断。

白细胞介素8（IL-8） 在TNF-α刺激下，由单核/巨噬细胞、内皮细胞等释放。IL-8是趋化因子，可使中性粒细胞向炎症区域移动。

白细胞介素10（IL-10） 是一种抗炎介质，反映机体抵抗炎症反应的程度。感染对机体的损伤通常包括炎症反应和抗炎反应两个方面，其中任何一个方面过强，均可导致免疫紊乱。临床上，IL-10作为抗炎介质与炎症介质联合应用，如IL-10/TNF-α能准确反映机体炎症与抗炎反应之间的平衡。感染性休克患者的粒细胞或单核细胞内的TNF-α/IL-10比值降低；而感染时血浆IL-10水平与脓毒症时相比明显增高。IL-10水平增高反映机体免疫功能受抑制，因而IL-10可作为感染或感染性休克的病程及预后的标志物。

脑钠肽（BNP） 又称B型利尿钠肽，主要来源于心室，由22个氨基酸残基组成。当心脏负荷增加，心室壁压力增加，心肌受到牵张时，会导致血中BNP升高。BNP可以独立预测左心室舒张末期压力升高状况，是评价心力衰竭理想的指标。

髓样细胞触发受体－1（TREM-1） 属于免疫球蛋白超家族受体，是一种新型的细胞表面分子，在中性粒细胞和单核/巨噬细胞表面表达，分子量26kD。感染时，中性粒细胞和一部分单核细胞上的TREM-1与配体结合，触发炎症介质和促炎因子（如TNF-α、IL-1和IL-8）大量释放，致使炎症反应过度。随着病程的进展，TREM-1可脱落入血。

免疫标志物与肿瘤 长期以来，对肿瘤的诊断主要是依靠对原发肿瘤的活检，并根据病理学诊断来确定病变的程度和分级。但肿瘤的分级对判断预后的作用有限，原因是未考虑其他影响因素，特别是宿主的免疫反应。

肿瘤一般诱发慢性、非特异性炎症反应，其特征表现为创伤修复，导致肿瘤细胞增生及血管增生。如果机体能够检测到肿瘤特异性蛋白（即抗原），就会诱发机体产生抗体攻击并杀死肿瘤细胞。研究发现，在肿瘤中出现较多的免疫细胞提示更好的预后、更低的复发率、转移率和更长的生存时间。

临床可通过检测免疫标志物来确定肿瘤免疫疗法的疗效。常用的评估方法是应用酶联免疫斑点法（ELISPOT）检测IFN-γ。临床研究中多肽抗原靶向疫苗可诱导患者产生针对该抗原的T细胞免疫反应，从而使患者获得更长的无瘤生存期。与前列腺特异抗原（PSA）抗体特异性免疫反应相比，PSA靶向疫苗所诱发的免疫反应强度有助于预测临床疗效。说明IFN-γ升高预示着更长的生存时间。此外，应用自体肿瘤细胞裂解物疫苗免疫结直肠癌患者，经ELISPOT检测出现肿瘤特异性IFN-γ反应的患者，与不升高者相比，具有更长的无复发生存期。免疫应答反应增强可能是较好临床预后的指征。

应用自体肿瘤细胞裂解物疫苗治疗黑色素瘤时，发现迟发型超敏反应与总体生存率相关。当使用无佐剂的疫苗进行皮试时，红斑和硬结与生存期具有明确的相关性。说明迟发型超敏反应可用于检测免疫记忆，而免疫记忆在多种恶性肿瘤中均有判断预后的作用。

理想的免疫标志物需要有高的灵敏度和特异度，易于检测，操作快捷，而且费用合理。临床通常综合检测多个标志物来相互验证，提高准确性，以便获得更明确的临床意义。

（赵晓航　孙玉琳　胡明）

áijīyīnzǔxué
癌基因组学 （oncogenomics）

在基因组水平上应用高通量技术研究癌发生发展过程中结构和功能变化的学科。癌是一种基因组疾病，主要特征是基因组不稳定性，表现为单核苷酸突变、微卫星不稳定性、基因结构和拷贝数改变、染色体杂合性和纯合性丢失以及表观遗传效应等。癌基因组不稳定性来源于胚系突变和体细胞突变。鉴定新的癌基因或抑癌基因，搞清基因组不稳定性与癌发生发展的关系对于癌症的早期诊断、精准治疗、预防和药物研制具有重要意义。

简史　1975年，意大利病毒学家雷纳托·杜贝尔克（Renato Dullbecco，1914~2012年）认为由于癌症复杂性较高，零散的研究策略不是理想模式，他提出了对癌症基因组进行基因组测序的策略，从此拉开了癌基因组学研究的序幕。人类基因组计划的完成，测序技术的飞速发展和数据分析能力的不断成熟极大地促进了癌基因组学领域的发展。

研究对象　主要包括肿瘤的基因组、表观基因组和转录组水平的改变。

研究方法　已经有一系列用于定性和定量分析癌基因组不稳定性的量效和时空变化的技术方法和平台，如原位荧光杂交（FISH）、比较基因组杂交芯片、全基因组单核苷酸多态性（SNP）芯片和高通量测序技术等。这些技术可以检测肿瘤基因组突变、基因组拷贝数变异、基因组甲基化状态和基因表达谱等。

比较基因组杂交芯片　是一种基于芯片平台的染色体DNA拷贝数变化分析技术，通常采用Cy3和Cy5荧光染料分别标记检测样本和正常样本，再和微阵列芯片进行杂交，快速检测待检样本相对于正常样本的DNA拷贝数变化。与以往传统的技术相比（如染色体区带染色分析，FISH等），具有更佳的分辨率和灵敏度，能够发掘出以往用低分辨率技术未能检出的染色体微缺失或微重复，将染色体疾病的诊断提高到亚显微水平。

全基因组SNP芯片　是从已知的SNP数据库中根据一定的原则选取有代表性的位点，设计在一张芯片上，用来进行基因组SNP位点的分型。该芯片主要用来进行全基因组的关联分析，寻找与疾病或者性状相关的位点或区域。

高通量测序技术　又称二代测序、下一代测序或深度测序，不同公司的测序仪原理不尽相同，但共同的特点是以较短的读长，实现一次并行对几十万到几百万条DNA分子进行序列测定，其单位时间测序量与传统的桑格（Sanger）测序技术相比有极大提高，这为基因组学的研究提供了海量可分析数据，可用于基因组或转录组从头测序、致病基因的检测、药物基因组学、产前诊断等各种领域。

应用　整个基因家族的突变分析是癌基因组学研究的一种策略，同一家族的基因往往具有相同的编码序列和蛋白结构域，因此有类似的功能，在肿瘤基因组中对它们进行系统地测序有助于发现与肿瘤进展相关的特定通路。例如，激酶家族基因的作用主要是向蛋白分子上添加磷酸基团；而磷酸酶家族基因的作用是从蛋白分子上移除磷酸基团，这些基因家族在细胞生长和死亡过程中产生明显的信号转导作用。例如，超过 50% 的结直肠癌患者携带激酶或磷酸酶的突变。PIK3CA 基因编码脂类激酶，其在结直肠癌、乳腺癌、胃癌和肺癌等均有突变，已有多个靶向抑制 PIK3CA 的药物进入临床试验。

有待解决的重要课题 随着测序数据及表达谱数据的产生及其指数级增长，用于统计分析这些数据的生物信息学技术的发展尤为重要。同时，对鉴定的癌基因、抑癌基因和肿瘤易感基因，需要进一步揭示其生物学功能和作用机制。

（赵晓航 孙玉琳 林正伟）

dànbáizhìzǔxué
蛋白质组学（proteomics）
研究细胞或生物体产生的全部蛋白质的组成、结构、修饰、功能及相互作用的学科。蛋白质组学研究是功能基因组研究的重要组成部分。生物体内绝大多数蛋白质相互联系、相互制约，形成复杂的蛋白质复合体和相互作用网络，从而发挥功能活性，因此需要研究生物体在不同生长发育阶段、不同环境，以及不同组织细胞中的蛋白质组的动态改变，同时研究蛋白质结构、功能与特定生命现象的关系，从宏观上认识影响生命进程的规律。

简史 人类基因组计划鉴定了不到 21 000 个蛋白质编码基因，而考虑到每个蛋白的选择性剪接异构体和翻译后修饰等形式后，人类蛋白质组至少包括 200 万种以上的蛋白质或蛋白质片段。因此，蛋白质组的复杂性要远高于基因组。

蛋白质组学这一概念由澳大利亚学者马克·威尔金斯（Marc R. Wilkins）于 1994 年提出，与基因组学研究整个基因组有相似的含义。但蛋白质组的相关研究可以追溯到 20 世纪 90 年代初甚至更早，在基因组计划提出来之前美国科学家诺尔曼·安德森（Norman G. Anderson）提出蛋白质组计划，当时被称为人类蛋白质指数（HPI）计划，旨在分析细胞内所有的蛋白质。直到 20 世纪 90 年代中期，才最终提出蛋白质组的概念。2001 年 10 月，国际人类蛋白质组组织（HUPO）在美国成立，并启动人类蛋白质组计划（HPP）。HPP 的研究目的是鉴定人类基因组编码的全部蛋白质及其功能，揭示构成各种人类组织不同细胞类型的蛋白质表达谱；蛋白质组翻译后修饰谱；蛋白质组亚细胞定位图；蛋白质-蛋白质相互作用关系图；蛋白质结构与功能联系图等。包括对不同发育阶段、不同生理和病理状态下蛋白质的空间与时间上表达状况的认识。随后，人血浆蛋白质组计划（HPPP）、人类肝脏蛋白质组计划（HLPP）、人类脑蛋白质组计划（HBPP）和人类染色体蛋白质组计划（C-HPP）等国际合作计划相继启动。蛋白质组学已经成为生命科学研究的一个重要组成部分。

研究范围 蛋白质组学曾被划分为差异蛋白质组学、结构蛋白质组学和功能蛋白质组学，随着学科发展，蛋白质组学的研究内容在不断完善和扩充。

蛋白质组学的研究内容不仅包括对各种蛋白质的识别和定量化，还包括确定其在细胞内外的定位、修饰、相互作用、活性和功能。内容大致包括四方面：①蛋白质组成分鉴定、数据库构建、新型蛋白质的发现、同源蛋白质比较、蛋白质加工和修饰分析。②基因产物识别、基因功能鉴定和基因调控机制分析。③重要生命活动的分子机制（如细胞周期、分化与发育、环境反应与调节等）。④标志物和药物靶分子的寻找和分析（包括新药靶分子、肿瘤标志物等）。

研究方法 蛋白质组学研究实质上是在细胞水平上对蛋白质进行大规模的分离和分析，往往要同时处理成千上万种蛋白质。因此，高通量、高灵敏度、高准确性的研究技术是蛋白质组学研究中的关键因素。其研究方法可分成 3 类。①蛋白质结构测定：主要以 X 衍射和核磁共振为主。②蛋白质鉴定技术：又可分为基于凝胶分析的技术和基于质谱的分析技术两类，前者包括传统的双向凝胶电泳和双向荧光差异凝胶电泳。后者包括多种非标记和稳定同位素标记的掺入技术等，又分为化学标记和代谢标记，如同位素亲和标签、相对和绝对定量同位素标记、细胞培养稳定同位素标记等。③在功能蛋白质组学方面，常用的研究蛋白质-蛋白质相互作用的方法有酵母双杂交系统、串联亲和纯化、反相杂交系统、表面等离子共振技术、免疫共沉淀、蛋白质芯片以及荧光共振能量转移（FRET）等。

研究过程 蛋白质组研究主要有 4 个步骤。

样品制备 采用细胞或组织中的全部蛋白质组分进行蛋白质组分析；也可先进行样品预分级，即采用各种方法将细胞或组织中的全部蛋白质根据溶解性或者细胞器的定位分成几部分，然后再分别进行蛋白质组研究。

蛋白质分离　利用蛋白质的等电点和分子量的不同进行双向电泳将各种蛋白质区分开来；也可以根据蛋白质的理化性质的差异，如大小、形状、带电荷、溶解度及亲和性等，进行液相色谱（LC）分离，甚至多个色谱联用（见多维蛋白鉴定技术）。

蛋白质鉴定　质谱是蛋白质组学的核心技术，其基本原理是样品分子离子化后，根据不同离子间质荷比（m/z）的不同来分离并确定其分子质量。质谱仪的核心是离子源和质量分析器，离子源用以产生气相离子，如基质辅助激光解吸电离、电喷雾离子化等。质量分析器的类型主要有：四极杆（见选择反应监测）、离子阱（见线性离子阱）、飞行时间、离子回旋共振和静电场轨道阱等。

生物信息学分析　生物信息学整合数学、统计学和计算方法对鉴定结果进行存储、处理，确定蛋白质的种类、鉴定序列、对比和定量分析。

传统上，蛋白质组学技术可分为自上而下和自下而上两种。自下而上的技术最常用，指完整的蛋白质经过酶切后，成为小分子量的多肽，色谱分离后再进行质谱检测。由于小分子量的多肽产生的谱图更简单，所以质谱鉴定结果更容易解读，而且色谱分离和序列鉴定的通量较高，能鉴定大量蛋白质，但这种方法难以确定肽段来源蛋白的分子信息，如大小、等电点、蛋白修饰和水解切割等。自上而下的技术指蛋白不经过蛋白酶的消化，以完整的形式进行质谱鉴定，包括表面增强激光解吸电离飞行时间质谱等。产生的谱图较复杂、不容易解读、通量相对较低，有些方法还不能鉴定蛋白序列，但可以得到完整蛋白质信息。

应用　有以下几方面。

基础研究　蛋白质组技术已用于生命科学的多个领域，如细胞生物学、神经生物学等。在研究对象上，覆盖了从简单的原核微生物、真核微生物到复杂的植物和动物等，涉及各种重要的生物学现象，如信号转导、细胞分化和蛋白质折叠等。

临床应用研究　蛋白质组学是寻找疾病分子标志物和药物靶标的有效方法之一，在对癌症等重大疾病的临床诊断、治疗和预后评价等方面具有重要的应用前景。

技术发展　蛋白质组学的众多研究方法将并存，各有优势和不足，难以像基因组研究那样形成比较一致的方法。除了发展新方法外，更强调各种方法间的整合和互补，以适应不同蛋白质的不同特征。另外，蛋白质组学与其他学科如基因组学，生物信息学等领域的交叉，呈现出的系统生物学研究模式，将成为未来生命科学领域的最新前沿。

（赵晓航　孙玉琳　马首智　徐南）

rénqún dànbáizhìzǔxué

人群蛋白质组学（population proteomics）

研究不同人群蛋白质种类、功能、结构及形式等差异的学科。以更好地发现和确认疾病特异性的蛋白质改变，寻找与疾病相关蛋白质分子。此概念最早由美国学者多布林·内德尔科夫（Dobrin Nedelkov）于2004年提出，随后被定义为不同人群蛋白质多样性的研究。人群蛋白质组学被认为是在蛋白质水平与人类基因组学相当的研究，是人类基因组计划之后又一研究人类疾病相关标志分子的学科。

人群蛋白质组学的研究目标是：①描绘不同形式变化的存在，比如同一种蛋白质是否含有糖侧链及其种类，蛋白编码序列中的单氨基酸多态等。②测定正常人群各种形式蛋白质的出现概率。③探索特定疾病状态下同一种蛋白是否存在不同的种类，例如，同种蛋白质编码氨基酸序列是否不同，或蛋白质含有不同的糖类或脂质的侧链。

研究方法针对的主要是两个不同人群的同一类蛋白质的差异研究。除了蛋白质组研究常用的方法之外，还包括以稳定同位素标记质谱为基础的一系列对蛋白质进行精确定量的方法，以便于比较不同人群同种蛋白质的不同形式。

人群蛋白质组学用于研究疾病相关的蛋白质修饰，调查人群中蛋白质的多样性，测定正常群落的各种蛋白质结构的出现频率，调查人类血浆蛋白质的多样性，肿瘤相关蛋白质特异性修饰和各种疾病的蛋白质组学研究等。

（赵晓航　孙玉琳　郭志敏）

duōtàizǔxué

多肽组学（peptidome）

研究多肽，即低分子量（<10kD）蛋白质的学科。这些多肽可分为两类：①经过特异剪切的有活性的多肽，包括多肽激素、细胞因子、生长因子、主要组织相容性复合体（MHC）家族多肽等。②体内大蛋白降解的中间产物。

特征　多肽组与蛋白质组的主要区别是多肽分子量比蛋白质低，因此多肽有不同于蛋白质的特点，如多肽的高级结构简单不容易变性；除一些疏水性多肽，多肽的溶解性比蛋白质高，特别是在变性环境下。多肽组另一个特征是可以研究多肽的剪切末端。前体蛋白进行剪切时，首先由蛋白内切酶切割生成多肽片段，然后由蛋白外切酶从 N 端或 C 端截短多肽，使多肽的末端序列发生变化。多肽的末端序列蕴含着丰富的信息，可作为疾病标志物的来源。由于蛋白质可以通过剪切形成一系列多肽，多肽蕴含的信息远大于前体蛋白蕴含的信息。

研究方法　多肽组学技术流程主要包括富集、分离和鉴定 3 个步骤。与蛋白质相比，多肽可采用限制分子量的磁珠富集方法对多肽进行富集；也可采用免疫亲和方法，用特异的抗体富集多肽。多肽组学常用的分离技术有多维液相色谱、分子排阻色谱、反相-反相色谱（RP-RP）分离等。多维液相色谱指采用离子交换色谱对多肽进行分离后，再采用反相色谱进行分离；分子排阻色谱指根据蛋白分子量的差异进行分离；RP-RP 分离指第一相用高 pH 反相色谱替代多维液相色谱中的离子交换色谱，第二相的分离与普通多维液相色谱相同。不同的方法各有优缺点，可以根据具体实验选用适合的方法（表 1）。

传统的蛋白质鉴定技术通常使用蛋白酶，将蛋白质水解为多肽后再用质谱进行鉴定；多肽组学直接对样品进行质谱鉴定。大多数方法都采用从组织中提取多肽，然后质谱进行鉴定，对多肽的鉴定是非原位的。与此相反，一些研究直接在组织中鉴定多肽，可以研究组织不同部位的多肽丰度，即原位多肽组研究。甚至可

以对组织进行成像。

应用　用于研究多肽激素。多肽激素在生理活动中发挥重要作用，如胰岛素是最重要的调节糖类代谢的多肽激素，缺乏胰岛素导致糖尿病。蛋白酶可产生疾病特异的降解产物，这些降解产物可作为疾病的标志物用于诊断和治疗。多肽组研究可以通过检测肿瘤特异多肽含量的变化间接反映肿瘤的发生发展。2009 年，OVA1 成为第一个被美国食品和药品管理局（FDA）批准的体外多蛋白诊断试剂盒，用于卵巢癌恶性程度的评价。

（赵晓航　孙玉琳　马首智）

gōngnéng dànbáizhìzǔxué

功能蛋白质组学（functional proteomics）

大规模研究分析细胞、亚细胞、组织、体液或生物体中所有蛋白质的功能。包括蛋白质的功能和蛋白质间、蛋白质与 RNA/DNA 间的相互作用，建立细胞内外信号传递复杂网络的学科。

简史　蛋白质的种类和数量在同一生物个体的不同细胞中各不相同；细胞内的蛋白质组是动态的，在病理或治疗过程中细胞内的蛋白质组与正常生理情况下细胞内的蛋白质组不同。此外，蛋白质的性质和功能不仅与蛋白质表达水平及其一级结构序列有关，而且还与蛋白质空间结构及其动态变化相关。1997 年，澳大利亚学者斯图尔特·科德韦尔（Stuart J. Cordwell）和伊恩·汉弗

莱-史密斯（Ian Humphery-Smith）提出功能蛋白质组概念。随后，其他科学家对这一概念做了进一步的补充和修正。2001 年，英国学者亚斯明卡·戈多瓦茨-泽曼（Jasminka Godovac-Zimmermann）和拉里·布朗（Larry R. Brown）将功能蛋白质组学定义为采用蛋白质组学方法监测和分析活细胞中的分子网络和实时的变化，或通过功能刺激后采用蛋白质组学方法分析特定功能网络中被扰动的功能蛋白；2003 年，美国学者斯蒂芬·内勒（Stephen Naylor）和拉吉夫·库马尔（Rajiv Kumar）将其定义为，鉴定一个特定细胞系统中所有的蛋白质-蛋白质相互作用（PPI），以及发生在特定器官或细胞中的蛋白质-DNA/RNA 相互作用和影响相互作用蛋白功能的小分子物质的修饰作用。

研究对象　①从"局部"入手，以细胞内与某个功能有关的或某种条件下的一群蛋白质，即可能涉及到特定功能的蛋白质群体。②一个细胞或机体在正常生理条件下或在特定时间、特定环境和实验条件下，从生命大分子（蛋白质与核酸）到细胞的不同水平之间建立桥梁，研究基因组活跃表达的蛋白质组成。

研究方法　常用的研究 PPI 的方法都可用于功能蛋白质组学研究（见蛋白质-蛋白质相互作用），包括相互作用蛋白质的分离富集方法和蛋白质质谱鉴定两部分。分离提取体系中相互作用蛋白质的常用方法以亲和作用为基础。基本思路是通过一个合适的诱饵来钓取其特异性配体以分离获得目的蛋白质，如免疫共沉淀、pull-down 实验（拉下实验，蛋白质体外结合实验）等。此外，还可以通过酵母双杂交、荧光共振

表 1　多肽组分离方法

方法	优点	缺点
多维液相色谱	分离度较高	高盐干扰质谱鉴定
分子排阻色谱	可去除高分子量蛋白质污染	分辨率较低
RP-RP	质谱兼容性好	需耐受高 pH 值层析柱

能量转移、噬菌体展示、串联亲和纯化、定量免疫沉淀与敲降联用等方法分析 PPI。而研究蛋白质-DNA/RNA 相互作用的常用方法有：电泳迁移位移实验鉴定DNA/RNA 与蛋白质的相互作用；DNA 酶足迹检测用于测定结合到DNA 特定位点的蛋白质；染色质/RNA 免疫共沉淀可用于检测转录因子结合的特定 DNA/RNA 序列等。

同邻近学科的关系　介于对个别蛋白质的传统蛋白质化学研究和以全部蛋白质为研究对象的蛋白质组学之间。从局部入手研究蛋白质组的各个功能亚群体。将多个亚群体组合起来逐步描绘出接近于生命细胞的"全部蛋白质"的蛋白质组图谱。

（赵晓航　孙玉琳　郭志敏）

dànbáizhì-dànbáizhì xiānghù zuòyòng

蛋白质-蛋白质相互作用

（protein-protein interaction，PPI）

两种或两种以上蛋白质分子通过非共价键形成蛋白质复合体的过程。通常是为了执行某种生化功能，是蛋白质组学和相互作用组的核心内容。

基本特征　PPI 具有特定的生物学功能，如信号分子经 PPI 将细胞外部的信号传入内部的信息传递过程，也与许多疾病有关。其次，PPI 分为稳定相互作用和瞬时相互作用，如线粒体中的ATP 合酶，其在分离状态下具有ATP 水解酶的活性，在结合状态下具有 ATP 合酶的活性。其组成结构有头部、柄部和基部。头部由 5 种蛋白多肽（α、β、γ、δ 和ε）组成九聚体（$\alpha3\beta3\gamma\delta\varepsilon$），柄部由头部的 γ 亚单位和 ε 亚单位构成，将头部与基部连接起来，基部由镶嵌在线粒体内膜的疏水性蛋白质组成，由 3 种不同的蛋

白质组成的十五聚体（1a：2b：12c）。复合物中的每种蛋白称为亚单位，这些亚单位稳定的相互作用才能合成 ATP。而如转录因子和转录激活因子在基因启动子区域的结合，则属于瞬时的相互作用，可激活基因转录。另外，PPI 还具有时间和空间上的特异性。并不是所有的 PPI 在任何细胞类型的任何生长发育阶段中都可以发生。很多 PPI 依赖于细胞类型、细胞周期、发育阶段、蛋白修饰状态（如磷酸化等）、辅因子和其他结合蛋白是否存在等。

研究方法　常用方法有酵母双杂交系统、亲和纯化（见免疫共沉淀）与质谱联合使用的方法。但酵母双杂交系统常有假阳性，而亲和纯化与质谱连用的方法可以避免上述问题，是黄金标准。还有一些方法：噬菌体展示、磁珠-酶联免疫吸附法、蛋白质互补分析等。利用 X 线技术可以知道蛋白质的结构，也可以认识 PPI 区域和作用力。

应用　已建立的常用 PPI 数据库有以下几类。①蛋白质相互作用数据库（DIP）：存储经实验证实的来自文献报道的二元 PPI，以及来自蛋白质数据库（PDB）的蛋白质复合物。②HPRD 数据库：包含蛋白质注释、PPI、转录后修饰、亚细胞定位等多种信息。③MINT 数据库：提取文献信息，存储经实验证实的生物分子相互作用，主要存储蛋白质物理相互作用，尤其强调哺乳动物的 PPI。④哺乳动物蛋白质-蛋白质相互作用数据库（MIPS）：同样利用文献挖掘技术，专门存储哺乳动物的 PPI。⑤BioGRID 数据库：主要记录、整理包括蛋白质、遗传和化学相互作用的数据，涵盖人类和所有主要的模式生物。⑥IntAct

分子相互作用数据库：是存储、描述和分析蛋白质相互作用的开源数据库和工具包，包括文献和其他数据库中收录的二元相互作用和复杂相互作用，通过大量使用受控词汇以保证数据一致性。⑦STRING 数据库：是搜索已知和预测蛋白质相互作用的数据库，可应用于 2031 个物种，包含 960万种蛋白质和 1380 万种蛋白质相互作用数据，是蛋白质相互作用数据库中，覆盖物种最多、相互作用信息最大的一个数据库。它除了包含实验验证的蛋白质相互作用数据外，还综合了其他数据库的数据，并采用医学数据库（PubMed）摘要文本挖掘以及生物信息学方法预测蛋白质相互作用。

（赵晓航　孙玉琳　赵　楠）

xiānghù zuòyòngzǔ

相互作用组　（interactome）

在一个特定有机体内各种相互作用的分子及其作用机制。专指分子间的物理相互作用，但也意味着间接基因之间的相互作用，即遗传相互作用。它通常显示为一个无向的网络图谱。

形成过程　该术语最早出现于 1999 年 1 月的《核酸研究》（Nucleic Acids Research）杂志，由法国分子生物学家伯纳德·雅克（Bernard Jacq）提出，旨在描述内容、结构、功能和行为等的相互作用数据库，在此定义为相互作用组。2001 年，美国国家人类基因组研究所（NHGRI）的杰弗里·施洛斯（Jeffrey Schloss）在美国人类遗传学协会年会上的一次发言中将相互作用组定义为"不同通路之间的交流"，尤其是蛋白质路径。

基本内容　包括分子间相互作用网络和遗传相互作用网络。

分子间相互作用　可以发生在不同的生化分子之间（蛋白质、核酸、脂类和糖类等）。分子间通过物理作用相互连接，形成分子间相互作用。一般相互作用组是指蛋白质－蛋白质相互作用（PPI）网络或其子集。另一个是指蛋白质－DNA相互作用组，又称为基因调节网络，由转录因子、染色质调节蛋白和其靶基因组成。代谢网络也是一种分子间相互作用。

遗传相互作用网络　所有的相互作用组类型是相互关联的，基因间的联系影响其功能。例如，一个突变可能是无害的，但当它与另一突变相结合，该组合则可能致命。以这样的方式被连接的基因形成遗传相互作用网络。包括病毒相互作用组、细菌相互作用组和真核相互作用组。其中病毒相互作用组包括噬菌体之间的相互作用，病毒间相互作用以及病毒与宿主之间的相互作用。相互作用组数据主要利用生物信息学进行分析。

研究方法　常用方法有酵母双杂交系统和亲和纯化（见免疫共沉淀）与质谱联用的方法。酵母双杂交系统常有假阳性，而亲和纯化与质谱连用的方法可以避免这个问题，是黄金标准。还有一些方法：①共振能量转移技术，能够不改变相互作用蛋白所依赖的生理环境，在生物体内便可对其进行实时生理监测。②光标记哺乳动物相互作用组定位技术，自动化高通量的方式研究哺乳动物细胞在自然环境中的蛋白质－蛋白质相互作用。③噬菌体展示，特别适用于快速筛查和优化分子间的相互作用，使其成为药物开发的重要工具。④蛋白质芯片，高通量地检测抗体和蛋白质之间

的特异识别技术，快速、简便易行、样本用量少，通量高，具有高度并行性、多样性、微型化和自动化的特点。研究蛋白质与DNA相互作用的方法有凝胶阻滞实验、DNA酶1足迹实验、甲基化干扰实验、体内足迹实验以及DNA/染色质免疫沉淀实验等。

应用　认识蛋白质相互作用网络，预测未知功能蛋白质的功能，发现新药和识别药物作用的靶标等。

（赵晓航　孙玉琳　赵　楠）

jiàomǔ shuāngzájiāo xìtǒng

酵母双杂交系统 （yeast two hybridization system）

将待研究两种蛋白质的基因分别克隆（融合）到酵母表达质粒的转录激活因子（如GAL4等）DNA结合结构域（DNA-BD）和转录激活结构域（AD）上，构建成融合表达载体，从表达产物分析两种蛋白质相互作用的系统。为研究PPI的遗传学方法，是蛋白质结构和功能研究的重要工具之一。

研究历史　基于对真核生物转录起始调控机制的认识建立了酵母双杂交系统。通过对酵母转录激活因子GAL4蛋白结构和功能的研究，菲尔茨（Fields）于1989年提出并首次建立了酵母双杂交系统，以参与调控SUC2基因有关的两个蛋白质Snf1和Snf2为模型，用编码β-半乳糖苷酶的LacZ作为报告基因，在酿酒酵母细胞中成功验证了该技术的可行性。由于在双杂交鉴定过程中要经过两次转化，费时费力，为此，本迪克森（Bendixen）通过引入酵母有性生殖过程中涉及的a接合型和α接合型两种交配类型，两重组质粒在接合形成的二倍体细胞中共表达，不仅简化了操作，也提高了筛选效率。在双杂交技

术的基础上加以衍变，于1993年发展出研究蛋白质和DNA相互作用的酵母单杂交系统，待筛选蛋白质和转录激活域融合，不需要DNA结合功能域的参与，通过检测报告基因是否表达来确定蛋白是否直接和DNA结合位点相结合，该系统为转录因子的分离鉴定提供了有效的实验手段。

1995年，法国学者贝特朗·勒·杜阿兰（Bertrand Le Douarin）用Ura3基因作为报告基因构建了新的双杂交系统，在培养基中添加6-氮尿嘧啶（Ura3基因产物乳清苷-5-磷酸脱羧酶的抑制剂），通过测定酶活性来确定结果，这比LacZ基因表达时培养基上的颜色生成反应更为精确。乳清苷-5-磷酸脱羧酶能催化5-氟乳清酸（5-FOA）成有毒的5-氟尿嘧啶（5-FU），在培养基中加入5-FOA可导致酵母细胞的死亡进行负性筛选，据此维达（Vidal）在1996年建立了反向酵母双杂交系统来鉴定蛋白质间相互作用的阻断效应，如蛋白质发生突变后的功能丧失等。依此设计的反向单杂交系统中，野生型p53与其结合位点结合后，激活报告基因Ura3的转录表达，催化5-FOA转变为5-FU导致细胞死亡，当p53基因发生突变（如R175H和R249S），则不能结合到结合位点，报告细胞株可以存活。

1996年，森古普塔（Sengupta）为研究蛋白质与RNA的相互作用设计了三杂交系统，RNA结合蛋白与结合功能域融合，特定序列的RNA为饵，来备筛的蛋白质与转录激活功能域融合，通过RNA的桥联来激活报告基因的转录。1997年，奥米·阿罗海姆（Ami Aronheim）利用RAS信号作为指示信号建立了SOS招募系统

（SRS），该系统中蛋白质的相互作用发生在膜上，通过待测蛋白质的相互作用，将 SOS 蛋白带到细胞膜上激活附近的 RAS 蛋白，使温度敏感酵母细胞株 CDC25-2 在 36℃ 下得以生存。

原理 真核细胞中，基因的转录起始往往需要反式调控因子的参与。很多位点特异的转录激活因子通常具有两个功能独立的结构域，即 DNA 特异结合域（BD）和转录激活域（AD）。激活因子对特定基因转录表达的激活需要同时含有这两个结构域。而不同来源的激活因子的 BD 与 AD 结合后则可特异地激活 BD 结合的特定基因的表达。基于此原理，将两个待测蛋白 X 和 Y 分别与这两个结构域构建成融合蛋白 BD-X 和 AD-Y，并共表达于同一个酵母细胞内，如果蛋白 X 和 Y 能发生相互作用，分别位于这两个融合蛋白上的 BD 和 AD 就能重新形成有活性的转录激活因子，从而激活相应基因的转录与表达。通过蛋白对间的桥梁作用使 AD-Y 与 BD-X 恢复成类似野生转录激活因子的结构从而激活相应报告基因的表达，根据对报告基因表型的检测就可以明确地鉴定待测蛋白间是否发生了相互作用。

系统组成 经典的酵母双杂交系统包括三部分。①DBD-X 融合表达载体：表达的蛋白称诱饵蛋白。②TAD-Y 融合表达载体：表达的蛋白称"猎物"或靶蛋白。③带有报告基因的宿主菌株。常用的报告基因有 *LacZ*、*His3*、*Ura3* 和 *Ade2* 等，宿主菌则选择相应的缺陷型。双杂交质粒上分别带有不同的抗性基因或营养标记基因，便于后期杂交质粒的鉴定与分离。根据 DBD 来源的不同主要分为 Gal4 系统和 LexA 系统。

如果将诱饵蛋白 X 固定，目标蛋白 Y 是一个文库，这样就可以是从文库中筛选与蛋白 X 相互作用的目标蛋白。

优缺点 该技术不依赖于抗体，仅利用兴趣基因的 cDNA 在真核细胞酵母中高效、快速检测体内相互作用。而且因为报告基因体系的信号放大效应，还有利于检测弱的和暂时性相互作用。但该技术也有不足，如假阳性较高，原因涉及蛋白质的过表达、DBD 融合蛋白本身具有激活作用或与其他蛋白质结合而引起报告基因表达。另外，某些蛋白质需要经历复杂的翻译后修饰，而在酵母细胞缺乏相应的机制还可能导致假阴性的出现。此外，酵母双杂交所研究的蛋白质必须定位于细胞核，因此限制了非定位于细胞核的蛋白质的研究。采用双筛选法即使用多个报告基因或营养型筛选和假阳性显示分析法可以减少假阳性的发生；与其他技术如免疫沉淀等结合可对实验结果作出更为完整和准确的判断。

应用 广泛应用于蛋白质作用机制、细胞信号转导、疾病发生机制、药物筛选和药物靶标寻找、病毒致病机制等方面，对象也不仅局限于 PPI，已扩展到蛋白和其他分子如 DNA、RNA 等作用方面。

（赵晓航 孙玉琳 高荣凯 徐南）

chuànlián qīnhé chúnhuà

串联亲和纯化（tandem affinity purification，TAP） 在细胞内检测蛋白质 – 蛋白质相互作用（PPI）的方法。通过连续地亲和纯化诱饵蛋白的相互作用蛋白质复合物，辅以质谱技术鉴定相互作用蛋白质。

原理 将诱饵蛋白与两种不同类型的亲和纯化标签融合表达。TAP 标签元件包括钙调蛋白结合肽段（CBP）、烟草蚀纹病毒（TEV）蛋白酶酶切位点和可与 IgG 结合的蛋白 A。诱饵蛋白与其相互作用分子结合后，经过连续的两个亲和纯化步骤，得到相对稳定的蛋白复合物，再用十二烷基硫酸钠 – 聚丙烯酰胺凝胶电泳（SDS-PAGE）进行分离，质谱定性或定量鉴定相互作用蛋白质（图 1）。20 世纪 90 年代后期，德国欧洲分子生物学实验室的塞拉芬（Séraphin B）首先建立了该方法。2002 年用于建立酵母细胞中 230 个多蛋白复合物之间的相互作用图谱。

技术特点 优点：可在体内定量鉴定相互作用蛋白质而不需要预先知道复合物的组成；过程简单，产出高，两步纯化策略大幅降低了背景。缺点：亲和标签可能阻碍相互作用蛋白质与诱饵蛋白的结合，影响诱饵蛋白的表达，不能充分暴露于磁珠而影响结果；TEV 蛋白酶可能存在非特异切割；内源性蛋白可能与融合蛋白竞争相互作用分子，因此一般需要敲降再引入融合表达 TAP 标签的诱饵蛋白；需要经过两步的亲和纯化和洗脱过程，因此不适用于检测瞬时的 PPI。

应用 在酵母、昆虫和哺乳动物中鉴定 PPI。分析突变对 PPI 的影响，可能发现结合位点。可以同时分析多个蛋白质复合物，已经用于分析酵母和细菌基因组范围的 PPI，以及哺乳动物细胞中特异的蛋白质网络或通路。除了纯化非共价结合的相互作用蛋白，还可以用来富集泛素化修饰的蛋白质，特异性地捕获 miRNA 的靶 mRNA。

（赵晓航 孙玉琳 艾润娜）

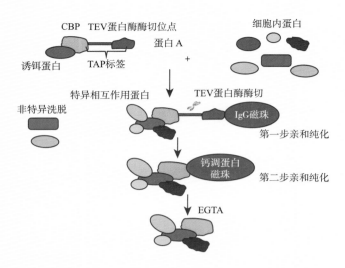

图 1 TAP 原理

注：诱饵蛋白在细胞内与其相互作用蛋白结合形成蛋白复合物，裂解细胞，将细胞裂解液与包被有 IgG 的磁珠共孵育，蛋白复合物通过蛋白 A 与 IgG 的相互作用与磁珠结合。经过温和洗脱去掉非特异结合蛋白，TEV 蛋白酶处理使得诱饵蛋白的 TAP 标签从 TEV 蛋白酶酶切位点处断裂，这时蛋白复合物与磁珠分离。去掉第一步亲和纯化的磁珠后，在 Ca^{2+} 存在的条件下，将上述反应液与包被有钙调蛋白的磁珠共孵育，蛋白复合物通过 CBP 与钙调蛋白的相互作用与磁珠结合。经过温和洗脱去掉 TEV 蛋白酶和第一步亲和纯化的残留，再用乙二醇四乙酸（EGTA）洗脱蛋白复合物。

miǎnyì gòngchéndiàn

免疫共沉淀（co-immunoprecipitation，co-IP）

以抗体和抗原之间专一性作用为基础的用于研究蛋白质相互作用的经典方法。在非变性条件下裂解细胞，会完整保留细胞内生理条件下存在的许多蛋白质－蛋白质相互作用（PPI），是鉴定完整细胞内在生理状态下 PPI 的有效方法。

原理 抗原和抗体可以发生特异性结合；细菌的蛋白 A 或蛋白 G 可以特异地结合到免疫球蛋白的 Fc 片段。蛋白 A 或蛋白 G 是细菌胞壁蛋白，与抗体 Fc 段的结合非常牢固，但亲和力对 pH 的变化敏感，抗体－蛋白 A/G 的亲和力随 pH 的降低而急剧降低，因而可用于后续将抗原－抗体复合物和蛋白 A 或蛋白 G 相连的琼脂糖凝胶珠分离，再进行免疫印迹分析。这种方法得到的目的蛋白是在细胞内与兴趣蛋白 X 天然结合的，

结果可信度高。一般推荐将蛋白 A 用于与小鼠单抗结合，蛋白 G 用于与大鼠单抗结合。对于各种多克隆抗体，蛋白 A 适用于家兔、人、猪、豚鼠、狗或猫的样本，而蛋白 G 适用于小鼠、大鼠、绵羊、马、驴、牛或山羊的多克隆抗体。

基本技术 连有蛋白 A/G 的琼脂糖凝胶珠已经商品化，需预处理。同时处理细胞，细胞裂解液中加入抗兴趣蛋白 X 的抗体，孵育后再加入与抗体特异结合的结合于琼脂糖凝胶珠上的蛋白 A 或 G，若细胞中有与兴趣蛋白结合的目的蛋白 Y，就可以形成这样一种复合物：目的蛋白 Y－兴趣蛋白 X－抗兴趣蛋白抗体－蛋白 A 或 G，将复合物洗脱下来，经变性聚丙烯酰胺凝胶电泳，复合物又被分开。然后经免疫印迹或质谱检测目的蛋白。在实验中要使用对照抗体，确保共沉淀的蛋白

是由所加入的抗体沉淀得到的，而并非外源非特异蛋白。

优缺点 优点：①相互作用的蛋白质都是经翻译后修饰的，处于天然状态。②蛋白质相互作用是在自然状态下进行的，可以避免人为的影响。③可分离得到天然状态的相互作用蛋白复合物。缺点：检测不到低亲和力和瞬间的 PPI；两种蛋白质的结合不一定是直接结合，可能有第三者在中间起桥梁作用等。

应用 用于测定两种目标蛋白质是否在体内相互结合。确定一种特定蛋白质的新的相互作用蛋白及其相互作用蛋白复合物。

（赵晓航 孙玉琳 赵楠）

fāguāng de bǔrǔ dòngwù xiānghù zuòyòngzǔ yìngshè

发光的哺乳动物相互作用组映射（luminescence-based mammalian interactome mapping，LUMIER）

研究蛋白质－蛋白质相互作用（PPI）的一种方法，是基于标签标记的靶蛋白和荧光素酶融合的诱饵蛋白共表达，用抗标签蛋白抗体免疫共沉淀存在相互作用的蛋白，通过荧光检测进行 PPI 分析。

原理 将诱饵蛋白连接海肾荧光素酶（Renilla luciferase），而"猎物"或靶蛋白（也可以是整个文库）连接一种标签蛋白。在哺乳动物细胞中同时转染这两个质粒并使之表达，然后裂解细胞，如果诱饵蛋白（和荧光素酶融合表达）和靶蛋白可以发生相互作用，通过抗标签表位抗体的免疫沉淀，结合荧光素检测分析，就可以鉴定出 PPI（图 1）。这是一种研究 PPI 的自动高通量方法，也包含了酵母双杂交和免疫共沉淀/质谱（co-IP/MS）高通量技术。

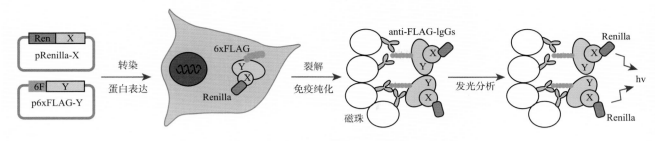

图1　LUMIER 原理

应用　2005 年，多伦多西奈山医院塞缪尔·卢内菲尔德（Samuel Lunenfeld）研究中心的杰夫·弗拉纳（Jeff Wrana）在绘制哺乳动物细胞信号系统中蛋白相互作用动力学图谱研究时首次应用这一技术，发现了 TGF-β/SMAD 信号网络中的 947 个 PPI。2009 年，布莱恩·米勒（Bryan Miller）应用该技术分析获得了 Wnt 通路相关的抑制蛋白。LUMIER 技术为其他通路相关蛋白研究提供了有利帮助。

LUMIER 能够检测跨膜受体相关的相互作用，对于分析膜蛋白，表达量低的蛋白质或比较大、多聚体的蛋白质十分有效，这是其他高通量技术很难达到的。能够监测相互作用中细胞刺激和干扰的影响。但不能检测标签靶蛋白的浓度，所以不能绝对定量亲和力。过表达能够增加检测效果，但也会产生假阳性。

（赵晓航　孙玉琳　贾　坤）

dànbáizhì hùbǔ fēnxī

蛋白质互补分析（protein complementation assay，PCA）

在细胞内检测蛋白质-蛋白质相互作用（PPI）的技术，报告蛋白分解成两个连接（非共价整合或通过内蛋白介导的共价连接）到靶蛋白的非功能性的片段，通过拆分的报告蛋白的互补性判断相互作用的发生。当靶蛋白相互作用时，报告酶的活性恢复。能够区分不同特异性的相互作用，灵敏度高。当使用荧光蛋白作为报告蛋白时，称为双分子荧光互补（BIFC）。

原理　将报告蛋白拆分为 C 端片段和 N 端片段，与待检测的两个蛋白分别融合表达于同一个细胞，如果待测蛋白能发生相互作用，则报告蛋白的两个片段会足够靠近，并恢复原有的结构和活性，通过报告蛋白活性的恢复，如荧光的出现或细胞的存活，来判断相互作用是否发生（图1）。常用报告蛋白如下（表1）。

技术特点　PCA 与其他检测蛋白质相互作用的技术相比，有如下特点（表2）。

应用　PCA 可以在多种生物体（从细菌到动植物）中研究蛋白质的结合或筛查新的 PPI。其中，BIFC 方法的灵敏度足以检测药物处理后蛋白复合物发生的时空变化，或筛查蛋白复合物形成的阻断剂。PCA 十分适合在活细胞中进行高通量的蛋白质组和系统生物学研究。

筛查相互作用　将诱饵蛋白与报告蛋白的一部分融合，筛查融合了另一部分的猎物蛋白的 cDNA 文库，该文库基于一种反转录诱变载体建立，可高效激活宿主基因的表达并在其上加标签。BIFC 和流式细胞术联合使用可以提高检测效率并评价 PPI 的强度，因此广泛用于筛查影响 PPI 亲和性和特异性的突变。PCA 还能进行文库对文库的筛查，这类实验主要用于蛋白质设计和揭示结构与功能之间的关系（见酵母双杂交系统）。

研究生化网络　如果诱饵蛋白参与细胞内物质的运输或某条代谢通路，PCA 可以提供通路组织结构的信息或发现与其他通路的未知连接。首先筛查已知参与某条通路蛋白质的 PPI，接着用靶向该通路的药物处理阳性克隆（即表达一对相互作用蛋白的细

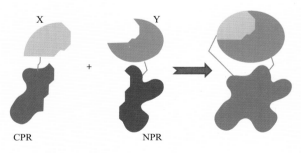

图1　PCA 原理

注：X 蛋白与报告蛋白的 C 片段融合，Y 蛋白与 N 片段融合，两个融合蛋白在细胞中共表达，X 与 Y 的相互作用使得 C 片段和 N 片段相互靠近，至恢复报告蛋白的结构和活性。

表1 PCA 实验采用的报告蛋白

报告蛋白	结果	应用			生物体			
		检测 PPI	PPI 定位	PPI 动态	细胞裂解液	细菌	哺乳动物细胞	活体动物
β-内酰胺酶	荧光，吸光度	√	×	受限	√	√	√	×
β-半乳糖苷酶	荧光，吸光度	√	×	×	√	√	√	×
二氢叶酸还原酶	荧光，细胞存活率	√	√	×	×	×	√	×
荧光蛋白	荧光	√	√	受限	√	√	√	×
泛素	报告基因激活	√	×	×	√	√	√	√
发光蛋白	生物发光	√	受限		√	√	√	√
TEV 蛋白酶	报告基因激活	√	×	×	√	√	√	×

表2 PCA 与其他检测 PPI 技术的比较

项目	背景	检测弱相互作用	在体实验	相互作用链条	通量	其他
PCA	低	√	√	二元或三元	高	
荧光共振能量转移	高	×	√	二元	低	
噬菌体展示	—	×	×	二元	高	
酵母双杂交	低	√	√	二元	高	需要蛋白质入核
亲和纯化/质谱	高	×	√	多元	高	

胞），特异的 PPI 抑制剂会影响所有位于其作用位点下游的 PPI 而不影响上游的 PPI。这有助于建立通路的组织结构以便药学研究。

鉴定药效 药物处理细胞后，通过测定蛋白复合物的时空变化揭示药剂特异的效应。选择合适的 PPI 作为不同生化通路的响应者，采用 BIFC 的方法获取信号，数据结果可以提供新药作用机制方面的信息以便进一步优化药物设计，提高新药研发的速度。

筛选 PPI 抑制剂 靶向特异相互作用对的抑制剂会使 PCA 信号强度降低。PCA 简化了筛选抑制剂的步骤，好的抑制剂需要具备高亲和性和靶向性，能够透过细胞膜并且在细胞中稳定性高。

（赵晓航 孙玉琳 艾润娜）

kuàisù kàngyuán dànbái yuánwèi zhǎnshì

快速抗原蛋白原位展示（rapid antigenic protein *in situ* display，RAPID） 由蛋白质原位芯片（PISA）技术发展而来，与酶联免疫吸附法（ELISA）联用。又称为 RAPID ELISA。该技术将编码目的蛋白和标签蛋白的 cDNA 在体外转录/翻译成抗原蛋白，而后使用预先包埋特异性标签抗体的微孔板同时将抗原蛋白原位固定在板上，进而用于样本抗体检测。

研究历史 随着人类基因组测序的完成，运用高通量方法研究蛋白质功能成为功能基因组的研究热点。在蛋白质组学研究中，传统制备蛋白质芯片的方法需要在体内将上千个目的蛋白分别合成并纯化，然后分别固定在同一固相表面。由于蛋白质制备和纯化困难，运用 DNA 模板体外合成目的蛋白的无细胞蛋白芯片技术应运而生，其中包括 2001 年由赫米（He MY）和陶西格（Taussig MJ）建立的 PISA 技术。

原理 RAPID 由 PISA 发展而来，两者制备原理大致相同（图1）。PISA 不需经过细菌或酵母的蛋白合成以及纯化过程，蛋白直接由 DNA 模板体外转录翻译合成后固定于固相表面。在这一技术中，首先经聚合酶链反应（PCR）或 RT-PCR 扩增目的基因/片段，并与含双（His）$_6$ 标签片段的 *pTA-His* 质粒连接，整合为 DNA 模板，在体外无细胞转录/翻译体系作用下（如网织红细胞裂解物），DNA 模板编码双（His）$_6$ 标签的目的蛋白。而且这种转录/翻译反应在包被 Ni-NTA-载体的表面进行，一旦蛋白合成，就会与 Ni-NTA 结合，从而被固定下来。利用这种方法合成的蛋白大多具有可溶性和功能性，仅需基因组信息即可设计 DNA 模板并快速产生蛋白/区域，而无需蛋白纯化，适于开发大量开放阅读框克隆集。

2008 年，拉马钱德兰（Ramachandran N）将 PISA 改编为 96 孔板模式的 ELISA，即 RAPID ELISA，用于检测大量临床样本中有限数量的蛋白质。这种方法首先构建含谷胱甘肽 S-转移酶

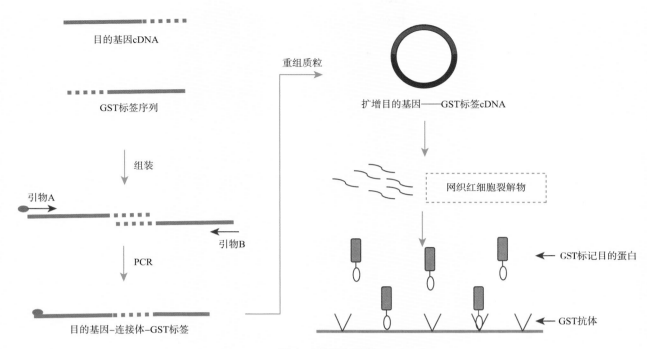

图 1　RAPID 原理

注：目的基因 cDNA 和 GST 序列通过连接体组装，引物 A 包含启动子（如 T7）和 kozak 序列，引物 B 扩增 GST 序列，PCR 产物重组到质粒中进一步扩增，在网织红细胞裂解物条件下，DNA 编码 C 端标记 GST 目的蛋白，蛋白一旦产生，同时被固定在预先包被 GST 抗体的微孔板表面。

（GST）标签的目的 cDNA 表达质粒，而后在网织红细胞裂解物条件下，转录/翻译成 C 端带 GST 标签的全长蛋白，并通过预先包被 GST 标签–抗体的 96 孔板固定住，而后在每个孔中加入待测样品，如人血清，用辣根过氧化物酶（HRP）标记的抗人 IgG 二抗和相应底物进行蛋白定量检测。

应用　常用的检测方法为标准 ELISA，即检测大量血清样本中少数候选抗原。因为大部分蛋白没有商品化 ELISA 试剂盒，自制试剂盒的过程繁琐。RAPID ELISA 的发展提供了一种替代 ELISA 的方法，应用于检测大量样本而缺乏现成 ELISA 试剂盒的情况。

（赵晓航　孙玉琳　林凯璇）

kàngtǐ dànbáizhìzǔxué

抗体蛋白质组学（antibody-based proteomics）

系统使用蛋白质特异抗体，通过产生蛋白特异性亲和试剂，应用免疫检测方法，分析组织或细胞中蛋白质在不同生理、时空条件下的存在状态，探索蛋白质组功能的学科。

基于抗体蛋白质组分析推动了对人类蛋白质组信息的认识，使用抗体可选择性地针对特定目标蛋白质进行研究，目标蛋白质可以是序列相似的蛋白质家族，也可以是代谢途径、组织器官特异基因或与特定生物学过程特定功能相关的基因表达的蛋白质，这种"亚"蛋白质组研究将大大降低分析的复杂度；在不同的生理病理条件下蛋白质还会表现不同的修饰形式，利用抗体研究可揭示这些蛋白质的修饰变化；高灵敏度和特异性的抗体可应用于低丰度蛋白质的检测，结果直观。

简史　此概念的提出可追溯到 2001 年，内珀（Knepper MA）和马斯拉玛尼（Masilamani S）用一组抗体进行了肾小管钠转运相关蛋白的分析，称为基于抗体的靶向蛋白质组学研究。2005 年，在克努特和艾丽斯瓦伦堡（Knut and Alice Wallenberg）基金的资助下，瑞典学者马蒂亚斯·乌伦（Mathias Uhlén）领导了"瑞典人类蛋白质组资源项目"旨在用抗体蛋白质组学策略认识人类蛋白质组，构建人体正常组织和肿瘤组织基于抗体的蛋白质图谱，这个项目也是国际蛋白质组研究组织（HUPO）人类抗体项目（HAI）的重要组成部分。该项目 2005 年用所获得的 700 多个抗体对 48 个正常人组织及 20 个不同的肿瘤组织进行了免疫组化分析，获得了 40 000 多张高分辨率图，形成了一个正常和肿瘤组织的蛋白质表达图集。2009 年用 800 个抗体检测，获得了这些抗体对应的蛋白质在不同组织、亚细胞区域的分布图及动态变化数据，其中大部分抗体的数据都是第一次获得。该项目产生的蛋白质表达数据在网上公布（www. proteinatlas. org），且逐年更新，为相关研究提供蛋白质表达信息。

研究范围 抗体蛋白质组学涉及基于蛋白质组的抗体制备、疾病相关蛋白质的表达、确认与体内与体外实验的有机联系，从传统的逐个蛋白质分析转变达到高通量、染色体范围的分析。扩大抗体数量已经成为实施抗体蛋白质组学的关键。抗体资源库同分子标记、基因组和 cDNA 文库、突变体库等基础平台和技术体系类似，是一个重要的研究支撑平台。建立高通量、规范化的抗体制备和鉴定平台，以满足抗体蛋白质组学研究的需要。

抗体蛋白质组学通过人类基因序列，产生非冗余的人类全部蛋白质抗体，在蛋白质组层面上系统勾画人类组织的蛋白质表达和定位数据集，建立配套的数据管理系统和生物资源的贮存系统，建立目标蛋白重要时期、部位和生物学过程的表达数据库，形成蛋白质表达数据的标准格式，筛选疾病过程中的变化蛋白质，发现并鉴定与疾病过程紧密相关的蛋白质候选标志物等。特异性抗体可以为疾病诊断、治疗和预后提供信息，免疫组化、突变分析和转录水平测定为临床医学补充重要的信息。一些蛋白质被认为是组织特异性的，事实上很少检测到蛋白质以组织特异的方式在单一组织或器官表达，可以应用抗体帮助对比分析和理解蛋白质的组织特异性与相应功能。

研究方法 主要是应用抗体和免疫学机制开展研究。

选择生成抗原及准备抗体。通常有 3 种主要方式产生抗原：①利用有正确折叠状态的全长蛋白质。②合成肽迅速而便捷，但

局限于产生线性抗原决定簇。③重组蛋白片断结合有可能形成具有构象的抗原决定簇，但通常在重组宿主体内产生不可溶性包涵体。有 4 种抗体用于相关分析，分别是多克隆抗体、单克隆抗体、重组抗体和单一特异性抗体。

组织芯片的发展使免疫组织化学能够高通量分析多个组织样本的蛋白质表达，现在的操作和设备可达到在一张切片上分析数百个组织样本。2006 年，弗雷德里克·蓬滕（Fredrik Pontén）开展细胞芯片技术，是对抗体蛋白质组学中组织芯片技术的有力补充，不仅可以研究肿瘤的进展过程，而且可以观察肿瘤和正常细胞的分化。

蛋白质芯片是蛋白质组学研究中的一种新方法，将蛋白质点到固相物质上，然后与要检测的组织或细胞等进行"杂交"，再通过自动化仪器分析得出结果。这里的"杂交"是指蛋白质与蛋白质、抗体与抗原在空间构象上能特异性的相互识别。此方法具有高通量、高灵敏度和高准确性的优点，应用于研究蛋白质与蛋白质或小分子物质相互作用。

（赵晓航 孙玉琳 穆洪）

cízhū-méilián miǎnyì xīfùfǎ

磁珠-酶联免疫吸附法（bead enzyme-linked immunosorbnent assay） 用高度均一的纳米磁性微球取代酶联免疫吸附法中常规酶标板的一种检测技术。又称免疫磁珠-酶联免疫吸附法（IMB-ELISA）。用免疫磁珠作为固相载体，特异性抗原或抗体与磁珠表面的蛋白结合物偶联后，可快速检测标本中的微量抗体或抗原，具有快速、高效、稳定、易于操作和方便观察等特点。

研究历史 1971 年，瑞典学

者彼得·佩尔曼（Peter Perlmann）和伊娃·恩瓦尔（Eva Engvall）以及荷兰学者安东·舒尔斯（Anton Schuurs）和鲍克·范·威曼（Bauke van Weemen）各自报道了一种固相酶免疫技术，用于检测液体标本中的微量物质，即 ELISA。在传统 ELISA 检测中，首先将抗原或抗体结合到固相载体表面，并保持其免疫活性；随后将抗体或抗原与某种酶连接成酶结合物，当这种酶结合物与相应固相载体上的抗原或抗体结合后，再加入酶的底物进行反应。底物可被酶催化为有色产物，而且颜色的深浅与标本中相应抗原或抗体的量成正比，因此可以按底物显色的程度测量相应抗原或抗体的含量。由于酶是一种高效催化剂，故可极大程度地放大反应效果，从而提高了检测的灵敏度。ELISA 具有灵敏度高、特异性强、操作简单、观察结果容易及便于大规模检测的特点，现已被广泛地应用于抗原抗体及其他生物活性物质的检测。

1979 年，约翰·于格尔斯塔（John Ugelstad）成功制备了一种均匀性和粒度适宜的聚苯乙烯微球，将其磁化并在其表面结合抗体后即成为免疫磁珠。磁珠分离的特点是可以使游离的蛋白或多肽直接从样品中分离出来，应用于分离细胞，磁珠表面结合的抗体能与细胞表面特异抗原结合，应用磁珠本身具有的磁性，当免疫磁珠-细胞结合物通过磁场装置时，此结合物会被磁场滞留，而达到分离细胞的目的。随着技术的完善，免疫磁珠被应用于多个领域，如分子生物学、生物化学、免疫学和分析化学等，免疫磁珠还与酶联免疫吸附法连用而用于蛋白或多肽的液相免疫分析检测。

20 世纪 80 年代初，库乔（Cudjoe）首先用免疫磁珠分离出培养基和临床样品中的毒素，然后直接用 ELISA 检测，建立了应用 IMB-ELISA 检测沙门菌的技术。

原理 免疫磁珠是一种均匀、具有超顺磁性及保护性壳的球形小粒子，由磁珠和免疫配基结合而成。其结构由内到外为顺磁性粒子、高分子材料层和免疫配基。磁珠根据用途不同有不同的材料、制备方法和颗粒大小表现出不同的物理性质，可与不同免疫配基结合，如抗原、抗体和凝集素等。免疫配基必须具有生物专一性的特点，并且磁珠与配基结合不影响免疫配基的生物学特征，保证磁珠的特殊识别功能。IMB-ELISA 是以磁性微球作为固相载体结合特异性抗体或抗原，采用 ELISA 原理按一定顺序加入待测液体、酶结合物和显色剂进行反应，磁性微球具有磁性，洗涤时可通过外加磁场分离反应复合物以加速洗涤的过程，提高了检测的速度（图 1）。免疫磁珠技术与 ELISA 结合，磁珠平均直径为纳米级，与常规酶标板比有较大的相对表面积，能更充分地结合液体中的抗原或抗体，从而提高了反应的灵敏度，同时拥有宽的检测范围，

避免了常规 ELISA 检测高浓度抗原或抗体时出现的钩状效应，提高了检测的准确性；其次，与一般固相载体相比，免疫磁珠在未加磁场时悬浮在液体基质中，增加抗原、抗体接触的机会，提高了反应速度，缩短了检测时间；而且在外加磁场作用下方便分离，加速了洗涤过程。

应用 用于蛋白质或多肽的固相免疫分析检测，用于检测血清中及其他体液中的微量抗原或抗体，如血清肌红蛋白、甲胎蛋白等的检测。另外，还可用于一些特殊蛋白如羊瘙痒病朊粒蛋白（PrPSc）的分离检测等。

（赵晓航 孙玉琳 张 泽）

dìngliàng dànbáizhìzǔxué

定量蛋白质组学（quantitative proteomics） 精确定量和鉴定样本中基因组表达全部蛋白质或复杂混合体系中所有蛋白质的学科。主要应用质谱技术检测蛋白质的改变，可以得到样本间的差异信息，而不仅是蛋白质列表。

简史 蛋白质组学是从蛋白质组整体水平研究细胞内蛋白质的组成、结构及自身特有的规律。与传统的蛋白质研究不同之处在于，它从一个机体或细胞的整体蛋白质水平进行研究。传统的以

双向凝胶电泳为基础的定量方法存在一定的限制，如较低的分辨率、较差的重复性、严重的系统偏差等（见荧光差异显示凝胶电泳）。质谱技术的迅速发展，为更高精度、更高重复性的蛋白质组定量方法的产生奠定了基础。1999 年，哈佛医学院的斯蒂文·居吉（Steven P. Gygi）建立了同位素亲和标签技术，用重或轻型同位素试剂和生物素亲和标签修饰包含半胱氨酸的肽段，使质谱检测相对含量的可靠性大大提高。该技术逐渐演变发展为标记定量蛋白质组学和无标记定量蛋白质组学。蛋白质的定量分析技术，包括相对和绝对定量同位素标记等化学标记技术，以及细胞培养稳定同位素标记等代谢标记技术，进一步推动了定量蛋白质组学的发展。

分类 按研究目的分为相对定量蛋白质组学和绝对定量蛋白质组学；按样本是否需要标记分为标记定量蛋白质组学和非标记定量蛋白质组学；按样本标记方法可分为化学标记定量蛋白质组学和代谢标记定量蛋白质组学等。

研究范围 多数研究还集中在比较蛋白质组学，即在蛋白质组学的水平上寻找不同样本之间的表达差异，以揭示细胞生理和病理状态的进程与本质、对外界环境刺激的反应途径以及细胞调控机制，同时获得对某些关键蛋白质的定性和功能分析。主要包括几个方面：建立与疾病相关的生物模型或正确收集临床标本；对不同的条件下或同一生物系统中的不同组成部分进行整体定量的分析；应用生物信息学工具区分差异表达蛋白质，阐明疾病发生过程的相关蛋白及信号通路，发现疾病标志物。

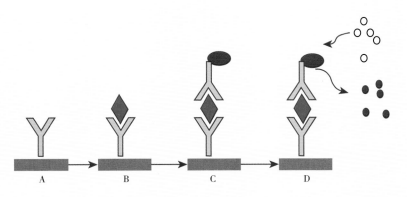

A. 抗原或抗体包被到固相载体上；B. 待测标本中特异性抗原或抗体与固相上抗体或抗原形成抗原-抗体复合物；C. 加入酶结合物；D. 加入酶的底物即显色反应。

图 1 ELISA 原理

研究方法 相对定量蛋白质组学技术只需测定蛋白质在两个或多个样本中含量的相对比例，而绝对定量蛋白质组学技术需要加入已知量的同位素标记蛋白作为标准品，通过标准曲线的方法测定样本中目的蛋白的绝对含量或拷贝数。而根据样本标记方法的不同，标记定量蛋白质组学可分为代谢标记和化学标记两种，代谢标记发生在样本获取前的细胞代谢水平上，将稳定同位素掺入到新合成的蛋白质中，极大地减少了蛋白质提取过程中可能引入的定量误差，因此是比较蛋白质组学中最准确的定量分析方法。但这种标记方法价格昂贵，而且难以应用于离体的组织和体液样本。化学标记发生在样本提取后的蛋白质水平或肽段水平，可供选择的标记位点很多，适用于各种生物样本，而且其所使用的稳定同位素标记试剂相对便宜，但样本提取和肽段酶切等样本处理过程会引入定量误差。除此之外，还有不需要标记的非标记定量蛋白质组学。

在常用的定量蛋白质组学方法中，细胞培养稳定同位素标记属于相对定量的代谢标记方法；同位素亲和标签和^{18}O标记技术属于相对定量的化学标记方法；相对和绝对定量同位素标记属于相对或绝对定量的化学标记方法；选择反应监测技术属于相对或绝对定量的靶向定量蛋白质组学方法。各种研究方法各有优势、局限和应用范围，需依照检测样品的特点和研究目的灵活运用。

有待解决的问题 尚有不尽完善之处，如难以检测低丰度、低浓度和低分子量的蛋白，对蛋白质组的覆盖率也有待提高等。

(赵晓航 孙玉琳 穆 洪)

shuāngxiàng níngjiāo diànyǒng
双向凝胶电泳（two-dimensional gel electrophoresis，2-DE）

根据不同蛋白质之间等电点和分子量差异建立的蛋白质分离方法。简称双向电泳。

原理：1975年，意大利生化学家奥法雷尔（O'Farrell）首次建立了双向电泳技术，根据等电点和分子量双向分离蛋白质。但直至20世纪90年代，瑞典安玛西亚公司（通用电气生命科学的前身）推出了商品化的固相pH梯度凝胶胶条（IPG），极大提高了等电聚焦的可重复性，这才使得不同实验室间双向电泳实验结果的相互比较成为可能。双向电泳首先进行蛋白质等电聚焦（IEF），等电点不同的蛋白质会在不同的pH梯度中沉降而分离。之后将胶条转入十二烷基硫酸钠-聚丙烯酰胺凝胶电泳（SDS-PAGE）中按照与第一向垂直的方向进行蛋白质分离。分子量不同的蛋白质在SDS-PAGE中具有不同的迁移速率，分子量较小的蛋白质迁移速率高，分子量大的蛋白质迁移速率低，将等电点一致的蛋白质再次进行分离。经过两次分离，单个蛋白质以斑点的形式在胶上展示。电泳结束后采用考马斯亮蓝染色、银染或荧光染料使蛋白质染色，这种可视的蛋白质斑点可以用于后续的蛋白质组分析。

应用：双向电泳是蛋白质分离的经典方法。在疾病的差异蛋白质组学研究中，从蛋白质的双向电泳图谱中找出差异表达的蛋白质进行后续的鉴定分析，是筛查疾病标志物的一种方法。双向电泳也存在一定的缺陷：分辨率低、重复性低、定量信息准确度低和自动化程度低等。为了克服这些缺陷，在双向电泳基础上发展了对样本进行预标记的方法，如双向荧光差异凝胶电泳。

(赵晓航 孙玉琳 石 妮)

shuāngxiàng yíngguāng chāyì níngjiāo diànyǒng
双向荧光差异凝胶电泳（fluorescence two-dimensional difference gel electrophoresis，2D-DIGE）

在传统双向凝胶电泳技术的基础上发展而来的蛋白质组学定量技术。其结合了多重荧光分析方法，在同一块胶上共同分离多个分别由不同荧光标记的样品的蛋白质分离方法。并第一次引入了内标的概念，提高了结果的准确性、可靠性和重复性。1997年，云鲁（Unlu）发表了第一篇荧光差异凝胶电泳的论文，将不同的样品分别用不同的荧光染料进行标记后混合在同一块凝胶中进行双向电泳，极大地提高了实验结果的重复性和定量的准确性。安玛西亚公司（现在的通用电气医疗生命科学公司）从卡内基梅隆大学购买了这种多通道荧光技术和双向电泳技术结合的专利后，全面系统地发展改进了荧光差异凝胶电泳技术。

原理 与传统双向凝胶电泳一样，通过等电点和分子量两个方面分离蛋白质，只多加了一步荧光染色。2D-DIGE使用3种荧光染料（Cy2、Cy3和Cy5）标记不同组别蛋白质，并在同一张凝胶上对标记好的3组蛋白质混合物进行电泳分离，是一种多通道分离。3种染料化学结构相似，分子量接近，带有相同的活化基团-NHS脂，可特异性标记在赖氨酸残基的ε氨基上，由于3种染料均带有一个正电荷，这样通过取代反应蛋白质的等电点不会发生改变，保证不同样品中的相同蛋白质可以泳动到相同的位置。

通常 Cy3 和 Cy5 分别标记两组蛋白质，Cy2 标记所有组别蛋白质混合物作为内参使用。电泳分离后，在激光扫描仪中分别用相应波长的激光进行扫描，则在同一张凝胶中便可得到 3 组蛋白质的图谱。凝胶扫描后，用专用软件进行分析对比，运用特殊算法给出准确的定量信息。2D-DIGE 在实验中引入内参，可有效改善实验的重复性，提高定量的准确性。用于蛋白质预先标记的荧光染料有两类：最小标记和饱和标记。

最小标记荧光染料 包括 3 种：Cy2、Cy3 和 Cy5。过多的染料标记会导致蛋白质的疏水性增加而不易溶解。保持 1%～2% 蛋白质的赖氨酸残基被荧光标记修饰，才可以维持被标记的蛋白质在电泳时的溶解性，因此，在标记样品时，保证合适的蛋白质和染料的摩尔数比例至关重要。通过调整合适的 pH 值、合适的染料和蛋白质的摩尔比，可保证每个蛋白质分子最多只标记 1 个染料分子，来确保蛋白质的分子量变化最小。每个蛋白点都有它自己的内标，并且软件全自动根据每个蛋白点的内标对其表达量进行校准，保证所检测到的蛋白丰度变化是真实的。

饱和标记荧光染料 饱和标记是指所有蛋白质中的半胱氨酸上均被荧光标记。染料包括两种光谱分开的可溶性染料：含碘乙酰胺活性基团的类似 Cy3 和 Cy5 的新型染料，荧光染料的分子量与电荷相匹配。每种饱和标记染料与蛋白质结合后，蛋白质量约增加 677Da。标记蛋白质的半胱氨酸残基，主要用于一些来源珍贵的微量样品的研究。饱和标记可避免上述问题，但使用成本较高。在采用饱和标记分析蛋白质

组样品时，必须先进行染料量的滴定，以确定合适的还原剂和染料的加量，否则，在 2D-DIGE 胶图上极易造成水平链状的点或垂直拖尾。另外，由于被标记蛋白质的分子量发生了改变，饱和标记的胶图和银染的胶图不同。

最小标记中，标记和未标记蛋白质之间产生分子量的差异，被荧光标记的蛋白质比未标记的蛋白质点在第二向 SDS-PAGE 时会有些迁移偏差，对于那些小分子蛋白质来说，其荧光显色的中心并非蛋白浓度最高的地方，因此切取这些蛋白质斑点时需要考虑这个偏差。

基本技术 电泳前以荧光染料分别标记蛋白质样品和内标样本，将标记好的蛋白质样品混合，在同一块胶上进行双向电泳，电泳结果分别用 3 种不同的激发波长得到不同颜色的荧光信号，根据这些信号的比例来判定样品之间蛋白质的差异，可检测到样品间小于 10% 的蛋白表达差异。之后进行胶内酶切，串联质谱分析和数据库检索，使用数据库检索来确定蛋白点所对应的基因。

应用 在差异蛋白质组学分析中有重要作用，还应用于研究疾病的分子机制、分子诊断、药物作用机制、毒理学等方面，涉及人、大鼠、小鼠、真菌和细菌等样本。尤其是通过对各种疾病组织和正常组织进行比较，可以得到针对特定疾病（如肿瘤）的

一些差异蛋白质，他们可以作为疾病分子诊断的标志物，或为疾病治疗及药物开发提供有价值的信息。

（赵晓航 孙玉琳 赵 楠）

duōwéi dànbái jiàndìng jìshù

多维蛋白鉴定技术（multi-dimensional protein identification technology，MudPIT） 通过将多种液相色谱技术联用达到超高的分辨率，并结合质谱技术进行蛋白质鉴定，达到对复杂混合物进行高通量鉴定目的的蛋白质组学分析方法。1999 年，由美国学者约翰·耶茨（John R Yates 3rd）研究组提出。早期采用阳离子交换色谱和反相色谱联用，称为多维液相色谱（MudLC）。后来方法不断扩展，将各种不同原理的色谱技术结合用于蛋白质鉴定。

原理 高等生物蛋白质组具有高度的复杂性和动态范围，常用的一维液相色谱分离能力有限，无法达到有效的蛋白质和多肽的分离。由于不同的一维液相色谱分离原理不同，通过偶联两种原理正交的一维液相色谱，可以使混合物经过两次不同原理的液相色谱分离，从而提高液相色谱的分离能力，达到对蛋白质组的有效分离（图1）。

分类 反相色谱具有高分辨率的特点，通常使用反相色谱作第二维分离。第一维分离可采用不同原理的液相色谱。依据第一维液相色谱的差异，分为强阳离

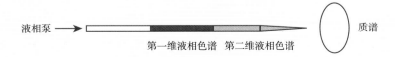

图1 在线多维蛋白鉴定技术原理

注：多肽混合物经第一维液相色谱分离后，注入第二维液相色谱进行分离，第二维液相色谱分离的产物进入质谱检测。

子交换色谱-反相色谱；强阴离子交换色谱-反相色谱；尺寸排阻色谱-反相色谱；反相色谱-反相色谱等不同的多维蛋白鉴定技术。依据第一维液相和第二维液相是否同时进行，分为在线多维蛋白鉴定技术和离线多维蛋白鉴定技术。离线多维蛋白鉴定技术指样品进行第一维液相色谱分离后，收集不同的组份，每个组份别进行第二维液相色谱分离；在线多维蛋白鉴定技术指第一维液相色谱分离的产物直接注入第二维液相色谱柱，不需经过人工收集和处理。

应用 主要应用于肽段水平的分离样品。蛋白质经过蛋白酶消化后成为小分子多肽混合物，再经过多维液相色谱分离，如用 $3\mu m$ 粒径填料、2m 长的毛细管柱用于蛋白质组学分析，在 20kpsi（约 138kPa）压力下获得的峰容量可超过 1000。在未去除高丰度蛋白质的情况下可从人血浆样品中鉴定出 800 多种蛋白质，鉴定蛋白质的动态范围高达 10^8。

（赵晓航 孙玉琳 马首智）

diànpēnwù lízǐhuà

电喷雾离子化（electrospray ionization，ESI） 在输运样品溶液的毛细管出口端与对应电极之间施加高电压，样品溶液流在毛细管口形成液体锥，在强电场作用下引发正、负离子的分离，形成带电荷的液滴，在加热气体的作用下，液滴变小并分裂，离子从带电液滴中蒸发出来，形成单电荷或多电荷离子的过程。是生物质谱分析中一种常用的软电离离子化技术。

静电场使液体分散成荷电液滴的电喷雾现象至少在两个世纪以前就被发现，但直到 1984 年，美国化学家约翰·芬恩（John B. Fenn，1917~2010 年）成功地将电喷雾引入质谱离子化，开创了电喷雾离子化质谱法的新纪元。因此，芬恩获得了 2002 年诺贝尔化学奖。

原理：离子形成过程中需要使溶剂蒸发，用于电喷雾离子化分析的样本一般用易挥发的有机溶剂溶解，同时溶剂中含有促进导电率的物质以降低液滴大小。目标分析物溶液从喷针针头以气雾的方式进入一个高压电场，进入电场的液滴带上电荷，并且在电场中运动。带电液滴在电场运动的过程中，溶剂逐渐挥发使目标分析物达到不稳定状态的临界点，从而发射出电子形成离子化的分子。

应用：广泛应用于生物质谱。①用于高达 130kD 分子的离子化，灵敏性高，能检测到的浓度范围可低至 10^{-9}~10^{-12} 摩尔。②与液相色谱的兼容性好，能直接、快速地离子化液相色谱的分离组分。③不会受基质的影响。④与三级、四级杆分析器的连用有助于结构的分析。⑤能够使离子带上多重电荷，降低分析物的荷质比，能降低质谱仪对检测器的量程要求。电喷雾离子化的不足：①样本的盐浓度不能太高。②由于高分辨率，对样本的纯度要求也很高。③对混合物的分析能力差，必须对样本组分进行纯化。

（赵晓航 孙玉琳 石妮）

jīzhì fǔzhù jīguāng jiěxī diànlí

基质辅助激光解吸电离（matrix-assisted laser desorption ionization，MALDI） 在基质的存在和辅助下以激光导致化合物解吸附并同时进行电离的方法。其能克服大分子离子化过程中易碎裂的特点而广泛用于生物大分子的鉴定。

研究历史 质谱用于生物大分子，如蛋白质分析的主要困难是在激光束的照射下，生物大分子会发生碎裂，失去原有的结构。1985 年，日本京都岛津制作所的工程师田中耕一（Koichi Tanaka，1959~ ）发现，将溶解在甘油中的超细金属粉末与生物大分子混合起来后，分析物在电离时仍然保持原有结构，这一技术申报了专利。随后他在 1987 年日本京都举办的质谱年会上报告了这一技术，并于 1988 年在《质谱快速通讯》（Rapid Communication in Mass Spectrometry）杂志发表。这一技术被命名为软电离。2002 年，田中耕一获得诺贝尔化学奖。基质辅助激光解吸电离这一名词最早由德国物理化学家弗兰茨·希伦坎普（Franz Hillenkamp，1936~2014 年）和迈克尔·卡拉斯（Michael Karas，1952~ ）提出，而直到软电离技术产生以后，它才真正用于蛋白质的质谱分析。最早使用的是连续照射激光器，它会导致大量的基质和样品分子迅速解吸，降低了质谱的分辨率。随后采用的脉冲激光、离子镜和时间延迟聚焦技术都有效地避免了该缺点，分辨率有所提高。作为一种电离技术，MALDI 通常与无质量检测上限的飞行时间质谱联用。随后，MALDI 与傅里叶变换质谱联用不仅能够获得更好的分辨率与准确度，而且还能得到样品分子更多的结构信息。之后，MALDI 与离子阱联用，用于生物大分子的分析。

原理 被测高分子样品或生物大分子以一定比例与小分子基质化合物溶液相混合，使得所测样品以单分子状态分散在基质中。干燥后，激光照射基质和样品形成的共结晶薄膜，基质吸收激光提供的能量而蒸发，携带部分样品分子进入气相，并将一部分能量传递给样品分子使其离子化，而电离过程是将质子转移到生物分子或从生物分子得到质子，从而使生物分子电离（图1）。其中基质起着如下作用：①能够嵌入样品分子间并能起到隔离样品分子之间的相互作用（如形成共结晶）。②在真空状态下稳定。③可吸收激光，即与激光形成共振吸收。④激发样品分子离子化等。基质一般为分子量较小、易结晶、含有共轭双键的酸性分子，常用的基质有芥子酸（SA）、α-氰基-4-羟肉桂酸（CHCA）、2,5-二羟基苯甲酸（DHB）、咖啡酸、吡嗪酸、安息香酸和尼古丁酸等。利用这一方法得到的离子电荷通常是1个或2个，对分子质量较大的样品，不会形成复杂的多电荷图，因而谱图解析比较清楚。此外，由于它采用固相进样，因此对盐和常用缓冲液有较好的包容性，使样品的处理步骤更简化，但金属离子对其有干扰，并且离子源结构较复杂。

应用　广泛应用于生物质谱。电喷雾离子化能用于30kD以上分子的离子化，灵敏度高，能检测

图1　基质辅助激光解吸电离原理

到的浓度范围可低至 $10^{-9} \sim 10^{-12}$ 摩尔。MALDI 能够保持分子的完整性，对盐的耐受性较高，也适合复合物的分析。MALDI 也有不足：分辨率不高，只能在低分子量范围内具有较好的分辨率；基质的引入会产生一定的背景，不利于 1kD 以下分子的鉴定。

（赵晓航　孙玉琳　石妮）

jīzhì fǔzhù jīguāng jiěxī diànlí fēixíng shíjiān zhìpǔ

基质辅助激光解吸电离飞行时间质谱（matrix-assisted laser desorption ionization-time of flight mass spectrometry, MALDI-TOF）

20世纪80年代发展起来的质谱离子化和蛋白质鉴定技术。用于多肽和蛋白质的鉴定。其中 MALDI 是一种软电离技术，这种方式对样品的破坏性小，质量测定范围大，分子量测定准确，适用于混合物及生物大分子的测定。而飞行时间质谱是一种质量分析器，通过测定离子从分析器的一端飞行到另一端并撞击检测器所用的时间来确定离子质量。

原理　MALDI 离子源，可分析 $0.1 \sim 1000kD$ 的生物分子，具有灵敏度高、离子透过率高和可操作性强的特点（见基质辅助激光解吸电离）。而对于飞行时间质谱来说，以离子束和飞行方向正交方式为例，飞行时间分析器至少由调制区、加速区、无场飞行空间和检测器等4个部分构成。加脉冲电压的推斥极和接地电位的带栅网的极片之间构成调制区，

将源源不断进入的离子调制成一个个的离子包送至加速区，离子包具有一定的尺寸，由入射狭缝、脉冲宽度和栅网的直径决定；加速区是由一些电极片分压构成的均匀电场，使离子在场中获得相同的能量，一般用电子伏特来表示；这些获得相同能量的离子由于质荷比（m/z）不同而具备不同的速度，在无场空间中经过一定的飞行长度，以不同的飞行时间到达检测器，根据这些离子飞行时间的差别可以判断离子的质量。TOF 的分辨率较高、可实现快速的离子传输，具有高的离子传输效率，检测质量范围较宽，而且可以利用 TOF-TOF 实现 MS/MS。可见，TOF 的工作过程是脉冲式的，即样品分子在离子源内电离成为离子并滞留一段时间后，由加速电压把它们引入无场漂移区，按他们不同的荷质比，由小到大逐个到达检测器而被检测，所以 TOF 与脉冲式的电离技术，如 MALDI 能很好的匹配。

应用　MALDI-TOF 不仅可以通过一级质谱模式测得多肽和蛋白质等分子的质量，还可通过二级质谱（即 MALDI-TOF-TOF）模式测定多肽的氨基酸序列，广泛用于以双向电泳、荧光差异显示凝胶电泳为分离手段或以液相色谱为分离手段（即 LC-MALDI-TOF-TOF）的表达或差异蛋白质组分析。此外，MALDI-TOF 还可用于发现和鉴定生物体液（如血清）中的蛋白指纹图谱，比表面增强激光解吸电离飞行时间质谱具有更高的分辨率和精确性。而且基于 MALDI-TOF 的 MALDI 分子成像技术还可用于发现和监测组织中的生物标志物（见质谱组织成像技术）。

（赵晓航　孙玉琳　朱琳）

biǎomiàn zēngqiáng jīguāng jiěxī diànlí fēixíng shíjiān zhìpǔ

表面增强激光解吸电离飞行时间质谱（surface-enhanced laser desorption ionization time of flight mass spectrometry, SELDI-TOF MS）

一种利用特殊蛋白芯片和质谱设备发现"疾病指纹"的蛋白质组学研究技术。

原理 该技术的理论基础是生物大分子质谱分析技术，即在激光轰击和外加电场作用下成团的生物大分子被拆成单个的生物大分子，并发生电离，悬浮在真空中，然后在电场的作用下运动。不同质量的分子通过指定距离的时间不同，质量小的分子运动速度快，质量大的分子运动速度慢，通过测量不同分子通过指定距离的时间，就可计算出分子的质量。1993 年，美国的威廉·赫琴斯（William Hutchens T）和 Tai-Tung Yip 提出了改良的表面增强激光解吸电离原理，在此基础上逐渐发展了 SELDI-TOF MS 技术。它的组成和工作原理与基质辅助激光解吸电离飞行时间质谱（MALDI-TOF MS）和电喷雾质谱（ESI）略有不同。

组成 SELDI-TOF MS 主要由 3 部分组成：蛋白芯片、SELDI-TOF MS 和人工智能数据分析处理软件。根据芯片表面锚定的物质不同分为化学芯片和生物芯片，化学芯片包括疏水芯片（H$_4$）、正相色谱芯片（NP）、弱阳离子交换芯片（WCX）、强阴离子交换芯片（SAX）和金属离子螯合芯片等，类似于微型的色谱装置，可以结合不同类型的蛋白质，从而降低原始样品分析的复杂性。而生物芯片包括抗体-抗原、受体-配体和 DNA-蛋白质芯片等，这类芯片可以特异地结合目的蛋

白和多肽。通过 SELDI-TOF MS 技术获得的结果需要智能数据处理软件分析，借助合理的数学算法建立疾病诊断模型。主要的逻辑算法包括人工神经网络、聚类分析、支持向量机、主成分分析、马氏距离分析、K 最近邻（KNN）分析、综合模型识别程序、统一最大分离性分析（UMSA）和概率分类技术（Q5）等（图1）。

优点 传统的基于凝胶的蛋白质组学技术，如二维凝胶电泳等，通量较低，难以实现自动化，而且对极酸或极碱蛋白、分子量过大或过小蛋白质和疏水性强的膜蛋白分离效果不理想。此外，实验操作中会有较高的蛋白损失。SELDI-TOF MS 技术将芯片和质谱技术有机结合，分析过程整合蛋白质样品处理、生化反应及质谱分析于一体，实现了新型、高效、快速、高通量的检测。有如下主要优点：①可直接用血清、尿液、脑脊液、细胞培养液或组织抽提

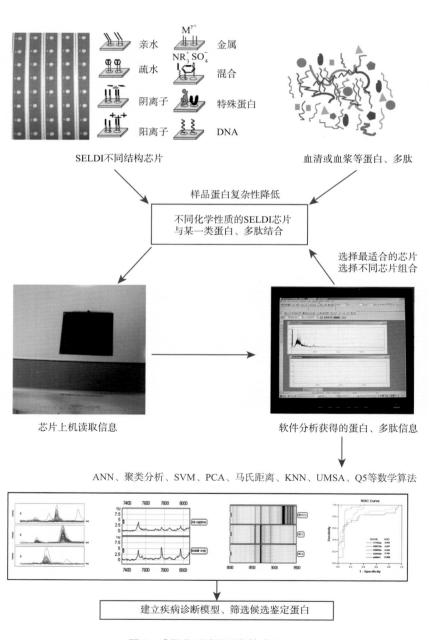

图 1　SELDI-TOF MS 技术原理

物等进行分析。②可进行高通量、自动化检测的自由选择，每次可准备 8、24、96 或 192 个样品，对多种样品同时分析。③对样品需要量极少，只需血清 $0.5 \sim 5 \mu l$ 或 2000 个细胞提取的蛋白质。④由于芯片技术的应用，可以富集低丰度蛋白质或多肽，提高了低丰度蛋白质或多肽检出率，检测灵敏度可达飞摩尔（10^{-15}mol）。⑤用于发现与疾病相关的候选标志物或一组蛋白质（候选标志物）。⑥应用锚定有抗体或抗原、配体或受体、蛋白 G 或蛋白 A 可以特异性的检测蛋白质-蛋白质相互作用，较传统研究蛋白相互作用的方法通量更高。

缺点 SELDI-TOF MS 技术虽已成功应用于快速发现和鉴定各种疾病的标志物，但有反对者提出，在相同的或类似的研究中虽然鉴定到许多差异峰，但没有一个被发现，如前列腺特异抗原（PSA）作为前列腺癌的血清标志物，其在前列腺癌患者中的表达水平可达正常人的 200 倍，但没有一项前列腺癌的 SELDI-TOF MS 研究工作鉴定到该蛋白；由于仪器的矫正等问题，SELDI-TOF 可容忍的质谱精度一般只有 300ppm；且从已鉴定的差异蛋白来看，相当一部分并非是肿瘤发生直接相关的蛋白质。而 SELDI-TOF MS 的支持者们认为该技术对肿瘤的标志物的研究至少可起到"救济"的作用。随着芯片技术的不断改进和仪器性能参数的优化，实验试剂和操作步骤的规范化，适当质量内参的矫正和质控血清的应用，使得批次之间数据的重复性迅速得到改善。

应用 主要用于疾病特异性标志物的筛选等方面。

（赵晓航 孙玉琳 高红军）

线性离子阱（linear ion trap quadrupole） 离子阱是由一对环形电极和两个呈双曲面形的端盖电极组成的三维四极场，可以存储所有从离子源进入阱中的离子，是质谱仪的核心部件。线性离子阱具有两个垂直的对称面，在形式上更接近于"四极杆"的对称性，精度比三维离子阱更高，加工难度也更大。这种电极与普通三维离子阱分析功能相同，但内部离子容量更大，灵敏度也更高。

研究历史 自 1950 年德国科学家研制出三维离子阱之后，美国菲尼根公司的耶·施瓦茨（Jae Schwartz）和迈克尔·森科（Michael Senko）以及约翰·西卡（John Syka）在 1990 年发展出二维线性离子阱，并取得了一系列专利。线性离子阱之所以在 1990 年之前没有得到发展，主要原因是加工技术不成熟，传统的三维离子阱只需要在数控车床上走曲线就可以制造，而线性离子阱需要三维精密磨床才能实现，所以线性离子阱是在安捷伦石英双曲面四极杆和菲尼根 TSQ 不锈钢双曲面四极杆同一时期开发出来的。菲尼根公司拥有线性离子阱技术路线的系列专利。

原理 线性离子阱是质谱的一种重要质量分析器，利用电荷与电磁场间的交互作用力牵制带电粒子的运动，以达到将其局限在某个小范围内的目的（图 1）。通常在离子阱的环形电极上加射频电压或再加直流电压，而上下两个端盖电极接地。通过调节电极上的射频电压，带电离子进入不稳定区，按照质荷比（m/z）由小到大逐步由端盖极上的小孔排出，由此产生了在任何给定时间离子阱中所有肽离子的谱图。在进行串联质谱分析时，首先来自于离子源的肽离子填充离子阱。然后根据质荷比选择某一感兴趣的特定肽离子，通过调节离子阱电压逐出所有其他质荷比的离子。再迅速增加离子阱电压以便增加存留离子的能量，导致肽离子与离子阱"冷却气体"氦气原子的能量碰撞，诱导离子的裂解。然后，捕获离子阱中的碎片离子，再次根据不同的质荷比将其扫描逐出。简单的说，离子阱的原理就是用高频交流电把离子限制在离子阱里，然后用离子的特征电压分别将其推出离子阱，进入检测器中检测。

优缺点 优点是结构紧凑，可用于多级串联质谱联用。缺点是分析动态范围窄，不适合于定量分析；而且存在空间电荷效应和离子-分子反应；碰撞诱导解离

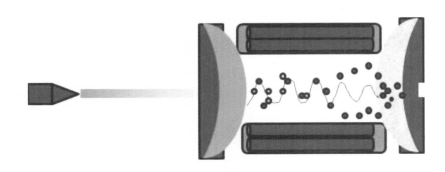

图 1 线性离子阱质谱原理

过程中碰撞能量大小，以及仪器参数如活化能、捕获时间、检测器体积等需要优化。

应用　广泛用于蛋白质组分析和蛋白质鉴定。

（赵晓航　孙玉琳　朱　琳）

tóngwèisù qīnhé biāoqiān

同位素亲和标签（isotope coded affinity tag，ICAT）

一种定量蛋白质组学分析技术。利用人工合成的能以专一性与半胱氨酸作用、带有不同氢同位素分子且具有生物素基团的试剂，即同位素亲和标签，对蛋白质标记后进行酶解，使用以亲和素为配基的亲和色谱分离出被标记的肽段，进而以质谱技术实现蛋白质的定量分析。由史蒂文·居吉（Steven P. Gygi）于1999年提出。ICAT试剂包含一个生物素头部、一个连接部分和一个碘激活的羰基基团，这个羰基基团能够特异性地与半胱氨酸侧链反应。

ICAT　试剂的结构主要由三部分构成（图1）。①亲和标签（生物素）：用于分离ICAT标记的多肽。②连接子：用于整合稳定的同位素。③活性基团：用于特异结合半胱氨酸的巯基。试剂有两种形式，称为重型（连接子含有8个氘原子）和轻型（连接子含有8个氢原子）；由8个氢原子或8个氘原子标记的ICAT分子量正好相差8。重型是将图中标注的8个氢原子用氘原子所取代，其余两部分结构完全相同，由于氘原子比氢原子分子量大1，因此重型的ICAT试剂与轻型的ICAT试剂分子量相差8D。

该方法的设计目的是比较一对生物样品。两个蛋白质样品（细胞状态Ⅰ和细胞状态Ⅱ）分别用 d_0-ICAT 和 d_8-ICAT 试剂标记，混合并用胰蛋白酶水解。然后将肽混合物送至生物素–亲和色谱柱分析。一对ICAT标记来源不同细胞状态下的相同肽段总是一前一后相邻分布在质谱图上，且分子量正好相差8D或4D（肽段带两个电荷）。通过MS/MS鉴定出该片段属于何种蛋白质后，计算二者峰值的差异，就可知这种蛋白质在二种细胞状态下表达的情况。

该方法的优点：①分离在肽段水平上进行，解决了膜蛋白溶解性问题，可鉴定和定量膜蛋白。②选择标记包含半胱氨酸的肽段，降低了蛋白质混合物的复杂性。③能够直接测量和鉴定低丰度蛋白质。同时也存在一定的缺点，如ICAT的分子量约500D，对肽段来说附加质量很大，会增加分析的复杂性；而且无法分析不包含半胱氨酸的蛋白质；此外，不同ICAT试剂标记的相同肽段色谱洗脱时间可能不一致，定量可能存在误差。

（赵晓航　孙玉琳　郭志敏）

xìbāo péiyǎng wěndìng tóngwèisù biāojì

细胞培养稳定同位素标记（stable isotope labeling by amino acids in cell culture，SILAC）

定量蛋白质组学研究中常用的体内代谢标记技术。分别用天然同位素（轻型）或稳定同位素（重型）标记的必需氨基酸取代细胞培养基中相应氨基酸，细胞经5~6个倍增周期后，稳定同位素标记的氨基酸完全掺入细胞新合成的蛋白质中替代了原有氨基酸。不同标记细胞的裂解蛋白按细胞数或蛋白量等比例混合，电泳分离后切胶酶解，对酶解产物进行质谱鉴定。由于轻、重同位素标记的多肽分子量不同，可以在一级质谱中得到分离。不同分子量的质谱峰代表不同来源的样品，而质谱峰强度则代表蛋白含量的高低，由此可实现不同标记细胞中同一蛋白的精确定量分析（图1）。

研究历史　1999年，奥达（Oda Y）建立了蛋白质的代谢标记方法。该方法中，酵母分别在天然（$^{14}N_4$）和重型稳定同位素（$^{15}N_4$）标记的培养基中培养，经过一段时间生长后，按比例混合两种细胞，提取蛋白质、分离纯化进行质谱鉴定。代谢标记方法消除了样品经多步化学标记操作带来的差异，有利于蛋白质的精确定量。由于用 $^{15}N_4$ 取代天然 $^{14}N_4$ 的培养基价格昂贵，而且很难用于哺乳动物细胞培养，因此这种标记方法仅限于某些微生物的标记。此外，由于 $^{15}N_4$ 引起的质量偏差随着每一酶解肽段中氨基酸的组成和长度而变化，因此为质谱分析软件的自动化定量分析带来了很大困难。此后，美国学者陈先（Xian Chen）用稳定同位素

亲和标签　　　　　　　连接子　　　　　　活性基团

图1　ICAT 结构

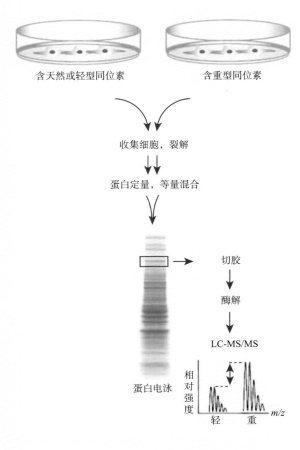

含天然或轻型同位素　　含重型同位素

收集细胞，裂解

蛋白定量，等量混合

切胶

酶解

LC-MS/MS

蛋白电泳

相对强度

轻　重 m/z

图 1 SILAC 技术流程

标记的氨基酸取代细胞培养必需的氨盐，标记的氨基酸能够通过序列特异的方式掺入细胞新合成的蛋白质中，差异表达蛋白的定量信息可以通过标记和未标记酶解肽段间恒定的质量偏差而获知。这一方法可以显著提高蛋白质鉴定的特异度、灵敏度和准确性。该方法后被命名为氨基酸同位素标记（AACT）。2002 年，丹麦马蒂亚斯·曼（Matthias Mann）实验室的 Shao-En Ong 对 AACT 技术作了进一步改进，建立了 SILAC 技术，为全面、系统地定性和定量分析复杂哺乳动物细胞蛋白质组提供了有效的解决方案。

与其他基于质谱的定量蛋白质组技术的互补性 SILAC 技术除需高纯度的稳定同位素标记必需氨基酸和缺陷培养基外，还要使用透析血清。血清透析的目的是除去血清中的自由氨基酸和短肽，避免其干扰蛋白标记和定量。同时，血清中的许多生长因子也被除去，因此对生长因子依赖的细胞，尤其是原代培养细胞，要根据需要在培养基中补充一些生长因子。

SILAC 是体内标记技术，稳定同位素标记的氨基酸与天然氨基酸化学性质基本相同，对细胞无毒性，所以它所标记的细胞和未标记细胞在生物学行为上几乎没有差异。标记蛋白经酶解后，超过一半的肽段能够被同位素标记，无需经过多步色谱分离，减少了有限样品不必要的损失。与化学标记相比，SILAC 方法蛋白质需要量明显减少。SILAC 技术定量精确，能准确衡量中等程度蛋白质丰度的变化（1.5~2 倍）。同时，SILAC 也具有一定的应用局限性，作为一种体内标记技术，SILAC 只能用于细胞培养体系，不能用于组织和体液的研究；部分必需生长因子的丢失会导致某些细胞不能正常生长，如乳腺癌细胞系 MCF27，对原代培养细胞标记效果并不理想；精氨酸在精氨酸酶作用下可以转化为脯氨酸，可能对含有脯氨酸蛋白质的定量会产生一定误差等。

应用 肿瘤标志物多为肿瘤相关蛋白质。细胞在癌变过程中，不仅涉及特异蛋白质有或无的变化，更多地表现为特定蛋白质表达量或修饰程度的改变。在肿瘤标志分子差异表达蛋白质组分析技术中越来越需要定量分析技术。同时随着质谱技术的不断改进，使得筛选差异表达蛋白的灵敏度和精确度不断提高，这为肿瘤标志分子的筛选提供了重要的技术平台。

除了蛋白表达谱，SILAC 技术还可以用于翻译后修饰研究，包括磷酸化修饰、甲基化修饰研究等。在翻译后修饰研究中，细胞经过稳定同位素标记的酪氨酸（Tyr）、甲硫氨酸（Met）等标记后提取蛋白质，再经过特异的富集技术，如二氧化钛富集磷酸化修饰蛋白或甲基化抗体富集甲基化修饰蛋白，经质谱鉴定，即可得到翻译后修饰蛋白的定量信息。

虽然 SILAC 具有简单、直接、高效和定量准确等优点，但作为一种体内代谢标记技术，只能局限于细胞培养体系的研究。2005 年，日本学者石滨（Ishihama Yasushi）发展了另一种新的基于细胞培养的同位素标记（CDIT）技术，它以 SILAC 方法标记的细胞作为两个组织样品之间的内标，从而将 SILAC 技术与组织的定量蛋白质组分析衔接起来。CDIT 同样具有样品需要量少、成本较低、标记效率高、不需要样品预处理和定量精确等特点。用于分析全细胞蛋白质组、膜蛋白质组和磷酸化蛋白质组的 SILAC 商品化试剂盒已经问世。CDIT 的出现为 SILAC 技术在组织和体液蛋白质组学中的应用拓展了新的方向。

（赵晓航 孙玉琳 马首智）

xiāngduì hé juéduì dìngliàng tóngwèisù
biāojì

相对和绝对定量同位素标记

（isobaric tags for relative and absolute quantification，iTRAQ）

利用同位素标记的等重共价标签（即 iTRAQ 试剂），在单次实验中完成多个样品蛋白质鉴定和相对/绝对定量的技术。iTRAQ 方法不依赖凝胶，属于蛋白质的化学标记技术，应用于定量蛋白质组研究。

研究历史　iTRAQ 标签试剂是美国应用生物系统公司（ABI）的达里尔·帕皮（Darryl Pappin）小组于 2004 年发展的一种用于体外标记多肽的试剂，最初由 4 种等重的稳定同位素标签组成。2008 年又推出了 8 重标签试剂。与 iTRAQ 原理类似的试剂还有 Thermo 公司的串联质谱标记（TMT）试剂等。

原理　每个 iTRAQ 试剂标签由带电的报告基团、胺基特异的肽段反应基团（PRG）以及中性平衡基团共同组成，分子量为 145D。其中，PRG 可以与肽段 N 端及赖氨酸侧链的 ε 氨基反应，将标签偶联到肽段上；报告基团的分子量分别为 114D、115D、116D 和 117D，平衡基团分别为 31D、30D、29D 和 28D。不同分子量的报告基团用来标记不同样品；平衡基团用来平衡报告基团的分子量，使整个标签的分子量保持一致。在 iTRAQ 技术中，用不同的试剂标记不同样品的酶解肽段，等量混合样品串联质谱分析。由于 iTRAQ 试剂是等重的，因此不同 iTRAQ 试剂标记的同一多肽在一级质谱中分子量没有差异，二级质谱时 iTRAQ 试剂的 3 个基团之间发生断裂，平衡基团由于中性丢失不能被检测；报告基团可以被质谱检测到，因而可用于区分样品来源，而报告离子的丰度则代表了不同来源样品中该特定肽段的多少，可用于蛋白质定量分析。每个样品经过还原、烷基化和酶解后，与一种 iTRAQ 试剂混合进行标记反应，接着 4 个样品混合，用液相色谱-串联质谱（LC-MS/MS）分析。混合物在一级 MS 中会显示一系列单峰，经过碰撞诱导解离（CID），4 个报告基团显示出不同的质量，质荷比（m/z）为 114～117，而其他序列信息的 y 和 b 离子的质量信号保持不变，从而实现肽段的鉴定和定量（图1）。

技术特点　与其他定量蛋白质组学技术相比，iTRAQ 有如下特点（表1）。

应用　应用于分析处理因素在不同时间点的蛋白质表达变化，发现和验证疾病标志物，定量分

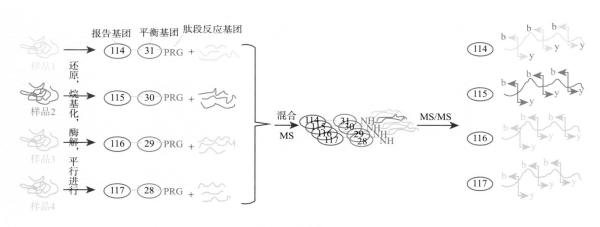

图 1　iTRAQ 原理

表 1　iTRAQ 与其他定量蛋白质组技术的比较

技术	样品类型	基于凝胶	动态范围	标记类型	可鉴定的蛋白质种类	准确性	通量	可重复性
双向电泳	不限	是	较窄	无	有限，不能分析极端等电点和分子量、疏水性蛋白	较高	低	低
非标记	不限	否	窄	无	不限	低	低	低
SILAC	细胞	否	宽	代谢	不限	高	较高	较高
ICAT	不限	否	极宽	化学	局限于含胱氨酸的肽段	较高	2	较高
iTRAQ	不限	否	宽	化学	不限	较高	4 或 8	较高

析多蛋白复合物中蛋白质相互作用等。

（赵晓航 孙玉琳 艾润娜）

wúbiāojì dìngliàng dànbáizhìzǔxué

无标记定量蛋白质组学（label-free quantitative proteomics）

一种基于质谱的相对定量蛋白质组学技术。其通过比较质谱分析次数或质谱峰强度（重复肽段数和强度），来分析不同来源样品蛋白的数量变化。在高效液相色谱–串联质谱（LC-MS）联用分析技术中，通过对质谱数据（肽段匹配数、肽段序列覆盖率、色谱保留时间和鉴定概率等）的分析，发现蛋白质的浓度经过一些相应的数学变换后会与质谱数据的某些参数呈现一定的线性关系。由此可以根据肽段的一些质谱数据，间接的估计蛋白混合物中目的蛋白的相对含量。

无标记定量蛋白质组学技术省去了染胶以及稳定同位素标记繁杂的样品处理过程。2004 年，中村（Nakamura）发现利用蛋白质的一级质谱峰强度可以估算蛋白质在混合物中的量。同年，Liu 发现蛋白质浓度与鉴定的肽段数目呈正相关，初步建立了蛋白质组定量模型。2005 年，石滨（Ishihama Yasushi）采用指数化修正的蛋白丰度索引法来估计蛋白质的绝对量。2006 年，斯泰特（State）提出了通过蛋白质浓度和检测的肽段数目呈对数关系而得到的近似公式来预测蛋白质浓度。2007 年，美国爱德华·马科特（Edward M Marcotte）实验室建立了一种蛋白质表达绝对定量的模型（APEX）。

无标记定量蛋白质组学技术是基于数据模型对肽段水平的定量分析，因而会受到肽段本身性质的影响，而且肽段离子化或碎裂的容易程度还会影响肽段的检测丰度，对较低丰度的肽段难以检测，因此重现性差，定量不准确，对不同的数据模型算法也缺乏统一的可靠性评价。但该技术不需要昂贵的同位素标签做内部标准，样本酶解产物直接进行质谱分析后，根据峰面积或者肽段数对肽段和蛋白质进行相对定量，实验成本低；而且对样本的操作少，最接近原始状态；不受样品类型的限制，克服了标记定量技术在对多个样本进行定量分析方面的缺陷，是研究疾病标志物和寻找新药靶标的重要手段。

（赵晓航 孙玉琳 朱琳）

chóngzǔ cDNA biǎodá wénkù xuèqīngxué fēnxī

重组 cDNA 表达文库血清学分析（serological analysis of recombinant cDNA expression library，SEREX）

用肿瘤患者血清从肿瘤细胞 cDNA 表达文库中筛选和寻找肿瘤抗原基因的方法。于 1995 年由土耳其学者乌古尔·沙欣（Ugur Sahin，1965～ ）首先提出。

特点 SEREX 具有两大特点：①肿瘤重组 cDNA 表达文库和用于筛查的血清来自同一个肿瘤患者。②用来筛查的血清进行 1∶100～1∶1000 的稀释并采用特异性抗人 IgG 的二抗，保证了 SEREX 筛查到的是可诱导产生高效价 IgG 抗体的肿瘤抗原。

原理 肿瘤在生长过程中表达具有免疫原性的蛋白即肿瘤抗原，人 B 淋巴细胞可识别自身肿瘤抗原，并且部分可诱导产生高滴度的 IgG 抗体；利用肿瘤患者自身血清对肿瘤来源的 cDNA 表达文库进行免疫筛选，经过 2～3 轮复筛后可获得相应阳性克隆。对所获得的阳性克隆经过亚克隆成为单克隆并在体内剪切成为噬菌体粒后进行序列测定，然后对其进行生物信息学分析，再进一步展开对这些基因的结构和功能的研究。

技术流程 ①肿瘤 RNA 的提取和 cDNA 表达文库的建立：从新鲜肿瘤标本或肿瘤细胞株抽提总 RNA，反转录合成 cDNA 后重组到噬菌体 λZAP 表达载体中，经体外包装后转染大肠埃希菌，收获噬菌体即为 cDNA 表达文库。②应用肿瘤患者自身或同种异体血清筛选 cDNA 文库：用重组噬菌体转染大肠埃希菌，37℃ 培养至有明显菌斑，将菌斑转移至硝酸纤维素膜，5% 低脂牛奶封闭，用 1∶1000 预先吸收过转染的大肠埃希菌的患者血清孵育，用缓冲盐溶液冲洗，将膜同碱性磷酸盐标记的羊抗人 IgG 抗体孵育，最后进行显色反应。筛选阳性克隆。③对阳性克隆进行 DNA 序列分析。④反转录聚合酶链反应（RT-PCR）检测阳性克隆 cDNA 在正常组织及肿瘤中的表达情况。⑤采用 RNA 印迹法分析阳性克隆 mRNA 的分子质量，并进一步证实阳性 mRNA 的存在（图 1）。

优缺点 SEREX 方法所需的 cDNA 表达文库大大提高了肿瘤抗原的浓度，解决了传统抗原抗体反应中肿瘤抗原浓度过低的关键问题，筛查到的是可诱导产生高效价 IgG 抗体的全长或较长肿瘤抗原，缩短了肿瘤抗原筛选的过程。但这种方法也存在一定的局限性，比如它必须应用 cDNA 表达文库，文库质量直接影响筛选结果；而且不能筛选诱导产生低滴度 IgG 抗体的肿瘤抗原，肿瘤在特定阶段表达的抗原，若与肿瘤标本取得的阶段不符，也可导致肿瘤抗原的漏检。此外，人血

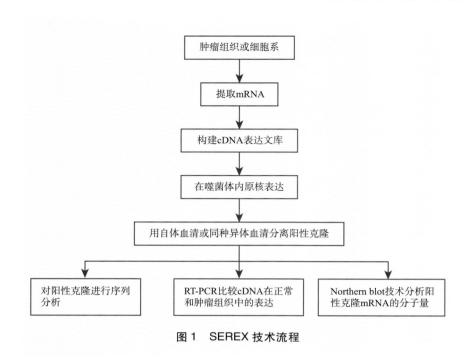

图1　SEREX 技术流程

清中存在与大肠埃希菌和噬菌体反应的抗体，会影响对其他抗体的筛查，应事先去除这些抗体。

应用　广泛用于筛查、鉴定肿瘤抗原，应用此方法鉴定了2000 多种肿瘤抗原并建立了相应的 SEREX 技术鉴定肿瘤抗原数据库（http：//www. licr. org/SEREX. html）；另外，还可用于检测具有免疫原性的疾病，应用患者体液筛查相关 cDNA 表达文库，可得到疾病有关的抗原，简化疾病诊断过程，提高疾病诊断的准确性。

（赵晓航　孙玉琳　张　泽）

xuèqīng dànbáizhìzǔ fēnxī

血清蛋白质组分析（serological proteome analysis，SERPA）

将双向凝胶电泳（2-DE）、蛋白质印迹和质谱鉴定 3 种方法联合用于疾病相关抗原及自身抗体鉴定的技术。该方法最早于 2000 年由美国弗雷德·哈钦森（Fred Hutchinson）癌症研究中心的哈纳什（Hanash）实验室首先用于神经母细胞瘤的肿瘤相关抗原研究。

2001 年，克拉德（Klade）将该技术用于肾细胞癌自身抗原及相关自身抗体的鉴定，并将该技术正式命名为血清蛋白质组分析。

原理　首先经 2-DE 分离蛋白样品，并保证 3 块 2-DE 平行胶同时进行，每块凝胶的蛋白上样量一致。其中两块胶转印到硝酸纤维素膜或聚偏氟乙烯（PVDF）膜上，然后分别用癌症患者或正常对照血清与膜杂交进行血清免疫学分析（二相免疫印迹分析），第三块未转膜的凝胶（介体胶）进行蛋白染色。通过软件分析经 2-DE 分离蛋白的免疫印迹结果，鉴别出患者血清与对照血清的免疫反应差异点，同时在介体胶中确定其对应的差异点，主要包括在患者血清中唯一出现的点和明显升高的点。最后从介体胶上切取差异点进行质谱鉴定。鉴定方法以灵敏度和特异度高的质谱鉴定法为主，也包括埃德曼（Edman）降解法（图1）。

优缺点　与重组 cDNA 表达文库血清学分析（SEREX）比较，

SERPA 技术具有明显的优势：①SERPA 整个操作过程耗时较短，而 SEREX 技术需要构建噬菌体 cDNA 文库，此步骤至少需要几天的时间。②SEREX 需要额外的操作来消除非特异结合，而 SERPA 无该问题。③SERPA 技术中蛋白虽然已经发生变性，但是仍能够识别免疫反应性位点，包括转录后修饰位点。

SERPA 的不足主要在于 2-DE 方法本身固有的缺陷。①由于上样量和检测灵敏度的限制，2-DE 只能鉴定相对丰度高的蛋白质，应用荧光标记取代染料指示可以轻度提高蛋白质检测的灵敏度。②分离极酸、极碱蛋白质的能力有限。③虽然与 2-DE 兼容的去污剂已有很大的改善，水溶性差的膜蛋白的分离仍较难。④2-DE 耗时费力，是劳动密集型实验。切取蛋白点鉴定的工作较繁杂，检测的血清越多工作量越大。⑤常规 SERPA 技术进行免疫印迹分析时血清用量比较大。为此，将该技术进行了改进，包括优化等电聚焦的 pH 范围、改进双向电泳的条件、初筛血清样本和预分离提取的蛋白组分等。

应用　主要用于肿瘤相关抗原及自身抗体筛选、自身免疫病相关抗原及自身抗体的鉴定。

（赵晓航　孙玉琳　高红军）

zhìpǔ zǔzhī chéngxiàng jìshù

质谱组织成像技术（tissue imaging mass spectrometry）

对组织切片上的蛋白质组直接表征和成像的技术。通过将离子扫描技术与专业图像处理软件结合，直接分析生物组织切片，产生任意指定质荷比（m/z）离子的二维或三维离子密度图，对组织中蛋白质、多肽的组成、相对丰度和分布进行高通量、全面和快速

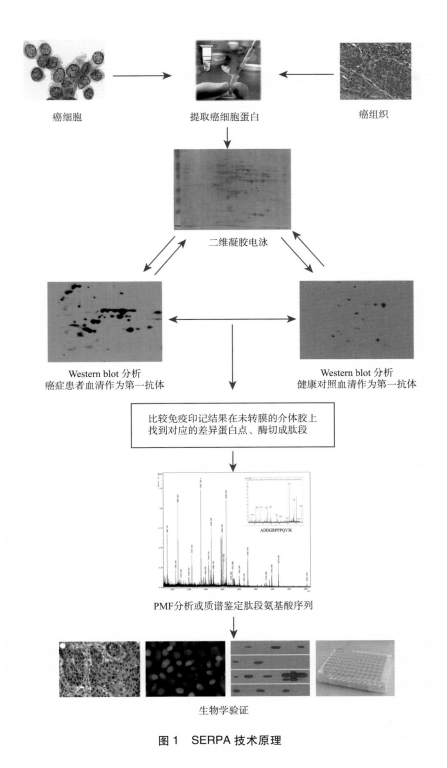

癌细胞　　　　提取癌细胞蛋白　　　　癌组织

二维凝胶电泳

Western blot 分析　　　　　　　　　　Western blot 分析
癌症患者血清作为第一抗体　　　　　健康对照血清作为第一抗体

比较免疫印记结果在未转膜的介体胶上
找到对应的差异蛋白点、酶切成肽段

PMF分析或质谱鉴定肽段氨基酸序列

生物学验证

图 1　SERPA 技术原理

的分析，获得组织切片的分子图像。主要分为切片直接成像法和转印膜成像法。该技术不局限于特异的几种蛋白质分子，可方便地研究组织切片中找到的每种蛋白质分子，使研究肿瘤发生发展过程中蛋白质的变化更加容易。

特点　①准确并快速识别不同表达水平特定蛋白质的细胞。②确定病变组织和正常组织中特定蛋白质的位置和相对浓度。③跟踪肿瘤治疗药物及代谢产物的空间分布，在了解组织病理特征、药物疗效和发现肿瘤标志物等方面是很好的研究工具。

研究历史　现代生物学研究已经不停留在仅从组织中识别一种特殊的化学或蛋白质成分，需要精确地了解这些物质是如何分布和构成的，解答这些问题需要深入的实验方法，如免疫组化或免疫荧光检测，但这些技术需要特殊的抗体，而且效率低，偏差大。因此研究人员将目光转向质谱技术上，以质谱为基础的成像方法不局限于特异的一种或者几种蛋白质分子，可在组织切片中找到每一种蛋白质分子，分析物可以以其最初的形态被检测，并提供这些蛋白质分子在组织中的空间分布的精确信息。最早的质谱成像技术是基质辅助激光解吸电离（MALDI）质谱分子成像技术，由范德堡大学的理查德·卡普廖利（Richard Caprioli）在1997年提出，通过将 MALDI 质谱离子扫描技术与专业图像处理软件结合，直接分析生物组织切片，可获得潜在生物标志物的空间分布以及目标组织中候选药物的分布信息。此后，质谱组织成像技术在此基础上不断改进成像原理，扩大应用范围，普渡大学的格雷厄姆·库克斯（Graham Cooks R）开发即时成像的电喷雾电离质谱成像技术，乔治华盛顿大学的阿科什·韦尔泰什（Akos Vertes）开发可活体成像的 APIR MALDI/LAESI 技术，宾夕法尼亚州立大学的尼古拉斯·威诺格拉德（Nocholas Winograd）改进二次离子质谱方法实现三维成像，斯克里普斯（Scripps）研究所的加里·休斯达克（Gary Siuzdak）开创了纳米结构启动质谱成像技术。下面从技术原理、优缺点和应用方面介绍 5 种技术。

MALDI 质谱组织成像技术
叙述如下。

原理　采用"软电离"方式，

产生稳定分子、离子。MALDI 质谱成像是在专门的质谱成像软件控制下完成的。首先定义图像的尺寸，根据尺寸大小将图像均分为若干点组成的二维点阵（50 个点/1.5 毫米），激光束通过这个光栅图案照射到靶盘上的组织切片，切片表面事先被基质溶液均匀地喷洒覆盖形成晶体，经激光照射晶体，基质分子由辐射吸收能量，导致能量蓄积并迅速产热，使基质晶体升华，致使基质和分析物膨胀并进入气相。软件开始采集质谱数据，释放出的分子被质谱仪鉴定从而获得样品上每个点的信息（图 1）。在每个点上，所有质谱数据经平均化处理获得一幅代表该区域内化合物分布情况的完整质谱图。仪器逐步采集切片的质谱数据，最后得到具有空间信息的整套切片的质谱数据。设定 m/z 的范围，并选定峰高或峰面积来代表蛋白的相对丰度，计算机虚拟扫描的质谱数据，便可形成该组织切片的二维离子密度图像，并用不同彩色图案（彩色成像）代表丰度。

优缺点　MALDI 质谱成像在创始之初就是为解决高分子量分子的图像分析，而且此技术不局限于特定的一种或几种蛋白质分子，可在组织切片上找到每一种蛋白质，并提供这些蛋白质在组织中分布的精确信息和相对定量，而事先无需知道所检测蛋白质的信息。因此，该技术能精准快速识别特定蛋白质不同表达水平的细胞，跟踪疾病治疗药物及代谢产物的分布，了解组织病理特征、发现生物标志物和监测药物疗效的有力工具。

MALDI 质谱成像在样品制备、仪器控制等方面有待改进和完善。样品制备过程发生可溶性蛋白一定程度的移位，基质的选择对样品离子化、分析精确度有一定影响；由于 MALDI 质谱分析一般需要在真空中进行，活体样本在真空中无法存活而受到限制；成像采集速度较慢，一定程度限制了成像分辨率的提高。

应用　该技术是研究生物大分子的有效方法，尤其是对蛋白质、核酸、糖类的分析。另外，在高分子化学、有机化学、金属有机化学、药学和环保等领域显示出独特的潜力，成为研究生物大分子和合成聚合物分子质量、纯度和结构的理想工具。

电喷雾电离质谱组织成像技术　叙述如下。

原理　与 MALDI 质谱组织成像的主要区别在组织切片质谱分析过程。高电压施加于金属喷嘴的尖端，喷出细小的带电液滴，干燥气和加热作用使带电液滴蒸发，液滴变小，液滴表面相斥的静电荷密度增大。当液滴蒸发到某一程度，液滴表面的库仑斥力使液滴爆炸。产生的小带电液滴继续此过程。随着液滴的水分子逐渐蒸发，就可获得自由徘徊的质子化和去质子化的蛋白质分子。美国化学家格雷厄姆·库克斯（Graham Cooks R）指出电喷雾电离质谱实际是抽取法，快速带电可溶微粒（如水或乙腈）进行离子化，然后冲击样品从而获得分析物。

优缺点　该技术的最大特点是不需要样品冗长的准备阶段，在常压条件下，可将固相或凝固相样品直接送入质谱，不需要特殊的表面，使样品分子离子化，实现对待测物的灵敏、快速和高选择性实时监测。由于电喷雾电离质谱可以产生多电荷离子，在较小的质荷比范围内检测到大分子质量的分子，并可以产生一系列的多电荷峰，能够得到准确的分子量。

该技术在电喷雾时可溶性带电液滴充分聚集的难度限制了空

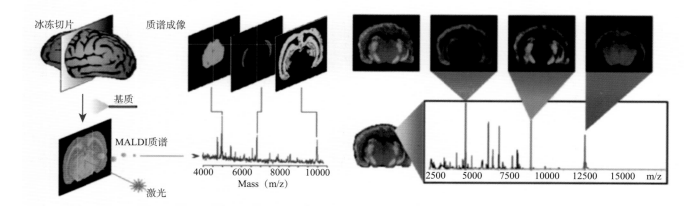

图 1　MALDI 成像示意

间分辨率，形成的部分较大液滴来不及离子化，降低了样品的利用率和灵敏度；其对样品中盐类的耐受性较差，如不脱盐，影响仪器的灵敏度；另外，由于单种分子带电荷情况不同，形成多种分子离子峰，其对混合物的解析比较困难。

应用 适用于医疗行业，如扫描疾病早期症状的生物标志物，还可用于蛋白质组学、代谢组学、毒品检测等领域，检测极性化合物、非极性化合物、高分子量和低分子量化合物，实现对药物、植物组织、生化试剂模拟物和农用化学品的分析。

大气压红外线基质辅助激光解吸电离/激光烧蚀电喷雾电离技术 叙述如下。

原理 该技术是大气压红外线基质辅助激光解吸电离（APIR MALDI）和激光烧蚀电喷雾电离（LAESI）技术的复合质谱成像技术。首先利用 APIR MALDI 激光直接激活组织中的水分，使样品气化，就像是组织表面发生了细胞大小的核爆炸，从而获得了离子化微粒，进入质谱中进行分析。但是并不是所有的气化微粒都带电，大部分是不带电的，会被 APIR MALDI 遗漏。为了捕捉这些中性粒子，采用 LAESI 方法捕捉大量带电微滴的微粒，然后重新电离化。通过对整个样品进行处理，复合这两种方法，就能覆盖更多的分子，分析质量更高。另外，阿科什·韦尔泰什（Akos Vertes）还在成像中增加了高度，从而实现了代谢物 3D 成像，这项技术的分辨率是直径 10mm 和高度 30mm，与生物天然的立体像素相吻合。

优缺点 此技术设计之初是为了克服样品本身厚度，揭示样

品中初级和次级代谢产物的分布。APIR 应用更柔和的离子源，只需较低的能量就能产生离子，在大气压下，电离时形成均匀的离子云，使电离更加连续稳定，并能减少亚稳离子碎片的出现；可作为相对独立的离子源灵活地与各种形式质谱分析器直接相联，对质谱仪器的质量精度和分辨率没有实质性的影响。现在其可以帮助了解活体状态下细胞的内部成分，这是理解健康细胞不同于病变细胞的关键，避免从动物或植物中移出细胞或改变细胞的生存环境造成细胞发生变化。缺乏基质的使用和样品的扶持固定，主要对多肽和蛋白质的灵敏度有相应影响。

应用 与前两种技术应用范围相似，其活体成像的优势，在糖、氨基酸、有机酸、脂类等代谢通路研究中具有独特的潜力，可应用于明确病变组织中细胞的病理生理改变、跟踪药物及代谢产物的细胞分布、发现生物标志物和药物靶点等。

二次离子质谱组织成像 叙述如下。

原理 二次离子质谱（SIMS）不是一种"软"技术，只能对小分子成像，因此需进行粉碎。经尼古拉斯·威诺格拉德改进的 SIMS 利用一种新光束——C_{60} 离子源，这种光束比传统的 SIMS 光束对物体的化学损伤更小，而能量与其它的离子束相当且不会快速穿过肽膜，C_{60} 撞击样品表面，类似"一阵爆炸"，具有良好的空间分辨率，样品可连续地被逐层剥离，进行三维分子成像，这样就可以得到纵面图形，最终获得三维分子影像，维诺格拉德称这个过程是"分子深度成像"。

优缺点 SIMS 的特点是高灵敏度和空间分辨率、宽泛的质量测量范围和减少的样品化学损伤，主要优点是应用负载周期离子束取代脉冲离子束，离子流达到 4 个数量级，信噪比明显提高。与 MALDI 相比，其横向分辨率更高，不需要基质就可以进行生物标本成像，对多肽的灵敏度不如 MALDI，但对小分子的灵敏度更高。SIMS 和前一项 APIR MALDI/LAESI 都可以对三维成像，但 SIMS 采用高能离子轰击样品，可以探测到 100nm 的深度，提供纳米级的分辨率，较 MALDI 用激光辐射样品离子化的空间分辨率高。

应用 SIMS 是表面分析的有利工具，能检测出微小区域内的微量成分，能进行杂质深度剖析和各种元素在微区范围内同位素丰度比的测量。在用于生物学研究之前就已经广泛应用，如分析集成电路中的化学成分，在生物学研究中，其对细胞立体成像，能够获得细胞特征和被分析物的分布情况。

纳米结构启动质谱成像技术 叙述如下。

原理 纳米结构启动质谱（NIMS）利用特制的表面，这种多孔硅表面上聚集了一种含氟聚合物，这些分子在受到激光或离子束照射时会猛烈爆发，这种爆发释放出离子化的分析物分子，它们被吸收到表面上，能够被检测到（图 2）。这种方法利用激光或离子束从纳米尺度的小囊中气化材料，克服了一般质谱方法缺少所需的灵敏度和需要基质分子促使分析物发生离子化的缺陷。

优缺点 NIMS 使用的表面在常压下稳定，有较好的可重复性，明显扩展了质量测量范围，能够

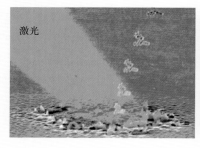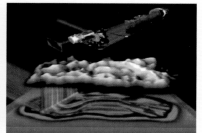

激光

图2　NIMS 示意

直接分析体液和组织成像。虽然 NIMS 的每种分析材料需要的含氟聚合物有少许差别，但此为一步法，比 MALDI 简单，不需要固定组织、脱盐和添加基质，避免了应用基质和晶体尺寸对空间分辨率的影响，适用于无偏性代谢组学，检测体液和组织的代谢物。NIMS 低化学噪音、高灵敏度和高空间分辨率的优势提高成像质量，可以分析单一的细胞和代谢物达 10^{-24} 范围。

由于含氟聚合物不能很好的离子化，因此会发生轻微的光谱干扰，而且由于离子化过程是"软性"的——就像 MALDI，所以 NIMS 产生的生物分子是整块离子化，而不是片段离子化。这种技术对于完整蛋白质的检测灵敏度没有 MALDI 高。体液和组织的化学复杂性使离子抑制仍存在困难。

应用　该技术以极高的灵敏度分析非常小的区域，可以分析很多类型的小分子，如脂质、糖类以及类固醇，完成对肽阵列、血液、尿和单个细胞分析，是实现单细胞基因组学的有力工具。

（赵晓航　孙玉琳　穆洪）

bǎxiàng dànbáizhìzǔxué

靶向蛋白质组学（targeted proteomics）

在复杂的样品或蛋白质组中，针对某一部分目的蛋白定量、可重复的分析和研究。

传统的发现蛋白质组学是研究特定生物样本中蛋白表达谱的标准方法，能够发现大量新的候选蛋白标志物，但耗时耗力。靶向蛋白质组学可以精确衡量生物样本中一组靶标蛋白的含量或修饰变化，从而通过描绘内源性蛋白相互作用网络或通路来阐释分子机制。因此，靶向蛋白质组学需要对研究对象（目的蛋白）进行精确的设定，属于假说驱动的学科。

20 世纪 80 年代，美国田纳西大学的多米尼克·德西德里奥（Dominic M. Desiderio）采用靶向质谱选择性地分析大脑中的某些肽段，是靶向质谱在蛋白质组领域内的最初应用。瑞士苏黎世联邦理工学院（ETH）分子系统生物学研究所的鲁埃迪·埃伯索尔德（Ruedi Aebersold）在 2010 年的《细胞》杂志上发表文章，指出应用靶向蛋白质组学方法能扩大细胞内蛋白水平的检测范围，靶蛋白的检测灵敏度可提高至 50 个拷贝/细胞，这种表达水平的蛋白用普通方法是无法检测的。

2011 年，埃伯索尔德与爱博才思（AB SCIEX）公司合作开发了新型的 SWATH 质谱技术，采用不依赖数据的获取模式（DIA），使处于预设的质谱窗口下的所有肽段都得以片段化，结合了传统的发现蛋白质组学（高通量）和选择反应监测技术（高重现性和

灵敏度）的优点，扩展了靶向蛋白质组学可分析的肽段范围。

靶向蛋白质组学在一般生物学实验中，可以在一定程度上替代传统免疫印迹方法验证假设；在系统生物学中，研究不同条件下的蛋白质网络，应用靶向蛋白质组手段可以获得更加可靠的数据；在复杂样品（如血清）中检测低丰度的生物标志物，具有灵敏度和通量高的特点。此外，在不同实验室中结果具有高度可重复性。

靶向蛋白质组学的主要研究方法包括选择反应监测（见选择反应监测）、平行反应监测（PRM）、基于 DIA 的分析技术、蛋白质芯片（见抗体蛋白质组学）和酶联免疫吸附法等。

（赵晓航　孙玉琳　艾润娜）

xuǎnzé fǎnyìng jiāncè

选择反应监测（selected reaction monitoring，SRM）

基于三重四级杆质谱的非扫描性质谱技术。又称多反应监测（MRM）。通过选择特定的母离子-子离子对，在复杂样品中定量检测特定蛋白质/肽段。具有高灵敏度、高准确度、高通量和高重现性等特点，对抗体的依赖性低。

基于已知或假定信息设定质谱检测规则，记录符合规则的离子信号，去除不符合规则的离子干扰信号，从而得到质谱信息。具体来说，根据已知分析物的分子量和结构，可以预测它的母离子质荷比（m/z）和碎片离子（又称子离子）m/z，这样的一个母/子离子对称为一个 SRM 转换。SRM 允许符合设定值的母离子通过第一个四级杆并进入碰撞室（第二个四级杆），经碰撞解离后，第三个四级杆进一步选择特定 m/z 的子离子，而检测器只记录

经过两次选择的子离子信号，从而有效降低了化学背景，因此具有高灵敏度的特点。同时，SRM可在同一次实验中衡量多种检测蛋白质的相对丰度，具有高通量的特点（图1）。

在疾病标志分子研究中，SRM方法主要用于进一步确认和验证候选的蛋白疾病标志分子。其检测的动态范围为4~5个数量级，检测限为1μg/ml。对复杂样本，如血清/血浆，可以先用亲和免疫沉淀去除无关的十几种高丰度蛋白质的干扰，还可以用针对目标蛋白或肽段的抗体富集待检测蛋白，以进一步提高SRM的分析灵敏度，使其检测限达到ng/ml级。此外，SRM还可用于定量蛋白质组、翻译后修饰和蛋白质与RNA相互作用等研究。

（赵晓航 孙玉琳 艾润娜）

ái dànbáizhìzǔxué

癌蛋白质组学（oncoproteomics）

在肿瘤和相关癌基因组学研究中，采集肿瘤患者的细胞、体液和组织（含经激光捕获显微切割获得肿瘤组织）及其组织芯片等样本，用蛋白质组学技术来分析肿瘤样本，获得各种癌症蛋白质组的数据库和癌症候选标志物以及治疗癌症药物作用靶标的学科。

研究内容：①筛选鉴定肿瘤标志物，用于肿瘤早期诊断疾病、监测肿瘤进展和预后评估。②分析不同肿瘤细胞的分子表达谱和药物耐药机制，寻找新的特异性靶点，研发更加安全有效的抗肿瘤药物，促进肿瘤的个体化治疗（图1）。

研究方法：采用蛋白质组学方法，包括双向凝胶电泳（2-DE）、质谱（MS）、蛋白质分析技术，联合定量蛋白质组学方法、高精度质谱分析、免疫学方法和

生物信息学等，阐明肿瘤发生发展和耐药的机制，发现和确认肿瘤标志物和抗肿瘤药物作用的新靶标。

（赵晓航 孙玉琳 高广周）

zhuǎnhuà dànbáizhìzǔxué

转化蛋白质组学（translational proteomics）

以疾病早期预防、早期诊断和早期治疗为目的，以蛋白质组学方法为研究手段，寻找可指导临床实践疾病标志物，综合疾病分子机制和临床实践，产生能应用于临床检验、监测和有助于治疗蛋白质靶点的学科。是蛋白质组学技术应用于临床研究的一门新兴学科。

简史 蛋白质组指某一物种、个体、器官、组织或者细胞内的全部蛋白质的表达谱，或一种细胞内存在的全部蛋白质，这是由澳大利亚学者马克·威尔金斯（Marc R. Wilkins）在1994年首先提出的概念。蛋白质组学是从蛋白质组整体水平研究细胞内蛋白质的组成、结构及自身特有规律的学科。

转化医学是医学研究的一个新近分支。1992年，《科学》杂志首次提出"从实验室到病床"的概念。1996年，《柳叶刀》杂志第一次出现"转化医学"一词。转化医学旨在建立基础研究与临

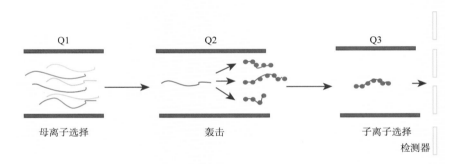

图1 SRM原理

注：经过色谱系统共洗脱的多种分析物首先通过第一个四级杆（Q1），选择通过符合特定m/z的母离子，排除其余离子。在第二个四级杆（Q2）中，特定母离子发生碰撞解离为多个子离子。在第三个四级杆（Q3）中，进一步选择符合特定m/z的子离子通过并到达检测器。

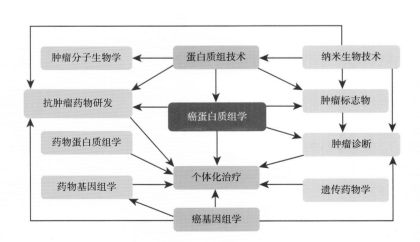

图1 癌蛋白质组学与其他技术的关系

床实践之间的直接联系，其在健康产业中的重要性不断提升，强调从实验室到病床旁的衔接，将基础研究的成果转化成为患者提供的治疗手段，目的是打破基础医学与临床实践、公共卫生、药物研发之间的固有屏障，建立直接关联，把基础研究获得的成果快速转化为疾病预防、诊断和治疗方法。

研究范围 侧重于蛋白质组学技术在临床疾病研究领域的应用，并围绕疾病的预防、早期诊断和治疗等方面开展研究。主要包括以下几方面：①根据疾病临床实践的特点提出基本假设，设计实验。②建立与疾病相关的动物模型，阐明病理过程的信号通路，发现疾病标志物。比较动物实验与人体临床研究的差异，加快药物的研发。③正确收集、处理临床标本，检测差异表达蛋白质，发现相关蛋白，筛选疾病标志物用于早期诊断，寻找药物作用靶点用于药物设计。④借鉴组织病理学传统技术的诊断标准，研究蛋白质之间的相互作用、蛋白剪接体、蛋白表达丰度，从蛋白质水平有效地早期识别病变组织。⑤应用生物信息学工具建立蛋白质组学疾病研究的新方法和新技术。⑥将蛋白质组学研究技术用于药物研发、治疗效果评价和临床综合评价，缩短新治疗方案从实验到临床实践的时间。⑦以蛋白质组学研究思路和策略开展临床试验和研究个体化治疗方案。

研究方法 蛋白质组学在疾病研究中的应用旨在筛选和鉴定有临床应用前景的差异蛋白质，有3项主要步骤：完全有效地对所有蛋白质组分进行提取分离；准确区分差异蛋白质并建立差异

表达蛋白谱；通过生物信息学分析差异蛋白的结构功能和临床应用意义。常用的分析与鉴定方法包括双向凝胶电泳及双向荧光差异凝胶电泳、同位素亲和标签、相对和绝对定量同位素标记、高效液相色谱及多维液相色谱、表面增强激光解吸电离飞行时间质谱等。各种方法各有优势和特色，应注意方法间的整合互补，以适用不同疾病蛋白质组的不同特征。

（赵晓航 孙玉琳 穆 洪）

línchuáng dànbáizhìzǔxué

临床蛋白质组学（clinical proteomics） 将蛋白质组学的技术用于疾病预防、诊断和治疗，侧重于蛋白质组学技术临床运用的学科。是蛋白质组学的一个新的分支学科。肿瘤是临床蛋白质组学研究的良好疾病模型同时也是热点研究领域。

简史 蛋白质组指某一物种、个体、器官、组织或细胞内的全部蛋白质的表达谱或一种细胞内存在的全部蛋白质，这是由澳大利亚学者马克·威尔金斯（Marc R. Wilkins）在1994年首次提出的概念。蛋白质组学是从蛋白质组整体水平研究细胞内蛋白质的组成、结构及自身特有规律的学科。临床蛋白质组学是基于功能蛋白质组学的研究策略，即将疾病的整个过程视为一个黑箱而只着眼于与疾病相关的差异表达蛋白质。2002年，美国国立癌症研究院（NCI）和食品药品管理局（FDA）联合启动了临床蛋白质组学计划，该计划的主要目标是将蛋白质表达模式用于肿瘤的早期检测、高危人群筛查、疗效和药物毒性的监测。

研究范围 侧重于蛋白质组学技术在临床医学领域的应用研究，并围绕肿瘤等疾病的预防、

早期诊断和治疗等方面开展研究。主要包括：①疾病动物模型的蛋白质组学研究、寻找疾病的生物标志物和药物治疗靶点开发。肿瘤从基因产物的角度考虑，也是一种蛋白质组疾病，由于一组蛋白质发生改变导致整个信号通路异常最终导致肿瘤的发生。因此，肿瘤是临床蛋白质组学研究的良好疾病模型，寻找肿瘤早期检测的生物标志物、开发新的肿瘤药物治疗靶标，具有重大的实用价值和经济效益。②实验设计和样本收集。研究材料直接来自于临床人体样本，存在个体差异和组织异质性等影响因素，必须进行精心的实验设计并仔细考虑样本收集和处理等过程的干扰因素。例如，用激光捕获显微切割技术（LCM）对肿瘤组织样本的预处理。在显微镜下利用激光对特定类型的细胞（如癌巢）进行切割分离，能从含有多种细胞类型的组织中有效分离纯化出单一的细胞类型，可解决临床蛋白质组学组织样本的纯度问题。③建立标准化的临床蛋白质组样本库和临床蛋白质组研究网络。

研究方法 蛋白质组学在临床肿瘤研究中的应用旨在筛选和鉴定差异蛋白质。主要步骤：完全地对所有蛋白质组分进行提取和分离；有效和准确区分和鉴定差异蛋白质并建立差异蛋白谱；分析差异表达蛋白的结构、功能和临床意义。常用的分析与鉴定方法如下。

双向凝胶电泳（2-DE）及双向荧光差异凝胶电泳（DIGE）2-DE的高分辨率和直观性、能够得到蛋白质异构体信息和初步的定量信息，是差异蛋白质组学分析的主要方法之一。蛋白质经过凝胶电泳分离，还需要染色。考

马斯亮蓝染色与胶内酶解及质谱鉴定兼容性好，但可测定的蛋白质浓度范围为 0～1000μg/ml；银染的检测极限 1ng，灵敏度高，但凝胶脱银的方法不易于掌握，一般只用于分析。DIGE 是对 2-DE 的改进，结合多重荧光分析，将不同的荧光标记和样品混合后进行 2-DE，检测蛋白质在两种样品中表达情况，经软件全自动校准，保证所检测到蛋白丰度变化的真实性，提高结果的准确性、可靠性和可重复性。但受 2-DE 在疏水蛋白分离方面的缺陷、上样量有限和通量低等限制。

同位素亲和标签（ICAT） 是差异蛋白质组研究初期的核心技术之一，分别用含有轻重同位素的两种标记分子对样本中的半胱氨酸进行标记，然后利用串联质谱技术对混合的样品进行分析。该技术可以直接测试混合样本，快速定性和定量鉴定低丰度蛋白质，尤其是膜蛋白等疏水性蛋白。不适合鉴定翻译后修饰蛋白质。

高效液相色谱（HPLC）及多维液相色谱（MLC） HPLC 用于不易挥发、难以热分解物质的全自动定性、定量分析。具有高温、高效、高分辨率和高灵敏度等特点。MLC 是与串联质谱联用的液相色谱技术，快速、高通量鉴定复杂蛋白质混合物，可以检测动态范围 10000：1 内的低丰度肽段，是蛋白质组学研究主要的技术路线之一。常用离子交换色谱-反相液相色谱联用以及高 pH 值反相色谱-反相色谱联用实现对复杂生物样本的二维和多维分离和质谱鉴定。

表面增强激光解吸电离飞行时间质谱（SELDI-TOF MS） 是蛋白质组学研究初期使用的技术平台之一。先使用不同化学表面和生物表面的芯片与样本结合，与芯片表面结合的整体蛋白被 MALDI-TOF-MS 解离出来，比较两个样本之间的差异蛋白峰并获得样本中蛋白质总览。该技术联用蛋白质芯片与质谱技术，通过质谱峰强度直接反映样品中的蛋白差异，具有操作简便、样品用量少和对多样品平行检测等特点。但该方法只能给出蛋白质的相对分子质量，不能鉴定目标蛋白质。

蛋白质组生物信息学 生物信息学是蛋白质组学研究中不可缺少的部分。其把基因组 DNA 序列信息分析作为源头，找到基因组序列中代表蛋白质和 RNA 基因的编码区，在此基础上归纳、整理与基因组遗传信息释放及其调控相关的转录谱和蛋白质表达谱的数据，从而认识代谢、发育、分化和进化的规律。生物信息学的发展对差异蛋白质组研究至关重要。

（赵晓航 孙玉琳 穆 洪）

ái fēnmìzǔ

癌分泌组（cancer secretome）

将分泌组理论和技术用于肿瘤研究，鉴定不同肿瘤的差异分泌蛋白质及其细胞功能和状态。狭义的分泌组是细胞、组织和器官在特定的时间和条件下，通过经典（内质网-高尔基复合体分泌途径）或非经典分泌途径分泌至胞外的所有蛋白质。广义的分泌组还包括活细胞释放的蛋白质分子，如生长因子、胞外基质降解蛋白酶、细胞迁移因子、免疫调节因子以及其他细胞活性分子。分泌的蛋白质是细胞之间交流的信号，通过调节细胞-细胞，细胞-胞外基质间的相互作用参与多种生理过程，如免疫防御、血液凝固、信号转导和细胞运动等；同时也参与多种病理过程，包括肿瘤血管生成、变异、侵袭和转移。分泌蛋白质参与多细胞生物细胞间信号传递，对疾病的诊断和治疗具有重要意义。

研究范围 癌分泌组研究的蛋白质主要来源于体外培养肿瘤细胞的条件培养基和患者恶性浆膜腔积液等。条件培养基是指无血清培养基，其中包含了肿瘤细胞主动分泌或胞体表面脱落的蛋白质。在体外培养不同组织类型和病理分化程度的肿瘤细胞，即可从条件培养基中快速、大量地收集分泌蛋白质，因为体系相对简单，避免了生物体液样本（如血清/血浆）的高丰度蛋白质的干扰，减少了样本复杂性，增加了分析的特异性，具有样本来源条件可控、实验重复性好的优点。但细胞条件培养基无法反映肿瘤在体内生长的复杂微环境，而反映肿瘤微环境特点的肿瘤组织间隙液、浆膜腔积液等样本，成为检测肿瘤标志物的重要样本来源。浆膜腔中渗出的液体与肿瘤组织直接接触，样本量大、易采集，包含了脱落的肿瘤细胞和肿瘤细胞分泌的大量可溶性细胞因子，能反映肿瘤的生长微环境和自身演变。不足之处是恶性浆膜腔积液中常包含血管内渗出的血清蛋白，使液体中蛋白成分复杂，分析困难。此外，肿瘤分泌的蛋白质也可进入循环系统，在血液或尿液中检测到。

研究方法 肿瘤细胞分泌至胞外的微量蛋白质被培养基或体液大量稀释，导致浓度很低，加之常有培养基中蛋白质或细胞内蛋白质的污染，故需采用多种方法收集、浓缩和鉴定。

分泌蛋白质收集 使用条件

培养基虽然可有效避免其他蛋白质的污染，但会导致细胞饥饿、增殖减慢和部分细胞凋亡。因此，通常先用含血清培养基培养细胞至 60%～70% 融合，再用磷酸盐缓冲液（PBS）和无血清培养基反复清洗，再换成无血清培养基继续培养 1～3 天。

分泌蛋白质浓缩 肿瘤细胞分泌蛋白质浓度很低，因此对浓缩方法提出了高要求。超滤离心、反相吸附柱联合液相色谱-串联质谱（LC-MS/MS）或苯酚萃取联合三氯乙酸（TCA）沉淀的方法具有较好的浓缩效果。

分泌蛋白质的分离鉴定 包括十二烷基硫酸钠-聚丙烯酰胺凝胶电泳（SDS-PAGE）、双向凝胶电泳（2-DE）和多维液相色谱等分离和质谱鉴定。

应用 多数的肿瘤标志物是肿瘤细胞分泌或脱落的蛋白质，因而癌分泌组研究的主要目标就是发现新的肿瘤标志物，在肺癌、肝癌、胰腺癌、直结肠癌和乳腺癌等常见肿瘤的研究中，已有新的蛋白质分子被发现。癌分泌组在阐明癌变机制，发现肿瘤标志物和抗癌药物作用的靶标方面发挥重要作用。

（赵晓航　孙玉琳　高广周）

zhǒngliú jiànxìyè

肿瘤间隙液（tumor interstitial fluid，TIF） 由实体肿瘤产生，是肿瘤细胞和毛细血管之间营养交换和代谢产物运输的介质。包含多种由组织局部产生或远处组织产生经血液循环而来的细胞因子和生长因子等信号物质。与细胞外基质、基质细胞共同构成肿瘤的微环境。

形成机制 组织液，包括肿瘤间隙液都是血浆滤过毛细血管壁形成的，液体通过毛细血管壁

的滤过和重吸收的平衡，取决于斯特林（Starling）公式：

$$液体滤过量 = LpS\left[(P_{cap} - P_{if}) - s(\pi_{cap} - \pi_{if})\right]$$

其中 Lp 是毛细血管壁通透性或孔径参数，S 是可滤过的内皮面积，P_{cap} 和 P_{if} 分别是毛细血管内和间隙液的流体压，π_{cap} 和 π_{if} 分别是毛细血管内和间隙液的的胶体渗透压。s 代表跨毛细血管的反射系数（范围为 0～1，0 代表完全通透，1 代表完全不通透）。正常情况下，组织液不断生成又不断被重吸收，保持动态平衡。但当血管通透性和/或血流动力学发生改变时，滤过/重吸收平衡被打破。肿瘤组织解剖和病理生理学异常可增加血管内液体的滤过，减少了间隙中液体的重吸收，促进间隙液增多（图1）。

组成和特点 正常组织中的间隙包括液态的间隙液和固态细胞外基质，形态规则，结构清晰。而肿瘤组织的间隙是紊乱的，充满了反应间质——成纤维细胞和炎性细胞增多，大量Ⅰ型胶原和纤维蛋白沉积，新生毛细血管密度增加，而淋巴管缺如或被挤压。肿瘤间隙液为黄色血清样不凝固液体，随着肿瘤体积增大，间隙液密度增高并呈血性。其组分与血浆和皮下组织液相比，葡萄糖和蛋白质含量、pH 和乳酸水平均不同。由于肿瘤组织代谢旺盛，H^+、CO_2 和乳酸浓度高，葡

萄糖和 O_2 浓度低，pH 也较正常组织间隙液低 0.2～0.4，且肿瘤体积越大，pH 越低。肿瘤组织间隙液中大分子量蛋白质浓度比皮下组织液和血浆低，但构成胶体渗透压的主要蛋白质、来自于坏死组织的分解产物或大分子蛋白质的裂解片段所产生的小分子量蛋白质浓度升高，使肿瘤间隙液胶体渗透压比血浆高。

获取方法 有毛细玻璃管技术、植入性腔室、植入性管芯、微透析技术、毛细管超滤技术、组织离心技术和组织洗脱技术等（表1）。

临床意义 肿瘤间隙液内囊泡分泌或细胞死亡释放的蛋白质参与了细胞增殖、侵袭、血管生成、转移、炎症、能量代谢、氧化应激、蛋白折叠和运输等过程，构成了肿瘤的微环境，同时反映了机体组织的病理生理状态。对肿瘤间隙液的研究，将加深对肿瘤发生发展的分子机制的认识，随着蛋白质组学技术发展，有望发现肿瘤间隙液中潜在的诊断标志物和药物治疗靶标。

（赵晓航　孙玉琳　高广周）

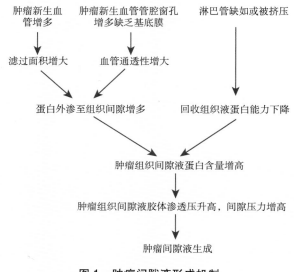

图 1　肿瘤间隙液形成机制

表 1　肿瘤间隙液的获取方法及优缺点

方法	原理	优点	缺点
毛细玻璃管	将 0.1~0.6mm 的毛细玻璃管直接插入肿瘤组织的边缘或切开肿瘤组织的表面，收集肿瘤周边或切开表面处的液体	体内试验，可收集到间隙液的原液	可能包括正常组织液，并易混入肿瘤细胞或正常细胞内液成分
植入性腔室	将覆有多孔膜的小腔室植入生长的肿瘤组织内或使肿瘤组织沿着腔室生长，收集肿瘤中心部位的液体	体内试验，可收集到间隙液的原液，可持续性和重复性采样	异物植入可造成肿瘤组织内炎症反应和随后的瘢痕形成，影响收集液的质量
植入性管芯	将管芯直接植入肿瘤组织内或与肿瘤同时种植，在此过程中液体被管芯吸收	体内试验，可收集到间隙液的原液	肿瘤组织出血、炎症反应和细胞破碎对收集液的污染，间隙液中比白蛋白分子量低的蛋白质更常见
微透析技术	将半透膜植入肿瘤组织内；利用物质弥散原理收集	体内试验，可持续性和重复性采样，尤其是小分子物质	植入物造成肿瘤组织内炎症反应；间隙液回收率低，尤其对于大分子物质；间隙液浓度低
毛细管超滤技术	在肿瘤组织内植入带有半透膜的毛细管超滤探头，并予以负压吸引；物质透膜转运	体内试验，可持续性和重复性采样，尤其是小分子物质	植入物造成肿瘤组织内炎症反应；回收率低，尤其对于大分子物质
组织离心技术	将离体肿瘤组织加速离心；收集肿瘤周边或骨髓中的液体	活体外操作，可收集到间隙液的原液	需要离体组织
组织洗脱技术	组织切碎后，用洗脱液孵育洗脱并离心	活体外操作，简单易行	需要离体组织，易混入肿瘤细胞或正常细胞内成分；浓度低

zhuǎnlùzǔxué

转录组学（transcriptomics）

研究细胞或生物体在相同环境或生理条件下所产生的全部转录物的组成、结构和功能的学科。转录组是特定组织或细胞在某一发育阶段或功能状态下转录生成的所有 RNA 的集合，包括编码蛋白质的信使核糖核酸（mRNA）、转运核糖核酸（tRNA）、核糖体核糖核酸（rRNA）和各种非编码 RNA。转录组学能够从整体水平研究基因功能以及基因结构，揭示特定生物学过程以及疾病发生过程中的分子机制。

简史　转录组的概念是 1997 年由韦尔库列斯库（Velculescu VE）等人提出的，他们分析了酵母基因组的整个基因表达集，命名为转录组。该学科的发展契机有如下几点：蛋白质组学研究的发展需要更多转录组水平的证据；非编码 RNA 研究发展迅速，使转录组研究范围不断扩大；二代测序技术可以提供海量的转录组数据，极大促进了该学科解决问题的范围。

研究对象　转录组学的研究有时称基因表达谱，常使用基于 DNA 芯片的高通量技术检查给定细胞群体的 mRNA 表达水平。使用二代测序技术在核苷酸水平研究转录组的技术称为 RNA 测序。

研究方法　大体分两种：一种是将测序读取的片段序列定位到参考基因组上或相应物种本身或相近的物种（前提是该物种转录组被研究过），即 DNA 芯片技术；另一种是从头转录组组装，使用相关算法、软件直接从短的测序读长鉴定转录本。现已建立和注释了众多物种特异的转录组数据库，便于协助鉴定不同细胞群体中特异性表达的基因。随着测序技术的飞速发展，RNA 测序已经成为测定物种转录组的主要方法，而 DNA 芯片技术也在广泛使用。

同邻近学科的关系　与基因组学不同的是，对于一个给定的细胞系，其基因组大体是固定的（排除突变），而转录组则会随外部环境条件而改变。由于其包括细胞中所有 mRNA 转录本，所以转录组能够反映在一个给定的时间内活跃表达的基因集（不计如转录衰减之类的 mRNA 降解现象）。

转录组可以认为是蛋白质组的前体，但 mRNA 表达水平有小的改变即可导致最终细胞中相应的蛋白量有较大的改变，尽管芯片研究可以揭示细胞中不同 mRNA 的相对量，但 mRNA 的水平并不能直接对应出他们编码蛋白的表达水平。

应用　应用于很多领域，包括物种进化、干细胞、疾病和肿瘤组织的差异表达谱、基因功能和药物作用机制研究等。如对人类胚胎转录组的研究，可更好地理解早期胚胎发育阶段的分子机制和信号通路调控，可成为体外生殖的有力辅助工具。

（赵晓航　孙玉琳　瞿秀华　林正伟）

DNA sǔnshāng

DNA 损伤（DNA damage）

细胞内外因素引起基因组 DNA 各种形式化学结构的异常改变。在基因突变、细胞癌变与衰老等过程中起重要作用。依据 DNA 损伤因素的来源分为两大类：内源性损伤和外源性损伤。

内源性 DNA 损伤 又称自发 DNA 损伤。生理状态下，细胞代谢过程中产生的活性氧（ROS）、活性氮（RNS）及核苷类似物等代谢物，可造成内源性 DNA 损伤。人体单个细胞每天发生的内源性 DNA 损伤估计可达 70 000 次，其中最多的是 DNA 单链断裂，每天可达 50 000 次，其次是脱嘌呤和脱嘧啶碱基、8-羟基脱氧鸟嘌呤（8-OHDG）和脱氨基等。内源性 DNA 损伤的形式相对比较简单，能被机体内 DNA 修复系统快速修复。

外源性 DNA 损伤 是外环境中 DNA 损伤因子进入机体或与机体相互作用引起的细胞 DNA 损伤，包括化学和物理因素所致的 DNA 损伤。

化学因素 化学致癌剂中大部分都是具有基因毒性的化合物，如多环芳烃类、黄曲霉毒素 B 和亚硝胺类等，主要造成 DNA 加合物的形成，也可引起 DNA 交联等其他形式的损伤；烷化剂是一类化学性质高度活泼的化合物，在体内能形成碳正离子或活泼的亲电子基团的活性化合物，易与 DNA 分子中带负电荷的亲核基团发生反应，造成 DNA 碱基发生甲基化、乙基化等烷基化损伤。DNA 碱基上多个位点可被烷基化修饰，有些碱基如鸟嘌呤被烷基化后，其与戊糖之间的 N-糖苷键变为不稳定，易发生断裂，导致碱基脱落成为无碱基位点。DNA 链的磷酸二酯键上发生烷基化后，易致 DNA 链断裂。烷化剂包括氮芥类、亚硝脲类、金属铂类、三嗪类和乙撑亚胺类。有些烷化剂是双功能烷化剂如二乙基亚硝胺、氮芥和环磷酰胺等，具有两个功能基团，可同时与双链 DNA 上两个碱基结合，造成 DNA 链间或链内共价交联，或同时结合 DNA 分子上一个碱基和核蛋白上的氨基酸，造成 DNA-蛋白质交联；还有一些碱基类似物如 5-氟尿嘧啶、5-溴尿嘧啶，其结构与 DNA 合成原料碱基结构类似，可替代碱基掺入 DNA 分子，引起碱基错误配对。此外，还有一些微生物，通过其代谢产物干扰宿主细胞 DNA 修复功能而致 DNA 损伤。

物理因素 主要是电离辐射和紫外线（UV）辐射。

电离辐射 通过电离和激发作用导致 DNA 损伤。还可作用于机体中的水分子，使其辐解产生大量的自由基，由此间接作用引起 DNA 损伤。电离辐射所致损伤包括 DNA 的单链断裂（SSB）、双链断裂（DSB）、碱基损伤、糖基损伤和 DNA 交链等多种类型，其中 DSB 是最主要和严重损伤类型。①DNA 链断裂：是电离辐射所致 DNA 损伤的主要类型，发生在双螺旋 DNA 一条链上的断裂，称为 SSB；两条链于同一处或紧邻位置同时发生断裂，称为 DSB。DSB 所需能量比 SSB 高 10～20 倍，SSB 和 DSB 产额的比值与 DNA 分子上电离辐射径迹的能量沉积有关，不同能量辐射诱发两者的比值不同。DNA 链断裂可以是电离作用下 DNA 分子骨架的磷酸二酯键断裂或脱氧戊糖环受到破坏等的直接后果。核苷酸中碱基破坏、脱落形成链上不稳定位点，被激活的核酸内切酶切割，也可继发产生链断裂。②碱基损伤：包括碱基破坏、碱基脱落、加成反应或化学基团修饰如甲基化，损伤可发生在 4 种碱基的不同位置，电离辐射通过诱发自由基导致碱基损伤发生的位点和形式复杂多样。不同碱基对放射线的敏感性不同，损伤敏感程度依次为 T>C>A>G。嘧啶碱基在羟自由基的攻击下，易发生加成和抽氢反应，导致碱基环的破裂，生成或转换为一系列辐射分解产物。如羟基自由基从胸腺嘧啶的 5 位甲基上抽去氢原子生成甲基自由基中间产物，当氧加到甲基自由基上时，形成氢过氧化物，最终转变成为 5-羟基-甲基尿嘧啶。③糖基破坏：核苷酸中的五元戊糖环上每个碳原子及羟基上的氢都能与羟自由基发生反应，破坏糖基，其中 C-4' 或 C-5' 位置上抽氢、加氧反应，易引起 DNA 戊糖环开裂。④DNA 交联：指 DNA 双螺旋中两个碱基之间发生的共价键连接，即链间交联，同一条链上相邻碱基间的共价连接称为链内交联。DNA 与蛋白质以共价键结合，称为 DNA-蛋白质交联。DNA 交联的直接后果是影响 DNA 复制或基因转录。⑤DNA 链不稳定位点：由于碱基或糖基的损伤，在 DNA 链上形成不稳定位点，导致 DNA 链断裂。碱基损伤可引起 DNA 双螺旋结构局部变性，形成酶敏感位点，被特异的核酸内切酶识别后切割，形成链断裂。损伤的碱基也可以被另外的糖基化酶去除，或由于 N-糖苷键的水解而丢失，形成无嘌呤无嘧啶位点（AP 位点）。这些位点容易被 AP 核酸内切酶切割而导致链断裂。

⑥DNA 集簇损伤：指 DNA 分子在约 20 个碱基对范围内多个位点发生损伤，可以是多个位点单一类型损伤，也可以是几种损伤类型的集合（如 DSB、SSB 和 AP 位点等）。根据有无 DSB 存在，可将集簇损伤划分为 DSB 集簇性损伤和非 DSB 集簇性损伤。当细胞受到高传能线密度辐射如重离子、质子的照射时，产生 DNA 簇集损伤的可能性更大。由于 DNA 簇集性损伤密集分布在狭小的空间中，且损伤类型多样，致使其修复更为困难，从而阻碍基因组 DNA 复制和转录等功能。

UV 辐射 UV 是自然界存在的一种非电离辐射，UVB（波长 280~315nm）有较高的能量，可直接干扰 DNA 分子中相邻核苷酸之间键合，造成 DNA 损伤。主要有两种损伤形式：环丁烷嘧啶二聚体（CPD）和嘧啶-嘧啶酮光产物（6-4PPs）及其异构体产物。CPD 是两个相邻的嘧啶碱基共价连接形成的环状结构。6-4PPs 是由相邻两个嘧啶碱基的 5′端 C6 和 3′端 C4 之间形成共价键连接而产生的，由此形成不稳定的氧乙烷或者嗪代丁中间体，这取决于 3′端是胸腺嘧啶还是胞嘧啶。UVB 和低能的 UVA（315~400nm）辐射通过非 DNA 发色基团吸收光子能量间接造成 DNA 损伤，包括产生单线态氧或过氧化氢等活性氧物质造成 DNA 碱基的氧化损伤如 8-OHDG 产物。紫外线辐射损伤 DNA 分子导致基因突变，包括 C-T 转换、G-T 转换、双碱基替换如由 CC 到 TT 等。

DNA 损伤的严重后果是导致细胞死亡，也可促使上皮-间质转化、加速细胞衰老，以及细胞遗传学变化即染色体数目和结构的异常（染色体畸变）、细胞基因组不稳定性，导致细胞生长增殖失调控，癌变风险增加。

（周平坤）

DNA sǔnshāng fǎnyìng
DNA 损伤反应（DNA damage response，DDR）

由细胞核基因组 DNA 损伤触发引起的细胞一系列级联反应。此反应决定了细胞的命运结局。DNA 损伤反应呈链式反应过程，包括 DNA 损伤的感应识别、信号启动、信号传递和介导细胞应答，如激活或抑制特定基因的转录、诱导细胞周期阻滞、DNA 修复和细胞凋亡等。

DNA 损伤信号的感应识别是 DNA 损伤反应关键的第一步，是由一类被称为 DNA 损伤感应子的分子最先到达或接触 DNA 损伤位点，感应损伤、发出信号、启动和放大信号反应。不同的 DNA 损伤类型是由不同的感应子识别、发出启动损伤反应的信号。

人类着色性干皮病互补组 C 基因（XPC）表达的蛋白 XPC 能感应识别多种形式的 DNA 碱基损伤，如紫外线诱发的嘧啶-嘧啶酮光产物（6-4PPs）、化学致突致癌剂诱发 DNA 碱基上大基团加合物等，启动核苷酸切除修复。DNA 损伤的感应识别也可能需要多个蛋白质的相互作用完成。XPC 蛋白虽能识别结合多种形式的碱基损伤，但有结构倾向性，只靶向那些干扰氢键结合、影响碱基配对的损伤。紫外线诱发的环丁烷嘧啶二聚体（CPD）对碱基配对无明显影响，CPD 的识别需在紫外损伤结合蛋白（UV-DDB 即 DDB1-DDB2）的作用下，将 XPC 招募到损伤位点。

DNA 双链断裂是电离辐射诱发 DNA 损伤的最严重类型，识别和结合 DNA 双链断裂的包括磷酸化异组蛋白 H2AX（γH2AX）、Ku 蛋白复合物和 MRN 复合物（Mre11-RAD50-NBS1）。一旦 DNA 双链发生断裂，H2AX 蛋白的第 139 位丝氨酸立刻被磷酸化即 γH2AX，并在 DNA 损伤位点聚焦，利用 γH2AX 单克隆抗体，通过免疫荧光杂交技术可观察到特异定位于 DNA 断裂位点的 γH2AX 聚焦点，其与辐射剂量或 DNA 双链断裂数量有良好的量效关联。γH2AX 在损伤位点的出现要早于其他 DNA 损伤反应蛋白，有标记 DNA 损伤、提供锚地平台作用，进一步招募其他 DNA 损伤反应蛋白。Ku 蛋白复合物结合 DNA 断裂位点，发出信号启动 DNA 非同源末端连接修复通路。Mre11-RAD50-NBS1 结合到 DNA 断裂位点，则启动 DNA 同源重组修复通路。

根据 DNA 损伤类型、严重程度的不同，发出的信号和启动 DNA 损伤反应的形式不同，细胞产生不同结局。如果 DNA 损伤较轻微并可以修复，细胞启动修复程序而得以继续存活，还有可能同时启动可逆的细胞周期阻滞；如果 DNA 损伤严重难以修复，细胞会进入凋亡或其他形式的死亡程序，启动的细胞周期阻滞不可恢复。

DNA 损伤反应对于维持细胞基因组稳定性、细胞存活至关重要。如果参与 DNA 损伤反应的功能基因发生突变，可导致人体细胞对 DNA 损伤剂的敏感性显著增加、癌症易感性显著增加，如共济失调毛细血管扩张症、着色性干皮病和 Nijmegen 断裂综合征等。而另一方面，靶向 DNA 损伤反应是癌症治疗的策略之一，也有一系列以 DNA 损伤反应功能基因/蛋白质为靶点的抗肿瘤药物正在研发或已获批上市。如靶向 DNA 损伤反应蛋白多腺苷二磷酸核糖聚合酶（PARP）的抑制剂，基于合成致死的原理，对 DNA 同源重组修复基因 *BRCA1/2* 缺陷的肿瘤有确切疗效。

（周平坤）

DNA sǔnshāng nàishòu

DNA 损伤耐受（DNA damage tolerance，DDT）

应对 DNA 损伤的生物学机制，克服了因未修复的 DNA 损伤引起 DNA 复制受阻，从而消除潜在的致死效应。在 DNA 复制过程中，复制叉附近的某些损伤未被修复，引起 DNA 复制阻滞，导致细胞死亡。为克服这类损伤致死效应，细胞进化了一种耐受机制，能在 DNA 损伤的情况下继续完成 DNA 复制，使细胞度过了死亡危险，这种机制又称复制旁路，能维持细胞存活，但有可能增加基因突变率。

哺乳动物细胞有两种 DNA 耐受机制：①重组依赖模式，通常是利用新合成的姐妹染色单体作为模板，即模板转换。②跨损伤合成模式及聚合酶依赖的旁路模式，是一种易错方式。

（周平坤）

DNA sǔnshāng xìnhào fāsòng

DNA 损伤信号发送（DNA damage signaling）

细胞核基因组 DNA 受损后，无论是 DNA 双链断裂还是碱基损伤或其他形式损伤，均可作为一种异常的化学信号被细胞识别，并通过生化反应如激酶酶促作用，从 DNA 损伤位点向细胞发送信号，导致生物化学和生物学级联反应，产生不同的细胞学后果。

某些 DNA 损伤反应蛋白激酶及对其特定底物蛋白质的磷酸化修饰，在 DNA 损伤信号发送中发挥关键作用，磷脂酰肌醇 3-激酶相关激酶（PIKK）是其中重要的一类，包括 ATM、ATR、DNA-PKcs、mTOR 和 hSMG 等。在 DNA 损伤信号刺激下，这些分子被激活，通过作用于不同底物而发出各种信号。紫外线诱发的 DNA 损伤、DNA 单链断裂等信号可激活 ATR，后者磷酸化 CHK1 而发出细胞周期阻滞的信号。ATM 蛋白是一种自磷酸化蛋白，正常状态下通常以无活性的二聚体形式存在，当发生 DNA 双链断裂损伤时，ATM 瞬间在其 S1981 位点上发生自磷酸化修饰而解聚并激活，作用于不同的底物。介导 CHK2 的 T68 位点磷酸化发出细胞周期 G_2/M 阻滞信号。介导 p53 的 S15 位点磷酸化，通过 $p53/p21^{cip1}$ 轴发出细胞周期 G_1/S 阻滞。细胞持续存在非致死水平 DNA 损伤时，激活的 P53 蛋白将发出细胞衰老的信号。如果出现大量不可修复的 DNA 损伤信号，导致细胞内 P53 蛋白高水平累积而发出细胞凋亡的信号。细胞的 DNA 损伤信号发送机制的失活或异常激活，都可增加正常细胞恶性转化的风险，或改变细胞对 DNA 损伤剂的敏感性。DNA 双链断裂损伤信号发送已作为癌症治疗药物研发的作用靶点。

（周平坤）

DNA sǔnshāng yòudǎo de diāowáng

DNA 损伤诱导的凋亡（DNA damage-induced apoptosis）

DNA 损伤是激活凋亡相关信号通路的关键信号，诱导细胞凋亡的发生，是肿瘤放射治疗和许多 DNA 损伤类抗癌药物应用的重要机制。*p53* 作为一种抑癌基因，是细胞凋亡的关键调控分子，即细胞生存或凋亡的重要分子开关。正常情况下，*p53* 与其负调控因子 *MDM2* 相互作用而维持 P53 蛋白水平和功能处于一种稳态平衡状态。当细胞 DNA 损伤时，ATM 或 ATR 产物可快速识别受损 DNA 分子而被激活，激活的 ATM/ATR 进而磷酸化检查点激酶 1 或检查点激酶 2，进而增加 P53 表达，激活 P53 依赖的凋亡信号转导途径，诱发细胞凋亡。

DNA 损伤信号下，部分组织细胞还可以通过非 p53 依赖的途径诱导凋亡。p73/p63 介导的信号通路是第一个被发现的 p53 非依赖信号通路。*p63* 和 *p73* 是 *p53* 基因家族成员，二者在人类肿瘤细胞中的突变率比较低，且 p63 及 p73 异构体在肿瘤细胞中容易过表达，不同异构体的表达水平具有组织及细胞特异性。在特定的肿瘤细胞中如肺癌，化疗药物及其他 DNA 损伤试剂能够诱导 p73 表达上调，进而促进 p73 依赖的细胞凋亡发生。细胞周期相关转录因子（E2F1）是一个调控细胞 DNA 损伤反应的多功能蛋白，其多种组织肿瘤和细胞中呈高表达，与肿瘤的发生、发展、转移及预后密切相关，起促癌基因的作用。E2F1 与 p53 享有某些共同的下游靶基因，如前凋亡蛋白 p73、Apaf-1、胱天蛋白酶（caspase-3 和 caspase-7）和凋亡调节蛋白 BIM、PUMA 和 BAX 等。组织发育过程中或大剂量电离辐射下，产生大量的 DNA 损伤，可通过 E2F1 信号途径诱发非 p53 依赖的细胞凋亡。如 E2F1 通过上调 PUMA 蛋白水平和诱导 BAX 从细胞质转位到线粒体诱发细胞凋亡。p14ARF 是 *INK4a-ARF* 基因的转录产物，是一种关键的抑癌因子，在顺铂诱导的人骨肉瘤细胞凋亡的过程中，DNA 损伤能够导致 p14ARF 的过表达，也可介导 p53 非依赖信号通路的细胞凋亡。

（周平坤）

DNA sǔnshāng yǐnfā de sǐwáng xìnhào zhuǎndǎo tújìng

DNA 损伤引发的死亡信号转导途径（DNA damage triggered death signaling pathway）

细胞 DNA 损伤信号可诱发一系列 DNA 损伤反应事件，其中也能激活细胞死亡信号途径。DNA 损伤信号诱发的死亡反应可概括两类：一类是被动死亡，即 DNA 致死性损伤未被修复或错误修复，或 DNA 损伤量超过细胞的修复能力，从而干扰 DNA 复制、转录或其他功能，如姐妹染色体分离、染色质凝集等，如细胞坏死；另一类是主动死亡，即选择死亡，是细胞内在的一种延迟 DNA 损伤反应机制，与 DNA 修复功能状态密切相关，其中最主要的是细胞凋亡。

当细胞发生 DNA 损伤时，机体可通过 p53 依赖的凋亡相关信号转导途径及以 p73/p63 依赖的凋亡相关信号途径，促进细胞凋亡发生。同时，DNA 损伤信号能够通过核因子 NF-κB 作用诱导 Fas 配体表达，并进一步激活细胞凋亡的发生，NF-κB 的促凋亡作用是间接且涉及多条细胞信号通路的复杂过程。同时，IRF5 也能在 p53 非依赖的 DNA 损伤诱导细胞凋亡中发挥中介作用；JNK 是 DNA 损伤应答调控中的关键信号分子。诸多外界刺激因素包括电离辐射、DNA 损伤剂均能激活 JNK 信号通路，JNK 信号通路在死亡受体途径及线粒体途径的细胞凋亡中发挥关键作用。

当 DNA 损伤程度严重到无法启动程序性死亡方式清除受损细胞时，细胞会出现坏死，形态学特征为细胞器肿胀、染色质凝集、细胞核固缩，随之发生 DNA 水解、大泡破裂、质膜完整性丧失，溶体破裂后各种酶类释放导致细胞自溶，释放炎症因子、细胞毒性颗粒及毒性氧自由基等，诱发炎症反应，导致周围组织进一步损伤。细胞坏死是一种"不安全"的细胞死亡方式。

（周平坤）

DNA yǎnghuà sǔnshāng

DNA 氧化损伤（oxidative DNA damage）

环境有害因子如电离辐射、化学致癌物，以及体内产生多余的活性氧，特别是氧自由基引起的包括细胞膜磷脂、蛋白质、酶和细胞 DNA 的损伤。生理条件下，机体内的抗氧化防御系统可以及时地清除这些自由基，维持机体的氧化还原平衡。但当产生的自由基超过机体抗氧化防御能力时，自由基即在机体内蓄积，以致机体氧化应激。生物膜磷脂中的多不饱和脂肪酸残基对自由基极为敏感，是自由基进攻的最主要靶标，常因此诱发脂质过氧化的发生，脂质过氧化代谢产物攻击 DNA 碱基造成多种 DNA 氧化损伤。

DNA 氧化损伤是恶性肿瘤发生的一个重要原因，当机体受到乙型肝炎病毒或丙型肝炎病毒感染时，肝处于持续性炎症反应状态并产生大量活性氧，而使 DNA 损伤不断累积并诱发基因突变，促进肝癌的发生与发展。幽门螺杆菌感染可诱导胃黏膜的慢性炎症，导致氧化应激，引起 DNA 氧化损伤，促进胃癌的发生与发展。持续高血糖状态亦可导致机体处于氧化应激状态，高血糖是胰腺癌的重要高危因素，胰腺癌患者的氧化应激水平高于正常人群，而胰腺作为机体重要的血糖调节内分泌器官，一旦发生胰腺癌，将导致机体血糖水平紊乱诱发持续的氧化应激反应，加剧 DNA 氧化损伤，同时，DNA 氧化损伤还可诱导机体代谢紊乱，促进肿瘤微环境发生改变，加速肿瘤进展。

（周平坤）

DNA tuòpū yìgòuméi

DNA 拓扑异构酶（DNA topoisomerase）

调控 DNA 的拓扑状态和催化拓扑异构体相互转换的一类酶。这些反应包括超螺旋性的变化、DNA 单链裂解和结合及环链式结构。所有 DNA 的拓扑性相互转换均需 DNA 链暂时断裂和再连接。该酶分两型：通过切断一条链而改变拓扑结构的称为 I 型 DNA 拓扑异构酶（Topo I），通过切断两条链将松弛、闭环 DNA 转变为超螺旋形式的称为 II 型 DNA 拓扑异构酶（Topo II）。Topo II 是核蛋白，在 DNA 复制、修复、转录、重组以及染色体分离等生命活动中发挥重要作用。

Topo II 包括 Topo IIα 和 Topo IIβ 两种亚型，Topo IIα 在细胞快速增殖期含量较高，在肿瘤细胞中表现出不受其他因素影响的高水平表达；Topo IIβ 没有对超螺旋 DNA 构象的特殊选择性，在细胞中含量相对稳定，与细胞增殖状态及细胞周期无相关性。

Topo IIα 抑制剂可显著促进 DNA 损伤，难以修复的 DNA 损伤会通过诱导多种凋亡调控因子的表达促进细胞凋亡的发生，细胞周期阻滞和凋亡同肿瘤细胞对治疗的敏感性关系密切，抑制 Topo IIα 的活性能阻止肿瘤细胞快速增殖，进而诱导肿瘤细胞的凋亡及坏死。因而，Topo IIα 是抗肿瘤药物的一个重要作用靶标，以其为靶点的抗肿瘤药物主要有多柔比星、依托泊苷、米托蒽醌和安吖啶等。此外，拓扑异构酶抑制剂作为最有效的凋亡诱导剂之一，常被用于研究凋亡过程的模型药物。

（周平坤）

DNA xiūfù

DNA 修复（DNA repair）

对受损伤的 DNA 进行结构和功能纠正的过程。在电离辐射、紫外线、雾霾等外部环境及细胞代谢产物等内源因素影响下，DNA 会受到不同程度的损伤。一旦 DNA 损伤发生，机体将快速启动损伤修复，真核生物主要的 DNA 修复方式包括核苷酸切除修复、碱基切除修复（BER）、错配修复（MMR）和双链断裂修复。

核苷酸切除修复 是各种大片段 DNA 损伤，如紫外线、化学致癌物损伤的修复途径，是 DNA 修复途径中最灵活的一种，可修复多个结构上不连续的 DNA 损伤。通过两端切除去掉构成损伤部位的约 28 个核苷酸的单链片段，用互补链作模板的修复合成作用进行缺口填充，大致过程包括损伤识别、损伤部位 DNA 双螺旋的解链、受损部位两端的切除、缺口填充和连接。

碱基切除修复 是机体细胞修复由氧化应激引起 DNA 损伤的重要途径之一，其启动依赖于多种糖基化酶，首先是 DNA 糖苷酶特异性识别 DNA 链上受损碱基并予以切除，8-羟基脱氧鸟苷作为氧化性碱基损伤的标志，可被特异性识别和切除释放自由碱基并创建脱嘌呤/脱嘧啶位点（AP 位点）。APE1 作为 BER 通路的反应酶，在 AP 位点处切割产生单链断裂，形成 1 个 $3'$-羟基、1 个 $5'$-脱氧核糖磷酸末端，随后通过碱基互补配对，在适当位置插入 1 个正常的起到支架作用的 XRCC1 蛋白，可与多个 DNA 修复相关蛋白交互作用并招募到 DNA 损伤部位，最终完成 DNA 的修复。

错配修复 是 DNA 修复的主要途径之一，与其他修复途径的显著区别在于，MMR 通过纠正在 DNA 复制和重组过程中产生的碱基错配和插入/缺失错配维持基因组的稳定性。MMR 还可招募同源重组（HR）中的关键因子，阻止同源重组中异源双链形成重组以及纠正非同源末端连接（NHEJ）中形成的错配，因此 MMR 参与双链断裂的修复并发挥重要作用，保证了修复的准确性。

双链断裂修复 其中最重要的修复途径是典型的 NHEJ 和 HR，NHEJ 发生在整个细胞周期，是快速的双链断裂修复途径，在早期对哺乳动物细胞的研究中，辐射引起的双链断裂通过 NHEJ 途径快速地修复，其半衰期只有几分钟。不同于简单的 NHEJ 修复途径，HR 修复途径十分复杂。由于需要同源模板进行修复，HR 主要发生在 S 晚期和 G_2 期，以利用复制后的姐妹染色单体作为模板。细胞进行 HR 修复时需要先对 DNA 末端进行切除，切除过程是 HR 的起始步骤，对于后续的修复过程也是必不可少的。

（周平坤）

shēngzhǎng zǔzhì

生长阻滞（growth arrest）

由氧化应激等多种因素诱导细胞周期阻滞，阻碍细胞增殖，导致生长发育延迟变缓或诱发细胞不可逆早熟性衰老的现象。

在细胞层面，生长阻滞主要是由多种因素诱导的细胞周期阻滞，而细胞周期阻滞最直接的生物学结局是细胞凋亡。例如，抑制 Sirt1 的去乙酰化酶活性能明显抑制 MT2 细胞的增殖，引起细胞 G_2/M 期阻滞，诱导细胞凋亡。细胞衰老是一种持续性的细胞周期阻滞，与肺癌、结直肠癌及乳腺癌等的发生发展密切相关；同时，早熟性细胞衰老属一种细胞损伤方式，也参与了多种理化因素诱导的组织损伤，如放射性肺损伤等。研究表明，氧化应激是早熟性衰老的直接诱发因素，H_2O_2 是氧化应激的重要中间产物，是诱导细胞衰老的强氧化剂。用 H_2O_2 处理的成纤维细胞、脐静脉血管内皮细胞等表现为细胞周期抑制、β-半乳糖苷酶染色阳性率增高等衰老表型。因此，可根据细胞衰老持续性细胞周期阻滞的特性，诱导肿瘤细胞发生早熟性衰老为靶向来治疗肿瘤，如罗哌卡因通过上调活性氧、促进肿瘤细胞氧化应激反应来诱导细胞生长阻滞及衰老，从而抑制子宫内膜癌等肿瘤细胞的生长、迁移和存活。值得注意的是，衰老会诱发细胞产生炎性衰老相关分泌表型，一方面可能通过旁分泌型衰老促进正常细胞损伤，另一方面可能导致肿瘤微环境发生改变进而引起肿瘤代谢重编程，以诱发治疗抵抗。因此，应以衰老为靶点密切监测肿瘤细胞代谢能力的改变。

（周平坤）

shēngzhǎng zǔzhì hé DNA sǔnshāng jīyīn 153

生长阻滞和 DNA 损伤基因 153（growth arrest and DNA damage gene 153，GADD153；CHOP）

编码蛋白为 CCAAT/增强子结合蛋白（C/EBP）家族成员、转录因子 C/EBP 的负显性抑制剂、内质网应激（ERS）特异性的转录因子。作为 ERS 蛋白分子伴侣参与蛋白质的折叠与转运，生理状态下其表达量很低，但当各种损伤引起错误折叠蛋白质增多、胞内 Ca^{2+} 稳态失衡等 ERS 反应时则高表达，诱导细胞周期阻滞进而促进细胞凋亡。

与细胞凋亡的关系：当受到不良环境因素刺激下，诱导机体产生 ERS 状态，堆积在内质网中的未折叠蛋白质或错误折叠的蛋白质作为信号，活化内质网膜上的相关受体，从而活化相关的蛋白激酶或经过信号转导至细胞核，调节相关基因表达并产生效应，称未折叠蛋白质反应，主要包括跨膜蛋白 IRE1、PERK 和 ATF6 在转录及翻译水平介导的 CHOP、JNK 和胱天蛋白酶 12（caspase-12）3 条不同的信号通路，最终诱导细胞凋亡。同时 GADD153 作为转录因子，其表达主要包括转录和转录后水平的调节，其中以转录水平为主，转录因子 ATF2 及 ATF4 均能转录上调 GADD153 表达进而激活 CHOP 凋亡相关信号通路。此外，GADD153 还可通过调控下游蛋白 Bcl-2/TRB3 等凋亡相关蛋白促进细胞凋亡发生。

与肿瘤的关系：肿瘤微环境中的低氧是 ERS 的重要驱动因素，ERS 一旦发生，可显著促进细胞凋亡，此外由内质网引起的细胞凋亡发生极少引起肿瘤细胞化疗耐药，同时增强了化疗敏感性。在非小细胞肺癌患者的临床研究中发现，GADD153 高表达个体较少发生远端转移，提示其可作为罹患 I 期非小细胞肺癌并已接受肺癌根治术患者再次复发的早期诊断指标。

（周平坤）

shēngzhǎng zǔzhì hé DNA sǔnshāng jīyīn 45

生长阻滞和 DNA 损伤基因 45（growth arrest and DNA damage gene 45，GADD45）

抑癌基因 p53 的下游基因、DNA 损伤修复的重要相关基因，参与细胞周期、细胞生长、细胞凋亡、DNA 损伤和修复的调控，在基因调控网络中具有中枢地位。

GADD45 家族是以 p53 为核心的 DNA 损伤修复途径的关键调控基因，拥有 GADD45α、GADD45β 和 GADD45γ 3 个成员，其基因序列非常相似，通常在环境损伤因子作用后，随着 DNA 修复途径的启动而诱导产生。

GADD45α 可被紫外线照射、离子辐射和基因毒性药物等快速诱导产生，受 p53 和 BRCA1 的调节，可以通过 p53 依赖及非依赖两条途径被诱导表达增高，在调控 G_2/M 细胞周期检查点、维持基因组稳定性、细胞凋亡、DNA 损伤修复以及信号转导等重要细胞生命活动中起重要作用。

GADD45β 主要调节控制细胞的增生、监测细胞周期、诱导细胞凋亡、调节控制细胞的负性生长等 DNA 损伤修复途径相关的功能，是转化生长因子 β 诱导的生长抑制及促凋亡的主要反应基因。

GADD45γ 是细胞和 DNA 损伤的应激基因，在电离辐照、紫外线、多种 DNA 碱基损伤剂和诱变剂等刺激下诱导表达上调。GADD45γ 诱导是通过多种信号转导途径实现的，其表达缺失可致人类细胞的无限增殖。GADD45γ 具有抑制细胞增殖和促进凋亡的作用。

（周平坤）

zhǒngliú shēngwù zhìliáo

肿瘤生物治疗（tumor biotherapy）

应用生物技术或生物制剂直接或间接介导抑瘤和杀瘤效应的治疗方法。包括采用微生物制剂、细胞因子、单克隆抗体、疫苗、免疫细胞和基因等进行治疗。生物制剂可以通过激活宿主的细胞免疫〔如宿主的细胞毒性 T 细胞，自然杀伤（NK）细胞、巨噬细胞、NK T 细胞、T 细胞〕和体液免疫（如抗肿瘤的抗体及细胞因子）产生抗瘤作用。有些生物治疗是直接靶向肿瘤细胞促进抗肿瘤效应；但也有些是通过抑制血管生成和促肿瘤生长因素，以及封闭免疫负调控的检查点而间接促进抗肿瘤效应。随着生物技术的发展，生物治疗已成为继手术、放疗和化疗之后的第四大肿瘤治疗手段。

研究历史 早在 18 世纪，人们就发现感染与肿瘤消退的关系，即患丹毒（急性链球菌感染）可以使局部肿瘤消退。1953 年，费莱（Feley）和普赖霍（Preho）应用动物实验发现肿瘤特异性移植抗原，建立了现代肿瘤免疫概念。随后多种非特异性生物制剂（如卡介苗、短小棒状杆菌、免疫核糖核酸、转移因子等）的大量动物实验和临床应用为人类的肿瘤免疫治疗奠定了基础。20 世纪 80 年代，美国肿瘤学家罗伯特·奥尔德姆（Robert K. Oldham）提出生物反应调节剂（BRM）的概念。BRM 主要是指通过免疫系统直接或间接增强机体的抗肿瘤效应，并对肿瘤有治疗效果的制剂或方法。这些物质包括对机体免疫功能有增强、调节作用，以及能恢复、重建免疫功能的制剂、细胞因子、单克隆抗体、某些非特异性刺激物质等。此间，斯蒂文·罗森博格（Steven A. Rosenberg，1940~ ）开创了应用淋巴因子激活的杀伤细胞（LAK 细胞）治疗肿瘤的方法。即采集患者的外周血淋巴细胞，加入细胞因子白细胞介素 2（IL-2）共培养，激活和扩增淋巴细胞产生杀伤肿瘤效应。已有多种免疫细胞可用于生物治疗，如肿瘤浸润淋巴细胞（TIL）、细胞因子激活的杀伤细胞（CIK）、树突状细胞-细胞因子激活的杀伤细胞（DC-CIK）、NK 细胞、T 细胞等进行细胞过继免疫治疗肿瘤，以及用肿瘤抗原特异性 T 细胞受体（TCR）基因或抗体识别区域基因与 T 细胞活化链基因重组后导入 T 细胞，其表达的嵌合抗原受体（CAR）可引导 T 细胞特异性识别和杀伤肿瘤细胞。

肿瘤疫苗的研究在 20 世纪 60～70 年代，因未找到肿瘤特异性抗原，研究落入低谷。20 世纪 90 年代初，比利时学者蒂里·博恩（Thierry Boon）首先应用 T 细胞克隆的方法找到了人类肿瘤抗原。此后应用生化方法、转基因方法、利用患者含有抗肿瘤抗体的血清筛选肿瘤抗原的重组 cDNA 表达文库血清学分析（SEREX）等方法发现了一系列肿瘤抗原，同时伴随着对具有抗原特异性提呈特性的树突状细胞（DC）的研究进展，肿瘤疫苗的研究也得以快速发展。其中包括了 DC 疫苗、融合细胞瘤苗、基因疫苗、多肽疫苗等。美国于 2010 年已批准治疗前列腺癌的自体树突状细胞疫苗 Provenge（Sipuleucel-T）作为前列腺癌正式疗法。

抗体药物的发展也是曲折的。早期单克隆抗体来自小鼠，用于人体会产生人抗鼠抗体，影响其疗效。进入 20 世纪 90 年代，随着人源化抗体和人抗体技术及制备技术的成熟，抗肿瘤抗体药物被陆续批准进入市场。利妥昔单抗是 1997 年第一个获美国食品和药品管理局（FDA）批准上市的抗肿瘤抗体药物，用于治疗 B 细胞性非霍奇金淋巴瘤，其疗效与化疗疗效相同，但几乎无显著的副作用。此后曲妥珠单抗、吉妥

单抗、阿伦单抗、西妥昔单抗和贝伐珠单抗等抗体药物陆续上市。同时还有许多临床在研项目，如封闭免疫负调控机制的抗 CTLA-4、抗 PD-1 抗体等。此外，有一批细胞因子药物也进入了市场，如 IL-2、干扰素（IFN）等治疗肾细胞癌或黑色素瘤显示出一定疗效。溶瘤病毒也是快速发展的生物制剂，经过改造的溶瘤病毒既可感染肿瘤细胞，又能特异地在肿瘤细胞内繁殖，而不损害正常细胞，通过表达免疫佐剂因子还可以激发宿主的抗肿瘤特异性免疫。肿瘤生物治疗已进入快速发展时期，与三大常规疗法互补，潜力巨大。

原理　免疫系统是人体的防御体系，一方面可防御外来异物（如细菌、病毒等）；另一方面可消除体内衰老细胞以及发生突变的癌细胞。2002 年，美国肿瘤免疫学家罗伯特·希雷伯（Robert D. Schreiber）首次提出肿瘤免疫编辑学说。该理论认为，免疫系统不但具有排除肿瘤细胞的能力，而且还具有促进肿瘤生长的作用。机体免疫系统与肿瘤的相互关系可以分为以下 3 个阶段。

第一阶段　免疫原性较强的肿瘤可被免疫细胞识别，进而被免疫系统清除。而肿瘤细胞的突变具有异质性（不均一性），其中弱免疫原性肿瘤细胞不能被免疫细胞有效地识别和清除，形成一种平衡状态，即进入第二阶段。

第二阶段　肿瘤处在免疫系统的清除压力下，临床尚查不到可见的肿瘤。免疫编辑的这种平衡状态可以维持较长时间甚至终身。免疫编辑的平衡状态实际上就是一种带瘤生存状态。但这种平衡状态是动态的、相对的。如果肿瘤细胞和免疫细胞在内外因

素的作用下打破了平衡，则肿瘤进入逃逸阶段，产生临床可见的肿瘤。

第三阶段　即逃逸阶段，肿瘤可以通过多种方式产生逃逸。肿瘤低表达或不能表达主要组织相容性复合体（MHC）分子和抗原肽复合物时，T 细胞则无法识别和杀伤。肿瘤细胞可表达程序性死亡配体-1（PD-L1）、Fas 受体等抑制 T 细胞的活化甚至促其凋亡；肿瘤产生的基质金属蛋白酶 9（MMP-9）能切割表达在肿瘤细胞膜上的 MHC Ⅰ类链相关分子 A（MICA），游离的 MICA 可封闭 NK 细胞 2 组 D（NKG2D）受体，使 NK 细胞无法识别和杀伤肿瘤。肿瘤分泌的转化生长因子 β、IL-10 等，能诱导产生调节性 T 细胞（Treg），抑制其他免疫细胞，导致免疫系统产生对肿瘤的免疫耐受。肿瘤局部的慢性炎症可促进 Treg 和髓源性抑制细胞（MDSC）的集聚，并起到抑制抗肿瘤免疫，促进肿瘤生长。

机体免疫功能低下会促进肿瘤的发生和发展，如器官移植的受者是癌症高发人群，因为受者通常使用免疫抑制剂防止移植器官被排斥。过度的精神刺激、抑郁、过劳和衰老均可使免疫功能低下而促进肿瘤的发生和发展。与此相反，免疫编辑的过程也会发生逆向发展的过程。肿瘤的生物治疗在逆转此过程中起重要作用，如肿瘤疫苗和免疫激活剂可打破免疫耐受，唤醒宿主的免疫系统产生抗肿瘤特异性细胞毒性 T 细胞（CTL）和抗体，诱导免疫记忆细胞，并增强固有免疫细胞的抗肿瘤活性。应用体外活化扩增的抗肿瘤免疫细胞回输到患者体内，可逆转免疫逃逸的不利局面。应用细胞因子和抗体可对抗

免疫负调控节点，提高肿瘤细胞对机体抗肿瘤免疫效应的敏感性；联合主动免疫和过继免疫治疗会进一步提高肿瘤的治疗效果。因此明确肿瘤和宿主的免疫状况，制订有针对性的个体化治疗方案，将常规疗法与生物治疗结合，可大幅度提高肿瘤的治愈率或带瘤长期生存。

优势 手术、放疗和化疗是肿瘤治疗的三大常规疗法，然而手术后在创伤愈合期，机体会产生大量的细胞因子促进组织修复、增生和血管生成，这会促进未切除的亚临床病灶和转移灶快速发展。放化疗虽有疗效，但肿瘤会产生耐受（如耐药细胞、肿瘤干细胞），且过度的放化疗也会伤及宿主的免疫系统。肿瘤生物治疗主要为免疫治疗，总体上是打破免疫耐受和免疫逃逸的机制，提高宿主的免疫功能对抗和消灭肿瘤，其特异性显著高于放化疗，而毒副作用明显低于放化疗。生物治疗联用常规疗法更有利于调动机体的免疫系统清除残留病灶，对于防止肿瘤的复发/转移意义重大。

应用策略 有以下几方面。

围手术期的生物治疗 即手术前后采用免疫治疗，限制手术造成的促癌因素。利用患者自身肿瘤组织制备疫苗用于免疫治疗，以及应用细胞过继免疫治疗消灭残存的肿瘤细胞，防止肿瘤的复发/转移。

与放化疗联合 生物治疗可增强肿瘤对放化疗的敏感性，并对放化疗无效的肿瘤细胞仍有治疗作用。抗体靶向药物和免疫细胞制剂的应用时机尚缺乏统一认识。因为放化疗对免疫细胞会造成一定损伤，故同时应用会有不利的一面。即便是靶向抗体制剂，其抗体依赖细胞介导的细胞毒作用也需要免疫细胞的参与，因此，生物治疗原则上与放化疗错开应用为好。

主动免疫联合过继免疫治疗 治疗性肿瘤疫苗对晚期肿瘤可以产生疗效。在主动免疫治疗的基础上，患者体内的肿瘤特异性CTL被激活，结合过继免疫治疗会进一步提高疗效。

肿瘤疫苗和过继免疫治疗的重复使用 治疗性肿瘤疫苗不同于预防性疫苗，后者免疫间隔时间长。而治疗性疫苗接种间隔在2～4周，需要多次重复使用，若疗效显著或肿瘤已消除，则可将免疫间期延长。同样，细胞过继免疫治疗次数和疗效相关。如肿瘤已不进展，重复应用可延长其带瘤生存期；如肿瘤完全消退也要考虑定期治疗巩固疗效，间隔时间可延长；如发生严重的自身免疫现象，应终止治疗，改换其他疗法。

主动免疫或细胞过继免疫治疗联合阻断免疫负调控的治疗：肿瘤疫苗或细胞过继免疫治疗联合对抗免疫负调控节点。如抗PD-1抗体阻断T细胞PD-1与肿瘤细胞的PD-L1结合，防止T细胞失活或凋亡，可进一步提高免疫治疗的疗效。

溶瘤病毒与肿瘤疫苗结合：溶瘤病毒可以在肿瘤细胞中进行特异性复制并杀伤肿瘤细胞。如果溶瘤病毒同时表达肿瘤疫苗相关成分，吸引和促进抗原提呈细胞对肿瘤抗原的捕获和提呈，形成肿瘤原位疫苗，激发特异性抗肿瘤免疫和免疫记忆。

（林　晨　钱海利）

bèidòng miǎnyì zhìliáo

被动免疫治疗（passive immunotherapy）

将具有抗肿瘤活性的免疫制剂或免疫效应细胞输给肿瘤患者，使其在体内发挥抗肿瘤作用的治疗方法。不需要机体产生初始免疫应答，适用于已经没有初始免疫应答的患者。但不能产生免疫记忆，且免疫反应维持时间相对较短。

分类 被动免疫治疗主要包括过继性细胞治疗和单克隆抗体治疗。

过继性细胞治疗 通过分离自体或异体免疫细胞，经体外激活和/或扩增后输入体内直接杀伤或抑制肿瘤，有些也可以激发机体免疫系统间接杀伤肿瘤。过继性细胞治疗不仅可以纠正细胞免疫功能低下的状态，促进宿主的抗肿瘤免疫功能，还可替代、修补或改善细胞毒药物治疗引起的免疫功能受损。其优势在于经体外处理，越过体内肿瘤免疫耐受的多种机制，大量扩增具有抗肿瘤活性的免疫细胞，避免了细胞因子大量应用带来的严重毒副作用。

用于过继性细胞治疗的免疫细胞主要有以下几种。①淋巴因子活化的杀伤细胞（LAK细胞）：曾主要用于肾癌和黑色素瘤，但因其体外增殖活性不强、体内抗瘤活性有限，以及与大剂量白细胞介素2（IL-2）同时应用会带来较强的毒副作用，已淡出临床应用。②肿瘤浸润淋巴细胞：主要用于治疗皮肤、肾、肺、头颈部、肝、卵巢部位的原发或继发肿瘤。③细胞因子诱导的杀伤细胞：在肾癌、肝癌、肺癌、白血病等多种肿瘤中具有抗瘤活性。此外，以自然杀伤（NK）细胞、γδ T细胞、NK T细胞、抗CD3单克隆抗体激活的杀伤细胞（CD3AK）、T细胞受体基因修饰T细胞、嵌合抗原受体（CAR）基因修饰T细胞等为基础的过继免疫治疗在肺癌、肾癌、黑色素瘤、白血病等临床研究中也有良好的疗效。

单克隆抗体治疗 单克隆抗体简称单抗，由一个 B 细胞克隆针对单一抗原表位产生的结构均一且高度特异的抗体，通过与生长因子受体或细胞膜分化抗原特异性结合，阻断细胞增殖信号，也可以诱导抗肿瘤免疫应答。

临床常用的抗肿瘤单抗主要有以下几种。①西妥昔单抗：表皮生长因子受体（EGFR）人鼠嵌合型单克隆抗体，用于治疗晚期结直肠癌、肺癌和头颈部鳞癌。②尼妥珠单抗：EGFR 人源化单克隆抗体，用于治疗鼻咽癌、头颈部鳞癌和胰腺癌。③帕尼单抗：全人源 EGFR/HER1 单克隆抗体，较嵌合型或人源化单抗免疫原性更小，用于标准化疗无效的转移性结直肠癌。④曲妥珠单抗：IgG$_1$ 的重组人源化 HER2 单克隆抗体，主要用于治疗 HER2 过表达的乳腺癌。⑤利妥昔单抗：以 CD20 为靶点的人/鼠嵌合型单克隆抗体，用于治疗 CD20 表达阳性的 B 细胞淋巴瘤、慢性淋巴细胞白血病和毛细胞白血病。⑥阿伦单抗：以 CD52 为靶点的人源化单克隆抗体，用于治疗进展期慢性淋巴细胞白血病和非霍奇金淋巴瘤。⑦贝伐珠单抗：重组人源化血管内皮生长因子（VEGF）单克隆抗体，用于治疗结直肠癌、乳腺癌和非小细胞肺癌。⑧伊匹单抗：以 CTLA-4 为靶点的人源化单克隆抗体，2011 年被美国食品和药品管理局（FDA）批准用于治疗晚期黑色素瘤。

（林 晨 钱海利）

zhōngliú guòjì miǎnyì zhìliáo

肿瘤过继免疫治疗（adoptive immunotherapy of tumor） 将经体外扩增、活化的自体或同种异体免疫效应细胞或其产物输入肿瘤患者机体，增强其免疫应答，直接或间接杀伤肿瘤细胞的疗法。是一种被动免疫策略。

原理 免疫效应细胞是机体杀伤肿瘤细胞的重要因素。①淋巴因子活化的杀伤细胞（LAK 细胞）：通过分离人体外周血单个核细胞，体外经过白细胞介素 2（IL-2）培养 5~7 天后诱导产生的一类杀伤细胞，属一群异质性群体。LAK 细胞主要来源于自然杀伤（NK）细胞，其杀伤肿瘤细胞不需抗原致敏且无主要组织相容性复合体（MHC）限制性，可以非特异性地杀伤自身和异体肿瘤细胞。但其杀伤力不强，且扩增能力有限，需要在输注细胞的同时大剂量应用 IL-2 等。②肿瘤浸润淋巴细胞（TIL）：一般是从外科手术切除的实体肿瘤组织或淋巴结中分离得到的浸润淋巴细胞，已被肿瘤抗原致敏而具有特异性抗肿瘤作用，经体外 IL-2 培养诱导扩增后回输患者体内，具有比 LAK 细胞更强的增殖活性，对肿瘤细胞的杀伤特异性更强、效率更高。TIL 主要由 T 细胞组成，其次是 NK 细胞和 B 细胞。TIL 对肿瘤细胞的杀伤机制除了有特异性的裂解作用外，还依赖其释放的效应分子如 IL-2、穿孔素和肿瘤坏死因子（TNF）等，通过这些效应分子激活机体免疫功能发挥抗肿瘤作用。③细胞因子诱导的杀伤细胞（CIK 细胞）：外周血单个核细胞经过抗 CD3 单克隆抗体加 IL-2、γ 干扰素（IFN-γ）、TNF-α 等细胞因子体外诱导分化获得的一群免疫活性细胞，其主要效应细胞表型为 CD3$^+$ 和 CD56$^+$，兼具 T 细胞强大的抗肿瘤活性和 NK 细胞的非 MHC 限制性杀瘤的优点。与 LAK 细胞和

TIL 相比，CIK 细胞具有繁殖速度快、抗肿瘤活性高、抗肿瘤谱广、对多重耐药肿瘤细胞同样敏感以及对正常骨髓造血前体细胞毒性很小等优势。④NK 细胞：可以识别 MHC Ⅰ 类分子表达下调或缺失的肿瘤细胞，不需要抗原预先致敏即可以直接杀伤肿瘤细胞。⑤γδ T 细胞：其 T 细胞受体（TCR）由 γ 和 δ 肽链组成，多为 CD4$^-$CD8$^-$ 双阴性表型，杀伤肿瘤细胞的机制主要涉及穿孔蛋白途径和 Fas/FasL 介导的细胞凋亡途径，也可以通过 NK 样受体直接识别蛋白质或肽类抗原，以非 MHC 限制性的方式杀伤肿瘤细胞。此外，应用于过继细胞治疗的免疫效应细胞还包括 NK T 细胞、抗 CD3 单克隆抗体激活的杀伤细胞（CD3AK）、TCR 基因修饰的 T 细胞和嵌合抗原受体 T 细胞（CAR-T）等。

应用 过继免疫治疗持续时间相对较短，而且肿瘤患者的免疫耐受状态会严重影响治疗效果，往往需要预先清除受者体内的淋巴细胞，特别是调节性 T 细胞等抑制性淋巴细胞来增强抗肿瘤免疫。肿瘤过继性细胞免疫治疗可单独应用，也可作为手术、放化疗后的辅助治疗，能提高疗效、改善患者生存质量，在肺癌、肾癌、黑色素瘤等肿瘤的治疗中显示出良好效果。但由于其存在细胞扩增倍数较低、细胞来源困难、细胞毒力不高等诸多问题，临床应用受到一定的限制。此外，单克隆抗体治疗也是过继免疫治疗的一种，即由一个 B 细胞克隆针对单一抗原表位产生的结构均一且高度特异的抗体。单克隆抗体在患者体内通过与生长因子受体或细胞膜分化抗原特异性结合，阻断细胞增殖信号，也可诱导抗

肿瘤免疫应答，通过抗体依赖细胞介导的细胞毒作用、补体介导的细胞毒作用等多种机制达到治疗目的。

（林　晨　钱海利）

zhǔdòng miǎnyì zhìliáo

主动免疫治疗（active immunotherapy）

通过向体内输入生物制剂激活宿主免疫系统对抗疾病的一种治疗方式。

分类 主动免疫治疗分为非特异性和特异性主动免疫治疗。肿瘤的非特异性主动免疫治疗是指应用非特异性免疫制剂（如卡介苗、短小棒状杆菌、细胞因子）激活宿主免疫系统治疗肿瘤。肿瘤的特异性主动免疫治疗是用含有肿瘤抗原和/或肿瘤相关抗原的细胞、分子或基因制备疫苗，输入体内刺激机体免疫系统产生特异性抗肿瘤免疫效应（包括特异性细胞免疫和体液免疫）的治疗方法，又称肿瘤疫苗疗法。

肿瘤主动免疫治疗的独特之处是可以产生肿瘤特异性免疫记忆，防止肿瘤复发和转移。

原理 主动免疫激发的效应细胞是 $CD8^+$ 细胞毒性 T 细胞（CTL），通过特异的 T 细胞受体，识别肿瘤细胞上表达的主要组织相容性复合体（MHC）Ⅰ类分子和抗原肽复合物。对于正常代谢的抗原肽，T 细胞耐受而不产生反应。而肿瘤细胞内突变的基因产物或异常高表达的肿瘤抗原或肿瘤相关抗原的降解小肽被 MHCⅠ类分子呈递到胞外即可被 CTL 识别。T 细胞通过穿孔素在肿瘤细胞上打孔，并将颗粒酶送入瘤细胞内，杀伤肿瘤细胞；也可以通过表达 Fas 受体与肿瘤细胞上的 Fas 结合，诱导肿瘤细胞凋亡。针对肿瘤胞外区的相关抗原的疫苗可以激发抗肿瘤的体液免疫反应，即产生抗肿瘤的抗体。此类抗体可以和肿瘤表面抗原结合直接诱导细胞凋亡；也可结合补体产生杀伤效应；以及通过抗体可变区捕获肿瘤，通过抗体的 Fc 段与免疫细胞上的 Fc 受体结合，产生抗体依赖细胞介导的细胞毒作用特异性杀死肿瘤细胞。

研究历史 肿瘤的主动免疫治疗历史已有百余年。19 世纪末，美国骨科医师威廉·科利（William B. Coley，1862～1936年）首先发明了科利疫苗，它应用灭活的化脓性链球菌和黏质沙雷菌混合制成，用于治疗肿瘤，被称为科利疗法，是最早的肿瘤非特异性主动免疫治疗。后来人们采用卡介苗、短小棒状杆菌、胸腺肽等制剂治疗肿瘤。卡介苗用于膀胱癌术后的膀胱灌注治疗，白细胞介素 2（IL-2）联合干扰素（IFN-γ）用于肾细胞癌的治疗仍在应用，此类均属于非特异性主动免疫治疗。主动特异性免疫治疗是指应用肿瘤疫苗治疗肿瘤。早期是应用放射线灭活的肿瘤细胞，并加入佐剂作为瘤苗来治疗肿瘤，但总体效果较差。20 世纪90 年代初，比利时科学家蒂里·博恩（Thierry Boon）应用 T 细胞克隆的方法找到了人类肿瘤抗原。此后应用重组 cDNA 表达文库血清学分析（SEREX）发现了一系列肿瘤抗原，促进了肿瘤特异性免疫治疗研究。随着树突状细胞（DC）的研究进展，对用于肿瘤特异性免疫治疗的肿瘤疫苗的研究得以复苏并快速发展。

应用 肿瘤疫苗的研究涉及多种形式，主要包括细胞疫苗、基因疫苗和多肽疫苗等［见肿瘤学（一）卷肿瘤疫苗］。

细胞疫苗 又分为肿瘤细胞疫苗和 DC 疫苗两大类，也有将两者融合后作为疫苗应用，它们既有肿瘤抗原又有抗原提呈系统。

肿瘤细胞瘤苗 是最早研究的肿瘤疫苗形式，伴随着生物技术的发展采用了转基因的手段提高免疫效果。如 GVAX 瘤苗，是将粒细胞-巨噬细胞集落刺激因子（GM-CSF）基因导入自体或异体肿瘤细胞而制备的瘤苗，经灭活后注入体内，但疗效欠佳。肿瘤细胞疫苗的优点是各种肿瘤抗原均在其中，缺点是免疫抑制成分也大量存在，如能增加对抗负调控的手段，可提高瘤苗的疗效。

DC 疫苗 前列腺癌疫苗 Provenge（Sipuleucel-T）是将前列腺特异性酸性磷酸酶（PAP）与 GM-CSF 融合蛋白导入自体 DC 作为疫苗。2010 年，被美国食品和药品管理局（FDA）批准用于治疗前列腺癌。DC 疫苗的优点：其本身是专职性抗原提呈细胞，能在体外避开肿瘤免疫抑制环境捕获肿瘤相关抗原，并促其成熟，进入体内可主动趋化到淋巴组织，激发特异性抗肿瘤免疫。因此 DC 疫苗是有较好发展前景的主动免疫疗法。但其制备和应用仍有需改进和提高的空间，如优化 DC 亚类、采用多种抗原、提高导入途径等。

多肽疫苗 其中有些是针对 HLA-A2 的抗原肽疫苗，也有些是选择非肿瘤抗原作为疫苗而用于治疗肿瘤。2008 年在古巴上市的表皮生长因子（EGF）疫苗（CIMAvax-EGF），用于治疗非小细胞肺癌。EGF 可促进肿瘤细胞生长浸润，也可促进血管生成。因此，EGF 蛋白疫苗可以诱导机体产生特异性抗体封闭其促肿瘤作用，进而产生抗肿瘤效应。

基因疫苗 有较多临床在研项目。基因疫苗的优势是可将不

同的抗原和佐剂分子重组在一起，易于制备。有用人工改造的病毒作为载体制备瘤苗，或将基因疫苗导入肿瘤细胞、DC或其他正常细胞作为疫苗。

（林　晨　钱海利）

zhǒngliú yùfángxìng yìmiáo

肿瘤预防性疫苗（prophylactic vaccine of tumor）　在某种肿瘤高风险人群中为预防该肿瘤发生而接种的生物制品。有些肿瘤的发生与微生物的感染密切相关，如人乳头瘤病毒（HPV）与子宫颈癌，乙肝病毒（HBV）与肝癌，幽门螺杆菌（HP）与胃癌等。针对这些微生物的疫苗可以有效预防相应微生物的感染，从而降低对应肿瘤的发生率。

HPV疫苗　是已知最成功的肿瘤预防性疫苗。HPV是最常见的性传播感染病毒，每年约有3亿新感染者，其中16和18型为高危HPV。有两种HPV疫苗已上市，分别是2006年获批的四价疫苗（加卫苗，Gardasil）和2007年获批的二价疫苗（希瑞适，Cervarix）。前者是世界上第一个获得批准上市的HPV疫苗，用来预防由HPV 6、11、16和18型引起的子宫颈癌和生殖器官癌前病变，其抗原是HPV主要衣壳蛋白的L1片段，通过重组DNA技术，使L1蛋白在酵母中表达，并自我组装成为构象完整且无感染性的病毒样颗粒（VLP）。在开展HPV预防接种的国家，疫苗接种覆盖率高的国家，其生殖器疣和子宫颈细胞学异常的发生率快速下降。希瑞适是针对HPV16和18型的疫苗，其抗原也是HPV主要衣壳蛋白的L1片段，利用重组杆状病毒技术系统生产VLP并加入新型佐剂AS04。对接受过预防接种疫苗人群进行的8.4年随访显示，

HPV疫苗对与HPV-16和18型相关的子宫颈上皮内瘤变（CIN）Ⅱ级的抑制率达100%。

HBV疫苗　预防乙型肝炎的疫苗。从HBV携带者血浆中分离HBV表面抗原（HBsAg），经处理后而制成。HBV感染是肝细胞癌发生的主要因素。HBV疫苗可以有效、安全的预防HBV感染。中国的HBV疫苗为基因重组疫苗，分为哺乳动物细胞表达的疫苗和重组酵母乙肝疫苗。①哺乳动物细胞表达的疫苗：采用基因工程技术将HBV表面抗原（HBsAg）基因片段重组到中国仓鼠的卵巢细胞内，通过细胞培养，使其分泌HBsAg于培养液中，经纯化加佐剂氢氧化铝后制成疫苗。②重组酵母乙肝疫苗：采用基因工程技术，构建含有HBsAg基因的重组质粒，使其转化酵母产生HBsAg，破碎酵母菌体释放HBsAg，经纯化、灭活以及加佐剂氢氧化铝后制成疫苗。重组酵母乙肝疫苗可以预防所有已知亚型的HBV感染。

针对幽门螺杆菌的疫苗　幽门螺杆菌在发达国家的人群感染率为10%～60%，发展中国家接近100%，是胃炎、胃十二指肠溃疡和胃癌的主要病因。正在研发的疫苗主要有全菌疫苗、亚单位疫苗、活载体疫苗和DNA疫苗。

（林　晨　钱海利）

zhǒngliú zhìliáoxìng yìmiáo

肿瘤治疗性疫苗（therapeutic vaccine of tumor）　利用肿瘤细胞或肿瘤抗原物质，诱导患者自身产生抗肿瘤免疫反应，达到治疗肿瘤的目的生物制品。其优势在于特异性强、毒性低，可诱发免疫记忆而产生持续的疗效。

分类　治疗性肿瘤疫苗可分为以下3种。

以肿瘤细胞为基础的疫苗　将完整肿瘤细胞或肿瘤细胞裂解物作为免疫原制备而成，肿瘤细胞的来源可为自体或同种异体的肿瘤细胞。肿瘤细胞可通过下调主要组织相容性复合体（MHC）分子、共刺激分子及肿瘤相关抗原的表达来逃避免疫系统的监视。根据此原理制备经基因修饰的肿瘤细胞，即将编码相关分子的基因或促进免疫应答的细胞因子基因导入肿瘤细胞，促进细胞中肿瘤抗原的提呈，诱发个体产生更强的抗肿瘤免疫应答。常用的细胞因子有粒细胞-巨噬细胞集落刺激因子（GM-CSF）、白细胞介素12（IL-12）等。

以肿瘤相关抗原为基础的疫苗　包括肿瘤抗原蛋白质疫苗、多肽疫苗、核酸疫苗和重组病毒疫苗，后者是以病毒为载体，将编码肿瘤抗原的基因导入病毒借以表达肿瘤抗原的疫苗。

以树突状细胞为基础的疫苗　树突状细胞（DC）是主要抗原提呈细胞，是免疫反应的发动者。可以将肿瘤抗原直接加载到DC细胞中，或将编码肿瘤抗原的基因导入DC，在DC中进行表达。

应用　治疗性肿瘤疫苗是肿瘤治疗的一个重要方向。前列腺癌疫苗Provenge（Sipuleucel-T）是将前列腺特异性酸性磷酸酶（PAP）与GM-CSF融合蛋白导入自体DC作为疫苗。2010年被美国食品和药品管理局（FDA）批准用于治疗前列腺癌。另一种治疗性肿瘤疫苗并非利用肿瘤抗原制备疫苗，而是表皮生长因子（EGF）疫苗（CIMAvax-EGF），由重组的EGF与大肠埃希菌来源的P64K脑膜炎奈瑟菌蛋白组成的多肽疫苗，通过诱导产生抗EGF的中和抗体，抑制表皮生长

因子受体的磷酸化激活，达到抗肿瘤血管生成、抑制肿瘤生长的效果。该疫苗于 2008 年在古巴上市，用于治疗非小细胞肺癌。

（林 晨 钱海利）

zhǒngliú duōtài yìmiáo

肿瘤多肽疫苗 （peptide vaccine for cancer） 按照肿瘤抗原中抗原表位的氨基酸序列，通过化学合成技术人工合成的高免疫原性多肽片段疫苗。因制作工序简单、费用低廉、化学性质稳定、特异性高、无致癌性等优点而成为肿瘤免疫治疗的重要方法。

原理 抗原诱发免疫反应的发生，主要是通过抗原提呈细胞将抗原在细胞内加工成多肽片段，与主要组织相容性复合体（MHC）Ⅰ或Ⅱ类分子结合形成 MHC-多肽复合物，提呈到细胞表面，被 T 细胞受体所识别，从而激活抗原特异性 T 细胞。$CD8^+$ T 细胞识别与 MHC Ⅰ类分子结合的抗原肽，长度为 8~12 个氨基酸残基；$CD4^+$ T 细胞识别与 MHC Ⅱ类分子结合的抗原肽，长度多于 13 个氨基酸残基。合成的抗原肽可直接与抗原提呈细胞表面的 MHC 分子结合，在激活免疫系统方面与天然的内源性肽具有同等的效力，因此，可以作为疫苗直接刺激免疫反应的发生。很多肿瘤相关抗原（TAA）的表位肽被筛选和鉴定，借助人工方法合成 TAA 多肽，制备成肿瘤多肽疫苗。

分类 主要包括癌基因、抑癌基因突变肽疫苗和肿瘤相关病毒的抗原多肽疫苗。

优势与不足 与传统疫苗相比，多肽疫苗具有独特的优点：激活的免疫反应特异性高；通过化学方法易合成、速度快、纯度高等。但也存在一些不足：MHC 限制性因素，由于不同患者的 MHC 分子有差异，使表位疫苗的应用范围严重受限；表位很小，免疫原性较弱，难以引起高强度的免疫应答，甚至会出现免疫耐受而不应答的现象。因此，在多肽疫苗设计中需要重点解决免疫原性问题。

提高免疫原性的方法 ①联合应用免疫佐剂来提高疫苗的免疫原性。②应用成熟的树突状细胞和多肽联合制成疫苗来提高疫苗的免疫原性。③多表位叠加抗原肽：将某一抗原上表位叠加的多个抗原肽混合，负载抗原提呈细胞后可以激活多个克隆的特异性 T 细胞，产生更强的免疫反应。④增加 Th 抗原肽表位：$CD4^+$ Th 细胞在 B 细胞的抗体反应和 $CD8^+$ T 细胞的 CTL 反应过程中均发挥重要的辅助作用，在诱发抗体反应的 B 细胞抗原肽或 $CD8^+$ T 细胞的多肽中加入 $CD4^+$ Th 细胞的多肽，可显著提高疫苗的免疫原性。

（林 晨 钱海利）

rèxiūkèdànbái-tàifùhéwù zhǒngliú yìmiáo

热休克蛋白-肽复合物肿瘤疫苗 （heat-shock protein-peptide complex cancer vaccine） 从肿瘤组织中提取的热休克蛋白（HSP）携带有不同肿瘤抗原肽，可形成热休克蛋白-抗原肽复合物（HSPPC），以此复合物制成的疫苗。该疫苗可激活多个细胞毒性 T 细胞（CTL），产生较强抗肿瘤效应，是能启动特异性免疫应答的最理想的天然多价抗原疫苗。HSP 作为分子伴侣，在蛋白质的折叠、装配及转运过程中发挥重要作用。在应激条件下，如高温、感染、创伤和缺氧等，HSP 可诱导细胞高表达 HSP，参与细胞的损伤和修复。HSP 还能结合细胞中 5~25 个氨基酸残基的抗原肽，提呈给主要组织相容性复合体（MHC）Ⅰ、Ⅱ类分子，在免疫应答中充当强有力的免疫佐剂。

原理 HSP 具备活化固有免疫和适应性免疫的双重功能，能激活抗原提呈细胞，如巨噬细胞、树突状细胞等，并参与抗原的加工、提呈，这些构成了 HSPPC 疫苗的理论基础。HSPPC 通过 CD91 依赖和非依赖的细胞内吞作用进入抗原提呈细胞，在不同的细胞器中释放非共价结合的抗原肽，与 MHC 分子组装成 MHC-多肽复合物提呈到细胞表面。此外，受体介导的 HSPPC 内吞还促进抗原提呈细胞表型和功能的成熟，刺激诱导 T 细胞介导的免疫反应。HSPPC 疫苗具有多价性，HSP 可以结合和提呈多种肿瘤抗原，活化多个 T 细胞克隆，以实现对宿主免疫系统最大程度的激活。肿瘤组织来源的 HSP 不仅能够诱导显著的抗肿瘤免疫应答，而且所诱导的免疫应答只针对其来源的肿瘤。因此，用于提取 HSPPC 疫苗的肿瘤组织只能来源于患者的手术切除标本，并经加工处理后，再对患者本人进行免疫治疗，而对其他个体的同类肿瘤无效或效果差，具有高度特异性，体现了肿瘤治疗的个体化。HSPPC 疫苗不需应用佐剂，因其本身就具有活化免疫功能佐剂的特性，能直接激活自然杀伤细胞、抗原提呈细胞等，并促进各种细胞因子释放。

应用 HSPgp96-多肽复合物免疫治疗技术已被美国食品和药品管理局（FDA）批准用于治疗转移性黑色素瘤、肾癌和神经胶质瘤的孤儿药；在欧盟也已被欧洲药品局（EMA）批准用于治疗肾癌及神经胶质瘤的孤儿药，并于 2008 年在俄罗斯批准上市用于治疗肾癌。

（林　晨　钱海利）

shùtūzhuàng xìbāo yìmiáo

树突状细胞疫苗（dendritic cell-based vaccine）　通过体外处理树突状细胞（DC），使其活化并负载肿瘤抗原，再将其回输到患者体内诱导产生肿瘤抗原特异性的 T 细胞，从而达到抗肿瘤效果的一种肿瘤疫苗。

周围组织中的 DC 大多处于未成熟状态，可以有效捕获和提呈抗原，但因为缺乏共刺激分子的表达，往往不能诱导有效的免疫反应。DC 成熟分化则伴随着：抗原捕获能力降低；主要组织相容性复合体（MHC）Ⅱ类分子及共刺激分子的表达水平增加；表达趋化因子受体，如 CCR7；分泌调节 T 细胞分化的细胞因子，如白细胞介素 12（IL-12）。

美国食品和药品管理局（FDA）在 2010 年批准的第一个治疗性肿瘤疫苗——前列腺癌疫苗 Provenge（Sipuleucel-T），即为 DC 疫苗，用于治疗晚期前列腺癌。它是通过富集血液中的抗原提呈细胞，在体外培养中加入前列腺酸性磷酸酶（PAP）和粒细胞-巨噬细胞集落刺激因子的融合蛋白，导入自体 DC 回输给患者，激活针对 PAP 抗原的免疫反应。还有针对黑色素瘤、肾癌等的 DC 疫苗，其负载的肿瘤抗原包括抗原肽、肿瘤裂解物、肿瘤 RNA 等不同抗原。在治疗方面，常与手术、放化疗等联合应用。

（林　晨　钱海利）

xiànbìngdú zàitǐ yìmiáo

腺病毒载体疫苗（adenoviral vector-based vaccine）　利用腺病毒作为载体将肿瘤抗原基因引入人体内，从而诱导肿瘤抗原特异性免疫反应的疫苗。

腺病毒有很强的免疫原性，表达的病原体相关分子模式（PAMP）可激活机体的固有免疫系统，诱导炎症因子的产生和树突状细胞（DC）的分化成熟，还可激活 T 细胞免疫反应，并产生病毒中和抗体。腺病毒作为疫苗载体可诱导机体产生针对目的基因的抗体以及 CD8$^+$ T 细胞反应，这与腺病毒载体激活固有免疫系统，诱导 DC 成熟分化、抑制被感染细胞的凋亡以及其 CMV 启动子高表达目的基因的能力有关。

腺病毒载体疫苗有很多优点：①腺病毒感染副作用小。②通过改造病毒基因组可使其失去复制功能，提高安全性。③腺病毒可感染分裂期和静息期的多种细胞类型。④既可通过全身性输入，也可通过鼻腔黏膜感染。⑤通过体外培养可得到较高的病毒滴度，其热稳定性更有利于临床应用。

为优化腺病毒载体疫苗，可对腺病毒基因组进行改造，如去掉其 E1 转录元件使病毒无法复制；为增加可插入目的基因的大小，还可构建去掉 E1 和 E3 转录元件或 E1 和 E4 转录元件的载体，这不仅能增加可插入目的基因的大小，还能减少病毒基因的表达，降低机体对病毒的免疫反应，从而提高针对目的基因的特异性免疫反应。

腺病毒已分离出 51 种不同的血清型，其中作为疫苗载体研究和使用最多的是 AdHu5 型；但 45%～80% 的成人体内含有 AdHu5 中和抗体，如何克服腺病毒自然感染产生的中和抗体是腺病毒疫苗在临床应用中面临的主要问题。

（林　晨　钱海利）

jīyīn yìmiáo

基因疫苗（gene vaccine）　利用肿瘤抗原基因来诱导机体产生特异性免疫应答的疫苗。

将肿瘤抗原基因插入质粒的多克隆位点，利用基因枪等手段导入皮肤、皮下或肌肉，通过自体细胞的内吞机制，使质粒进入接种位点细胞，包括抗原提呈细胞的细胞核，并进行基因转录、蛋白表达及抗原提呈。被转染的抗原提呈细胞通过主要组织相容性复合体（MHC）Ⅰ类分子提呈肿瘤抗原；而被转染的皮肤角化细胞或肌细胞凋亡后可被抗原提呈细胞吞噬，抗原提呈细胞再通过 MHC Ⅰ类分子交叉提呈肿瘤抗原；另外肿瘤抗原也可从被转染的细胞中释放出来，进而被抗原提呈细胞捕获进入胞吞途径，最终通过 MHC Ⅱ类分子提呈。

和其他肿瘤疫苗相比，基因疫苗安全性高，在临床试验中没有检测到显著的副作用，并且稳定性高，易生产和储存。在治疗黑色素瘤、前列腺癌等的临床试验中，基因疫苗可诱导一定的免疫反应。为了进一步提高治疗效果，可对基因疫苗进行优化，从而增强抗原表达和免疫原性，包括优化质粒的转录元件、优化肿瘤抗原基因密码子、提高蛋白质表达水平，或加入编码细胞因子、趋化因子或其他免疫调节因子的基因提高免疫反应，以及优化新一代的基因导入方法等。

（林　晨　钱海利）

jīyīn xiūshì liúmiáo

基因修饰瘤苗（gene-modified tumor cell vaccine）　将异体或自体肿瘤细胞经过基因修饰后制成的肿瘤疫苗。经过基因修饰后的瘤苗可分泌细胞因子或表达共刺激分子等，从而激活免疫系统。因肿瘤细胞表达的抗原免疫原性较弱，表面主要组织相容性复合体（MHC）分子及共刺激分子表达水平低下或缺乏，加上肿瘤本身复杂的遗传背景，若利用原始的肿瘤细胞免疫，诱发的免疫应答较弱。为改变这一不足，采用分子修饰技术改变肿瘤细胞的免疫特性或遗传背景，以提高其免疫原性，激发患者机体产生针对肿瘤的特异性主动反应，从而起到抗肿瘤作用。

GVAX 瘤苗是一种基因修饰瘤苗，它包含两种前列腺癌细胞系，通过基因修饰使其分泌粒细胞-巨噬细胞集落刺激因子（GM-CSF）。在治疗前列腺癌的 II 期临床试验中，GVAX 疫苗可降低血清中前列腺特异抗原（PSA）的水平，但因疗效欠佳而被终止。

基因修饰瘤苗作为肿瘤疫苗有特殊性：成分复杂、生产不易标准化。根据欧洲药品局（EMA）对基于细胞的药品管理规定，细胞制剂必须对其成分、纯度、无菌性、效力、细胞活性和细胞数等进行界定。但对基因修饰瘤苗来说，其导入基因的表达水平、拷贝数、基因的完整性和稳定性以及进行基因修饰的病毒载体的特性等也都需要考虑。

（林　晨　钱海利）

yàdānwèiyìmiáo

亚单位疫苗（subunit vaccine）

利用病毒抗原（不是病毒颗粒）诱导机体产生免疫反应的疫苗。是从病毒疫苗而来的概念，包括病毒蛋白疫苗、编码病毒抗原基因的重组病毒或细菌载体疫苗等。亚单位疫苗是肿瘤免疫治疗的一种重要方式，包括基因疫苗、蛋白质和多肽疫苗、病毒或细菌载体疫苗、树突状细胞疫苗等。

（林　晨　钱海利）

xìbāo yīnzǐ zhìliáo

细胞因子治疗（cytokine therapy）

给予外源性细胞因子或其基因，或以细胞因子及其基因修饰细胞后，进行过继转移的一种生物治疗方法。细胞因子是能作用于自身和其他细胞的具有生物活性的蛋白质和多肽分子的总称，可由机体多种细胞分泌，能够调节机体的生理功能，参与多种生理过程。

原理　免疫效应细胞间的很多相互作用是通过细胞因子调节的。当机体由于某些病理生理因素的作用引起体内某种细胞因子的相对或绝对缺乏，而致免疫功能紊乱时，通过输入外源性细胞因子可纠正其平衡，恢复免疫学功能，达到治疗疾病的目的。临床上所用的细胞因子大多为生物工程技术的产物。有很多细胞因子具有直接或间接的抗肿瘤作用。

应用　部分重组细胞因子已经应用于临床，如肿瘤坏死因子（TNF）、干扰素（IFN）、集落刺激因子（CSF）、白细胞介素（IL）等，均显示出了良好的临床疗效。

TNF　包括 3 类：TNF-α、TNF-β 和 TNF-γ，在人体分别由活化的单核/巨噬细胞、活化的 T 淋巴细胞和淋巴因子活化的杀伤细胞（LAK 细胞）分泌。TNF 除对肿瘤细胞增殖和肿瘤血管生成有抑制作用外，还能直接杀伤部分肿瘤细胞。

IFN　是具有抗病毒和抗肿瘤双重作用的生物反应调节剂，依其结构、抗原性及细胞来源的不同分为 3 型：IFN-α、IFN-β 和 IFN-γ。前二者又称 I 型干扰素，几乎所有的细胞都能产生，IFN-α 主要来源于单个核细胞，IFN-β 主要来源于成纤维细胞，二者受体相同，活性也相仿。IFN-γ 又称 II 型干扰素，主要由抗原致敏的 $CD4^+$ 及 $CD8^+$ 淋巴细胞产生，也可由自然杀伤（NK）细胞产生。其分子量高于 I 型干扰素，抗病毒能力较 I 型干扰素弱，但具有更强的免疫调节活性。IFN 不仅具有抗病毒和免疫调节作用，还具有直接抑制肿瘤细胞增殖、促进其分化，上调表面主要组织相容性复合体（MHC）分子的表达（ I 型干扰素上调 MHC I 类分子表达，而 II 型干扰素同时上调 MHC I 类和 II 类分子表达），诱导和活化杀伤细胞，抗肿瘤血管生成等作用。IFN-α 是第一个被证实具有抗肿瘤活性的细胞因子，已被美国食品和药品管理局（FDA）批准用于治疗毛细胞白血病、慢性淋巴细胞白血病、非霍奇金淋巴瘤、卡波西肉瘤、黑色素瘤、多发性骨髓瘤和肾癌，还可用于治疗病毒性感染性疾病，如乙型肝炎、丙型肝炎、带状疱疹、慢性子宫颈炎等。IFN-β 作用较弱，主要用于治疗多发性硬化症。IFN-γ 的免疫调节作用较强，主要用于治疗类风湿关节炎、慢性肉芽肿等。

IL　IL-2 在抗肿瘤治疗中的研究和应用较多，能促进 T 细胞增殖，活化诱导 NK 及 T 细胞毒性细胞（CTL）等细胞毒性效应细胞，激活 LAK 细胞和肿瘤浸润淋巴细胞，促进 B 细胞增殖、分化及抗体的形成。但大剂量全身给药时毒副反应严重，所以临床多采用低剂量持续用药、腹腔内给药等方法。IL-12 可用于治疗因放疗和化疗导致的血小板减少，对提高肿瘤患者对放疗和化疗的耐受量具有重要作用。

CSF　包括粒细胞集落刺激因子（G-CSF）、巨噬细胞集落刺激因子（M-CSF）、粒细胞-巨噬细胞集落刺激因子（GM-CSF）和多能集落刺激因子（IL-3）等。这是一类能在体内外促进造血细胞增殖、分化为成熟细胞的低分子量糖蛋白，主要用于防止和对抗放疗、化疗造成的各种血细胞下降。重组的人 G-CSF、GM-CSF 均已用于临床，能够显著提高化疗的有效率。此外，这类因子对于再生障碍性贫血和获得性免疫缺陷综合征（艾滋病）亦有一定疗效，在骨髓移植中可使中性粒细胞尽快恢复、降低感染率。

（林 晨 钱海利）

xìbāo yīnzǐ yòudǎo de shāshāng xìbāo

细胞因子诱导的杀伤细胞

（cytokine induced killer cell, CIK cell） 外周血经抗 CD3 单克隆抗体、白细胞介素 2（IL-2）、干扰素（IFN-γ）和肿瘤坏死因子（TNF-α）等细胞因子体外诱导分化获得的具有 $CD3^+CD56^+$ 表型的杀伤细胞。又称 NK 细胞样 T 淋巴细胞，兼具有 T 细胞强大的抗瘤活性和自然杀伤（NK）细胞的非 MHC 限制性杀瘤优点。1991 年，美国斯坦福大学的施密特-沃尔夫（Schmidt-Wolf IG）首次报道了 CIK 细胞，其增殖活性和杀伤活性均明显强于淋巴因子活化的杀伤细胞（LAK），在白血病以及肾癌、肝癌、肺癌等多种实体肿瘤中具有抗瘤活性。

CIK 细胞能够通过 3 种途径杀伤肿瘤细胞。①直接杀伤肿瘤细胞和病毒感染细胞：CIK 细胞通过不同的机制识别肿瘤细胞，进而释放颗粒酶/穿孔素使肿瘤细胞裂解。②释放大量具有抑瘤杀瘤活性的炎症因子：体外培养的 CIK 细胞可分泌多种细胞因子，如 IFN-γ、TNF-α 和 IL-2 等，不仅对肿瘤细胞有直接抑制作用，还能通过调节机体免疫系统的反应性间接杀伤肿瘤细胞。③诱导肿瘤细胞凋亡：CIK 细胞在培养

过程中表达 FasL（Ⅱ型跨膜糖蛋白），通过与肿瘤细胞膜表达的 Fas（Ⅰ型跨膜糖蛋白）结合，诱导肿瘤细胞凋亡。

CIK 细胞凭其增殖速度快、杀瘤活性高、非 MHC 限制及对正常骨髓造血影响小等优势，成为肿瘤过继性免疫治疗的主力军。包括单独使用 CIK、CIK 联合树突状细胞等方法，在血液系统肿瘤（如弥漫大 B 细胞淋巴瘤）和实体瘤方面（如原发性肝癌、结直肠癌和转移性肾癌；CIK 联合化疗治疗非小细胞肺癌、鼻咽癌；联合替莫唑胺治疗脑胶质瘤等）都有很好的疗效，且比术后辅助化疗疗效更好。此外，CIK 对化疗后耐药也有一定疗效。

（林 晨 钱海利）

fàngshè miǎnyì zhìliáo

放射免疫治疗

（radioimmuno-therapy） 以特异性抗体做载体，利用抗原抗体结合作用将放射性核素靶向性引向肿瘤部位，实现对瘤体内照射治疗的方法。是一种肿瘤靶向放射治疗策略。

该疗法利用肿瘤相关抗原的特异性抗体作为核素载体，用放射性核素对其进行标记，注入体内与肿瘤细胞相应抗原特异性结合，使肿瘤组织中长时间富集高剂量的放射性核素，通过其在衰变过程中发射出的 β、α 射线和电子辐射作用，以实现抑制、杀伤或杀死肿瘤细胞抗肿瘤效应。

放射性免疫疗法首先用于治疗非霍奇金淋巴瘤，所用药物为替伊莫单抗，它同时利用了单克隆抗体和放射线两种治疗手段，是世界上第一个放射性核素标记的单克隆抗体药物。托西莫单抗，是以放射性 ^{131}I 标记的单克隆抗体，用于治疗非霍奇金淋巴瘤化疗复发的患者。血液系统肿瘤细

胞对辐射敏感，且含丰富均一的、可被抗体识别的肿瘤抗原，适用于放射免疫治疗。放射性免疫疗法也应用于前列腺癌、转移型黑色素瘤和卵巢癌等实体肿瘤。常见的毒性反应是骨髓抑制。

放射免疫治疗药物研发的关键是寻找新的半衰期短、能量高、体外标记更稳定的核素作为效应器，以及便于抗体识别的更特异的肿瘤抗原作为靶点，提高放射免疫治疗的精确度与细胞杀伤能力。

（林 晨 钱海利）

miǎnyì dúsù liáofǎ

免疫毒素疗法

（immunotoxin therapy） 以抗体或细胞因子为导向分子、以植物毒素或细菌毒素等外毒素为毒性分子，连接起来对肿瘤组织进行靶向杀伤的治疗方法。其具有高效、低毒和特异性高等特点，是抗肿瘤治疗领域的一个分支，可用于抗肿瘤、抗移植排斥反应和治疗自身免疫病等。

原理 免疫毒素由特异性抗体和/或生长因子与毒素分子两部分组成。特异性抗体负责将药物复合体靶向运送至特定抗原部位，并引发受体介导的内吞作用。免疫毒素进入细胞后，被蛋白酶分解出有生物活性的毒素片段，发挥细胞毒作用抑制细胞的代谢或促进细胞凋亡。制备免疫毒素的毒素主要有细菌性毒素和植物毒素。细菌性毒素如假单胞菌外毒素、白喉毒素等，是用于构建重组免疫毒素弹头最多的蛋白质毒素。这些毒素与抗体或生长因子等靶向分子连接，可杀伤表面带有特定抗原或受体的细胞。传统的免疫毒素是通过异型双功能交联剂将毒素和单克隆抗体在体外进行化学交联，再经过纯化而获

得。新型的基因工程重组抗体载体已经取代了早年的单克隆抗体载体。第二代免疫毒素又称嵌合毒素，其稳定性、渗透性、导向特异性均大大提高。

分类 根据毒素和载体类型，免疫毒素分为细菌性免疫毒素、植物性毒素和人源性蛋白毒素。

应用 免疫毒素在肿瘤、自身免疫病及移植排斥等方面，得到了广泛研究和应用。自第一代免疫毒素问世以来，免疫毒素在肿瘤治疗中进行了较多探索，在多种肿瘤中显示出较好的治疗作用。最初，由于单克隆抗体分子大、渗透性差，第一代免疫毒素多被用于血液源性肿瘤的研究和应用，其中白喉毒素与白细胞介素 2（IL-2）重组的免疫毒素（ONTAK）已由美国食品和药品管理局（FDA）批准用于治疗 T 细胞淋巴瘤。随着免疫毒素载体的不断缩小和纯化，新型的免疫毒素因其低免疫原性、高渗透性的特点，逐渐被用于实体瘤的治疗研究，如黑色素瘤、卵巢癌、结肠癌、骨肉瘤、乳腺癌和肝癌等。

在免疫毒素的全身应用中，不良反应主要有毛细血管渗漏综合征，同时伴有体液分布转移、体重增加和外周水肿等症状，还可出现流感样症状、食欲减退、低热、寒战、肌痛和关节痛等，也有个别患者出现肝功能异常和轻度神经异常。临床发现这些不良反应多是一过性的，停药后短期内可消失。局部应用免疫毒素治疗的不良反应较小，如腔内灌注或瘤内注射。

免疫毒素治疗的研发关键是提高药物内化效率、发现更多疾病特异性靶标。

（林　晨　钱海利）

基因治疗（gene therapy） 通过载体将外源基因功能序列导入靶细胞或器官，以杀死靶细胞或纠正其特定的遗传性缺陷，从而达到治疗目的的方法。其中外源基因需要通过载体才能被导入靶细胞或组织，导入的外源基因能够影响靶细胞的生物学行为。

原理 真核细胞基因组上的基因，可转录为 RNA 或编码为蛋白质产物发挥生物学功能。DNA 序列或修饰状态的改变均可影响基因的表达和功能，并引起一系列的细胞生理功能变化，进而导致疾病发生。因此，从基因水平对疾病的致病因素进行干预有可能恢复细胞的生理功能，纠正疾病表型。

基因治疗可通过以下几种策略得以实现：①在基因组中插入正常基因以代替功能缺失或功能异常的基因，是最常见的基因治疗策略。②外源性导入正常基因序列，以同源重组的方法置换细胞内的异常基因。③通过选择性逆向突变的方法，将基因中的异常序列纠正为正常序列，从而恢复基因的功能，但较复杂，只能在细胞水平实现。④通过外源导入功能基因调控某些致病基因的表达和功能，包括基因失活、自杀基因和免疫基因治疗等。

导入方法 外源基因导入生物细胞必须借助一定的技术方法（物理、化学和生物学方法）或载体。

物理方法 是指通过电穿孔法或显微注射法将外源基因转移入生物细胞。前者通过瞬间电击使细胞产生可逆性的穿孔，使周围基质中的外源 DNA 进入细胞；后者则是通过显微注射仪直接将外源 DNA 注入细胞，但这种方法需要对靶细胞进行逐个注射，耗费人力，效率低，主要用于转基因动物制备过程中的胚胎干细胞注射。

使用基因枪把外源 DNA 导入细胞也是一种物理方法，它利用高压氦气将附着于金属微粒上的 DNA 传送至细胞内。适用于细菌、真菌、昆虫、植物及动物细胞，具有操作简单、快速的优点。其最主要的技术指标是基因微弹（金属微粒）的最大速度、直径范围、射入深度范围及靶目标的有效面积等。基因枪已广泛用于农作物的基因转化研究中，在疫苗接种中也有潜在的临床应用价值。有研究表明，雏鹅经基因枪轰击免疫后，免疫部位皮肤、心肌、肝和各肠段均可表达外源基因，并能有效诱导体液免疫的产生。

化学方法 利用某些物质能促进细胞摄取 DNA 或能同时与 DNA 和细胞表面大分子结合并被细胞摄取至细胞内的特性，把外源 DNA 转移至细胞内。常用化学转染试剂有磷酸钙、DEAE－葡聚糖和脂质体等。

生物学方法 指病毒介导的基因转移，通过基因工程技术将外源 DNA 整合入病毒基因组，利用病毒对细胞的主动感染能力将外源基因携带至细胞内，并在病毒基因表达或增殖的过程中使外源基因得以表达或扩增。基因导入过程中使用的病毒工具称为病毒载体，常用的病毒载体有腺病毒载体、慢病毒载体、单纯疱疹病毒载体和痘病毒载体等。病毒载体可分为整合病毒载体和不整合病毒载体，不同病毒载体对靶细胞具有不同的感染谱和感染效率，可以适用于不同的基因导入方案。

应用 原则上由基因异常导

致的疾病均可通过基因治疗方法来进行治疗或纠正，但由于基因工程技术的发展所限，基因治疗仅限于体细胞治疗。在几类主要的疾病中进行尝试，发现主要限用于单基因遗传疾病和肿瘤。

单基因遗传疾病 某些基因产物合成后释放至血液循环中发挥作用，若此类基因发生突变或功能缺陷将导致人体所必需的因子缺乏，从而产生疾病症状。该类基因缺陷导致的遗传疾病是基因治疗的最佳适应证，也是基因治疗应用最成功的领域。通过导入相应基因的正常序列，使其能够产生正常功能的生物分子，即可达到纠正疾病表型的目的。例如，腺苷酸脱氨酶（ADA）基因遗传缺陷导致的腺苷酸脱氨酶缺乏症和基因遗传缺陷导致凝血因子缺乏（A、B、C 型血友病分别对应第Ⅷ因子、Ⅸ因子和Ⅺ因子缺乏）而发生的血友病等。ADA基因位于染色体 20q13-qter，编码一条含 363 个氨基酸残基的多肽。ADA 缺乏使细胞中腺苷酸及其代谢产物增加而 ATP 减少，导致 T淋巴细胞因代谢产物累积而死亡，引发重度联合免疫缺陷病。未治疗的 ADA 缺乏症患者很少能存活至孩童期。1990 年，美国 M.D 安德森癌症中心进行了世界上第一例基因治疗尝试，将经改造、携带健康基因的自身白细胞回输至ADA 缺乏症患儿体内，恢复了患儿的免疫功能。

血友病传统的治疗原则为补充凝血因子。但定期补充凝血因子只能改善患者症状，通过基因治疗技术将外源性凝血因子基因导入患者体内持续产生凝血因子，可最大程度地恢复患者的凝血功能，且接近生理状态。重组 AAV-2 人凝血因子Ⅸ可有针对性地治疗血友病，该方法以腺相关病毒作为载体，通过直接肌内注射即可完成治疗程序，方法简单，易于推广。

多基因遗传疾病 在肿瘤研究中最具代表性。从遗传学的角度上，将肿瘤发生相关的基因分为两大类：癌基因和抑癌基因。任何肿瘤的发生在分子生物学水平上均体现为癌基因和抑癌基因的生理平衡被打破，且癌基因的功能处于优势地位。因此，对肿瘤的治疗需要从遗传学角度来解决。肿瘤的治疗一般以传统的手术、放疗、化疗为主和新兴的生物治疗为辅，仍难达到恢复癌基因和抑癌基因表达平衡的治疗目的。肿瘤中最早的基因治疗尝试为 p53 基因治疗。在人类 50% 以上的肿瘤中都发现 p53 基因有缺失突变，向肿瘤细胞中导入正常 p53 基因序列后能诱导肿瘤细胞死亡或抑制肿瘤细胞生长。因此，以 p53 基因为效应分子的多种基因治疗研究陆续展开，包括腺病毒载体、反转录病毒载体以及脂质体载体等。中国食品药品监督管理局于 2004 年批准通过了重组人 p53 腺病毒注射液的新药证书，成为世界上第一个获准上市的基因治疗药物。

存在的问题 肿瘤是多基因改变的疾病，现有的基因操作手段和治疗方案尚存在局限性，很难全面纠正肿瘤的遗传缺陷。同时由于肿瘤细胞无限增殖的特性，所以必须全面消灭体内存在的肿瘤细胞才有机会治愈肿瘤。而现有的基因导入载体效率方面还面临巨大挑战，这成为限制基因治疗在肿瘤领域应用的瓶颈。基因治疗除能直接杀死肿瘤细胞以外，还能激发机体抗肿瘤免疫以及提升常规抗肿瘤疗效。因此，基因治疗在肿瘤治疗中的应用将主要作为辅助治疗方法，用于提高患者抗肿瘤免疫、降低耐药性、提高放化疗敏感性等。

（林　晨　钱海利）

fǎnyì áijīyīn zhìliáo

反义癌基因治疗（anti-sense oncogene therapy）

将靶基因的反义序列导入细胞，利用 DNA 互补原理，使其与靶基因 mRNA 序列互补结合，从而抑制目的靶基因表达和肿瘤生长的治疗方法。属于基因治疗的策略之一。

反义基因治疗机制：①利用 DNA 和 RNA 的碱基互补配对形成同源和异源双链（三链）的原理，将突变基因所转录的 mRNA（DNA）阻断在翻译（转录）前。②反义基因形成异源双链后能启动内源的 RNA 酶 H，并裂解 RNA及其他效应物，从而改善症状。广义的反义基因包括反义寡核苷酸、核酶、反义 RNA 及干扰小 RNA（siRNA）等。

常用的反义基因治疗模式是将人工合成的反义寡核苷酸导入细胞，使它识别并结合到靶 m-RNA，从而阻断其所结合的靶 m-RNA 的翻译步骤。①反义 RNA 表达载体：此方法是将反义核酸片段插入真核表达载体，利用细胞转染技术将所构建的重组真核表达载体转入异常细胞中，通过表达载体转录出反义 mRNA，与靶mRNA 进行互补结合，进而遏止蛋白质的异常表达。②反义 RNA（或 DNA）的体外微注射：即人工合成或通过噬菌体 RNA 聚合酶产生靶基因的反义 RNA，通过微注射的方法导入异常细胞，达到抑制靶基因 mRNA 翻译的目的。③脂质体运送反义 RNA：脂质体是由双层磷脂膜包围水相的封闭小泡，反义 RNA 即融于其中然后注入体内。④其他方法：利用 $CaCl_2$ 法或细胞打孔仪、反转录病毒载体等将可将反义 RNA 或 DNA 导入细胞。siRNA 是一种新的反义基因治疗方法，利用小片段的双链 RNA 导入细胞后，可特异性降解细胞内的靶基因 mRNA，阻止蛋白质的表达，从而对肿瘤产生治疗作用。由于人工导入细胞或机体的反义 RNA、siRNA 或 DNA 易被细胞内的核酸酶和 RNA 酶 H 降解，所以在导入前要进行修饰以增强其稳定性。

反义基因治疗需要解决抑制 RNA 导致的 DNA 转录代偿、靶向性不足、降解残基对细胞 DNA 的干扰或突变及转导效率方面的问题。

（林　晨　钱海利）

miǎnyì jīyīn zhìliáo

免疫基因治疗（immune gene therapy） 应用基因转移技术治疗免疫性疾病或根据免疫学理论技术而建立的基因治疗方法。是免疫学理论与基因治疗技术共同发展的结果。免疫基因治疗通过提高机体对肿瘤的特异性或非特异性抗肿瘤能力，抑制肿瘤生长。这种效应具有非常高的特异性，只对设计治疗靶点的肿瘤细胞有效，而不针对正常细胞。该疗法主要从几个方面发挥抗肿瘤作用：直接抑制肿瘤细胞的生长；通过细胞毒效应杀伤肿瘤细胞；抑制肿瘤血管生成；促进肿瘤细胞分化；增强机体免疫应答。

免疫基因治疗有多种分类方法。根据应用途径可分为两大类：①将治疗细胞进行体外修饰后再送回体内发挥治疗效应，如肿瘤浸润淋巴细胞瘤苗、抗原提呈细胞扩增回输等方法。②将基因疫苗等免疫调节分子直接输送至体内，在体内表达后参与调节机体

的抗肿瘤反应。

免疫基因治疗的策略主要有：肿瘤的细胞因子基因治疗、主要组织相容性复合体（MHC）基因治疗、肿瘤抗原靶向基因治疗、肿瘤共刺激分子基因治疗和抗体介导的免疫基因治疗，以及综合性肿瘤免疫基因治疗等。

（林　晨　钱海利）

zìshā jīyīn zhìliáo

自杀基因治疗（suicide gene therapy） 通过基因工程技术向靶细胞内导入可催化无毒药物前体转变为有毒药物的酶编码序列（自杀基因），从而使被导入该基因的靶细胞在机体接受前体药物后被杀死的治疗方法。又称为基因导向的酶解药物前体治疗（GDEPT）。应用较广泛，除用于肿瘤治疗外，还用于骨髓移植、心血管疾病等。

自杀基因又称药物敏感基因，一般是具有催化药物代谢与转换作用的酶类。通过基因治疗载体将自杀基因导入肿瘤细胞后，能在肿瘤局部催化产生高浓度的毒性药物，而在未导入自杀基因的组织细胞中即使有药物前体存在也不会产生细胞毒性，因而全身副作用较小。

常用的自杀基因包括单纯疱疹病毒-胸苷激酶（HSV-TK）、水痘-带状疱疹病毒-胸苷激酶基因（VZV-TK）和大肠埃希菌胞嘧啶脱氨酶基因（CD 基因）等。以 HSV-TK 为例，它编码胸苷激酶，可将核苷类似物〔如阿昔洛韦（ACV）、更昔洛韦（GCV）〕代谢为二磷酸化物，进而在体内代谢为有毒性的三磷酸化物而发挥抗肿瘤作用，HSV-TK/GCV 自杀基因治疗对实验性子宫颈癌的放射治疗具有较好的增敏作用并有较好的安全性。另一个 CD 自杀

基因系统也获得较广泛的研究。CD 基因编码胞嘧啶脱氨酶仅存在于真菌和细菌，可将无细胞毒性的 5-氟胞嘧啶（5-FC）转化为有毒的 5-氟尿嘧啶（5-FU）。腺病毒介导的 CD/5-FC 自杀基因系统能够有效诱导顺铂耐药卵巢癌细胞死亡，并抑制体内肿瘤模型的生长。自杀基因治疗还能够对未被转染自杀基因的肿瘤细胞产生旁观者效应，增加抗肿瘤的杀伤能力。

自杀基因疗法通过旁观者效应弥补了肿瘤基因治疗中基因转导效率不足的缺点，可以杀死邻近非转导的肿瘤细胞，扩大了肿瘤杀伤作用。该疗法虽然在基础研究的效果肯定，但在临床的应用还需进一步积累证据，以评估其疗效和安全性。不同自杀基因系统各有特点，在肿瘤细胞杀伤和旁观者效应方面各有优势，可通过联合自杀基因治疗或与其他治疗方面联合应用，提高肿瘤治疗效果。

（林　晨　钱海利）

pángguānzhě xiàoyìng

旁观者效应（bystander effect） 在采用自杀基因疗法治疗肿瘤过程中发现未转染的肿瘤细胞也会受到细胞毒性杀伤的现象。

旁观者效应的作用机制有几种学说。①缝隙连接：是被广泛公认的一种学说。该学说认为，细胞间的缝隙连接可将前体药物的毒性代谢产物或自杀基因及表达的酶传递到邻近细胞，从而导致肿瘤细胞死亡。甘草酸是缝隙连接的抑制剂，能显著抑制连接子（Cx26）所介导的杀伤效应的作用，间接证明了缝隙连接在旁观者效应中的作用。②细胞凋亡：自杀基因表达产物引起肿瘤细胞凋亡后，其产生的凋亡小体内含

有自杀基因的表达产物和一些毒性代谢产物，当它被邻近转染阴性的肿瘤细胞吞噬后可引起这些肿瘤细胞的继发凋亡。③机体免疫：转染阳性的肿瘤细胞死亡后，释放出的肿瘤源性肽类被抗原提呈细胞摄取后可激活细胞免疫，从而达到增强旁观者效应的作用。④介质扩散：互相不接触的肿瘤细胞有时也产生旁观者效应，原因在于前体药物产生的有毒性的小分子代谢产物能够自由扩散进出细胞膜将肿瘤细胞杀死。⑤肿瘤缺血坏死：肿瘤血管内皮细胞被自杀基因杀伤后可抑制肿瘤血管生长，使肿瘤缺血坏死。

增强旁观者效应是提高自杀基因疗法疗效的一个有效手段，常采用基因转染法和药物诱导法提高缝隙连接细胞间通信（GJIC）功能而增强自杀基因旁观者效应。前者是将外源性连接子（Cx）基因导入不表达或低表达 GJIC 的靶细胞，使之产生 Cx 蛋白继而形成功能性 GJIC；后者是利用某些药物诱导 Cx 基因的表达和/或恢复其定位，从而促进 GJIC 的功能。常用的诱导剂有全反式视黄酸、糖皮质激素、类胡萝卜素和环腺苷酸等。旁观者效应的存在提高了肿瘤基因治疗的疗效，为解决基因转染效率低的问题提供了新的治疗策略。

(林　晨　钱海利)

zhǒngliú nàiyào jīyīn zhìliáo

肿瘤耐药基因治疗 （gene therapy targeting drug-resistant gene）

针对导致肿瘤耐药的基因或机制进行干预，以恢复肿瘤对药物治疗的敏感性或提高肿瘤疗效的基因治疗方法。

传统的肿瘤药物治疗延长了患者的生存时间，改善了预后。但经过化学药物治疗后，一部分

对药物具有抵抗性的肿瘤细胞能够残存并继续增殖，导致肿瘤复发并且对原治疗方案不再敏感，即产生耐药性。而一种方案治疗后产生耐药的肿瘤细胞对其他药物治疗方案也会有不同程度的耐药性，称为交叉耐药或肿瘤多药耐药（MDR）。肿瘤多药耐药是肿瘤化疗失败的关键因素，也是导致患者预后不良的根源。恶性肿瘤对化疗的耐药性可分为先天性耐药和获得性耐药，根据耐药谱又分为原药耐药和多药耐药。对于化疗耐药产生的原因一般有两种观点：一种是药物选择的结果，这种观点认为，药物治疗杀死了大部分对药物敏感的肿瘤细胞，而对药物具有耐药性的细胞得以残存下来，并增殖为主要肿瘤成分，从而使再次增殖起来的肿瘤细胞对药物具有耐药性；另一种观点认为，抗肿瘤药物治疗本身可诱导肿瘤细胞释放一些因子或激活某些细胞通路，导致肿瘤细胞对化疗药物产生耐药性。肿瘤的耐药机制复杂，已发现与肿瘤细胞耐药有关的基因有：多药耐药基因 1 （MDR1）、二氢叶酸还原酶基因和谷胱甘肽 S-转移酶基因等。肿瘤耐药问题可从基因治疗的角度进行干预。

MDR1 基因的产物是 P-糖蛋白（P-gp），是 ATP 依赖的跨膜糖蛋白，对疏水性抗肿瘤药物有较强的外排作用，其表达活性升高使细胞内药物浓度下降，导致对肿瘤细胞的细胞毒作用减弱，发生肿瘤耐药。日本肿瘤研究所在乳腺癌患者进行的一项临床研究中，采用转导 MDR1 基因的自体外周血干细胞移植技术，提高患者造血系统对高剂量化疗的耐受能力。患者不但未出现 MDR1 基因转导相关的不良事件，而且

在高剂量化疗后获得了完全缓解。耐药相关基因 O^6-甲基鸟嘌呤-DNA 甲基转移酶（MGMT）也能够提高造血干细胞对化疗药物的耐受能力。此外，以降低 MDR1 基因水平为策略的反义寡聚脱氧核糖核酸（AOD）治疗、核酶治疗和以恢复肿瘤化疗敏感性的抑癌基因治疗均有研究。

肿瘤耐药基因治疗以增加肿瘤化疗敏感性或提高患者正常细胞对化疗的耐受能力为策略，为解决高剂量化疗带来的毒性问题和肿瘤耐药的逆转开辟了新途径，但其研究和应用尚落后于化学药物的肿瘤化疗增敏剂。

(林　晨　钱海利)

yì'ái jīyīn zhìliáo

抑癌基因治疗 （tumor suppressor gene therapy）

在肿瘤基因治疗中，导入抑癌基因从而抑制肿瘤细胞恶性行为的基因治疗方法。

抑癌基因是对细胞生长具有负调控作用的基因，对肿瘤细胞恶性行为具有抑制作用。由于基因组中存在着等位基因，只有两个等位基因均发生突变或功能缺失时才会表现出该基因失去对细胞生长的抑制作用，因此抑癌基因又称为隐性癌基因。抑癌基因的一个等位基因失活，另一个等位基因产物不足以维持正常细胞功能，也会导致肿瘤的发生。一个等位基因突变后产生的蛋白质分子与另一个野生型等位基因产物结合而使其失活，导致细胞发生恶性转化，称为抑癌基因的显性负作用。

20 世纪 80 年代，第一个抑癌基因——Rb 基因被发现，随后又陆续发现了一系列具有重要生物学功能的癌基因，如 p53、p16、p21、DCC、BRCA1/2 和 PTEN 基

因等。抑癌基因突变、缺失等均可导致细胞内癌基因与抑癌基因功能的平衡被打破，进而发生肿瘤。因此，通过向肿瘤细胞中导入抑癌基因的正常产物编码序列则能恢复癌基因与抑癌基因的功能平衡，或直接导致肿瘤细胞生长抑制而死亡。由于一半以上的人类肿瘤中存在抑癌基因的失活，因此抑癌基因治疗是肿瘤基因治疗的一种重要模式。

p53 基因能抑制肿瘤细胞生长，使其发生凋亡，还能与化疗和放疗相结合，增强肿瘤对传统放化疗的敏感性。*p16* 是一个具有细胞周期负性调控作用的抑癌基因，利用腺病毒载体携带的 P16 蛋白编码序列对晚期前列腺癌进行治疗，发现野生型 *p16* 基因编码序列能够在体内外肿瘤模型中有效地抑制肿瘤生长。此外，也可将两种甚至 3 种抑癌基因同时用于肿瘤的基因治疗。如以腺病毒载体将 *p53* 和 *p16* 基因同时用于胰腺癌的治疗，发现两种抑癌基因的联合应用能使更多肿瘤细胞发生凋亡。

肿瘤抑癌基因治疗是根据肿瘤中出现频率较高的抑癌基因突变或功能缺失而设计的肿瘤基因治疗策略，并获得了可靠的疗效。但抑癌基因治疗也面临一些困难，主要有：①具有强大肿瘤抑制能力的候选基因数量少，且由于肿瘤细胞内信号通路交叉及代偿的复杂性，导致单一抑癌基因并不能完全有效地杀死全部肿瘤细胞，即使应用抑癌基因的联合治疗也难以达到完全清除肿瘤的目的。②所用的基因治疗载体瓶颈也是抑癌基因治疗面临的困难，极高的感染效率是理想的基因治疗平台的必要条件。

（林　晨　钱海利）

bìngdú liáofǎ

病毒疗法（virotherapy）　借助病毒可将其基因组 DNA 转移至宿主细胞的特性，通过基因工程将病毒改造成携带治疗性基因的病毒载体，或利用某些病毒的噬肿瘤特性而将其改造成溶瘤病毒，或将上述两种方法结合来治疗肿瘤的方法。

为在治疗过程中能选择性杀死肿瘤细胞，同时不影响正常细胞，可采用靶向性病毒疗法。可通过以下途径实现：将组织特异性启动子调控的治疗性基因构建到病毒载体上；采用具有亲瘤性的溶瘤病毒（见溶瘤病毒治疗）；将前二者结合起来进行溶瘤基因治疗。

（林　晨　钱海利）

róngliú bìngdú zhìliáo

溶瘤病毒治疗（oncolytic virus therapy）　利用一些可特异感染肿瘤细胞并在细胞内复制的病毒来实现杀伤肿瘤细胞的治疗方法。所用病毒称为溶瘤病毒，主要有呼肠孤病毒、腺病毒、单纯疱疹病毒、新城疫病毒、细小病毒、脊髓灰质炎病毒和水疱性口膜炎病毒等。溶瘤病毒疗法的优点是能够选择性地使肿瘤细胞裂解死亡，而对正常细胞和组织的影响较小或没有。缺点是新城疫病毒有剂量依赖性毒性，腺病毒、单纯疱疹病毒和脊髓灰质炎病毒会诱导炎症反应或损伤非转化细胞。

对溶瘤病毒治疗机制的研究主要集中在腺病毒，肿瘤细胞和正常细胞内 *p53* 基因状态的不同是溶瘤腺病毒治疗的基础。溶瘤病毒进入肿瘤细胞后可进行病毒颗粒的复制、包装和释放，通过复制过程中产生的毒性蛋白颗粒诱导细胞凋亡及抗肿瘤免疫等，进而导致肿瘤细胞裂解死亡。

溶瘤病毒疗法常与基因治疗结合使用，可使抗瘤基因的表达增加几百倍甚至几千倍。从 1996 年溶瘤腺病毒被发现以来，不断被用于肿瘤的治疗研究中。在用于临床试验的溶瘤病毒中，E1B-55kD 蛋白缺陷型腺病毒 Onyx-015 被认为是疗效最佳、最有前途的一种溶瘤病毒。此外，来源于单纯疱疹病毒、缺失神经毒基因 γ34.5 及失活核糖核苷还原酶编码基因 *ICP6* 的 G207 在前列腺癌、黑色素瘤、结肠癌和头颈部癌等动物实验中显示出良好的抑瘤效果，并且在一项恶性脑胶质瘤的 Ⅰb/Ⅱ 期临床试验中，G207 也取得了显著疗效。

一般多位点突变的病毒载体比单一位点突变的病毒载体更加安全，但突变位点太多可能会削弱病毒杀伤肿瘤的能力。由于已知的临床前实验资料都来自小鼠移植瘤模型，许多病毒的生物学特性还不完全清楚，因此需提高溶瘤病毒的安全性。

（林　晨　钱海利）

bìngdú zàitǐ

病毒载体（viral vector）　利用天然病毒具有转移其基因组进入其他细胞的特点，将病毒经过基因工程改造为供基因转移使用的载体。用于基因治疗的病毒载体较多，主要来源于腺病毒、腺相关病毒（AAV）、反转录病毒、慢病毒、单纯疱疹病毒（HSV）和痘病毒等。

腺病毒载体　来源于线性双链 DNA 无包膜的腺病毒。第一代腺病毒载体通常以转移基因取代 E1 或 E3，具有包装能力较低、细胞毒性较强、易引发免疫反应等缺陷。第二代腺病毒去除 E2A 和 E4 编码序列，比上一代免疫原性低、载体容量大。第三代腺病毒仅含有反向末端重复序列和包装信号，载体容量达 37kb，免疫原性进一步降低。1996 年，有研究者发现带有 E1B55K 基因突变的腺病毒可选择性地在 p53 缺陷的肿瘤细胞中复制，被称为溶瘤腺病毒，在此基础上发展了多种溶瘤腺病毒载体。

特点 具有宿主范围广（可感染分裂和非分裂细胞）、不能整合到宿主细胞基因组、基因转移效率高、较容易制备和操作、理化性质稳定、遗传毒性低及较安全等优点。但也具有感染效率依赖于宿主细胞表面嵌合抗原受体（CAR）、缺乏靶向性、可引起免疫反应不能重复给药等缺点。

应用 1993 年首次应用于临床试验，约 40% 的基因治疗临床试验方案采用腺病毒为载体，仅次于反转录病毒载体。复制缺陷型 Ad-p53 是世界上第一个被批准的基因治疗药物，用于晚期鼻咽癌的辅助治疗。为降低腺病毒载体的免疫原性，提高其靶向性，可将腺病毒载体进行改造。例如，用甲基化 PEG 修饰腺病毒，使其遮盖病毒的某些抗原表位而降低免疫原性；通过遗传学方法改造腺病毒外壳，使腺病毒载体不依赖 CAR 而选择性地与靶细胞膜表面的特异性受体结合进入细胞；将组织特异性启动子构建到溶瘤腺病毒载体中，提高基因治疗的靶向性。

腺相关病毒载体 来源于一种缺陷型单链 DNA 病毒。AAV 只有在腺病毒、单纯疱疹病毒和痘病毒等辅助病毒的存在下才能进行良好复制，产生病毒颗粒，否则只能潜伏感染。

特点 具有可感染分裂细胞和非分裂细胞、在宿主体内定向整合至 19 号染色体、免疫反应轻

微、安全性好等优点。但制备过程复杂、病毒滴度低、难量产、需辅助病毒扩增、承载外源基因容量有限及包装体系不成熟，故其使用范围受限。

应用 已知 AAV 有 8 种血清型，应用最多的是 2 型 AAV。重组 AAV 最初被用于人类遗传病的治疗，如血友病、先天性黑矇等，后广泛用于心血管疾病、肿瘤的治疗研究中。虽然被认为是最有前途的基因转移载体之一，但安全性和靶向性有待提高。

反转录病毒载体 来源于单链 RNA 反转录病毒，缺失天然反转录病毒结构基因 *gag*（编码核心蛋白）、*pol*（编码反转录酶）和 *env*（编码病毒外膜蛋白）的部分或全部，经基因工程改造后具有承载外源基因的能力。

特点 具有能高效感染分裂细胞、稳定整合外源基因于宿主细胞染色体上、转座子的整合形式使基因组不发生重排及外源基因持久表达等优点。同时也有不能感染非分裂细胞、随机整合特性、包装外源 DNA 能力有限、感染效率依赖于靶细胞表面受体、病毒滴度低及可能产生具有复制能力的病毒等不足。

应用 是病毒载体中应用最早、研究较成熟的载体。1990 年，世界上首例临床基因治疗采用的就是反转录病毒载体Ⅲ。反转录病毒载体是基因治疗临床试验中使用最多的载体，较常用的是基于鼠白血病病毒改造而来的。为提高其感染效率，在反转录病毒包膜中整合入水泡性口炎病毒糖蛋白，可加速宿主细胞对其进行膜融合和内吞，同时也能扩大宿主范围。为提高反转录病毒感染靶细胞的特异性和安全性，可通过将具有特异靶向的多肽连接到

病毒 env 蛋白上，或插入组织特异启动子使其靶向表达来实现。

慢病毒载体 来源于二倍体 RNA 病毒。

特点 具有宿主范围广、容纳外源基因片段大、整合人靶细胞基因组、基因持续高效表达、不需要反复转导细胞和免疫反应小等优点。但其病毒滴度低、生物学性质复杂和安全性有待提高。

应用 由于 HIV 有致病性，因此将慢病毒载体用于基因治疗还需进一步研究。有研究者通过保留病毒功能必需序列、删除额外病毒序列而提高慢病毒载体的安全性。慢病毒载体主要用于生产转基因动物及肿瘤的基因治疗，有望在地中海贫血、血友病、帕金森病和阿尔茨海默病等疾病的基因治疗中应用。

单纯疱疹病毒载体 来源于双链 DNA 有包膜病毒。与其他病毒载体相比，HSV 载体容量最大，可同时装载多个目的基因，具有病毒滴度高、宿主范围广（可感染分裂期和非分裂期细胞）的优点。HSV 载体有两个血清型，研究较多的是 HSV-l 载体，由于 HSV 具有嗜神经特性，可潜伏感染神经元，常用于神经系统疾病如帕金森病、阿尔茨海默病、恶性神经胶质瘤等的研究。此外，HSV 载体还用于骨骼肌细胞及干细胞的基因转移。但不足之处是 HSV 只能短暂表达外源基因，而且感染细胞后会引起细胞毒作用，有引发脑炎的危险。有研究表明，去除 HSV 中的早期基因（ICP4、IClr22、ICP27）可使该载体的毒性显著降低。

痘病毒载体 来源于双链 DNA 病毒。该载体结构复杂、宿主范围广（可感染分裂和未分裂细胞）、毒性小、容纳外源基因片

段大（达 25kb）、易于生产制备，是极好的基因转移载体。1982 年，研究人员将外源基因插入痘苗病毒的 TK 基因中，首次成功构建了在哺乳动物细胞中表达外源基因的重组痘病毒。痘病毒作为基因重组疫苗的载体，在免疫动物时不需要佐剂，因而被广泛应用。但接种痘病毒疫苗后可引起严重的免疫反应，影响了痘病毒重组疫苗的应用。

（林　晨　钱海利）

xiànbìngdú zàitǐ

腺病毒载体（adenoviral vector）

将双链、无包膜腺病毒经基因工程改造后产生的一种用于基因转移的载体。1985 年，巴利（Ballay A）首次报道用腺病毒作为一种基因载体来应用。

腺病毒载体的研究主要分为 3 代，第一代腺病毒载体通常以转移基因取代 E1 或 E3，可插入外源基因片段达 8kb，具有细胞毒性较强、易引发免疫反应等缺陷。第二代腺病毒去除 E2A 和 E4 编码序列，并加入温敏因子，以降低免疫原性，增大载体容量。第三代腺病毒仅含有反向末端重复序列和包装信号，需要辅助病毒提供病毒编码序列及感受态细胞株提供病毒包装场所才能够包装产生病毒粒子，所以也称辅助病毒依赖性腺病毒。其载体容量达37kb，免疫原性进一步降低。此外，1996 年有研究者发现，带有E1B55K 基因突变的腺病毒可选择性地在 p53 缺陷的肿瘤细胞中复制，被称为溶瘤腺病毒，在此基础上发展了多种溶瘤腺病毒载体。

腺病毒载体具有以下优点：①宿主范围广，可感染分裂和非分裂细胞。②腺病毒相对稳定，基因组发生重排的频率低。③安全性好，腺病毒在绝大多数已知

细胞中都不整合到染色体中，因此不会干扰其他的宿主基因，也不会造成插入突变。④可承载多个目的基因的联合插入和表达。缺点：缺乏靶向性、易引起免疫反应及外源基因表达时间短等。

1993 年，腺病毒载体首次被应用于临床试验，之后约有 40%的基因治疗临床试验方案均采用腺病毒为载体，仅次于 RV 载体，主要用于肿瘤、遗传病、传染病等方面的基因治疗。重组人 p53腺病毒注射液是世界上第一个被批准的基因治疗药物，用于晚期鼻咽癌的辅助治疗。许多科学家正致力于通过改造腺病毒载体来降低其免疫原性、提高靶向性和感染效率。随着对其分子特点的深入了解和针对其缺陷研究的展开，以腺病毒为载体的多基因联合治疗具有较好的前景。

（林　晨　钱海利）

fùzhì quēxiànxíng xiànbìngdú zàitǐ

复制缺陷型腺病毒载体（amplifying-deficient adenoviral vector）

由去除 E1 和/或 E3 区域的腺病毒经基因工程改造后可用于基因转移的载体。是最早期的一类腺病毒载体。

腺病毒的 E1 区是病毒复制的必须区，其缺失可造成病毒复制缺陷，E3 的去除可用于外源基因的插入。复制缺陷型腺病毒必须在由 5 型腺病毒转化的可组成性表达 E1 蛋白的 HEK293 细胞中完成复制。该病毒载体的优点有：①宿主广泛，可感染分裂期细胞和静止期细胞。②感染效率高。③容易制备，病毒滴度高。④稳定、高效率转导目的基因。⑤致病性低，不整合入细胞基因组。但也存在许多不足，如载体承载容量最多 8000bp、外源基因表达持续时间短、表达水平低、免疫

原性强及复制缺陷可能会恢复为复制型等。

该载体是基因治疗研究中被广泛应用的载体之一，可介导抑癌基因、细胞因子、自杀基因和抗原等外源基因转移至宿主细胞中表达，常被用于肿瘤、心血管疾病、神经系统疾病和疫苗的研究中。由于该载体去掉了腺病毒的增殖必需元件，病毒进入体内后的不能增殖，且不会整合至染色体，具有良好的安全性。重组人 p53 腺病毒注射液是世界上第一个被批准的基因治疗药物，用于晚期鼻咽癌的辅助治疗。随着分子生物学技术的进步，复制缺陷型腺病毒被不断改造，如去除病毒基因、提高载体容量、减弱病毒蛋白质所致的细胞免疫反应。也可采用特异性启动子调控外源基因在特定组织细胞中表达，以增强该载体的靶向性。

（林　晨　钱海利）

kōngké xiànbìngdú zàitǐ

空壳腺病毒载体（gutless adenoviral vector）

去除所有其他病毒编码基因，仅保留末端反向重复序列与野生型腺病毒的包装信号，需要辅助病毒提供病毒编码序列及感受态细胞株提供病毒包装的场所才能够包装产生病毒颗粒的载体。又称辅助病毒依赖性腺病毒载体。是第三代腺病毒载体。

空壳腺病毒载体不仅继承了前两代腺病毒载体的优点，还具有新的特点。例如，外源 DNA 的装载容量大大提高，可达 37kb；病毒的外壳包装蛋白没有改变，具有腺病毒天然的高感染性；缺失全部的腺病毒蛋白质编码序列、无病毒蛋白表达，机体的免疫反应和细胞毒性显著降低，安全性得到提高，可反复应用，无需担

心机体产生抗体的影响；外源基因的表达时间明显延长；辅助病毒的血清型决定它的血清型，通过变换不同血清型的辅助病毒，可以转换其血清型等。

在基因治疗中可利用空壳腺病毒载体将目的基因高效转移到组织细胞内，达到抑制肿瘤生长、弥补缺陷基因表达或阻断疾病进展的目的。但也有以下缺点：①如插入目的基因后，空壳腺病毒载体的长度小于28kb，即低于腺病毒颗粒的有效包装下限，则需额外插入适当的DNA充当填充物，否则病毒颗粒不能被包装或DNA分子发生重排。②必须在辅助病毒的持续存在下，空壳腺病毒才能完成扩增，但由于空壳病毒和辅助病毒在某些物理性质上相似，不能通过前两代病毒的纯化方式将辅助病毒消除，所以在纯化前必须将两者分离。分离的方法包括突变包装信号（利用基因组不同大小使其过大或过小而不能有效包装）和在载体生产过程中特异消除辅助病毒的包装信号，如Cre-loxP重组系统、FLP-frt重组系统等。③病毒滴度始终没有很好的统一测定方法。基于以上因素的限制，空壳腺病毒很少应用到临床研究中。

(林　晨　钱海利)

xiànxiāngguān bìngdú zàitǐ
腺相关病毒载体（adenovirus-associated virus vector）

将有DNA缺陷的非致病性腺相关病毒经基因工程改造后产生的一种用于基因转移的载体。

腺相关病毒（AAV）是一种细小病毒，无被膜、具有二十面体结构、病毒颗粒直径20~26nm，必须依赖辅助病毒如腺病毒或单纯疱疹病毒，AAV才能进行复制和溶细胞性感染。重组腺相关病毒载体因AAV独特的生物学性状而具有以下优点：①宿主细胞范围广（分裂细胞和非分裂细胞）。②在辅助病毒缺乏时，AAV可通过位点特异性整合，进入人19号染色体AAVSl位点建立潜伏感染状态，具有建立长期表达的能力。③安全性好，是一种非致病性病毒，尚未发现因为AAV引起的人类疾病。④不会产生细胞介导的免疫反应。

重组AAV被视为最有前途的基因转移载体之一，最初被用于人类遗传病的治疗，随后用于心血管疾病发病机制和治疗的研究，且在高血压、心力衰竭、动脉硬化和心肌梗死等心血管疾病基因治疗中效果显著。AAV2介导的遗传性视网膜病、血友病B、帕金森病及抗胰蛋白酶缺乏症等的治疗已经进入临床试验，疗效很好。重组AAV载体用于肿瘤治疗携带的目的基因分为四大类：抗肿瘤血管生成基因、免疫因子、自杀基因和肿瘤细胞修复基因。

AAV的宿主范围广，如重组AAV载体对于骨骼肌、视网膜、肝细胞、心脏平滑肌细胞、胰岛B细胞、关节滑膜细胞等都具有良好的感染效果，这限制了其在肿瘤靶向治疗中的应用，也带来了不安全因素。为提高AAV载体在肿瘤基因治疗中的安全性和疗效，增强对肿瘤细胞转导的效率及减少对正常细胞的损害，可利用肿瘤特异性增强子或启动子来调控外源基因表达、改造已有的AAV载体以提高其靶向性来实现。

(林　晨　钱海利)

dānchún pàozhěn bìngdú zàitǐ
单纯疱疹病毒载体（herpes simple virus vector）

由Ⅰ型单纯疱疹病毒（HSV-1）改造而来的一种双链线性DNA病毒载体。HSV是一种嗜神经组织的DNA病毒，分为两个血清型，即HSV-1和HSV-2，人是HSV的唯一宿主。

HSV载体主要有重组病毒型载体和扩增子载体两种类型。前者选择性地去除了溶原性感染和表达其他病毒蛋白的5个编码基因（ICP0、ICP4、ICP22、ICP27和ICP47），只能在补充了缺失基因的互补细胞中复制；后者是一种不含有HSV-1编码基因的完全缺损病毒，具有容量大、安全性好的优点，但需要辅助病毒参与包装，且存在神经毒性。

与其他常用病毒载体相比，HSV载体有如下优点：①能同时承载多个外源基因，容纳长度达40~50kb，是容量最大的病毒载体。②具有天然的嗜神经性，对神经元无伤害，在神经元中可形成长期稳定的隐性感染。③病毒滴度较高。④宿主范围广，可感染分裂期和非分裂期细胞。不足之处是存在一定的细胞毒性和免疫原性。

HSV载体应用广泛，已成为最有应用前景的病毒载体之一。根据HSV的嗜神经特性并且能长期潜伏在神经元中而对其无伤害，该载体已成为神经系统最有效的基因表达载体，被应用于神经系统疾病如帕金森病、阿尔茨海默病等的基础研究及药物开发。另外，HSV载体也可用于人类造血细胞的基因治疗，如成人T细胞性白血病。

(林　晨　钱海利)

dòubìngdú zàitǐ
痘病毒载体（poxvirus vector）

痘病毒经基因工程改造后供基因转移使用的一种双链线性DNA病毒载体。痘病毒是一种双链线性DNA病毒，是体积最大、结构最复杂的动物病毒。根据病毒的特征、自然宿主和特异性抗原分为两个亚科：脊索动物痘病毒亚科和昆虫痘病毒亚科。痘病毒含有能够被真核细胞识别的启动子，这些启动子不但可以引发动物基因工程中一些标记基因的表达，而且还能够引发克隆的外源基因的表达。

痘病毒载体的优点：①宿主范围广，可感染分裂和未分裂细胞。②外源基因的容量高（达40kb），能同时表达多种外源基因。③病毒基因组不整合到宿主染色体中，安全性较高。因痘病毒DNA无感染性且其病毒基因组庞大，所以不能通过基因拼接直接将外源基因插入到病毒基因组中。通常利用痘病毒DNA复制过程天然发生的体内同源重组来构建该病毒载体。由于痘病毒载体系统在表达外源基因时，需要痘病毒启动子来驱动，所以要获得高水平的表达就应选择晚期或早、晚期启动子。痘病毒载体的主要缺陷是免疫原性较强，可刺激机体产生体液免疫和细胞免疫。

1982年，研究人员将外源基因插入痘病毒的TK基因中，首次成功构建了在哺乳动物细胞中表达外源基因的重组痘病毒。应用重组痘病毒载体已成功地表达了许多种属基因，同时利用该病毒载体重组表达的癌胚抗原也已经在鼠、猴身上产生了抗体和细胞免疫。

（林　晨　钱海利）

fǎnzhuànlù bìngdú zàitǐ
反转录病毒载体（retrovirus vector）
一类单链RNA病毒载体。通过将反转录病毒的结构基因替换成外源基因，在体外包装细胞内组装成含有目的基因的重组反转录病毒，从而实现其携带外源基因的作用。该重组病毒不具致病性（见病毒载体）。

（林　晨　钱海利）

mànbìngdú zàitǐ
慢病毒载体（lentivirus vector）
在人类免疫缺陷病毒（HIV-1）基础上改造而成的双链RNA病毒载体系统。为了避免有复制能力病毒的产生，在构建HIV-1载体时，一般将HIV-1基因组分装于几个质粒载体中，再共转染细胞，然后获得只有一次感染能力而无复制能力的HIV-1载体颗粒。

慢病毒载体的设计经历了4个阶段。①第一代载体：为复制缺陷型载体，仅能获得较低的滴度，且仅能感染$CD4^+$的靶细胞，并存在产生野生型HIV的严重危险。②第二代载体：采用了三质粒表达系统，分别为包装质粒、包膜质粒和载体质粒。③第三代载体：进一步提高了载体的生物安全性，HIV-1基因组3′-LTR的U3区的一部分被删除，这部分包含了TATA框及一些转录因子结合部位。④第四代载体：又称可调控性慢病毒载体，在保留自身失活特性的前提下，将可诱导性基因系统插入慢病毒载体，人为地控制转移基因的表达。应用较多的可诱导系统是采用四环素诱导外源基因表达。

慢病毒载体具有可感染分裂细胞及非分裂细胞如神经元、胰岛和肌细胞等的能力，同时保留了能够整合到宿主染色体上的特点，可转移较大的基因片段，还具有目的基因表达时间长、不易诱发宿主免疫反应等优点。但缺点是慢病毒的使用可能会产生插入诱变。

慢病毒载体已用于肿瘤、艾滋病、帕金森病、白血病、血友病、镰状细胞贫血、肌肉老化及萎缩、视网膜退化等疾病的基因治疗研究中，应用前景较好。

（林　晨　钱海利）

bǎxiàngxìng bìngdú zàitǐ
靶向性病毒载体（targeted virus vector）
一类具有细胞或组织选择性的病毒载体。通常采用组织特异性启动子调控目的基因，然后将其构建到非复制型病毒载体中或复制型病毒载体中，以提高载体的靶向性；也可通过改造具有噬肿瘤特性的病毒使其特异在肿瘤细胞中复制。非复制型病毒载体携带的外源基因可在特异启动子高表达的组织细胞中表达，而在其他细胞中很少表达，避免了对其他细胞的杀伤作用。复制型病毒载体通常是一种溶瘤病毒载体（见溶瘤病毒治疗），将组织特异性启动子构建在其中更增加了其靶向性，称为特异性复制型病毒载体。

条件复制型腺病毒具有以下优势：①可在肿瘤细胞内大量复制，使宿主细胞病变、裂解，从而达到溶解肿瘤的效应。②复制型腺病毒可产生旁观者效应，即最初感染的肿瘤细胞释放后可感染其周围的肿瘤细胞。③复制型腺病毒可显著增加治疗基因的拷贝数，使其高水平表达。但在采用条件复制型腺病毒治疗肿瘤时，必须将病毒的复制严格限制在肿瘤细胞内，而在正常组织中不复制。人们通常通过突变与腺病毒复制有关的早期基因或使用肿瘤特异性启动子调控E1A或E1B表达来达到这一目的。某些肿瘤特异性标志蛋白启动子，如前列腺癌中高表达的细胞特异性抗原启动子、肝癌中高表达的甲胎蛋白启动子、肿瘤细胞中高表达的人端粒酶反转录酶启动子等，常被采用。

条件复制型腺病毒对肿瘤具有很高的靶向性，可以通过联合多种杀伤机制长期持久地发挥抗肿瘤效应，已用于治疗头颈部癌、膀胱癌和胰腺癌等肿瘤的临床试验中。但真正应用于临床还必须提高其肿瘤特异性，降低对正常细胞的细胞毒性及免疫原性。

（林　晨　钱海利）

qìguān bǎxiàng
器官靶向（organ-targeting）

在细胞水平上，针对已知的某些器官特点或高表达启动子构建相应的病毒表达序列，病毒进入体内会特异在靶器官高表达，使患病器官内的细胞特异性死亡而不会波及周围的正常组织。

转录靶向病毒治疗可用某些器官的特异性启动子调控目的基因的表达，使其在靶器官特异转录中表达。如将在结肠癌细胞特异高表达的 A33 启动子连接在白细胞介素 24（IL-24）或抑癌基因 ST13 上游，构建溶瘤腺病毒，使其在结肠癌细胞中特异表达，达到抗肿瘤目的，而对周围正常器官损伤较小。

可应用的肿瘤特异性启动子包括靶向肝癌的甲胎蛋白启动子、人端粒酶启动子、缺氧应答启动子、神经系统特异的神经元烯醇化酶启动子、肌肉特异性细胞角蛋白启动子以及腺癌特异的癌胚抗原启动子等。这些肿瘤特异性启动子已被应用于腺相关病毒载体中，并取得了较好的靶向抗癌效果。

有些人类肿瘤细胞特异高表达某种基因，也为器官靶向治疗提供了靶标。如人乳头瘤病毒（HPV）在子宫颈癌、口腔癌及皮肤癌中高表达，构建表达钙网蛋白与人乳头瘤病毒（HPV）16 型 E7 基因 H2P 突变型（HPV16-E7H2P）融合蛋白重组腺病毒载体，可以研发新型的 HPV 治疗性疫苗。

经导管或经皮穿刺瘤内注射也是一种器官靶向病毒疗法。如将内皮抑素基因经肝动脉给予治疗肝癌，将腺病毒介导的抗 K-ras 核糖体激酶经胰腺导管给予治疗胰腺癌，在动物实验中都显现了较好的治疗效果。世界上第一个基因治疗药物重组人 p53 腺病毒经皮瘤内注射也已进入临床使用。由于介入导向或经皮注射的局限，所以只有肝癌、胰腺癌、肺癌、神经胶质瘤、大肠癌和喉癌等肿瘤可以采用介入导向的基因病毒治疗。

（林　晨　钱海利）

fēi bìngdú zàitǐ
非病毒载体（non-viral vector）

与基因形成脂质体/DNA 复合物，靠物理方法或化学方法转移入细胞的一类载体。主要有脂质体、阳离子多聚物载体、纳米颗粒载体等。非病毒载体的优点是免疫原性低、转移基因容量限制小、制备简单、便于保存等；缺点主要是基因转移效率偏低、体内靶向性难以控制等。

理想的基因转移的非病毒载体应满足以下条件：保护 DNA 不被细胞内外 DNA 酶降解；携带外源 DNA 进入细胞核插入基因组；无毒性且可被细胞清除。

非病毒载体的研究主要集中于脂质体、阳离子多聚物载体和纳米颗粒载体等领域。

脂质体：应用最广泛，是由磷脂双层构成的具有水相内核的脂质微囊，通过静电引力与 DNA 结合，形成脂质体复合物，然后介导极性大分子穿透细胞膜，携带 DNA 进入细胞。根据脂质体的分子性质，可分为阳离子脂质体、聚阳离子脂质体、阴离子脂质体、pH 敏感型脂质体和融合脂质体等，也可以在脂质体上连接糖脂或含多羟基物质（如聚乙二醇）以提高脂质体的稳定性和载荷能力。

阳离子多聚物：利用带正电荷的高聚物静电结合带负电荷的 DNA，通过静电作用结合细胞膜或通过携带的靶向配体与细胞膜上的受体结合，在内吞后形成吞噬泡。阳离子多聚物的种类较多，如多聚赖氨酸、聚乙烯亚胺和鱼精蛋白等。其中对聚乙烯亚胺研究较多，因其性能优于早期的多聚赖氨酸。

从临床应用的角度看，非病毒载体安全性好、免疫原性低及成本低等特点，使其具有更好的临床应用前景。但基因转移效率低、易受血清成分干扰、不易实现可控性等，也是其应用中需克服的问题。

（林　晨　钱海利）

shìpèitǐ shēngwù gòng'è zhǒngliú zhìliáo
适配体生物共轭肿瘤治疗（aptamer bioconjugates for cancer therapy）

通过与生物活性分子共轭结合的核酸适配体靶向性地结合于肿瘤靶点而发挥肿瘤治疗作用的治疗方法。

核酸适配体是一类新型生物识别分子，可以是 DNA 或 RNA 寡核苷酸类，能够根据设计要求特异性地结合体内分子靶点，具有分子量小、可生物合成以及无免疫原性和毒性等特点。核酸适配体是通过计算机模拟结合人工筛选技术获得的能与靶分子高效结合的核酸小分子。它在肿瘤治疗中的作用与抗体靶向治疗类似，一方面可耦合药物分子，另一方面可特异性识别肿瘤标志分子，可被用于发展肿瘤靶向治疗策略。

2004 年 12 月，第一个核酸适配体药物哌加他尼被美国食品和药品管理局（FDA）批准上市，用于治疗年龄相关性黄斑变性，是核酸适配体药物开发领域的一个里程碑。ARC1779 是一种能与血管性血友病因子（vWF）特异结合、产生抗血小板凝集作用的核酸适配体药物，已通过了临床Ⅰ期试验。适配体也可广泛应用于肿瘤活体分子成像、诊断等领域。适配体不仅具有类似抗体结合靶分子的高特异性和高亲和力等特点，还在分子的合成、修饰、保存和运输等方面具有抗体不可比的优势。

核酸适配体不仅用于肿瘤靶向药物的研发，还可为活体肿瘤检测和成像研究提供新手段。其药物研发的主要瓶颈是筛选与表征困难，导致可用的核酸适配体较少。因此，核酸适配体的研发应在计算机设计与筛选两个方面进行技术突破。

（林　晨　钱海利）

xuèguǎn bǎxiàng zhìliáo

血管靶向治疗（vascular-targeted therapy）　靶向阻断血管生成或破坏肿瘤血管以减少肿瘤血液供应、延缓肿瘤生长的治疗方法。又称抗血管治疗。

原理　肿瘤的持续生长需要伴随长入肿瘤的血管不断提供营养支持。肿瘤细胞灶从宿主基质中建立自身的血液供应系统。肿瘤生长到一定体积后，其微环境内促血管生成因子和血管生成抑制因子的平衡失调。血管内皮生长因子（VEGF）是最重要的血管形成刺激因子之一，在肿瘤进展过程中，可直接刺激血管内皮细胞，形成新的肿瘤血管。

VEGF 有 6 种亚型：VEGF-A、VEGF-B、VEGF-C、VEGF-D、VEGF-E 和胎盘生长因子。VEGF-A 是其中最重要的一种亚型分子。VEGF是 1989 年费拉拉（Ferrara N）在牛垂体滤泡星形细胞培养液中首次分离纯化出来的。VEGFR 是具有酪氨酸激酶活性的跨膜受体，有 VEGFR-1、VEGFR-2 和 VEGFR-3 三种亚型。VEGF 与 VEGFR的胞外区结合可导致受体磷酸化而激活胞内区激酶，进而激活细胞内一系列信号转导通路并产生生物学效应，介导形成肿瘤新生血管所需的所有内皮细胞功能。由于肿瘤中 VEGF 分泌增加和VEGFR 高表达，而在正常血管上皮中 VEGFR 不表达或低表达。阻断 VEGF 或 VEGFR 任何一个环节均能阻断肿瘤新生血管的生成或靶向肿瘤血管。

肿瘤血管靶向药物　通过破坏肿瘤血管功能来达到抑制肿瘤生长和进展目的的一种肿瘤治疗药物。临床根据肿瘤血管形成机制，针对抗肿瘤血管形成的分子靶向药物大体可以归纳为 4 个方面：①抑制血管外基质降解及新生血管的迁移，如基质金属蛋白酶抑制剂。②抑制促血管生成因子，如抗 VEGF 的单克隆抗体。③抑制促血管生成因子的细胞表面受体及其信号转导通路，如一些小分子酪氨酸激酶抑制剂。④补充内源性或外源性血管生成抑制因子，如血管内皮抑素。抗肿瘤血管生成的药物分为肿瘤血管生成抑制剂（TAI）和血管靶向药物（VTA）。

肿瘤血管生成抑制剂　能够有效抑制或破坏新血管生成，阻止肿瘤生长、转移和复发，可来源于机体正常成分、外源药物和食物等。

肿瘤的侵袭和转移过程包括原发瘤增殖、肿瘤新生血管生长、瘤细胞侵袭基底膜穿入血管或淋巴管、在循环系统中存活、滞留于靶器官的微小血管中并形成瘤栓、形成微小转移灶及新肿瘤血管形成，最终增殖成新转移癌灶。TAI 是控制肿瘤侵袭和转移的关键环节，是传统化放疗以外的重要治疗思路。TAI 的研究主要包括 4 部分：①阻断内皮细胞降解周围基质的能力。②直接抑制内皮细胞的功能。③阻断血管生成因子的合成和释放，拮抗其作用。④阻断内皮细胞表面整合素的作用。例如，重组人血管内皮抑制素（恩度）通过抑制形成血管的内皮细胞迁移从而抑制肿瘤新生血管生成，达到抑制肿瘤增殖或转移的目的。2005 年被中国国家食品药品监督管理局批准联合长春瑞滨/顺铂用于晚期非小细胞肺癌的治疗。

TAI 的优点：①选择性作用于血管内皮细胞，全身毒副作用小。②靶细胞为血管内皮细胞，药物易从血液中到达，与之接触发生作用。③血管内皮细胞无或少突变，不易产生耐药性，可长期用药。④可与放化疗方法联合应用并减轻后者的毒副反应。但此类药物也存在许多待解决的问题：需长期用药；会对生理性血管生成造成影响并产生耐药性。

血管靶向药物　直接选择性地作用于已经存在的肿瘤血管组织，破坏血管功能，使肿瘤失去血液供应而坏死。分为小分子抑制剂和生物制剂两类。

小分子抑制剂　不能特异性地定位于肿瘤内皮，而是利用肿瘤血管内皮和正常血管内皮细胞在信号转导通路方面的差异实现其选择性。因此，它可以快速而有选择性地作用于肿瘤血管，引起血管损伤。小分子抑制剂主要为微管类药物和类黄酮药物，如针对血管内皮生长因子受体的酪氨酸激酶抑制剂舒尼替尼、索拉非尼等。

生物制剂　VTA 能以特异性表达于肿瘤血管内皮细胞表面的分子作为配体，借助相应抗体或大分子的特异识别作用，将有治疗作用的生物分子、化疗药物或放射性治疗药物输送到肿瘤血管部位，既可选择性地破坏肿瘤血管，使肿瘤失去血液供应而坏死，还可以提高肿瘤部位的药物浓度，提高疗效。例如，针对血管内皮生长因子的单克隆抗体贝伐珠单抗以及针对肿瘤血管内皮生长因子受体的单克隆抗体 IMC-1C11等。VTA 可使肿瘤血液迅速减少导致肿瘤大范围坏死。虽然相对于其他抗肿瘤药物，VTA 不易产生耐药，但随着疗程的延长仍会产生耐药现象。

(林　晨　钱海利)

bǎxiàng yàowù

靶向药物（targeting drug）

通过特异性作用于肿瘤发生和进展环节的关键分子，直接或间接杀伤肿瘤细胞的药物。现代分子生物学、细胞生物学理论和生物工程技术的发展是靶向药物产生和研发的基础。靶向药物通过识别肿瘤细胞与正常细胞之间分子生物学上的差异（包括基因、酶、信号转导等不同特性），特异性抑制肿瘤细胞的生长、增殖。其作用环节包括调节细胞增殖、血管生成、细胞运动及肿瘤耐药等信号转导通路。靶向药物可以在肿瘤部位高浓度富集或选择性作用于肿瘤特异性分子，与常规化疗相比副作用小。

靶向药物以分子量的不同可分为小分子药物和抗体靶向药物。在抗体靶向药物的基础上，又衍生出靶向化疗药物和靶向放疗药物等。

靶向药物一般单独使用或与化疗药物配合使用，使用前应进行分子病理学诊断及基因检测以确定患者的适用情况。已有多种靶向药物进入临床应用。其中小分子药物通常为信号转导抑制剂，如治疗慢性粒细胞白血病和胃肠间质瘤的甲磺酸伊马替尼；单克隆抗体则通过抗原-抗体的特异性结合来识别肿瘤细胞，如用于治疗 HER2 基因过度表达乳腺癌的曲妥珠单抗等。

靶向药物的不良反应常出现在皮肤、胃肠道、心血管、血液和甲状腺等器官或系统，对正常细胞的毒性较化疗药物小，易于被体质虚弱或不能耐受放疗、化疗的患者接受，使用安全性高。但靶向药物的价格高于常规化疗药物，在一定程度上限制了它的使用。

(林　晨　钱海利)

bǎxiàng yàowù chuándì

靶向药物传递（targeting drug delivery）

将药物通过局部或全身血液循环，而选择性地富集于靶组织、靶器官、靶细胞或细胞内结构的给药系统。

特异性提高药物在肿瘤部位的浓度，避免药物损伤健康组织是靶向给药系统的目标。使药物能够相对靶向分布于病变器官、组织或细胞的药物设计方法称为靶向药物设计。传统药物以跨生物膜为药物吸收方式，而靶向药物传递系统在体内运输到达肿瘤部位以前药物不会被释放，因此能提高药物的利用率和肿瘤局部药物的富集程度，产生更高的疗效。靶向药物的载体有多种，如脂质体、纳米颗粒、生物降解微球和抗体等。理想的药物运载工具必须容易通过靶细胞生物屏障、本身无活性或有疾病治疗作用、无靶外副作用，并可生物降解。

肿瘤治疗是靶向药物传递最重要的应用领域。肿瘤细胞表面的特异性抗原和受体是靶向给药系统的"定位"靶点。已用于肿瘤治疗的靶向药物传递系统有抗体介导的肿瘤细胞靶向给药系统、受体介导的肿瘤细胞靶向给药系统、前体药物肿瘤细胞靶向给药系统、肿瘤血管的靶向给药系统和肿瘤靶向数字治疗的基因给药系统。

靶向药物传输在肿瘤治疗方面虽已显示出巨大潜力，但也存在工艺复杂、载药量小、稳定性差及缺乏完整的质量评价和标准等问题。

(林　晨　钱海利)

xiǎo fènzǐ yàowù

小分子药物（small molecule drug）

人工合成、分子量较小（小于1000）的靶向抗肿瘤药物。又称小分子靶向药物。

原理　小分子药物是以肿瘤进展过程中肿瘤细胞内异常活化的酶和信号转导通路为作用靶点，通过阻断异常活化的的激酶、生长因子和信号转导通路等途径来抑制肿瘤生长。通常是信号转导抑制剂，由于其分子量较小且作用于肿瘤中异常活化的靶点，因此能够顺利进入胞内找到靶标，对肿瘤细胞发挥治疗作用的同时降低对正常细胞的杀伤。

分类　小分子药物包括酪氨酸激酶抑制剂（TKI）、Ras-Raf-MAPK 信号通路阻断剂、哺乳动物雷帕霉素靶蛋白（mTOR）激酶抑制剂、组蛋白脱乙酰酶抑制剂、泛素-蛋白酶体抑制剂和血管生成抑制剂等。例如，治疗慢性髓细胞性白血病（CML）和胃肠道间质瘤的伊马替尼、以表皮生长因子受体（EGFR）为靶点的用于治疗非小细胞肺癌的吉非替尼和厄洛替尼。此外，硼替佐米是细胞凋亡诱导剂，也属于小分子药物。伊马替尼是第一个被批准应用于临床的小分子靶向治疗药物。

应用 小分子靶向药物主要用于治疗肾癌、多发性骨髓瘤及血液肿瘤，在乳腺癌、非小细胞肺癌和胃癌治疗中也有应用。内分泌治疗主要集中在乳腺癌、卵巢癌、子宫肿瘤和前列腺癌。临床应用 TKI 类药物较多，主要分为单靶点酪氨酸激酶抑制剂和多靶点酪氨酸激酶抑制剂两类。

单靶点酪氨酸激酶抑制剂
吉非替尼和厄洛替尼同属 EGFR 酪氨酸激酶阻断剂，能明显抑制 EGFR 跨膜细胞表面受体上酪氨酸激酶的自身磷酸化，从而阻止细胞增殖，促进凋亡；同时还能抑制肿瘤血管生成。伊马替尼，抑制基因异常重组产生的 BCR-ABL 融合蛋白的酪氨酸激酶活性，对 BCR-ABL 阳性的肿瘤细胞、Ph 染色体阳性的慢性髓细胞性白血病和急性淋巴细胞白血病的血液细胞的异常增殖具有抑制作用，并能诱导其凋亡。

多靶点酪氨酸激酶抑制剂
有索拉非尼、舒尼替尼和拉帕替尼等。索拉非尼一方面通过抑制上游受体酪氨酸激酶 KIT 和 FLT-3，以及下游 RAF/MEK/ERK 通路中丝氨酸/苏氨酸激酶的活性，从而阻断细胞信号转导通路，抑制肿瘤细胞增殖生长；另一方面通过抑制上游具有受体酪氨酸激酶活性的血管内皮生长因子和血小板衍生生长因子受体，以及下游 RAF/MEK/ERK 通路中丝氨酸/苏氨酸激酶活性，从而抑制新生血管的形成、切断肿瘤细胞的营养供应而达到遏制肿瘤生长的目的。

（林　晨　钱海利）

gānsù kàng zhǒngliú xiàoyìng
肝素抗肿瘤效应（antitumor effect of heparin） 除了预防静脉栓塞外，肝素和低分子肝素（LMWH）通过改变肿瘤细胞内外微环境而产生抗肿瘤作用。

肝素和 LMWH 具有一定的抗肿瘤细胞增殖作用，可抑制血管内皮细胞增殖和血管形成，抑制乙酰肝素酶、基质金属蛋白酶的活性，阻止细胞外基质及基底膜的降解，进而抑制肿瘤细胞黏附及其随后向组织的侵袭、迁移等。转化生长因子 β（TGF-β）具有很强的抗肿瘤效应，TGF-β 与 α_2 巨球蛋白结合后形成无活性的复合物。肝素能与 TGF-β 紧密结合，将其从复合物中分离出来，发挥抗肿瘤作用。血管内皮生长因子（VEGF）也是肿瘤血管生成的重要促进因子，肝素能够抑制 VEGF 与其受体 FLK-1/KDR 的结合，从而阻断肿瘤血管生成信号。肝素还能抑制绝大多数反转录酶包括端粒酶的活性，端粒酶活性受到抑制后可减缓肿瘤生长。

除抗凝血以外，肝素还具有多种生物学活性，如 LMWH 能够改善小细胞肺癌患者的预后。此外，肝素和 LMWH 还可能具有化疗增敏作用。

（林　晨　钱海利）

kàng xuèguǎn zhìliáo nàiyàoxìng
抗血管治疗耐药性（resistance to anti-angiogenic therapy） 肿瘤细胞在抗血管药物治疗过程中产生对药物耐受的现象。临床发现肿瘤对抗血管药物会产生两种反应：一种是对抗血管药物无反应，称固有性耐药；另一种则是对抗血管药物产生治疗反应，但用药一段时间或停药后肿瘤很快复发，称适应性耐药。两种耐药发生机制不同。

固有性耐药：包括以下几种情况：①耐药的发生与肿瘤的遗传背景有关或肿瘤微环境内本来就存在过量的促血管生成因素。②某些肿瘤的间质内浸润的炎症细胞对肿瘤血管有保护作用。③某些肿瘤本身缺乏血供。④一些肿瘤细胞具有很高侵袭力，其特定的生长方式本身对血供需求不高。

适应性耐药：主要包括两种情况。①血管生成的"救援"反应：绝大部分肿瘤表达多种不同的促血管生长因子，仅抑制其中一个或一部分，不能有效地抑制肿瘤血管生长。②基因突变：一般认为内皮细胞基因组稳定，不易突变为耐药型。然而有证据显示，肿瘤组织的内皮细胞同样存在基因表达异常的现象。其他适应性耐药的机制还包括：代偿性上调其他促血管生成信号通路；招募促血管生成的单核细胞；增加血管周细胞对内皮细胞的支持；增强肿瘤细胞的侵袭性，减少对肿瘤血管的依赖。

肿瘤对抗血管治疗耐药将导致肿瘤抗血管治疗的失败，需纠正耐药现象才能提高疗效。抗血管治疗药物与传统细胞毒性药物的联合应用能在一定程度上降低肿瘤细胞对单一药物产生耐药性的机会。随着肿瘤发生与进展机制的阐明，以及对肿瘤血管生成治疗耐药机制的深入理解，肿瘤血管治疗的耐药问题能够得以克服。

（林　晨　钱海利）

kàngtǐ zhìliáo

抗体治疗（antibody-based therapy）

以细胞工程、基因工程技术为主体的抗体工程技术制备肿瘤相关抗原的抗体作为药物，利用抗体能够与表达相应抗原的肿瘤细胞靶向结合的能力，以达到肿瘤治疗目的的治疗方法。又称单克隆抗体治疗。其所用的抗体多为单克隆抗体，属于肿瘤免疫靶向治疗的一个领域。

研究历史 肿瘤的抗体免疫治疗是随着抗体结构的发现和杂交瘤技术的发展而出现的。抗体与抗原识别的特异性使其能在体内外特异性地靶向表达相应抗原的肿瘤细胞。单克隆抗体（mAb）治疗肿瘤的概念最早出现于20世纪初，1913年，德国免疫学家保罗·埃尔利希（Paul Ehrlich，1854～1915年）提出的"魔力子弹"（magic bullet）概念。20世纪80年代，由于鼠源性抗体在人体中的免疫原性，导致一系列单克隆抗体治疗肿瘤的临床试验失败。但随着嵌合抗体、人源化抗体以及完全人源抗体的出现，这一问题已得到初步解决。

作用机制 单克隆抗体对抗原的选择性很高，能高效地识别并杀伤肿瘤细胞，且对正常组织的损伤很小。抗原-抗体结合后杀伤肿瘤的机制有：①抗体依赖细胞介导的细胞毒作用或补体依赖细胞介导的细胞毒性。②抗体竞争性与受体结合，干扰配体-受体的结合和相互作用，影响其发挥生物效应，抑制肿瘤生长。③抗体触发的直接促凋亡作用。④抗体补救途径。

抗体药物分类 根据药物结构分为3种。①抗体或抗体片段：完整的抗体包括嵌合抗体、人源化抗体和人源抗体；抗体片段包括Fab、Fab'和scFv等。②抗体偶联物：又称免疫偶联物，由抗体或抗体片段肿瘤细胞杀伤药物偶联而成，偶联药物可包括放射性核素、化疗药物或生物等。这些药物与抗体连接后，分别构成放射免疫偶联物、化学免疫偶联物与免疫毒素，具有靶向性与肿瘤细胞毒性。③融合蛋白：与抗体偶联物类似，但由抗体片段和具有生物活性的蛋白质片段两部分融合而成，具有靶向性与肿瘤细胞毒性。以曲妥珠单抗和贝伐珠单抗为例叙述如下。

曲妥珠单抗 一种针对高表达于乳腺癌细胞表面的人表皮生长因子受体（HER2）的重组DNA人源化单克隆抗体。可以高亲和性地结合于HER2胞外结构域，阻断HER2信号转导过程的必须步骤——HER2同源二聚体形成，进而阻断乳腺癌细胞生长。此外，还可以提高肿瘤细胞对化疗的敏感性而提高化疗疗效。主要用于有HER2高表达的乳腺癌辅助化疗、晚期乳腺癌和晚期胃癌的治疗。

贝伐珠单抗 一种针对血管内皮生长因子（VEGF）的重组人源化单克隆抗体。可阻止VEGF与内皮细胞表面的受体（flt-1/KDR）结合，减少肿瘤微血管生成从而抑制肿瘤生长和转移灶进展。主要用于结直肠癌、肺癌、肾癌和脑瘤的治疗。

应用 除曲妥珠单抗外，先后获批用于治疗肿瘤的抗体药物还有阿伦单抗、替伊莫单抗、托西莫单抗、西妥昔单抗和贝伐珠单抗等。抗体药物的发展为分子靶向药物、个体化药物以及复合型组装药物的研发开辟了新途径。基于抗体特有的性质，抗体治疗有以下特点。①特异性：药物只作用于特定的单一抗原表位，与之特异性结合，选择性杀伤靶细胞，在体内呈靶向性分布。②多样性：由于靶抗原、抗体结构及作用机制具有多样性，因此治疗策略亦具有多样性。③灵活性：抗体药物可以根据肿瘤抗原分子的具体情况而制备，也可以根据需要选择适当的偶联物或效应蛋白域，具有灵活的应用领域和技术特点。

抗体药物发展的主要趋势是：①发现新的肿瘤治疗分子靶点。②抗体的人源化。③抗体药物的小型化。④研究具有抗体功能的融合蛋白。

（林 晨 钱海利）

kàngtǐ dǎoxiàng huàxué liáofǎ

抗体导向化学疗法（antibody-guided chemotherapy）

将抗肿瘤化学药物与抗体通过化学交联组成免疫偶联物，利用单抗对肿瘤细胞的特异性识别能力，把药物导向肿瘤部位，从而杀伤肿瘤细胞的治疗方法。

与传统化疗药物杀伤肿瘤细胞作用的选择性低不同，抗体导向化疗药物的设计在着眼于提高治疗指数的同时，也能减少或避免对正常细胞的损害，以针对肿瘤相关抗原的单抗作为药物载体，定向地攻击肿瘤细胞。导向化疗研究的关键在于对抗体和药物的研究及交联方法的改进。鼠源性单抗导向药物应用于人体易因引起免疫反应而失败，而人源化单抗、人鼠嵌合型抗体可减轻甚至消除此种反应。

抗体导向化疗的代表是T-DM1。T-DM1是一种抗体共轭类药物，其组成包括曲妥珠单抗、稳定的连接器和细胞毒药物DM1。该药通过曲妥珠单抗的HER2靶向作用将细胞毒药物DM1有针对性地集中于肿瘤细胞，从而协同发挥抗肿瘤作用。抗体导向化疗还能提高老年急性粒细胞白血病患者的治疗效果。

筛选出高特异性的单抗或多种单抗联合应用，是有效解决肿瘤抗原非特异性分布与异质性的手段之一。而研制有效的作用药物，则对疗效至关重要。此外，药物与抗体的交联决定药物的稳定性及解离性，同样不能忽视。

（林 晨 钱海利）

yòudǎo fēnhuà liáofǎ

诱导分化疗法（treatment by inducing differentiation）

应用分化诱导剂，使恶性肿瘤细胞向正常细胞方向分化演变，甚至完全转化为正常细胞（即再分化）的治疗方法。

原理 正常细胞恶变是细胞去分化的结果，即已经分化的细胞恢复到未分化状态。20世纪70年代后期，以色列科学家利奥·萨克斯（Leo Sachs，1924～2013年）发现在某些能够抑制增殖、诱导分化的物质作用下，鼠白血病细胞系的分化受阻有时是可逆的，因而提出了分化治疗的概念。分化诱导剂是指可诱导去分化的肿瘤向终末阶段分化，最终分化为正常或接近正常细胞的化合物。在诱导分化剂的作用下，去分化肿瘤细胞表现出的细胞形态、生长方式、生长速度、基因表达和生物标志物等特征均向正常细胞接近，甚至可以完全转变为正常细胞，这个现象称为逆转、重分化或再分化。诱导分化疗法的基本特点是不直接杀死肿瘤细胞而是诱导肿瘤细胞向高分化方向转变。

应用 视黄酸（维甲酸）是肿瘤分化诱导剂的代表。1980年，布赖特曼（Breitman TR）发现视黄酸可以诱导HL-60和人体部分白血病细胞分化。随后，研究涉及领域从血液学扩展到实体瘤如畸胎瘤、神经母细胞瘤、黑色素瘤和乳腺癌等。上海血液学研究所发现全反式视黄酸（ATRA）和三尖杉酯碱能诱导HL-60细胞分化，因而提出使用ATRA治疗急性早幼粒细胞白血病（APL）。临床上，ATRA诱导分化治疗APL已成为首选治疗方法。ATRA和化疗联合应用能增加ATRA的疗效并降低复发率。诱导分化治疗也可用于APL缓解后的治疗。临床常用的诱导分化剂主要有下几类：视黄酸；细胞因子，主要有粒细胞集落刺激因子、粒细胞-巨噬细胞集落刺激因子、γ干扰素、转化生长因子β与肿瘤坏死因子等；抗肿瘤药物；其他和新发现的诱导分化剂，包括二甲基亚砜、二甲酰胺、甲基甲酰胺和六亚甲基双酰胺等。

存在的问题 诱导分化疗法虽在临床治疗ALP方面比较成熟，但在治疗实体瘤方面，大多数还只停留在体外和动物实验方面。不过，应用视黄酸和砷剂治疗APL开创了诱导肿瘤分化治疗的新纪元。

（林 晨 钱海利）

yòudǎo diāowáng liáofǎ

诱导凋亡疗法（treatment by inducing apoptosis）

应用各种理化或生物学技术方法诱导肿瘤细胞死亡，以实现抑制肿瘤生长的治疗方法。诱导凋亡是肿瘤治疗的一个基本策略。

凋亡是细胞为维持内环境稳定，由基因控制的细胞自主性死亡过程，也称为程序性死亡。细胞失去控制地增殖并且不受正常凋亡机制的调控，导致异常细胞的积累进而产生肿瘤。某些药物、制剂或生物因子可激活肿瘤细胞的凋亡过程，称凋亡诱导剂。细胞凋亡是受基因调控的精确过程，途径主要有两条：一条是通过细胞膜上的死亡受体激活胱天蛋白酶（caspase）；另一条是通过胞质内的线粒体途径释放细胞凋亡因子激活胱天蛋白酶。活化的胱天蛋白酶可将细胞内的重要蛋白质降解，引起细胞凋亡。其中研究较多的凋亡因子有ICE、Apaf-1、Bcl-2、Fas/APO-1、C-myc、P53和ATM等。诱导肿瘤细胞凋亡的途径有：激活细胞凋亡过程中重要的信号传递系统；通过其他途径阻断或去除抑制凋亡的因素诱导凋亡，如激素诱导肿瘤细胞凋亡、撤除激素诱导肿瘤细胞凋亡、放疗、化疗药物、免疫细胞、转基因治疗及反义核苷酸阻断抑制凋亡的基因等。

若肿瘤细胞的凋亡调控机制处于失控状态，肿瘤细胞对凋亡会有一定的抵抗。通过应用细胞凋亡诱导剂或其他治疗策略可促使细胞凋亡和抗凋亡平衡发生改变，诱导肿瘤细胞发生凋亡。对肿瘤细胞的凋亡诱导策略可从下几个环节进行干预：①凋亡通路的死亡受体。②Bcl-2家族蛋白。③凋亡抑制因子。④核因子NF-κB活性。⑤胱天蛋白酶激活。

凋亡是肿瘤治疗药物或方法抑制肿瘤而产生的最终生物学效应，绝大多数化疗药物在肿瘤治疗过程中均有凋亡程序的参与。此外，放疗及生物治疗的结局也会导致肿瘤细胞发生凋亡。

（林 晨 钱海利）

xìbāo fēnhuà yòudǎojì

细胞分化诱导剂（cell differentiation inducer）

使肿瘤细胞发生分化、不成熟的恶性细胞逆转向正常的细胞分化的物质。

原理 细胞增殖与分化异常是恶性肿瘤的基本特征。分化是指幼稚的胚胎细胞生长发育为各种不同形态结构和功能代谢的成熟细胞的过程。去分化是指细胞恶变后，细胞的多种表型又回到胚胎细胞表型的现象，因此恶性肿瘤细胞表现为分化异常、不成熟。再分化又称逆转，指在分化诱导剂的作用下，恶性肿瘤细胞被诱导而重新向正常细胞的方向演变分化，表现为形态学、生物学、生物化学等诸多指标均向正常细胞接近，甚至完全转变为正常细胞。肿瘤细胞表现为去分化状态，在一些能诱导细胞分化物质的作用下，使肿瘤细胞逐渐逆转为正常细胞或接近正常细胞。然而，肿瘤细胞的诱导分化并不是肿瘤细胞恶性转化的反过程，它与细胞外环境、细胞内信号转导以及某些基因表达或抑制等多种因素密切相关，涉及细胞的增殖分化调节，是一个复杂的网络体系。

研究历史 高等生物体的细胞分化的一个显著特点，即分化状态一旦确定就十分稳定，不能逆转回未分化状态。而恶性肿瘤细胞与胚胎细胞一样，有旺盛的增殖力，细胞形态也往往呈现未分化细胞的特征。深入认识细胞分化异常可为恶性肿瘤治疗提供新的途径。早在 1971 年，弗兰德（Friend）就已发现二甲基亚砜（DMSO）可以诱导小鼠红白血病细胞分化为正色性幼红细胞。1978 年，以色列科学家利奥·萨克斯（Leo Sachs，1924~2013 年）报道，有些小鼠白血病细胞株在诱导分化剂的作用下，增殖受到阻遏。布赖特曼（Breitman TR）在 1980 年及 1983 年先后报道，在体外人类髓细胞性白血病细胞

株 HL-60、U937 和部分人类新鲜白血病细胞在 13 顺式视黄酸（13-CRA）及其异构体全反式视黄酸（ATRA）的诱导作用下，可以发生分化。20 世纪 90 年代初，中国科学家首先报道三氧化二砷（As_2O_3）、ATRA 用于治疗急性早幼粒细胞白血病，取得了显著疗效。之后，又有许多恶性肿瘤如畸胎瘤、鳞状细胞癌、神经母细胞瘤、黑色素瘤及白血病等，可在体外被一些化学物质诱导分化为正常细胞。

分类 分化诱导剂有多种，按其来源可分为两大类。

内源性分化诱导剂 是肿瘤细胞或宿主细胞产生的具有分化诱导作用的化学物质，包括集落刺激因子、糖皮质激素、前列腺素、1,25-二羟维生素 D3、环腺苷酸、干扰素、转化生长因子 β 和肿瘤坏死因子等。

外源性分化诱导剂 是肿瘤细胞或宿主细胞不能产生而必须依赖外界补给的物质，包括以下几类：维生素类，如视黄酸（维甲酸）、维生素 C 等；简单有机化合物，如正丁酸盐、六亚甲基二乙酰胺、N-甲基甲酰胺、DMSO 和乙酰胺等；无机物，如亚硒酸钠、三氧化二砷等；抗生素，如丝裂霉素、放线菌素 D、多柔比星和光神霉素等；中草药类，如人参、乳香等；嘌呤和嘧啶类，如双丁酰环腺苷酸及 8-Cl-cAMP 等；其他，如佛波酯类、阿糖胞苷和环磷酰胺等。

应用 多年研究虽发现了数以千计的分化诱导剂，但真正用于临床并取得较好疗效的并不多。大多数在体外研究中对培养的肿瘤细胞有分化诱导作用，在体内的效果却不佳，特别是对实体瘤效果较差，如畸胎瘤、鳞状细胞

癌、神经母细胞瘤、黑色素瘤及白血病等。

（林　晨　钱海利）

yì jīyīn zàoxuè gànxìbāo yízhí

异基因造血干细胞移植（allo-geneic hematopoietic stem cell transplantation，allo-HSCT）

将同种异体健康的造血干细胞植入患者体内，以重建其造血及免疫功能，从而达到治愈某些疾病的方法。其要求供-受者之间主要组织相容性复合体（MHC）分子要相合。

原理 干细胞是具有多能性的细胞，能够无限制的自我更新并具有分化成不同的成熟组织类型的多能性。人体存在 3 种干细胞，即胚胎干细胞、生殖干细胞和成体干细胞。将健康的造血干细胞移植至已经被高剂量化疗清除了造血干细胞的患者体内，可重建患者的造血功能。

进行 allo-HSCT 之前要进行人类白细胞抗原（HLA）配型检测。HLA 基因位点同时存在于两条 6 号染色体的短臂上，每条上又由紧密连锁的复杂的基因位点组成。在实验室能检测到的 HLA 抗原只有 HLA-A、HLA-B、HLA-C 和 HLA-D/DR。异基因骨髓或外周血造血干细胞移植需要严格的 HLA 配型，否则会导致严重的移植物抗宿主病（GVHD）而使移植失败；但 GVHD 同时伴有移植物抗白血病作用，使肿瘤复发率低。脐带血造血干细胞移植是新方法，脐带血中含有丰富的造血干细胞，移植后能重建造血和免疫功能，达到治愈疾病的目的。此外，脐带血中的 T 细胞不成熟，对异基因组织细胞的耐受性较好，无需严格的 HLA 配型，且脐带血来源广泛，故适合于儿童移植。

分类 根据干细胞采集部位

可分为异基因骨髓造血干细胞移植、异基因外周血造血干细胞移植、脐血造血干细胞移植和胚胎造血干细胞移植。根据供者不同又分为血缘关系异基因移植和非血缘关系异基因移植。

应用 主要用于治疗急性白血病、慢性髓细胞性白血病、骨髓增生异常综合征、恶性淋巴瘤、多发性骨髓瘤及实体肿瘤等。造血干细胞移植之前需以超大剂量化疗药物清除自身体内存在的肿瘤细胞，然后才能应用 allo-HSCT 重建造血功能。allo-HSCT 治疗的其他疾病还有再生障碍性贫血、急性放射病、阵发性睡眠性血红蛋白尿、珠蛋白生成障碍性贫血和重症联合免疫缺陷病等。其并发症主要为 GVHD，还包括感染、间质性肺炎、肝静脉闭塞症、出血性膀胱炎、移植失败和肿瘤复发等。

存在的问题 造血干细胞移植虽已广泛用于临床并取得较大成果，但仍存在风险大、难寻匹配供体、移植后排斥反应大和复发率高（自体移植）等缺点。

（林　晨　钱海利）

tóngzhǒng yìtǐ xìbāo miǎnyì zhìliáo

同种异体细胞免疫治疗（allogeneic cellular immunotherapy） 利用免疫功能正常的同种异体免疫细胞，经体外增殖和修饰后回输到患者体内，以杀灭体内病原体、癌细胞和突变细胞的治疗方法。其为过继免疫疗法之一。

原理 采集患者体内部分有潜力的免疫细胞（自体细胞免疫治疗），或是有免疫力的供者免疫细胞（同种异体细胞免疫治疗），由多种免疫因子刺激诱导，经过体外干预，扩增其数量，激活和强化其功能，并刺激它们识别机体内的异常细胞，如恶性肿瘤细胞或病毒感染细胞，然后再回输到患者体内。其杀伤机制表现为直接杀伤作用和免疫效应细胞参与的间接杀伤作用。这对于细胞免疫功能低下，尤其是白血病患者更为适合，并能清除患者体内的微小残留病灶的作用。

分类 同种异体细胞免疫治疗常用的细胞类型有：细胞毒性 T 淋巴细胞、自然杀伤（NK）细胞、巨噬细胞、淋巴因子激活的杀伤细胞（LAK 细胞）、肿瘤浸润淋巴细胞（TIL）和细胞因子诱导的杀伤细胞（CIK 细胞）等。

优点 ①免疫细胞在体外处理，可绕过体内肿瘤免疫障碍的种种机制，从而选择性地操作抗肿瘤免疫反应。②免疫细胞的活化及效应过程往往由一些细胞因子介导，而基因工程可以大量克隆不同的细胞因子，也可以大量克隆肿瘤抗原或多肽，这使体外活化扩增大量的抗肿瘤免疫细胞更为可行。③免疫细胞的体外活化扩增可以避免一些制剂在体内大量应用而带来的严重毒副作用。④已能在体外大量扩增自体或异基因的抗肿瘤免疫细胞，其数量大于肿瘤疫苗在体内激活的效应细胞数。

应用 20 世纪 70 年代，LAK 细胞、TIL 和 CD 单克隆抗体激活的杀伤细胞（CD3AK）等陆续被发现，因其扩增率较低、细胞毒力弱等缺点而被临床淘汰。随后又发现的 NK 细胞和 CIK 细胞等具有强大的抗肿瘤活性。树突状细胞-细胞因子诱导的杀伤细胞（DC-CIK），是新一代过继性 T 细胞免疫治疗的一种策略，其增殖活性和细胞毒活性均较强，已应用于临床，在治疗急性白血病、淋巴瘤、晚期实体瘤、慢性病毒性肝炎和再生障碍性贫血方面均取得较好疗效。细胞免疫治疗可以单独应用，也可配合放、化疗同时应用，效果更好。

存在的问题 包括：采血困难，扩增效率低；细胞存活时间短；受肿瘤微环境中抑制因子的抑制作用等。因此，需要解决的问题有：①寻找可获得足够数量免疫细胞的最佳途径，以满足临床要求。②探讨免疫细胞应用剂量及回输途径等，建立过继免疫治疗的统一方案。③寻找联合应用最佳组合，提高杀伤力及特异性，发挥最佳功能。④观察免疫细胞回输的安全性，进一步研究在更高剂量情况下是否会出现不良反应。

（林　晨　钱海利）

kàng jīsù zhìliáo

抗激素治疗（antihormonal therapy） 通过拮抗体内肿瘤相关激素的生物学作用来抑制肿瘤生长的治疗方法。属于肿瘤内分泌治疗。激素是由机体内分泌细胞产生的一类化学物质，可对特定的组织或细胞（靶组织或靶细胞）发挥特有的效用。激素作用甚广，但不参加具体的代谢过程，只对特定的代谢和生理过程起调节作用，调节代谢及生理过程的进行速度和方向，从而使机体的活动更适应于内外环境的变化。

激素作用机制 是通过与细胞膜上或细胞质中的专一性受体蛋白结合而将信息传入细胞，引起细胞内发生一系列相应的连锁变化，最后表达生理效应。激素的生理作用主要是：通过调节代谢，维持代谢的平衡，为生理活动提供能量；促进细胞的分裂与分化，确保各组织、器官正常生长、发育及成熟，并影响衰老过程；促进生殖器官的发育与成熟，调节生殖过程；与神经系统密切配合，使机体能更好地适应环境变化。

激素与肿瘤 与激素水平密切相关的肿瘤有乳腺癌、前列腺癌和子宫内膜癌等。在乳腺癌发生过程中，高水平雌激素是重要的风险因素。在前列腺癌的进展过程中，切断雄激素的产生能减缓其进展。抗雄激素类药物烯菌酮及其代谢产物 M1 和 M2，以及 DDT 的代谢产物、甲氧滴滴涕、杀菌利和合成除虫菊酯类等，可以和雄激素受体（AR）竞争性结合，阻止雄激素与 AR 结合而抑制雄激素活性。在一些与激素失调有关的肿瘤治疗中，可应用抗激素物质使肿瘤生长所依赖的条件发生变化，从而抑制肿瘤生长。由于激素可选择性地作用于相应的肿瘤组织，且对正常组织不会产生抑制作用，因而不会引起骨髓抑制。

抗激素治疗机制 调节机体的新陈代谢过程；调节细胞外液的量和组成成分，保持机体内环境理化因素的动态平衡；调节控制机体的生长、发育和生殖功能；增强机体的应激能力，使机体能够抵抗有害刺激及适应环境的急骤变化。

分类 主要分为抗性激素治疗和抗非性激素治疗。性激素包括雌激素和雄激素；非性激素包括生长激素、甲状腺激素、肾上腺激素、胰岛素和胰高血糖素等。以抗雌激素药为例阐述。

抗雌激素药可抑制或减弱雌激素作用。雌激素与雌激素受体（ER）结合，可改变 ER 的空间构型，形成配体-受体二聚体复合物。随后复合物进入细胞核与靶基因上特异的雌激素反应元件结合，在辅助蛋白的调节下启动基因转录，从而实现雌激素的作用。

抗雌激素药物可作为配体竞争性地与 ER 结合，通过消除或干扰雌激素与 ER 的相互作用，促使癌细胞凋亡。该类药主要分为选择性雌激素受体调节剂（SERM）和选择性雌激素受体下调剂（SERD）两种类型。

SERM 对子宫和乳腺表现为雌激素拮抗作用，对骨及脂代谢则表现为激动作用。主要用于治疗与雌激素水平有关的肿瘤类型，如乳腺癌和子宫内膜癌。主要包括：三苯乙烯类化合物，如他莫西芬和屈洛昔芬等；苯并噻吩类，如雷洛昔芬；苯并吡喃类，如左美洛昔芬。SERD 的作用机制与 SERM 不同，虽然它能与 ER 结合形成配体-受体复合物，但复合物不能诱导启动 AF-1 和 AF-2 的基因转录，无活性的复合物很快被降解，使靶组织内的 ER 水平显著降低，能有效抑制雌激素敏感基因的表达，促进乳腺癌细胞凋亡。SERD 不具备雌激素活性，主要有氟维司群等药物。抗雌激素类药物也存在不足，如长期使用抗雌激素类药物能引起遗传突变、妇女生殖毒性、孕妇流产等，还可能致癌。

应用 许多激素制剂及其人工合成的产物已广泛应用于临床治疗。临床上激素相关的肿瘤治疗分为 3 种：外科治疗、放射治疗及药物治疗。其中外科治疗是手术切除卵巢、睾丸等产生激素的主要内分泌腺体，放射治疗是指用放射线照射破坏内分泌腺体；药物治疗则是用药物消除某些激素（去势治疗）或用某些药物抵消某种激素的效应（拮抗治疗）。抗雌激素类药物与 ER 高度亲和，通过消除或干扰雌激素与 ER 的相互作用，促使癌细胞凋亡。或是通过对细胞色素 P450 酶的抑制

作用，减少体内雌激素水平，也可显示与抗雌激素类似的疗效。前列腺癌的抗雄激素治疗包括手术去势和药物支持治疗，通过手术切除睾丸或通过雄激素拮抗药物阻断其生物学活性，从而延缓肿瘤的生长。雄激素去势药物有氟他胺、比鲁卡胺等。非性激素类拮抗剂或抑制剂也主要通过抵消目标激素所产生的生物学活性实现抗肿瘤效应。

（林　晨　钱海利）

zhǒngliú gètǐhuà zhìliáo

肿瘤个体化治疗（individualized cancer therapy） 根据肿瘤患者具体病情和个体差异选择治疗药物，制订给药方案的治疗方法。

传统的肿瘤化疗对肿瘤的选择性较差，在杀伤肿瘤细胞的同时也会杀死正常细胞，而且同一化疗方案在不同患者之间产生的疗效差异也很大。除化疗方案本身外，影响疗效的因素还有患者自身状态、遗传背景、肿瘤的基因组学特征和微环境等。随着分子生物学技术和组学技术的发展，使个性化治疗成为可能，即可根据患者的具体情况，包括临床因素、肿瘤分子病理学特点及基因特征等，制订出科学合理的个体化治疗方案，从而获得最佳的治疗效果。

肿瘤个体化治疗主要分为分子标志的筛选和评价、分子靶向性药物的选择、临床治疗方案的确定和药物疗效的个体化评估等阶段。

进行个体化治疗的基础和前提是肿瘤分子靶标检测技术的完善和发展，以保证检测技术的先进性和检测结果的准确性。肿瘤分子靶标的检测技术包括基于组织标本的检测技术，如蛋白质表达检测、基因表达或基因突变检

测和基因拷贝数检测等。实现肿瘤患者个体化治疗还需要临床药理学、分子病理学、临床检验和分子生物学等多学科共同努力。

（林　晨　钱海利）

xìbāodú zhìliáo

细胞毒治疗（cytotoxic therapy）

通过化疗、放射治疗以及免疫应答对肿瘤细胞产生细胞毒作用，使肿瘤细胞被破坏、损伤乃至裂解、死亡的治疗方法。狭义的细胞毒治疗指肿瘤化学治疗。

原理　化疗、放疗和生物治疗均可产生细胞毒作用。传统的化疗药物可通过破坏肿瘤细胞的遗传物质或干扰代谢过程而杀伤快速增长的肿瘤细胞，但对肿瘤细胞和正常细胞没有选择性，毒副作用较大。不同的化疗药物对肿瘤细胞产生细胞毒作用的机制不完全相同，如烷化剂直接作用于 DNA，阻止 DNA 复制；抗代谢药干扰 DNA 和 RNA 的合成；抗肿瘤抗生素通过抑制酶的作用和有丝分裂来干扰 DNA，为细胞周期非特异性药物。由于细胞毒细胞在相应的抗体介导下能够触发对靶细胞的杀伤或破坏，因而也具有细胞毒作用。习惯上把受攻击的细胞称为靶细胞，执行这种攻击的效应细胞称为细胞毒细胞，可溶性物质称为细胞毒介质。其中效应细胞有细胞毒性 T 细胞（CTL）、自然杀伤（NK）细胞、中性粒细胞和巨噬细胞等；效应物质可以是来自效应细胞的穿孔素、磷脂酶和溶酶体酶等，也可以是具有补体结合能力的抗体及诱导细胞毒作用的抗体（统称细胞毒抗体）及某些细胞因子。

分类　主要分为细胞毒性药物和细胞毒细胞治疗。前者包括生物碱类、代谢类、抗生素类、烷化剂类和铂剂类等；后者包括放射治疗和免疫治疗，其中免疫治疗又分为 NK 细胞介导的细胞毒作用、抗体依赖细胞介导的细胞毒作用和 CTL 介导的细胞毒作用等。

应用　化疗药物能作用于肿瘤细胞生长的不同环节，抑制或杀死肿瘤细胞。肿瘤的细胞毒治疗是通过激发和增强机体的免疫功能，达到控制和杀灭肿瘤细胞的目的。免疫疗法只能清除少量的、播散的肿瘤细胞，对于晚期的实体肿瘤疗效有限，常将其作为辅助疗法与手术、化疗、放疗等常规方法联合应用。先用常规方法清扫大量的肿瘤细胞后，再用免疫疗法清除残存的肿瘤细胞，可提高肿瘤综合治疗的效果。

（林　晨　钱海利）

zhǒngliú jīyīn zhěnduàn

肿瘤基因诊断（cancer gene diagnosis）

利用现代分子生物学和分子遗传学方法，通过检测肿瘤相关基因的存在、结构变异和异常表达等情况，对机体是否发生肿瘤、肿瘤类型、肿瘤对特定治疗方案的反应以及预后等作出判断的技术。

肿瘤的发生发展是由于多个癌基因和抑癌基因的异常改变累积的结果，经过启动、促进和癌变几个阶段逐步演化而产生。在形态学上表现为组织细胞从增生、化生、原位癌发展到浸润癌和转移癌的演变过程；在细胞水平上则要经过永生化、分化逆转、转化等多个阶段，且细胞的生长特性逐步得到强化；在基因水平上，通过外界致癌因素和细胞内遗传物质相互作用，使异常基因数目增多，最终导致肿瘤细胞不受控制的异常增殖。癌基因和抑癌基因的改变一方面直接影响细胞的生长、增殖、分化和凋亡，最终导致肿瘤的发生；另一方面，无论是环境因素还是遗传因素，最终作用的靶点都是癌基因和抑癌基因，通过影响癌基因和抑癌基因的表达导致肿瘤的发生。因此，任何肿瘤的发生和发展最终都体现为相应基因的序列、结构和表达水平的异常。对这些基因的异常进行检测能够对肿瘤的性质、分类及对药物的反应等作出判断。

基因诊断技术的核心原理是核酸分子杂交、聚合酶链反应（PCR）和基因测序技术。在此基础上衍生出多种联合技术，如针对 DNA 诊断的斑点杂交、等位基因特异的寡核苷酸探针杂交、单链构象多态性分析和序列分析等；针对 RNA 诊断的 RNA 印迹和反转录 PCR（RT-PCR）等。另外，肿瘤 DNA 测序、基因表达、突变、药物筛选以及遗传学分析技术，均可作为肿瘤基因诊断的工具。基因芯片是一种新的肿瘤基因诊断工具，能够从疾病组织的基因表达模式确定该组织是否为肿瘤组织。对乳腺癌中 HER2 基因 mRNA 表达水平的检测，可确定乳腺癌的亚型及对靶向药物曲妥珠单抗的治疗敏感性。血管内皮生长因子受体（VEGFR）是靶向药物贝伐珠单抗的治疗靶点，但在用药前需对 VEGFR 的表达状态及是否存在突变进行检测，可为贝伐珠单抗的应用提供循证医学证据。

在临床中如能对早期肿瘤进行及时处理，就可为患者赢得较大的存活机会，因此提高肿瘤早期的诊断技术极为重要，但仍存在早期诊断和是否转移诊断的检测灵敏度不易控制的事实。

（林　晨　钱海利）

shēngwù xīnpiàn

生物芯片（biochip）

一切采用生物技术制备或应用于生物技术

的微处理器。为一种高通量检测技术，通过在一个微小的基片（如玻片、硅片、聚丙烯酰胺凝胶和尼龙膜等）的表面固定大量密集排列的分子探针，与已标记的待测生物样品中的靶分子杂交，再通过特定的检测仪器（如激光共聚焦扫描显微镜、电荷偶联摄影像机等）对杂交信号的强度进行图像扫描和获取、数据采集，最后经生物信息软件进行数据分析得到样品的分子信息，从而实现对组织、细胞、蛋白质、核酸或其他生物组分快速、准确、大信息量的筛选或检测。

研究历史 生物芯片技术的发展最初得益于英国分子生物学家埃德温·迈勒·萨瑟恩（Edwin Mellor Southern，1938～ ）提出的核酸杂交理论和美国化学家卡里·穆利斯（Kary Mullis，1944~2019年）发明的聚合酶链反应（PCR）技术。生物芯片最初指基因芯片，此概念是由美国生物学家斯蒂芬·福多尔（Stephen PA Fodor，1953～ ）在1991年提出的。1992年，美国昂飞（Affymetrix）公司率先生产出世界上第一块基因芯片——寡核苷酸芯片。1995年第一块以玻璃为载体的基因芯片在美国斯坦福大学的罗恩·戴维斯和帕特·布朗（Ron Davis and Pat Brown）实验室诞生，目的是研究拟南芥的转录因子，从而能快速准确地研究植物的基因表达过程，标志着生物芯片技术步入广泛研究和应用的时期。随着人类基因组计划和分子生物学相关学科的发展，又陆续出现了蛋白质芯片、细胞芯片、组织芯片和芯片微缩实验室等类型。

原理 根据生物分子间特异的相互作用，在芯片表面构建微

型生物化学分析系统，从而实现对组织、细胞、蛋白质、核酸及其他生物组分的高通量筛选或检测。①狭义：微阵列芯片，主要包括cDNA芯片、寡核苷酸芯片、蛋白质芯片和小分子化合物芯片等。②广义：能对生物成分或生物分子进行快速并行处理和分析的厘米见方的固体薄型器件，主要还包括微流体芯片和芯片实验室。

分类 根据载体基片上的探针物质，分为基因芯片、蛋白质芯片、组织芯片和微缩芯片实验室等。

基因芯片 又称DNA芯片或DNA微阵列。它将大量DNA探针分子固定在支持物上，根据碱基互补配对原理，与标记的待测样品分子杂交，检测杂交信号的强度及分布，获取待测样品分子的数量和序列信息。

蛋白质芯片 将大量预先设计好的蛋白质分子（如抗原、抗体等）或检测探针分子固定在芯片上组成密集的阵列，利用抗原与抗体、受体与配体、蛋白质与其他分子在构象上特异性相互识别进行检测。

组织芯片 将许多不同个体小组织整齐地排布于一张玻片上而制成的微缩组织切片，从而进行同一指标，如基因、蛋白质等的原位组织学研究。

微缩芯片实验室 生物芯片研究领域的一个热点，它将样品制备、生化反应、数据检测分析的3个步骤集成于一体，形成微型分析系统，从而将复杂而不精确的生物分析过程自动化、精确化。

操作流程 主要有以下5个步骤：

芯片微阵列的制备 以玻片

或硅片为载体，采用机器人微距阵点样或原位合成的方法，使DNA或蛋白质按顺序排列在载体上，作为探针。机器人微矩阵点样法是将应用高度平行聚合酶链反应（PCR）等得到的cDNA或预先合成的寡聚核苷酸等生物分子，用针点样或喷墨法直接排列到载体基片上。原位合成法又可分为光引导原位合成、喷墨法和分子印迹原位合成法，这3种方法所依据的固相合成原理相似，只是在合成前体试剂、定位方面采取了不同的解决办法。原位合成法是制造高密度寡核苷酸最为成功的方法，具有密度高、杂交速度快、效率高等优点，而且杂交效率受碱基错配的影响很明显，所以原位合成的DNA微阵列适合于进行突变基因检测、基因多态性分析、表达谱检测和测序等需要大量探针和严格杂交严谨性的实验。

生物样品制备和标记 可将组织、切片样品等进行蛋白质提取和纯化、RNA提取和反转录PCR扩增，获取其中的蛋白质或DNA，并且用化学荧光染料、酶和放射性同位素等加以标记，作为靶分子。

杂交反应 选择合适的反应条件，使芯片上的探针分子与标记的待测样本靶分子间杂交反应处于最佳状态，减少生物分子之间的错配比率。

洗片 杂交反应后进行洗片，可以减少干扰信号，使检测到的信号强度尽可能来自真正发生了杂交反应的探针和靶分子。

图像获取和分析 杂交反应后的芯片上各个反应点的位置、杂交信号强弱，可以经过芯片扫描仪获取图像，然后运用生物信息学软件分析图像，将杂交信号

转换成数据，获得相关生物信息。

主要特点 能在秒计时间内并行完成成千上万次的生化反应，自动化程度高，数据客观可靠。①高通量：可同时检测数千基因的表达情况。②微型化：所有杂交反应都集中在一个微小的芯片上。③自动化：生物芯片的制备、洗片、图像扫描、图像获取和数据提取分析等都可以通过相关仪器和软件实现自动化。

应用 有以下几方面。

基因表达水平的检测和发现新基因 基因表达谱芯片可以检测整个基因组范围的上千个基因在 mRNA 表达水平上的变化。它能对来源于不同个体、不同组织、不同细胞周期、不同分化发育阶段、不同生理病理条件和不同刺激下基因表达谱进行对比分析，从而对基因组在个体特异性、组织特异性、分化发育特异性、疾病特异性和刺激应激特异性的变化特征和规律进行描述。有研究利用 cDNA 表达芯片，比较成人鼻咽组织和鼻咽低分化鳞状细胞癌组织基因的表达谱差异，筛选出在鼻咽组织高表达而在鼻咽癌组织低表达的 EST N27741，并且用反转录 PCR（RT-PCR）技术证实与芯片杂交结果相符，然后由该 EST 克隆出长度为 1096bp 的新基因。该序列含完整开放阅读框，编码 256 个氨基酸残基，在 5′起始密码子上游有终止密码子 TAA，3′端有加尾 AATAAA 和 ployA 尾。该新序列是一个新的与鼻咽癌相关的基因，GenBank 收录号为 AF158745。

药物筛选和新药开发 对开发新药来讲，筛选是必不可少的手段和途径，选择合适的靶标是药物筛选及定向合成的关键因素之一。生物芯片技术所具有的高集成与组合化学相结合，为新药研究的初筛提供高通量筛选。有研究用含有 1 万个基因的微阵列对 60 个肿瘤细胞系的基因表达谱进行分析，获得了一系列标准曲线，发现大部分细胞系保留了其原代分离组织的特征基因表达；又进一步评价了 122 种药物对这些细胞系基因表达的影响，从中筛选出抗癌药物候选化合物并对其作临床药效评价。

疾病诊断 从分子水平诊断疾病是疾病诊断的理想途径，但很多疾病都涉及多种基因变异和突变，因此需要一种快速高通量的检测手段，生物芯片则提供了很好的方法。很多商业化的生物芯片已经运用到了临床检测中，如幽门螺杆菌抗体谱检测芯片、孕期感染 TORCH 抗体检测芯片、性传播疾病免疫诊断芯片、免疫性不孕不育抗体检测芯片、孕期唐氏综合征筛查芯片、呼吸道六联检测生物芯片、筛查 *p53* 基因突变的芯片、筛选 H1V1 耐药株蛋白酶及反转录酶突变的 DNA 芯片等。

个体化治疗 传统治疗疾病的方法没有针对性，忽视了个体差异，生物芯片是一种快速、准确、高通量的检测技术，可同时检测上千个基因的变化情况，针对不同患者或同一患者的不同患病时期，指导医师制订最适合的治疗方案，实现个体化治疗。如可利用人全基因组生物芯片，研究乳腺癌治疗敏感与不敏感组的差异基因表达情况，得到多个差异表达基因，通过对这些基因进行分子功能注释，得到分子表达谱，这些可为指导乳腺癌的个体化治疗提供理论依据。

测序 芯片技术中杂交测序技术是一种新的高效快速测序方法。如使用昂飞（Affymetrix）公司 1998 年生产出的带有 13.5 万个基因探针的芯片就可以使人类 DNA 解码速度提高了 25 倍。

其他 在其他实际应用方面，生物芯片技术还可广泛应用于农业产质提高、司法鉴定、食品安全监督、环境检测、国家安全和太空探索等众多领域。

（张开泰）

jīyīn xīnpiàn

基因芯片（gene chip） 固定有寡核苷酸、基因组 DNA 或互补 DNA 等的生物芯片。又称 DNA 芯片、DNA 微阵列。在几平方厘米的面积中可以包含上万个不同序列的寡核苷酸或 cDNA 点阵。可用于大规模的核酸分子杂交分析。其中的探针分子可以与待测生物样品中用荧光（通常为 Cy3、Cy5）或其他标记的 mRNA、cD-NA 或基因组 DNA 进行杂交，通过图像扫描获取系统，从而快速检测多个基因表达状况或发现新基因，快速检测 DNA 序列突变，绘制单核苷酸多态性（SNP）遗传连锁图，进行 DNA 序列分析，其基本原理是基于 DNA 印迹法（Southern 印迹法）。一次检测即可提供大量基因序列和基因表达的相关信息，是快速精确的基因组学和遗传学研究工具。

研究历史 DNA 芯片技术起源于 DNA 印迹杂交，即利用固定于基片的 DNA 片段来与已知 DNA 序列进行杂交。有报道的最早使用这种技术是在 1982 年由奥根利赫（Augenlicht LH）等人开展的，在此研究中，378 例经细胞溶解的菌落每例都锚定了一条不同的 DNA 序列，而这些序列是多种正常或肿瘤样本表达序列的扩增；1987 年，这项研究被扩展至利用计算机扫描和图像处理的对人结肠肿瘤和正常组织超过 4000 条序列的分析。库列什（Kulesh DA）在 1987 年也报道了利用不同 DNA 序列阵列来分析干扰素对基因表达谱的影响。这些早期的基因阵列采用了在滤膜上的 cDNA 印记。小型化的表达谱芯片研究由斯凯纳（Schena WM）于 1995 年报道，而完整的真核生物（酿酒酵母）基因组芯片相关研究由拉什卡里（Lashkari）发表于 1997 年。

由于芯片包含成千上万个探针，因此一次实验可以完成多个遗传学检测，有效提高了多种类型实验的检测速度。探针应用材料表面工程技术通过共价键与固体载体相连接而构成化学矩阵。芯片的固体支持可以是玻璃或硅片，如昂飞（Affymetrix）芯片；而其他平台，如 Illumina 利用微珠而非较大的固体支持。

原理　核心原理是两条 DNA 链的杂交，即具有特定序列的互补核酸链间的碱基互补配对。高度互补序列意味着两条链间具有紧密非共价键连接，在洗去非特异连接序列后，只有紧密连接的序列仍然处于杂交状态。清洗后，经过荧光标记的目的序列与探针序列根据杂交条件（如温度）的结合会产生一个荧光信号，而这个信号强度的大小取决于在这个位点上相结合的待测样本序列数量。芯片利用相同探针与不同样本结合的荧光强度的比较给出这些样本的相对定量荧光信号值。

类型　有以下两种。

点样型 DNA 芯片　聚合酶链反应（PCR）扩增得到的 cDNA 或预先合成的寡聚核苷酸被点样固定在固体基片上。根据 DNA 探针类型、探针与基片化学结合的类型，点样型芯片分 3 种：共价结合的 cDNA 芯片、非共价结合的 cDNA 芯片和共价结合的寡聚核苷酸芯片。

制备方法如下：①制备 DNA 探针，采用 5′端连接氨基的特异引物从各个克隆进行 PCR 扩增获得 cDNA 或预先合成寡聚核苷酸（3′端或 5′端连接有氨基），然后纯化后重悬浮于含 3×SSC 溶液的微孔板，用于点样。②芯片制备，基片清洗，包被多聚赖氨酸，双蒸水冲洗，干燥。机器人点样（现在多采用带有储液器的点样针。点样针越多，机器人的通量越大，但同时针与针之间的个体差异就越大）。③点样后基片的处理。

原位合成型 DNA 芯片　在固体表面原位合成一系列寡核苷酸。根据是否使用光掩膜和合成使用的技术，原位合成型 DNA 芯片也分为 3 种：使用光掩膜的光去保护原位合成型、不使用光掩膜的光去保护原位合成型和化学去保护原位合成型。

制备方法：有光引导原位合成法或化学喷墨法原位合成。以光引导原位合成法为例，通过特制的光刻掩膜之后通过化学反应引入第一批核苷酸。这个过程一直重复：①基片清洗后，包被一层多聚赖氨酸。②在合成的每一个核苷酸的 5′-OH 上都连接有光敏保护基团磷酰胺碱基。③紫外线（UV）照射，通过光掩膜遮蔽不需要合成的区域，暴露合成区域。光通过掩膜到达基片表面，去除光敏保护基团，使羟基游离。④加入 5′端带光敏保护基团的核苷酸与游离的羟基相连。重复③④，直至完成全部序列。

芯片操作流程　①芯片制备：方法有光引导原位合成法、化学喷墨法原位合成和接触式点样法等。②样品制备：待测的靶分子可以是 cDNA、寡核苷酸和 RNA 等。将筛选出的靶分子由 PCR 进行扩增并标记上荧光染料。③杂交反应：含有标记待测 DNA 的样本流过芯片，其中的一些与芯片中的 DNA 探针结合形成双螺旋。④洗片：杂交反应后进行洗片，可以减少干扰信号，使检测到的信号强度尽可能来自真正发生了杂交反应的探针和靶分子。可以在低盐溶液中洗涤（0.1SSC，0.1SDS），也可以高温洗涤。⑤图像获取与分析：杂交完成后，扫描芯片，激发结合有标记 DNA 的位点发出荧光。发光情况由一个检测器接收并加以筛选后反馈给计算机，对每个 DNA 片段的发光位置、颜色以及亮度等进行分析，得到一幅基因表达快照。根据图像上每个位点的颜色，能够得出两个样品细胞中同一个基因的不同表达情况。

双通道和单通道检测　双通道芯片通常指某次实验中需要用到两种样本进行对照（例如肿瘤和正常组织样本），分别使用不同的荧光（Cy3 和 Cy5，荧光发射波长分别为 570nm 和 670nm）进行 cDNA 的标记并混合后在同一张芯片上进行杂交，之后通过扫描仪的激光激发可以获得其荧光信号相对强度并用以分析相关基因的上调或下调情况。寡核苷酸芯片通常会设计与 RNA spike-ins 杂交的对照探针，而该杂交信号的强度被用于样本检测强度的标准化。尽管在极少数情况下双通道检测系统可能获得绝对的基因表达水平，不同样本间的相对差异分析仍作为数据分析的推荐方法。

单通道芯片（或称单色芯片）通过每个探针或探针簇与样本结

合的相对荧光强度来表示信号值，但无法表示其实际总量。由于不存在对照样本，如果某一单色芯片的表达情况不同则无法与其他样本的原始数据匹配，从而具有显著的差异性；另外，由于已经考虑了批间差异，单色芯片也使不同实验中完成的数据容易合并分析。

基因芯片与生物信息学 由于基因芯片的低价化使生物信息学面临以下挑战：实验设计的可重复性；实验平台和实验小组及数据格式的一致性；数据处理方式；探针与基因匹配的精确程度；数据量及数据共享。

实验设计 由于基因表达的复杂性，实验设计的多方面考虑是实验结果有效可信的重要条件。在基因芯片实验中，样本重复性、技术重复性和芯片探针的重复性是主要考虑因素。

标准化 不同平台间的实验方式使芯片数据难以共享，有很多开源计划致力于解决这个问题：微阵列实验最小信息（MIAME）清单列出了相关杂志对芯片数据的细节要求，但并未规定数据格式，所以任何格式的数据都可以满足 MIAME 的要求；芯片质量控制（MAQC）计划是由美国食品和药品管理局（FDA）发起的芯片标准制定计划，该计划可以最终确定在药品研发、临床应用和常规应用中芯片的质控标准；芯片基因表达数据提供了基因表达实验结果的标准及相关注释。

数据处理 芯片数据通常较大，统计学分析要考虑背景噪声和数据标准化问题，在商业化的芯片平台上，数据标准化还会涉及版权问题。影响统计分析的算法包括：扫描图像分析；数据处理（包括背景处理、信号强度比、

数据可视化等）；统计学显著性标准（t 检验、方差分析、贝叶斯方法、M-W 检验、多重比较和聚类分析等，这些方法基于实验的重复性，可以帮助降低分析中的 I 型和 II 型错误）；基于网络的统计方法等。统计学方法需改进以处理更加复杂和专一化的数据，另外基于低样本量的统计方法也被建立，如 LPE 将具有相似表达水平的基因标准差合并，以应对样本量不足的问题。

探针与基因 二者的匹配问题可能根本影响实验结果，如 mRNA 与探针的错配或由于条件限制而使 mRNA 无法扩增，或者探针所代表基因的表达序列标签错误等问题仍然是芯片实验的考虑因素。

数据共享 芯片数据与其他相似数据库进行比较具有更大意义，数据可共享存储，如 Inter-Mine 和 BioMart 提供了多种生物学数据库，同时也支持统计分析。

应用 有以下几方面。

基因表达差异研究 斯凯纳用拟南芥基因芯片，以不同器官中的 mRNA 作为探针，检测其基因表达水平，结果表明叶 mRNA 的表达水平是根的 500 倍。利用基因芯片分析 22 种人乳头瘤病毒因型及其感染与子宫颈癌相关性的研究表明，HPV16、HPV18 型等高危型人乳头瘤病毒感染是子宫颈癌的主要危险因素。

发现新基因 沃迪卡（Wodicka）将覆盖酵母基因组全部开放阅读框的 26 万种 25mer 探针，阵列于 4 张玻片，每张 6.5 万个探针，将酵母分营养丰富和营养贫乏两组培养，研究不同生长条件下基因表达水平，结果表明 90% 的基因在两种条件下均表达，36 种 mRNA 更多地在营养丰富情

况下表达，140 种 mRNA 在营养贫乏情况下表达。此外，还发现了一批新基因。

检测突变和多态性，进行遗传作图 利用 DNA 芯片，检测人乳腺和卵巢癌基因 *BRCA1* 突变情况，将 15 例患者样品和对照样品分别用两种荧光标记，发现 14 例发生了剪接突变，共出现 8 种多态性。利用 SNP 制作人类遗传图谱，将是第三代遗传图谱，此技术完全以 DNA 芯片为基础。优点在于能够以一种高度一致的方式对克隆进行比较与作图。另外，在人群中检测等位基因的 SNP，在基因型分析、法医鉴定、疾病易感性、候选药物研发、个体遗传突变或癌症的体细胞突变、杂合性缺失的检测和基因连锁中均有重要作用。

DNA 序列分析 多数采用预先合成寡聚核苷酸序列制备芯片，然后与标记的未知 DNA 序列杂交，通过荧光共聚焦显微镜等扫描，计算机软件分析得出数据。也有将被测 DNA 片断制备成芯片，以标记的寡聚核苷酸作为探针杂交测序。

基因检测 食物和饲料中的微生物（如转基因食品）、细胞培养中的支原体感染、病原微生物检测等，通常与 PCR 技术结合。

染色质免疫共沉淀芯片 特异的 DNA 片段与目的蛋白质结合，这些片段通过染色质免疫共沉淀技术（ChIP）被筛选，随后与 DNA 芯片杂交，从而获得基因组范围内目的蛋白质的结合位点信息。

DNA 甲基化酶检测 与 ChIP 类似，可以发现目的蛋白质的结合位点，而在这项应用中无需特异的蛋白质抗体，细菌 DNA 甲基化酶与目的蛋白质构成融合蛋白，

融合蛋白与 DNA 的结合位点被选择性扩增。

选择性剪接检测 外显子剪接芯片应用于期望或潜在的基因外显子检测。这种芯片可以检测相同基因不同剪接方式的表达，外显子芯片可以用来检测一致或可能基因的所有外显子，也可检测同一基因的不同的剪接体。

融合基因芯片 可用于检测融合转录物，原理基于选择性剪接芯片，结合了错误转录物和外显子的检测手段。

覆瓦式芯片 包含重叠的探针，这样设计的目的是尽可能达到某一基因组区域或染色体水平的基因密度，目标是实验性检测尚未发现的表达产物或剪接体。

（张开泰）

jiǎjīhuà xīnpiàn

甲基化芯片（CpG chip）

芯片上的探针分子覆盖 CpG 岛或启动子区域，可在基因组水平上高通量检测 DNA 甲基化水平的基因芯片。CpG 岛是基因组中 CG 二核苷酸含量较高的区域。约 60% 的人类基因和 47% 的小鼠基因都与 CpG 有关。CpG 岛多集中在 DNA 的 5′ 端距离转录起始点 −500 ～ +1500 的区域。在启动子区域的 CpG 岛甲基化或去甲基化，能调控下游基因的转录起始。

CpG 岛的甲基化异常是导致基因沉默或过度表达的最主要原因。常规方法不能在全基因组水平上对甲基化进行检测，最初使用的甲基化特异性寡聚核苷酸芯片（MSO 芯片）和通用磁珠芯片，也由于通量有限，只能研究特定基因。甲基化芯片通过与表观遗传分析相结合，可以高通量进行甲基化的定性、定量分析，比较不同组织、细胞、肿瘤样本间的 DNA 甲基化差异。

分类 常用的甲基化芯片有安捷伦（Agilent）甲基化芯片：探针覆盖约 2 万个 CpG 岛或 RefSeq 数据库中已研究清楚的转录本的启动子。NimbleGen 甲基化芯片：单芯片设计覆盖所有 UCSC 基因组注释的 2 万多个 CpG 岛和所有 RefSeq 数据库基因的启动子区。UHN 甲基化芯片：探针覆盖 1 万多个 CpG 岛，CpG 岛克隆来源于韦尔科姆基金会桑格研究所（Wellcome Trust Sanger Institute）。

芯片操作流程 甲基化芯片技术的核心在于待测生物样本的制备，可采用不同的方法富集甲基化的 DNA 片段。如甲基化 DNA 免疫共沉淀法（MeDIP）：利用甲基化结合蛋白或抗 5′-甲基化胞嘧啶核苷抗体免疫沉淀甲基化 DNA 片段；差异甲基化杂交法：基因组 DNA 先被 Mse I 酶切，这一步可以使 DNA 变为小于 200bp 的片段，因为 Mse I 酶识别 TTAA 位点，所以 CpG 岛富含区不会被酶切。紧接着酶切片段的两端连接通用接头，再用甲基化敏感性的内切酶，如 BstU I、Hpa II 和 Hha I 酶切，此时甲基化的 DNA 片段因为受到甲基的保护而不会被切割，进而可以通过通用接头进行聚合酶链反应（PCR）扩增富集，而非甲基化的片段因为缺乏甲基的保护而被酶切进而不能被扩增。

生物样本制备与标记 以 MeDIP 法为例。①超声打断基因组：通过超声将基因组 DNA 打断成 400 ～ 500bp 的 DNA 片段。②MeDIP：样本 DNA 加热变性；将变性后的单链 DNA 样本分成两份，其中一份单链 DNA 样品加入抗 5′-甲基化胞嘧啶核苷抗体；用免疫磁珠法分离样品中的甲基化 DNA 片段抗体复合物，样品中其

余的非甲基化 DNA 片段被清洗；纯化免疫共沉淀的 DNA 片段。③MeDIP 与内参 DNA 片段进行线性扩增。④荧光标记：MeDIP 用 Cy5 标记，内参 DNA 样品用 Cy3 标记。

杂交反应 标记后的 MeDIP 与内参 DNA 样品混合，变性后与甲基化芯片杂交；之后的洗片和图像扫描获取、数据分析与常规生物芯片技术类似。

应用 有两方面。

肿瘤相关基因甲基化水平检测 通常肿瘤组织比正常组织基因组表现更高的甲基化程度。CpG 岛的高甲基化通常导致抑癌基因的沉默。

肿瘤分期和分型 CpG 岛的高甲基化位点与肿瘤发生相关，基于甲基化谱的聚类分析可以用于分析肿瘤的亚型，不同的甲基化谱反映了肿瘤的不同阶段或不同类型，可以辅助临床诊断和个体化治疗。

（张开泰）

wàixiǎnzǐ xīnpiàn

外显子芯片（exon chip）

探针序列覆盖所有的外显子区域和全基因组内上百万个单核苷酸多态性（SNP），甚至可以覆盖最小等位基因频率大于 1% 的普通突变和稀有突变的基因芯片。具有高通量高密度的特点，可用于快速大量检测正常表达的 mRNA、可变剪接和正常 mRNA 的一些变体。

很多基因转录后都能进行可变剪接，从而产生成百上千的转录本差异，约 50% 疾病造成的点突变可形成可变剪接，人类基因组至少有 70% 的基因涉及 mRNA 的可变剪接，使人类蛋白质组的复杂性比其他生物高很多，也给疾病的致病机制研究和寻找有效治疗方法等带来很大困难。传统

表达谱芯片由于探针设计时，针对所有可变剪接形成的变体均能发生杂交反应，并没有只检测某一种变体的能力。而外显子芯片在基因组水平上能检测可变剪接，探索更为精细的转录事件。

外显子芯片与传统表达谱芯片相比有明显不同，探针设计特异性更强、检测水平更精细。在探针设计方面，外显子芯片探针覆盖每个外显子，而传统表达谱芯片只覆盖 mRNA 的 3′端；在检测水平方面，外显子表达谱芯片除了能检测正常表达的 mRNA 外，还能检测可变剪接和正常 mRNA 的一些变体，而传统表达谱芯片只能检测正常表达的 mRNA。

外显子芯片应用于基因分型、基因多态性研究和疾病相关突变的筛选等。例如，可利用外显子芯片，在非吸烟肺腺癌患者寻找到一种新的融合基因 CCDC6-RET，在约 10% 肿瘤样本中存在。RET 是一种受体酪氨酸激酶，在正常肺组织中低表达，CCDC6-RET 融合基因包含了 CCDC6 的胞外区和 RET 的激酶活性区，在非吸烟者肺腺癌组织中高表达，可能与肺癌的发病有关。RET 融合基因常见于甲状腺癌，其过表达会导致肿瘤的发生。

（张开泰）

启动子芯片（promotor chip）

探针覆盖所有功能基因上游启动子区域的基因芯片。人启动子 DNA 芯片（Avi-Hu6K-chip）上点有对应人类 20 045 个功能基因启动子序列（−800 ~ +200bp）的寡聚核苷酸探针，可在全基因组水平上研究调控基因序列，用来高通量快速检测单个转录因子在细胞中的某一时刻与多个基因启动子的相互作用情况。通过染色质免疫共沉淀技术和启动子芯片结合，可以确定任意一个转录因子的靶基因群及结合位点。

美国国立卫生研究院（NIH）于 2003 年启动了 DNA 元件百科全书（ENCODE）项目，目的之一就是为了寻求新一代 DNA 研究技术，使人类基因调控序列在全基因组水平上的研究成为可能。为了更好了解基因组 DNA 其他区域对基因的表达所起的作用，一些能够系统性检测和分析基因转录调节元件，开发了启动子、增强子、沉默子和抑制子芯片等新技术。

原理：启动子芯片通过结合染色质免疫共沉淀技术，如采用 ChIP-DSL 启动子芯片，可以高通量检测任意一个转录因子的靶基因群和结合位点。

芯片操作流程：前三步与染色质免疫沉淀芯片基本相同。接下来为生物素标记 DNA、寡聚核苷酸退火、固相选择和连接、扩增和荧光标记、杂交反应、图像扫描获取和分析。

启动子芯片主要用于在全基因组水平上分析基因调控序列。能否广泛运用，会受到高质量抗转录因子抗体供应情况的影响。研究发现，人类基因中约有 2000 余种转录因子，但现阶段全球市场仅有数百种相应的抗体可供购买，而其中能用于免疫沉淀的抗体不足 20%。高质量的抗人转录因子抗体的缺乏使启动子芯片技术受到很大限制。

（张开泰）

比较基因组杂交芯片（array-based comparative genome hybridization，aCGH）

高通量检测基因组范围内基因拷贝数变化的基因芯片。通常是采用 Cy3 和 Cy5 荧光染料分别标记检测样本和正常样本，再和芯片探针进行杂交，通过扫描仪扫描，生物信息学分析，快速检测待检样本相对于正常样本的 DNA 拷贝数变化。比较基因组杂交是检测基因组 DNA 的片段扩增或缺失的有效方法。

原理 在一张芯片上用两份标记不同荧光素的样品（待测样品和对照样品）同时进行杂交，芯片探针包含了大多数的已知基因和基因组的非编码区。接下来通过激光共聚焦扫描仪等检测相应 DNA 荧光标记的强度并通过计算荧光信号的比值来确定该基因在基因组特定区域内的拷贝数变化情况，从而快速而又直观地检测待测样品和对照样品之间基因组 DNA 的拷贝数量的差异。

特点 与传统技术相比（如染色体区带染色分析，荧光原位杂交等），具有显著特点。①更佳的分辨率和灵敏度：能检测 5 ~ 10kbp 的 DNA 序列的拷贝数变化，因此能发掘出以往低分辨率技术未能检出的染色体微缺失或微重复引起的恶性肿瘤和出生缺陷等病症，将染色体疾病的诊断提高到亚显微水平上，并能将监测数据与 DECIPHER 数据库和 OMIM 数据库进行匹配，以达到进行遗传性疾病检测的目的。②高通量：可以平行检测基因组中成百上千个位点的基因拷贝变化，将其用于肿瘤和异常发育的研究，可为相关疾病诊断和治疗提供一个重要手段。例如，应用于肿瘤遗传学研究，可以提供一个全基因组的"扫描图"，直观地表现出肿瘤 DNA 在整个染色体组的缺失或扩增，缺失部位可能包含抑癌基因，而扩增片段则可能存在致癌基因。③自动化、程序化：染色体带型的复杂性和个体差异决定了核型分析不可能全部实现机械化，必须依靠经验丰富的细胞遗传学家对核型分析软件得出的结果进行校正后才能分析基因组的不平衡性。因此传统 CGH 的技术受人为因素的限制。aCGH 技术中不需要染色体核型的制备和分析，与普通的基因芯片检测表达谱的过程一样，其结果完全可以由机器和计算机综合分析后，获得样品中大量基因序列及表达的信息。

技术难点 ①复杂度：对于基因组较大的生物来说，检测难度较高，因为随着基因组的增大，基因序列的每一部分与探针的杂交机会就会减小，这样在分析中可以通过设定阈值而获得仅出现较大拷贝数变化的基因，而相应的低水平缺失或扩增检测失败率也会上升。②样本：对于组织样本来说，由于不同的细胞群可能包含其中，如肿瘤组织中可能同时包含肿瘤细胞和正常细胞，这样肿瘤细胞基因拷贝数变化的检测可能性会降低，同时，临床样本也严重限制了可供检测的合格DNA 量。③容错度：如果检测者仅希望得到一个描述性的结果，则检测错误是可以忽略的，而在临床样本的检测中，容错度就会大大降低，往往一个独立样本就可以获得一组特异数据。

实验流程 ①样品制备：提取待测样品和对照样品基因组DNA。②样本标记：分别用 Cy3 和 Cy5 标记待测 DNA 和对照DNA。③杂交：用待测样品和对照样品 DNA 共同和同一张芯片杂交。④扫描：通过激光共聚焦扫描仪等扫描杂交后的芯片，获取图像。⑤数据分析：利用生物信息学软件提取 DNA 拷贝数量的变化。

应用 ①细胞遗传学研究：监测全基因组和亚微观区段的扩增与缺失，可精细至外显子水平；精细绘制群体和受影响的个体中的染色体断裂位点；鉴定已知疾病异常相关的拷贝数变异。②癌症研究：进行肿瘤中基因组范围的染色体失衡分析；利用外显子水平分辨率的定制目标芯片发现原癌基因和抑癌基因拷贝数变异；研究以基因和外显子水平的分辨率检测"正常"人基因组变异。乳腺癌中相当部分的表现型独特性可能归因 DNA 拷贝数的变化，广泛的 DNA 拷贝数的变化和伴随的基因表达的不平衡可能破坏了细胞代谢和生理情况下有决定性意义的化学平衡，促进染色体不稳定和肿瘤的发生、发展。③发现与复杂疾病（如自闭症、精神失常和糖尿病）相关的常见和罕见结构变异：进行与复杂疾病相关的拷贝数变异位点的高通量验证。④模式生物研究：不同种类间表型变异的特征鉴定；快速绘制突变种类的结构变异；鉴定人类疾病的动物模型中的疾病变异位点。

（张开泰）

rǎnsèzhì miǎnyì chéndiàn xīnpiàn

染色质免疫沉淀芯片（chromatin immunoprecipitation-chip, ChIP-chip）

将染色质免疫共沉淀和芯片技术相结合的一种技术。其中最常使用的芯片是甲基化芯片和启动子芯片。和常规免疫共沉淀一样，ChIP-chip 用于研究活体细胞中调节蛋白质与基因组DNA 之间的相互作用。不同的是，它还可以在整个基因组水平上鉴定 DNA 结合蛋白质的顺反组和所有结合位点。全基因组分析可用来研究基本上所有感兴趣蛋白质（主要是转录因子，复制相关蛋白，如起始点识别复合体、组蛋白及其变体和组蛋白修饰物等）在 DNA 上的结合位点，从而鉴定启动子区域、增强子、沉默子、调节子和抑制子等。

原理 在生理状态下把细胞内的蛋白质和 DNA 交联在一起，超声波将其打碎为一定长度范围内的染色质小片段，然后通过所要研究的目的蛋白质特异性抗体沉淀此复合体，特异性地富集目的蛋白质结合的 DNA 片段，通过对目的片断的纯化与检测，从而获得蛋白质与 DNA 相互作用的信息。第一个 ChIP-chip 实验出现在1999 年，用于研究出芽酵母第三条染色体上黏连蛋白的分布情况。

实验流程 ①样品交联：甲醛处理细胞，交联核酸与 DNA 结合蛋白质。②超声打断染色质：裂解细胞，并用超声波将染色质打断成 400～500bp 的小片断。③染色质免疫共沉淀：取所得片断与目的蛋白质的特异性抗体结合进行免疫共沉淀，利用免疫磁珠法富集抗体复合物后解交联释放 DNA 片段，并进行纯化；取部分第二步中所得片断作为内参，不进行 ChIP 实验，但也要解交联并纯化。④线性扩增 ChIP-DNA 及内参 DNA 片段。⑤荧光标记：分别用 Cy5、Cy3 标记 ChIP-DNA、内参 DNA。⑥芯片杂交：混合标记后的样本，与芯片杂交，洗片。⑦图像获取和数据分析：使用芯片扫描仪扫描芯片各个点的位置及荧光强度，并进行后续的生物信息学分析。

应用 ①在基因组范围内确定基因转录因子的 DNA 结合位点和其他 DNA 结合蛋白质或蛋白质复合体的 DNA 结合位点，来确定未知基因的启动子区域、沉默子、抑制子、增强子和调节子等。

②染色体活性状态的定量分析。③组蛋白修饰的功能研究：通过用酰基化或甲基化的组蛋白特异抗体和没有进行修饰的组蛋白特异抗体，可以确定与组蛋白修饰有关的结合模式的变化。④聚合酶活性的定量分析。⑤基因启动子研究：包括启动子区域组蛋白的甲基化乙酰化或磷酸化水平改变研究、基因启动子部位 DNA 甲基化水平改变研究等。⑥新药开发领域研究：通过 ChIP-chip 研究获得的新信息再结合基因表达谱数据，能够大大促进疾病和新药开发领域的研究，有助于确认调控相关通路的新的靶基因及新的治疗方法。

（张开泰）

jīyīn biǎodápǔ xīnpiàn

基因表达谱芯片（gene expression profile chip）

采用 cDNA 或寡核苷酸片段作探针，固化在芯片上，将待测样品 mRNA 经处理（反转录为 cDNA 或再进一步转录为 cRNA）并以荧光标记，与芯片进行杂交，通过分析荧光强度的相对值来检测基因表达水平变化的一种基因芯片。

基因表达谱芯片的基本构件是由 DNA 或寡核苷酸组成的芯片微阵列，反应原理也是核酸杂交，所不同的是样品标记和检测系统。通过双色荧光标记，即对不同细胞或组织来源的 mRNA 在反转录反应中分别用不同颜色的荧光标记成探针，探针混合后与芯片或微阵列板上的基因进行严格杂交，再通过不同波长的荧光扫描，将扫描所得的每一点荧光信号值自动输入计算机并进行信息处理，给出每个点在不同波长下的荧光强度值及其比值，同时计算机还可给出直观的显色图。这些信号就代表了样品中基因的转录表达情况。常用的荧光染料是绿色的 Cy3 和红色的 Cy5，如果用 Cy3-dUDP 标记正常组织 mRNA，Cy5-dUDP 标记肿瘤组织 mRNA，反应后那些在肿瘤组织中呈高表达（或只在肿瘤组织中表达）的基因，其杂交点就会显红色，相反，那些在正常组织中高表达（或只在正常组织中表达）的基因，其杂交点就会显绿色，在两种组织中表达水平相当的显黄色，而均不表达的显无色。

该芯片应用广泛，可用于肿瘤分型，对临床诊断、治疗和药物筛选评估有重要意义；在细胞调控网络及生化代谢途径的研究中，表达谱芯片同时检测成千上万个基因，有利于明确细胞网络调控机制；疾病发生机制研究，如肿瘤病因研究中，通过分析癌组织、癌旁组织基因表达谱，筛选有表达差异的基因，再进行基因功能研究有利于揭示肿瘤发生机制。

和其他基因组或后基因组研究类似，基因表达谱芯片在研究中也面临超大量数据的处理和分析。如何解读芯片上成千上万个基因点的杂交信息，将无机的信息数据与有机的生命活动联系起来，阐释生命特征和规律以及基因的功能，是基因表达谱芯片在应用研究方面的一个重大问题。

（张开泰）

jīyīn biǎodápǔ

基因表达谱（gene expression profile）

通过一次大规模定性、定量分析基因组 mRNA 群体组成，从而描绘特定细胞或组织在特定状态下的基因表达种类和丰度信息的数据信息图。表达谱可以描述不同细胞的表达差异，或相同细胞在不同处理下表达变化。基因芯片技术可精确检测目的基因的表达情况；测序技术，如基因表达系列分析（SAGE、SuperSAGE）也被用于基因表达谱的研究，而 SuperSAGE 能精确地分析任何可表达基因，而不仅是已经限定的基因群。第二代测序技术的发展令基于序列的基因表达谱研究变得普遍，如替代基因芯片的 RNA-Seq。然而基因芯片仍是更普遍的技术手段。

表达谱分析的作用 是基因组测序后的自然过程，测序获得基因可能的功能，而表达谱则精确地指出在特定情况下该基因的功能。执行表达功能的 mRNA 所代表的序列仅占一段基因的一小部分，在不同的环境与时间中基因可能选择性开放或关闭表达，而基因表达谱的研究可以推断某细胞或组织是否属于某种特定类型、状态或特殊环境下。基因表达谱实验通常会测定几个不同条件下的样本，通过比较其表达情况可分析某样本是否处于正常或病理状态，或某种表达情况与正常或病理状态相关，因此，基因表达谱研究可以成为重要的诊断手段。

与蛋白质组学的比较 由于选择性剪接和翻译后修饰作用，一个已知基因可能代表了许多不同的特异蛋白质。在一次常规质谱实验中可检测约 2000 个蛋白质，占总蛋白质量的 0.2%。蛋白质组学是研究基因功能更加直接的办法，而基因表达谱却是在单次试验中能够绘制最全面的表达信息图的有效手段。

表达谱实验 基因表达谱实验可以在对基因功能不完全了解的情况下进行，可帮助假设某些基因的可能功能并为后续的研究建立基础。在表达谱研究中，基因分级是普遍使用的研究模式，将样本的所有或部分基因利用 K 均值聚类或分级聚类分级，相似的样本和相似的基因探针被排列并区分。通过这样的表达图谱，可推测某位患者对某种药物的反应，但这需要建立在许多实验数据基础上，并要通过不同样本间的交叉验证。

表达谱分析的局限性 ①在特定条件下，组织或细胞间的差异仅为基因的某一特定亚型，而同时大部分基因是表达关闭的。②编译重要蛋白质的基因表达量是相对稳定的。③细胞有多种调节蛋白质含量的手段，在 mRNA 的表达水平不变的情况下，蛋白质的含量可能升高或降低。④由于经济条件的限制，表达谱实验通常只能进行小样本量的分析，限制了统计学的作用。⑤对于是实验结果的讨论总是局限于基因的某个或某些亚型。⑥不同实验室间的表达谱实验结果也很难在有限的发表基因列表中得到统一。

高通量检测的验证 DNA 芯片与定量聚合酶链反应（qPCR）都基于碱基配对原理，也都应用于基因表达谱试验中，由于芯片实验的精确性没有 qPCR 高，通常使用半定量的芯片实验来确定候选基因，然后对这些候选基因进行 qPCR 定量分析以验证芯片实验结果。蛋白质印迹法也可以对表达差异基因对应蛋白质进行分析，提供更具说服力的表达谱结果。

统计学分析中可利用倍数变化截断分析表达值，还可利用多种统计学假设检验或混合检验来分析表达差异，如方差分析。常用方法有基因芯片显著性分析，微阵列数据分析和生物信息学网站也提供其他的分析方式。

不同的分析方式可能获得不同的差异基因，这是因为每种分析方式所基于的假设不同。许多检验方式始于正态分布，能获得较好的显著性；也有检验使用联合分布，以评估基因观测值中的一般变异；也有分析单个基因的方法。在芯片分析中使用的统计学方法包括自助法、机器学习和蒙特卡洛方法。

在芯片实验的重复次数增加后，多种统计学方法可以获得相似的结果，然而不同统计学方法间缺乏一致性使得芯片实验结果可信度降低。采用芯片测序质控（MAQC）可以使不同实验室间的芯片结果能更好的匹配。

基因集分析 相比于针对单基因的分析，基因集分析有以下优点：是已知功能的基因集合，其中的基因具有分析的生物学基础；通常使用的基因集有京都基因与基因组百科全书（KEGG）通路、基因本体（GO）条目，其中的基因具有其他的功能注释。基因集分析的代表方法有基因集富集分析（GSEA）和基因组组装评估的金标准（GAGE）。

基因注释 基因功能或其他信息（如基因在染色体中的位置）的说明，基因注释在不断变化和完善，相同蛋白质在不同的数据库中可能有不同的名称。利用标准化的基因命名法可以帮助解决这个问题，但转录物与基因的精确匹配仍然是重要的考虑因素。

功能基因分类 在确定基因集合后，基因表达谱要确定集合内的基因表达模式，通常可以利用 GO 富集分析来完成。GO 具有几个大的分类，如"代谢过程"；而大分类中包含小分类，如"糖代谢过程"；最后是具体分类，如"肌糖及衍生物磷酸化"。除生物学功能、化学属性和细胞定位外，

基因可以与邻近基因共同作用于疾病和药物及毒物反应。分子签名数据库（MSD）和比较毒理基因组学数据库（CTD）就是基因分类的不同方式。

功能基因表达模式 在功能基因被分类后，可获得基因间的主要联系。为了证明这些联系具有生物学意义而非偶然联系，可以利用基因集分析。分析过程主要利用因果关系分析，同时也可以从表达模式中找到已知基因集异常表达的信息，从而进一步确定功能基因。

（张开泰）

微小 RNA 表达谱（microRNA expression profiling）

包含特定细胞或组织在特定状态下 miRNA 表达种类和丰度信息的数据表。属于系统生物学的范畴。

miRNA 功能 miRNA 是真核生物中广泛存在的一种长度为 22～25 个核苷酸的单链 RNA 分子。来自于非编码 RNA。miRNA 通过与 mRNA 特异结合，从而抑制转录后基因表达。最早被发现的两个 miRNA，Lin-4 and let-7 被认为是通过不完全互补结合到目标靶 mRNA 3′非编码区端，以一种未知的方式诱发蛋白质翻译抑制，进而抑制蛋白质合成。也有 miRNA 可以与目标靶基因完全互补，从而抑制基因的表达，提示 miRNA 包含和干扰小 RNA（siRNA）类似的作用方式。

在动物中，一个 miRNA 通常可以调控数十个基因表达，与细胞增殖、分化、发育、凋亡、脂肪代谢、病毒感染和癌症等多种重要过程密切相关。miRNA 具有癌基因和抑癌基因的作用，已发现若干 miRNA 直接参与肝、结肠、胰腺和胃等肿瘤的发生发展，

miRNA 表达谱与消化器官肿瘤的诊断、病理分级、临床分期、疾病进展、预后和对治疗的反应性等相关。miRNA 表达谱可鉴定能抑制下游活化的癌基因信号途径或作用于与肿瘤发生发展有关的蛋白质编码基因的 miRNA 靶基因，miRNA 介导的治疗还可能用于肿瘤的预防和治疗。

miRNA 表达谱芯片 通常利用寡核苷酸芯片技术（miRNA 表达谱芯片）实现，寡核苷酸探针以桑格（Sanger）miRNA 序列数据库为基础，通过 miRNA 发卡结构的有义链设计，可以覆盖成熟 miRNA 和其前体的双臂。探针可以设计为包含 miRNA 或其前体的序列，从而根据需要检测其表达情况。很多公司推出了 miRNA 表达谱芯片，如 LC Sciences、Exiqon、Invitrogen 和 Febit 等。各芯片探针、底物和样品量等存在较大差异。有些能够在芯片上加入新发布的序列或客户要求的序列，有的能处理多种样品类型如福尔马林固定石蜡包埋组织，这对临床应用很关键。然而利用芯片来研究 miRNA 表达谱也有耗时较长，特异性问题和交叉杂交的风险等问题。

2011 年，中国科学院苏州纳米技术与纳米仿生研究所的李炯课题组首次报道了高通量 miRNA 芯片的非标记检测，此种技术与其他商业 miRNA 表达谱芯片技术相比，具有以下优势：①高灵敏度，由于不用标记，减少了标记带来的损失，仅用 100ng 的总 RNA 就可以得到较好的结果。②可以完美识别前体 miRNA，解决了芯片技术在这方面的缺陷，因此无需纯化小 RNA，可以直接使用总 RNA，简化了实验的操作步骤。③对 miRNA 链的中间或者两端的单碱基错配都能有效识别。④可应用于植物 miRNA 表达谱的检测。

应用 有以下几方面。

肿瘤的发生发展 miRNA 直接参与多种肿瘤，如肝癌、结肠癌、胰腺癌、胃癌、乳头状甲状腺癌等的发生发展。根据其在肿瘤发生发展过程中的作用可以分为癌 miRNA 和抑癌 miRNA。癌 miRNA 的靶基因是抑癌基因，其过表达将导致肿瘤发生。在某些组织中或在生长发育的某些阶段，由于 miRNA 基因的启动子持续激活，miRNA 加工的效率增高，或其稳定性提高等原因导致癌 miRNA 表达增加，抑制抑癌基因的表达，最终导致肿瘤形成。抑癌 miRNA 表达下降或缺失，也将诱导肿瘤形成。当抑癌 miRNA 生物合成缺陷时，成熟 miRNA 水平下降，间接导致其靶蛋白水平升高。这些异常高表达的蛋白质可能引起细胞过度增殖、凋亡抑制、细胞不能正常分化，最终导致肿瘤的形成。

肿瘤诊断、分期和预后 利用基于磁珠的流式细胞 miRNA 表达谱方法，对数百种哺乳动物 miRNA 表达谱进行系统分析，可区别正常细胞和癌细胞，并能对低分化肿瘤进行分类，提示 miRNA 表达谱可用于癌症诊断和分期；分析肺癌的 miRNA 表达谱发现，其中 8 个 miRNA 和患者的预后密切相关，提示 miRNA 表达谱可用于肿瘤患者的预后预测。

肿瘤治疗 如使用 antagomirs（与胆固醇偶联的抗 miRNA 寡聚核苷酸）注射小鼠后可以在不同器官有效抑制 miR-16、miR-122、miR-192 和 miR-194 的活性，可成为一种有希望的治疗药物。

(张开泰)

cDNA 芯片（cDNA chip） 对各种生物随机克隆和随机测序所得的 cDNA 片段进行归类，并把每类 cDNA 片段的代表经体外聚合酶链反应（PCR）扩增，得到的大小和序列不同片段经纯化后，制成上万个探针，利用点样机器人高速密集地排列于硅片、玻片和塑料等固相支持物上，制成 cDNA 微阵列，与靶分子进行杂交，最后由激光共聚焦显微镜等设备获取图像信息，通过计算机分析获得生物学信息，以此实现对各基因表达情况进行高通量同步分析。又称 cDNA 微阵列，是基因芯片的一种。

操作流程 cDNA 芯片可以检测待测样品中是否有与之互补的序列。待测样品中的 mRNA 被提取后，通过反转录和转录过程获得标记荧光的 cRNA，与包含上千个探针的 cDNA 芯片进行杂交 16 小时后，将芯片上未互补结合反应的片段洗去，再对芯片进行激光共聚焦扫描，测定芯片上各点的荧光强度，计算出待测样品中各种基因的表达水平。

芯片制备 多采用 5′端连接氨基的特异性引物从各个克隆进行 PCR 扩增获得 cDNA，机器人点样。

样品制备 待测的靶分子可以是 cDNA、寡核苷酸和 RNA 等。将筛选出的靶分子由 PCR 进行扩增，并标记上荧光染料。

杂交反应 含有标记的待测样本流过 cDNA 芯片，其中的一些与芯片中的 DNA 探针结合形成双螺旋。

洗片 杂交反应后进行洗片，可以减少干扰信号，使检测到的信号强度尽可能来自真正发生了杂交反应的探针和靶分子。

图像获取与分析 杂交完成后，扫描芯片，激发结合有标记DNA的位点发出荧光。发光情况由一个检测器接收并加以筛选后反馈给计算机，对每个DNA片段的发光位置、颜色以及亮度等进行分析，得到一幅基因表达快照。根据图像上每个位点的颜色，能够得出2个样品细胞中同一个基因的不同表达情况。

特点 ①高通量：与传统的检测RNA表达水平的技术相比较，cDNA芯片具备高通量的优势，可一次性平行检测成千上万个基因的表达情况。②特异性：cDNA芯片的探针长度一般在200~5000bp，较长的探针长度可增加检测的特异性，可直接检测待测mRNA，在一定程度上体现基因的表达水平。

常用的cDNA芯片 有以下几种。

人基因表达谱cDNA芯片 包括有关细胞分化、细胞信号转导、细胞结构、细胞成分、基因和蛋白质表达、代谢、假基因等已知功能或与疾病相关的人类基因。应用领域：疾病与基因表达的关系研究，建立表达谱与疾病的关系模型；肿瘤机制研究，寻找新的抗癌药物作用位点，肿瘤的早期诊断、预防研究；细胞发育、分化和凋亡过程信号转导途径研究；从表达序列标签（EST）中寻找新基因；基因的功能研究；药物的靶位点研究、毒理研究等。

人细胞周期相关基因cDNA芯片 包括周期蛋白、周期蛋白依赖性激酶（CDK）、CDK抑制因子、有丝分裂与减数分裂相关蛋白质基因、细胞分裂与胞质移动相关蛋白质基因等。应用领域：细胞周期内不同时期的基因表达变化研究；细胞周期与肿瘤的关系研究；细胞周期与发育和分化的关系研究；细胞分裂的机制和过程研究；以细胞周期和细胞分裂为靶点的药物开发和研究等。

人细胞凋亡相关基因cDNA芯片 包括死亡受体及其配体和其他相关蛋白、胱天蛋白酶（caspase）、Bcl-2家族、钙蛋白酶、死亡相关蛋白激酶、颗粒酶、细胞凋亡相关蛋白和衰老相关蛋白等。应用领域：细胞凋亡的分子机制、细胞凋亡与肿瘤关系、衰老机制与寿命延长和药物研制与开发等研究。

人转录因子相关基因cDNA芯片 包括基本转录因子、转录促进因子和抑制因子、转录终止蛋白等。应用领域：各种生物过程中相关转录因子的寻找；转录过程研究；基因表达的调控研究；与转录相关的疾病研究和药物研发等。

人毒理代谢相关基因cDNA芯片 包括与细胞能量代谢相关的酶类；与细胞内外物质转运相关的基因；参与能量代谢调控的各种激素和生长因子及其受体基因，同时包括用于芯片质控和数据校正的阴性对照和空白对照等。应用领域：各种代谢性疾病的临床及基础研究；代谢性疾病治疗药物的筛选与评估；分析药物先导化合物或中药有效成分引起的细胞中特定代谢相关的基因的表达谱变化；预测可能的毒性和毒理机制及相关的药物开发等。

（张开泰）

dānhégānsuān duōtàixìng xīnpiàn

单核苷酸多态性芯片 （single nucleotide polymorphism chip）

对单核苷酸多态性（SNP）进行高通量检测的一种基因芯片。人类基因组由30亿个核苷酸组成，携带着人类的遗传信息并决定人体的生理特征，其中0.1%~0.2%在人种、人群和个体之间存在DNA序列的差异。

SNP指基因组单个核苷酸的变异，是最微小的变异单元，由单个核苷酸对置换、颠换、插入或缺失形成的变异形式。SNP可引起不同的遗传性状，即遗传的多态性，如ABO血型位点标记、人类白细胞抗原（HLA）位点标记和个体药物代谢差异等。这些DNA序列的差异和SNP以及这些差异所表现的意义对疾病的预测、诊断、预后和预防有重要意义。

人类基因组中已发现的SNP数量超过3000万，分布密度在100~1000bp。SNP数量众多、分布密集，易于检测，是理想的基因分型目标。SNP可直接影响个体间对疾病的易感性、外源物质的代谢差异和药物不良反应表现，因此对SNP的研究在个体化用药、个体化治疗中有重要的指导作用。大规模SNP分型则需要准确可靠的检测方法作为技术支持，而SNP芯片技术利用可与已知SNP杂交的探针来检测样本中SNP的分布情况，可成为分子诊断、临床检验、临床治疗、新药开发等方面的重要研究手段。

以Affy基于GeneChip平台的人SNP 6.0芯片为例：①提取样本基因组DNA，平均分成两份，样本DNA 1用Nsp I限制性内切酶进行酶切处理；样本DNA 2用Sty I限制性内切酶进行酶切处理。②酶切后的DNA 1加Nsp I接头，连接；酶切后的DNA 2加Sty I接头，连接。③聚合酶链反应（PCR），单引物扩增。④DNA酶进行片段化处理。⑤片段化的DNA样品分别进行生物素标记。⑥将标记后的样本合并，杂交。⑦扫描仪下扫描芯片，依据生物信息学分析，提取 SNP 信息。

常用的 SNP 数据库：①美国国家生物技术信息中心和美国国立人类基因组研究所联合构建的 SNP 数据库。②欧洲生物信息研究所、欧洲分子生物学实验室及瑞典卡罗林研究所联合构建的人类基因组突变数据库。③ SNP 联盟。

（张开泰）

guǎhégānsuān xīnpiàn

寡核苷酸芯片（oligonucleotide chip）

通过碱基互补配对原则进行杂交，检测对应片段是否存在及存在量多少的基因芯片。原理与 cDNA 芯片类似，二者的本质区别在于寡聚核苷酸芯片固定的探针为特定的 DNA 寡聚核苷酸片段，而后者为 cDNA。基因表达芯片的两个重要参数是检测灵敏度和特异性。cDNA 芯片由于基因长短不同以至 Tm 值各异，众多基因在同一张芯片上杂交，杂交条件很难统一，使 cDNA 芯片的分辨能力受到限制。

寡聚核苷酸芯片特点：序列选择经过优化，利用合成的一定长度（如 20、30、70-mer 等）的寡核苷酸单链探针代替全长 cDNA 点样，制成芯片，优点是无需扩增，防止扩增失败影响实验；减少非特异杂交，能有效区分有同源序列的基因；杂交温度均一，杂交效率高；减少二级结构。此外，寡核苷酸芯片还可以通过原位合成法制备，而 cDNA 芯片只能通过后者制备。但当寡核苷酸序列较短时，单一序列不足以代表整个基因，需用多段序列（见基因芯片）。

（张开泰）

dànbáizhì xīnpiàn

蛋白质芯片（protein chip）

通过微加工工艺在厘米见方的芯片上集成上万个蛋白质分子，实现对受体、配体和抗原等生物活性物质进行高效快捷测试和分析的技术。又称蛋白质微阵列。

原理 将各种蛋白质有序地固定于载玻片、凝胶和微孔板等各种介质载体上成为检测的芯片，利用蛋白质或肽能特异性与配体分子（如抗体或抗原）结合的原理，芯片上的蛋白质分子或肽链与样品中的相关成分发生反应，然后加入标记分子，并用阅读仪分析和存储结果。在实际操作中常用标记了有特定荧光物质的抗体与芯片作用，芯片上的蛋白质相匹配的抗体将与其对应的蛋白质结合，抗体上的荧光将指示对应的蛋白质及其表达数量，将未与芯片上的蛋白质互补结合的抗体洗去，利用荧光扫描仪或激光共聚扫描技术，测定芯片上各点的荧光强度，通过荧光强度分析，由此达到测定各种基因表达功能的目的。

制作过程 蛋白质被有序排列到固体载体上，载体可以是载玻片、膜、微珠或微孔版，载体需要与蛋白质结合以保证其位置不变，同时需维持蛋白质天然构象，防止其变性而改变其原有生物活性。基于 DNA 芯片中发展的探针固定和扫描技术，玻璃片或硅片是较常使用的载体。

载体选定后，其表面覆盖物需同时保证蛋白质固定并有正确的方向（以暴露结合位点）、防止其降解、提供亲水性环境（以促进结合反应发生）等条件，并提供微弱的非特异性结合以降低背景噪声，同时需与不同的检测系统兼容。可以使用金或铝涂层、亲水多聚物和聚丙酰胺凝胶作为固定介质，也可以通过胺、醛或环氧树脂处理来进行蛋白固定。

覆盖物在载体上的附着通过物理气相沉积或化学气相沉积等薄膜技术实现。

在芯片制作过程中，为了防止蛋白质降解，含高浓度甘油的缓冲液用来制造湿度环境。蛋白质或其配体按预先排列的位置被机械点印到已经覆膜的载体上；另外也可以利用喷墨法将蛋白多聚物喷印到载体上；压电喷印法和喷墨法相似。此外，利用光照和不透明挡板相互作用的光刻法也被应用于蛋白质固定。

固定于载体表面用来捕获蛋白质的分子可以是抗体、抗原、配体（核酸配体）、亲和体（人造仿制单克隆抗体）或全长蛋白质。其来源可以是基于细胞表达系统的重组蛋白质、天然来源的纯化蛋白质、由细胞外翻译获得的蛋白质和合成肽链等。但制取过程需要小心操作，以防止蛋白质降解造成结合位点无法识别。

原位合成法使用了细胞外表达系统的 DNA，可以在使用时在芯片上被表达为蛋白质，由于 DNA 非常稳定，适合长时间的存储，并省去了蛋白质纯化和 DNA 克隆的过程。

芯片类型 主要有 3 种。

分析芯片（捕获芯片） 芯片表面固定了抗体、配体或亲和体文库，由于存在特异性结合位点，可用来捕获与其特异结合的蛋白质，通常与细胞或组织裂解后的蛋白质混合液杂交，之后通过对结合位点的探测来分析样本蛋白质的表达水平，常用于在不同条件下生长的细胞之间的蛋白质表达比较或病变组织的分析。

功能蛋白质芯片（目标蛋白质芯片） 芯片表面固定了大量纯化蛋白质，用于研究蛋白质-蛋白质、蛋白质-DNA、蛋白质-

RNA、蛋白质-磷脂及蛋白质-小分子之间的相互作用，检测酶活性或抗体特异性。与分析芯片不同，这类芯片表面是全长蛋白质或其功能结构域，用以蛋白质组水平的研究。

反式蛋白质芯片 芯片表面固定了样本蛋白质（组织或细胞中的蛋白质），需用抗体与其杂交并用化学发光、荧光或比色鉴定来检测抗体。对照肽印制于芯片载体表面，作为样本蛋白质定量分析的参照。利用该技术可以检测引起某种疾病的蛋白质，也能检测是否是蛋白质的翻译后修饰造成了这种疾病。

检测方法 蛋白质芯片需要高信号值和低背景值作为检测条件。荧光标记是最常用的检测方法，安全且与多种激光扫描仪兼容。其他的标记如亲和反应、光化学或放射性标签，与探针连接，有可能参与到探针与蛋白质的反应中，所以也有不用标记进行检测的方法，如表面等离子体共振、碳纳米管和碳纳米传感器、微机电系统悬臂等，但尚在尝试阶段，并未达到高通量水平。

应用 ①诊断：检测血样中的抗原和抗体；对血清样本的蛋白质谱分析，以获得新的生物标志物；在个性化医疗中对疾病状态和治疗反映的检测；环境和食品监测等。②蛋白质组学或蛋白质表达谱研究。③蛋白质功能研究：检测蛋白质-蛋白质、蛋白质-磷脂、蛋白质-小分子间相互作用，酶（尤其是激酶）与酶作用物或其配体间相互作用。④抗体鉴定：鉴定交叉抗性反应，特异性及抗原表位。⑤治疗：自身免疫病、恶性肿瘤和过敏症的抗原特异性疗法及潜在的药用小分子靶点研究。

存在的问题 与 DNA 芯片相比，蛋白芯片在制作方面要棘手得多，主要来自以下方面：①在支持表面维持蛋白质的二级或三级结构。②蛋白质在存储过程中的变性。③基因组中全部的蛋白质抗体鉴定或分离。④对蛋白质丰度定量以保证测试敏感性及背景噪声的降低。⑤杂交蛋白质的分离与后续鉴定。⑥非特异性结合的去除。⑦芯片容量与蛋白质组中蛋白质数量的兼容。

(张开泰)

kàngtǐ xīnpiàn

抗体芯片 (antibody microarray)

将多种单克隆或重组抗体通过针点样或喷墨点样等方法固定在芯片固体载体基片上，形成的一个高密度的高通量微阵列。又称抗体蛋白芯片。为蛋白质芯片的一种，可以一次性检测上千种蛋白质的表达丰度，常用于检测不同生理或病理状态下生物样品中蛋白质表达谱。

原理 基本原理是抗原-抗体、配体-受体、蛋白质与其他小分子特异性的相互作用。抗体芯片通过将能与不同抗原发生特异性结合的多种抗体高密度地固定到玻片或其他固体载体上，形成微阵列，然后使待测样品（荧光素或生物素标记）通过芯片表面发生特异性结合，经过洗片把非特异性结合的蛋白质洗掉，从而对特异性地结合在上面的抗原扫描检测，进行抗体检测、酶的分析、蛋白质与蛋白质相互作用、蛋白质与 DNA 相互作用、蛋白质与脂质相互作用、蛋白质与其他小分子相互作用等分析。

分类 根据检测方式的不同分为两种类型：①直接标记法抗体芯片。②建立在酶联免疫吸附法（ELISA）基础上的双抗夹心法抗体芯片。

抗体芯片中的抗体有单克隆抗体和重组抗体。商业化常用的有肿瘤标志物抗体芯片、细胞因子抗体芯片、血管生成因子抗体芯片、生长因子抗体芯片、凋亡因子抗体芯片、基质金属蛋白酶定量芯片、表皮生长因子受体磷酸化抗体芯片、动脉粥样硬化抗体芯片、受体酪氨酸激酶磷酸化抗体芯片、趋化因子抗体芯片、炎症因子抗体芯片和肥胖因子抗体芯片等。

操作流程 把能和不同抗原特异性结合的多种抗体高密度地固定到玻片或其他载体上，使标记的待测样品通过芯片表面发生特异性识别和结合反应，经过洗片把未结合的蛋白质洗掉，通过芯片扫描仪检测各点的位置和荧光强弱，获取图像，计算机分析出样本结果。主要包括 4 个步骤。

抗体芯片的制备 制备时常采用直接点样法，以避免蛋白质的空间结构改变，保持它和样品的特异性结合能力。将大量不同的抗体按特定顺序排列并固定在固体支持物上，制备成抗体微阵列，抗体芯片上的每个抗体都是平行的两个点，可以增加结果的可靠性。

待测样品的制备和标记 将组织切片、细胞或体液样品等进行特定的生物处理，提取纯化其中的蛋白质并用荧光素、放射性同位素或生物素等标记。

特异性识别和结合反应 芯片与蛋白质样品一起孵育，在孵育过程中根据抗体可特异识别和结合抗原，受体可特异性与配体识别结合等特性，芯片识别并捕获抗原，经过洗片将未能与芯片上的抗体识别结合的成分洗去。

图像获取和检测分析 利用

激光共聚焦扫描仪等检测芯片上各点位置和荧光强度，通过生物信息学分析、测定各种蛋白质的表达。

应用 抗体芯片具有高通量、高特异性和敏感性的特点，能同时分析上千种蛋白质的变化情况，使得在全基因组水平研究蛋白质的功能（如酶活性、抗体的特异性、配体受体相互作用以及蛋白质与蛋白质或核酸或小分子的结合）成为可能。主要应用在不同组织蛋白质表达水平的检测、蛋白质相互作用研究、凋亡分析检测、信号转导通路研究、药物靶标的筛选、肿瘤分子标志物的筛选与鉴定等，尤其是在疾病诊断方面。

肿瘤标志物的筛选和鉴定 抗体芯片在肿瘤中的应用主要是通过筛选及鉴定肿瘤标志物，进行肿瘤的早期诊断及治疗监测。已用于卵巢癌、肝癌、胰腺癌、肺癌和前列腺癌等恶性肿瘤的标志物筛选与鉴定以及白血病 CD 抗原的检测等。还可用于其他疾病分子标志物的筛选和诊断，如利用人抗体芯片从老年患者的血浆中鉴定出 18 个生物标志蛋白质，这些蛋白质不仅可用来对阿尔茨海默病进行分型，还用来鉴别有轻微认知障碍的人群，这些人在 2~6 年后有可能进展为阿尔茨海默病患者。这 18 个生物标志蛋白质预测阿尔茨海默病与诊断结果相比有高达 90% 的准确率。

蛋白质组学研究 类基因组计划完成后遗留下来一系列待解决的问题，必须从蛋白质组中才能找到答案。要想对数以百万计的蛋白质进行分析，依靠传统的研究方法远远不能满足要求，快速高通量的抗体芯片由此应运而生，可在蛋白质组水平上快速检测蛋白质表达谱。

信号转导通路中关键分子的研究 蛋白质磷酸化是翻译后加工的主要类型，涉及许多重要细胞功能的改变，是蛋白质活性改变的标志，在信号转导研究中有重要意义。抗体芯片技术不仅能检测各种信号蛋白质的表达，同时还能分析多种蛋白质与蛋白质间的相互作用，可从几百种已知蛋白质中快速筛选磷酸化的蛋白质。如利用表皮生长因子受体磷酸化抗体芯片检测磷酸化位点。

药物靶标筛选 疾病的发生发展与某些蛋白质的变化有关，如果以这些蛋白质构筑芯片，对众多候选化学物进行筛选，直接筛选出与靶蛋白作用的化学物，将大大推进药物的开发。抗体蛋白质芯片在药物学方面的研究包括耐药菌的检测、药物靶点研究、药物代谢研究方面的广泛应用。

（张开泰）

CD kàngtǐ xīnpiàn

CD 抗体芯片（CD antibody microarray）

蛋白质芯片的一种。它将多种单克隆或重组 CD 抗原-抗体通过针点样或喷墨点样等方法固定在芯片固体载体基片上，形成的一个高密度的 CD 抗体微阵列，然后与从待测样品细胞中抽提并用 FSE（荧光琥珀酰亚胺酯）标记的膜蛋白 CD 抗原发生特异性结合反应，最后通过扫描仪检测提取反应结果。

采用单克隆抗体鉴定为主的方法，将来自不同实验室的单克隆抗体所识别的同一分化抗原归为一个分化群（CD）。每个 CD 分子代表一种或一类分化抗原。人的 CD 分子大致可分为 T 细胞、B 细胞、髓系细胞、NK 细胞、血小板、黏附分子、内皮细胞、细胞因子受体和非谱系等 9 组。不同

发育阶段和不同亚类的淋巴细胞表达的 CD 抗原不同，这是区分淋巴细胞的重要标志。

操作流程 有以下几个步骤。

CD 抗体芯片的制备 制备时常采用直接点样法，以避免蛋白质的空间结构改变，保持它和样品的特异性结合能力。将大量不同的纯化的 CD 系列抗体按特定顺序排列并固定在固体支持物上（如醛基玻片），制备成 CD 抗体微阵列，CD 抗体芯片上的每个抗体都是平行的两个点，可以增加结果的可靠性。

细胞膜蛋白的抽提和标记 用 1% Triton X-114 抽提细胞膜蛋白，并用 FSE 避光室温下标记 1 小时，交联葡聚糖凝胶（Sephadex）G-225 去除游离的 FSE 后加牛血清白蛋白，最后加入乙醇胺室温反应 1 小时。提取的膜蛋白于 4℃ 避光保存。

特异性识别和结合反应 CD 抗体芯片（需先用封闭液在室温下封闭 1 小时）与膜蛋白一起孵育，在孵育过程中根据抗体可特异识别和结合抗原的特性，CD 抗体芯片识别并捕获 CD 抗原，经过洗片将未能与芯片上的抗体识别结合的成分洗去。

图像获取和检测分析 利用激光共聚焦扫描仪等检测芯片上各点位置和荧光强度，通过生物信息学分析、测定各种蛋白质的表达。

应用 CD 抗体芯片可以一次性检测多种 CD 抗原的表达丰度，常用于检测不同生理或病理状态下生物样品中 CD 抗原表达谱。①淋巴细胞分群：不同的发育阶段和不同亚类的淋巴细胞可表达不同的 CD 抗原。②肿瘤诊断与治疗：正常细胞和肿瘤细胞所表达的 CD 抗原不同，CD 抗体芯片

可以高通量检测细胞表面 CD 抗原的表达情况，有助于肿瘤发病机制的阐明及肿瘤的诊断和治疗。③对不同个体、组织和细胞的 CD 抗原进行检测，从而对这些不同的个体、组织和细胞的分化发育、病变和刺激等特异性进行综合分析和判断，其效率是常规研究不能达到的。

（张开泰）

fǎnxiāng dànbáizhì xīnpiàn

反相蛋白质芯片（reverse-phase protein array，RPPA）

一种结合平面高精度大规模样品蛋白抗原微阵列打印和抗体检测的高通量蛋白组学技术。在高质量抗体存在情况下，这一技术使高通量检测多样本的蛋白质表达情况成为可能。通常微量的细胞裂解物或体液（血清、脑脊液、尿液或唾液等）被固定于芯片的某一点，然后通过特定载体检测目的蛋白质的表达情况，根据设计的不同，一张芯片可以固定上百或上千个样本，可以通过单抗体或双抗体反应后利用荧光或化学发光标记检测，也可比色检测。

特点：利用不同的抗体可以同时与样本之外的对照肽反应，可以进行校准分析，相比于传统蛋白质芯片，反式芯片还可以对翻译后修饰进行定量分析，因此，反式芯片可以提供灵敏而量化的高维蛋白质组学信息。可以用于肿瘤细胞、体液或其他组织蛋白质表达水平的定量分析或生物标志物谱分析，细胞信号分析及临床诊断、预后或治疗方案的选择等，同时也可以用于蛋白质在不同药物或时间点下运动的分析、蛋白质信号通路的绘制及对药物靶点及候选药物作用机制的分析等（见蛋白质芯片）。

（张开泰）

hésuān chéngxùhuà dànbáizhì xīnpiàn

核酸程序化蛋白质芯片（nucleic acid programmable protein array，NAPPA）

一种原位合成的蛋白质芯片。其避免了传统蛋白质芯片在存储过程中可能出现的变性问题。

制作方法：DNA 模版被固定于芯片的蛋白质捕获表面，模版 DNA 经过生物素处理，并与预先固定在芯片上的抗生物素蛋白结合；蛋白质合成之后存在谷胱甘肽转移酶（GST）标签，可与同样预先固定在芯片上的抗 GST 捕获抗体结合，从而被固定于模版 DNA 的旁边。缺点是利用质粒载体克隆 DNA 模版并进行生物素标记过程较繁琐，而且利用其他抗体协助蛋白质固定于 DNA 旁边可能影响结果。

（张开泰）

yuánwèi héchéng dànbáizhì xīnpiàn

原位合成蛋白质芯片（in situ synthesis of protein chip）

蛋白质芯片的一种。基本原理是将各种蛋白质有序地固定于载玻片等各种介质载体上成为检测的芯片，然后用标有特定荧光物质的抗体与芯片作用，与芯片上对应的蛋白质结合，抗体上的荧光物质将指示对应的蛋白质及其表达数量。将未与芯片上的蛋白质结合的抗体洗去后，利用荧光扫描仪或激光共聚扫描技术，测定芯片上各点的荧光强度，通过荧光强度分析蛋白质与蛋白质之间的相互作用，由此达到测定各种基因表达功能的目的。为了实现这个目的，首先须采用一定方法将蛋白质固定于合适的载体上，同时能够维持蛋白质天然构象，防止其变性以维持其原有的特定生物活性。

由于生物细胞中蛋白质的多样性和功能的复杂性，开发和建立具有多功能样品处理能力、能够进行快速分析的高通量蛋白芯片技术将有利于简化和加快蛋白质功能研究的进展。以蛋白质代替 DNA 作为检测对象，与在 mRNA 水平上检测基因表达的基因芯片不同，它直接在蛋白质水平上检测表达模式，在基因表达研究中基因芯片有着更直接的应用前景。

（张开泰）

zǔzhī xīnpiàn

组织芯片（tissue chip）

将大量组织（或细胞、微生物蛋白质和 RNA）样品有序地组合在一个微小基片表面，借助免疫组织化学、原位杂交和原位聚合酶链反应（PCR）等方法进行检测的生物芯片。又称组织微阵列。

组织芯片体积小、信息含量高，可根据不同的需要进行组合设计，用以检测正常组织和肿瘤组织的基因及其表达产物在细胞原位分布的定位、定量分析研究。主要结合应用免疫组织化学、原位核酸分子杂交和聚合酶链反应（PCR），能够在组织和细胞原位进行简便、快速、高通量检测分析大量基因及其表达产物，筛选新基因，基因表达产物及其所在细胞的位置，进而分析基因及其表达产物的功能和作用。

（张开泰）

DNA tíqǔ

DNA 提取（DNA extraction）

从动物和植物组织/细胞、血液及细菌等样本中获取染色体 DNA、质粒 DNA 等的分子生物学实验方法。

提取步骤　分为两步。

细胞裂解　首先采用物理法、化学法或酶解作用裂解细胞，使 DNA 释放出来。物理方法包括煮沸、冻融、微波、超声和研磨等；

化学方法包括高盐、表面活性剂 SDS、热酚、异硫氰酸胍和强碱裂解等；酶解法包括裂解酶、溶菌酶和蛋白酶 K 等。

核酸分离和纯化　包括传统法、螯合树脂法、玻璃粉法、磁珠法和免疫亲和法等（表1）。传统法：在使用传统法提取 DNA 的过程中，常加入苯酚、氯仿和异戊醇等。离心分层后取出水层，然后利用核酸不溶于醇的性质，用乙醇进一步纯化 DNA。利用传统法可得到高纯度的 DNA，缺点是操作繁琐费时，不易做到自动化，也不适合提取大量标本；苯酚、氯仿等有机溶剂易造成环境污染，有损健康。而螯合树脂法、玻璃粉法、磁珠法和免疫亲和法等则具有简单，快速，低成本，而且整个过程避免了使用苯酚等有害物质等优势。

操作流程　以质粒 DNA 碱提法为例（使用试剂盒，不同实验室略有不同）。①1.5～5ml 菌液，6000 转/分，离心 10 分钟，收集菌体。②加 250μl 溶液 I 重悬菌体，涡旋振荡至菌体彻底悬浮。③加 250μl 的溶液 II，温和地上下翻转 4～7 次，使菌体充分裂解，室温放置 4 分钟。④加 350μl 溶液 III，立即温和地上下翻转几

次，充分混匀时会出现白色絮状沉淀。冰上静置 3～5 分钟。13 000 转/分，离心 10 分钟。⑤吸取上清液加入吸附柱中，13 000 转/分，离心 30～60 秒，倒掉废液。⑥加入 500 μl 漂洗液 WB（事先已加入无水乙醇），12 000 转/分，离心 30 秒，弃废液。重复操作一次。⑦将吸附柱放回空收集管中，13 000 转/分，离心 2 分钟。⑧取出吸附柱，放入一个干净的离心管中，在吸附膜的中间部位加 50μl 洗脱缓冲液 EB。室温放置 2 分钟，12 000 转/分，离心 1 分钟。

溶液 I：葡萄糖 50mmol/L，EDTA 10mmol/L，Tris-HCl 25mmol/L，调 pH 至 8.0。高压蒸汽灭菌后，4℃ 保存。用前加入 RNA 酶 A。溶液 II：NaOH 0.2mol/L，SDS 1%，现配现用（可配成 2× 溶液贮存，用前等体积混合）。溶液 III：按体积比 5mol/L 乙酸钾：冰醋酸：ddH$_2$O 为 6：1.15：2.85 配制而成。将其保存于4℃，用时置于冰浴中。

注意事项　①苯酚具有高度腐蚀性，氯仿易燃、易爆、易挥发，具有神经毒作用，应注意防护。②各操作步骤要轻柔，避免剧烈吸打 DNA，尽量减少 DNA 的

人为降解。③取上清时，不应贪多，以防非核酸类成分干扰。④提取 DNA 过程中所用到的试剂和器材要通过高压烤干等办法进行无核酸酶化处理。所有试剂均用高压灭菌双蒸水配制。⑤在抽提过程中如果水相和有机层的界面不清楚，说明其中蛋白质含量较高，可增加苯酚/氯仿抽提的次数或适当延长离心时间。

（张开泰）

gāotōngliàng shāixuǎn

高通量筛选（high throughput screening，HTS）　以分子水平或细胞水平的实验方法为基础，以微板形式作为实验工具载体，以自动化操作系统执行实验过程，以灵敏快速的检测仪器采集实验结果数据，以计算机分析处理实验数据，并以得到的相应数据库支持运转的技术体系过程。具有微量、快速、灵敏和准确等特点，可通过一次实验获得大量信息，并从中筛选有意义的信息。常用 HTS 技术有：生物芯片、分子阵列技术、荧光检测技术和双杂交系统等。

特点：①每个检测仅需微量样品。②具有较高的特异性。③由同一化合物用不同模型筛选的活性数据以及由对同一模型不

表 1　几种核酸提取方法的比较

方法	DNA 提取	适用范围	方法评价
传统法	酚/氯仿等有机溶剂抽提	大多数标本 DNA 提取、纯化	获得的 DNA 纯度高，含量多，但比较费时，步骤烦琐且使用有机溶剂，有损操作者健康
螯合树脂法	Chelex 100 树脂	培养及各种临床标本	简单、快速且成本不高，可用于培养标本和各种临床标本的细菌及部分病毒核酸提取
玻璃粉法	玻璃粉吸附	土壤标本	方法简便，可用于土壤中细菌芽孢 DNA 的提取，不能彻底去除 PCR 抑制剂
磁珠法	磁珠吸附、磁场分离	冰冻、陈旧组织	简单、快速，整个过程不到 2 小时，利用磁场分离能得到较纯的 DNA，但产量比传统方法获得的少
免疫亲和法	抗原抗体反应、磁场分离	冰冻、陈旧组织，样本含量很少的标本	获得的 DNA 纯度高，含量多，尤其适合样本含量很少的标本，抗 DNA 单克隆抗体制备是关键一步

同化合物的活性数据归纳出的结构活性关系，可以为药物发现等过程提供极为有价值的信息。④每天可以对数十甚至数百块微孔板进行分析。

分类：可根据待测样品的种类分为非细胞相筛选、细胞相筛选和生物表型筛选。非细胞相筛选的方法有微球-流式细胞术联合筛选、放射免疫性检测、荧光检测、闪烁接近检测和酶连免疫吸附检测等；细胞相筛选的方法有选择性杀死策略、离子通道检测和报告基因检测等；生物表型筛选可有目的敲除或屏蔽某些未知功能的基因等。

HTS 运用基因科学、蛋白质科学、分子药理学、细胞药理学和微电子技术等多学科理论和技术，以与疾病相关的酶和受体为作用靶点，对天然或合成化合物进行活性测试，并在此基础上进行筛选，极大地提高了对目标分子、活性物质以及前导药物的筛选速度，进一步向着高内涵筛选技术发展。

(张开泰)

zájiāo

杂交（hybridization） 互补的核苷酸单链经复性而形成稳定双链的过程。为经典的遗传学实验方法。其原理是通过配对碱基对之间的非共价键（主要是氢键）结合，从而形成稳定的双链区。杂交分子的形成不要求两条单链的碱基顺序完全互补，所以不同来源的核酸单链只要彼此之间有一定程度的互补顺序（即某种程度的同源性）就可以形成杂交双链。分子杂交可在 DNA 与 DNA、RNA 与 RNA 或 RNA 与 DNA 的两条单链之间进行。

常用的杂交类型有：菌落原位杂交、斑点杂交、狭缝杂交、DNA 印迹法、RNA 印迹法、组织原位杂交和夹心杂交等。

(张开泰)

DNA yìnjìfǎ

DNA 印迹法（Southern blotting） 将经过凝胶电泳分离的 DNA 转移到适当的膜（如硝酸纤维素膜、尼龙膜等）上，然后进行 DNA 杂交以检测特异 DNA 分子的技术。又称 Southern 印迹法。由英国生物学家埃德温·迈勒·萨瑟恩（Edwin Mellor Southern，1938~ ）于 1973 年发明并因此得名。

原理 具有特定序列的互补核酸链间的特异性杂交。

实验流程 有以下步骤。

酶切 大分子量的 DNA 经限制性内切酶切割为较短的片段。

电泳 酶切好的样品点样于 0.7% 琼脂糖凝胶进行电泳。

碱变性 电泳结束后，将凝胶依次处理进行碱变性：0.25M 盐酸 10~15 分钟；蒸馏水摇洗 5 分钟；变性液 40 分钟；蒸馏水摇洗 5 分钟；中和液 15 分钟 2 次。室温下轻轻摇动，确保溶液覆盖凝胶。如果有些 DNA 片段大于 15kb，在转膜之前先用酸处理，如稀释的盐酸，使 DNA 断裂成更小的片段，可以提高转膜效率。另外，采用碱法转膜，DNA 凝胶被放置在碱性溶液中（常用 NaOH）使双链 DNA 变性，碱性环境使带负电的 DNA 单链容易与带正电的膜结合，也有利于提高转膜效率。

转膜 将凝胶中的单链 DNA 片段转移到固相支持物上，此过程最重要的是保持 DNA 片段的相对位置不变，DNA 沿与凝胶平面垂直的方向移出并转移到膜上，因此，凝胶中的 DNA 片段虽然在碱变性过程已经变性成单链并已

断裂，转移后各 DNA 片段在膜上的相对位置与在凝胶中的相对位置仍然一样，故而称为印迹。

转膜技术有 3 种：毛细管转移法、电转移法和真空转移法。毛细管转移法：在转印迹槽中，倒入 20×柠檬酸钠缓冲液（SSC），槽中置一固相支持物，在固相支持物上从下向上依次置入：两张与凝胶等宽的滤纸，将滤纸纵向自固相支持物垂于转印迹槽中，底面在上的凝胶、滤膜、滤纸、吸水纸和 400~800g 重物。凝胶四周用 Parafilm 膜包围防止短路。滤膜事先用 2×SSC 浸湿至少 5 分钟。滤纸事先用 20×SSC 浸湿。转膜 4~18 小时。

转膜结束后，取出滤膜，边角剪一小角做标记。滤膜于 2×SSC 摇洗 5 分钟，用滤纸吸干；紫外交联照射或于 80℃ 烤箱烘烤 0.5~2 小时。膜可立即进行预杂交和杂交，或保存于 4℃ 待以后应用。

预杂交和杂交 将杂交膜浸于 6×SSC 2 分钟，同时预热预杂交液和恒温箱至预杂交温度；杂交膜封于杂交袋，按 0.2ml/cm^2 膜面积加入预杂交液，预杂交至少 1 小时；弃去预杂交液，将含探针的杂交液注入杂交袋，放入 65℃ 水中杂交过夜。用于杂交的探针分为 DNA 探针、RNA 探针和寡核苷酸探针。对探针的标记方法又可以分为放射性标记和非放射性标记。以非放射性地高辛标记探针的杂交方法为例。杂交时各种探针的用量：DNA 探针，5~25ng/ml；RNA 探针，100ng/ml；寡核苷酸探针，0.1~10pmol/ml。双链 DNA 探针提前 100℃ 变性 10 分钟后迅速冰浴，单链探针无需变性。为了保证探针与样本的杂交特异性，固

定于膜上的样本 DNA 要首先经过鲑鱼或鲱鱼精子 DNA 的 DNA 结合位点封闭过程。

洗膜　2×SSC，0.1% SDS 50ml，室温 5 分钟，2 次；0.1×SSC，0.1% SDS 50ml，65℃ 15 分钟，2 次。

免疫酶联检测　中和液室温洗膜 2 分钟，封闭液室温洗膜 30 分钟；用中和液将地高辛标记的抗体稀释至 750mU/ml，将膜封入杂交袋，加入 5ml 稀释抗体，轻摇 50 分钟；用中和液 50ml 洗膜，10 分钟 2 次，室温，轻摇，除去未结合的抗体。显色反应：用平衡液平衡膜 2 分钟；膜装入杂交袋中，加入 5ml 显色液，避光 30 分钟；TE 缓冲液洗膜终止反应；0℃ 烤干。

放射性自显影　杂交后用洗液去除非特异杂交探针，采用放射性自显影检测探针信号。

应用　遗传病诊断、DNA 图谱分析和 PCR 产物分析；此外，因限制性酶 Msp Ⅰ 和 Hpa Ⅱ 可识别并剪切相同的序列，而 Hpa Ⅱ 需要 C 碱基位点的甲基化，而 Msp Ⅰ 不需要，所以利用不同的限制性酶和相应的探针，该技术也可应用于 DNA 甲基化位点的检测。

注意事项　①DNA 限制性酶的用量为 1~5U/μg DNA，时间为 1~20 小时。中途可取少量（小于 1/10）电泳检测是否酶切完全。②EDTA 会抑制酶活性，在酶解反应液中的浓度小于 0.25mmol/L 为佳。③内切酶一般保存在甘油中，甘油会抑制酶活性，因此所加入酶的体积应小于反应总体积的 1/10，否则应将反应体积加大。④标记探针在加入杂交液之前，一定要加热变性处理，并且要先在杂交液中混匀后加入，不要直接加在膜上。⑤含有地高辛标记探针的杂交液可放−20℃ 保存，反复多次使用，每次用前 68℃ 热变性。⑥为获得最佳效果，第一次使用的探针，可做系列模拟杂交，即将小块尼龙膜在不同探针浓度的杂交液中杂交过夜，然后经显色检测，采用背景可以接受的最高探针浓度进行真实杂交。⑦杂交的灵敏度取决于杂交液中探针的浓度和显色时间。⑧对于尼龙膜可采用碱溶液转移，更有利于 DNA 的结合。

（张开泰）

RNA yìnjìfǎ

RNA 印迹法（Northern blotting）

将经过凝胶电泳分离的 RNA 转移到适当的膜（如硝酸纤维素膜、尼龙膜等）上，用标记的 RNA 或 DNA 进行分子杂交检测的技术。又称 Northern 印迹法，可以检测细胞在生长发育特定阶段、正常或疾病状态下特定基因表达水平。

1977 年，斯坦福大学的詹姆斯·阿尔温（James Alwine）、戴维·肯普（David Kemp）和乔治·斯塔克（George Stark）共同发明了 Northern 印迹法。命名参照了 1973 年发明的 DNA 印迹法的命名。该技术实际特指 RNA 分子从电泳胶毛细转移到膜上的过程，现在通指整个实验的过程。

原理　首先需从组织或细胞中提取总 RNA，经过寡聚纤维素柱进行分离纯化得到 mRNA，然后在变性条件下将待检的 RNA 样品进行琼脂糖凝胶电泳，依据分子量的大小对 RNA 进行分离，随后凝胶上分离的 RNA 分子被转移到膜上，膜一般带有正电荷，核酸分子带负电荷可以与膜结合。转膜的缓冲液含有甲酰胺，可以降低 RNA 样本与探针的退火温度，因而可以减少高温环境对 RNA 的降解。RNA 分子被转移到膜上后须经过烘烤或者紫外交联的方法加以固定。然后用放射性标记或化学发光物的探针进行杂交，最后进行放射自显影检测，经过信号显示后表明需检测的基因是否表达及含量。

实验流程　有以下步骤。

用具准备　180℃ 烤三角锥瓶、量筒、镊子、刀片等 4 小时；清洗梳子和电泳槽，并用 H_2O_2 溶液浸泡过夜，用焦碳酸二乙酯（DEPC）水冲洗，干燥备用；DEPC 水备用。

去除 RNA 酶污染　使用 RNA Zap 擦洗梳子、电泳槽、刀片等，然后用 DEPC 水冲洗两次，去除 RNAZap。

制胶　称取琼脂糖加入三角锥瓶中，加入 DEPC 水后，微波炉加热至琼脂糖完全熔解，60℃ 空气浴平衡溶液。在通风厨中加入 10× 变性凝胶缓冲液，轻轻振荡混匀。将熔胶倒入制胶板中，插上梳子。胶在室温下完全凝固后，将胶转移到电泳槽中，加入 1×MOPS 电泳缓冲液，拔出梳子。最后检查点样孔。

RNA 样品制备　在 RNA 样品中加入 3 倍体积的甲醛负载染料和适当的溴化乙锭（EB，终浓度 10μg/ml），混匀后，65℃ 空气浴 15 分钟。低速离心后，立即放于冰上 5 分钟。

电泳　将 RNA 样品加到点样孔中。在电泳过程中，每隔 30 分钟短暂停止电泳，取出胶，混匀两极的电泳液后继续电泳。当胶中的溴酚蓝接近胶的边缘时终止电泳。紫外灯下，检验电泳情况，并用尺子测量 18S、28S 和溴酚蓝到点样孔的距离。

转膜　①用 3% 的 H_2O_2 溶液

浸泡真空转移仪后，用 DEPC 水冲洗。②用 RNAZap 擦洗多孔渗水屏和塑胶屏，用 DEPC 水冲洗两次。③连接真空泵和真空转移仪，剪取适当大小的膜，浸湿 5 分钟后，放置在多孔渗水屏的适当位置。④盖上塑胶屏，盖上外框，扣上锁。⑤将胶的多余部分切除，切后的胶四边缘要能盖过塑胶屏孔，并至少盖过边缘约 2mm，以防止漏气。⑥将胶小心放置在膜的上面，膜与胶之间不能有气泡。⑦打开真空泵，使压强维持在 50～58mbar；立即将加到胶面和四周。每隔 10 分钟在胶面加上 1ml 转膜缓冲液，真空转移 2 小时。⑧转膜后，用镊子夹住膜，于 1×MOPS 电泳缓冲液中轻轻泡洗 10 秒，去除残余的胶和盐。⑨用吸水纸吸取膜上多余的液体后，将膜置于紫外线交联仪中自动交联。将胶和紫外交联后的膜，在紫外灯下检测转移效率。⑩将膜置于−20℃保存。

探针制备　①1.5ml 离心管中配制以下反应液：模板 DNA（25ng）1μl；随机引物 2ul；双蒸水 11μl。②95°C 加热 3 分钟后，迅速放置于冰，冷却 5min。③在离心管中按下列顺序加入溶液：10×缓冲液 2.5μl；dNTP 混合物 2.5μl；111 TBq/mmol［α-^{32}P］dCTP 5μl；无外切酶活性的 Klenow 片段 1μl。④混匀后，37°C 下反应 30 分钟。短暂离心，收集溶液到管底。⑤65°C 加热 5 分钟使酶失活。

探针纯化及比活性测定　①准备凝胶：将 1g 凝胶加入 30ml 的 DEPC 水中，浸泡过夜。用 DEPC 水洗涤膨胀的凝胶数次，以除去可溶解的葡聚糖。换用新配制的 TE 缓冲液（pH7.6）。②取 1ml 一次性注射器，去除内芯推杆，将注射器底部用硅化的玻璃纤维塞住，在注射器中装填交联葡聚糖凝胶（Sephadex）G-50。③将注射器放入一支 15ml 离心管中，注射器把手架在离心管口上。1600 转/分，离心 4 分钟，凝胶压紧后，补加 Sephades G-50 凝胶悬液，重复此步直至凝胶柱高度达注射器 0.9ml 刻度处。④100μl STE 缓冲液洗柱，1600 转/分，离心 4 分钟。重复 3 次。⑤倒掉离心管中的溶液后，将一去盖的 1.5ml 离心管置于管中，再将装填了 Sephadex G-50 凝胶的注射器插入离心管中，注射器口对准 1.5ml 离心管。⑥将标记的 DNA 样品加入 25μl 的 STE 溶液，取出 0.5μl 点样于 DE8-paper，其余上样于层析柱。⑦1600 转/分，离心 4 分子，DNA 将流出被收集在去盖的离心管中，而未掺入 DNA 的 dNTP 则保留在层析柱中。取 0.5μl 已纯化的探针点样于 DE8-paper。⑧测比活性（试剂比活要求：106cpm/ml）。

预杂交　①将预杂交液在杂交炉中 68℃ 预热，并漩涡震荡使未溶解的物质溶解。②加入适当的 ULRAhyb 到杂交管中（以 100cm^2 膜面积加入 10ml ULRAhyb 杂交液），42℃ 预杂交 4 小时。

探针变性　用 10mM EDTA 将探针稀释 10 倍。90℃ 热处理稀释后探针 10 分钟后，立即放置于冰上 5 分钟。短暂离心，将溶液收集到管底。

杂交　加入 0.5ml ULTRAhyb 到变性的探针中，混匀后，将探针加到预杂交液中。42℃ 杂交过夜（14～24 小时）。杂交完后，将杂交液收集起来于−20℃保存。

洗膜　①低严紧性洗膜：100cm^2 膜面积加入 20ml 洗膜溶液，室温下，摇动洗膜 5 分钟，2 次。②高严紧性洗膜：100cm^2 膜面积加入 20ml 洗膜溶液，42℃，摇动洗膜 20 分钟，2 次。

曝光　①将膜从洗膜液中取出，用保鲜膜包住，以防止膜干燥。②检查膜上放射性强度，估计曝光时间。③将 X 线底片覆盖于膜上，曝光。④冲洗 X 线底片，扫描记录结果。

去除膜上探针　将 200ml 0.1%SDS（由 DEPC 水配制）煮沸后，将膜放入，室温下让 SDS 冷却到室温，取出膜，去除多余的液体，干燥后可保存几个月。

注意事项　操作时必须仔细、小心，严格按操作规程进行，以防止放射性同位素污染。必要时，可采用 Sephades G-50 柱层析法纯化标记的探针，以去除标记反应中未结合的（游离的）核苷酸。结合了待测 RNA 的膜与探针杂交后，可经碱或热变性方法将探针洗脱，膜可反复使用与其他探针杂交。

应用　可检测不同组织器官、生物体不同发育阶段以及正常状态或疾病状态下特定基因的表达与否及含量，如用于检测癌细胞中原癌基因表达量的升高及抑癌基因表达量的下降、器官移植过程中由于免疫排斥反应造成某些基因表达量的上升等；还可用来检测目的基因是否具有可变剪接产物或重复序列。

优缺点　灵敏度比基因芯片高，可检测目的片段大小、是否具有可变剪接体；允许探针不完全配对；同一张膜可被反复使用；而且其特异性较高，有效减少实验结果的假阳性。

RNA 印迹法无法在一次实验中同时反映出几千个基因表达量的变化，也无法达到定量聚合酶链反应的高灵敏度，而且还有

RNA 的降解问题。因此，RNA 印迹法中所有实验用品都需去除 RNA 酶，如高温烘烤、DEPC 处理等；另外，所用试剂如甲醛、EB 和 DEPC 等都对人体有害。

（张开泰）

RNA tíqǔ

RNA 提取（RNA extraction）

从组织、细胞等样本中获取 RNA 的分子生物学实验方法。提取 RNA 的方法有多种，常用的是苯酚氯仿抽提法，也有适用于不同组织 RNA 提取的商业化试剂盒。

原理 Trizol 是常见的快速单向总 RNA 提取试剂，其主要成分为异硫氰酸胍和苯酚，其中异硫氰酸胍可裂解细胞，促使核蛋白体的解离，使 RNA 与蛋白质分离，并将 RNA 释放到溶液中；异硫氰酸胍同时抑制细胞释放出的核酸酶，保持 RNA 的完整性。当加入氯仿时，它可抽提酸性的苯酚，而酸性苯酚可促使 RNA 进入水相，离心后可形成水相层和有机层，RNA 就可与仍留在有机相中的蛋白质和 DNA 分离，之后通过异丙醇或乙醇的疏水作用使 RNA 沉淀。当组织样本量较少或对 RNA 样本质量要求较高时，可以采用柱提法，柱提法获得的为 mRNA。

RNA 酶抑制剂 RNA 在提取过程中易受 RNA 酶的污染，因此常使用 RNA 酶抑制剂防止污染的发生。①RNA 酶的蛋白质抑制剂：是从人胎盘分离的一种蛋白质，可与多种 RNA 酶紧密结合形成非共价结合的等摩尔复合物，使 RNA 酶失活。该抑制剂应置于含 5mmol/L 二硫苏糖醇（DTT）的 50% 甘油中，贮存于 -20℃。②氧钒核糖核苷复合物：是由氧钒离子和 4 种核糖核苷之中的任意一种所形成的复合物，能与多种 RNA 酶结合并几乎能完全地抑制 RNA 酶的活性。4 种氧钒核糖核苷复合物可加入完整细胞中，在 RNA 提取和纯化的过程中，其使用浓度都是 10mmol/L。但该复合物强烈抑制 mRNA 在无细胞体系中的翻译，因此必须用含 0.1% 羟基喹啉的苯酚多次抽提以去除。③硅藻土：一种黏土，能吸附 RNA 酶，用缓冲液将其制成浆液，以 0.015% 的终浓度溶解细胞。这种黏土随同它所吸附的 RNA 酶可在后续的 RNA 纯化过程中（如苯酚抽提后）经离心去除。

实验流程 ①单层细胞培养：吸尽培养液后，立即将 Trizol 直接加入培养板中裂解细胞，不断摇动。每 $10cm^2$ 面积加入 1ml Trizol。使用一次性针管，转移到 Ep 管中，室温静置 5 分钟。②加 0.2ml 氯仿，剧烈震荡 15 秒，室温静置 3 分钟。12 000 转/分，4℃ 离心 15 分钟。③将上层水相转移入另一支 Ep 管中，再加入 500μl 异丙醇，混匀，室温静置 20~30 分钟；10 000 转/分，4℃ 离心 10 分钟，弃上清。④加入 1ml 75% 乙醇［焦碳酸二乙酯（DEPC）处理的水配制］，剧烈漩涡洗涤沉淀，6000 转/分，4℃ 离心 5 分钟，弃上清，重复一次，室温晾干。⑤RNA 的溶解：用 60μl 无 RNA 酶水溶解沉淀。55~60℃ 孵育 10 分钟，分装样品保存于 -70℃，备用。

注意事项 ①所有的玻璃器皿在使用前应该在 180℃ 的高温下干烤 6 小时或更长时间；塑料器皿可用 0.1% 的 DEPC 水浸泡或用氯仿冲洗。②有机玻璃的电泳槽等，可先用去污剂洗涤，双蒸水冲洗，乙醇干燥，再浸泡在 3% 的 H_2O_2 室温 10min，然后用 0.1% 的 DEPC 水冲洗，晾干。③配制溶液应尽可能用 0.1% 的 DEPC 处理过的水，37℃ 处理 12 小时以上。然后用高压灭菌除去残留的 DEPC。不能高压灭菌的试剂，应当用 DEPC 处理过的无菌双蒸水配制，然后经 0.22μm 滤膜过滤除菌。④实验时戴一次性口罩、帽子和手套，且尽量少走动。⑤在 RNA 操作专用实验室进行操作，所有仪器、实验材料等也应为专用。

（张开泰）

RNA chúnhuà

RNA 纯化（RNA purification）

RNA 提取过程中对组织或细胞中的 DNA、蛋白质和盐类等非 RNA 物质的清洗去除，也特指将总 RNA 中的 mRNA 进行分离的过程。mRNA 占细胞 RNA 总量的 1%~5%，分子大小变异非常大；mRNA 一般都不稳定，代谢活跃，更新迅速，寿命较短，表达丰度也千差万别。真核生物 mRNA 有特征性的结构，即具有 5′ 端帽子结构和 3′ 端的 20~300 个腺苷酸组成的 Poly A 尾，这为 mRNA 分子的提取纯化提供了明确的选择性标志。

纯化方法 有以下几种。

寡聚纤维素柱层析法 利用 mRNA 3′ 末端含有 Poly A 尾的特点，在 RNA 流经寡聚（oligo dT）纤维素柱时，在高盐缓冲液的作用下，mRNA 被特异地结合在柱上，当逐渐降低盐的浓度时或在低盐溶液和蒸馏水的情况下，mRNA 被洗脱，经过两次寡聚纤维素柱后，即可得到较高纯度的 mRNA。该方法为分离 mRNA 的标准方法。

寡聚纤维素液相离心法 即用寡聚纤维素直接加入到总的 RNA 溶液中并使 mRNA 与寡聚纤维素结合，离心收集寡聚纤维素-mRNA 复合物，再用洗脱液分离 mRNA，然后离心除去寡聚纤维素。

磁性分离　磁珠可与包被这些颗粒的官能团寡聚分子偶联。一旦真核生物 mRNA 的 3′端 Poly A 吸附到这些分子上，通过磁场收集偶联的磁性颗粒，并从磁珠上洗脱纯化 mRNA。

实验流程　以寡聚纤维素柱层析法为例。①将 0.5~1.0g 寡聚纤维素悬浮于 0.1M 的 NaOH 溶液中。②用焦碳酸二乙酯（DEPC）处理的 1ml 注射器或适当的吸管，将寡聚纤维素装柱 0.5~1ml，用 3 倍柱床体积的 DEPC 水洗柱。③使用 1×上样缓冲液洗柱，直至洗出液 pH 值小于 8.0。④将 RNA 溶解于 DEPC 水中，在 65℃ 中孵育 10 分钟，冷却至室温后加入等体积 2×上样缓冲液，混匀后上柱，立即收集流出液。当 RNA 上样液全部进入柱床后，再用 1×上样缓冲液洗柱，继续收集流出液。⑤将所有流出液于 65℃ 加热 5 分钟，冷却至室温后再次上柱，收集流出液。⑥用 5~10 倍柱床体积的 1×上样缓冲液洗柱，每管 1ml 分部收集，OD_{260} 测定 RNA 含量。前部分收集管中流出液的 OD_{260} 值很高，其内含物为无 Poly A 尾的 RNA。后部分收集管中流出液的 OD_{260} 值很低或无吸收。⑦用 2~3 倍柱容积的洗脱缓冲液洗脱 Poly（A+）RNA，分部收集，每部分为 1/3~1/2 柱体积。⑧OD_{260} 测定 Poly（A+）RNA 分布，合并含 Poly（A+）RNA 的收集管，加入 1/10 体积 3M NaAc（pH5.2）、2.5 倍体积的预冷无水乙醇，混匀，−20℃ 放置 30 分钟。⑨4℃ 离心，10 000 转/分，离心 15 分钟，小心吸弃上清。用 70% 乙醇洗涤沉淀。4℃ 离心，10 000 转/分，离心 5 分钟，弃上清，室温晾干。⑩用适量的 DEPC 水溶解 RNA。

注意事项　①整个实验过程必须防止 RNA 酶的污染。②步骤④中将 RNA 溶液置 65℃ 中孵育，然后冷却至室温再上样的目的有两个：一个是破坏 RNA 的二级结构，尤其是 mRNA Poly（A+）尾处的二级结构，使 Poly（A+）尾充分暴露，从而提高 Poly（A+）RNA 的回收率；另一个是能解离 mRNA 与 rRNA 的结合，否则会导致 rRNA 的污染。此步骤不能省略。③十二烷基肌氨酸钠盐在 18℃ 以下溶解度下降，会阻碍柱内液体流动，若室温低于 18℃ 最好用 LiCl 替代 NaCl。④寡聚纤维素柱可在 4℃ 贮存，反复使用。每次使用前应该依次用 NaOH、灭菌双蒸水、上样缓冲液洗柱。⑤一般 10^7 哺乳动物培养细胞能提取 1~5μg 的 Poly（A+）RNA，相当于上柱总 RNA 量的 1%~2%。

（张开泰）

biāojì

标记（labeling）　在生物化学、分子生物学领域为了识别而对分子作的记号。是印迹杂交或生物芯片实验中的重要步骤，目的是使杂交结果在标记物作用下易于检测。常用的标记物质有放射性或稳定性核素、生物素、酶类、荧光素和地高辛精等。标记物是放射性同位素，如 ^{32}P，通过生物大分子的复制合成过程使其带放射性元素，结果可利用放射自显影检测。但更多使用的是荧光染料，荧光染料与生物大分子结合，在杂交和清洗过程后可以通过激发和图像扫描获得实验结果；生物素标记法应用于蛋白质与抗体的结合标记过程。

标记技术广泛用于分子生物学研究中，分子标记包括以下几种。①以分子杂交为核心的分子

标记：限制性片段长度多肽性，可变数目串联重复序列。②以聚合酶链反应（PCR）为基础的标记：随机扩增的多态性 DNA，扩增片段长度多态性，简单重复序列（SSR），单链构型多态性分析。③以 DNA 序列为核心的分子标记：转录间隔区分析，单核苷酸多态性，分子标记可应用于遗传图谱的构建和基因定位、辅助选择育种和比较基因组分析。

在基因芯片中，常选用将待测样品用荧光分子标记后与微矩阵杂交，通过分析荧光信号获得样品中大量基因序列及表达信息，标记是基因芯片实验中的重要组成部分。

（张开泰）

mRNA fǎnzhuǎnlù

mRNA 反转录（mRNA reverse transcription）

以 mRNA 为模板合成 DNA 的过程。即 RNA 指导下的 DNA 合成。又称逆转录，在此过程中，核酸合成与转录过程与遗传信息的流动方向相反。反转录是 RNA 病毒的复制形式，需反转录酶的催化。

研究历史　反转录是由美国肿瘤学家霍华德·马丁·特明（Howard Martin Temin，1934~1994 年）于 1970 年发现，美国麻省理工学院的戴维·巴尔的摩（David Baltimore，1938~　）也有同样的发现。他们共同获得了 1975 年诺贝尔生理学或医学奖。反转录过程的揭示是分子生物学研究中的重大发现，是对中心法则的重要修正和补充。

反转录酶特性　反转录过程由反转录酶催化，合成的 DNA 链称为互补 DNA（cDNA）。反转录酶存在于一些 RNA 病毒中，在小鼠及人的正常细胞和胚胎细胞中也有存在。大多数反转录酶都具

有多种酶活性：①RNA 依赖的 DNA 聚合酶活性：以 RNA 为模板，催化 dNTP 聚合成 DNA 的过程。此酶需要 RNA 作为引物。②RNA 酶 H 活性：对 DNA：RNA 杂交体的 mRNA 部分进行内切降解。③DNA 依赖的 DNA 聚合酶活性：以反转录合成的第一条 DNA 单链为模板，催化 dNTP 合成第 DNA 分子第二条链。

反转录酶是遗传工程的一种重要工具酶。以样本中提取的 mRNA 为模板，采用寡脱氧胸腺苷酸（Oligo dT）引物，在反转录酶的作用下，合成互补的 cDNA，结合聚合酶链反应（PCR），构建 cDNA 文库，并从中筛选特异的目的基因。该方法已成为基因工程技术中最常用的获得目的基因的策略之一。

mRNA 反转录的意义 有以下几方面。

对中心法则的修正和补充 经典的中心法则认为，DNA 兼有遗传信息的传递和表达的功能，因此，DNA 处于生命活动的中心位置。反转录现象说明，至少在某些生物中，RNA 同样兼有遗传信息传递和表达功能。在某些逆转录病毒中，遗传信息可以从 RNA 传递给 DNA，然后整合到宿主基因组中，再进行后续的复制和转录。

推动了癌基因的发现 在人类正常细胞中，存在与病毒癌基因相似的碱基序列，称为细胞癌基因或原癌基因。癌基因的发现为肿瘤发病机制的研究提供了很有价值的线索。如 src 原癌基因的发现就归功于对劳斯（Rous）肉瘤病毒反转录现象的研究。

促进抗病毒药物研发 利用反转录酶抑制剂可以治疗一些病毒感染所造成的疾病，如获得性

免疫缺陷综合征的鸡尾酒疗法中，就包括人类免疫缺陷病毒反转录酶抑制剂。

有助于基因工程技术发展 由于反转录产物易于制备，可将 mRNA 反向转录形成 DNA 以获得目的基因，制备 cDNA 文库或用于后续系统生物学分析，如 DNA 芯片等。

（张开泰）

tànzhēn

探针（probe） 分子生物学和生物化学实验中用于检测特定物质（如核酸、蛋白质和细胞结构等）表达水平、性质或物理状态的一类分子。通常为一小段单链 DNA 或 RNA 片段（20~500bp），也可以是蛋白质分子，用于在分子杂交中检测带有标记的互补序列单链 DNA/RNA 或检测带有标记的特异性识别和结合的蛋白质。下面以微阵列技术中的 DNA 探针为例介绍。

分类 探针有离子探针、蛋白质及酶探针和核酸探针 3 大类。核酸探针在生物芯片技术中应用最多，在 DNA 芯片中，探针主要有 cDNA 和寡核苷酸两种类型。

特性 好的探针有 3 个标准。①灵敏度：一个灵敏的探针应该是当被检测的靶分子中存在互补的序列时，能产生很强烈的信号。决定探针灵敏度有两个重要因素，一是探针本身没有内部二级结构，不与阵列上的同源探针结合；二是探针可以与靶分子中的互补序列，即使靶序列形成二级结构。②特异性：一个特异的探针应该是当被检测的靶分子中不存在互补序列时，仅产生很弱的信号，甚至不产生信号，即不存在交叉杂交反应。影响探针特异性有两个因素，一是与其他靶分子的交叉杂交；二是与其他探针的非特

异性结合，即 G-四聚体的形成。③等温性：要求在相同的杂交条件（温度、盐浓度和甲酰胺浓度）下，杂交情况相似。通常需要微阵列上所有的探针都有相似的溶解温度。

当将探针与样品在合适的条件下杂交时，探针和待测样品靶分子中与其互补的核酸序列（DNA 或 RNA 片段）通过氢键紧密相连，随后，未被杂交的多余探针被洗去。最后，根据靶分子标志物（菲啶和吖啶类染料、吲哚和咪唑类染料、碳菁阳离子染料、苯并呋喃酮类、绿色荧光蛋白和放射性同位素等）的种类，通过放射自显影、荧光显微镜、酶联放大等方法来判断样品中靶分子的位置和表达水平。若靶分子采用多种染料标记，则应满足以下条件：①各染料的荧光发射波长应该明显不同，以便区分不同染料。②应有很强的荧光强度，以获得高灵敏度。③不严重干扰引物的杂交作用，使其不影响反应效率。

制备流程 ①确定要研究的靶基因。②选择靶基因的 3' 区域。③用 RepeatMasker 软件去除重复区域。④根据需要制备的探针的长度，列出所有不与重复区域重叠的探针。⑤用 BLAST 检查同源序列，去除同源性较高的探针。⑥测定探针的溶解温度，去除那些溶解温度不在合适范围内的探针。⑦用 Mfold 检查探针的二级结构，去除那些易形成茎环结构或二聚体的探针。⑧选择剩下的 2 或 3 个合适的探针用于微阵列实验。

应用 溶液中核酸的定量测定；单分子核酸检测；核酸的凝胶电泳分离检测；在荧光共振能量转移（FRET）技术中的应用；

DNA 序列分析；生物芯片中的应用等。

（张开泰）

guǎhégānsuān tànzhēn

寡核苷酸探针 （oligonucleotide probe）

根据已知核酸序列，人工合成一条 18~50 个碱基的寡核苷酸链，能与被检测的长链 DNA 或 RNA 的一小部分互补结合。常用来作为探针确定 DNA 或 RNA 的结构，用于基因芯片、电泳和荧光原位杂交等过程中。寡核苷酸探针通常在固相表面直接合成，在自然条件下的寡核苷酸通常是调控表达的 miRNA 或易降解的核酸合成中间产物。寡核苷酸的合成见 DNA 芯片。

分类 核酸探针是带有标记物的已知序列的核酸片段，它能和与其互补的核酸序列杂交，形成双链，所以可用于待测核酸样品中特定基因序列的检测。按来源及性质划分可将核酸探针分为基因组 DNA 探针、cDNA 探针、RNA 探针和人工合成的寡核苷酸探针等。克隆探针一般较寡核苷酸探针特异性强，复杂度也高，从统计学角度而言，较长的序列随机碰撞互补序列的机会较短序列少，克隆探针的另一优点是，可获得较强的杂交信号，因为克隆探针较寡核苷酸探针掺入的可检测标记基因更多。但较长的探针对于靶序列变异的识别能力降低。对于仅是单个碱基或少数碱基不同的两序列，克隆探针不能区分，往往杂交信号相当。这既是其优点，又是其缺点。优点是当用于检测病原微生物时，不会因病毒或细菌 DNA 的少许变异而漏诊，缺点则是不能用于点突变的检测。这种情况下，通常要采用化学合成的寡核苷酸探针。

探针优点 ①由于链短，其序列复杂度低，分子量小，所以和等量靶位点完全杂交的时间比克隆探针短，如 20nt 的寡核苷酸探针在浓度为 100ng/ml，靶序列为 1~100pg、1kb 片段时，达到最大程度的杂交只需 10 分钟，而用 2kb 的克隆探针在同样条件下达到完全杂交则需 16 小时。②寡核苷酸探针可识别靶序列内 1 个碱基的变化，因为短探针中碱基的错配能大幅度地降低杂交体的 Tm 值。③一次可大量合成寡核苷酸探针（1~10mg），使得这种探针价格低廉，与克隆探针一样，寡核苷酸探针能够用酶学或化学方法修饰以进行非放射性标记物的标记。尽管克隆探针较特异，但通过细心筛选序列和/或选择相对长的序列（>30 核苷酸）亦可设计出非常特异的寡核苷酸探针。最常用的寡核苷酸探针有 18~40 个碱基，目前的合成仪可有效地合成至少 50 个碱基的探针。

筛选寡核苷酸探针原则 ①长 18~50 个核苷酸，较长探针杂交时间较长，合成量低；较短探针特异性会差些。②碱基成分：G+C 含量 40%~60%，超出此范围则会增加非特异杂交。③探针分子内不应存在互补区，否则会出现抑制探针杂交的发夹状结构。④避免单一碱基的重复出现（不能多于 4 个），如—CCCCC—。⑤一旦选定某一序列更符合上述标准，最好将序列与核酸库中核酸序列比较，探针序列应与含靶序列的核酸杂交，而与非靶区域的同源性不能超过 70% 或有连续 8 个或更多的碱基的同源，否则，该探针不能用。

按上述原则选出的探针会增加成功的机会，选定后进行合成与标记，并摸索合适的杂交条件。方法是制备几张点有特异靶 DNA 和不相关 DNA 的膜，各膜分别在不同温度下与探针杂交，特异靶 DNA 杂交信号强而非特异 DNA 不产生任何杂交反应的就是最适杂交温度。在进行点突变检测杂交的反应时，洗膜条件和温度选择往往更为重要。所选漂洗条件必须使野生型靶 DNA 与探针产生强的杂交信号而突变型靶 DNA 则不产生杂交信号，这可以通过逐渐提高洗膜温度来完成。

（张开泰）

túxiàng sǎomiáo

图像扫描 （image scanning）

将与 DNA（或 RNA）杂交后，或与抗原、抗体及受体等待测样本靶分子特异性结合后的芯片上生物反应结果通过激光共聚焦扫描仪等提取出来，转变成可供计算机处理的数据的过程。芯片最普遍采用的标记物是荧光染料，相应的检测装置主要有激光共聚焦扫描仪、电荷耦合器件（CCD）相机和激光共聚焦显微镜等。

扫描仪组成 扫描仪一般都有相同的构造，包含 2~5 个激光器、转换器和 CCD 等。扫描时，荧光染料被激发光激发，产生荧光光子，荧光的强弱代表荧光化合物的含量，因此可用光探测器对荧光进行定量检测，从而计算出待测靶分子的含量。芯片检测系统常采用扫描的方式得到图像，因此又称芯片扫描仪。其硬件部分主要包括激光器、光路系统、光探测器和 A/D 转换器等。

激光器 当荧光染料受到特定波长的激发光激发后，会吸收激发光子，然后发射荧光光子。选择激发光的光源时应遵循两个原则：①为提高检测的灵敏度，需要选择高强度的激发光源，以激发较多的荧光光子。②激发光的波长范围要避免将其所激发的荧光的波长覆盖。一般 Cy3 激发光为 550nm，发射光为 581nm；Cy5 激发光为 649nm，发射光为 670nm。

光路系统 ①光收集：多采用光学透镜系统，透镜收集光的立体角大小直接影响系统的效率。透镜收集光的效率以数值孔径（NA）表示。NA 为 1.0，表明透镜收集了整个半球面的光，相对应的光收集效率为 50%。多数共聚焦激光扫描仪物镜的 NA 为 0.5~0.9，而绝大多数 CCD 扫描仪的 NA 为 0.2~0.5。②激发、发射光的识别和分离：由于荧光发射强度要远远小于激发光强度，因此要从激发光中检测出微弱的荧光信号，就需要对这两种类型的光进行分离。几何分离：根据激发光和荧光光路的几何关系进行分离。一种方式是用一个很小的反光镜将激发光束反射，而让环形部分的荧光光束通过；另一种方式是激发光束和系统光路不同轴，在成像过程中，激发光束所成的像和荧光光束所成的像会发生分离，从而过滤掉激发光束。但由于光学系统各种表面的反射和散射，会使部分激发光混入检测系统中，通常的解决办法是在探测器前放置滤光片对荧光进行过滤。波长分离：根据激发光和荧光的波长差异进行分离。根据激发光波长和荧光波长不完全重合的事实，用滤光片将其分离。

光探测器 是核心器件，主要用途是探测荧光光子，并把荧光光子的光信号转变成模拟的电信号。芯片扫描仪所选用的光探测器件各不相同，主要有基于用光电倍增管（PMT）和 CCD 作为感光器件的两种。PMT：增益依赖于 PMT 内部光阴极的数量和加在 PMT 上的电压，光阴极的数量多、电压高则增益大。芯片扫描仪 PMT 的选择应考虑下列两个因素：一是由于不同的光阴极模式对不同波长的光灵敏度不一样，因此应选择对被测荧光波长灵敏度高的 PMT，且应选择耐用的高信噪比的 PMT。

其他器件 ①A/D 转换器：将 PMT 或 CCD 收集的模拟电信号转化为数字图像信号。②载片台：固定和放置芯片固相基质的装置，多芯片数扫描仪载片台的大小只能适合标准显微载玻片。③机械传动装置：生物芯片检测仪根据相对激光器及探测器是否移动分为扫描检测和固定检测。CCD 检测仪大多采用固定检测，PMT 扫描仪则是以单束固定波长的激光来扫描，因此需要激光头或载片台的机械运动来使激光扫到整个面积。

扫描仪参数 有以下几种。

信噪比 荧光信号的峰值除以信号的变异。信噪比太低，表示信号有较大的变异，得到的结果就不能反映实际的信号值。

灵敏度 指芯片扫描仪测定最微弱荧光的能力。通常用每平方微米能测定的荧光分子数表示，商业化芯片扫描仪的灵敏度可达 0.1~1 荧光分子/平方微米。

动态范围 是指仪器能够响应超过噪声水平的信号强度的范围。影响信号的动态范围的因素很多，主要由荧光的物理特性、CCD 的动态工作范围和 A/D 转换器的动态范围等因素决定。对于激光系统，其动态范围可达 16 位，即 $2^{12}-1$（65 535）灰度值。对于 CCD 系统，由于不同器件的噪声强度差别很大，一般动态范围为 12~16 位，即 4 095~65 535 灰度值。

像素 是构成图像的最小单元，即图像上不同颜色或灰度的点，这些点组合起来形成一幅完整的图像。在 CCD 上为 CCD 的最小感光单元，其大小通常在几到十几微米，通过成像公式可换算成检测芯片上对应区域的大小。对于激光系统，像素的大小为激光光斑的尺寸，可以通过改变光斑直径来改变像素的大小。

分辨率 是能够区分的最近两个点的最小距离。像素大小决定了分辨率的高低，像素越大，分辨率越高，分辨率越高则图像越清晰，定量的准确度就越高，可以提供更精细的具有统计意义的数据。

图像扫描注意事项 由于芯片扫描仪有极高的灵敏度和分辨率，芯片上很小的尘埃或杂质污染都会引起非常明亮的背景和噪声，因此在芯片的制作、杂交和洗片过程中都应在洁净的环境中进行并注意防静电；芯片完成杂交和洗片后应尽可能立即扫描测定，防止荧光标记靶分子降解；杂交后的芯片应避免长期暴露在强光下，防止光漂白，影响测定结果；芯片扫描中由于有机械传动装置，因此仪器应放置在平稳坚固的平台上，并注意防止外源性震动。

（张开泰）

túxiàng huòqǔ

图像获取（image acquisition）

芯片经过芯片扫描仪扫描，获取原始单色图或双色图的过程。一般扫描仪所得到的图像以 16 位的 TIFF 格式储存，一张 TIFF 图的大小约 32Mb。最原始的图像是黑白的，显现的是灰度值，每个像素的灰度值在 0~65 535，每个灰度值都反映了图像所对应芯片位置荧光分子的相对强度信息，通过之后的图像分析软件可以转换为数值大小。

芯片扫描仪扫描芯片后获取的原始图像是灰度图。由于肉眼对灰度图上每一个点的不同强度并不敏感，因此人为地将灰度值根据其数值大小转化成不同颜色，以便于肉眼观察扫描图像时能区分出同一张芯片上各种基因的相对信号强弱。在扫描仪配套的扫描软件中一般都内建有能将原始的灰度图改为伪彩图的功能。

对于基因表达谱芯片，为了便于扫描完毕后就能大致判断芯片中是否有上调或下调的基因，有些扫描或分析软件中还提供叠加图的功能。是将同一张芯片所对应的两种不同杂交样本扫描所得图像分别转变成绿色和红色的图。一般对照组样本（通常用Cy3标记）被转变为绿色，而实验组样本（通常用Cy5标记）被转变为红色。当两张图谱叠加在一起时，每个点的最终色彩由两种颜色的相对强弱决定，如果该点为红色，说明其对应的基因在实验组样本中的表达水平比对照组高，为上调基因；如果该点为绿色，则其对应的基因在实验组样本中的表达水平比对照组低，为下调基因；如果最终点的颜色为黄色，该点对应的基因表达水平没有显著变化。

理想的芯片图像：①所有格子大小相同。②格子之间距离相等。③格子中行和列之间的距离相等。④点中心的位置应在行线和列线的交点处。⑤点的形状应为圆形，并且所有圆的大小相同。⑥片子上没有灰尘或其他污染。⑦图像背景均一而且值很小。

但实际中的图像有偏离。①点位置偏移：原因在于芯片生产过程中的仪器问题，另外还有机器人点样系统的不精确和放置

芯片的托盘稳定性不好，都会导致点位置的偏移，格子中行和列不是水平的。②点大小和形状不规则：点样时DNA溶液的液滴大小不同，导致点的大小也不同。液滴中DNA浓度和盐的浓度不同，点的形状可能不规则。③污染：灰尘、样品中核酸、蛋白质、细胞和组织碎片的污染，使扫描得到的图像存在杂质亮点或者部分区域的污染。④全局性因素：芯片本身的不均匀性，芯片表面烘干时的不均匀以及芯片扫描仪本身存在的系统噪声，都会影响图像的质量。

（张开泰）

yuánwèi héchéng

原位合成（in situ synthesis）
寡核苷酸芯片的制作方法。作为探针的寡核苷酸采用光蚀技术直接在芯片的固相基质上合成，芯片表面点阵的密度每平方厘米可达30万条寡核苷酸。

原位合成芯片的主要制备方法有以下几种：昂飞（Affymetrix）公司将光平版印刷技术运用到DNA合成化学中，利用固相化学、光敏保护基及光刻技术得到位置确定、高度多样性的化合物集合。这种方法的最大优点是可以在较小的区域内制造大量不同的探针，如1平方厘米可以有400 000种探针。此外还有通过机械手臂直接将碱基合成试剂氨基膦酸酯点样到芯片适当的位置上，循环合成预计的寡核苷酸；物理方法如掩蔽体来限定前体物质的位置，将前体物通过正交管道合成选定长度的所有相关序列的阵列；微型电极矩阵对特定位置上延伸的寡核苷酸链进行去保护，矩阵与碱基合成试剂的反应使已去保护的寡核苷酸处添加一个碱基，从而得以延伸；用独特的光

导合成化学结合无掩膜阵列合成技术等。

（张开泰）

jùhéméiliàn fǎnyìng

聚合酶链反应（polymerase chain reaction，PCR） 一种由特定寡核苷酸（引物）介导的特异基因或克隆序列体外酶促扩增技术。

1971年，霍拉纳（Khorana HG）最早提出核酸体外扩增的设想。1985年，美国化学家卡里·穆利斯（Kary Mullis，1944～2019年）发明了PCR。其基本原理类似于DNA的天然复制过程，特异性依赖于与靶序列两端互补的寡核苷酸引物。

PCR由变性→退火→延伸3个基本反应步骤构成。①模板DNA的变性：经加热至93℃左右一定时间后，使模板DNA双链或经PCR扩增形成的双链DNA解离，成为单链，以便与引物结合，为下轮反应作准备。②模板DNA与引物的退火（复性）：模板DNA经加热变性成单链后，温度降至55℃左右，引物与模板DNA单链的互补序列配对结合。③引物的延伸：DNA模板-引物结合物在TaqDNA聚合酶的作用下，以dNTP为反应原料，靶序列为模板，按碱基互补配对与半保留复制原理，合成一条新的与模板DNA链互补的半保留复制链，重复循环变性—退火—延伸过程就可获得更多的半保留复制链，而且这种新链又可成为下次循环的模板。每完成一个循环需2～4分钟，2～3小时就能将待扩目的基因扩增放大几百万倍。

（张开泰）

cèxù

测序（sequencing） 测定核苷酸特定碱基片段的方法。包括

DNA 测序和 RNA 测序。DNA 测序（或 DNA 定序）是指分析特定 DNA 片段的碱基序列，也就是腺嘌呤（A）、胸腺嘧啶（T）、胞嘧啶（C）与鸟嘌呤的（G）排列方式。RNA 测序则通常将 RNA 提取后，反转录为 DNA 后使用 DNA 测序的方法进行测序。应用最广泛的是由英国生物化学家弗雷德里克·桑格（Frederick Sanger，1918~2013 年）于 19 世纪 70 年代发明的桑格双脱氧链终止法。新的测序方法有 454 高通量测序和焦磷酸测序法等。

（张开泰）

高通量测序（high throughput sequencing）

能一次并行对几十万到几百万条 DNA 分子进行序列测定的技术。又称下一代测序技术。根据发展历史、影响力、测序原理和技术不同等，主要有第一代测序技术、第二代测序技术和第三代测序技术。

第一代测序技术 以桑格（Sanger）链终止法为代表。该法以待测 DNA 为模板复制出大量 DNA 片段，同时用一种"终止核苷酸" ddNTP 干涉此复制过程。ddNTP 可以随机地附着在任意一个生长中的片段端口并终止它继续成长，从而造成了大批具有相同起点但却有不同终点的 DNA 片段。使用电泳技术可以让这些片段按长度排列，并依次通过一个激光窗口。由于 ddNTP 按其所截断的端口不同而产生不同的荧光，计算机可以根据荧光的颜色和片段的长度逐个"读出"该 DNA 的核苷酸序列。19 世纪 70 年代，英国生物化学家弗雷德里克·桑格（Frederick Sanger，1918~2013 年）发明了末端终止法测序技术，使用双脱氧核苷酸分别做 4 个末端终止反应，然后采用平板凝胶电泳技术，用 4 条电泳道来分离 4 个反应所得产物。但其依靠手工操作，难以自动化，测序通量低，费时费力。20 世纪 80 年代中期，加州理工学院的莱诺伊·胡德（Leroy Hood）实验室发明了第一代测序仪，4 种双脱氧核苷酸终止子被标记上不同颜色的荧光基团，采用聚丙烯酰胺凝胶分离，并通过计算机荧光检测系统分析梯状反应产物。20 世纪末出现了第一代测序仪的第 2 个版本，其测序速度与质量得到了提高。但由于其对电泳分离技术的依赖，难以进一步提升分析的速度和提高并行化程度，并且难以通过微型化降低测序成本。因此，需要开发全新的技术来突破这些局限。

第二代测序技术 大规模平行测序。核心思想是用成百上千万条短读长的同时测定来测序 DNA 分子。在 20 世纪 90 年代末被开发出来，2005 年前后商业化。其采用了大规模矩阵结构的微阵列分析技术——阵列上的 DNA 样本可以被同时并行分析。此外，测序是利用 DNA 聚合酶或连接酶以及引物对模板进行一系列的延伸，通过显微设备观察并记录连续测序循环中的光学信号实现。其优点在于：第一，通过有序或者无序的阵列配置可以实现大规模的并行化，以提供高程度的信息密度。第二，不采用电泳，设备易于微型化。相对于第一代测序技术，样本和试剂的消耗量得以降低。主要使用的商业化平台有 Illumina 的 Genome Analyzer，罗氏 454 基因组测序仪以及 ABI 的 SOLiD 系统，Polonator G. 007。方法为：首先构建 DNA 模板文库，通过随机打断基因组 DNA 获得 DNA 文库片段，或构建控制距离分布的配对末端片段，在双链片段的两端连上接头序列，然后变性得到单链模板文库，并固定在固体表面上。克隆的扩增通过以下几种方式之一进行，如桥式聚合酶链反应（PCR）、微乳滴 PCR 或原位成簇。在芯片上形成 DNA 簇阵列的 DNA 簇或扩增微球，利用聚合酶或连接酶进行一系列循环的反应操作，通过显微检测系统监控每个循环生化反应中产生的光学事件，用 CCD 相机将图像采集并记录下来。对产生的阵列图像进行时序分析，获得 DNA 片段的序列。然后按照一定的计算机程序将这些片段组装成更长的重叠群。

第三代测序技术 使用非光学显微镜成像及纳米孔方法直接测序，是不需要经过 PCR 扩增的一种可使 DNA 片段大量增殖的技术，实现了对每条 DNA 分子的单独测序。

（张开泰）

限制性片段长度多肽性（restriction fragment length polymorphism，RFLP）

不同个体或种群间的基因组 DNA 经同一种或几种限制性内切酶消化后所产生 DNA 片段长度数量各不相同的现象。可在凝胶电泳图谱上产生固定的片段图谱。如基因型发生变化，如基因突变导致的基因碱基组成和/或顺序发生改变，则酶切位点或数目可能有差异，产生的电泳图谱会有差异，根据这些改变可以判断出突变是否存在。应用 RFLP 是绘制基因组图谱和分析遗传疾病的一个重要方法。如在研究遗传性疾病时，可以通过分析疾病受累家庭成员的 DNA，并寻找具有遗传特征的 RFLP 等位基因，从而确定致病基因所在的位置。致病基因位置确定后，可以通过 RFLP 分析其他家庭成员的 DNA，获得患病风险的信息。RFLP 分析也是早期的遗传指纹分析方法。

（张开泰）

biǎodá xùliè biāoqiān

表达序列标签（expressed sequence tag，EST） 从互补 DNA（cDNA）分子所测得部分序列的短段 DNA（通常 300～500bp）。从 cDNA 文库所得到的许多表达序列标签集合组成表达序列标签数据库，代表在一定的发育时期或特定的环境条件下，特定的组织细胞基因表达的序列。可用于验证基因在特定组织中的表达，推导全长 cDNA 序列，或作为标签标志基因组中的特殊位点以确定基因的位置等。利用 EST 作为标记所构建的分子遗传图谱称为转录图谱。

方法：从样品组织中提取 mRNA，在反转录酶的作用下进行反转录聚合酶链反应（RT-PCR）合成 cDNA，再选择合适的载体，构建 cDNA 文库，对各菌株加以整理，将每一个菌株的插入片段根据载体多克隆位点设计引物进行两端一次性自动化测序。

应用：可用于基因组物理图谱绘制，通过已知 EST 序列设计引物对基因组中细菌人工染色体文库进行 PCR，能够产生扩增条带的克隆就是 EST 在染色体上的位置。还可以筛选简单重复序列（SSR）和单核苷酸多态性分子标记。此外，EST 在基因结构分析（内含子、外显子识别）、基因表达及重组蛋白表达的分析中具有重要作用。

（张开泰）

yìzhì xiāojiǎn zájiāo

抑制消减杂交（suppression subtractive hybridization，SSH） 将抑制聚合酶链反应（PCR）与消减杂交技术相结合的一种快速分离差异表达基因的方法。运用杂交二级动力学原理，以及高丰度的单链 DNA 在退火时产生同源杂交的速度快于低丰度的单链 DNA 的特点，从而使原来在丰度上有差别的单链 DNA 相对含量达到基本一致。该技术与其他消减杂交技术相比具有假阳性率低、灵敏度高及效率高等优点而得到广泛应用。

方法：将样品和对照的 mRNA 分别反转录并合成为双链 cDNA 后进行酶消化；样品分为两组，分别加上不同的适配体 1/2；再将两组样品分别与过量的对照杂交，两份杂交结果混合，加入过量的对照再进行第二轮杂交；补齐适配体然后用 PCR 选择性扩增。由于过量的对照封闭了在样品中共同表达的基因，而在样品中特异表达的基因会被选择性地扩增出来，这些扩增的片断经过克隆、测序后可以进行拼接或用 cDNA 末端快速扩增法（RACE）从已知片断钓全长 cDNA，再做进一步的分析。

应用：常用的简化消减杂交的技术，以德国 Miltenyi Biotec 公司的 μMACS mRNA Isolation Kit 为例，在纯化对照 mRNA 时先将组织裂解，加入偶联了寡脱氧胸腺苷酸（Oligo dT）的磁珠悬液，磁珠上的 dT 有效吸附 mRNA 并悬浮在磁场中，其他杂质随溶液流出。反复淋洗干净挂上 mRNA 的磁珠后，不用洗脱液洗脱 mRNA，而是利用磁珠上的 dT 作为反转录引物直接进行反转录反应，再用洗脱液洗脱 mRNA，得到偶联在磁珠上的对照单链 cDNA 库。这时将样品的 mRNA 加入磁珠中，共同表达的基因对应的 mRNA 被磁珠上的 cDNA 吸附留在磁场中而特异表达的 mRNA 不被吸附随溶液流出柱外，这部分溶液反复过柱后得到的就是差异表达的 mRNA。这种方法可以得到差异表达的全长 mRNA，操作简单。

（张开泰）

chāyì biǎodá jīyīn

差异表达基因（differentially expressed gene） 在不同细胞间及不同生长阶段选择性表达的基因。不同个体（组织和细胞）、不同临床样本间或同一个体（组织和细胞）不同时期基因表达都有差异。无论是从一个胚胎细胞分化为不同的组织器官，或是从正常组织突变为肿瘤组织，都涉及在同一基因组背景下不同基因的差异性表达。研究发现不同样本间基因的表达水平不同，如肿瘤样本和正常组织样本间可出现原癌基因或抑癌基因的表达差异。

寻找差异表达的基因就可揭示细胞分化的机制或肿瘤的成因。常用的研究方法有 3 种。①基因表达系列分析（SAGE）：通过快速和详细分析成千上万个表达序列标签（EST）找出表达丰度不同的 SAGE 标签序列，从而接近完整地获得基因组的表达信息。它不但能快速详细地分析基因转录子的丰度信息，还能发现新基因，因此是基因表达定性和定量研究的一种有效工具，为了解肿瘤发病机制、信号分子调控机制等提供了基础工具。②差异显示聚合酶链反应（PCR）：是根据绝大多数真核细胞 mRNA 的 3′端具有的多聚腺苷酸尾（Poly A）结构，因此可用含 dT 的寡聚核苷酸为引物将不同的 mRNA 反转录成

cDNA。回收不同组织所特有的差别表达条带中的 DNA，再扩增至所需含量，进行 DNA 印迹法或 RNA 印迹法或直接测序，从而对差异条带鉴定分析，以便最终获得差异表达的基因。③消减杂交方法：将实验组的 mRNA 与对照组的 cDNA 杂交，或将实验组的 cDNA 与对照组的 mRNA 杂交，去除杂交体和未杂交上的对照组成分，得到的为实验组独有的 mRNA 或 cDNA，这些基因即为差异表达基因。

（张开泰）

jīyīn xīnpiàn xiǎnzhùxìng fēnxī

基因芯片显著性分析（significance analysis of microarray, SAM）

将基因表达数据与临床特征数据（临床生化数据、影像诊断结果、癌症分期、组织切片结果等）关联并找到与该特征相关性强的基因分析方法。结合其他方法或数据进一步分析后可以揭示其内在生物学意义。

基因芯片数据分析是从基因芯片高密度杂交点阵图中提取杂交点荧光强度，并对荧光信号进行定量分析，通过有效数据筛选、相关基因表达谱的聚类，最终整合杂交点的生物学信息，发现基因的表达谱与功能可能存在的联系。对特征基因的筛选是数据分析中最基本也是最关键的一步，需要选取尽量少的基因来代表整体，同时尽可能使有效信息损失最小。在实际应用中，往往采用统计学指标进行评价，有多种方法应用于基因芯片特征基因选取问题，如两样本 t 检验、威尔科克森（Wilcoxon）非参数法等经典统计方法，还有倍数变化方法、主成分分析和偏最小二乘法等。

2001 年，美国斯坦福大学的弗吉尼娅·图舍（Virginia Tus-her）首次开发了 SAM 软件，确定为是识别基因芯片差异性表达基因的一种算法。以 t 检验为基础，考虑芯片数据噪声大小与表达丰度相关特点进行修正，使用的统计量称为相对差异系数。已被学术界所采用，进行挑选差异基因。差异表达基因筛选的关键是控制假阳性，同时又能保持较高的筛检效率。SAM 软件在筛选得到较多差异表达基因的同时，错误发现率还能保持在较低的水平。SAM 软件是一种比较理想的差异表达基因分析工具，该方法目前在芯片数据分析领域被广泛应用。

SAM 的原理：首先对数据进行 N 次无替换的重抽样，记第 K 次重抽样时的 d_k 值为 $\tilde{d}_{ki}$，$k = 1$, 2, ……，N；然后计算 d_i 的期望 $\overline{di} = \sum_{k=1}^{n} \tilde{d}_{ki}/N$，绘制出 $d_i = \overline{d}_i$ 的点，以 $\Delta = |d_i = \overline{d}_i|$ 为标准进行筛选，一旦定为 Λ 设定的阈值，其 $d_i = \overline{d}_i$ 的距离大于 Λ 的基因就作为显著差异表达的特征基因。

（张开泰）

yíngguāng bǐzhífǎ

荧光比值法（fluorescence ratio assay）

通过荧光强度比值进行基因差异性表达分析的方法。是最早应用于基因芯片数据分析的方法。实验组及对照组两种组织的 mRNA 在反转录成 cDNA 的过程中分别标记上 Cy3 和 Cy5 两种荧光，制备成探针，竞争性地与芯片上的核酸片段进行杂交，两种波长的激光扫描读取竞争杂交的结果，通过计算机处理，计算两种荧光强度比值测定基因差异性表达。一般 0.5~2.0 范围内的基因不存在显著表达差异，该范围之外则认为基因的表达出现显著改变。由于实验条件的不同，此阈值范围会根据可信区间有所调整。该方法的优点是需要的芯片少，节约研究成本。缺点是结论过于简单，很难发现更高层次功能的线索；除有非常显著倍数变化的基因外，其他变化小的基因的可靠性不确定。

（张开泰）

zhīchí xiàngliàngjī

支持向量机（support vector machine，SVM）

一种监督式的机器学习算法。通过将向量映射到一个更高维的空间里，在这个空间里建立有一个最大间隔超平面，从而实现对样本进行分类或回归分析。那些在间隔区边缘的训练样本点即为支持向量。SVM 是基因芯片数据分析的一种新方法，能非常成功地处理回归问题（时间序列分析）和模式识别（分类问题、判别分析）等诸多问题，它通过训练一种"分类器"来辨识与已知的共调控基因表达类型相似的新基因。

对于基因芯片数据分析中的分类问题，在线性可分的情况下，支持向量随机是通过建立超平面使可分的两类数据到该平面的距离最大，对于非线性情况，首先将输入空间中的样本通过某种非线性函数关系映射到一个特征空间中，使两类样本在此特征空间中线性可分，然后在此特征空间中构造一个最优分类超平面。把两类数据正确分开的原则是保证经验风险最小，使分类间隔距离最大，保证置信 logistic 范围最小，从而使真实风险最小。

（张开泰）

3D sàndiǎntú

3D 散点图（3D scatter plot）

使用三个维度来显示三个不同的变量，通常用 3D 坐标系中的 3 条坐标来表示，一般预测变量位于 x 轴和 y 轴上，响应变量位于 z 轴上，更多的变量可以被标记成不同颜色并注解，从而增加 3D 散点图的维度。可使用 Matlab、Minitab、SPSS 等软件绘制 3D 散点图。

3D 散点图用于研究多个变量之间的潜在关系，可以形象化地表示多变量数据。散点图的重要作用是表示不同变量间的相关性，经过线性回归后，如果在图形中不同的点能基本构成一条直线则说明变量间的相关性（正相关或负相关）高；如果不能，则说明相关性较低或无相关；但由于在 3D 散点图中可能引入了第四个或更多的变量，那么也可能造成可视相关的巧合，在这种情况下，散点图中应该做出说明。

（张开泰）

huǒshāntú

火山图（volcano plot） 一类统计学散点图。可用于快速确定重复试验构成的大量数据中的数据变化。一般在火山图中，横轴代表倍数变化，纵轴代表显著性（图 1）。火山图在组学研究中较为常见，如基因组学、蛋白质组学和代谢物组学，在这些研究中，两种不同情况下的数据可能有成百上千个，而火山图能够找出其中最有意义的变化。火山图集合了统计学检验（如方差分析）和变化的量级，从而可以快速从视觉上判断这些数据点是否代表了大量级的变化，同时又具有统计学意义。

火山图的 y 轴代表了数据 P 值取对数（通常以 10 为底）的负数，如果 P 值较小在 y 轴上的位置就较高；而 x 轴代表了不同情况间倍数变化的对数，这样无论倍数变化是上调还是下调，都显示为与中心的等距离。这样目标点（变化显著的点）就会集中在位于图标上方且不偏向左或右的位置。在火山图中，用不同颜色表示的第三维数据也可以加入进行分析，但不常用；此外，火山图也经常用在基因芯片显著性分析（SAM）的基因筛选中，是数据标准化的一个例子。

（张开泰）

Bèiyèsī wǎngluò

贝叶斯网络（Bayesian network） 一种用有向无环图描述随机变量及其条件依赖关系的概率图模型。又称贝叶斯信念网络、贝叶斯模型。是表示变量间概率依赖关系的有向无环图，其中每个节点表示随机变量，每条边表示变量间的概率依赖关系，同时每个节点都对应着一个条件概率分布表，指明了该变量与父节点之间概率依赖的数量关系。贝叶斯网络可用来表示疾病和其相关症状间的概率关系；若已知某种症状，就可用来计算各种可能疾病的发生概率。

研究历史 20 世纪初，美国遗传学家休厄尔·格林·怀特（Sewall Green Wright，1889～1988 年）提出了有向无循环图，随后被心理学、经济学、社会学等领域采用建立因果模型；20 世纪中期，决策树被提出并用来表达决策分析问题，形成了较为完整的决策分析理论；20 世纪 80 年代影响图成为提高决策分析效率的重要工具；1988 年，美国计算机科学家和哲学家朱代·珀尔（Judea Pearl，1936～ ）总结发展了前人的工作，提出了贝叶斯网络；20 世纪 90 年代，有效的推理和学习算法的出现推动了贝叶斯网络的发展和应用，首先获得应用的是决策专家系统。贝叶斯网络是一种将概率论和图论结合起来，用于处理复杂领域中不确定性推理和数据分析的工具。通过赋予变量的联合概率分布来寻找变量之间的关系，通过有向图来表示变量之间的因果关系，并用条件概率将这种因果关系数量化。

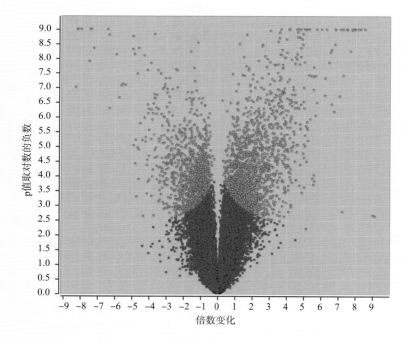

图 1　火山图

贝叶斯网络把复杂的联合概率分布分解成一系列相对简单的模块，从而大大降低知识获取和概率推理的复杂度，使概率论可以应用于大型问题。

贝叶斯网络的基础　有以下几方面。

贝叶斯公式　①先验概率：是事先对事件（前提条件）发生可能性大小的估计。该类概率没能经过实验证实，属于检验前概率。先验概率一般分为两类：一是客观先验概率，是指利用过去的历史资料计算得到的概率；二是主观先验概率，是指在无历史资料或历史资料不全的时候，只能凭借人们的主观经验来判断取得的概率。②条件概率：某事件发生后该事件的发生概率。③后验概率：通过贝叶斯公式，结合调查等方式获取了新的附加信息，对先验概率修正后得到的更符合实际的概率。

$$P(A \mid B) = P(A) \frac{P(B \mid A)}{P(B)}$$

其中 $P(A)$ 称为先验概率，即在 B 事件发生之前，对 A 事件概率的一个判断。$P(A \mid B)$ 称为后验概率，即在 B 事件发生之后，对 A 事件概率的重新评估。$P(B \mid A)/P(B)$ 称为可能性函数，这是一个调整因子，使预估概率更接近真实概率。即后验概率＝先验概率×调整因子。

图形基础　由节点和有向弧构成，不构成回路。其中每个节点表示随机变量，每条弧表示变量间的概率依赖关系，同时每个节点都对应着一个条件概率分布表，指明了该变量与父节点之间概率依赖的数量关系。贝叶斯网络图有 3 种依靠联系结构。①序列依靠联系：A→B→C。②收敛依靠联系：A→B←C。③发散依靠联系 A←B→C。

一般而言，贝叶斯网络的有向非循环图形中的节点表示随机变量，它们可以是可观察到的变量，抑或是潜在变量、未知参数等。连接两个节点的箭头代表此两个随机变量是具有因果关系或是非条件独立的；而节点中变量间若没有箭头相互连接一起的情况就称其随机变量彼此间为条件独立。若两个节点间以一个单箭头连接在一起，表示其中一个节点是"父节点，即因"，另一个是"子节点，即果"，两节点就会产生一个条件概率值。

数学公式推理　以 X_i 表示第 i 个节点，而 X_i 的"因"以 P_i 表示，X_i 的"果"以 C_i 表示；依照 $P(X_i \mid P_i)$ 条件概率写出条件概率表，此条件概率表的每一列列出所有可能发生的 P_i，每一行列出所有可能发生的 X_i，且任一行的概率总和必为 1。写出条件概率表后就很容易将事情条理化，从而轻易得知此贝叶斯网络结构图中各节点间的因果关系。

数学定义：令 $G = (I, E)$ 表示一个有向非循环图形，其中 I 代表图形中所有的节点的集合，而 E 代表有向连接线段的集合，且令 $X = (X_i)_{i \in I}$ 为其有向非循环图形中的某一节点 i 所代表的随机变量，若节点 X 的联合概率分布可以表示成：

$$p(x) = \prod_{i \in I} P(x_i \mid x_{pa(i)})$$

则称 X 为相对于一有向非循环图形 G 的贝叶斯网路，其中 pa(i) 表示节点 i 的"因"。对任意的随机变量，其联合分布可以由各自的局部条件概率分布相乘而得出：

$$P(X_1 = x_1, \cdots, X_n = x_n)$$
$$= \prod_{i=1}^{n} P(X_i = x_i \mid X_{i+1} = x_{i+1}, \cdots, X_n = x_n)$$

依照上式，可将贝叶斯网路的联合概率分布写成（对每个相对于 X_i 的"因"变量 X_j 而言）：

$$P(X_1 = x_1, \cdots, X_n = x_n)$$
$$= \prod_{i=1}^{n} P(X_i = x_i \mid X_j = x_j)$$

上面两个表示式的差别在于条件概率部分，在贝叶斯网路中，若已知其"因"变量，某些节点会与其"因"变量条件独立，只有与"因"变量有关的节点才会有条件概率的存在。

如果联合分布的相数目稀少时，使用贝叶斯函数的方法可以节省相当大的计算量。例如，若想将 10 个变量值皆为 0 或 1 储存成一条件概率表型式，一个直观的想法可知我们总共必须要计算 $2^{10} = 1024$ 个值；但若这 10 个变量中无任何变量相关的"因"变量超过 3 个以上，则贝叶斯网络的条件概率表最多只需计算 $10 \times 2^3 = 80$ 个值即可。贝叶斯网络的另一优点在于它能轻易得知各变量间是否条件独立或非条件独立，以其局部分布的型态来求得所有随机变量的联合分布。

贝叶斯网络构建　①选定刻画问题的随机变量。②选择一个变量顺序，首先添加"根本原因"节点。③加入受它们直接影响的变量。④依次类推，直到叶节点，即对其他变量没有直接因果影响的节点（图 1）。

贝叶斯概率的求解方法　精确推论、列举推理法、变量消元算法、随机推论、直接取样算法、拒绝取样算法、概似加权算法和马尔可夫链蒙特卡洛（MCMC）算法等。

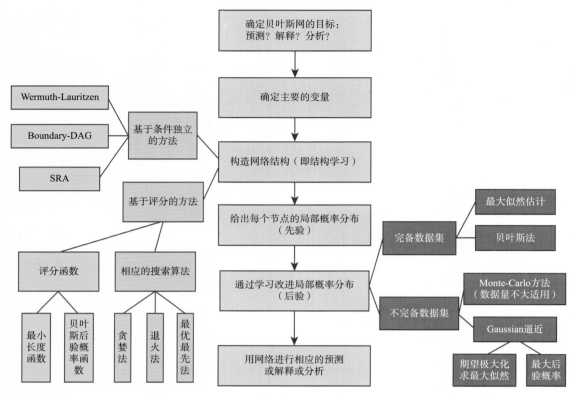

图1　贝叶斯网络流程

应用　有以下领域：类比计算生物学与生物信息学、基因调控网络、蛋白质结构、基因表达分析、医学、文件分类、信息检索、决策支援系统、工程学、数据融合和图像处理等，其中在医疗诊断领域也得到了很大的应用。

医疗诊断从一系列临床观测和化验结果出发，对疾病的类别及其程度进行判断。贝叶斯网络发展早期已有多个模型可观的医疗诊断网络。①PATHFINDER 网络：1988 年由黑克曼（Heckerman D）开发，用于淋巴结组织诊断。121 节点，195 条边的网络（83 小时）；网络中，"疾病"节点有 63 个取值，代表淋巴结的 63 种不同疾病，其他节点代表症状，疾病节点是所有症状节点的父节点。②肌肉和神经推理（MUNIN）网络：1989 年，安德烈亚森（Andreassen S）使用贝叶斯网络

建立的专家系统。③CHILD 网络：1993 年由施皮格尔霍尔特（Spiegelhalter DJ）开发，用于新生儿先天性心脏病诊断。④快速医学参考-决策理论（QMR-DT）网络：1993 年由瑞（Shwe M）建立，用于内科疾病诊断。上层有 500 多个疾病节点，下层约有 4000 个症状节点。⑤CPCS 网络：1987 年由帕克（Parker）和米勒（Miller）建立的大型的医疗仿真贝叶斯网络多层结构，448 个节点，908 条边。

（张开泰）

bèishù biànhuà

倍数变化（fold change）　用于描述一个初始值到一个最终值的变化程度。例如，若初始值为 20，最终值为 80，则相应的倍数变化为 4，或可以描述为一个 4 倍的增长。倍数变化仅靠最终值与初始值的比率计算即可得到。例如，

若初始值为 A，最终值为 B，则倍数变化为 B/A。再举一个例子，从 100 变到 20，则倍数变化为 0.2，反之，20 变到 100 的倍数变化为 5。一些软件开发商将小于 1 的倍数变化替换为对应的负数。例如，从 100 变到 20 时，认为倍数变化为 -5（即负 5 倍）。

倍数变化经常用于微阵列芯片和 RNA 序列实验的基因表达数据分析，用来度量基因的表达水平，是最常用的方法。该方法通过对基因芯片的比值从大到小排序（在双通道检测中是 Cy3/Cy5 的比值；在单通道检测中是 Cy3/内参基因的比值）。一般认为倍数变化在 0.5~2.0 范围内的基因不存在显著表达差异，该范围之外则认为基因的表达出现显著改变。由于实验条件的不同，此阈值范围可以根据可信区间有所调整。

倍数分析的优点是需要的芯片少，节约研究成本，对于预实验或实验初筛是可行的。缺点是结论过于简单，很难发现更高层次功能的线索，除有非常显著倍数变化的基因外，其他变化小的基因的可靠性不确定；此外倍数变化取值是任意的而且可能是不恰当的，例如，假如以 2 倍为标准筛选差异表达基因，有可能没有 1 条入选，结果敏感性为 0，同样也可能出现很多差异表达基因，结果使人认为倍数筛选法是在盲目推测。

（张开泰）

jīyīn běntǐ

基因本体（gene ontology, GO）

对所有物种基因和基因产物进行统一规范性描述的系统。包括生物过程、分子功能和细胞组分。该项目最初由 1988 年对 3 个模式生物数据库的整合开始：果蝇数据库（FlyBase）、酵母基因组数据库（SGD）和小鼠基因组数据库（MGD）。之后 GO 不断发展扩大，不仅是注释，本体论和 GO 浏览获取工具也渐渐增多，已包含数十个动物、植物和微生物的数据库，并成为生物信息学的主要工具之一。

GO 是所有物种基因或基因产物的标准化数据库，是生物信息学中广泛使用的研究工具，主要致力于以下几个方面：①维护并发展其中包含基因或基因产物的检索词表。②注释基因或基因产物，积累并共享注释数据。③提供 GO 数据库供各方面检索分析的工具。

本体论 生物学及其相关领域没有统一的标准术语学，而词条使用也许在因物种、研究领域或不同的研究小组而不同，这使信息沟通和共享变得困难。GO 提供了由基因产物属性来定义词条的本体论，覆盖 3 个领域。①细胞组分：即组成细胞或其细胞外环境的物质。②分子功能：即基因产物在分子水平的主要活动，如结合和催化。③生物过程：即明确始终的分子事件或其集合，与功能或构成整体的活性单元相关。每种经过本体论定义的 GO 词条都有其词条名，可能是单词或词组、包含字母与数字的符号组合、引用定义或指明所属领域的命名分类；词条中也会包含同义词，可能与分类词条名相比具有相同义或其广义或狭义或相关义；词条也可能是其他数据库中相同概念的引用；也可能包含词条含义及使用的注解。GO 本体论使用有向无环图（DAG），在同一或多个领域中的某个词条具有和其他一或多个词条的明确联系。GO 的词表非物种特异，原核或真核、单细胞或多细胞生物均通用（图 1）。

GO 本体论并非固定不变，可以被研究注释委员会成员或 GO 项目成员添加、修正或更改，如注释者可以提供代表了某代谢通路的专门词条，或委员会专家可以帮助修改本体论中的某些部分。GO 本体论文件用 GO 浏览器 Ami-GO 免费浏览，也可以通过一定格式下载。同时 GO 也提供 GO 词条和其他分类系统的地图。

注释 基因组注释是指对基因或其产物数据的收集过程。GO 注释利用 GO 本体论中的词条来进行。GO 合作体提交他们的注释并在 GO 网站上共享，根据基因标识和相关 GO 词条，GO 注释获得以下内容（图 2）：①注释来源引用（如杂志文章）。②利用 GO 分类码标注注释的获得方式（如实验或数学分析）。③注释作者及注释数据。

分类码覆盖了手动或自动的

```
id:          GO: 0000016
name:        lactase activity
namespace:   molecular_function
def:         "Catalysis of the reaction: lactose + H2O = D-glucose + D-galactose" [EC:3.2.1.108]
synonym:     "lactase-phlorizin hydrolase activity" BROAD [EC:3.2.1.108]
synonym:     "lactose galactohydrolase activity" EXACT [EC:3.2.1.108]
xref:        EC:3.2.1.108
xref:        MetaCyc: LACTASE-RXN
xref:        Reactome: 20536

is_a:        GO: 0004553 ! hydrolase activity, hydrolyzing O-glycosyl compounds
```

图 1　GO 词条举例

```
Gene product:  Actin, alpha cardiac muscle 1, UniProtKB: P68032
GO term:       heart contraction; GO: 0060047 (biological process)
Evidence code: Inferred from Mutant Phenotype (IMP)
Reference:     PMID 17611253
Assigned by:   UniProtKB, June 6, 2008
```

图 2　注释举例

注释方式，如 TAS 表示管理员在审阅一篇学术文章后为这篇文章所增加的注释；ISS 表示管理员在审阅具有序列相似研究的结果后证明其具有生物学含义。IEA 表示对其他注释词表的重新编制，是一种自动注释。

工具 使用 GO 数据的第三方工具很多，GO 合作体提供 AmiGO 和 OBO-Edit。GO 合作体是参与 GO 计划的生物学数据库或研究团体，包括模式生物数据库和多物种蛋白质数据库；软件开发小组和指定的编辑组成员等。

（张开泰）

bǐjiào jīyīnzǔxué

比较基因组学（comparative genomics） 在基因组图谱和测序技术基础上，利用不同物种基因组之间序列上、组织结构上的同源性，对已知的基因和基因组结构进行比较以阐明物种多样化机制和物种亲缘关系、克隆新基因、揭示基因功能、阐明基因组内在结构等的学科。

比较基因组学分支 伴随着基因组研究的快速发展，迫切需要对大量基因组数据进行处理，比较基因组学作为重要的工具学科应运而生。它通过对系统发育中的代表性物种之间的全方位基因和基因家族的比较分析，构建系统发育的遗传图谱，来揭示基因、基因家族的起源和功能及其在进化过程中复杂化和多样化的机制。比较基因组学有以下几个主要分支：

种内比较基因组学 同种群体内基因组存在大量的变异和多态性，正是这种基因组序列的差异构成了不同个体与群体对疾病的易感性和对药物与环境因子不同反应的遗传学基础。

种间比较基因组学 通过对

不同亲缘关系物种的基因组序列进行比较，能够鉴定出编码序列、非编码调控序列及给定物种特有的序列。而基因组范围之内的序列比对，可以了解不同物种在核苷酸组成、同线性关系和基因顺序方面的异同，进而得到基因分析预测与定位、生物系统发生进化关系等方面的信息。

全基因组的比较研究 两种具有较近共同祖先的生物，在进化的阶段上接近，则其基因组就会表现出同线性，即基因序列的部分或全部保守。这样就可以利用模基因组之间编码顺序上和结构上的同源性，通过已知基因组的作图信息定位克隆另外基因组中的基因，从而揭示基因潜在的功能、阐明物种进化关系及基因组的内在结构。

应用 ①阐述物种间的进化史：当在两种以上的基因组间进行序列比较时，实质上就得到了序列在系统发生树中的进化关系。通过对多种生物基因组数据及其垂直进化、水平演化过程进行研究，可以了解与生命至关重要的基因的结构及其调控作用。如对产甲烷球菌的基因组进行比较研究，发现其与真核生物具有相似的细胞遗传信息传递，尤其是转录和翻译系统和分泌系统，提示古细菌在进化上亲缘关系更接近真核生物，而非细菌。②阐明疾病易感分子机制，为个体化医疗提供依据：在研究疾病易感性分子机制时，常采用单核酸苷酸多态性和基因拷贝数多态性作为研究指标。研究发现，基因拷贝数多态性可能造成了不同个体间在疾病、食欲和药效等方面的差异；2005 年公布的第一份人类基因多态性图谱，利用基因芯片鉴别出了 158 万个单一核苷酸变异的

DNA 位点，这个图谱将有助于预测某些疾病发生的可能性以及施以最佳治疗方案，是实现基因的个体化医疗目标的重要一步。③揭示非编码功能序列。④发现新基因。

（张开泰）

shēngwù xìnxīxué

生物信息学（bioinformatics） 利用应用数学、信息学、统计学和计算机科学方法对大量生物学数据进行搜索（收集和筛选）、处理（编辑、整理）及分析（计算和模拟），以提取有用生物信息的学科。是一门新兴的交叉学科，生物学、数学和计算机科学是最主要的 3 个组成部分，其研究重点主要体现在基因组学和蛋白质组学两方面，即从核酸和蛋白质序列出发，分析序列中表达结构功能的生物信息。

生物信息学是数学和计算机科学在分子生物学领域中的应用。一般将 DNA 双螺旋结构模型的提出作为生物信息学的开端，蛋白质测序和 DNA 测序技术的革新以及人类基因组计划的实施都极大的推动了该学科的发展，而"bioinformatics"一词是在 20 世纪 80 年代第一次被马来西亚的林华安（Hwa A. Lim）博士提出。

研究内容：生物信息学的主要目标是增加对生物过程的了解。综合计算机科学、信息技术和数学的理论和方法来研究生物信息。该领域的主要研究工作包括序列比对、基因发现、基因组拼接、药物设计、药物发现、蛋白质结构比对、蛋白质结构预测、基因表达、蛋白质相互作用以及基因组范围关联的研究和预测等。

研究方法：运用计算机技术和信息技术的算法和统计方法，对生物实验数据进行分析，确定

数据所含的生物学意义；开发新的数据分析工具以实现对各种信息的获取和管理。研究材料和结果是各种生物学数据，研究工具是计算机，研究方法包括对生物学数据的搜索（收集和筛选）、处理（编辑、整理）及利用（计算、模拟）。

（刘志华）

xìtǒng shēngwùxué
系统生物学（system biology）

以系统的观点，运用工程和计算机技术与各种先进的生物学手段，研究生物系统各部分之间的相互关系及作用，来解释生命奥秘的学科。是在基因组序列的基础上完成由生命密码到生命过程的研究，了解系统的结构和功能，揭示系统内部各组成成分的相互作用和运行规律。系统生物学的研究重点是细胞信号转导和基因调控网路、生物系统组成之间相互关系的结构和系统功能。

简史　系统生物学的发展经历了3个历史时期。①第一阶段：20世纪60年代开始发展的生态系统，系统生态学与行为、心理学。②第二阶段：20世纪70年代开始发展的生理系统，系统生理学与神经、内分泌和免疫学。③第三阶段：20世纪90年代开始发展的遗传系统，系统遗传学与胚胎、发育生物学和系统遗传学。第一届国际转基因动物学术研讨会阐述了系统论与生物工程、输卵管生物反应器及基因组进化与生物体发育自组织系统理论，遗传学从染色体行为的细胞遗传学、基因表达信息流的分子遗传学，发展到了系统遗传学的细胞发生信号转导与基因调控网络研究。

研究内容　系统生物学和人类基因组计划有着密切的关系。在基因组学、蛋白质组学等发展

的基础上，孕育了系统生物学的高通量生物技术和生物信息技术。系统生物学主要研究生物系统结构论的结构整合、调适稳态与层级建构等综合系统理论规律，并定义实验、计算工程方法的生物系统分析与人工生物系统研究，倡导分子生物技术和计算机科学结合研究生物系统。

研究方法　基本工作流程分为四阶段：①了解选定的某一生物系统的所有组分，描绘出该系统的结构，包括基因相互作用网络和代谢途径，以及细胞内和细胞间的作用机制，以此构造出一个初步的系统模型。②系统地改变研究对象的内部组成成分（如基因突变）或外部生长条件，然后观测在这些情况下系统组分或结构所发生的相应变化，包括基因表达、蛋白质表达和相互作用、代谢途径等的变化，并把得到的有关信息进行整合。③把通过实验得到的数据与根据模型预测的情况进行比较，并对初始模型进行修订。④根据修正后的模型的预测或假设，设定和实施新的改变系统状态的实验，重复②和③，不断地通过实验数据对模型进行修订和精炼。

应用　用于疾病基因预测、发现生物标志物（如肿瘤标志物等）和药物研发等领域。采用系统生物学的研究方法和手段将肿瘤研究与临床实际密切结合即为肿瘤的系统生物学，这一领域的深入研究将对理解肿瘤的发生、发展机制及对肿瘤的早期诊断、预防和个体化治疗等方面产生积极的影响。其研究方法包括以下几方面。①建立肿瘤系统生物学数据库：随着基因组学的发展及后基因组时代的到来，各种生物数据快速增多，需要建立一体化

数据库。②建立相关实验技术平台：肿瘤系统生物学需要立体了解相关情况，需要实验技术平台的建立与创新，如遗传背景的检测技术、基因组分析技术、基因芯片技术、蛋白质组分析技术、分子成像技术和动态检测技术等。③加强对数据的解析和模型构建：重视相关模式生物的研究，加强对不同技术平台中得到的数据的解析和模型构建，充分发挥生物信息学的作用。

（刘志华）

dàixièzǔxué
代谢组学（metabonomics）

效仿基因组学和蛋白质组学研究思想，对生物体内所有代谢物进行定量分析，并寻找代谢物与生理-病理变化的相对关系的学科。其研究对象大都是相对分子质量1000以内的小分子物质。先进分析检测技术结合模式识别和专家系统等计算分析方法是代谢组学研究的基本方法。代谢组学是继基因组学和蛋白质组学之后新近发展起来的一门学科，是系统生物学的重要组成部分。

研究内容：代谢组学的出现是在20世纪90年代中期，主要研究的是作为各种代谢路径的底物和产物的小分子代谢物。代谢物通常指在生命体内实现代谢过程的小分子有机化合物。一级代谢物直接参与细胞的正常生长、发展和繁殖。二级代谢物不直接参与这些过程，但通常具备重要的生态功能，如抗生素和色素。代谢物组是一个生命体内所有代谢物的总和，其整体构成一张巨大的代谢反应网络。

研究方法：与蛋白质组学的方法类似，通常有两种。①代谢物指纹分析：采用液相色谱-质谱联用的方法，比较不同样品中各

自的代谢产物以确定其中所有的代谢产物。从本质上来说，代谢物指纹分析涉及比较不同个体中代谢产物的质谱峰，最终了解不同化合物的结构，建立一套完备的识别这些不同化合物特征的分析方法。②代谢轮廓分析：即假定了一条特定的代谢途径，并对此进行深入研究。

对于代谢产物来说，不仅只有质谱峰这个特征，质谱并不能检测出所有的代谢产物，它只能检测离子化的物质，但有些代谢产物在质谱仪中不能被离子化。核磁共振可以弥补色谱的不足。这两种方法在代谢组学研究中已普遍使用。

应用：广泛用于多个医学领域的研究，如疾病的发生/诊断、药物作用、发现生物标志物和基因突变/修饰等。

(刘志华)

zhǒngliú dàixièzǔxué

肿瘤代谢组学 (tumor metabonomics)

通过代谢组学在给定的时间和条件下，对肿瘤代谢产物组群中指标性的小分子代谢物质定量分析，并寻找代谢物与肿瘤病理变化的相对关系的研究方式，研究生物体整体或组织细胞系统的动态代谢变化，特别是对内源代谢、遗传变异、环境变化乃至各种物质进入，对肿瘤代谢系统造成的影响，揭示内因和外因变化规律的一门学科。是系统生物学的组成部分。

研究范围　肿瘤代谢产物组指标性生物小分子，代谢产物变化规律，药物毒性和基因功能，肿瘤相关基因型/表型。

研究方法　通过定量分析生物系统中内源性代谢物的变化来评价外源性刺激的效果并探讨其机制。具体方法即通过检测、提取潜在的有诊断或解析价值的生化信息，建立"小组学"参数的输入与响应输出之间的联系，从而阐述生物体对相应刺激的不同反应，例如，找到疾病的潜在生物标志物，明确某种药物的代谢及作用等。完整的代谢组学流程包括样品的采集、制备；代谢产物的检测、鉴定；数据分析、建模；建立代谢产物时空变化与生物体特性的关系。其研究平台主要由分析技术平台和数据分析平台构成。主要研究方法有：①分析技术平台，最常用的方法是磁共振和质谱。②数据分析平台，代谢组学的数据分析是指对海量谱学数据进行统计和归类分析，包括对原始图谱的数据进行提取、峰对齐及去噪等处理，然后将多维、分散的数据进行总结、分类及判断分析，解读数据中蕴藏的生物学意义。

应用　日趋广泛，在肿瘤方面得到了大量的与重要生理病理变化或基因变异等有关的标志性代谢物，但各个潜在的生物标志物之间错综纷繁，关联性不强，缺乏交叉验证，离建立完整的诊断专家系统、诊断常规化还有一定距离。更新、更有效的技术采取联用的方法，为代谢组学的发展提供了更加广阔的空间和平台。

(刘志华)

rénlèi jīyīnzǔ jìhuà

人类基因组计划 (human genome project，HGP)

于20世纪80年代提出，由美、英、日、中、德、法等国参加并于2001年完成的针对人体23对染色体全部DNA的碱基对（3×10^9）序列进行排序，对大约25 000个基因进行染色体定位，构建人类基因组遗传图谱和物理图谱的国际合作研究计划。目的是解开人体全部基因密码，同时绘制出人类基因的图谱。人类基因组计划与曼哈顿原子弹计划和阿波罗登月计划并称为三大科学计划。

人类基因组计划的主要任务是人类的DNA测序，绘制4张图谱，即遗传图谱、物理图谱、序列图谱和基因图谱。此外还有测序技术、人类基因组序列变异、功能基因组技术、比较基因组学、社会、法律、伦理研究、生物信息学和计算生物学、教育培训等研究。2000年人类基因组计划工作草图宣布完成。2001年，工作草图具体序列信息、测序所采用的方法以及序列的分析结果被公布，该草图覆盖了基因组序列的83%，包括常染色质区域的90%，是人类基因组计划成功的里程碑。2003年4月人类基因组计划的测序工作完成。2004年，国际人类基因组测序联盟的研究者宣布，人类基因组中所含基因的预计数目从先前的30 000~40 000调整为20 000~25 000。预期还需要多年的时间来确定人类基因组中所含基因的精确数目。

(刘志华)

fēnzǐ fēnxíng

分子分型 (molecular classification)

利用包括质粒DNA图谱分析、限制性内切酶消化后的染色体DNA分析、核酸探针杂交、脉冲场凝胶电泳、聚合酶链反应（PCR）和多位点序列分析对公共卫生领域、医院感染和局部流行病学调查的一种分型技术。

分子分型分辨率高，快捷简便，可以在DNA、RNA和蛋白质水平上进行肿瘤分子分型的研究。在DNA水平，可依据基因突变或多态性、基因组的细胞遗传学改变或甲基化差异进行分型；根据基因表达谱（mRNA 水平）的差异实施分型，是分子分型研究的主体；在蛋白质水平可以根据蛋白质表达谱的差异、亚细胞结构蛋白质组成的不同或蛋白质翻译后修饰的改变来进行分型。

恶性肿瘤在分子水平上高度异质。组织学形态相同的肿瘤，其分子遗传学改变不尽一致，从而导致肿瘤治疗反应的差别。以表达谱芯片为基础的分子分型对数据的处理分两类：一是非严格指导的分析，该法先对样本按检测结果进行分类，分析不同类型的表达谱特征及其与临床病理资料的相关性；二是严格指导的分析，根据以往的习惯将肿瘤进行分类，检测不同类型肿瘤的基因表达情况，找出不同组间表达差异基因的规律，在此基础上进行验证，通过分析确定分子分型，最终达到治愈的目的。

传染病防治重大专项"病原体网络化监测技术研究"，将传染病实验室分子分型监测工作同计算机信息化技术结合，确定建立实验室分子分型监测数据的传输和分析系统的方法和途径，实现传染病实验室分子分型监测数据的及时传输和实时分析。研究内容：①建立虚拟专用网络（VPN）传输系统，实现信息交换和共享的安全性和保密性。②采用信息化技术设计和建立基于分子分型的实验室监测数据传输与分析系统。可对基本信息、流行病学资料和分子分型结果的统一存储管理，实现传染病监测数据和流行病学资料的收集、存储、分析和信息共享交流。

（刘志华）

fēnzǐpǔ

分子谱（molecular profile） 某一生理、病理状态生物分子发生变化，并将这些变化归纳为的分子图像。可同时检测成千上万个基因的表达水平，再经专门的计算机软件解读出来。可以通过比较源于不同病理条件下的分子图像的结果，识别出引发肿瘤等疾病的标志物。分子特征谱可以帮助临床更有效地使用现有的抗肿瘤药物。将已有的有关分子谱型资料与临床治疗效果比较，从而避免了采用痛苦甚至无效的治疗方案。分子表达谱的运用还可以早期诊断癌症，而这些标志物（多为蛋白质）可以在血液、粪便和尿液，甚至脱落的皮肤细胞中检测出来。

标志基因的选定需要大量工作的验证，而密度相对较低的功能分类基因芯片是该研究的热点，其研究对象是某一生物学通路的基因。使用针对该类基因的功能分类基因芯片比使用高密度表达谱芯片更加有效便利。这种将芯片技术与特定生物学通路最新知识有机结合制成的功能分类基因芯片，可以大大缩短发现各种生物标志物的时间。

（刘志华）

jīběn júbù bǐduì sōusuǒ gōngjù

基本局部比对搜索工具（basic local alignment search tool，BLAST） 一套在蛋白质数据库或 DNA 数据库中进行相似性比较的分析工具。是用来比对生物序列的一级结构（如不同蛋白质的氨基酸序列或不同基因的 DNA 序列）的一种算法。已知一个包含若干序列的数据库，能够实现比较两段序列的同源性，迅速找到其中的同源序列并对该区域进行打分，确定同源性的高低。

BLAST 的运行方式：首先建立数据库或者直接使用网上数据库，然后再输入待查的序列，在数据库中进行搜索，每条数据库中的序列与待查的序列进行两两比对，得到全部的比对结果。

应用：①BLASTP，是蛋白质序列到蛋白质库中的一种查询，库中存在的每条已知序列将逐一地同每条所查序列作一对一的序列比对。②BLASTX，是核酸序列到蛋白质库中的一种查询，先将核酸序列翻译成蛋白质序列（一条核酸序列会被翻译成可能的 6 条蛋白质），再对每条作一对一的蛋白质序列比对。③BLASTN，是核酸序列到核酸库中的一种查询，库中存在的每条已知序列都将同所查序列作一对一的核酸序列比对。④TBLASTN，是蛋白质序列到核酸库中的一种查询，与 BLASTX 相反，它是将库中的核酸序列翻译成蛋白质序列，再同所查序列作蛋白质与蛋白质的比对。⑤TBLASTX，是核酸序列到核酸库中的一种查询，此种查询将库中的核酸序列和所查的核酸序列都翻译成蛋白质（每条核酸序列会产生 6 条可能的蛋白质序列），这样每次比对会产生 36 种比对阵列。

通常根据查询序列的类型（蛋白质或核酸）来决定选用何种 BLAST。BLAST 可以直接网上查询，也适用于本地查询。可以下载公共数据库，对于该数据库的更新和维护是必不可少的。

（刘志华）

duōxùliè bǐduì

多序列比对（multiple sequence alignment） 将两条以上核酸或氨基酸序列进行多重比对以反映其进化关系及结构特征的数据分析方法。如蛋白质序列、DNA 序列或 RNA 序列所作的序列比对。一般是输入一组假定拥有演化关系的序列。从比对的结果可推导出序列的同源性，而种系发生关系也可引导出这些序列共同的演化始祖。进一步，可以描绘出各种突变事件，例如点突变的单格变化，或删除突变与插入突变，可使各个序列之间产生空格。多重序列比对常用来研究序列的保守性，或蛋白质结构域的三级结构与二级结构，甚至个别的氨基酸或核苷酸。

多重序列比对是计算分子生物学中最重要的运算。多重序列比对的基本问题就是找出适当安排删减与插入尽量少的空格，使得两个序列达到最大程度一致的方案，最终目标是通过处理得到一个得分最高（或代价最小）的序列对比排列，从而分析各序列之间的相似性和差异。优化的算法有动态规划算法、星形对比、树形比对、遗传算法、模拟退火算法和隐马尔柯夫模型（HMM）等解决序列的多重比对问题。多重序列比对程序有 ClustalW、MAP、MSA 和 PILEUP 等。

(刘志华)

dǎfēn jǔzhèn

打分矩阵（scoring matrix） 评价序列比对排列质量的方法。用得分（+）、无分（0）或罚分（−）来进行综合评价。以氨基酸序列对比过程中使用打分矩阵为例，在打分矩阵中的值是两种概率比值的对数，一个是在序列比对中氨基酸随机发生的概率。这个值只是指出每个氨基酸出现的独立概率的概率。另一个是在序列比对中，一对残基出现的有意义的概率。这些概率来源于已知有效的真实的序列比对的样本。

打分矩阵的分类方式较多，其中两类为：如果两个氨基酸相同，就打一个分值，不同就打另一个分值，不管替换的情况。例如，相同就打 1 分，不同就打 0 分，这就是最简单常用的单一打分矩阵。所有的点突变都产生于核苷酸的变化，因此，氨基酸替换的分值应取决于由一个密码子转变为另一密码子所必需的点突变的数量。由这一模型而产生的打分矩阵将根据导致密码子改变所需改变核苷酸的数量来定义两个氨基酸之间的距离，此为遗传密码子打分矩阵。在应用方面，BLAST 软件中氨基酸的计分方式有可接受点突变（PAM）矩阵和模块替换矩阵（BLOSUM）。

(刘志华)

qūtóng jìnhuà

趋同进化（convergent evolution） 不同的物种在进化过程中，由于适应相似的环境而呈现出表型上的相似性。也指不同起源的蛋白质或核酸分子出现相似的结构和功能。

趋同进化现象相当普遍，如鲸、海豚等和鱼类的亲缘关系很远，前者是哺乳类，后者是鱼类，但体形都很相似。当两种或两类已有分歧的生物遇到了相似的环境，并因同向的适应进化而独立地进化出相似的特征，称为平行进化。平行进化与趋同进化的区分，主要是看后裔与祖先的状况，若后裔之间的相似程度大于祖先之间的相似程度，则是趋同；若后裔之间的相似程度与祖先之间的相似程度基本一致，则是平行。

研究显示，彼此争夺空间和资源的不同物种可以因社会交往而产生趋同进化，但这种趋同性会被其他方面进化出的不同特点所抵消，如羽毛颜色的不同等，这样可以避免种间杂交繁殖等不利后果。

(刘志华)

jīyīnzǔ zhùshì

基因组注释（genome annotation） 基因组 DNA 序列加注基因结构及功能信息的过程。主要包括编码基因和非编码区的鉴定以及基因功能的注释。是功能基因组学的主要研究目标，其应用生物信息学方法，高通量地注释基因组所有编码产物的生物学功能。

基因组注释的研究内容包括基因识别和基因功能注释两个方面。基因识别的核心是确定全基因组序列中所有基因的确切位置。基因组功能注释的研究范围主要有基因组组成元素的识别、注释所有产物的功能、基因之间相互作用及比较基因组学研究。

从基因组序列预测新基因，主要是 3 种方法的结合：①分析 mRNA 和表达序列标签（EST）数据，直接得到结果。②通过相似性比对从已知基因和蛋白质序列得到间接证据。③基于各种统计模型和算法从头预测。对预测出的基因进行高通量功能注释可以借助于以下方法，利用已知功能基因的注释信息为新基因注释：①序列数据库相似性搜索。②序列模体搜索。③直系同源序列聚类分析。

随着全基因组序列测定速率的加快，开发有网络接口的高效、综合基因组注释系统十分重要。国际上已有一些这样的工具，如基于 Java 的微生物基因组数据库接口；德国国家环境和健康研究中心开发的蛋白质摘录、描述的大型基因组分析系统，整合了大量基因组功能信息和结构信息，适用范围广。

(刘志华)

xìtǒng fāshēngshù

系统发生树（phylogenetic tree） 生物进化过程中，形成各种类群的系统关系，根据它们之间的亲缘进化关系绘出的树状图。又称系统发育树、进化树和种系发生树。是一种亲缘分支分类方法。系统树由一系列节点和分支组成的。树中一个分类单元由每一个节点代表，分支末端的节点都对应着一个基因或生物体。与外部节点对应，内部节点推断出的共同祖先。每个节点代表其各分支的最近共同祖先，而节点间的线段长度对应演化距离。系统发生树结构的基本信息在计算机程序中常为 Newick 格式的文件。

系统发生树分类方法很多，其中一种是分为基因树和物种树。基因树是基于同源基因分析得到的系统发生树，表示一组基因或一组 DNA 顺序进化关系。物种树是指代表了一组物种进化过程的系统树。

用于构建系统发生树的数据分为两类：特征数据和距离数据。一旦建立了确定所有可能状态之间相似性的标准，特征数据就很容易转换成距离数据。构建进化树的算法主要分为两类：独立元素法和距离依靠法。独立元素法是指进化树的拓扑形状是由序列上的每个状态决定的，而距离依靠法是指进化树的拓扑形状由两两序列的进化距离决定的。进化树枝条的长度代表着进化距离。独立元素法包括最大简约性法和最大可能性法；距离依靠法包括除权配对法和邻位相连法。

原癌基因在进化中是高度保守的，从原始真核生物到人类各个物种正常细胞都存在，可以从进化角度来探究此基因的起源。利用原癌基因 ras，进行了序列相似性和系统发生树分析，确定 ras 基因的起源。

（刘志华）

wúgēnshù

无根树（unrooted tree）
系统发生树的一种形式。只用于确定各分类单位之间的相互关系，并

yǒugēnshù

有根树（rooted tree）
系统发生树的一种形式。以某一特定节点作为所有分类单元的共同祖先，该节点通过唯一的途径产生其他节点。最常用的确定树根的方法是使用一个或多个无可争议的同源物种作为外群，所谓外群，就是所分析的物种之外的一个群。这个外群可以不只一个，且要足够近，不能太远，以提供足够的信息，但又不能太近以至于和树中的种类相混。与无根树相比，有根树能分析树枝的长度，可以了解不同物种或基因的进化方式和速率，而无根树只能显示不同序列间的碱基变化。

在系统发生树中可以指定一个特殊的节点：根。有根树中的节点可以根据到根的距离分层。一棵有根树的层数称该树的高度。节点最多的那一层的节点数称该树的宽度。对于有根树，每条边都有一个特殊的方向：指向根节点的方向，或称上一层的方向。一条边的两个端点中，靠近根的那个节点称为另一个节点的父节点，反之，距离根较远的那个节点称为另一个节点的子节点。父亲方向的所有节点都称为这个节点的祖先，子方向的所有节点都称为这个节点的子孙。没有子节点的节点称为叶节点。由于到根的路径只有一条，根节点以外的节点的父节点永远只有一个，祖先就是这个点到根的路径上的所有节点。另外，以一个节点为根的树是指包括这个节点和其所有子孙，并以这个节点为根的树。

（刘志华）

没有定义完整的进化路径或推测其共同的祖先。即百度产生了无根树。无根树与有根树都被称为系统发生树的拓扑结构。在实际应用中，对于一定规模的分类群，其拓扑结构的情况更为复杂。

（刘志华）

fēi biāodùshù

非标度树（unscaled tree）
指明了叶结点相对亲缘关系，但没有表达分离它们的对变化次数的系统发生树。又称无权值树。非标度树只是将所有的外部节点排成行，表示它们之间的亲缘关系，而没有表示它们之间差异程度的任何信息。系统发生树由一系列节点和分支组成，其中每个节点代表一个分类单元，而节点之间的连线代表物种之间的进化关系。树的节点又分为外部节点和内部节点。在一般情况下，外部节点代表实际观察到的分类单元，而内部节点又称为分支点，代表了进化事件发生的位置，或分类单元进化历程中的祖先。而标度树，即有权值树，分支长度与相邻节点的差异程度成正比关系。

（刘志华）

zuìdàsìránfǎ

最大似然法（maximum likelihood approach）
一种比较成熟的参数估计的统计学方法。在系统发生树重建方法中属于一类完全基于统计学构树的代表，该方法明确地使用核苷酸替换的概率模型，在每组序列比对中考虑了每个概率，寻找能够以较高概率产生观察数据的系统发生树。

最大似然法明确地使用概率模型，其目标是寻找能够以较高概率产生观察数据的系统发生树。由于被研究序列的共同祖先序列是未知的，概率的计算变得复杂；又由于可能在一个位点或多个位

点发生多次替换，并且不是所有的位点都是相互独立，概率计算的复杂度进一步加大。尽管如此，还是能用客观标准来计算每个位点的概率，计算表示序列关系的每棵可能的树的概率。然后根据定义，概率总和最大的那棵树最有可能是反映真实情况的系统发生树。在基于 DNA 或蛋白质序列的系统发生分析方面，与最大简约法相似，最大似然法首先依赖于一个合理可靠的多重序列的比对，然后检测每一列的变化。对于每一个可能的树，计算在每一列发现真实序列变化的可能性，将每个排列位置的概率相乘，其结果作为每棵树的可能性。具有最大似然值的树就是最可能的树。

最大似然法广泛应用于肿瘤研究领域，在肾血管平滑肌脂肪瘤与肾细胞癌的 CT 鉴别中，可以利用最大似然法判别鉴别诊断的准确率。还可以在对原发性肝细胞癌先证者家系的遗传方式进行研究，探讨肝癌可能的遗传模式。

(刘志华)

línjiēfǎ

邻接法（neighbor-joining method） 构建系统发生树的一种方法。通过确定距离最近（或相邻）的成对分类单位使系统树的总距离达到最小，通过循环地将相邻点合并成新的点，最终构建一个相应的拓扑树。通常用于对 DNA 或蛋白质序列数据为基础的系统发生树使用，该算法要求计算每个分类群之间的距离。邻接法是一种常用的分类方法，其基本思想是反复将相邻点合并成新的节点种群，直到形成一个包含了所有物种（通常是 DNA 或蛋白质序列表示）的节点种群，其中相邻节点是指具有最小进化速率校正距离的两个分类群聚类，并计算

新分类群与剩余分类群之间的距离得到新的距离矩阵，至此完成算法的一轮计算，重复此过程，最后获得一个以所有原始分类群为叶节点的系统树。

(刘志华)

fēi jiāquán fēnzǔ píngjūnfǎ

非加权分组平均法（unweighted-pair-group method with arithmetic mean，UPGMA） 最早用来解决分类问题的聚类分析方法。较常用。当用来重建系统发生树时，其假定的前提条件是：在进化过程中，每一世系发生趋异的次数相同，即核苷酸或氨基酸的替换速率是均等且恒定的。通过 UPGMA 所产生的系统发生树可以说是物种树的简单体现，在每次趋异发生后，从共同父节点到两个分类单位间的支的长度一样。因此，这种方法较多地用于物种树的重建。

UPGMA 在算法上较简单。聚类时，首先将距离最小的两个分类单位间聚在一起，并形成一个新的分类单位间，其分支点位于两个分类单位间间距的 1/2 处，然后计算新的分类单位间与其他分类单位间的平均距离，再找出其中的最小两个分类单位进行聚类，如此反复，直到所有的分类单位间都聚到一起，最终得到一个完整的系统发生树。使用该方法的前提条件也是稳定的进化速率。在平均连锁聚类过程中，一个新类到其他类之间的距离就是简单的原距离平均值。这样的计算非常简单，但若是各个类中分类单元个数不一样，原距离矩阵中各个距离值对新距离计算的贡献就不一样，或说是经过"加权"的，这样的聚类称加权分组平均法（WPGMA）。

(刘志华)

zìjǔ jiǎnyàn

自举检验（bootstrap test） 能粗略量化通过系统发生分析推断出"树"不同部分可能有不同置信度的重抽样技术。利用计算机随机地重采样数据，来确定采样误差和一些参数估计的置信区间，不同的是，并不进行实际的重采样，而是重采样数据的伪复本。造成统计误差的一个原因是数据采样误差，测量采样误差的一个好方法是对于分析的对象多次采样，比较不同样本得到的估计值，估计值的分布可以说明一些问题。

基本方法：从原数据集中抽取（同时替换）部分数据组成新的数据集，然后用这个新的数据集构造系统发生树。重复该过程，产生成百上千的重采样数据集，并同时生成对应的自举树，进而检验自举树对最终系统发生树各个分支的支持率。具体做法：将最终系统发生树与各自举树进行比较，在各自举树中都有出现或大量出现的那些部分将具有较高的置信度。产生相同分组的自举树的数目常标注在系统发生树相应节点的旁边，表示树中每个部分的相对置信度。

该方法用于计算任意估计的标准误差。系统发生树的构造方法会使自举过程非常耗时，但自举检验已成为系统发生分析中最常用的算法。

(刘志华)

jīyīnzǔxué

基因组学（genomics） 研究基因组的结构、功能及表达产物的学科。基因组产物不仅是蛋白质，还有许多复杂功能的 RNA。基因组学的概念最早于 1986 年由美国遗传学家托马斯·罗德里克（Thomas H. Roderick）提出。

简史 1977 年，噬菌体 Φ-X174 单链（5386bp）完全测序，成为第一个测定的基因组。1981 年，第一个真核细胞器——人类线粒体的基因组序列测序完成。1995 年，第一个活体物种流感嗜血杆菌（1.8Mb）的基因组测序完成。1995 年，嗜血流感杆菌测序完成，是第一个测定的自由生活物种。1996 年，第一个真核生物酿酒酵母的完整基因组序列（12.1Mb）测序完成。2001 年，人类基因组计划公布了人类基因组草图，为基因组学研究揭开了新篇章。

研究内容 主要包括两方面：以全基因组测序为目标的结构基因组学和以基因功能鉴定为目标的功能基因组学。

结构基因组学 以全基因组测序为目标，确定基因组的组织结构、基因组成及基因定位的基因组学分支学科。它代表基因组分析的早期阶段，以建立具有高分辨率的生物体基因组的遗传图谱、物理图谱及转录图谱为主要内容。

功能基因组学 利用结构基因组学研究所得的各种信息在基因组水平上研究编码序列及非编码序列生物学功能的基因组学分支学科。研究内容包括基因功能、基因组的表达及调控、基因组多样性及模式生物基因组。主要的研究方法有单核苷酸多态性分析、表达序列标签、基因表达序列分析、RNA 干扰等。

研究方法 包括遗传分析、基因表达测量和基因功能鉴定。随着人类基因组计划的完成，后基因组时代已经到来。基因组研究由静态的序列测定进入动态的基因组功能鉴定的新阶段，从单一的基因或蛋白质的研究转向全面分析基因组功能的系统研究。

应用 广泛应用于医学、生物技术等领域，能为疾病提供新的诊断、治疗方法，还可用于食品与农业生产。新一代基因组技术能增加从大规模研究群体中收集的基因组数据量，结合生物信息学方法将多种数据与基因组数据进行集成，研究者就能够更好地分析药物反应和疾病的遗传基础，并成为精准医学研究平台的重要组成部分。

（刘志华）

yàowùjī yīnzǔxué

药物基因组学（pharmacogenomics）

综合基因组学、生物信息学和分子药理学，研究个体基因遗传因素如何影响机体对药物反应的交叉学科。主要研究基因结构多态性与不同药物反应之间的关系，在基因组水平上解释由于个体之间差异所表现出的药物的不同治疗效果，趋向于用药个性化。

简史 1997 年，Genset 和 Abbott 两公司发起了药物基因组计划，随后又有大批制药公司参与基因组的开发。1998 年 6 月，美国国立医学科学研究所（NIGMS）建议启动药物基因组计划。

研究内容 药物基因组学是研究对包括药物在内的外界化学物质（有毒外源物）反应的遗传多样性。随着限制性片段长度多态性（RFLP）和聚合酶链反应（PCR）技术的发展，一些分子机制逐渐被研究清楚。药物基因组计划的主要研究内容包括：①支持对药物反应的个体多样性的重要机制的研究。②建立决定个体药物反应的蛋白质多样性的数据库。③鉴定重要序列的多样性，重点研究对药物反应表现型相关的基因型。

研究方法 不同于一般的基因学研究，不需要发现新的基因。影响药物效应的基因通常是通过细胞生物学或生物化学研究已经发现了的基因，还可以使用药物探针发现已知基因有意义的功能与药物效应的关系，或发现与药效相关的有意义基因。药物基因组学研究的主要策略包括选择药物起效、活化和排泄等相关过程的候选基因进行研究，鉴定基因序列的变异。这些变异既可以在生化水平进行研究，评估其在药物作用中的意义，也可以在人群中进行研究，用统计学原理分析基因突变与药效的关系。

全基因组扫描用来寻找遗传多态性，得到影响药物反应的多态性后，可优化药物设计和发现新化合物。由于影响药物反应多态性的结果与 RNA 和蛋白质的改变有关，转录分析可提供药物基因组学标记。临床可使用酶联免疫吸附法（ELISA）、双向凝胶电泳结合质谱技术对样品进行大规模分析和鉴定。

应用 药物基因组学根据不同的药物效应对基因分类，可加速新药开发的进程、降低新药的研发费用及减少药物的副作用。另外，由于新一代遗传标志物的大规模发现，以及将其迅速应用于群体，使流行病遗传学可以大大推进多基因遗传病和常见病（往往是多基因病）的机制研究，其研究成果可以为制药工业提供新的药物靶点。

（刘志华）

línchuáng zhǒngliú dànbáizhìzǔxué

临床肿瘤蛋白质组学（clinical cancer proteomics）

蛋白质组学的基本研究方法与理论在临床肿瘤疾病领域中的研究应用。通过对肿瘤发生的不同阶段蛋白质变化进行分析，阐明肿瘤蛋白表达水平的变化与肿瘤发生发展的相互关系及其规律，还可以检测不同时期肿瘤的标志性蛋白质，作为抗癌药物的靶点。该学科对抗癌药物的发现具有指导意义，形成了肿瘤诊断学、治疗学的基础理论。

人们已可以从组织和细胞蛋白整体水平研究肿瘤，利用蛋白质组学方法和技术从整体上研究肿瘤的发病机制，寻找肿瘤诊断和预后的特异性标志物以及药物治疗的靶点。肿瘤蛋白质组学研究的主要内容涉及生物标志物的发现或定位治疗和疗效的预测，以及对恶变细胞信息通路的深入认识等方面。由于癌症的多因素起源，对疗效反应的复杂性，要有效预测不同肿瘤的生物学行为，将是综合多种标志物的结果。

(刘志华)

基因表达系列分析 (serial analysis of gene expression, SAGE)

jīyīn biǎodá xiliè fēnxī

通过构建较短的表达序列标签规模化地检测基因表达种类及其丰度的技术。可以同时反映正常或异常等不同功能状态下细胞整个基因组基因表达的全貌。特别是提供了一种定量基因表达的分布图，而无需对基因性质和生物系统预先有所了解，不必依赖以前的转录信息。

SAGE 技术是以转录子上特定区域 9~11bp 的寡核苷酸序列作为标签来特异性地确定 mRNA 转录物，然后通过连接酶将多个标签（20~60 个）随机串联形成大量的多联体并克隆到载体中，对每个克隆进行测序。应用 SAGE 软件分析，可确定表达的基因种类，并可根据标签出现的频率确定基因的表达丰度，构建 SAGE

文库。由于 SAGE 标志物短小一致，聚合酶链反应（PCR）扩增的错误会减少到最小。因此，这是一个高度敏感系统，可用于低丰度序列的确定。

SAGE 方法的主要优点是试验结果可以直接与发表在表达数据库中的不同来源的数据相比较。可将基因表达的数据保留下来，作为数据库提供给当前或未来反复对比结果之用。SAGE 操作相对简便，任何一个具备 PCR 和测序仪器的普通分子生物学实验室都能使用这项技术，可在操作中采用锚定酶与标签酶的不同组合，更具灵活性。

SAGE 方法已被广泛应用：①定量比较正常与疾病状态下组织细胞的特异基因表达，在正常结肠上皮和结肠癌组织中的 30 余万个转录产物的对比研究中检测到多个基因呈现差异表达，并发现正常细胞中高表达的基因与细胞分化有关，而肿瘤细胞中表达较高的基因多与生长旺盛有关。②研究基因表达调控机制，用 SAGE 观察了神经生长因子刺激神经元前后细胞内基因表达的情况，研究成果为人类神经元形态发育的深入研究奠定了基础。③SAGE 能应用于寻找新基因。④由于 SAGE 能够同时最大限度地收集一种基因组的基因表达信息，转录物的分析数据可用来构建染色体表达图谱。利用基因的表达信息与基因组图谱融合绘制的染色体表达图谱，使基因表达与物理结构联系起来，更利于基因表达模式的研究。

(刘志华)

判别分析 (discriminant analysis)

pànbié fēnxī

根据观测到某些指标数据对所研究的对象建立判别函数，

并进行分类的一种多元统计分析方法。它与聚类分析都是研究分类问题，所不同的是判别分析是在已知分类的前提下，判定观察对象的归属。基本方法包括菲舍尔（Fisher）线性判别、k 近邻分类器、分类树算法、人工神经网络和支持向量机。

判别分析常用于临床辅助鉴别诊断，计量诊断学就是以判别分析为主要基础迅速发展起来的一门学科。其主要研究各种症状的严重程度，预测患者的预后或进行某些治疗方法的疗效评估，以及流行病学中某些疾病的早期预报、环境污染程度的鉴定及环保措施、劳保措施的实施效果评估等。

判别分析是根据检测指标不同水平在肿瘤患者和非肿瘤人群中分布概率的差异对检测结果进行判定，该方法使不同肿瘤标志物及不同水平诊断价值与诊断意义得到了充分的利用。判别分析的灵敏性虽低于传统的判定方法，但准确性与特异性明显高于传统判定方法，显示该方法在肿瘤标志物联合检测结果的分析上具有一定的优势。

(刘志华)

k 近邻分类器 (k-nearest neighbor classifier)

k jìnlín fēnlèiqì

在基于实例的学习中，使用一种距离度量将新示例与现有的示例进行比较，以最近的 k 个近邻示例的类标来对新示例进行类别标注。k = 1 时，又称最近邻分类器。以所有样本为原型，将测试样本归为离其最近样本的所属类别，并且直到新的样本需要分类时才建立分类，这是一种简洁而有效的非参数分类方法。

在特定空间逐个计算对象与

所有样本之间的距离，然后与该对象最近的邻居的类别归类为该对象的归属的类别。距离机制是最近邻分类器中的关键部分，一般意义的距离是指欧氏空间中的两个模式差向量的长度，推广到赋范线性空间中，距离就是两个模式差向量的范数，采用向量空间模型来分类。

最近邻分类器作为模式分类领域一种简单而有效的分类方法，有广泛的应用。通过建立基于模拟引力坍缩算法的最近邻分类器建立的预测模型，并将其应用于急性白血病的肿瘤亚型预测、卵巢癌的阳性预测和胚胎性中枢神经肿瘤的预测3个问题。对比标准最近邻分类器和k近邻分类器，基于坍缩算法的最近邻分类器建立的预测模型在这三个问题上都取得了良好的应用效果，并大大提高了预测的准确率。

（刘志华）

réngōng shénjīng wǎngluò

人工神经网络（artificial neural network） 模拟人脑结构的一种非线性系统。由大量人工神经元按某一拓扑结构互联而成。又称神经网络，包括使用一个联结方式计算的人工神经元和进程的信息互联组。在大多数情况下，人工神经网络是一个自适应系统，改变其结构，外部或内部的信息流通过网络在学习阶段的基础。现代神经网络的非线性统计数据建模工具。它们通常用来模拟投入和产出之间或找到数据模式的复杂关系。

神经网络的研究可以分为理论研究和应用研究两大方面。理论研究分为两类：①利用神经生理与认知科学研究人类思维以及智能机制。②利用神经基础理论的研究成果，用数理方法探索功能更加完善、性能更加优良的神经网络模型，深入研究网络算法和性能，如稳定性、收敛性和容错性等；开发新的网络数理理论，如神经网络动力学、非线性神经场等。应用研究也分为两类：①神经网络的软件模拟和硬件实现的研究。②神经网络在多个领域中的应用研究，包括模式识别、信号处理、知识工程、专家系统、优化组合和机器人控制等。

人工神经网络技术已成功地用于肿瘤标志物的检测，以识别恶性肿瘤，建立的人工神经网络模型，对肿瘤识别达到较好的准确度。

（刘志华）

juécèshù

决策树（decision tree） 一个流程图形式的"树结构"，其中每个中间结点代表某个属性或某组属性上的测试，每个分支则对应了该测试的不同结果，每个叶结点代表某个类别或预测结果。从训练数据中产生决策树的算法，被称为决策树学习算法或决策树算法。决策树是一个决策支持工具，一般都是自上而下生成。

数据挖掘中决策树是一种经常要用到的技术，可以用于分析数据，同样也可以用来作预测。常用的算法有卡方自动互动检视（CHAID）、卡特计算方法（CART）、奎斯特探索（Quest）和决策树模型算法（C5.0）。建立决策树的过程，即树的生长过程是不断地把数据进行切分的过程，每次切分对应一个问题，也对应着一个节点。对每个切分都要求分成的组之间的差异最大。

基于多类别肿瘤基因表达谱数据集，从研究肿瘤与正常组织的分类入手，对肿瘤分类特征基因选取问题进行分析和研究。将决策树算法应用到肿瘤基因表达谱分类研究中，引入遗传算法，对决策树分类规则进行优化。在样本有限的情况下，该方法比单个决策树具有更高的分类精度。

（刘志华）

jùlèi fēnxī

聚类分析（clustering analysis）在没有或不用样本所属类别信息情况下，依据样本集数据内在结构，在样品间相似性度量基础上对样本进行分类的方法。传统的聚类分析方法包括系统聚类分析、分解法、加入法、动态聚类法、有序样品聚类、有重叠聚类和模糊聚类等。采用K均值、K中心点算法等的聚类分析工具已被加入许多统计分析软件包（如SPSS、SAS）中。在许多领域使用，包括机器学习、数据挖掘、模式识别、图像分析和生物信息学的常用技术。

原理：第一步，逐个扫描样本，每个样本依据其与已扫描过的样本的距离，被归为以前的类或生成一个新类；第二步，对第一步中各类依据类间距离进行合并，按一定的标准，停止合并。

应用：在计算生物学和生物信息学有着广泛的应用，用于对动植物和基因进行分类，获取对种群固有结构的认识；在生物芯片数据分析中，聚类分析也是最重要的统计学方法，用于处理大量图像数据；在序列分析，聚类用于基因组同源序列进入类别；在高通量基因分型中，聚类算法平台用于自动分配的基因型；聚类分析方法能根据基因表达谱，将样本作疾病分类、基因作功能分类，根据聚类结果可看出相关基因的变化的本质，以便更客观、更准确、更及时地分析并把握病程的发展与预后。

（刘志华）

fēi jiāndū jùlèi

非监督聚类（unsupervised clustering）

不存在任何先验信息，只将相同表达行为的基因或样品归为一类，以分析基因的功能或调控机制的方法。又称配对平均连锁聚类分析，非常类似系统发生分析。该方法是基于标准相关系数的计算，能够自动聚类，不需要预先给出类数，聚类精度好于常用的聚类算法。聚类方法依据先验信息的有无，可分为非监督聚类和监督聚类。常见的有系统聚类分析、K 均值聚类以及基于模型的非监督聚类等。

（刘志华）

céngcì jùlèi fēnxī

层次聚类分析（hierarchical clustering analysis）

对数据建立层级的一种聚类算法。通过计算不同类别数据点间的相似度来创建一棵有层次的嵌套聚类树。在聚类树中，不同类别的原始数据点是树的最底层，树的顶层是一个聚类的根节点。又称系统聚类、分级聚类、谱系聚类。凡是具有数值特征的变量和样品，都可以通过选择不同的距离和系统聚类方法，而获得满意的数值分类效果。层次聚类分析就是把个体逐个的合并成一些子集，直至整个样品都在一个集合之内为止。特点是事先无需知道分类对象的分类结构，而只需要一批数据；然后选好分类统计量，并按一定的方法步骤进行计算；最后能自然客观地得到一张完整的分类系统图。

原理：步骤一般是首先根据一批数据或指标找出能度量这些数据或指标之间相似程度的统计量；然后以统计量作为划分类型

的依据，把一些相似程度大的样品首先聚合为一类，而把另一些相似程度较小的样品聚合为另一类，直到所有的样品都聚合完毕，最后根据各类之间的亲疏关系，逐步画成一张完整的分类系统图，又称谱系图。其相似程度由距离或相似系数定义。进行类别合并的准则是使得类间差异最大，而类内差异最小。

该方法广泛用于肿瘤的基因表达谱研究，包括基因聚类在肿瘤分子分型中的应用与肿瘤标志基因筛选中的应用。

（刘志华）

zìzǔzhī yìngshè

自组织映射（self-organizing map，SOM）

一种无指导的非监督聚类方法。为一种神经网络，它模拟人脑中处于不同区域的神经元分工不同的特点，即不同区域具有不同的响应特征，而且这一过程是自动完成的。SOM 网络通过寻找最优参考矢量集合来对输入模式集合进行分类。每个参考矢量为一输出单元对应的连接权向量。与传统的模式聚类方法相比，它所形成的聚类中心能映射到一个曲面或平面上，而保持拓扑结构不变。对于未知聚类中心的判别问题可以用自组织映射来实现。

SOM 网络属于非监督学习的神经网络聚类，与 K 均值聚类相似，采用 SOM 聚类算法之前，也要首先估计出想要得到的类的个数。在 SOM 网络中，输出层的神经元是以列阵的方式排列于一维或二维的空间中的。根据当前输入向量与神经元的竞争，利用欧氏距离，寻找最短距离当作最有效神经元，以求得调整向量神经元的机会，而其他神经元也可以彼此学习。而最后的神经元就可

以根据输入向量的特征，以拓扑结构展现于输出空间中。

SOM 网络已用于分析多发性骨髓瘤基因表达数据，建立预测多发性骨髓瘤的自组织预测模型。自组织预测模型能够学习基因调控的复杂规则，发现对致病有重要影响的基因，并能依据基因表达数据中蕴含的知识获得较高的预测准确率。

（刘志华）

jiāndū jùlèi

监督聚类（supervised clustering）

利用已知功能相关基因的生物学信息指导未知功能基因的分类。常见的有基于模型的监督聚类、k 近邻分类器和支持向量机等。

基于高斯混合模型的监督聚类：基本思想是认为基因表达谱数据由几种多元高斯分布混合而成，每种分布为一个类，模型参数有类均值向量、方差-协方差矩阵以及类比例。对已知的每一类训练样本的类条件概率密度建模为混合的多元高斯密度，如果模型具有足够大数目的样本容量且模型参数选择正确的话，混合模型可近似任意连续密度并可达到任意精度。生成模型的参数可利用期望最大化优化技术，通过标准的极大似然公式得到。适用于大样本容量的基因表达谱数据的聚类分析。

k 近邻分类器：是在样本的状态空间进行分类，其主要思想是将所有训练样本看作 m 维空间 c 个类的点，对任一待测样本在训练样本空间计算距离（一般为欧氏距离）最近的 k 个训练样本点，即 k 个最近邻居。根据 k 个最近邻居距离待测样本距离的大小顺序依次给出权重，最近邻居的权重为 1，第二近的邻居权重为

1/2，第 k 近的邻居权重为 1/k，k 个邻居来自 c 个不同的类，最后将这一待测样本归于权重和最高的类中。k 值的选取没有规则，k 值太小，易造成任一基因归类的参照训练样本点仅为训练样本中最近的一个基因，归类稳定性差；k 值过大，归类容易有偏。实际应用中需用不同的 k 值进行试算，通过误判率的多少来选择一个合适的 k 值。

支持向量机：一种基于神经网络的监督聚类法，是一种二分类的监督聚类法。不仅可处理高维大样本的表达谱数据，还可以很好地处理生物医学癌症诊疗中成千上万个基因变量几十个样本的表达谱数据。

（刘志华）

zhǔchéngfèn fēnxī

主成分分析（principal component analysis）

从一批变量中通过矩阵分解降维，寻找数目较少的一组由原变量线性组合而成的新的正交变量（主成分），但仍能最大限度地保留原变量集所包含信息的多元统计分析方法。又称主分量分析。

在实际课题中，为了全面分析问题，往往提出很多与此有关的变量（或因素），因为每个变量都在不同程度上反映这个课题的某些信息。信息的大小通常用离差平方和或方差来衡量。在用统计分析方法研究多变量的课题时，变量个数太多就会增加课题的复杂性。在很多情形，变量之间有一定的相关性，此时，可解释为这两个变量反映此课题的信息有一定的重叠。主成分分析是对于原先提出的所有变量，建立尽可能少的新变量，使得这些新变量是两两不相关的，而且这些新变量在反映课题的信息方面尽可能

保持原有的信息。

原理：将原来变量重新组合成一组新的互相无关的几个综合变量，同时根据实际需要从中取出几个较少的综合变量，尽可能多地反映原来变量信息，也是数学上处理降维的一种方法。

在进行基因表达数据分析时，对于利用基因芯片检测到的基因表达数据，如果用主成分分析方法进行分析，可将各个基因作为变量，也可将实验条件作为变量。当将基因作为变量时，通过分析确定一组主要基因元素，能很好地说明基因的特征，解释实验现象；当将实验条件作为变量时，通过分析确定一组主要实验因素，它们能很好地刻画实验条件的特征，解释基因的行为。实际应用中，在对土壤微量元素背景值与癌症关系中采用了主成分分析。

（刘志华）

shēngwùf ènzǐ wǎngluò

生物分子网络（biomolecular network）

在生物系统中用网络形式表征基因、分子调控以及相互作用关系，包含很多不同层面和不同组织形式的网络。其功能更加接近自然状态下的各种生理活动机制。

不同的研究目的与方法会分出不同的生物分子网络：如代谢网络、基因调控网络和蛋白质相互作用网络等。①代谢网络：指生物体内外各种代谢过程形成的物质循环组成的代谢网络。②基因调控网络：过程更加复杂，一个基因受到各种调控元件的控制，如启动子、增强子、终止子等，各种元件之间相互协调制约，基因之间也相互协同或制约，无论是直接还是间接的，这些相互的作用关系，构成了基因调控的网

络。③蛋白质相互作用网络：研究蛋白质之间的相互作用。利用蛋白质的结构特征与序列特征，计算蛋白质的相互作用，整理出数据库。

已有的代谢网络数据库：如 BioCyc、EcoCyc 和 ExPASyD 免费数据库；基因调控网络数据库：BioCyc、EcoCyc、MetaCyc 和 HumanCyc 免费数据库；蛋白质相互作用网络数据库：DIP、MIPS 和 STRING 等免费数据库。

（刘志华）

jīngquèxìng

精确性（precision）

对同一物体某种特征重复观察值或对某参数重复估计值彼此之间的接近程度。即用相同方法对同一试样进行多次测定，各测定值彼此接近程度。在统计学中，是指实验数据的重复性和再现性，通常是指一种测量方法在相同的条件下多次量度或计算结果的一致程度。高精确性数据表示实验数据是可信的，具有低标准差和低变异系数。

（赵晓航 南 鹏）

zhǔnquèxìng

准确性（accuracy）

某一事件测定值与真实值符合的程度。又称准确度。在统计学中，指在试验或调查中某一试验指标或性状的测定结果与真实值或参考值接近的程度，用来表示系统误差的大小。在实际工作中，通常用标准物质或标准方法进行对照试验，在无标准物质或标准方法时，常用加入被测定组分的纯物质进行回收试验来估计和确定准确度，一般以回收率（%）表示。从测量误差的角度来说，准确性所反映的是测得值的系统误差。准确性高不一定精确性高，也就是说测得值的系统误差小，

不一定其随机误差亦小。准确性和精确性之间有着密切关系。准确性高的前提是精确性高，但精确性高不一定准确性高。精确性不高，准确性肯定不可靠，只有准确性和精确性都高的测量值才最可靠。

（赵晓航　南　鹏）

fēnxī cèliáng fànwéi

分析测量范围（analytical measurement range，AMR）　分析方法能够用未经任何预处理（如浓缩、稀释或其他常规检查步骤）样本直接测定待测物，得到分析物数值的范围。又称"线性"范围或"直接可报告"范围。是分析系统最终的输出值（如活性或浓度）与被分析物的活性或浓度成线性比例的范围，反映整个系统的输出特性。《医疗机构临床实验室管理办法》要求临床实验室要对其定量检测系统/方法的线性范围进行验证或评价。

（赵晓航　南　鹏）

jiǎncè yùzhí

检测阈值（cut-off value）　检测结果阳性判断值或诊断疾病的阈值。又称诊断阈值或 cut-off 值，具有分界值、临界值或截断值的意思。在医学检测中，检验阈值是决定结果是否为阳性的依据，因此，合理准确设立 cut-off 值对于准确判定结果具有重要意义。不同的检测项目 cut-off 值不同，他们都会被厂商或实验室赋予某个值，超出此值就属异常，所以 cut-off 值又称为阈值。其设立的大小也会影响检测结果的阳性率和特异性，因此，在实际应用中会根据敏感性、特异性和准确性等情况合理设置 cut-off 值。如果该值设立得高，则阳性率低、特异性高和假阳性率低；相反如果该值设立的低，则阳性率高、特

异性低和假阳性率高。

（赵晓航　田路松）

língmǐndù

灵敏度（sensitivity）　实际患病又被诊断标准正确地诊断出来的患者百分比。又称敏感度或真阳性率。诊断实验检测结果主要分为阳性和阴性两种，其中阳性又包括真阳性（a）和假阳性（b），而阴性又包括假阴性（c）和真阴性（d）。灵敏度＝a/（a+c）。灵敏度只和患者有关，灵敏度越高，待评价的诊断方法从阳性患者中鉴别真阳性患者的能力越强。当灵敏度等于 100% 时，表明该诊断方法能准确地把所有实际患病的人都判断为患者。漏诊率是和灵敏度相对应的概念，即诊断方法把实际有病的人错误地判断为没病的比例，漏诊率（假阴性）＝1-灵敏度。

（赵晓航　孙玉琳　朱　影）

tèyìdù

特异度（specificity）　实际无病按该诊断标准被正确地判为无病的百分比。又称真阴性率。反映筛检试验确定非患者的能力。诊断实验检测结果主要分为阳性和阴性两种，其中阳性又包括真阳性（a）和假阳性（b），而阴性又包括假阴性（c）和真阴性（d）。特异度＝d/（b+d）。特异度只和实际没患病的人有关，特异度越大，待评价诊断方法从阴性患者中鉴别真阴性研究对象的能力越强。当特异度等于 100% 时，表明该诊断方法能准确的把所有没患病的人都判断为无病。误诊率是和特异度相应的概念，即诊断方法将实际无病的人错误地判断为患者的比例，误诊率（假阳性）＝1-特异度。在综合评价一个诊断方法时，应同时考虑灵敏度和特异度，数值

越大越好。

（赵晓航　孙玉琳　朱　影）

yángxìng yùcèzhí

阳性预测值（positive prediction value，PPV）　诊断实验检出全部阳性例数中，真正"有病"例数所占的比例。反映筛检试验结果阳性者患目标疾病的可能性。诊断实验检测结果主要分为阳性和阴性两种，其中阳性又包括真阳性（a）和假阳性（b），而阴性又包括假阴性（c）和真阴性（d）。理论上 PPV＝a/（a+b），反映诊断结果阳性者中，患某病的概率，但实际上 PPV 是一个受多种因素干扰的具有预测性质的数值，即根据阳性的检测结果来预测该受试者是否真的患有某种疾病。PPV 不仅和待评价诊断方法的灵敏度和特异度相关，还与受试者的患病率相关。若已知一个诊断方法的灵敏度、特异度和受试者人群患该病的患病率，即可计算出某一具体受试者的 PPV，即 PPV＝（患病率×灵敏度）/［患病率×灵敏度+（1-患病率）×（1-特异度）］。当诊断试验的特异度和灵敏度不变时，人群患病率越高，PPV 越高，所以对高发疾病进行诊断试验，能够得到更可靠的结果。但一般情况下，某种疾病的患病率是比较低的，因而并不能通过增加患病率来提高 PPV，此时提高特异度和灵敏度，特别是特异度，可在一定程度上提高 PPV。

在现实生活中通常需要根据阳性的检测结果来预测特定的人是否真的患有某种疾病，然而，某种疾病真正的患病率通常是未知的。而且医院内进行的诊断检测不同于一般人群筛查，"医院"和"一般"人群的患病率是不同的。此外，在不同地区、不同级

别的医院、普通医院和专科医院，其就诊者的组成差别可能很大，因此，同样的疾病在不同医院的患病率也不相同。因此，不同医院之间，即使使用相同的检测技术、相同的检测人员，对同一诊断实验得到的 PPV 值，也会由于患病率的不同而产生差异。

（赵晓航 孙玉琳 朱 影）

阴性预测值（negative prediction value，NPV）

yīnxìng yùcèzhí

诊断结果为阴性受试者中真正未患病的比例。又称回溯精确度，是与阳性预测值（PPV）相对应的概念。诊断实验检测结果主要分为阳性和阴性两种，其中阳性又包括真阳性（a）和假阳性（b），而阴性又包括假阴性（c）和真阴性（d）。理论上 NPV = d/（c+d），反映诊断结果为阴性者中未患病的概率，但实际上 NPV 是一个受多种因素干扰的具有预测性质的数值，即根据阴性的检测结果来预测该受试者是否真的未患某种疾病。与 PPV 一样，NPV 同样受灵敏度，特异度和受试人群患病率的影响，且 NPV 的变化方向与 PPV 相反。若已知一个诊断方法的灵敏度、特异度和受试者人群的患病率，即可计算出某一具体受试者的 NPV，即 NPV =（1-患病率）×特异度/［（1-患病率）×特异度+患病率×（1-灵敏度）］。当诊断试验的特异度和灵敏度不变时，人群患病率越高，NPV 越低。患病率一定时，诊断试验的灵敏度越高，则阴性预测值越高。

同 PPV 一样，在现实生活中，某种疾病真正的患病率通常是未知的，因此新受试者的 NPV 只能根据以往受试者的患病率而粗略的估计。

（赵晓航 孙玉琳 朱 影）

诊断性偏倚（diagnostic bias）

zhěnduànxìng piānyǐ

选择研究使用的病例时，由诊断不准确或标准不统一而引起的偏倚；或研究者由于事先已经知道研究对象的情况，而在进行研究时，自觉或不自觉地侧重询问和检查有关情况，最终导致诊断误差。又称诊断怀疑偏倚、提供者偏倚。为减少诊断性偏倚，研究者应当在选择研究对象时严格遵循指定的标准进行分组，即除去研究因素以外的其他因素干扰，将相似的研究对象分为一类，以保证可比性。

（赵晓航 孙玉琳 朱 影）

约登指数（Youden index）

Yuēdēng zhǐshù

评价二分类诊断实验（正常和疾病）性能的单一统计参数。又称正确指数。于 1950 年由美国统计学家威廉·约翰·约登（William John Youden，1900～1971 年）提出。对某个诊断方法的综合评价通常使用灵敏度、特异度和约登指数 3 个指标。灵敏度和特异度，反映了诊断试验本身的特性，即发现患者、确定非患者的能力。约登指数 = 灵敏度+特异度-1，取值范围为 0～1，反映诊断方法鉴别真正的患者与非患者的总能力。当诊断实验为有和没有某种疾病的两组提供相同比例的阳性结果时，约登指数的值为 0，即该诊断实验无用。值为 1 表示没有假阳性或假阴性，即诊断实验的性能是优质的。约登指数越大，说明诊断实验的效果越好，真实性越高。比较两个待评价诊断方法的优劣可以直接比较二者的约登指数，约登指数越大的待评价诊断方法越好。但约登指数赋予了假阳性和假阴性相同的权重，因此所有具有相等约登指数值的诊断实验都具有相同的总错误分类结果比例。约登指数通常与受试者操作特征曲线联合使用，约登指数的最大值可用作选择最佳截断点的标准。

（赵晓航 孙玉琳 朱 影）

受试者操作特征曲线（receiver operating characteristic curve，ROC curve）

shòushìzhě cāozuò tèzhēng qūxiàn

在特定刺激条件下，以灵敏度为纵坐标，以 1-特异度为横坐标所做的曲线图。简称 ROC 曲线，又称感受性曲线。其中的灵敏度即为真阳性率（TPR），1-特异度即为假阳性率（FPR），曲线上各点为对同一信号刺激的反应。ROC 曲线适用于评价和比较诊断性实验的效果及应用价值，或选择适合的截断值用于诊断实验。ROC 曲线反映了所有可能特异度数值下的平均灵敏度，也反映了所有可能灵敏度数值下的特异度。通俗来讲，在给定测试结果的前提下，随机选择一对患有或未患有该疾病的个体，患有该疾病的个体（患者）被怀疑的概率更大。ROC 曲线通过曲线下面积，简单直观地反映诊断试验的临床准确性，有利于疾病诊断。曲线越靠近左上角，越有诊断价值，ROC 曲线下面积越大，越有应用价值。

（赵晓航 孙玉琳 解修峰）

曲线下面积（area under curve，AUC）

qūxiàn xià miànjī

受试者操作特征曲线（ROC 曲线）下与坐标轴围成的面积。在 1×1 的方格里求面积，AUC 的数值为 0～1。由于 ROC 曲线一般位于 $y = x$ 直线的上方，因此 AUC 的取值范围为 0.5～1。AUC 数值越接近 1.0，表明检测方法真实性越高。AUC 值在 0.5～0.7

时，表明检测方法准确性较低；AUC 值在 0.7~0.9 时，表明检测方法具有一定准确性；AUC 值在 0.9 以上，表明具有较高准确性；AUC 值等于 0.5 时，则真实性最低，表明诊断方法完全不起作用，无应用价值。AUC 值小于 0.5 不符合真实情况，极少出现。

（赵晓航　解修峰）

索 引

条目标题汉字笔画索引

说 明

一、本索引供读者按条目标题的汉字笔画查检条目。

二、条目标题按第一字的笔画由少到多的顺序排列，按画数和起笔笔形横（一）、竖（丨）、撇（丿）、点（、）、折（乛，包括丁乚く等）的顺序排列。笔画数和起笔笔形相同的字，按字形结构排列，先左右形字，再上下形字，后整体字。第一字相同的，依次按后面各字的笔画数和起笔笔形顺序排列。

三、以拉丁字母、希腊字母和阿拉伯数字、罗马数字开头的条目标题，依次排在汉字条目标题的后面。

五　画

八 画

九　画

十二　画

十三　画

希腊字母

阿拉伯数字

条 目 外 文 标 题 索 引

内 容 索 引

说 明

一、本索引是本卷条目和条目内容的主题分析索引。索引款目按汉语拼音字母顺序并辅以汉字笔画、起笔笔形顺序排列。同音时，按汉字笔画由少到多的顺序排列，笔画数相同的按起笔笔形横（一）、竖（丨）、撇（丿）、点（丶）、折（一，包括丁乛乚等）的顺序排列。第一字相同时，按第二字，余类推。索引标目中夹有拉丁字母、希腊字母、阿拉伯数字和罗马数字的，依次排在相应的汉字索引款目之后。标点符号不作为排序单元。

二、设有条目的款目用黑体字，未设条目的款目用宋体字。

三、不同概念（含人物）具有同一标目名称时，分别设置索引款目；未设条目的同名索引标目后括注简单说明或所属类别，以利检索。

四、索引标目之后的阿拉伯数字是标目内容所在的页码，数字之后的小写拉丁字母表示索引内容所在的版面区域。本书正文的版面区域划分如右图。

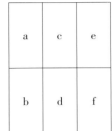

a	c	e
b	d	f

A

阿别列夫（Abelev GI） 214f

阿尔布雷希特·科塞尔（Albrecht Kossel，1853~1927年） 31a

阿尔弗雷德·古德曼·吉尔曼（Alfred Goodman Gilman，1941~ ） 186c

阿尔弗雷德·乔治·克努森（Alfred george Knudson，1922~2016年） 77b

阿科什·韦尔泰什（Akos Vertes） 269f，271b

阿伦单抗 227a，286b

阿纳斯塔西（Anastasi A） 100d

阿昔洛韦 41e

埃德温·迈勒·萨瑟恩（Edwin Mellor Southern，1938~ ） 312a，328c

埃林顿（Ellington AD） 229c

癌miRNA 321c

癌蛋白（oncoprotein） 68b

癌蛋白质组学（oncoproteomics） 273b

癌分泌组（cancer secretome） 275d

癌基因协同作用（oncogene cooperation） 69d

癌基因休克（癌基因依赖） 69a

癌基因依赖（oncogene addiction） 68e

癌基因组学（oncogenomics） 245c

癌抗原125（cancer antigen 125，CA125） 237f

癌抗原15-3（cancer antigen 15-3，CA15-3） 236e

癌抗原19-9（cancer antigen 19-9，CA19-9） 236c

癌抗原27-29（cancer antigen 27-29，CA 27-29） 237d

癌抗原72-4（cancer antigen 72-4，CA72-4） 237b

癌抗原（oncoantigen） 235e

癌胚胎抗原（oncofetal antigen，OFA） 235a

癌症相关成纤维细胞（cancer-associated fibroblast，CAF） 141f

艾伯特（Ebert W） 241f

爱波斯坦-巴尔病毒潜在膜蛋白（Epstein-Barr virus latent membrane protein，EBV-LMP） 64e

爱德华·马科特（Edward M Marcotte）实验室 267b

安德烈亚森（Andreassen S） 342b

安德烈娅·麦克拉奇（Andrea McClatchey） 78f

安德鲁·法厄（Andrew Z. Fire，1959~ ） 38b

安德鲁·范伯格（Andrew P. Feinberg） 20f

安德森（Anderson） 12a

安东·舒尔斯（Anton Schuurs） 256e

安娜·索洛维（Anna Solovey） 221a

奥达（Oda Y） 264f

奥尔巴赫（Auerbach C） 65b

奥法雷尔（O'Farrell） 258c

奥法木单抗 227b

奥根利赫（Augenlicht LH） 313f

奥卢夫·邦（Oluf Bang，1881~1937年） 55a

奥米·阿罗海姆（Ami Aronheim） 250f

奥瑞尔登（O'Riordon） 70b，72e

G

K

W

拉丁字母

本卷主要编辑、出版人员

责任编辑　孙文欣

索引编辑　王小红

名词术语编辑　王晓霞

汉语拼音编辑　潘博闻

外文编辑　顾　颖

参见编辑　周艳华

绘　　图　兰亭数码图文制作有限公司

责任校对　张　麓

责任印制　卢运霞